U0271076

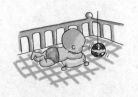

贴心周到的孕产指南，科学权威的育儿顾问

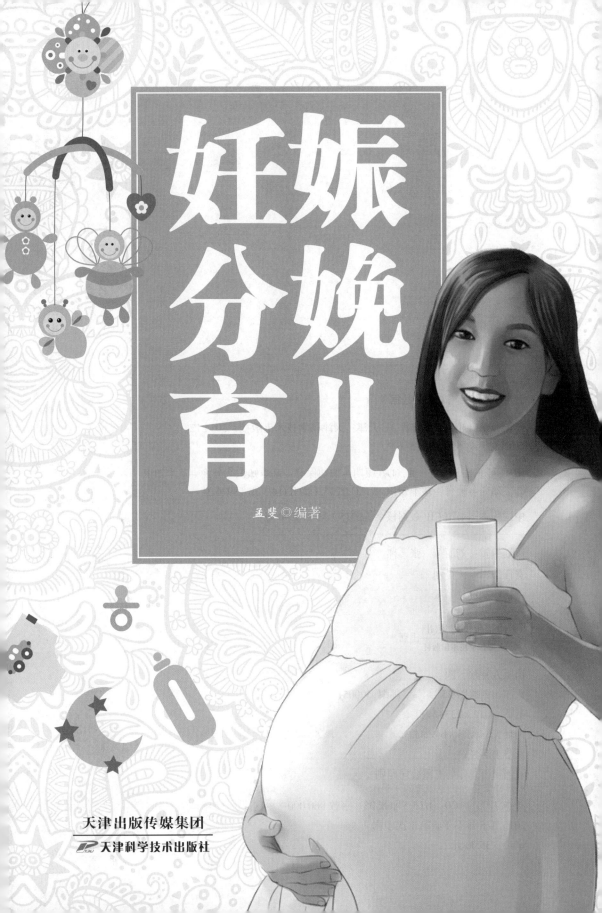

# 妊娠娩分育儿

孟斐◎编著

天津出版传媒集团

天津科学技术出版社

**图书在版编目（CIP）数据**

妊娠分娩育儿 / 孟斐编著 . —天津：天津科学技术出版社，2014.12
ISBN 978-7-5308-9415-6

Ⅰ.①妊… Ⅱ.①孟… Ⅲ.①妊娠期—妇幼保健—基本知识②分娩—基本知识
③婴幼儿—哺育—基本知识 Ⅳ.① R715.3 ② R714.3 ③ TS976.31

中国版本图书馆 CIP 数据核字（2015）第 110290 号

策划编辑：刘丽燕　张　萍
责任编辑：孟祥刚
责任印制：兰　毅

天津出版传媒集团
天津科学技术出版社 出版

出版人：蔡　颢
天津市西康路 35 号　　邮编 300051
电话（022）23332490
网址：www.tjkjcbs.com.cn
新华书店经销
三河市万龙印装有限公司印刷

开本 720×1 020　1/16　印张 38　字数 960 000
2015 年 8 月第 1 版第 1 次印刷
定价：35.00 元

　　计划生孩子了，什么时候怀孕最好？怎样才能怀上最棒的一胎？

　　怀孕了，怎么做才能保得住？怎样才能养好胎？此外，需要准妈妈关注的问题还有很多：怎样进行科学胎教？出现皮肤瘙痒，怎么回事？出现水肿、贫血、感冒等症状怎么办，吃药还是不吃药？

　　快生了，给宝宝准备些什么？是选择自然顺产还是剖宫产呢？如何减少分娩中的疼痛，有没有好办法？宝宝出生后，吃喝拉撒睡，该如何照顾？新手妈妈难免会手足无措。

　　对于年轻父母来说，第一次做父母，没有育儿经验，心理期望值又高，因而在孕产期和育儿过程中，内心常常会不停地交织着焦虑感和紧张感。对于上一辈人传授的老经验，年轻父母们总担心过时了或者不科学，从网上看来的经验有时又感觉不实用，也不可能大事小事全都跑去找专家咨询。

　　为帮助年轻父母轻松顺利地度过孕产过程，解决育儿难题，我们精心编写了这部《妊娠分娩育儿》。本书详细地介绍了妊娠分娩育儿过程中，新手妈妈应该知道和必须知道的知识、方法和技巧。因而，此书如同一位贴心的妇产科、儿科医生或早教专家一样，逐月指导孕妈妈如何处理孕期不同月份的各类不适或问题，按月选择正确的胎教方法和内容，科学地进行产检，教会准妈妈如何在日常生活中正确饮食和运动、休息，陪伴孕妈妈轻松愉快地度过一个完美的孕期。帮助孕妈妈了解更多科学的分娩方法，以便在产程更顺利、更轻松，最大限度地减少痛苦和对身体的伤害。指导产妇科学坐好月子，正确哺乳，确保母婴健康。并详细介绍在每一个年龄段孩子的生理发育特点、能力培养、养育要点和注意事项。让每一个家庭在育儿过程中不再焦虑，轻松应对育儿难题，抓住孩子生长发育和智力开发的关键期，成功挖掘孩子的多元潜能，培养高情商、高智商的优秀宝宝。

　　本书立足于现代家庭生活，根据中国人特有的体质、孕产育儿环境和传统观念，介绍国内外最先进的孕产育儿理念，囊括了国内外遗传科、产科、产前诊断、产妇和新生儿护理、育儿、早教等领域最前沿的研究成果，并针对现代父母最为关注的问题，全程全方位地做出了科学解答，打造一部真正属于中国父母的孕产经、育儿经，更实用，更好用，让每一个家庭用起来省心、放心。

无论你处在妊娠分娩育儿过程中的哪一阶段，无论你遇到什么样的问题，这本书总会带给你宽慰，为你出谋划策，用科学方法解决你的实际问题。你可以从头读起，系统地学习孕产育过程中的各种知识和方法，也可根据自身需求去了解你所需要的相关内容，如基本的优生常识、生殖常识，提高怀孕概率的方法，孕产夫妻饮食调理、孕前计划，孕期十个月中孕妇身心变化，以及胎儿发育过程、胎教、产检、饮食、安全用药、分娩、产后保健、产后心理调适、新生儿日常护理、婴幼儿常见疾病、早期教育等相关内容。

将这本书放在枕边，随时翻阅，每位准妈妈都可以获得科学权威的孕产育儿指导，获得实用有效的建议，多些准备，便能少些纠结，少走弯路，少些折腾，轻轻松松做个幸福妈妈。

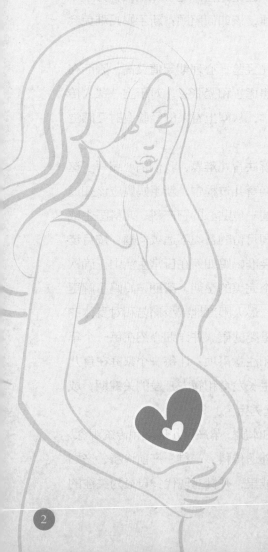

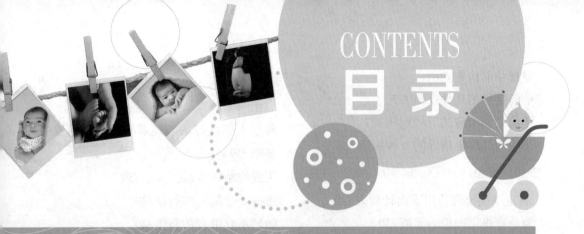

# CONTENTS
# 目录

## 第一章 孕前准备

## 第二章 孕妇保健

### 0~4 周：惊喜的第 1 月

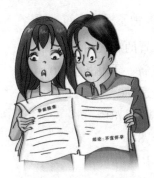

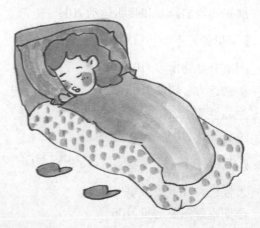

## 29~32 周：怀孕 8 个月

胎宝宝的发育状况 /208

孕妈妈的身体变化 /208

孕妈妈本月焦点 /209

准爸爸注意要点 /209

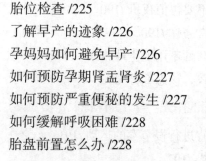

# 第三章　产前准备和分娩

## 产前准备

### ■ 临产前物质准备 /270

### ■ 了解不同的分娩方式 /271

### ■ 产前体操,助产有益 /272

### ■ 学习和掌握分娩技巧 /276

### ■ 分娩前的检查 /279

# 第四章 产妇保健

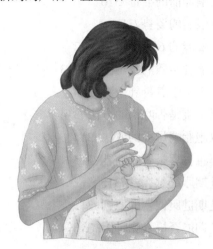

# 第五章　新生儿的生长发育与保健

## 第六章　婴儿生长发育与保健

### 1 ~ 3 个月婴儿

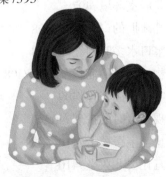

# 第七章　1~3 岁幼儿生长发育与保健

## 1~2 岁幼儿

## 2~3岁幼儿

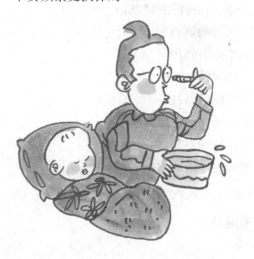

# 第八章　婴幼儿健康与安全

# 第九章 婴幼儿营养食谱

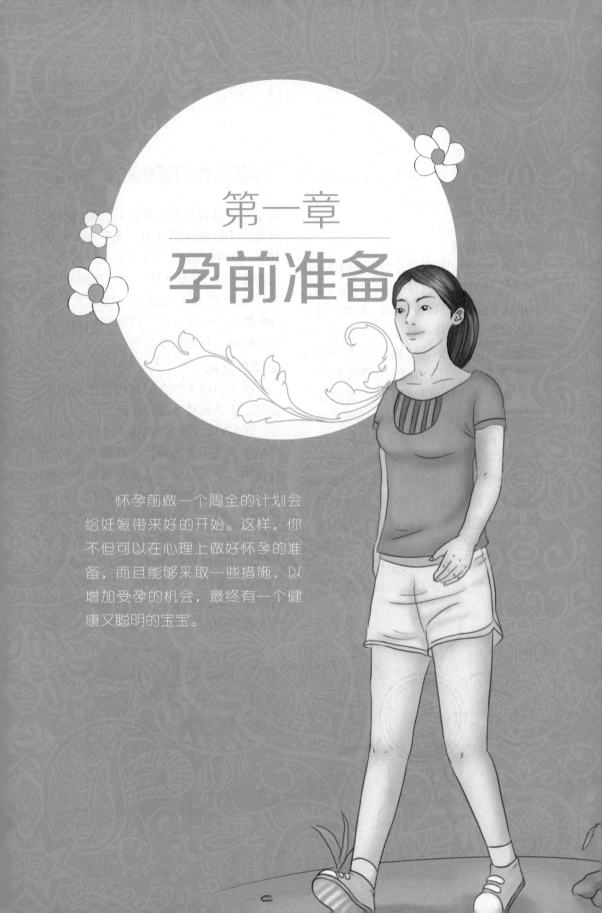

# 第一章
## 孕前准备

怀孕前做一个周全的计划会给妊娠带来好的开始。这样，你不但可以在心理上做好怀孕的准备，而且能够采取一些措施，以增加受孕的机会，最终有一个健康又聪明的宝宝。

# 知识准备：优生知识详解答

## 受孕过程

### ★ 精子与卵子

人体由数以百万亿计的细胞构成。从生育的观点来看，这些细胞可归为两类，一类是构成心、肝、肺、肾、肌肉、骨骼等人体器官的"体细胞"，另一类是承担着繁衍后代重任的"性细胞"。性细胞又叫生殖细胞，男性为精子；女性则为卵子。

卵子是由卵巢产卵上皮的原始卵母细胞发育成熟而来。卵巢的产卵机制是不连续的，女性青春期发育以后，每一个规则的月经周期排出一个成熟卵子，直到绝经期。一个妇女一生约排出 400 个卵子，最多也不过 500 个。卵子是人体内最大的细胞，直径可达 200 微米。

精子是在睾丸中的几百万条曲细精管内产生的。曲细精管生精上皮的精原细胞，经过多次分裂，最后发育成熟为精子。男性青春期发育以后，睾丸便拥有延续不断的生精能力。成年人睾丸重 10 ~ 20 克，而平均每克睾丸组织每天可产生约 1000 万个精子。一般到 40 岁后，生精能力逐渐减弱。精子全长约 500 微米，分为头部、颈部和尾部，像一个蝌蚪一样靠尾部运动。

### ★ 受孕真相

精子和卵子结合的过程叫作受精或受孕，受孕就是怀孕的开始。

同房时，男子每次排出 2 亿 ~ 4 亿个精子，其中大部分精子随精液从阴道内排出，小部分精子依靠尾部的摆动前进，先后通过子宫颈管、子宫腔，最后到达终点站——输卵管壶腹部，在那里等待和卵子结合。精子从阴道到达输卵管最快时间仅需数分钟，最慢则需 4 ~ 6 小时，一般 1 ~ 1.5 小时。精子在前进过程中，沿途要受到子宫颈黏液的阻挡和子宫腔内白细胞的吞噬，最后到达输

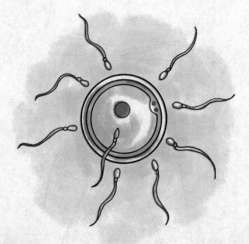

精子进入卵子

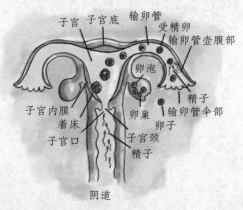

受精（受孕）过程

卵管的仅有数十条至一两百条。精子在和卵子受精前还要在女性生殖腔内经过一段时间的孵育，才具有受精能力，这个过程称为精子获能。

女子排卵日期在下次月经来潮前14天左右，卵子从卵巢排出后立即被输卵管伞部吸到输卵管内，并在输卵管壶腹部以等待精子的到来。

精子处在良好的宫颈黏液环境中能存活1～3天，卵子仅能生存12～36小时，如在女子排卵日前后数天内同房，精子和卵子可能在输卵管壶腹部相遇，这时一群精子包围卵子，获能后的精子其头部可分泌顶体酶，以溶解卵子周围的放射冠和透明带，为精子进入卵子开通道路，最终只有一条精子进入卵子，然后形成一个新的细胞，这个细胞称为受精卵，这个过程称为受精（受孕）。受精通常只能发生在性交后的24小时之内。

## 影响优生的主要因素

优生主要受遗传和环境两大因素的影响。

一般人群中出生缺陷的发生率为2%左右，分为体表畸形和内脏畸形两种。这些缺陷的发生可能是遗传因素，约占25%；可能是环境因素，如接触药物、化学品、放射性物质或各种感染等，约占10%；也可能是环境与遗传的共同作用，约占65%。

影响胚胎发育的环境因素包括三方面：

◆母体所处的周围外环境：这是距离胚胎最远也是最复杂的外部环境，大部分致畸因子来源于这一环境。

◆母体自身的环境：包括母体的营养状况、代谢类型、是否患病等。

◆胚胎所处的微环境：这是直接作用于胚胎的微环境，包括胎膜、胚胎、羊水等。

外环境中的致畸因子有的是通过内环境和微环境直接作用于胚胎，也有的是影响和改变内环境和微环境而间接作用于胚胎。母体内环境的改变也是如此。

**爱心贴士**

实现优生，在计划怀孕前夫妻双方应该注意做好两方面工作：

◆做好遗传咨询，尽可能避免遗传因素对胎儿的不良影响。

◆注重孕育环境的保护，尽量避免不良环境因素的影响。

## 女性最佳生育年龄

选择在最佳年龄阶段生育，对于胎儿的生长发育和对孩子的未来成长都是十分有利的。我国《婚姻法》规定的结婚年龄为男22周岁、女20周岁。但法定的结婚年龄并不是最佳婚育年龄，科学研究表明：我国女性最佳生育年龄为24～29岁，男性为30～40岁。这个年龄段的男女青年身体发育成熟，生活上有一定经验，经济上也有了一定的积蓄，这都有利于对孩子的培养教育。

女性不宜过早生育。20岁左右的女青年仍处于发育阶段，尤其是性腺和生殖器官尚未完全成熟，而怀孕、分娩需要消耗大量的体力和营养，十月怀胎到一朝分娩，从一个针尖大的受精卵发育到3千克左右的胎儿，所需要的一切营养都是由母体提供的，如果妇女本身尚未发育成熟，就要与胎儿平分某些营养物质，这样不但影响孕妇的自身健康，还会影响下一代的生长发育。过早生育

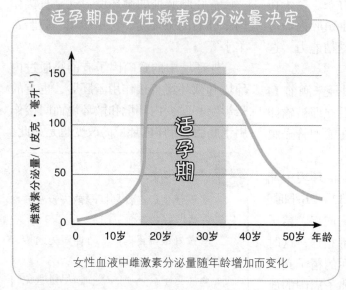

## 适孕期由女性激素的分泌量决定

适孕期

纵轴：雌激素分泌量（皮克·毫升⁻¹）
横轴：年龄　0　10岁　20岁　30岁　40岁　50岁

女性血液中雌激素分泌量随年龄增加而变化

明，智力和体力较好的人出生时，父亲的年龄为 29 岁左右。这是因为，男性的精子素质在 29 ~ 30 岁时达到最高峰，然后能持续 5 ~ 6 年的高质量。科学家们调查了世界上大量杰出人物后认为，父亲在 30 ~ 45 岁时生的孩子最聪明。例如，大科学家爱因斯坦出生时父亲 32 岁；大作家契诃夫、马克·吐温出生时父亲均为 36 岁；诗人歌德出生时父亲 39 岁；作家萧伯纳出生时父亲 45 岁等。

与女性一样，男性也不宜高龄生育。胎儿染色体异常的基因突变也与父亲高龄有关。超过 40 岁的男性将会使新生儿痴呆症的概率明显提高，而且每增长 5 岁，新生儿染色体异常的概率就会提高 1%。

从优生角度考虑，夫妻生育最好有一个年龄差。最新研究结果表明，男方的年龄比女方大 5 ~ 7 岁最好。父亲年龄大，智力相对成熟，精子素质也处于顶峰状态，遗传给下一代的"密码"更准确；母亲年纪轻，生命力旺盛，身心发育成熟，卵子质量高，会给胎儿创造一个良好的孕育环境，有利于胎儿的发育成长。所以，这种"优化组合"并发症少，分娩安全度高，早产、畸形儿和痴呆儿的发生率最低。著名作曲家柴可夫斯基与诺贝尔奖得主居里夫人，他们的父亲均比母亲大 10 余岁。

还容易发生难产，产妇和新生儿所面临的危险系数较高。

女性生育虽不宜过早，但也不宜过晚。如果女性到了 30 岁以后才第一次受孕，就会增加生育的困难，更主要的是卵巢功能逐渐衰退，卵子发生异常的可能性增大，使先天性畸形和痴呆儿的发生率增多。

女性的最佳生育年龄是多大呢？国内外医学家普遍认为是 24 ~ 29 岁。这是从女性的生理特点、母婴健康、优生优育等多方面来考虑的。这个时期女子的生殖器官、骨骼及高级神经系统已完全发育成熟，生殖功能处于最旺盛的时期，卵子的质量较高，怀孕后胎儿的生长发育良好，流产、早产、畸形儿和痴呆儿的发生率都比较低，生下的孩子大多聪明健康。这个时期女性的软产道伸展性好，子宫收缩力强，难产概率低，生育危险性小。

## 男性最佳生育年龄

孩子的智力和体质与父亲的生育年龄也有一定的关系。有人曾对 302 个家庭的 1150 名子女进行调查，统计资料表

## 把握最佳受孕时机

◆最佳受孕季节——夏末秋初：从优生优育角度考虑，什么季节怀孕也有一定的讲究。虽然一年四季都可以怀孕，

但相比而言，冬、春季怀孕没有夏、秋季好。

春季空气中湿度大，温度逐渐升高，有利于病毒的繁殖和生长，而且，春季天气多变，容易受凉，孕妇极易被流行病毒感染，抵抗力下降，从而导致胚胎畸变。现在已知风疹病毒、巨细胞病毒、脊髓灰质炎病毒、流感病毒、流行性腮腺炎病毒、水痘病毒、疱疹病毒等均可通过胎盘引起胎儿畸形。

冬季室内外空气污染比较严重，加之风沙大、气候不稳定，也不利于受孕。

夏末秋初，恰好避开了病毒流行、疾病暴发的高峰期，而且气温适宜、秋高气爽，孕妇已不再忍受暑热高温的影响，夜间睡眠充足，保证了生理代谢的旺盛，且又逢蔬菜、瓜果丰收季节，可使孕妇得到充足的营养并贮存于体内，以预防早孕反应所造成的营养损耗，利于胎儿早期大脑发育。怀孕3个月后，正是秋末冬初，天气凉爽，孕妇也过了妊娠反应期，食欲增加，加上这个季节的蔬果充裕，这些对于保证孕妇营养和胎儿大脑发育都十分有利。到了临产期，正值春末夏初，气候温和，而且副食品供应丰富，为产妇增加营养，帮助产妇顺利度过产褥期，身体尽快恢复。这个

### 延伸链接

**最佳生育组合：男性比女性大7岁左右**

男女生育的优化年龄组合以男性比女性大7岁左右为宜。父亲年龄大，智力相对成熟，遗传给下一代的"密码"更多些；而母亲年纪轻，生命力旺盛，孕育胎儿的环境更佳，有利于胎儿的生长发育，这种"优化组合"生育的后代往往更聪明。

季节宝宝穿着单薄，便于护理，满月后可抱到户外晒太阳。等到宝宝渐渐长大需要添加辅食时，已进入冬令时节，可避免夏天肠道传染病流行高峰。到了断奶时，已是春暖花开，丰富的新鲜蔬菜又不断上市，有利于孩子的身体健康和智力发育。医学界普遍认为，春末夏初出生的婴儿体质好，不易患病。

◆ 最佳受孕时间：一般来说，从每月排卵前3天至排卵后1天，是准妈妈最容易受孕的时期，医学上称为易受孕期。准爸爸和准妈妈如果抓住这个时机，就可以成功受孕。研究发现，做爱的最佳时间是17～19时。因为此时男性的精液量最多，而且精子快速运动的比例大，而女性的排卵时间段大多集中在15～19时，加之此时人体生理功能呈上升状态，精子和卵子的状态无疑是最好的，所以这个时候最容易受孕。

准妈妈围绕排卵前后的生理征象确定排卵日期，选择最理想的受孕日同房：排卵前5天避免性生活，以保证精子数量和质量；宫颈黏液开始有拉丝反应时，提示即将排卵，可隔天性交；拉丝度最佳的一天最接近排卵，应选择此日性交；在排卵后3天或基础体温处于上升水平后3天内仍有受孕可能，可隔日性交。

## 最易受孕的姿势

性生活的姿势与受孕的概率是否有很重要的关系呢？这是很多新婚夫妻想要知道的。那么我们就要知道受孕的过程。受孕的原理是精子首先经过宫颈进入宫腔，再到达输卵管，与卵子结合。所以，要想受孕成功，最重要的是使宫颈口浸泡在精液池中，给精子进入宫腔创造条件。

◆男上女下式。这是最普遍的一种性爱方式。生殖器可从正面交合，女方平躺仰卧，双膝微弯稍分开，这样可使精液射在宫颈口周围，这种体位对子宫前位的女性最佳。为了进一步提高受孕率，女方可用一个枕头把臀部抬高，使子宫颈最大限度地接纳精子。

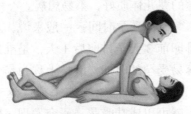

男上女下式

◆后位式。男方后位女方跪趴式的姿势，是从背面进入的方式，这种体位对子宫后位的女性更佳，更有利于宫颈浸泡在精液池中，从而提高受孕率。

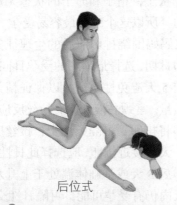

后位式

### 爱心贴士

女性在性爱后应采取仰卧平躺的姿势在床上休息一会儿，这样可以防止精液外流。千万不要马上起来，也不要冲澡。为了确保受孕，性爱后女性可把双腿朝空中举起，或者在臀下方垫一个枕头，使上身处于臀高头低的位置。也可以采取侧卧姿势，让膝盖尽量向胃部弯曲，为精子的游动创造最佳条件。

## 最佳受孕情绪

备孕夫妻都希望拥有一个健康聪明的宝宝。其实，实现优生，备孕夫妻的情绪也是非常重要的，情绪会影响精子质量和母体激素分泌。夫妻双方精神状态不佳时，不但使受孕率降低，还会影响胚胎质量，故此时应避免受孕；双方在激情愉悦的状态下受孕，出生的宝宝健康、聪明、活泼。所以，建议准备受孕的夫妻，一定要认真审视和调整各自的精神状态。夫妻双方应确保都在身体健康、情绪愉快、精神饱满的状态下受孕。

## 性高潮有助于受孕

要实现优生，夫妻之间性生活的质量也是关键因素。夫妻恩爱生下来的孩子健康、漂亮、聪明，这一说法是有科学依据的。

研究表明，女性在达到性高潮时，阴道的分泌物增多，分泌物中的营养物质含量增加，使精子在阴道中的运动能力增强。同时，阴道充血，阴道口变紧，阴道深部皱褶伸展变宽，有利于精液的储存。平时坚硬闭锁的子宫颈口此时也松弛张开，宫颈口黏液变得稀薄，使精子更容易进入，而性高潮又促进子宫收缩和输卵管蠕动，有助于精子上行，从而达到受精的目的。

### 爱心贴士

以受孕为目的的性生活，可以借助微弱温暖的粉红色灯光，把恩爱的神情、温柔的触摸、甜蜜的接吻、亲昵的拥抱等传给对方，使爱之情感得以升华，这样更容易达到性高潮，有利于受孕。

## 备孕女性练静坐有利于助孕

处于备孕时期的女性要避免剧烈运动，可适当练习静坐、坐式八段锦等，以达到宁心安神、益气行血之目的。推荐女性朋友在备孕期间睡前练静坐，不但可以很好地帮助睡眠，一觉醒来还会感到精神焕发。

那么睡前怎样静坐呢？中华瑜伽养生协会迷罗睡前静坐的方法要领是：两腿自然交叉盘坐在一起，脊梁直竖，两手心向上，把右手背平放在左手心上面，两个大拇指轻轻相触；左右两肩稍微张开，使其平整适度，前腭内收，但不是低头，稍微压住颈部左右两条大动脉管的活动即可；双目微张，目光随意确定在前方两三米处，或微闭舌头轻微舔抵上腭。

此外，静坐时注意力一定要集中，可以集中想一件事，比如设想一个很美的自然场景，如海边、草地上、花丛中，用五官去充分感受，找到身临其境的感觉；也可以专注于呼吸，聆听均匀呼吸所产生的韵律，或者凝视一点儿烛光。当持续专注于一件事物时便实现了静坐，每天睡前只需花十分钟就能完成这套静坐功课。

## 优生离不开爸爸高质量的"种子"

一般人往往只注意到了女性在孕育后代中的作用，殊不知，爸爸的作用也很重要，特别是精液的质与量，对孕育后代的影响也同样重要。

受精过程的完成，除了需要正常的卵细胞之外，精子的数量、质量、活动力都起着重要的作用，其中精子的质量尤为重要。男方自身的身体素质、生殖器官的健康和功能状况及外界环境因素，都影响着精子的质与量。因此，计划怀孕的男性，要注意保护好自己的精子，提高精子的质量，这可以从日常生活中的小事做起，例如多锻炼身体，增强体质；规律作息，戒烟戒酒；把手机放在上衣兜；使用电脑时，与电脑屏幕保持至少 70 厘米的距离，与电脑后部及两侧保持至少 120 厘米的距离；不要把笔记本电脑放在膝盖上；不要穿紧身裤；平衡膳食，适当多吃绿色蔬菜、坚果、鱼类、肉蛋类等，特别是富含锌的食物；等等。

### 医生叮嘱

男性每次射精的精液量少于 1.5 毫升、精子数少于 2000 万个、精子死亡率超过 40%、精子活动力低于 60%、精子畸形率超过 20%、精液半小时内不液化等，都可能导致不孕。所以，计划怀孕的男性要特别重视精液检查，在确保自己的"种子"高质量之后再择时受孕。

## 生男生女的奥秘

人体有 23 对染色体，22 对为常染色体，1 对为性染色体，人的性别就是由这 1 对性染色体决定的。男性的 1 对性染色体为 X Y 染色体，女性的 1 对为 X X 染色体。正常精液中含 X 和 Y 的精子数是基本相等的，因此生男生女的概率也基本相等。

随着时代的进步，一般人都能够以平常的心态看待子女性别，但也有一些人依然重男轻女，这是违反自然规律的。如果人们都想要男孩，会造成社会上男女性别比例失衡，甚至产生对社会安定极为不利的因素。

不过，如果遇到某种特殊情况，就必须对孩子的性别做出选择，如某些"Y连锁显性遗传病"只遗传给男孩，如遗传性肾炎、先天性眼球震颤等。为避免这些伴性遗传病或缺陷，主动采取一些相应措施是必要的，为此，有研究人员经过调查后发现，大致有7个因素可能会对受精卵的性别产生影响：

（1）同房时间影响：带X染色体的精子活动力较差，但存活时间较长，故在排卵前数日同房，生女孩概率大。带Y染色体的精子活动力强，但存活时间短，故在接近排卵日同房，生男孩概率大。

（2）酸碱环境影响：带X染色体的精子喜欢酸性环境，而带Y染色体的精子喜欢碱性环境，所以调整饮食习惯，多吃肉类食物，可以提高生女胎的概率；反之，多吃蔬菜类食物则易生男孩。

（3）怀孕时年龄影响：孕妇25~29岁生男孩的概率比生女孩的概率大；夫妇年龄每增加5岁，生女孩概率增加1‰；丈夫年纪太大，妻子易生女孩。

（4）孕妇体质影响：如果孕妇属先天营养不良体质，则生男孩的概率要大一些。

（5）季节影响：北半球国家的女性夏冬两季受孕较易生女孩，而春秋受孕则较易生男孩。

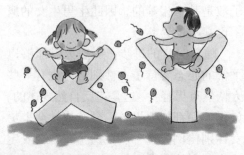

男孩性染色体为 XY，女孩性染色体为 XX。

（6）金属元素影响：妊娠前6周常吃咸的和富含钾、钠的食物，可以增加生男孩的概率。

（7）药物影响：如果在医生指导下用药物进行人工促排卵后，新生婴儿的性别比，女性明显多于男性。

当然这些资料仅供参考，具体情况还需要找产科专家进行指导，以免自行操作产生不良后果。

## 新婚期间不宜怀孕

新婚期间，因夫妻双方的心情兴奋，容易忽视或干脆放弃使用安全措施，因此新婚期间的怀孕概率较高。从优生角度来看，新婚期间怀孕弊大于利。因夫妻双方忙于操办婚事，劳心伤神，加之烟酒相伴和性生活较频繁，男女双方的精子和卵子质量都不高，怀孕后发生自然流产、胎儿畸形和胎儿智力低下的概率较大，不利于孕育健康的宝宝。

新婚怀孕的女性，比婚后一年怀孕的女性更容易患妊娠高血压综合征。这与新婚夫妻身体过度疲劳、性生活过频有密切关系。所以，从自身健康和优生优育的角度考虑，新婚期间应坚持避孕。

### 爱心贴士

一般认为，婚后 3~6 个月以后受孕较为适宜。新婚过后，夫妻经过一段时间的共同生活后，性生活更加协调，而且此时情绪稳定，精力充沛。可以考虑在物质上、精神上以及育儿知识方面都做好相关准备之后，再择时受孕。

## 旅行途中不宜受孕

现在旅行结婚比较普遍，年轻的夫妻在旅行度蜜月时，不免"性趣盎然"，但是从优生优育的角度考虑，出门在外的过程中是不适宜怀孕的，建议做好避孕措施。

◆旅行在外时，打破了生活的常态，生活变得无规律，夫妻双方容易身心疲惫，机体抵抗力也会下降，这些都会影响精子和卵子的质量，不利于优生。

◆旅行中难免缺乏良好的洗漱、淋浴设施，不易保持会阴部和性器官的清洁卫生，容易引起泌尿生殖系统感染，这对怀孕也极为不利。

◆旅行中吃、住的卫生条件也不能保证，容易引发呼吸道或消化道感染，常服用各种抗菌药物，无论是感染还是服用药物对胎儿都是有害的。

◆旅行过程中，从一个地方到另一个地方，往往天气也会有各种变化；如果是远途旅行，还会有温差，极易受凉感冒。加之疲劳、人群混杂等因素，极易诱发各种疾病，特别是风疹等病毒感染，是导致胎儿畸形的重要诱因。

## 停止避孕后不宜马上受孕

### ★避孕药

目前国内使用的长、短效口服避孕药大多含有性激素，其作用机制是利用大量外源性激素的使用，抑制机体内源性激素的分泌，干扰子宫内膜的正常增生和分泌，影响宫颈黏液的成分和黏稠度，从而达到避孕的目的。因为是激素类药物，停止服药后需要几个月的代谢期才能将残余药物完全排出体外，若待月经完全正常再怀孕，就不会对孩子有影响了，这段时间可用"安全套"来避孕。

### ★子宫内节育器

宫内节育器就是放在子宫内，作为人体内一种与身体组织完全不同的东西，使子宫腔和输卵管的内环境发生一系列变化，影响精子的活动，使之难以和卵子会合；即使能会合（受精），受精卵也不能或不容易在子宫内"安家落户"，从而起到避孕作用。要想怀孕，需要取出子宫内避孕器，取避孕器的最佳时间是月经净后 3 ~ 8 天。一般来说，宫内节育器取出后，子宫腔和输卵管的内环境很快就能恢复到原来的状态。但如果有发炎的迹象，一定要先治好炎症后再怀孕。取出避孕器后，建议同房时可先用"安全套"，恢复一段时间后再受孕。

### ★皮下植埋避孕药

现在有些妇女采用皮下植埋法避孕，植入物缓慢而恒定地释放出孕激素，从而影响卵泡的发育或使卵泡发育不全；使子宫颈黏液变得厚而黏稠，阻止精子从宫颈进入；抑制子宫内膜的生长，使受精卵不能种植。最好在取出"植埋物"后，经过身体的调节，待一切恢复正常后再考虑怀孕。一般经过两三个月的过程，生殖器官或体内代谢便可达到一种良好状态，这时就不用再隔着"安全套"了，可随时准备怀孕。

## 长期服用药物的女性不宜怀孕

有些女性身体有病，需要长期服用某种药物，如抗生素、激素、止吐药等，这些药物会对生殖细胞产生不同程度的影响。卵子从初期卵细胞到成熟卵子约需 14 天，这个过程中卵子最易受药物的影响。因此，长期服用药物的女性最好不要立即怀孕。

一般来说，女性在停服药物 20 天后受孕不会影响到下一代。但是各种药物在人体内滞留的时间以及对卵细胞的影响各不相同，所以也不能一概而论。20 天是最低极限，有些药物的影响时间可能更长些。长期服用药物的女性如果准备怀孕，最好向医生咨询，在医生指导下再确定怀孕时间。

## 接受放射性或剧毒性物质后应暂缓怀孕

生殖细胞对放射性物质如 X 线和剧毒物质的反应都非常敏感。虽然医用 X 线剂量很小，但它也能杀伤人体内的生殖细胞。女性如果接受了 X 线的照射，特别是腹部经过照射，至少需要等 4 个星期才可受孕。如果曾反复接触农药和有毒化学品等剧毒性物质，在完全脱离上述环境一个月以上再考虑怀孕较为妥当。

## 性生活后阴道出血不宜怀孕

一般情况下，正常而协调的性生活不会引起阴道出血。如果出现阴道出血，往往说明生殖器官有疾病存在。最常见的原因是生殖器官有炎症，如各种阴道炎、宫颈息肉等。

如果患滴虫性阴道炎，在这种情况

### 延伸链接

**性生活后阴道出血怎么回事儿？**

性生活后阴道出血现象比较常见，很多女性都出现过这种症状，出血多来自阴道、子宫颈、子宫内膜。如果阴道出血频繁则是不正常的表现，应引起高度重视。性生活后阴道不规则出血的原因有：

◆生理性阴道出血。比如正常月经、产后恶露的排出等，这是属于正常生理范畴，一般不会危害身体健康。

◆病理性阴道出血。这种出血不仅是身体疾病的一种表现，而且出血本身也有损女性身体健康。

下受孕，孕早期有可能引起流产或胎儿畸形，孕中期有可能导致胎膜早破、胎盘早剥，直接引起胎儿感染，更严重的是分娩时胎儿经过阴道时眼睛可能被感染，使角膜受影响；如果患霉菌性阴道炎，分娩时可使胎儿受到霉菌感染，出生后极易引起鹅口疮；宫颈息肉则会使子宫颈在分娩时裂伤，引起出血。

所以，如果女性在性生活后阴道有出血，一定要及时去正规大医院检查，了解出血的原因，然后对症进行积极治疗，待病情得到控制或治愈后再考虑受孕。女性在日常生活中也要多留意，很多阴道出血可能只是短暂的出血，但是病情有可能加重，如果错过了治疗的最佳时间，对女性也是百害而无一利的。

## 身心不佳时不宜怀孕

研究证实，夫妻双方在身体不疲劳并且心情愉悦时同房受孕，这种身心俱佳的状态，会分泌出大量有益于健康的酶、激素和乙酰胆碱等，使夫妻双方的体力、智力均处于最良好的状态中。这时，性功能最和谐，非常容易进入性高潮，有利于优良受精卵的形成。反之，夫妻双方或一方身体疲惫或心情欠佳，会影响精子或卵子的活力，不利于优良受精卵的形成，并影响受精卵的着床和生长，导致胎萎、流产或影响胎儿脑神经的发育。

因此，准备受孕前几天，夫妻双方一定要充分休息，养精蓄锐，放松心情。同时，最好停止性生活 5 ~ 7 天，以保证精子的活力。

## 人体生理节律低潮时不宜怀孕

科学研究表明，每个人从出生起一直到生命终止，身体内一直存在着体力、情绪及智力三方面的周期性变化，这种周期性变化即为人体生理节律。人体处于生理节律低潮期或低潮期与高潮期临界日时，身体易疲倦，并且情绪不稳、做事效率低、注意力难以集中或健忘、判断力下降；同时，身体抵抗力下降，易被病菌侵扰，感染疾病的概率增大。

所以想要优生优育，受孕时夫妻双方的生理节律状态很关键。如果夫妻双方都处于低潮期或低潮期与高潮期的临界日时，生出的孩子大多体弱、智力有问题；如果夫妻一方处于高潮期，另一方处于低潮期，生出的孩子的健康和智力情况大多一般；如果双方都处于生理节律的高潮期受孕，往往能孕育出健康、聪明的孩子。

## 自然环境不佳时不宜怀孕

人体是一个充满电磁场的导体，自然环境的变化如太阳暴磁、雷电交加、山崩地震、日食月食等，都会影响人体的生殖细胞，可能引起畸变。从优生优育的角度考虑，最好不要在这些时间受孕。

◆ 避开在太阳黑子高峰年受孕：科学研究认为，太阳黑子在爆发时可能会对人体造成很大冲击，尤其是生殖细胞，导致受精卵的着床和生长发育受阻，严重时可能影响宝宝的智力。国际上统一规定以1745年的零点计算太阳黑子周，统计学一般认为每隔11.2年出现一个太阳黑子周。

◆ 避开在各种自然灾害环境下受孕：如雷电交加、山崩地震或日食和月食时，因为这些环境会产生强烈的 X 射线，容易使精子和卵子受到辐射，发生畸变。

◆ 避免在每个月的阴历 14 ~ 16 日同房受孕：因为这几天月球对地球的引力最大，人的情绪易发生波动，影响精子和卵子的活力。

## 隔日同房最科学

长久以来，对于同房次数与受孕概率关系的说法不一。有的人认为，在准妈妈排卵期到来之前的几天，准爸爸应当禁欲，使精子的数目得以累积，以便在排卵期多释放出一些。这种说法是不科学的，因为性生活在某段时间内过少时，不利于精子的活性，阻碍了与卵子的相遇。同时也有人认为，同房的次数越多，"中奖"的概率就越大。这也是不对的，如果每日同房，甚至每日多次同房，就会降低精子的数量、密度和质量，同样也降低了精子的活性，不利于受孕，即使成功受孕，也会降低胚胎质量。事实上，真正科学的同房频率应为每隔一日同房一次。这样不仅可使准爸妈不至过于劳累，给精子的活性和质量一个缓冲提升的时间，又能保持一定的同房频率，可大大增加受孕概率。

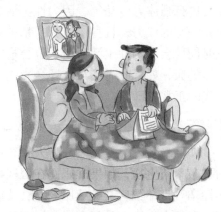

隔日同床有利于优生优育。

## 压力和疲劳是"优孕"的敌人

现代心理学研究和临床调查表明，精神心理因素在很大程度上影响女性的

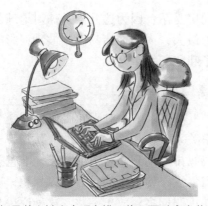

准备怀孕的女性应合理安排工作不要过度疲劳。

生育状况。生活中经常可见一些难以受孕的女性本已不打算生孩子了，没想到精神压力解除后竟意外怀孕了。对于这种现象，有关专家的解释是，人的心理因素对性腺激素的分泌、女性的生殖功能以及体液调节有很大影响，如抑制排卵、使子宫和输卵管痉挛及宫颈黏液分泌异常等，这些心理因素导致的生理异常都会干扰女性正常受孕。因此，一定要调整好怀孕前的情绪，减轻精神压力，从而更好地受孕。

同时，尽量不再出差、加班或者熬夜、进行强体力劳动等。因为性生活要消耗一定的体力，且身体疲劳或精神疲惫时同房会影响性生活质量，也会损害身体健康，如果此时受孕，还会影响下一代的正常发育。

## 服避孕药或带环怀孕的宝宝能要吗

口服避孕药的主要成分为人工合成的孕激素衍生物，如果准妈妈在服药期间怀孕，且怀孕后又继续服药，会使胎宝宝在很大程度上受到合成孕激素的影响，发生宫内畸形、性别异常、出生后癌变等情况，后果十分严重。此类情况多数应选择尽快流产，以保证孕育出一个健康的孩子。

戴节育环怀孕多半会发生流产、早产、死胎或发育畸形等情况，因此通常情况下应尽快流产。但若节育环已脱落或位于胎囊外，则可继续妊娠，并定期做 B 超检查以确定节育环的位置。

## 遗传、孕期疾病与孩子智力

孩子的智力发育水平与先天遗传、孕期疾病、孕期护理、胎教、后天培养这几方面因素密不可分，并不仅仅依靠父母的遗传。并非智商高的爸妈所生的孩子就一定聪明过人，若不注重对孩子从胎教开始的每一个成长阶段的教育，那么即使孩子遗传了爸妈的高智商基因，也会因后天的疏于调动和培养而丧失殆尽。疾病的遗传也是影响孩子智力的重要因素，如唐氏综合征的遗传，胎儿属于先天性大脑发育不全，常伴有其他先天畸形，出生后易感染疾病和死亡。此外，若妈妈在孕期患病，如患风疹、水痘、妊娠毒血症等，均会导致胎儿大脑发育障碍。孕期如果抽烟、酗酒，所生的孩子多数会出现反应迟钝、智力障碍等症。但是，如果在孕期坚持做好胎教工作，从备孕阶段就维持良好的生活习惯，孕期护理得当，孩子出生后在新生儿期、幼儿期，坚持对其进行巩固胎教和智力早教，就能保证孩子的智力水平在一般水平以上，甚至可能培养出天才儿童。

## 你有生出遗传病后代的风险吗

遗传病是指由于遗传物质的改变，如基因突变或染色体畸变而导致的疾病。遗传病主要表现为发育迟缓或头部、五官、颈部、躯干、四肢、皮肤、外生殖器、肛门等处的发育异常，具体表现为小头、巨头、斜视、白内障、唇裂、短颈、鸡胸、乳房发育异常、多指（趾）、鱼鳞状皮肤、肤色异常、隐睾、肛门闭锁等病状。

据遗传学专家的统计，有部分爸妈具有生出患有严重遗传病后代的风险，因此，这些爸妈一定要做好孕前筛查和产前检查，以及孕前、孕中、分娩时的护理。一旦发现较为严重的情况，就要立即终止妊娠，或选择不怀孕。因此，以下人群中的准爸妈对待怀孕要格外慎重：

◆ 35岁以上的高龄初孕者。随着女性年龄的增长，其体内的卵子也在相应老化，发生染色体错误的概率也在不断增加，有可能生出染色体异常的孩子，患有愚钝综合征等先天疾病。

◆有习惯性流产史的女性。这样的夫妻可能双方都患有染色体异常，可使生出的孩子患遗传病的可能性比正常孩子增大一倍。

◆已生育过遗传病患儿的妈妈。这样的妈妈生出的下一个孩子很有可能继续患有先天疾病，如唐氏综合征、先天性聋哑儿、侏儒、白化病等。

◆经常接触放射线或化学药剂的爸爸或妈妈。长期从事这样的工作，很有可能已经导致精子或卵子异常，这样的准爸妈一定要做好孕期前后的检查。

◆双方均为高度近视的爸妈。600度以上的近视称为高度近视。如果夫妻双方均为高度近视，则孩子患有遗传病的概率会大大增加。

## 哪些准爸妈需要进行遗传咨询

遗传咨询就是通过准爸妈与咨询师的交谈，对准爸妈自身是否会造成遗传病疑问的解答。通过咨询，咨询师会收集准爸妈双方的病史资料，结合体检结果，做出全面的分析判断，进行预测和诊断。遗传咨询可在婚前、孕前及孕早期进行，有时需要综合进行，总原则是宜早不宜迟。

具有下列情况之一的准爸妈（一方或双方）一定要进行遗传咨询。

（1）确诊患有遗传病或遗传病基因携带者，或家庭成员中有遗传病患者及其基因携带者，或家族中有遗传病史者；

（2）家中有连续发生不明原因疾病的多个家庭成员；

（3）直系或旁系家属中有过先天性畸形患儿的人；

（4）确诊为染色体畸变、染色体结构或功能异常、平衡易位染色体携带者；

（5）曾生育过遗传病儿者，如先天性愚型儿、无脑儿、脊柱裂、畸形、智力低下等；

（6）夫妻或家族中曾有非妇科性反复流产、习惯性流产史、不明原因的死胎史以及不孕症；

（7）有致畸物质和放射物质接触史；

（8）35岁以上的高龄孕妇和45岁以上的高龄男性；

（9）近亲结婚，即夫妻双方在三代以内拥有同一个祖先；

（10）有先天缺陷，如智力低下等；

（11）羊水多、胎儿宫内发育迟缓者；

（12）夫妻或家族中有性器官发育异常者；

（13）孕早期（10周内）患风疹、高热、服药、照射X线者。

# 心理准备：怀孕，你准备好了吗

## 怀孕，女性最担心的三件事

很多女性不愿意要孩子，都有自己的担心和顾虑，她们会考虑孕育以后是否能保持家庭稳定、是否能一如既往地得到丈夫的疼爱、身材会不会变形等感性问题。

◆自身美丽不再。很多女性认为做了妈妈就老了，靓丽的容颜、曼妙的身材也一去不复返了。孕产育期间，女性的身体会发生很大的变化，诸如体形会变得臃肿，出现妊娠斑、妊娠纹，等等。爱美的女性因此会害怕而拒绝怀孕。其实不必担心，这种变化只是暂时的，只要孕期注意保健，加上产后积极锻炼，女性很快就会恢复美丽，而且会比孕前更有风韵和魅力。

◆惧怕孕、产的痛苦。除了担心体形和容貌的变化，孕产期的生理痛苦，也是很多女性最害怕担忧的问题，如孕早期的妊娠反应、孕中期的胎动、孕晚期的水肿、腰背痛等，特别是分娩时的痛苦。孕产分娩难免要经受一些痛苦的，而痛苦的程度与个人的心理

状况密切相关。只要做好了思想准备，主动学习和掌握一些关于怀孕、分娩的知识，充分了解孕期会出现的生理现象，就能避免不必要的紧张和恐慌，从而平静看待怀孕。

◆影响家庭稳定。有些女性担心孩子的出生，会对温馨甜蜜的"二人世界"形成威胁，甚至构成破坏。有了孩子，"二人世界"变成"三角关系"。在潜意识中，会让女性把孩子当成自己的"情敌"。事实上，家庭中的"三角关系"比"二人世界"更为稳定。当新婚时的甜蜜日趋平淡，很多夫妻会经历"七年之痒"。宝宝是夫妻之间最稳固的纽带，在照顾和陪伴宝宝成长的过程中，夫妻会齐心协力，也很容易找到共同话题，夫妻间的感情自然会更加融洽。

## 工作和宝宝，你选择哪一个

现在很多女性怀孕了选择继续工作，其实在怀孕期间坚持朝九晚五地工作，也有以下几点好处：

◆减少孕妈妈独自闷在家中产生的"致畸幻想"。有些女性越临近生产越容易产生"致畸幻想"，担心孩子生下来兔唇、长六根手指等。孕妈妈越是闲而生愁，这种"致畸幻想"就越是频繁和强烈。适当的忙碌反而会冲淡这些不必要的担忧，尤其是当同事都称赞你"气色不错"，"一定能生个漂亮聪明的宝宝"时，"致畸幻想"自然而然就消失了。

◆工作之余可以汲取丰富的育儿经验。相当一部分的怀孕女性认为，孕期是她们与生育过的女同事关系最融洽的

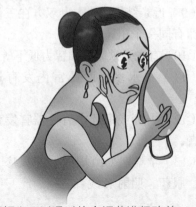

妊娠斑可以通过饮食调节进行改善。

阶段。作为过来人的女同事，她们提供了相当丰富的育儿经验供你借鉴，让你体会到别样的贴心和温暖。

◆扩大了孕妈妈的接触范围和运动量。工作可扩大孕妈妈的接触范围，她会发现，这个时候不论是原先争强好胜的同事，还是难缠的客户，都很少会对孕妈妈吹毛求疵。众人态度的友善，对孕妈妈保持乐观情绪十分有益。另外，工作还有助于保持适当的运动量，这样可以进一步增加顺产的概率，尤其在怀孕六个月以后，如果没有外出工作的动力，孕妈妈由于体形的变化很容易变懒，这将导致超重和难产概率的增加。

◆脱离岗位的时间越短"返岗恐惧症"发生的概率越小。有些女性刚一怀孕就辞职或请假，孩子一岁了才考虑要重新工作，但长期与社会脱节会加深返岗恐惧症。因此，在办公室工作的女性应该工作到预产期之前1～2周，且生产一个月以后也应尽快恢复对资讯的关注，多与上司、同事联系，多关心行业动向，这样返岗才能成为一种期待，而非恐慌。

## 备孕爸妈要学会减压

孕育生命，一直被视为一件幸福、美丽的事。随着生活的稳定和情感的需要，婚后夫妻们逐渐步入"备孕大军"的行列，然而因为工作压力大、备孕方法不得当等原因，造成了很多夫妻怀孕难的问题，怀孕越难压力越大。那么备孕爸妈应该怎么样有效地减压呢？可以从以下几个方面去做：

◆调适夫妻关系。如果双方经商量决定以后，自然要经历一个从怀孕、妊娠直到生产和哺育的全过程。这个过程要占用你很多时间。这些时间将对你的生活、学习和工作产生较大影响。如果你预先有所计划，认为这一切都不会给你的生活带来太大的压力，你就不会为要一个孩子而顾虑重重。孕育这段时间，夫妻双方都要为未来的宝宝负起责任。关心宝宝的成长，不是从宝宝出生之后开始的，而是从怀孕之前便开始了。

◆剔除不必要的担心心理，保持乐观情绪。一些年轻女性对怀孕有担心心理，怕怀孕影响自己体形，担心分娩时的疼痛，还怕自己没有经验带不好孩子，等等。其实，这些顾虑都是没有必要的。未来宝宝的健康与母亲孕前和孕后的精神健康有着密不可分的微妙关系。所以，夫妻双方在决定要孩子之后，要努力调整自己的情绪。在打算怀孕的日子里，夫妻双方尽可能放松身心，多找些乐子，多做一些有趣有益的活动，尽量减轻生活所带来的心理压力。

◆耐心，必要时寻求帮助。当你努力想要怀孕时，就会觉得人生的整个目标是为了要孩子。不要给自己这么大的压力，即便是身体健康的夫妻想要孩子，也是需要时间的。如果备孕过程给你们之间的关系带来了不好的影响，可以先

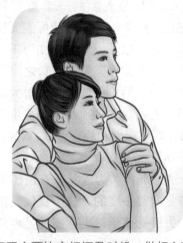

夫妻双方要协商好怀孕时机，做好心理准备。

试着停下来，把排卵的周期放在一边，不再去理会那些生理周期，让身体和心理得到充分的放松。不过，如果你在35岁以下，已经非常认真地尝试受孕超过了12个月，或者你在35岁以上，已经努力了6个月，都不见动静，那么最好到医院进行相关的生殖检查。

◆提高性生活质量。"性致盎然"有助于增加受孕的概率。如果仅仅是把受孕当成需要完成的任务按部就班来做，你的激情能有多少呢？所以可以尝试用一些小技巧使性生活更和谐。另外，同房时创造良好的环境，全身心地投入性爱中，正确对待和处理性生活中出现的问题，使性生活保持最佳心理状态，可以获得极大的精神愉悦。

◆为好心的亲友们准备好问题的答案。一对正在努力受孕的夫妻总是要面对亲友的一些问题或者一些善意的建议。当被问及到底准备什么时候要孩子的时候，不要总是被你面对的问题所困扰，可以笑着说："我一知道自己怀孕了就第一个告诉你，好吗？"

## 你准备好当妈妈（爸爸）了吗

为人父母是人生的一个重要转折点，在此之前你每天的生活可能无忧无虑，一旦有了孩子，生活就变得不一样了。从"二人世界"到"三口之家"，家庭中每个人的角色都会发生很大的变化。因此夫妻双方必须及早正视生育问题，做好事前规划和心理调适，对自己、对孩子都是一项保障。

◆情感准备：为人父母在情感上做好准备是非常必要的，这不仅仅是指在情感上去接受孩子，更重要的是你是否会爱孩子，对孩子的爱既是责任也是义务。你能不能让孩子从出生后就得到充分的、适当的爱，让他在你的爱下健康地成长？所以，在孩子出生前，你就要在情感上有充分的准备，然后再努力地去学习和体验。

◆建立责任心：备孕的准爸妈还要建立做父母的责任心。养育孩子既是母亲的责任也是父亲的责任，做父亲的责任更大一些。如果你不把孩子视为你生命中最重要的部分，你很难教育好孩子。你要想到，从孩子出生，你就要始终不渝地履行你的责任了，你要让孩子身心健康地成长，让他感到快乐和幸福，并且为他的将来负责。

◆准爸爸要知道：妻子怀孕以后，作为准爸爸，要承担起家里大部分的家务劳动，做到事必躬亲，以减轻妻子的负担。除此之外，还要对妻子倍加宽容和关爱，容忍妻子因怀孕而出现的情绪起伏，多体谅而不是抱怨，更不能争吵、厮打。生活中还有很多琐碎的事情，可能在以前不会引起多数男性的关注，但成为一名准爸爸后，要做好充分的心理准备，细心应对各种琐碎的家庭事务。

◆准妈妈要知道：从怀孕那一刻开始你的责任随之而来了，不能再像以前那样任性挑剔了，一切行为要以肚子里宝宝的健康为前提。而且随着怀孕，孕妈妈的身材也会发生改变，尤其对于爱美的女性来说，一定要做好身材改变到可能会让你觉得有些不堪的心理准备。

◆学习照料宝宝的日常事务：准爸妈在宝宝出生前，还要学习做好准备照料宝宝的日常事务，如换尿布、给婴儿洗澡、洗奶瓶等，只有对这些琐事有了事先的熟悉和良好的心理准备，才不至于在宝宝出生之后，把自己弄得手忙脚乱。

## 做好未来生活空间变化的准备

宝宝的出生会使家庭空间发生很大变化，好的室内环境对于促进宝宝智力、心理和性格的发展很有好处。所以，为了迎接宝宝的到来，准爸妈要考虑重新布置家庭格局了。

宝宝出生之后，家里需要腾出相当一部分的空间放置宝宝的物品，如婴儿床、摇篮、玩具、衣物、食物等。准爸妈最好在备孕时就着手在已有的家庭布局基础上进行规划。

还有一点，婴儿的视觉、听觉、触觉发展都是十分迅速的，因此尽量将婴儿能看到的空间布置得丰富多彩，比如在墙上贴一些图案简洁、色彩鲜艳的小动物或卡通图片，在婴儿床周围挂一些色彩鲜艳、能够活动或能发出悦耳声音的玩具。

此外，准爸妈还应了解，家里的哪些地方将来可能会给宝宝造成危险，如桌子、茶几的棱角，玻璃材质的装饰品或器皿等。随着宝宝慢慢学会爬行、走路，这些平日里被我们忽略的地方很可能成为伤害宝宝的"元凶"。所以，最好将家里坚硬的、有棱角的家具想方设法防护起来，将易碎和不适合宝宝接触的物品都放到宝宝接触不到的地方。

## 假性怀孕，虚晃一枪的烦恼

假性怀孕是指女性出现一些类似怀孕的症状，如月经停止、恶心、呕吐等，甚至还会有自觉胎动及腹部胀大的情况出现，但事实却不是真正的怀孕，且在B超下根本看不到任何子宫内或子宫外的妊娠。

### ★ 假性怀孕的原因

◆ 心理因素。假性怀孕的原因很多，大多与心理压力有关，如夫妻感情不好、有不孕症等。因为内心十分渴望怀孕，所以身上就出现一些类似怀孕的症状，这种类型的假性怀孕，体内的绒毛膜性腺激素并不会上升。

◆ 疾病。如红斑性狼疮的女性患者，体内的绒毛膜性腺激素浓度会上升，从而出现类似怀孕的症状。因此，如果B超检查发现并没有妊娠迹象，但血液中却出现绒毛膜性腺激素，最好再去内科进行详细检查。

**爱心贴士**

有些假性怀孕还与葡萄胎有关，葡萄胎是一种水泡状的畸形胎块，外观看起来很像葡萄，其症状和怀孕初期一样，会出现妊娠反应。恶性的葡萄胎相当于绒毛膜癌，5% ~ 20% 的葡萄胎会转成恶性癌症。所以一旦发现怀孕的迹象，应立刻去医院检查。

### ★ 假性怀孕的症状

◆ 恶心、呕吐。感冒、肠胃不适等也会导致这种感觉，所以这些症状很难作为判断怀孕的依据。如果真出现了这些症状，最好先去医院就诊。

◆ 月经停止。月经停止似乎是怀孕最基本的征兆，但是由于各种原因，女性会出现停经或者月经周期不准。而迫切希望怀孕的女性，正是心理压力影响了激素的分泌，从而使月经发生紊乱，导致停经。

◆ 自觉胎动。这种感觉其实是强烈的肠蠕动。当肠胃不适时，恶心、呕吐加上明显的蠕动是十分常见的现象，但由于这些与怀孕初期的症状类似，所以经常会被渴望怀孕的女性所混淆。

◆腹部隆起。通常假性怀孕的女性，多数进食了过多的食物。在这种情况下，短时间内小腹会突出而被误认为是怀孕。如果子宫内长了肌瘤或本身较为肥胖，也会导致明显的腹部隆起。

★ **正确看待假性怀孕。**

假性怀孕的发生，大多是因为女性自身不太愿意面对受孕不易的问题。出现以上症状应到医院进行检查，不要胡乱猜测，盲目下结论。如果医生确诊为假性怀孕也不要过度沮丧，应到专业的医院积极配合医生进行治疗。

# 身体准备：孕前营养必不可少

## 孕前准妈妈的饮食安排

孕前准妈妈的饮食对于优生和孕期健康非常重要。孕早期是胎儿器官分化形成的关键时期，而此时要面对早孕反应的来临，营养的摄取受到严重影响，所以胎儿的营养来源很大程度上依靠母亲孕前体内的营养储备。一般情况下，女性在计划怀孕前的3个月至半年就应注意饮食调理，保证平衡膳食，摄入均衡的蛋白质、碳水化合物、脂肪、维生素、矿物质等营养素，更好地为胎儿生长发育提供物质基础。

◆备孕的饮食不一定要精、多，而是要合理，如主、副食品的搭配，各种营养物质之间的比例都要合理。

◆膳食中应该含有人体所需的各种营养物质，尽可能多样化，不要偏食或

**爱心贴士**

每个女性对营养物质的实际需求是不一样的，所以应针对自身情况具体实施。只要遵循"粗细搭配、荤素兼备、品种多样、少吃多餐"的原则，一定会孕育出一个健康、聪明的宝宝。

挑食，最好什么都吃，特别是五谷杂粮。而且摄入的食物应易于消化和吸收，并能促进食欲和具有饱腹感。

◆加工烹调的方法要合理，尽可能减少营养物质的损失，尽量不吃或少吃煎炸、烧烤的食物，多吃煮、蒸的食物。

◆尽量选择新鲜、无污染的蔬菜、瓜果，避免食用含食品添加剂、色素、防腐剂等对机体有害的物质的食物。

## 孕前准爸爸的饮食安排

孕育一个健康的宝宝，准爸爸的种子质量也很重要，所以备孕时期，准爸爸也应注意合理安排饮食。

◆保证充足的优质蛋白质。蛋白质是细胞的重要组成部分，也是生成精子的重要原材料，合理补充富含优质蛋白质的食物，如深海鱼虾、牡蛎、大豆、瘦肉、鸡蛋、乳类等，有益于提高精子

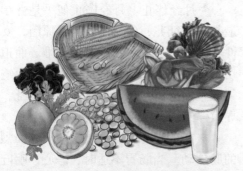

孕前准妈妈的饮食要多样化，不可挑食偏食。

的数量和质量。但需要注意的是，这些食物也不能过量摄入，否则容易破坏体内营养的平衡，造成维生素等物质的摄入不足，并造成酸性体质，不利于受孕。

◆充足的碳水化合物。精子和其他生殖生理活动都要依靠充足的能量，而能量的主要来源是各种主食中的碳水化合物。当体内能量不足时，蛋白质和糖类会转化成能量以供身体所需。因此，准爸爸应摄入充足的碳水化合物保证机体能量需求。

◆适量脂肪也有益。性激素主要由脂肪中的胆固醇转化而来，脂肪中还含有精子生成所需的必需脂肪酸。如果缺乏脂肪，不仅影响精子的生成，还可能导致性欲下降。饮食中可以适当增加肉类、鱼类、禽蛋类的摄入量。尽量少吃猪肉，可多选择鱼类、禽类食物，尤其是深海鱼，深海鱼中含有的必需脂肪酸，有益于男性的生殖健康。

◆合理补充矿物质和维生素。矿物质和维生素对男性生育能力也有重要的影响。比如，锌、硒、锰等元素参与了男性睾酮的合成和运载的过程，同时有助于提升精子活力和受精等生理活动。矿物质和维生素无需单独补充，平时可以多吃蔬果，也可以多食用一些海洋性植物如海藻类或是菌类植物。

## 备孕准爸妈多吃抗辐射的食物

现在的工作和生活环境中都有大量电磁辐射，而电磁辐射对健康受孕有不利影响。研究表明，电磁辐射对人体的危害与其导致机体过氧化有关。因此防范电磁辐射，除了避免与电磁波的"亲密接触"外，饮食上也能增强抗辐射能力，对抗电磁辐射对机体的危害。

### ★含硒食物

微量元素硒具有抗氧化的作用，它通过阻断身体过氧化反应而起到抗辐射、延缓衰老的作用。富含硒的食物首推芝麻、麦芽，其次是酵母、蛋类、大蒜、蘑菇，大红虾、龙虾、金枪鱼等海产类，再次是动物的肝、肾等。

### ★富含维生素的食物

◆番茄红素。番茄、西瓜、葡萄柚、番石榴等红色水果富含番茄红素，其中番茄中的含量最高。番茄红素是迄今为止所发现的抗氧化能力最强的类胡萝卜素，有极强的清除自由基的能力。

◆维生素C。维生素C具有抗氧化的作用，是水溶性维生素，在各种蔬菜和水果，尤其是水果中含量非常高。

◆维生素E。动物内脏、各种豆类以及油菜、青菜、芥菜、卷心菜、萝卜等十字花科蔬菜等都含有丰富的维生素E，对于保护细胞膜免受自由基攻击很有效。

◆维生素A、β-胡萝卜素。鱼肝油、动物肝脏、鸡肉、蛋黄以及胡萝卜、西蓝花、菠菜等都含有丰富的维生素A和β-胡萝卜素，这些食物不但有助于抵抗电脑辐射的危害，还可以保护和提高视力。因二者都是脂溶性维生素，建议用油炒食，这样有利于其溶解在油中，被人体摄取和吸收。

### ★其他

◆酸奶。据一项最新的研究发现，酸奶具有减轻辐射损伤、抑制辐射后人体淋巴细胞数目下降的作用。

◆绿茶、绿豆。绿茶能降低辐射的危害，茶叶中的脂多糖有抗辐射的作用，含有的维生素A原被人体吸收后，能迅速转化为维生素A。绿豆含有帮助排泄体内毒素、加速新陈代谢的物质，可有效抵抗电磁辐射的危害。

◆海带。海带是放射性物质的"克星"，其含有的海带胶质可促使侵入人体的放射性物质从肠道排出。此外，海带是一种碱性食物，有利于保持机体处于弱碱性的环境。

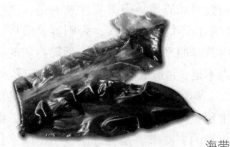

海带

## 准爸爸不吃有"杀精"作用的食物

| 准爸爸应少吃或不吃的食物 | 原因和易产生的影响 |
| --- | --- |
| 不吃长得又肥又大的茄子 | 属激素催肥食物，导致精子数量和质量下降 |
| 不吃用泡沫塑料饭盒盛装的热食 | 产生有毒物质，导致精子数量和质量下降 |
| 不喝咖啡，不吃巧克力 | 咖啡因降低精子质量 |
| 不喝茶 | 农药超标，导致精子数量和质量下降 |
| 不吃加工肉制品 | 导致精子数量和质量下降 |
| 少吃高脂肪乳制品 | 导致精子数量和质量下降 |
| 少吃油条 | 导致不孕症 |
| 少吃动物内脏 | 金属镉可导致精子数量、质量和活力的下降 |
| 不吃水果皮 | 农药含量高，导致精子数量和质量下降 |
| 不喝可乐 | 导致精子受损 |
| 少吃油炸、烧烤食物 | 导致精子数量和质量下降 |
| 少吃含反式脂肪酸的食物，如奶茶、饼干、沙拉酱、奶油蛋糕等 | 降低精子活性 |
| 少吃大豆及其制品 | 不利于精子生成 |
| 少吃芹菜 | 减少精子数量 |

## 孕前3个月开始补充叶酸

叶酸是一种 B 族维生素，多存在于绿叶蔬菜、谷物和动物肝脏中，在人体内的总量为 5～6 克，参与机体的代谢过程以及许多重要物质如蛋白质、DNA 的合成，还有促进骨髓中幼细胞成熟的作用。一般来说，成年人的叶酸每天需要量为 400 微克，怀孕期间则每天至少要摄取 800 微克。

根据国内外的研究，服用叶酸可以预防 80% 的神经管畸形儿出生。计划怀孕后，最好在孕前 3 个月就开始补充叶酸不可与维生素 C 同时服用。这是因为，叶酸适宜存在于碱性或中性环境中，在酸性的环境中较容易被破坏；而维生素 C 适宜存在于酸性环境中。若二者同时服用，双方的适应稳定环境相抵触，会降低吸收率。一般建议，二者的服用时间尽量间隔半小时以上。

女性怀孕前长期服用避孕药、抗惊厥药等药物，可能干扰叶酸等维生素的代谢。因此，计划怀孕时最好在孕前 6 个月停止用药，并补充叶酸等维生素。

曾经生下神经管缺陷婴儿的女性，计划再次怀孕时最好到医院进行检查，并遵医嘱补充每日的叶酸量，直至孕后 12 周。

叶酸，因为一般获知自己怀孕时，已经是孕期第 4 周了，错过了补充叶酸的最佳时机。孕前 3 个月，孕妈妈应该每天补充 400 ~ 600 微克的叶酸。

补充叶酸可以通过饮食来完成，也可以通过叶酸制剂，如叶酸片、多维元素片等，但最好能在医生的指导下服用。当然，最好还是通过饮食获得。含有叶酸的食物很多，如菠菜、生菜、油菜等绿叶蔬菜，麦芽、全麦面包等食物，香蕉、草莓、橘子等水果和动物的肝脏中都富含叶酸。但是，由于叶酸遇光、遇热不稳定，很容易失去活性，如蔬菜在贮藏 2 ~ 3 天后叶酸损失高达 50% ~ 70%，而煲汤等烹饪方法会使叶酸损失 50% ~ 95%，因此，准妈妈可以改变一些烹制习惯，尽可能减少叶酸流失。

## 孕前准爸爸也要补充叶酸

除了准妈妈，准爸爸也应适当补充叶酸。因为叶酸不足会降低精液的浓度，减弱精子的活力，使得受孕困难。此外，叶酸在人体内能与其他物质合成叶酸盐，它对于孕育优质宝宝也有重要作用。如果男性体内叶酸盐不足或缺乏，就可能造成精子中染色体分离异常，加大胎宝宝出现染色体缺陷的概率，孩子长大后患严重疾病的危险性也增加。有研究显示，男性多吃富含叶酸的食物可降低染色体异常的精子的比例，保证精子质量。

男性补充叶酸不必像女性那样按计划服用叶酸片，可以向医生咨询，如有必要可适当进补叶酸制剂，最好日常饮食中多吃一些富含叶酸的食物，如动物肝脏、菠菜、生菜、红苋菜、龙须菜、芦笋、豆类、苹果、柑橘、橙汁等。

## 多吃富含锌的食物可以提高精子质量

国外研究显示，一部分男性不育患者的生育障碍与锌的缺失有关，它不仅参与精子的构成，还和精子的出生、发育、成熟有密切的关系。

锌参与男性睾酮的合成和运载的活动，同时帮助提高精子活力及受精等生殖生理活动。锌与精液的质量和密度成正比关系，缺锌会影响精子的代谢与活力，导致精子数量减少，畸形精子比例增加，性功能和生殖功能减退，严重者甚至不育。

所以，孕前准爸爸要想提高精子质量，别忘了补锌。成年男性每天需要 15 毫克锌，但由于吸收量通常会小于补充量，因此，最好补充大于 15 毫克的锌。补锌可以通过两种方式：一种是在医生指导下口服锌制剂，另一种是饮食中保证锌的摄入量，多吃海产品、动物内脏、虾、芝麻、花生、核桃、苹果、香蕉等富含锌的食物。

## 素食准妈妈备孕这样加强营养

很多女性为了保持身材而选择素食，但长期素食，所进食物含蛋白质少，容易导致激素分泌失常，影响生殖能力，严重时可能导致不育。此外，素食女性很容易出现营养不良或贫血，这对怀孕都是不利的，因此，素食女性备孕时应加强营养。

◆饮食要多样化。不论是主食（米饭、面包、五谷杂粮、豆类）或是蔬菜、水果、蛋奶类、油脂类，所含的营养都不同，而且彼此不能互相取代，所以餐桌上应该经常变换菜式，也可用全麦面食、胚芽面包、糙米等代替白米饭、白面。

◆多吃新鲜、未精加工的食物。素食者最好多吃新鲜豆类和五谷杂粮。营养师大力推荐黄豆与糙米约 1：3 的黄豆糙米饭，蛋白质与糖类的比例合适。煮之前将黄豆浸泡 2~3 小时，将糙米浸泡 1 小时（夏天浸泡时需放进冰箱，以免发酵）。

◆适量多吃豆类。豆类中的黄豆、绿豆及其豆类加工品都含丰富的蛋白质，可补充因未摄食肉类而缺乏的营养，且多吃豆类不用担心胆固醇过高。

◆合理补充素食所缺营养素。长期素食会有维生素 $B_{12}$ 缺乏症，可以适量吃些蛋奶类食物，补充维生素 $B_{12}$ 的同时还能增加动物蛋白的摄入，避免氨基酸缺乏。多摄取腰果、杏仁等坚果，其富含的油脂可补充人体所需热量。多摄入富含铁的水果，如猕猴桃、葡萄等。

坚持少油、少盐、少糖的基本饮食原则，有意识地补充可能缺乏的维生素。

## 当心吃掉好"孕"气

有些准妈妈平常非常喜欢吃的食物可能对胎儿不利，所以孕前应了解这些食物，并且尽量做到少吃或不吃。

◆避免辛辣食物。辣椒、胡椒、花椒等调味品，刺激性较大，多食可引起便秘或消化功能紊乱，建议准妈妈尽可能少摄入此类食品。

◆避免吃过多的糖。怀孕前，夫妻双方尤其是女方，若经常食用高糖食物，可能引起糖代谢紊乱，甚至成为潜在的糖尿病患者。而且，糖在人体内的代谢会大量消耗钙，容易造成准妈妈缺钙。

◆少吃味精。味精的成分是谷氨酸钠，摄入过多会消耗大量的锌，血液中的锌与其结合后从尿中排出，所以会影响锌的吸收。

◆避免吃各种"污染"食品。应尽量选用新鲜、天然食品，避免食用含食品添加剂、色素、防腐剂的食品。水果要洗净后食用，避免农药残留的危害；罐头食品、腌制食品、方便食品以及油条等都应尽量少吃。

◆烧烤类食物。烧烤类食物在高温烧烤的过程中，随着香味的散发，食物中的维生素、氨基酸等营养成分会遭到破坏，并且还会产生一些致癌物质，对健康极为不利。另外，经烟熏的食物也应尽量不吃，因为烟熏食物中也含有大量的致癌物质，如 3-4 苯并芘和环芳烃。

◆未经煮熟的鱼、肉、蛋等食物。生的鱼、肉等食物中往往含有绦虫、囊虫等寄生虫，直接食用容易使人感染疾病。生鱼片、生蚝等水产品中的细菌和有害微生物能导致流产或死胎；牛、羊的体内可能寄生着弓形虫，火锅在短时间内并不能将存在于肉类中的致病菌或寄生虫完全消灭；生鸡蛋极易被细菌污染，直接食用很容易得肠胃炎。

## 注意健身，孕前动起来

实践表明，孕前6个月开始进行科学的有规律的运动健身活动，不仅可以降低孕妈妈在孕早期的流产率，还能促进胎儿发育，使出生后的宝宝肢体更灵活，同时减少孕期并发症的出现，减轻孕妈妈分娩时的痛苦。准爸爸的孕前健身则能够确保精子的质量，与准妈妈一同锻炼，可以起到相互督促和鼓励的效果。因此，准爸妈从现在起就坚持每天锻炼身体吧，只有提高了身体素质，才能孕育出优质的宝贝。

准爸妈最好制订一个每日健身计划，每天可选择不同的运动项目，每天的锻炼时间应不少于30分钟，节假日还可适当增加运动的强度和时间。

◆散步。三餐饭后均宜散步。准爸妈最好选择树木较多、较空旷的地区结伴而行，避免噪声和尾气污染，适当加快步伐，每次30~60分钟即可。

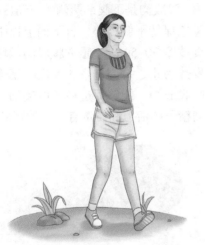

◆跳绳。可以循序渐进地进行，逐步增加每日的运动量，如开始时每日跳300~500下，以后逐渐增加至每日500~1000下，但要以身体不过分劳累为准。也可夫妻二人进行双人跳绳，既可增强运动的趣味性，还能促进夫妻感情的和谐。

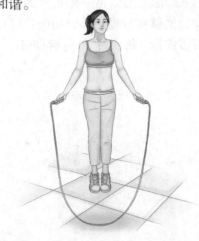

◆慢跑。也可循序渐进地进行，可以每隔一天跑一次，但注意不要过度锻炼。最好是夫妻二人一起慢跑，准爸爸要迁就准妈妈的步速，不要让准妈妈过度劳累，以不感到难受、不喘粗气、不面红耳赤为宜。

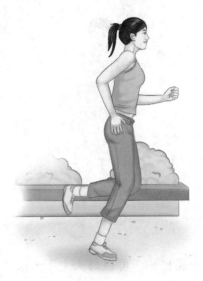

◆双人瑜伽。帮助准爸妈驱赶身体疲劳，通过双方的共同协作，达到精神和肉体的高度协调统一，不仅能够增加准爸妈之间的感情，还能够通过特殊的PC肌群锻炼，提高性生活质量，有利受孕。

◆游泳。游泳是一种很好的全身性运动，能够有效提高心肺功能，可以消耗很多能量，每次游 30 分钟即可。

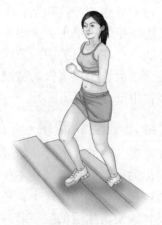

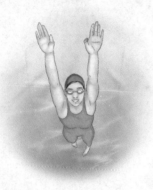

◆羽毛球。可每 2~3 天穿插进行一次，保持一定的运动强度，每次以 30~60 分钟为宜。羽毛球是一种全身性的运动，可以拉动全身的肌肉，使身体功能保持在最佳状态。

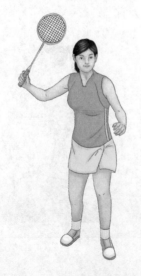

◆爬楼梯。可以每天上下 6 层楼 3

次，既可消耗较多能量，又能使全身的肌肉、关节和韧带都得到锻炼。

◆腹肌和骨盆底肌锻炼。这是准妈妈要做的肌肉锻炼，如果腹肌和骨盆底肌不够有力，会导致子宫位置不正，影响分娩。准妈妈可以通过仰卧起坐以及提肛运动进行锻炼。

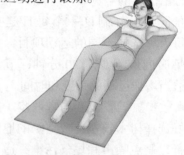

◆按摩腹股沟。这是准爸爸要做的练习。腹股沟是下腹部两侧的三角区域。准爸爸保持平躺姿势，自下而上以中等力度按摩 30~50 次，感觉腹股沟区域稍稍发热为止，每周进行 3~5 次。正确地按摩腹股沟，能够促进精子的蠕动，对提高精子的活力和质量有一定的帮助。

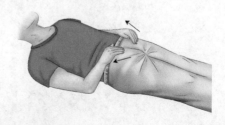

## 肥胖影响生儿育女

女性皮下脂肪较多，且相对集中于乳房、臀部和腹部。但如果皮下脂肪过多，不仅没有美感，而且会引发多种疾病，尤其是育龄妇女，更应注意肥胖对生育产生的不良影响。

现代医学研究表明，肥胖可引起女子闭经、月经不调和不孕等。据统计，以往月经正常而肥胖后发生月经异常的女子中，继发性闭经、月经稀少或过多等发生率为50%；不孕症发生率为18.5%，较一般同龄女子高8.5%～11.5%。肥胖女子不仅不易受孕，且怀孕后的产科并发症也较多。过度肥胖引起的妊娠高血压综合征、巨大胎儿、胎盘早期剥离、难产及胎死子宫的发病率都远远高于正常体重的女子。

肥胖还会导致会阴部多汗、外阴炎、湿疹及大腿根部摩擦性皮炎。上述疾病的瘙痒等症状，不仅给患者带来诸多难言之苦，而且还会引起性欲减退、性冷淡等，以至影响性生活，减小受孕概率。

由于肥胖影响生儿育女，因此，通过适当的锻炼和调节饮食来控制体重，对育龄女子来说是非常必要的。

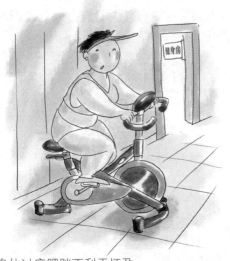

身体过度肥胖不利于怀孕。

## "骨感妈妈"做不得

近年来，吃素的饮食风尚渐渐为大众接受。尤其是体形较为丰满的女性，甚至把吃素当成了习惯，希望借此变成"骨感美人"。不可否认，多吃蔬菜水果等富含膳食纤维的食物，的确对减肥有帮助。不过，最近医学界对素食的研究证实，女性经常食素，会对体内激素分泌造成破坏，严重的甚至可能导致不孕不育。

在吃素影响女性生育能力的众多研究中，德国医学家的结论最引人注意。专家们将参加试验的健康少女分成两组，其中一组除了进食少量乳酪和牛奶外，其他食物全部是素食；而另外一组则进食正常食物。在为期6周的减肥计划结束后，研究者发现，在吃素食的减肥女性中，有78%的人出现了停止排卵的生理现象，而且几乎全组人的月经周期都比正常时间短。但是在正常饮食的一组中，67%的女性排卵正常，月经周期也没有明显变化。

专家分析认为，在两组试验者的体重都下降了同等幅度，并且她们的运动量都一样的条件下，素食一组女性之所以出现排卵停止的情况，与她们进食的食物中所含蛋白质过少，从而导致激素分泌失常，月经周期紊乱有关。由此得出结论，素食会导致生殖功能异常，甚至严重影响生殖能力。假若女性不愿意生育能力受影响，那么在进行素食减肥前一定要三思而行，尤其是年龄超过30岁的女性，生育能力本身已经下降，更要谨慎行事。

## 做好孕前生理卫生工作

备孕时夫妻双方都要注意做好生理卫生工作，性交时更要注意性器官卫生，以免发生炎症，影响受孕和孕育。

女性的外生殖器皱襞较多，附近除汗腺、皮脂腺外，还有距离很近的尿道、肛门，而宫颈和阴道分泌物都经过阴道口流出，通常局部污垢较多，易产生臭味，所以女性保持性器官清洁非常重要。性交前只需冲洗外阴，阴道内不必冲洗，性交后第二天早晨再次冲洗外阴。平时可每天或隔日用温水清洗外阴一次，尤其是经期更要注意保持局部清洁。

男性每次性交前，除需清洗阴茎和阴囊表面外，还要把阴茎包皮翻起使龟头完全暴露，用水冲洗，因包皮和龟头之间有一些腺体分泌物和尿混合的污垢，如这些污垢长期不清除，容易造成细菌繁殖引起发炎，从而使局部痛痒，影响性交。性交后第二天晨起应再次清洗外阴。

## 重视孕前检查

很多年轻的夫妻在计划怀孕时都不愿进行孕前检查，原因就是怕麻烦，有自信，认为自己身体一向很好、很健康。其实，孕前检查是很有必要的，这是为宝宝的健康负责。通过孕前检查不仅可以避免不必要的流产和宫外孕等并发症的出现，还是保证优生的重要措施。

孕前检查可以评估孕期的安全度，检查怀孕能力，项目包括输卵管检测、卵巢功能、男性精子检测、妇科超音波等；排查不宜怀孕或需要推迟怀孕的各种不利因素，如患遗传性疾病、传染性疾病、性病、妇科疾病、内科并发症、心脏病、高血压、肾脏病等，都建议不要怀孕，还可发现有无病毒感染，如果

感染病毒会导致胎儿宫内感染。

准妈妈孕前检查项目：血常规、尿常规、肝功能、肾功能、心电图、血压测定、病毒（TORCH）抗体检测、传染病筛查、性传播性疾病筛查、宫颈 TCT 检查，有遗传病家族史的女性需进行染色体检查。另外，还可进行营养状况检查等。

准爸爸孕前检查项目：血常规、尿常规、肝功能、肾功能的检查、精液检查、传染病筛查，包括性传播性疾病的检查；有遗传病家族史的男性需进行染色体检查。

孕前检查可以为准爸妈提供充裕的时间做准备，能够起到很好的查漏补缺的作用。所以，对于孕前体检，准爸妈应当充分重视起来。一旦计划要宝宝了，应先到医院进行相关检查，确定没问题就可以开始怀孕计划了。

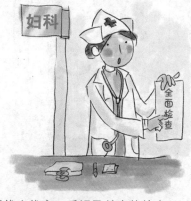

提倡优生优育，重视孕前身体检查。

## 孕前接种的几种疫苗

做好孕前防疫保健，可以降低宝宝受到病毒侵害的风险，孕前为了预防某些传染疾病，最直接有效的办法就是注射疫苗了。在孕前，需要注射的疫苗主要有风疹疫苗、乙肝疫苗、甲肝疫苗、水痘疫苗、流感疫苗。

◆风疹疫苗：风疹病毒是一种通过呼吸道传染的病毒，这种病毒对孕前女性没有多大的影响，但对于孕妈妈来说，如果在孕早期感染了风疹病毒，就有可能导致流产、死胎等严重后果。

所以，你要在孕前3个月注射风疹疫苗，因为人体注射风疹疫苗后需要3个月的时间才能产生抗体，这样才能保证在怀孕的时候体内的风疹疫苗病毒完全消失，不会对胎宝宝造成伤害。

◆乙肝疫苗：如果宝宝感染上了乙肝病毒，就有可能成为乙肝病毒携带者。所以你要在孕前9个月注射乙肝疫苗，这样就会在体内形成保护膜，可使宝宝免受病毒的侵害。

为什么要提前9个月打乙肝疫苗？这主要是因为，注射疫苗的时间是按照0、1、6的注射顺序进行的，从第一针算起，在此后的1个月注射第二针，在第6个月的时候注射第三针，而且，还要留出3个月的时间使身体产生抗体。

需要注意的是，有些人在打完第3针后还是不能产生抗体，或者产生抗体的数量很少。所以还需要进行加强注射，如果出现这种情况的话，计划受孕的时间就要再推迟3个月。

◆甲肝疫苗：甲肝病毒是通过饮食、水源的途径传播的，由于怀孕后孕妈妈抵抗病毒的能力减弱，很容易受到感染。所以，你最好在孕前3个月注射甲肝疫

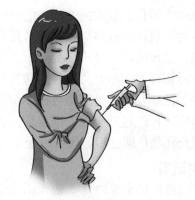

接种哪些疫苗视准妈妈身体情况和所处环境而定。

苗，来保证宝宝的安全。

◆水痘疫苗：水痘是由带状疱疹病毒引起的，如果孕妈妈在孕早期感染水痘，就可能会导致胎宝宝畸形，或患上先天性水痘；如果在孕晚期感染水痘，就会对孕妈妈的生命造成危险。所以，你最好在孕前3个月注射水痘疫苗。

◆流感疫苗：流感疫苗主要是通过呼吸道传播的疾病，它的传染性很强，如果在孕期孕妈妈感染了流感病毒，就可能会使宝宝发生畸形，或者引起流产或早产。所以，你最好在孕前3个月就注射流感疫苗。

## 孕前必须治愈的三种疾病

检查结果出来了，如果有那么点儿异常，千万不要慌张。不管是两人中的哪一方存在问题，都要冷静对待，配合医生进行治疗。如果女方患有下面的任一种疾病，那你们的怀孕计划就要暂缓，治疗才是当务之急。

### ★隐匿性梅毒

近几年来，婚检人群中的性病人数年增长率高于50%，其中绝大多数为梅毒，在这些梅毒患者中，比例最高的就是隐匿性梅毒，患者本人全然不知。梅

毒是对人体伤害很大的性病。它悄悄地"蚕食"机体，危害健康，并可传染给配偶，造成流产、早产、死胎、新生儿先天性梅毒等。但是，这种疾病只要发现早，治疗及时，是完全可以治愈的。治愈后，再经过几个月的恢复期，将体内残余药物代谢之后，便可以受孕。

### ★阴道炎

阴道炎最常见的是真菌性阴道炎和原虫类的滴虫性阴道炎，都可引起瘙痒和阴道分泌物增多。应在妊娠前彻底治愈。如果不加治疗就进行分娩，在产道中会造成婴儿感染。

### ★结核病

早期结核病往往不易发觉。如果出现持续数日低热，容易疲劳、咳嗽、咳痰、盗汗等症状，应想到是否患结核病，立即上医院诊治。如果妻子患有传染性的结核病，怀孕后可致流产、早产。而如果在孕期服用抗结核药物，势必会影响胎儿的发育，所以应治愈后再考虑怀孕。

## 孕前需经医生指导的9种疾病

妇女带病妊娠，不仅对自身有害，使病情加重，还会危及胎儿。不过，也并非所有的慢性病患者都不能妊娠。因为经过合理、恰当的治疗，待慢性病病情好转后，也可以在医生指导下妊娠。这些病症主要有以下9种：

### ★贫血

在妊娠前如果发现患有贫血，首先要查明原因，确定是哪一种原因引起的贫血，然后进行治疗。如果是缺铁性贫血，要在饮食中增加含铁和蛋白质丰富的食物，如仍不好转，应服用铁制剂，待贫血情况基本稳定后，即可妊娠。

### ★高血压

在受孕前应按医生嘱咐进行合理治疗，把血压控制在正常范围内，自觉症状基本消失，即可以妊娠。但应比一般孕妇更注意孕期检查，经常测量血压，并提防妊娠高血压综合征的发生。

### ★肾脏病

严重的肾脏病不宜妊娠。症状较轻，而且肾功能正常者，经过医生允许可以妊娠，但要经过合理治疗，必须把水肿、蛋白尿和高血压等症状控制住，妊娠后也应警惕妊娠高血压综合征的发生。

### ★肝脏病

对于迁延型慢性肝炎，如病情轻微、肝功能正常、病人年轻、体质又好，经过适当治疗，也可以妊娠。但在妊娠后，应坚持高蛋白饮食和充分休息，加强孕期监护。

### ★糖尿病

一般情况下，妊娠会加重糖尿病的病情，而且会危害胎儿，所以严重糖尿病患者不宜妊娠。但如属于轻型，不用胰岛素就可以控制血糖，或虽用胰岛素，但用量不大，没有明显的肝、肾、眼底损害者，且体质较好，可以在正确治疗控制好血糖的情况下受孕。怀孕后要加强产前检查和自我保健，饮食控制更应严格些，并要取得医生的指导。

### ★心脏病

所有的心脏病患者必须经医生同意后，方可妊娠。有些心脏病患者还需要用一些药物，甚至必须在医院住院接受治疗，不可大意，整个孕期都应取得医生的指导。

### ★癫痫

罹患癫痫病的孕妇，约1/3会产下有癫痫疾病的孩子，胎儿出现先天畸形的概率也很大，这可能跟妈妈怀孕时服用抗癫痫药物有关。如果正在服用药物治疗癫痫，在怀孕之前，一定要先告诉医生，并将所服用的药物种类及剂量详细告知。有些药物在怀孕时服用是安全的，因此，准备怀孕时，医生会将药物改为怀孕期间可以继续服用的苯巴比妥之类的药物。

### ★全身性红斑狼疮

全身性红斑狼疮目前仍无法完全治愈，治疗的方式也因人而异，通常需要服用类固醇。如果罹患此病，最好在计划怀孕前，与医生做详细讨论，征得医生同意。

### ★癌症

癌症病人在痊愈之前不应怀孕，否则会影响患者的营养和体力，也可能促使癌症的复发和转移；且维持治疗的药物多对胎儿有毒性作用，会导致胎儿畸形、流产、早产。

患者是在妊娠期内发现癌症的，应迅速终止妊娠，保护孕妇，及早治疗癌症；如果临近生产，也可以进行引产或剖宫产，然后治疗癌症。如果患者曾经得过癌症，不论是哪一种癌症，都应该在计划怀孕之前，告诉医生。

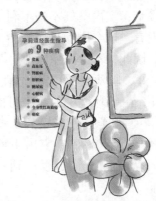

带病妊娠不仅对自身健康不利，还会影响胎儿，一定要将疾病治愈后再怀孕。

# 物质准备：为宝宝提供保障

## 制订孕期家庭费用支出计划表

制订详细周全的孕期家庭费用支出表，将孕前准备直到宝宝出生后一年内的全部所需费用列成清单，可以督促准爸妈提前准备好资金，或提早开始节省日常开支，做好每一项费用的支出准备。此外，准爸妈还应准备一定的应急资金，如宝宝生病、交通费用等开销，尽量多一些，以备不时之需。

| 项目 | 费用（元） | 项目 | 费用（元） |
|---|---|---|---|
| 孕前夫妻双方体检 | 500~800 | 坐月子营养补充 | 500 以上 |
| 补充叶酸（6 个月） | 100~700 | 请保姆 | 每月 1000~3000 |
| 孕前及孕期营养额外补充 | 4000 以上 | 婴儿用品 | 1000 以上 |
| 母婴服装（托腹带） | 1000 以上 | 婴儿奶粉 | 每月 500~1000 |
| 分娩及住院 | 5000 以上 | | |

## 为孕育提供理想的居所

健康的身体是孕育宝宝的内部环境，但涉及宝宝健康的外部环境也不可忽视。新生命的孕育需要一个温暖舒适的家，因此计划怀孕时就要准备好一个安全、安静、整洁、舒适的居住环境。如果居室缺少光照、室温不适宜，会影响受孕和胎儿发育；室内空气不畅不利于胎儿的大脑发育，还会增加母亲和胎儿患病的风险。因此，不论居室大小，都应确保采光良好、通风透气、温度适宜。

此外，由于环境中的污染可能会导致胎儿、婴儿罹患一些疾病，所以，最好在准备怀孕前和宝宝出生前做一个室内环境检测，看是否达到一个安全的标准。

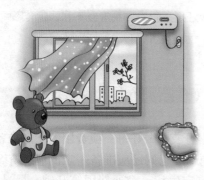

理想的居住环境是孕育健康宝宝的重要条件。

## 整理居室环境，方便怀孕后的活动

居室中各种物品的摆放要便于孕妈妈的日常起居，消除不安全的因素：

◆物品摆放要整齐稳当，以防孕妈妈磕着碰着。

◆清理多余物品，孕妈妈的日常用品、衣服、书籍等必需品要放在便于取放的地方，不要让孕妈妈爬高爬低。

◆在卫生间、厨房等易滑的地方铺设防滑垫，在马桶附近安装把手，以免孕妈妈摔跤。

◆家中的设施安置要便于孕妈妈从事家务劳动，如厨具、晾衣具、熨衣具、灯绳等的高度，以孕妈妈站立操作时不踮脚、不弯腰、不屈膝为宜。

## 为怀孕后孕妈妈交通工具做好打算

孕妈妈的出行是最令人担心的问题。现代城市中人多车多，稍有不慎，孕妈妈就有可能发生意外，例如，骑车时车辆的撞碰以及公共汽车上的拥挤和急刹车，都可能给孕妇及胎儿带来损伤，甚至造成流产的严重后果。所以，如果孕妈妈上班的路途不远，我们提倡采用步行的方式，这不但可增强孕妈妈的体质，对孕妈妈将来分娩也有好处。另外，如果条件允许，准爸爸每天送孕妈妈上下班，既安全又能增进夫妻间的感情，只是准爸爸要辛苦一些。但为了妻子和孩子，辛苦一年半载是值得的。

# 环境准备：生活与工作调整

## 备孕妈妈拒绝烫发、染发

据国外医学专家调查，染发剂中含有对人体有害的化学物质，容易被人体吸收，极有可能导致皮肤癌和乳腺癌，同时会导致胎儿畸形，影响宝宝的生长发育。因此，准备怀孕的夫妻应慎重对待染发，以免对母体和胎儿造成不良的影响。而化学烫发剂同样极易使女性产生过敏反应，影响体内胎儿的正常生长发育，并且会使头发变得更加脆弱，加剧头发脱落。

实验证明，长期使用染发剂可引起人体皮肤过敏反应，使皮肤出现发痒、红斑、红肿等症状。这主要是因为常见的染发剂中含铅，铅与过氧化脂质结合后，会加剧体内细胞黑色素沉着，影响美观；其次，铅还可以经过皮肤和黏膜吸收，形成蓄积，然后通过胎盘和乳汁传递，造成胎儿患母源性铅中毒，使孩子神经系统对铅敏感，损伤胎儿脑组织，影响孩子的身体和智力发育。

因此，准备怀孕的女性应避免烫发、染发，同时注意避免职业性铅接触，以免影响母婴健康，导致低体重出生儿、胎儿发育迟缓、智力低下等现象。

## 准妈妈不宜用化妆品

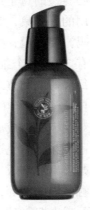

绝大部分化妆品都含有较多化学成分，如铅、汞、砷等，会将细菌、致畸物等危险因子带入胎宝宝体内，造成胎宝宝患上发育畸形、贫血、智力低下、多动症等疾病。因此准妈妈在孕前3个月要开始停用化妆品，尤其是彩妆用品以及具有美白功能的护肤品。在备孕期间，准妈妈要尽量选择知名的放心的护肤品牌，以保湿护肤为主即

准妈妈可以选择以植物萃取物为主要成分的植物护肤品。

可，千万不能化妆，也不要过多使用具有特殊护理作用的产品，如抗皱、除斑、焕肤等。

## 创造舒适卫生的居室环境

良好的家居环境对准爸妈的备孕生活非常重要，诸多的居室环境因素影响着准爸妈身体以及情绪的健康，会对精子和卵子的健康以及它们的成功结合产生不小的作用。

室内光线。准爸妈的卧室和客厅最好能有充足的阳光，夜间灯光的亮度要适中、柔和。床要摆放在远离窗户的地方，避免受凉或受到太阳的照射影响睡眠。

室内通风和温湿度。准爸妈要注意室内的空气流通，定期开窗换气，将室温控制在 20~22℃，湿度在 50% 左右，如果温湿度不达标，可以使用电暖气、加湿器、空调等设备进行增温增湿。

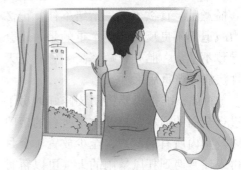

经常开窗换气，有利于身体健康，孕妇更要注意室内空气质量。

居室颜色。家中墙壁和地板的颜色要与家具的颜色协调，家中的主色调或占据较大面积的颜色应该是柔和宁静的，可选择白色、淡蓝色、淡粉色、淡黄色、淡绿色、淡紫色等颜色，可有助于调节准爸妈的心情，消除疲惫感。还可适当搭配一些色彩鲜艳的装饰品，如相框、壁画等，但要注意不要对准妈妈的感官形成压迫。

定期清扫消毒。准爸妈要保证居室的整洁、卫生和舒适，最好每天进行清

扫，每周进行一次大扫除，对卫生间、厨房等容易滋生细菌的地方进行消毒，保持室内地面、墙面、家具、床上用品的卫生，定期清洗、晾晒衣物和被褥，驱除螨虫和蟑螂。

消除不安全因素。室内家具的摆放要合理，要相对宽敞，为准妈妈怀孕后腾出更多的活动空间，消除尖锐锋利物、易碎物、湿滑物、障碍物等不安全因素可能对准妈妈造成的伤害，如磕碰、扎伤、滑倒、绊倒等。

## 严防装修污染

准爸妈在备孕期一定要避免入住刚装修不久的房子，否则很快会出现头痛、头晕、失眠、关节疼痛、流眼泪、起风疹、心慌意乱、食欲不振、情绪不佳、记忆力减退等不良反应，更严重的是，还会导致不孕症、胎儿致畸率高、患有先天性疾病等严重后果。

对此，准爸妈要将刚装修好的房子进行全面的通风，打开家里所有的柜门以及室内所有的窗户，至少放置1个月再入住，遇到狂风暴雨的天气可以暂时关闭窗户。在选购装修材料时，一定要

选择含量较低或不含甲醛、苯等有毒物质的材料，无论是油漆、涂料、板材，还是零件等均应注意。此外，在家具的选择上，准爸妈最好购买真正的实木家具，减少家具产生的污染，否则会使放入柜中的衣物、被褥吸附大量甲醛。如若只能购买人造板材家具，应将衣物、被褥充分晾晒后再穿着使用。

若在入住后准爸妈还是能闻到装修气味，可在家中摆放一些安全合理的绿色植物，如吊兰、橡皮树、绿萝、文竹、万年青、仙人掌、常春藤、滴水观音、发财树、月季、海棠等，不宜摆放松柏类花木、丁香类花卉以及有毒性的花卉。还可借助空气净化器改善室内的空气质量，过滤尘埃、细菌和有害气体。

## 重新审视办公桌

作为备孕的准妈妈，一定要格外留心身边的每个细节。比如你每天都在使用的办公桌，它真的像看上去那么干净吗？要知道，办公桌上每一平方厘米就有3000多个细菌！因此孕妈妈要养成每天擦洗和整理桌子的好习惯，以防在自己已经怀孕的情况下，受到细菌感染，对胎宝宝造成威胁。除此之外，孕妈妈还要注意避免这些不良办公习惯，如在办公桌上吃饭、工作中用手揉眼睛和接触嘴周部位等，避免造成细菌繁殖，从而减少细菌对自身的侵害。

## 向杀精的香烟说拜拜

虽然香烟能给你带来一时的快乐，但却是宝宝健康的"杀手"。烟草中的有害成分可导致染色体和基因发生变化，它们可通过血液直接进入生殖系统。就其中的尼古丁及醇类物质来说，对睾丸的上皮有直接毒性，可引起精子发育

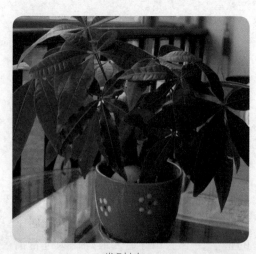

发财树

畸形、数量减少。这种精子与卵细胞结合而成的胎儿，其发育也将受到不同程度的损害。因此在准备怀孕之前，你至少应提前半年开始戒烟。

## 准爸爸洗澡时，请把水温调低

美国优生专家在一项调查中发现，睾丸温度升高也是影响精子功能的一个重要因素。睾丸是产生精子的器官，它十分娇嫩，温度一般比腹腔低2～3℃。当环境温度升高时，睾丸的皮肤就会松弛，以便散热；当环境温度下降时，睾丸皮肤就会收缩，以利于保温。通过这样的方法调节，男性可以确保精子的活力。如果长期洗热水浴，就等于给阴囊增加温度，使阴囊处于高温状态下，破坏精子生成的最佳温度，影响正常精子的产生。

因此，准备要宝宝的男性尽量不采取热水浴，特别是不要洗热水盆浴及桑拿浴，这样对精子的损害作用更大。

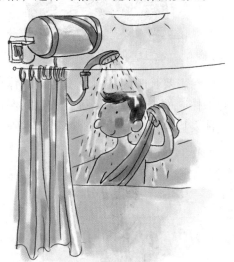

准爸爸洗澡的最佳温度为37℃左右。

## 准爸爸停止长途骑车运动

长途骑车是一些青年男性很喜欢的运动。优生专家指出，打算要宝宝的男性暂时不要进行这项运动了。因为骑车时车子座椅正好处于男性的阴部，时间过长座椅会持续压迫阴囊，导致阴囊功能受到影响。而且，长时间骑车还会使人疲劳，造成阴部明显充血，可能诱发前列腺炎，使精液分泌减少，不利于受孕。

骑车固然是一项很好的运动，但在准备怀孕时最好先放弃一段时间，可以采取其他运动方式代替，如游泳、登山、打球等。

## 孕前工作安全准则

想要孕育一个健康的宝宝，准妈妈要提前回避有害的工作环境，或是在工作时做好对自己的保护工作。准妈妈孕前应回避的环境或工作有：

◆接触有刺激性物质或有毒化学药品的环境，例如油漆厂、农药厂、化工厂、污水处理点。刺激性气体可导致胎儿流产、早产，有毒的化学物质会影响胎儿智力发育。

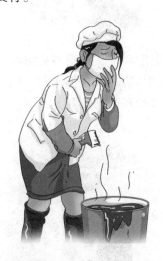

◆放射性辐射严重的环境，例如网吧、医院放射室。放射性辐射会影响胎儿正常发育，造成畸形。

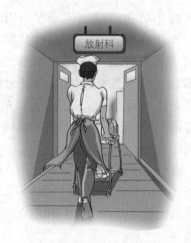

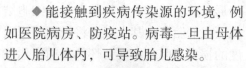
◆能接触到疾病传染源的环境，例如医院病房、防疫站。病毒一旦由母体进入胎儿体内，可导致胎儿感染。

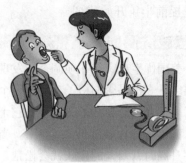

◆震动或冲击可能波及女性腹部的工作，例如，公交售票员这类工作时刻有碰撞或摔伤的危险，对孕期女性来说极其不利。

◆大量耗费体力或频繁做扭转、弯曲、攀登动作的环境，例如纱厂、发货车间等，过度劳累易引起内分泌失调。

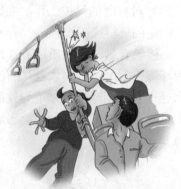

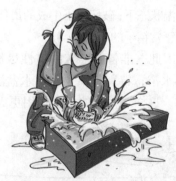

◆温度异常、高噪声或空间密闭的环境，例如冷库、高温车间。这类环境不利于受孕和胎儿发育。

◆需要长时间站立，不能适时休息的工作，例如礼仪、接待。长时间保持一种姿势容易导致劳累，对受孕不利。

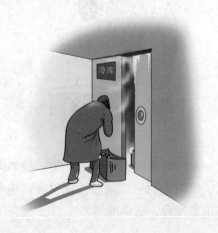

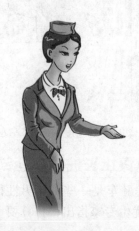

◆ 远离人群、独自进行的工作，例如仓库看护。此类工作一旦发生意外，缺乏抢救条件，也无人相助。

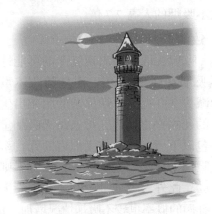

## 远离可能致畸的常用药品

### ★抗生素

如庆大霉素、新霉素等。四环素、土霉素可造成胎儿短肢畸形，囟门隆起，先天性白内障，妊娠末期服用可造成儿童期牙釉质发育不良；链霉素、庆大霉素类药物可损害胎儿第八对脑神经，导致先天性耳聋，还可损害肾脏功能；新霉素可使胎儿的骨骼发育异常，以及出现骈指、先天性白内障、智力障碍和肺、肾小动脉狭窄等。

### ★激素类

如甲己烯雌酚、黄体酮、雄激素、泼尼松（强的松）。口服避孕药可致胎儿生殖器官畸形，使女胎男性化、阴蒂肥大、阴唇融合，男性胎儿尿道下裂。

### ★抗癫痫药

苯妥英钠，可使胎儿发生唇裂、腭裂、小脑损害和先天性心脏病。

### ★抗肿瘤药物

在妊娠早期服用腺嘌呤、环磷酰胺，可引起胎儿无脑、脑积水、腭裂和死胎。

### ★镇静安眠药

可引起多种畸形，氯丙嗪可产生视网膜病变。

### ★抗疟药

如奎宁、氯喹乙胺嘧啶，可致胎儿发生畸形及其他缺陷，如耳聋、四肢缺损、脑积水等。

### ★抗过敏药

如氯苯那、苯海拉明，可使胎儿肢体缺损、唇裂及脊柱裂等。

### ★活血化瘀的草药

如丹参、红花、大青叶等，可引发胎儿肢体畸形。

## 做个不喝酒的健康准妈妈

饮酒对女性危害较大，主要表现在以下几点：

### ★抑制性功能

长期饮酒的人性生活可能出现不正常。大量饮酒会导致女性性功能减退；即使是经常少量饮用，也会使女性阴道黏液减少并使快感降低。

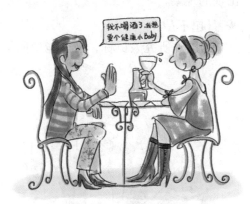

准妈妈准备怀孕阶段和怀孕后都不宜饮酒。

### ★影响月经

女性饮酒过多，可影响女性性腺，使其提早出现绝经。

### ★增加胎儿畸形发生率

调查发现，孕妇如果每天喝白酒或啤酒4杯以上，生下的婴儿每百人当中有25～30人是心脏畸形，即使不是每天饮酒，1周大喝一次，结果也是一样。因此，准备怀孕的女性一定要戒酒。

## 负责的准妈妈不要吸烟

有的年轻女性说：怀孕时，我就不吸烟了。殊不知，吸烟的影响是长期的，有多年吸烟史的女性即便短期内不吸烟，但其体内已潜伏下了"危险分子"，烟雾通过鼻腔进入肺部，其中部分有害物质留在了肺部，另一部分进入血液循环流向全身，只要环境适宜，就会进行"破坏活动"。

烟草中的化学成分十分复杂，目前所知的就有20多种有毒物质。吸烟对女性的危害极大，主要表现在以下几个方面：

### ★致月经不调

烟草中的尼古丁能降低女性性激素的分泌量，导致月经失调。吸烟的女性会有绝经年龄提前，更年期综合征提早出现的现象。

### ★引起不孕

据国外研究人员称，吸烟能使卵子的受精能力大大降低，并且香烟中的化学物质可以杀死吸烟妇女卵巢中的一半卵子。因此，吸烟者患不孕症的可能性比不吸烟的人高2.7倍。

### ★致流产

吸烟女性孕期出现流产的可能性比不吸烟女性高10倍，而且胎儿体重平均减少230克。吸烟母亲的胎儿出生前后的死亡率也偏高，母亲每天吸烟量为一包以下者，胎儿出生前后的死亡率与危险性为20%；每天吸一包以上者则为35%。此外，吸烟母亲的婴儿患先天性心脏病的概率也较不吸烟情况增加一倍。

### ★影响子女智力及发育

孕妇吸烟对其子女的智力和身体发育都有不良影响，儿童在学龄前，会出现一些心理和生理功能上的障碍，入学后他们的阅读和运算能力也比不吸烟女性的孩子要差，身高往往也低于不吸烟女性的孩子。

## 抵制油炸食品及香辣调料

### ★拒绝油炸食品

油炸食品含有较多的铝及含苯环的芳香族化合物，对人体有多种危害，不仅会加速衰老，影响胎儿发育，而且可诱发癌症、畸形等。

研究表明，油炸食品时，因一些物质的分解和聚合所形成的某些化学物质对人体可能含有毒性作用。一般在油炸食品加热温度不高且时间较短时，这种安全问题还不大，但是加热温度过高、油反复使用，就可能产生多环的芳香性有害物质。近年还发现高温油炸食品(例如炸薯条)中有大量2A级致癌物——丙烯酰胺。另外，油反复使用会导致促使脑细胞早衰的脂肪过氧化物的积累。

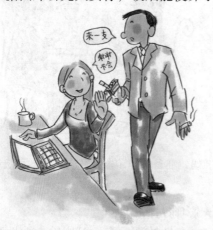

准备怀孕和孕期女性都不宜吸烟，也不宜处在有二手烟的环境中。

当你了解油炸食品的危害后，准备怀孕的你是否应该从今天起和"油炸食品"说拜拜呢？

### ★ 少吃辣椒、卤制品

辣椒为辛辣燥热之品，如果吃辣椒（尤其是干辣椒）太多，容易使大便干燥。排便时需用力屏气，腹压随之加大，从而使子宫、胎儿、血管局部受挤压导致供血不足，容易引起血压增高、流产、早产或胎儿畸形。甚至有人认为，临产时吃辣椒，能间接地引起子宫破裂、子痫等。

由于卤制食品是由桂皮、八角及茴香等香料煎煮而成，而多数香料性温热，具有刺激性，也容易消耗肠道水分，造成便秘或大便阻塞。实验研究还证明，桂皮、八角和花椒等调味品还有一定的诱变性和毒性，并可能改变正常组织细胞的遗传功能，有致胎儿畸形的潜在危险。因此，准备怀孕的女性要少吃辣椒、卤制品。

## 暂时告别咖啡因食品

每500毫升红茶水大约含咖啡因0.06毫克。大量的咖啡因在一定程度上会改变女性体内雌激素、孕激素的比例，从而阻碍受精卵在子宫内安家落户。同时，它在体内很容易通过胎盘吸收进入

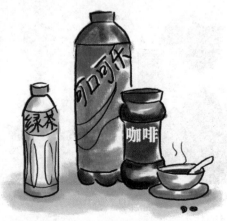

准妈妈要暂时告别含咖啡因的饮料。

胎儿体内，危及胎儿的大脑、心脏等重要器官。同时，摄取太多咖啡因会影响胎儿的骨骼成长，有可能出现手指、脚趾畸形，也会增加流产、早产、婴儿体重过轻或患先天性痴呆的概率。因此，打算怀孕的女性最好暂时告别含有咖啡因的饮品，如咖啡、茶、可乐等。

## 高糖、多盐要不得

### ★ 高糖危害大

含糖量过高的食品（或热量过高容易使人发胖的食品）以及过咸、过辣的食品危害大，如奶油、糖果、糕点、巧克力等。因为这类食品含热量较高，食用过多将导致体重剧增、脂肪蓄积、组织弹性减弱，还会因肥胖易患妊娠中毒征、糖尿病、肾炎等病症，并且分娩时易造成难产甚至大出血。因此，准备怀孕的女性应减少糖的摄入。

### ★ 多盐要不得

准备怀孕的女性应逐渐习惯低盐饮食，最好每天进食氯化钠不能超过20克。过多进食氯化钠，怀孕后易引起水肿、血压升高。如果准备怀孕的女性患有某些疾病，如心脏病、肾病等，应从妊娠开始就吃低钠盐，如在妊娠期发现患有妊娠高血压综合征，也应减少盐的摄入量。

## 家中宠物要远离

有不少的家庭喜欢养些宠物，如小狗、小猫，更有些喜爱宠物的人几乎每天和宠物形影不离。但如果你准备怀孕或已经怀孕的话，最好和你的宠物保持一定的"距离"。

宠物尤其是猫狗，身上有一种叫弓形虫的病原体，它是一种人和牲畜都能患的传染病。孕妇一旦感染上弓形虫，

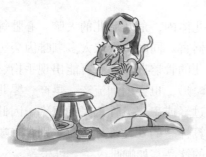

宠物身上常有寄生虫，可能会危害孕妇或胎儿的身体健康，准妈妈要远离。

会对自身和胎儿造成极大的危害。此外，侵入子宫的弓形虫也可经羊水进入胎儿消化道感染胎儿。如果孕妇在孕早期感染弓形虫，可能会发生流产、死胎，或致使胎儿先天性缺陷、畸形；孕中期感染可能发生早产、死胎或严重的畸形儿；孕晚期感染可能发生死胎、畸形儿或"外表正常"的不显性感染婴儿。弓形虫病对婴儿的损害以脑和眼的损害为主，如婴儿脑积水、癫痫、智力减退及脉络膜

**爱心贴士**

有些准妈妈无法割舍心爱的宠物，这种情况下，女性在准备怀孕前一定要到医院做一个彻底的检查，在确定没有感染弓形虫病后再考虑怀孕。另外，最好给宠物也做一个弓形虫病毒检测，只有确定宠物没有弓形虫病菌后才能继续饲养，并且在饲养时一定要注意它的清洁卫生，为宠物定期洗澡，做好室内消毒工作；与宠物进行接触后要彻底清洁手部，不要碰触宠物的粪便；准妈妈尽量不要与宠物过分亲密接触，如搂抱、亲吻等。

视网膜炎等。

虽然在孕期饲养宠物也并不是完全不可，但为了宝宝健康着想，建议女性在怀孕期间还是和心爱的宠物宝贝"暂别"一段时间，将它暂时送给朋友寄养。

# 优生秘诀——胎教

## 真正的胎教要从孕前开始

精子和卵子结合成为受精卵，才能形成一个新的生命。而精子的发育需要两个多月，为保证精子的正常发育和成熟，在受孕前3个月就得做好准备，为胎儿创造良好的发育基础。因此，胎教不单要在生命形成后进行，在生命形成以前就应该进行，一般主张从受孕前2～3个月就应开始。

备孕夫妇应进行婚前检查，了解生理功能；婚后在计划怀孕前选择理想的受孕季节和时间，保持良好的心情，避免不良因素的影响；考虑职业、工作环境对受孕和胚胎发育的影响等。孕前营

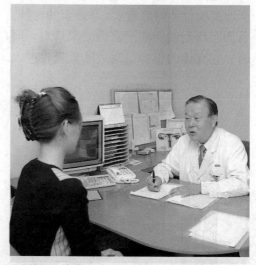

孕前进行检查，有助于确保备孕夫妇是在健康的状态下受孕。

养、孕前身体准备、孕前心理准备以及最佳生育时机的把握，都构成了孕前胎教的内容。

## 备孕夫妇良好的心理素质是优质胎教的基础

养育宝宝是夫妻双方共同的责任和义务，怀孕前的心理准备，是对夫妻双方而言的，彼此之间的关心与体谅从孕前就应该开始。精卵结合，不仅输入了父母的遗传信息，也输入了父母的心理素质信息。美好的愿望，幸福的憧憬，一片爱子之心，这无疑为精卵的结合创造了一个良好的环境，为胎教打下好的基础。

不少女性会对怀孕产生过度的紧张感，分娩的痛苦、怀孕期间的种种不便和艰辛、各种可能发生的疾病等问题都会给她们带来心理压力。而怀孕后体形的变化，产后体形是否能恢复正常等也都会引起女性的心理变化。有的甚至可能导致女性患上孕前抑郁症或产后抑郁症。因此，必须在心理上对怀孕本身和孕前的变化都做好充分的准备。

## 用爱的胎教来迎接宝宝

人们常常说，孩子是爱情的结晶。因此，胎教首先源于爱。父母实施胎教时必须充满爱心。母亲只有用充满爱的心灵去孕育胎儿，才能时刻关注胎儿的成长，并积极付诸行动，与胎儿进行积极的交流和沟通。

在这样一个充满爱心的孕育过程中，母亲方能深切感受到胎儿的点滴变化，体验到从未有过的母爱，让情感逐步得到升华，并能缓解和转移烦躁与不安情绪，从而产生一种对胎儿健康成长极为重要的母子亲情。正是这种感情，

给意识萌芽中的胎儿传递了一种爱的信息，为日后形成热爱生活、积极向上的优良性格打下基础。

实践证明，盼望养育子女的夫妻所生的孩子要比厌恶子女的夫妻所生的孩子强壮得多。在怀孕前母亲怀有厌弃心理，所生的孩子很多性格孤僻，不愿与人合作，社会适应能力较差，往往成为问题儿童。所以，准爸妈一定要怀着欣喜期盼的心理来迎接新生命的降临，同时得到亲人的支持与关爱和家庭的温暖，这也是孕前胎教的一项重要内容。

## 把握受孕瞬间的胎教

但凡父母，都希望孩子能继承父母的优点，生一个强壮、聪慧、俊美的宝宝，而受孕瞬间正是关键的时刻。

祖国医学认为，男女交合时必须心情良好，才能为孕育优生打下良好的基础。《景岳全书》指出，男女交合应在"时和气爽，及情思清宁，精神闲裕"下进行。这样"得子非唯少疾，且聪慧贤明"。

因此，在你选择好的最佳受孕日里，下班后应早些回家，夫妻双方共同操持家务，在和谐愉快的气氛中共进晚餐。

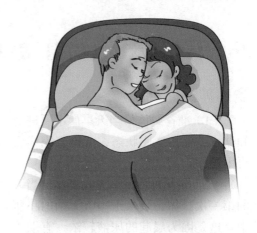

在同房过程中，夫妻双方保持良好的意念，有助于提高受精卵的质量。

饭后最好夫妻单独待在一起，放上一些轻音乐，一边听音乐一边进行感情交流：可以体会对方的情感和需求，可以表达自己的感受，也可以共同回忆恋爱中的趣事，憧憬未来的家庭和孩子，当夫妻双方在情感、思维和行为等方面都达到高度协调时再同房。

在同房的过程中，夫妻双方都应有良好的意念，要把自己的美好愿望转化为具体的形象。带着美好的愿望和充分的激情进入"角色"，最大限度地发挥各自的潜能。可调动一些手段以增强双方的性感及性欲高潮。女性达到性高潮时，血液中的氨基酸和糖原能够渗入阴道，使阴道中精子获得能量加速运行，从而使最强壮、最优秀的精子达到与卵子结合的目的。

这样，用夫妻的爱培育出的孩子将集中双亲在身体、相貌、智慧等方面的优点，并且"青出于蓝而胜于蓝"，健康、聪明、优秀。

## 胎教不宜带有功利性

由于社会发展较快，人与人之间的竞争比较激烈，以致连没出生的胎儿都

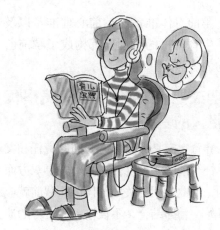

胎教只是为了促使胎儿素质优良化，父母不应该带着功利的目的进行胎教。

面临着竞争之势，由此可见胎教之必要。

而胎教是一种比较特殊的教育，胎儿在宫内的学习与出生后孩子在学校所受的教育是不一样的。胎教只是为了促进胎儿的身心发育，提高胎儿的个体功能，对胎儿的心灵起到塑造、健全、完善和完美的作用。实行胎教的目的并不是说提前把孩子培育成天才，而是为了激发胎儿的内部潜力、智力、个性、情感、能力等。也就是说，胎教只是为了促使胎儿素质优良化，所以不应该带着功利的目的进行胎教。

# 孕前体检及相关知识

## 孕前体检的准备

（1）准爸妈体检当天早晨不要进食和饮水，保持空腹状态，待检查完毕后再用餐；

（2）准爸妈可以事先收集体检当天的第一次排尿，装入干净、无菌的小瓶中。这是因为晨起的尿液较浓，有助于提高化验的准确性；

（3）准妈妈在体检当天和前一天晚上最好不要清洁阴道，否则易影响检查的准确性；

（4）体检前一天准妈妈应避免剧烈运动以及性生活，准爸爸应在体检前3~7天停止性生活，以便进行精液常规检查；

（5）准妈妈的体检要避开月经期；

（6）体检当天准爸妈要避免佩戴首

饰，避免穿有金属装饰品的衣服；

（7）体检前一天准爸妈要避免过晚吃晚餐，保证充足的睡眠。

## 准妈妈孕前检查

准妈妈要进行的孕前重点检查项目有：染色体检查、性病检测、ABO溶血检查、性激素六项检查（月经不调者）、糖尿病筛查、脱畸全套检查、生殖系统检查、妇科内分泌检查、乳腺检查、遗传病检查、肝功能检查等。

准妈妈要进行的孕前常规检查项目有：尿常规检查、血常规检查、大便常规检查、口腔检查、内科检查、胸部透视、超生心动检查等一般体检项目。

## 准妈妈生殖系统健康的标准

（1）外阴没有任何不适感和不适症状。

（2）常规妇科检查未发现异常。

（3）白带清洁度处于2度及以下。

（4）白带分泌物未发现滴虫、霉菌等病原菌。

（5）艾滋病病毒、梅毒血清检查、单纯疱疹病毒检查呈阴性。

（6）乳腺检查未发现异常。

（7）宫颈防癌涂片未发现异常。

（8）B超检查未发现异常。

（9）优生优育筛查未发现异常。

（10）性生活正常。

## 准爸爸孕前检查

准爸爸要进行的孕前重点检查项目有：性病检查、染色体检查、泌尿生殖系统检查、遗传病检查、精液检查、肝功能检查。

准爸爸要进行的孕前常规检查项目有：尿常规检查、血常规检查、大便常

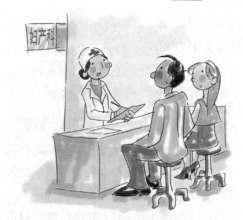

准爸爸也要进行相关孕前检查。

规检查、口腔检查、内科检查、胸部透视、超生心动检查等一般体检项目。

## 准爸爸生殖系统健康的标准

（1）生殖器没有不适感和不适症状。

（2）精液检查未发现异常。

（3）艾滋病病毒、梅毒血清检查呈阴性。

（4）其余泌尿生殖系统检查未发现异常。

（5）优生优育筛查未发现异常。

（6）性生活正常。

## 传染病预防很重要

备孕期准爸妈要加强对传染病的预防意识，避免对胎儿的生长发育造成不可挽回的影响，要重点预防风疹病毒感染、巨细胞病毒感染、水痘病毒感染、单纯疱疹病毒感染、弓形虫病毒感染、疟疾、乙肝、淋病、生殖器疱疹、结核病等传染病。阻断传染源的方法除在孕前检查中及时发现并进行治疗，以及接种疫苗外，准爸妈还应避免经常到拥挤嘈杂的公共场合活动，避免接触传染病患者；加强体育锻炼，合理膳食，增强抵抗力；注意饮食和环境的安全卫生，生食和熟

食要分开烹调，避免蚊虫叮咬；避免接触和饲养宠物；注重个人卫生和生活用品卫生，不相互使用毛巾、贴身衣物等，不使用不洁马桶，避免不洁性生活。

## 准妈妈孕前口腔检查的必要性

准妈妈通常容易忽视口腔疾病和口腔检查。事实上，怀孕期间许多疾病的发生都和口腔疾病不无关系，如因牙周炎、牙石、牙垢等因素而形成的妊娠期口腔瘤，或因牙周炎、牙龈炎病菌侵入血液，导致宫内感染、早产、动脉硬化、心脏病、新生儿体重过轻、新生儿患先天性心脏病等诸多严重问题。因此，准妈妈一定要在孕前做一次全面的口腔检查。

◆牙周炎。牙齿的周围支持组织遭到破坏，包括牙龈、牙周膜、牙槽骨和牙骨质，是一种慢性感染性疾病，引发牙周支持组织发炎和病变。表现为牙龈炎、牙龈出血、牙周袋形成、牙槽骨吸收、牙齿松动移位、咀嚼无力、牙齿自行脱落等症状。

◆牙龈炎。牙龈的急慢性炎症，表现为牙龈肿痛、牙龈出血等症状，严重时还可导致牙周炎。由于孕期人体激素水平的变化，还可加重原有的慢性牙龈炎，使牙龈发生肿胀或瘤变。

◆龋齿。俗称"蛀牙"，是蔗糖等糖类食物进入口腔后，在牙菌斑内发酵，产生一种酸性物质，这种物质进入牙齿，破坏了牙齿中的无机物而产生的。表现为龋洞、牙体松软、对冷热刺激敏感等症状。

◆智齿。即口腔内最靠近咽喉的上下左右四颗第三磨牙。智齿可引起龋齿、牙周炎、牙髓炎、牙痛、牙列不齐等症状。

## 遗传疾病

每一对准父母都希望能够孕育一个健康、聪明的小宝宝，因此对于一些遗传疾病也不能够大意，那么孕前必检的遗传疾病都有哪些呢？

### ★ 先天性多囊肾

多囊肾是一种先天性遗传疾病，多在胎儿时期就存在，随肾脏成长而增大，在此过程中，增大囊肿长期压迫周围肾组织，导致肾脏缺血缺氧，最终导致肾脏损伤，逐渐发展为肾功能不全。

### ★ 血友病

血友病是一组遗传性出血性疾病，它是由于血液中某些凝血因子的缺乏而导致的严重凝血功能障碍。

血友病通常是通过父母一方的遗传基因传递给下一代。比方说，男性血友病患者会将血友病基因传给他所有的女儿，但不会传给他的儿子。他的女儿带有血友病基因后，当其生儿育女时，她有二分之一的机会把血友病基因传递给孩子，如果她把该基因传递给儿子，那儿子就肯定会患血友病，如果该基因传递给了女儿，那么女儿依然会是血友病基因携带者。专家认为，如果家族中有容易出现瘀血或经常出血等现象者，建议最好查一查血友病基因，以免一时疏忽将该病传给下一代。

### ★ 唇裂

唇裂又称兔唇，并不是所有的兔唇都是由遗传病所引起的。遗传性唇腭裂的患者都发现在其直系亲属或旁系亲属中也有类似的畸形发生。父母双方的年龄越大，他们的孩子患先天性兔唇的风险就越高。40岁母亲与30岁母亲相比，新生儿患兔唇的风险要高20%。另外，辐射等环境的影响也会导致新生儿兔唇，孕妈妈要多多注意。

## ★癫痫

癫痫根据病因可分为原发性、继发性两种。原发性癫痫原因不明，多在患者5岁左右或青春期发病；继发性癫痫是由脑内外各种疾病所引起的。癫痫有一定遗传性，不同癫痫类型可有不同的遗传方式。原发性癫痫病人亲属中的癫痫患病率是普通人群中癫痫发病率的4～7.2倍，继发性癫痫是2～3.6倍。

## 理性对待检查结果

在拿到孕前体检报告后，准爸妈要客观、理性地对待检查结果。在检查报告中，对于每一项检查，都设有一个正常范围的参考值，如果你的检测结果超出了这个范围，并不一定就说明你的身体绝对有问题。有时，因为特殊情况，如准妈妈意外怀孕等，会影响检测结果，这个时候不要武断和紧张，应详细咨询医生，由医生进行判断。

如果确实有一些数值显示在不正常范围内，此时也要考虑是否并非存在单一指向性的疾病，要进行全面和总体的分析和排查，看看是否还存在其他的疾病。

此外，对于不同的医院，由于使用的检测方法和化验试剂的不同，其参考值范围是存在差异的。因此准爸妈不要使用其他医院的参考值范围来对比在本院的检查结果，以免被误导。

### 医生叮嘱

近亲婚配的夫妻有可能从他们共同祖先那里获得同一基因，并将之传递给子女。如果这一基因按常染色体隐性遗传方式，其子女就可能因为是突变纯合子而发病。因此，近亲婚配增加了某些常染色体隐性遗传疾病的发生风险。

所以，家族中有近亲结婚的，孕前应做好遗传咨询。要确定是否存在遗传疾病、会带来遗传不良影响，要通过询问父母双方家族中是否有遗传病史，分析是否会对第三代产生影响。

# 特殊人群备孕提醒

## 哪些疾病者不宜受孕

从生殖学的角度来看，在长达40周的妊娠期，为了适应胎儿发育，母体会产生一系列复杂的生理变化，从外到内都会有所反应。例如，乳房变大、腹部胀大、子宫变软、膈肌抬高、心脏移位、心率加快，肾脏负担加重等。如果想受孕和生产成功，母亲的身体需要有强大的调节和应对能力，否则后果相当严重。因此，体内任何器官患有严重疾病者均不宜受孕。

（1）血液病患者。例如，白血病、再生性障碍性贫血等。

（2）病毒性肝炎、肝功能异常、肝硬化患者。

（3）心脏病。活动时伴有心慌、心悸或心功能在Ⅲ级及以上的患者。

（4）肾炎，伴有高血压、蛋白尿的患者及肾功能不全者。

（5）严重的甲状腺功能亢进、糖尿病伴有动脉硬化、高血压伴有血管病变者。

（6）肺结核活动期患者。

（7）类风湿活动期患者、哮喘病

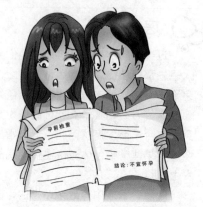

当母亲患有某些严重的疾病时，是不宜受孕的患者、遗传性疾病患者（例如先天愚型、精神分裂）及某些变态反应性疾病患者。

以上疾病患者一旦受孕，不但生理负担加重不利于治疗，一旦犯病风险也比普通病患大，会威胁孕妇生命，而且母体抵抗力下降和药物治疗还会给胎儿带来不可估量的危害。

此外，男女双方或任何一方患有急性传染病，如急性肝炎、风疹、流感等，在治愈前，也不宜受孕。

## 哪些情况和人群要慎重对待怀孕

### ★ 在这些情况下不要立即受孕

新婚后、旅行中、酒后、身心俱疲时以及一个月之内接受过X线照射者。在这些情况下受孕，会影响精子和卵子的质量，造成受精卵发育不健全或先天畸形。

### ★ 与药物有关的受孕

长期服用药物的女性不能立即怀孕，否则会使卵子受到药物的影响，降低胚胎质量。长期服药者一定要遵照医嘱，一般至少要在停药一个月后才能受孕。

### ★ 采取避孕措施后的受孕

除服用避孕药须在停药6个月后才能怀孕外，使用过避孕环的女性也不宜在摘掉后立即怀孕。避孕环作为异物放置在子宫内，会对子宫内膜组织产生损害和影响，若立即怀孕，会造成胎儿先天性的缺陷。

### ★ 非正常妊娠者的受孕

葡萄胎妊娠者要在治愈两年后再怀孕，宫外孕患者要在治愈半年后再怀孕，否则很有可能再次发生同样的非正常妊娠，或对胎儿造成不良影响。

### ★ 多次流产者的受孕

做过多次人工流产手术的女性，通常会造成一定程度的子宫损伤，对再次受孕造成很大阻碍，因此要在准备怀孕前做详细的身体检查，以确定是否能够或适合再次怀孕。对于患有习惯性流产的女性，要通过检查找出流产原因，有可能患有子宫肌瘤、子宫畸形、双子宫、黄体功能不全等疾病，要及早进行对症治疗，才能再次怀孕；若是夫妻双方染色体异常造成的习惯性流产，则不能怀孕，如已经受孕，要立即给胎儿进行全面检查，若有异常必须终止妊娠。

### ★ 女性患有这些疾病不能怀孕

严重贫血、严重高血压、严重心脏病、慢性哮喘、原发性癫痫、系统性红斑狼疮。这些疾病通常是无法彻底治愈的，有些疾病即使能够治愈，也不宜怀孕，否则会对孕妇和胎儿造成极其严重的后果，甚至危及生命。

## 甲状腺疾病患者的孕前准备

甲状腺位于颈部，是调节人体代谢的内分泌器官。甲状腺功能亢进或功能减退都会对生殖系统产生影响，扰乱卵巢激素的分泌和代谢，严重者导致不孕。例如功能亢进会导致女性月经减少，甚至闭经；功能减退则会导致月经不调、经血过多、闭经等。

甲亢是典型的甲状腺疾病。医学专家认为，妊娠会加重甲亢患者心血管疾病的症状，甚至会引发心力衰竭。甲亢患者妊娠容易造成胎儿畸形、流产、生长发育迟缓。此外，甲亢患者常用的药物，例如丙硫氧嘧啶，可通过胎盘影响胎儿，导致胎儿甲状腺功能发育异常。因此甲状腺患者在决定受孕前要做好准备工作。

（1）认真咨询并接受检查，在甲状腺功能得到很好控制的情况下，再考虑受孕。一旦孕前检查时查出甲状腺功能异常，必须暂停受孕，先接受内分泌科医生的专业治疗。因为怀孕后，随着体内激素水平变化、心肺负荷增加，这些疾病可能很快就发展成甲亢或甲减，危险性和治疗难度更大。

（2）甲状腺功能减退的患者，还需要服用药物进行治疗。用药必须在医生指导下进行，这一点至关重要。等病情缓解，可逐渐降低用药剂量。等到甲状腺功能恢复正常3个月后，再考虑受孕的事。

（3）日常生活中，很多甲状腺疾病患者为了控制病情，拒绝食用含碘食物，其实这种做法是错误的，因为缺碘也会影响身体健康及胎儿的生长发育。

此外，甲状腺疾病患者要尽量避免劳累、剧烈运动和感染，以确保受孕成功。同时，一旦受孕成功，要提前考虑自然分娩，这样能降低产后出血的风险。

## 高血压患者的孕前准备

高血压是一种常见的心血管疾病，主要特征是动脉血压增高，以及心脏、血管、大脑和肾脏等器官异常。症状主要有头痛、晕眩、耳鸣、心悸、肢体麻木、失眠等。高血压不但能加大心脏和血管负荷，还能引发多种并发症，高血压患者怀孕被认为是一种高危的妊娠行为，因此，高血压患者孕前应做好以下准备：

（1）受孕前，进行全身检查，在医生指导下决定是否适宜妊娠。

（2）如果血压控制得比较好，比如在140/90毫米汞柱以内，就可以怀孕。但是妊娠期血压增高会增加血管壁的压力，能否继续将血压控制在正常范围内，还应进一步听取医生的意见。

（3）如果你正在进行药物治疗，请确保你使用的药物对身体和未来胎儿的安全没有影响。

（4）检查心、脑、肾功能是否正常。常见的高血压并发症有脑血管意外、心力衰竭和肾衰竭等，以免一旦发病，后悔终生。

（5）治疗中要坚持合理服药，勤测血压，及时调整剂量，巩固疗效。

（6）合理的非药物治疗。高血压患者可以通过合理膳食和适量运动来降低血压。多食粗粮和新鲜蔬果、减少食盐摄入、戒烟禁酒，都有利于降低血压。

## 糖尿病患者的孕前准备

糖尿病是一种血糖代谢紊乱综合征，主要表现为胰腺分泌的胰岛素数量减少，无法调节体内的糖和淀粉的水平，从而引发血糖过高和器官供能不足，长期患病对心、肾、血管等器官都会有所损害。怀孕对糖尿病女性来说是一个挑战，它不但会加重病情，引发并发酮症，还会导致胎儿先天畸形、自然流产，以及胎儿胰岛素血症等。

糖尿病患者孕前应做好以下准备：

（1）糖尿病病人孕前要将糖化血红蛋白水平控制在 6.5% 以下。

（2）严密监视自己的血糖水平，尽可能把血糖控制在正常范围之内，一旦发现变化，及时与医生联系，寻求最佳治疗方案。

（3）在日常生活中，糖尿病患者要注意营养搭配合理，不暴饮暴食，多吃蔬菜，少吃葡萄糖、蔗糖含量高的食物，细嚼慢咽，可以防止血糖短时间内上升，保护胰腺功能；生活规律，摒弃不良嗜好，注意锻炼身体，增强抵抗力；慎用抗生素。

## 心脏疾病患者的孕前准备

育龄女性患有心脏疾病并不可怕，Ⅰ级、Ⅱ级心脏病患者，怀孕生育的危险性并不大；Ⅲ级心脏病患者，需要在医生的严密监护下才能进行生育。只有Ⅳ级心脏病患者，由于心脏功能衰竭，绝对不能受孕，一旦怀孕，应立即终止妊娠。妊娠后心脏负责向子宫输送血液，但是机体耗氧量的增多和体内钠潴留、水潴留会导致心脏负担加重，因此，心脏疾病患者怀孕虽不至于必定有生命危险，但毕竟也不是一件轻松的事。心脏病患者孕前应注意：

（1）做好检查。心脏病Ⅲ级及以上患者受孕要慎重，毕竟冒着生命危险受孕，或受孕但最终未能保全胎儿的做法都是不值得的。那些允许怀孕的心脏病患者，尤其是有呼吸困难、心慌、心悸症状的患者，孕前要做好心脏检查，在医生指导下受孕。

（2）定期会诊。病情稳定、生活正常的心脏病患者一旦决定受孕，应定期会诊。此外，还要做好日常观察，密切注意心脏功能变化，一旦出现心力衰竭症状，应马上到医院就诊，及时接受有效的治疗。

（3）日常生活中心脏病患者应注意休息，避免过度劳累和情绪波动；饮食要有规律，还要严格控制食盐摄入量，以每天不超过 4 ～ 5 克为宜。

## 病毒性肝炎患者的孕前准备

病毒性肝炎是由肝炎病毒引起的肝脏疾病，它能引起肝脏细胞病变，损害肝脏功能，是世界上流传广、危害大的传染病之一。妊娠期母体营养需求增加及内分泌的改变会加重肝脏负担，使病情恶化，甚至发生肝坏死，具有生命危险。另外，病毒性肝炎通过母婴传播，可导致胎儿畸形和死亡率增加。因此，病毒性肝炎的患者，孕前一定要做好以下准备：

（1）病毒性肝炎患者应请传染病专家和肝病专家共同检查后，确定能否妊娠。听取专家意见，接受正确的治疗方案。

（2）如果可以妊娠，在孕前做全面体检。除常规孕前检查外，还要检查肝功能是否正常。一旦 B 超结果显示明显异常，要及时积极处理。

（3）注意孕前用药。服用药物应遵循医生指导，避免使用影响将来受孕的药物。

（4）合理调整饮食。注意营养均衡，食量适中。如果盲目进补，体重激增，会转为脂肪肝。

（5）戒除焦躁心理。"病来如山倒，病去如抽丝"，治疗病毒性肝炎是一个长期的过程，一定要保持平和的心态。另外肝炎患者痊愈半年到一年后，才能受孕。

# 第二章
# 孕妇保健

本章自受孕开始，从惊喜的第一个月、难言的第二月，一直到怀孕十个月，在每一月份都详细讲述了小宝宝的发育状况和准妈妈的身体变化，在每个不同时期为准妈妈的生活起居、饮食、衣着、休息、情绪、预防疾病及胎教等方面都给予体贴入微的指导。

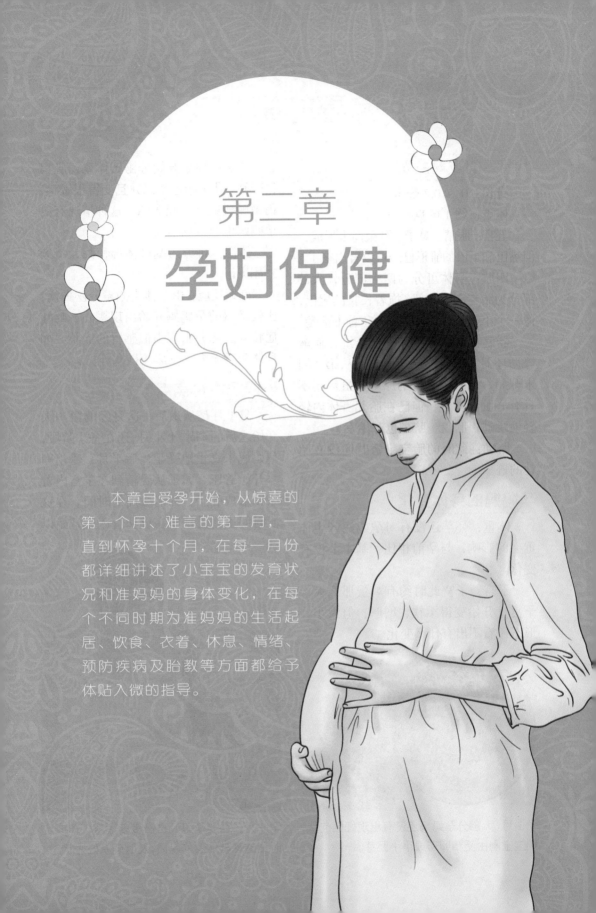

# 0-4周 惊喜的第1月

## 小宝宝的发育状况

身长：0～0.2毫米。

体重：约1微克。

五官：眼睛、鼻子、耳朵尚未形成，但嘴巴和下巴的雏形已经可以看出来了。

四肢：身体可分为两大部分，大的部分为胎宝宝的头部，拖着长长的尾巴，像一个小蝌蚪。手脚太小，还看不清楚。

器官：脑、脊髓等神经系统，血液等循环器官的原形已经出现；从第3周末开始，出现了心脏的原基，虽然还不具有心脏的外形，但已在胎儿身体内轻轻地跳动；胎盘、脐带也开始发育。

胎动：此时的胎宝宝暂时还没有胎动的迹象。

## 孕妈妈的身体变化

体重：怀孕还没有对孕妈妈产生体重上的影响，与孕前相比，基本上没有变化。

子宫：子宫此时约有鸡蛋那么大，子宫壁开始变得柔软、增厚，但大小、形态还看不出有什么变化。

乳房：卵巢开始分泌黄体素，乳房稍变硬，乳头颜色变深并且变得很敏感，稍微触碰就会引起痛感。这种情况有的孕妈妈也会感觉不到。

体温：排卵后基础体温稍高，持续3周以上。

妊娠反应：由于体内激素分泌失衡，比较敏感的孕妈妈开始出现恶心、呕吐症状。少部分出现类似感冒的症状，如身体疲乏无力、发热、畏寒等。

## 孕妈妈本月焦点

孕1月是从最后1次月经的第一天开始之后的4周。上半月，还在备孕阶段，孕妈妈未真正地受孕，后半月，受精卵才开始着床。卵子从受精到在子宫内着床，形成胚胎，约需2周的时间。在这段时间里，受精卵在成功着床后开始以

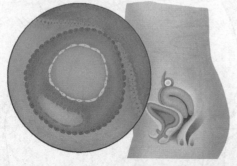

孕1月，大部分孕妈妈还没有出现妊娠症状，胎宝宝刚由受精卵形成小小胚芽。

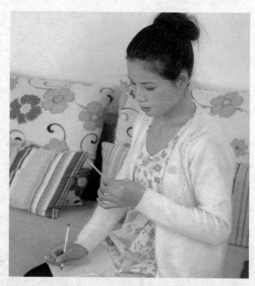

孕一月，需要孕妈妈自己多多注意，养成定时测量基础体温的习惯，及时确认妊娠状态。

惊人的速度进行细胞分裂，逐步分化出脑、神经、眼、鼻、皮肤等的内胚叶。

大部分孕妈妈此时都没有自觉症状，子宫、乳房大小形态变化不大，和没怀孕时差不多。因此，不记录基础体温的人基本发现不了自己已经怀孕，所以希望已婚育龄妇女注意观察自己的身体状况，一旦发现有怀孕的征兆，就不要随便吃药，不要轻易接受X线检查，更不要参加剧烈的体育活动，以免好不容易得到的宝宝被自己不小心流掉了。

## 准爸爸注意要点

当妻子开始怀孕的时候，你通常已经是意义上的准爸爸了。虽然宝宝是在妻子的子宫里一点儿点儿长大，但是准爸爸也不能轻闲了。

在整个孕期，妻子需要准爸爸分享喜悦与担心，生活、精神上需要你的支持和理解。作为准爸爸，孕1月你要注意以下的事项。

准爸爸注意事项一：准爸爸要陪妻子到医院确认是否怀孕，并在医生的指导下准备叶酸等孕妈妈早期所需的维生素，并督促妻子每天按时按量服用。

准爸爸注意事项二：准爸爸要戒烟、戒酒、戒药物，因为烟、酒、药物都会对胎宝宝的成长造成不良影响。

准爸爸注意事项三：准爸爸要准备关于孕期指南及育儿方面的书籍，对孕期可能出现的问题进行了解和准备。

准爸爸注意事项四：准爸爸要和妻子一起制订一个孕期日程表，把每月该做的事情罗列清楚，尤其是关于产检等健康事项，避免遗漏。

准爸爸注意事项五：在孕早期的3个月里，准爸爸要节制自己的性欲，停止性生活。

准爸爸注意事项六：准爸爸可多跟一些为人父的朋友交流，吸取经验。

# 孕妈妈一月生活细安排

## 给准妈妈创造舒适的居住环境

居室中应该整齐清洁，安静舒适，宽敞明亮，通风通气。

居室中最好保持一定的温度，即20 ~ 22℃。

居室中最好保持一定的湿度，即50%的空气湿度。

居室中的一切物品设施要便于孕妇日常起居，消除不安全因素。

要注意居室中的色彩搭配，可以用艺术品来加以装点，还可以用绿色植物给居室带来生机。

噪声可使人情绪紧张，烦躁不安，心动过速，血压升高等，这些情况不但不利于受孕，而且受孕后对胎儿的发育也极为不利，甚至引起流产，因此居住环境最好选择无噪声的地方。

## 怀孕初期应特别小心辐射

科学家发现，未分化的、比较原始的或快速成长的细胞，对于辐射最为敏感。怀孕0 ~ 4周，胎宝宝还处于细胞分裂期，只有4 ~ 8个细胞在进行分裂，如果受到的辐射较小，可能会伤害1 ~ 2个细胞，但是细胞会重新修复，继续进行分裂；如果辐射的量太大，全部细胞就会因此死亡，胎宝宝也就有流产的危险了。

因此，孕期尤其是在怀孕初期，准妈妈要特别注意，别让自己身体大量地接受辐射。具体办法是，可以通过穿防辐射服等方法降低身体所接受的辐射量，更要远离微波炉、电热毯等辐射大的电器。

## 孕妈妈生活用品须知

妇女怀孕之后，身体将发生很多变化，许多以往的日常用品将不再适用，所以必须在孕前或孕初期准备好各项生活用品，以免出现使用不方便的情况，避免后期准备用品的劳累和忙乱。一般来说，内衣、外套、鞋子最好重新准备。

在为孕妈妈挑选内衣时，应选择吸湿性能好、有伸缩性的纯棉制品，而且比以往的内衣要宽大些。内衣最好勤洗勤换，而且要多准备几件。孕妈妈要经常检查身体和进行乳房保养，所以制作或购买内衣时应注意选择容易脱穿的款式。另外，孕妈妈应该制作几个用带子系的平脚内裤，孕期穿三角内裤有时会出现过紧现象，以免孕妈妈因肚子过大难以穿着。内裤和衬裤也都不要用松紧带，以免勒肚子，压迫胎儿，最好使用带子，以便根据腹围的大小进行调节。

选择外衣时，则应选择那些宽大的，穿在身上不感到紧，并能使鼓起的肚子不太明显的服装。颜色以单调朴素为好，这样可以给人精神振奋和愉快的感觉。大红、大绿或花哨的图案会增加孕妈妈的臃肿感，使肚子显得更大，而条状花纹则能使孕妈妈相对地"苗条"一些。外衣可穿家中老人宽大的衣服。夏天最好穿一条孕妈妈裙，既宽松又凉爽。

此外，怀孕之后，因孕妈妈的身体重心发生了变化，所以最好选择较轻便的平底布鞋。鞋底上也最好有防滑波纹，给孕妈妈以稳定、安全的感觉。而且鞋子要稍微宽松点儿，这样孕妈妈脚稍显浮肿时也能穿着走路。

## 准妈妈最关注的几项数字

准妈妈一直在为怀孕做着不懈的努力，期待着有一天能够受孕成功，成为孕妈妈。因此，准妈妈有必要提前掌握一些关于孕期时间、频率的数字，以便对整个孕期有一个更加清楚的宏观认识，帮助准妈妈更理智、更从容地对待角色的转换。

266天。理论上讲，自受孕之日起到分娩之日，胎宝宝在母体内的生长时间为266天。

280天和40周。妊娠周期的计算，是从孕前最后一次月经的第1天开始的，到分娩之日，一共是280天，即40周。

28天。女性的月经周期是28天为1个周期，因此妊娠月份的计算也是以4周、28天为1个月进行计算的。

日加7，月加9。预产期的计算方

## 准爸爸的贴心守护

### 创造浪漫的性生活

排卵期是至关重要的时期，准爸爸很有可能马上就能实现做爸爸的梦想了。这两周准妈妈可能会有焦虑的情绪，准爸爸要为准妈妈营造浪漫幸福的生活氛围，让准妈妈彻底放松下来，带着愉悦的心情进行性生活。在性生活中，准爸爸要加强前戏的时间，充分调动准妈妈的性兴奋，不能一味地为了使准妈妈受孕，而不顾及准妈妈的感受，只有完美的性爱才能造就优秀的胎宝宝。

法，是先确定孕前最后一次月经的首日日期，再在这个日期的基础上，日子加7，月份加9或减3，即为预产期的日期。

头3个月，中4个月，后3个月。分别代表孕期三个重要阶段的时长，即孕早期、孕中期、孕晚期。

40天。妊娠反应大约在停经40天出现。

第12周。妊娠反应大约在妊娠第12周消失。

每12小时30~40次。这是胎动的正常次数，最低应不低于15次。

妊娠第28~37周。这是早产发生的时间。

每分钟120~160次。这是胎心音的正常次数。

超过预产期14天。这是过期妊娠的标志。

12~16小时或6~8小时。这是产妇的产程，初产妇的产程要长一些。

## 平躺有利于受孕

同房过后，准妈妈不要立刻清洁阴道，而是应该在床上静卧半小时，同时在臀部下方垫一个靠垫或枕头，防止精液过早流出阴道，还能帮助精子更快更好地向子宫游动，增加受孕机会。

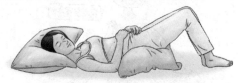

将臀部高高垫起，可防止精液过早流出阴道。准妈妈需保持这个姿势30分钟以上。

## 孕妈妈睡前1小时洗澡有助于睡眠

不少人习惯睡前洗澡，可以促进血液循环，放松身心，好处不少。但专家提醒，孕妈妈晚上洗澡最好早一点儿，特别是喜欢泡澡的人，睡前洗澡不能太晚。

有研究发现，临睡前任何使人体温度升高的活动，都可能影响你正常入睡。因为只有当体温降到特定温度时，才会安然入睡。洗澡后还应立马将身体擦干，以加速身体"冷却"，使身体在洗澡中所获得的多余热量释放出来，而且释放得越多，你进入睡眠的程度就越深。专家建议，孕妈妈最好在睡前一两个小时洗澡，或者在饭后一个半小时进行也可以。而且，水温要控制在37 ~ 39℃，这样对身体的刺激较小，能起到放松身心的作用。

## 孕妇洗澡有讲究

### ★采取淋浴方式

孕妇洗澡应采取淋浴的方式，千万不要将下身泡在水里。因为妇女怀孕后，阴道内乳酸量降低，对外来病菌的杀伤力大大降低，泡在水里细菌有可能进入阴道，引起宫颈发炎、附件炎，甚至发生宫内感染，严重者发生早产。另外，淋浴时应留神别滑倒，防止因摔伤导致的流产或早产。

### ★不要超过15分钟

孕妇洗澡时间不要太长，每次洗澡时间不宜超过15分钟。洗澡使血管扩张，血液流入躯干、四肢较多，进入大脑和胎盘的血液暂时减少，氧气含量也减少。洗澡时间过长不但会引起自身脑部缺血，发生晕厥，还会造成胎儿缺氧，影响胎儿神经系统的生长发育。

### ★室温不宜过高

孕妇洗澡时室温不宜过高，温度以皮肤感觉不到冰凉为宜，也就是和体温差不多或者比体温略高，如果室温过高，很可能因为缺氧导致胎儿发育不良。

### ★水温不能太热

孕妇应用适宜的温度洗澡，一般38℃左右水温最佳，水温过热使母体体温暂时升高，破坏了羊水的恒温，有可能杀伤胎儿的脑细胞。

## 孕妈妈不宜大笑不止

据了解，大笑引起的情绪波动，会使人的呼吸和血液出现剧烈的反应，对于有高血压和脑血管病的患者来说，大笑可能会有危害，易诱发脑溢血等突发疾病。

即使是健康人，也要注意有些情况下不宜大笑。在进食或饮水时，大笑容易使食物进入气管，造成剧烈的咳嗽或窒息，特别是儿童。另外，在吃得很饱后大笑，还容易诱发阑尾炎或其他疾病。

孕妈妈的情绪波动对胎宝宝有着直接影响。大笑时，孕妈妈的腹腔内压会增大，血压会升高，易发生腹痛的症状，严重的会导致流产或早产。所以孕妈妈一定要克制自己的情绪，保持心态平和，多看一些轻松愉快的节目调节情绪，但无论是看喜剧还是悲剧，都要有个度，不宜太沉迷。

## 孕妈妈不宜涂抹指甲油

指甲油的主要成分为硝化纤维、丙酮、乙酯、丁酯、苯二甲酸、色素等化学物质，它不仅通过指甲缝等直接伤害皮肤，其特殊气味还会刺激嗅觉神经，对孕妈妈的身体健康造成危害，严重的还会引起流产或胎儿畸形。因此，孕妈妈应避免使用指甲油。对于准备怀孕的女性朋友，应提前一段时间做好怀孕准备，放弃这一不良习惯。爱美的孕妈妈，可以通过定期修剪指甲、轻揉指甲等方式做好指甲的基本养护，就可以让指甲保持健康、自然的状态。

## 孕妈妈把紧身衣收起来

孕妈妈从现在起要改穿宽松舒适的衣服，把紧身的小尺寸衣服收起来吧。

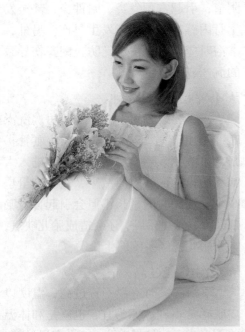

孕后孕妈妈要克制自己的情绪，保持心态平和，不宜大笑，以免对胎宝宝造成影响。

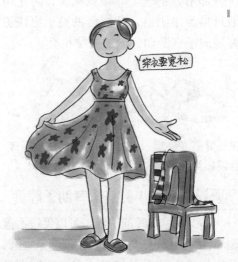

穿衣要宽松

孕妈妈要选择宽松舒适的衣服和鞋子。

孕妈妈的身材在孕期会逐渐变得圆润丰满起来，小尺寸的衣服不仅不能适应孕妈妈身材的变化，还会影响孕妈妈的呼吸和血液循环，甚至引发腿部的静脉曲张，不仅妈妈感到憋闷，还会限制胎宝宝的活动和舒适性。孕妈妈可以购买专门的孕妇服装，也可选择不束腰、胸部宽大、下摆宽大、裤腰宽松的服装穿着，以透气、保暖、宽松、舒适为原则，材质尽量选择纯棉质地。

## 刚怀孕时应禁止性生活

妊娠头 3 个月里，胚胎正处于发育阶段，胎盘和母体子宫壁的连接还不紧密，如果进行性生活，很可能由于动作不当或精神过度兴奋使子宫受到震动，这时很容易使胎盘脱落，造成流产。

而且，孕早期过性生活还容易引起孕妈妈阴道炎症，不利于胎儿的健康发育。另外，孕早期过性生活还可能使孕妈妈腹部压力过大，增加流产的危险。这段时期，准爸妈应节制性生活，最好采取边缘性接触，通过搂抱、抚摸、亲吻的方式达到性的满足。

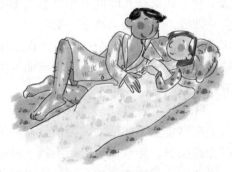

孕早期不宜进行性生活以免造成流产。

## 家有孕妈妈别用蚊香

日常生活中常用的蚊香的主要成分是菊酯类，是国家允许使用的一种低毒高效杀虫剂，在合理的比例之内，一般不会对人体造成伤害。但是，市场上销售的一些劣质蚊香，除了含有除虫菊酯外，还含有六六六粉、雄黄粉等，这些物质对人体具有毒性，并会在人体内蓄积，对胎儿发育会造成一定的影响。

专家建议，怀孕后孕妈妈最好采用蚊帐或纱窗等传统的防蚊方法，或通过在卧室内摆放茉莉花、薄荷或玫瑰等植物来驱蚊，但对花粉、气味过敏的孕妈妈应慎用。静水和阻塞的水槽是蚊子繁殖的地方，因此及时清除室内室外积水，可有效防止蚊虫滋生。另外，低温时蚊子活动会减少，一般情况下，空调温度设定在 25℃时，可减少蚊子叮咬。对于确有必要点燃蚊香的，应尽量选择在白天，灭蚊后注意通风，以减少对人们健康的影响。

## 孕妈妈腹部不宜太热

专家指出，孕妈妈尤其是怀孕 3 个月以内的孕妈妈，腹部不能过热，最好是保持常温。因为科学研究和临床实践已经证实，胎儿在前 3 个月对高温极为敏感，高温甚至有可能造成胎儿发育畸形或者流产。因此，处于孕期的女性应该特别注意，不能用过热的水洗澡，不能在肚子上焐热水袋。

当然，高温并不见得对所有的胎儿都会有不良影响，但造成不良影响的确实占有一定的比例。所以，孕妈妈在日常生活中不要过分求暖，让身体保持舒适的状态即可。

## 孕妈妈要做好防晒工作

对于孕妈妈来说，相比未怀孕前更应做好防晒工作。因为孕妈妈的皮肤防护力比较脆弱，不仅容易晒黑，还会加重脸上的蝴蝶斑。为防止皮肤被紫外线灼晒，产生黑色素，简单的防晒工作要开始了。

现在市场上出售的防晒霜大多都添加了化学成分，不能完全保证其安全性，因此不主张使用。专家推荐孕妈妈进行"绿色防晒"，如出门打遮阳伞，戴宽边帽子，或者用橄榄油直接涂抹在脸上。

## 孕早期孕妈妈应少用手机

手机的辐射主要是手机的天线发射模块带来的，人的大脑、眼睛、生殖系统受手机辐射影响最大。对孕妈妈来说，怀孕的头3个月手机的辐射对其影响最大。因这段时间是胚胎形成期，如果受到辐射，有可能导致流产，胎儿正在发育的器官还可能发生畸形。而在胎儿中枢神经系统的发育期，若受到辐射，则可能导致婴儿智力低下。有研究证明，手机严重的电磁波辐射对胎儿有致畸作用，手机还能引起内分泌紊乱，影响产妇泌乳。

因此，为了胎宝宝的健康发育，避免他/她受到任何伤害，在孕早期孕妈妈应减少使用手机的时间。

## 准爸爸要帮妻子做好心理调适

女性在怀孕期间，由妊娠造成体内激素的变化，会引发诸多的身体不适，使女性承受着生理的压力；对小生命的种种未知，对自己因怀孕而将要有很大改变的体态，又使孕期女性承受着心理上的压力，从而引发孕期女性烦躁、易怒、脆弱、担心过度、伤心流泪等不稳定情绪。

丈夫宽阔的肩膀是孕期妻子幸福的港湾，女性在怀孕期间，丈夫的陪伴非常重要。丈夫应当了解妻子的心理需求，对于她的情绪波动能够及时加

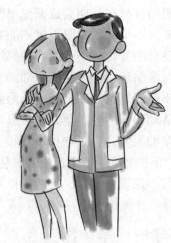

孕期女性容易出现烦躁、易怒、脆弱、伤心等不稳定的情绪，准爸爸要做好安抚工作。

以开导，将有助于减少孕期抑郁症的发生，可以起到增进夫妻感情、巩固家庭的作用。

这时候做丈夫的还要主动承揽一些家务，尽量减少家庭琐事对孕妇的刺激，并且帮孕妇制订食谱，保证均衡的营养。

## 孕早期孕妈妈最好不要开车

孕妈妈开车时容易出现紧张、焦虑情绪，而情绪上的变化会对腹中宝宝非常不利。如果是长时间开车，胎宝宝则会长期处于一种震动状态，对胎宝宝的休息不利。其中，怀孕前3个月胎宝宝最易受到孕妈妈开车带来的影响而发生流产。

另外，孕妈妈开车、乘车时，若一直坐在座位上不能活动，会使骨盆和子宫受到压迫，导致血液流通不畅，可能会出现胎死腹中的现象。而且这时的孕妈妈还容易出现犯困、晕吐等早孕不适症状，注意力很难集中，反应也会变得缓慢，开车可能会增加出事的概率。为了你和胎儿的健康，所以请孕妈妈孕期尽可能少开车或避免长时间开车。如果

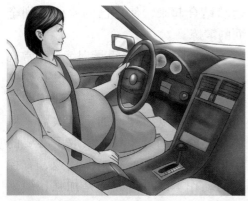

孕妈妈开车系安全带时要注意方法，不要压在隆起的腹部上，以免伤害胎儿。

一定要开车，至少在怀孕前3个月和后3个月要尽量避免。

## 孕妈妈乘车也要系安全带

孕妈妈和平常人一样，即便是大腹便便时乘车也要系安全带。很多孕妈妈担心因安全带的束缚会使子宫受压，压迫到胎儿。其实这种顾虑是多余的，反而系好安全带，可以在车辆急刹车时使孕妈妈受撞击的力量减小。

孕妈妈正确的系安全带的方法是，把安全带的下部从大腿和腹部之间穿过，使它紧贴身体。再调整坐姿，使安全带的上部穿过你肩部，置于乳房之间，使其不会从肩部滑落，也不会卡脖子。

# 孕妈妈的阳光"孕"动

## 孕期运动好处多多

生命在于运动，孕妈妈一人负担两条生命，因此运动的意义格外重要。

益处一：适当的、合理的运动能促进消化、吸收功能，有利于孕妈妈吸收充足的营养，满足肚子里的宝宝的营养需求，从而保证宝宝的健康发育。

益处二：怀孕期间进行适当的运动，可以促进血液循环，提高血液中氧的含量，对消除孕期身体的疲劳和不适，保持孕期心情舒畅和精神平和稳定很重要。

益处三：孕期运动能刺激宝宝的身体发育，对宝宝的大脑、感觉器官、平衡器官以及呼吸系统的发育十分有利。

益处四：适当运动可以促进孕妈妈及宝宝的新陈代谢，不但有利于增强孕妈妈的抵抗力，还可以使宝宝的免疫力有所增强。

益处五：运动不仅可以让孕妈妈的肌肉和骨盆关节等得到锻炼，同时孕期运动还能让孕妈妈获得顺利分娩所需要的充足体力，所以运动可以为顺利分娩创造条件。另外，运动对孕妈妈分娩后迅速恢复身材也非常有帮助。

## 适宜孕期的运动方式

孕1月，胚胎在子宫内扎根不牢，此时锻炼要防止流产，孕妈妈宜选择舒缓的运动方式。下面介绍的几种锻炼方式对孕妈妈来说通常是安全的，但孕妈妈适合做何种运动及运动量的大小，要根据个人的身体状况而定，不能一概而论。所以在决定进行某种运动方式前，最好先向医护人员咨询一下，然后再开始锻炼。

散步：对孕妈妈来说，散步是最好的增强心血管功能的运动。散步可以让你保持健康，同时，不会扭伤膝盖和脚踝。你几乎可以在任何地方散步，除了一双合脚的鞋外，你不需要借助任何器械，而且在整个怀孕期间，散步都是很安全的。

游泳：医疗保健人员和健身专家一致认为，游泳是孕期最好、最安全的锻炼方式。游泳可以锻炼大肌肉群（臂部和腿部肌肉），对心血管也很有好处，而且可以让身形日益庞大的孕妈妈在水中感到自己的身体不那么笨重。

低强度的有氧操：参加有氧操课程的一个好处是：你可以在固定的时间保证有规律的锻炼。如果你参加专门为孕妈妈开设的课程，你还可以充分享受与其他孕妈妈一起交流情感的美好时光。

跳舞：跳舞能促进身体的血液循环。你可以在家里舒适的客厅中跟着自己最喜欢的音乐起舞，也可以参加舞蹈班，但是，要避免跳跃或旋转等剧烈动作。

瑜伽：瑜伽可以保持你的肌肉张力，使身体更加灵活，而且你的关节承受的压力也很小。但是你可能需要在练瑜伽的同时，每周再安排几次散步或游泳，以加强对心脏的锻炼。

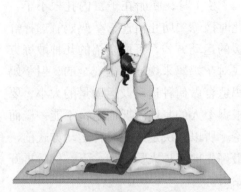

双人瑜伽

伸展运动：伸展运动可以让身体保持灵活放松，预防肌肉拉伤。孕妈妈可以把伸展运动和增强心血管功能的运动结合起来，使自己的身体得到全面的锻炼。

重量训练：如果重量训练是你常规锻炼的一部分，那么怀孕后没必要停止，但多数孕妈妈应该减轻训练的负重量，你可以通过增加重复次数来保证足够的运动量。只要采取了必要的保护措施和合理的技巧（慢速、有控制的动作），重量训练是加强、锻炼肌肉的好方法。但这种训练方法最好征得保健医生的同意，并在专业教练的指导下进行。

## 孕妈妈运动注意事项

孕妈妈进行运动前，一定先认真了解孕期运动安全指南及孕期锻炼的注意事项，然后再行动，以免伤害自己和胎宝宝。

室内运动场所应保持空气流通，不要在非常炎热和潮湿的环境中运动。

进行运动时应选择硬板床或者是地板。

运动前应先排空膀胱，应避免在饭前或饭后1小时内做运动。

运动方法及步骤应正确，同时注意运动时的安全。

运动宜缓慢，慢慢开始，缓和地进行，最后缓慢而平静地结束。

运动次数应由少渐多，动作则是由简而繁。

应注意自身的呼吸、心跳和血流的稳定，避免极度牵拉的、跳跃的、具有过高冲击力、过于急促的运动。

确保运动前、运动中和运动后喝大量的水。

如果感到不舒服、气短和劳累，要休息一下，感觉好转后再继续运动。

在怀孕后期因为胎儿变得越来越大，应谨防重心不稳而摔跤。

孕早期不要做背部的锻炼。这样做会使给胎儿供血的血管承受过大的压力，影响对胎儿的供血。

如果孕妈妈本身有心脏病、气喘病史，或者有破水早产、子宫颈闭锁不全、阴道出血、妊娠高血压以及前置胎盘等症状或现象，则应立刻停止运动。

## 孕妇瑜伽

孕1月，胚胎刚刚形成，易受外界影响。孕妈妈此时进行瑜伽运动，只适合进行一些运动量较轻的简单运动。

### ★眼部运动

①挺直腰背，双腿自然盘起，双手放到膝盖上，掌心向上，食指和拇指相触，睁大双眼正视前方。

②将眼珠转向眼眶的顶部。

③再将眼珠转向眼眶的底部。上下滚动重复8～10次后，闭上双眼稍作休息。

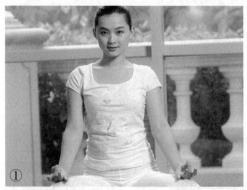

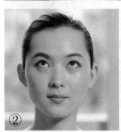
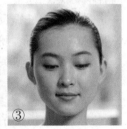

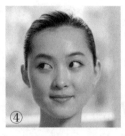
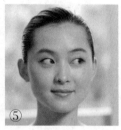

④睁大双眼正视前方，将眼珠转向眼眶的右部。

⑤再将眼珠转向眼眶的左部。左右滚动重复8～10次后，闭上双眼稍作休息。

功效：此练习有助于舒缓眼球的紧张，保持正常视力。一般情况下，你觉得视力不如从前了，很可能会考虑是不是眼角膜积水或其他病变，但在孕期出现这种情况属于正常现象。

### ★颈部运动

①挺直腰背，双腿自然盘起，双手放到膝盖上，掌心向上，食指和拇指相触。

②呼气，头向后，下巴尽量上抬。吸气，头回正中。

③呼气3～5次，低头放松后颈部。吸气，头回正中。上下重复此式。

④呼气，颈部自然向左转动，吸气，头回正中。

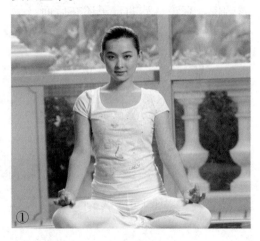

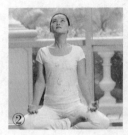
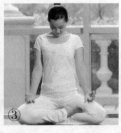
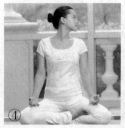
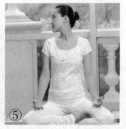

⑤呼气，颈部自然向右转动，吸气，头回正中。左右重复此式 3 ~ 5 次后，恢复到起始姿势，稍作休息。

功效：此练习可消除颈部和肩膀上部的紧张感，减轻颈部疾病，缓解由于怀孕期身体变化而引起的肩颈酸痛现象。

安全提示：孕妇进行此练习时，应注意安全，双肩不必向上抬起，以保持呼吸顺畅。

# 常见身体不适与应对

## 疲倦和嗜睡

妊娠反应在怀孕第一个月才刚刚开始，并不严重，有的孕妈妈并没有产生任何不适，甚至还不知道自己已经怀孕。但是一些较为敏感的孕妈妈此时已经开始出现轻微的疲倦感，并且感到自己有些嗜睡，这都是正常的妊娠最初期的反应，孕妈妈不必烦恼和惊慌，只要坚持规律的作息方式，保证营养，不从事压力过大的工作，多进行穿插休息，就能应对轻微的不适感。此时妊娠反应才初露端倪，真正难熬的日子还在后面，孕妈妈要做好足够的心理准备，鼓足勇气迎接身体的挑战。

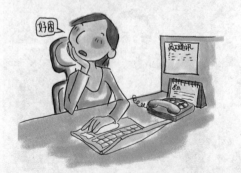

孕早期疲倦嗜睡属于正常现象，此时孕妈妈要注意休息。

## 尿频

尿频通常是怀孕的一个标志。在孕早期，由于子宫的不断增大而占据了部分盆腔空间，使膀胱受到挤压和刺激，而出现尿频，这是正常的妊娠反应之一。孕妈妈如果出现尿频，可以注意控制每日的饮水量，不要过大，但也不能因为害怕尿频就不喝水或者憋尿，否则会对自身及胎宝宝都产生不利影响。此外，孕妈妈要注意在每晚 7 点以后尽量不喝水，晚餐不吃利尿的食物，如西瓜、冬瓜、薏米、萝卜等。在孕早期结束之后，尿频也会自行消退。但是，如果尿频同时伴有尿急、尿痛、血尿等症状，就不一定是单纯的妊娠反应了，有可能已经发生了尿路结石、膀胱炎、妊娠糖尿病等疾病，要及时到医院检查。

## 警惕宫外孕

宫外孕是指受精卵在子宫之外的地

方，如输卵管、卵巢、盆腔、腹腔等处着床的妊娠，被称为"子宫外孕"，简称"宫外孕"，又称为"异位妊娠"。这种异位妊娠使受精卵无法正常发育，必然导致流产，严重者还会危及孕妇生命，要提早预防，及早发现，及时进行人工流产手术。

如果孕妈妈在怀孕后出现下腹部突然的剧烈疼痛或绞痛、刺痛，阴道出血，或严重的恶心、呕吐、眩晕等症状，很有可能是宫外孕的征兆，要及时就医，避免导致大出血而危及生命。在备孕期间，准妈妈一定要检查是否患有急慢性输卵管炎、子宫内膜异位症、卵巢囊肿、子宫肌瘤、输卵管发育不良等妇科疾病，一旦发现要进行全面彻底的治疗，康复后再选择最佳的受孕时机受孕。

### 妊娠抑郁症

妊娠抑郁症在孕期的每个阶段都有可能出现。有的孕妈妈可能会因为孕期自己的身材和样貌严重走形，担心孕后无法恢复；或者因为孕期出现了诸多不适或病症，担心无法顺利完成妊娠和分娩；又或者因为妊娠环境、家庭因素、经济压力等方面的问题，而感到发愁、焦虑或恐惧，如此种种，都有可能造成孕妈妈一定的心理负担，而诱发妊娠抑郁症。

如果孕妈妈发生了诸如注意力无法集中、记忆力减退、频繁的焦虑感、暴躁、易怒、睡眠质量差、失眠、多梦、极易疲劳、食欲过旺、无食欲、厌世、无精打采、情绪持续低落、悲伤、哭泣等症状，若同时有 5 种以上的症状存在，就很有可能是患上了妊娠抑郁症。如果孕妈妈没有足够的重视和及时进行缓解、治疗措施，就很容易对胎儿的身体发育造成影响，出现畸形、智力发育不足等身体缺陷，还会导致妊娠高血压综合征、产后抑郁等严重后果。

所以一旦怀疑或确诊自己换上了妊娠抑郁症，孕妈妈就要积极进行自我调整，尽量放松心情，多做自己喜欢做的事情，转移焦虑情绪，多和准爸爸以及自己信任的医生、朋友交流、倾诉，多去户外走动，可适当参加一些聚会，多结交朋友；如果抑郁症较为严重，孕妈妈产生了伤害自己或他人的意图和冲动，就要及时寻求心理医生的帮助，以免延误病情。

# 准爸爸要做一个称职的家庭营养师

### 孕早期准妈妈要少食多餐

吃得好不能只考虑热量，要知道自己所吃食物的品质，有些营养物质是健康妊娠必不可少的。要多吃各类食物，这个原则很重要，因为大部分食物依照量的多少来提供不同的营养，多吃各类食物能摄取适量的营养。

以下推荐的是每日食谱，但这只是基本指南，你可以稍加变化，以适合自己的口味。另一种有趣又实用的方法就是与其他妊娠的朋友和邻居一起组织"妊娠美食聚会"。

★1. 早餐

鸡蛋、全麦面包，提供 B 族维生素、维生素 E、膳食纤维和铁。水果口味甜酸奶，含钙、维生素 C 和膳食纤维。一杯橘子汁含丰富的维生素 C 和必要的水分。

### ★2. 上午点心

全麦面包有膳食纤维；酸酵母和花生酱分别提供 B 族维生素和蛋白质；香蕉含有钾，钾有助于铁的吸收；牛奶含有蛋白质和钙。

### ★3. 午餐

花椰菜和干酪汤含有叶酸、钙和蛋白质；土豆有丰富的糖类和膳食纤维；沙丁鱼供给钙和维生素 D。

### ★4. 午后点心

随时可吃些生菜茎秆，富含维生素和矿物质。

### ★5. 晚餐

鸡肉富含蛋白质，糙米富含糖类和膳食纤维，再加点儿蔬菜就是营养均衡的饮食。甜点吃新鲜水果，提供带有自然甜味的膳食纤维。

### ★6. 夜宵

牛奶、干酪和饼干提供钙、钾和膳食纤维。

## 不是所有的酸味食物都能吃

孕妈妈在孕期口味开始转变，多数喜爱吃偏酸的食物。在孕期适当多吃一些酸味食品，能够刺激胃液分泌，提升食欲，促进消化，改善早孕呕吐等妊娠反应带来的胃口和消化功能不佳，而且酸味食物还能提高孕妈妈对钙、铁、维生素等营养成分的吸收率，有助于胎宝宝的生长发育。但是，并不是所有的酸味食物都适合孕期食用，如经过腌制的酸菜和泡菜，其中含有大量的致癌物亚硝酸盐，并且其中的养分已经被破坏殆尽；再如山楂，虽然含有丰富的维生素 C，但是却同时具有刺激子宫收缩、引发流

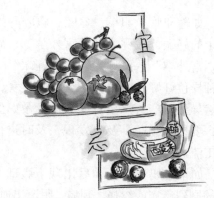

孕早期有反应的孕妈妈爱吃酸味食物，但不宜过量食用酸菜和山楂。

产和早产的成分，尤其对于处在孕早期的孕妈妈，更不可轻易食用。孕妈妈可以选择那些较为安全的酸性食物，如橘子、葡萄、苹果、石榴、番茄等。

## 孕妈妈补充叶酸并非多多益善

医学研究表明，孕 1 月正是胚胎中枢神经生长发育的关键时期，也最易受到致畸因素的影响。而叶酸作为人体细胞生长和分裂必需的营养物质，可以说是孕 1 月重点需要补充的营养素。

不过，孕妈妈在补充叶酸时也不是多多益善的。长期过量服用叶酸，会干扰孕妈妈的锌代谢，锌元素不足，同样会影响胎儿发育。所以服用叶酸一定要在医生或保健人员的指导下使用，切忌滥用。

世界卫生组织推荐，计划怀孕的女性，从孕前 1 个月起，应每日服用 0.4 毫克叶酸增补剂，直至哺乳期结束（孩子出生后六个月）。即使是孕妈妈处于叶酸严重缺乏的情况下，其每日服用量也不宜超过 1 毫克。尤其在孕期，切不可滥用。

## 孕妈妈吃鱼也要有选择

一般认为，孕妈妈吃鱼对自身和胎儿应该是有益的。但近年来美国曾公布

4种鱼类（鲨鱼、马头鱼、剑鱼及马加鱼）汞含量过高，孕妈妈、计划怀孕的女士、喂奶母亲和小孩不宜食用。后来又补充公布某些海产品汞含量超标，在黑名单中加入7种海产品，以保障妇女幼童免受水银中毒之害。该7种海产品分别为金枪鱼、墨西哥湾牡蛎、海鲈、比目白鳕鱼、马林鱼、梭子鱼及白口鱼。当局还建议孕妈妈减少食用罐头装的金枪鱼、鬼头刀、鳕鱼及狭鳕，因为这类罐头鱼的汞含量也很高，食用的分量应以每月一次为限。美国当局指出，孕妈妈可安全食用的海产品，包括人工饲养的鳟鱼及鲶鱼、虾、左口、太平洋三文鱼、黄鱼、中大西洋蓝蟹及黑丝蟹鱼。

研究证明，胎儿在母体中吸收过量的汞，会影响脑部神经发育，将来孩子的学习能力会有缺陷，还会留下智力发育迟缓等后遗症。所以，为了孩子的将来，请孕妈妈谨慎选择安全健康的鱼进食。

## 适合孕妈妈吃的健康零食

妊娠早期大部分孕妈妈都会出现妊娠反应，比较嘴馋，喜欢不停地吃各种各样的零食。虽然市场上很多常见的零食都是不健康的食品，但也有一些是健康的，是可以供孕妈妈食用的。下面我们给孕妈妈们介绍几种健康的零食，可供孕妈妈妊娠期解馋。

葡萄干：葡萄干能补气血，利水消肿，其含铁量非常高，还可以预防孕期贫血和浮肿，孕妈妈可适当食用。但有些孕妈妈，尤其是患有妊娠糖尿病的孕妈妈千万不能吃葡萄干，以免影响血糖、血脂和血压的测量值。

核桃：核桃也是一种健康的可供孕妈妈食用的零食。核桃含有丰富的维生素E、亚麻酸以及磷脂等，对促进胎儿的大脑发育很重要。不过，核桃中的脂肪含量非常高，吃得过多必然会因热量摄入过多造成身体发胖，因此孕妈妈也不宜多吃核桃。

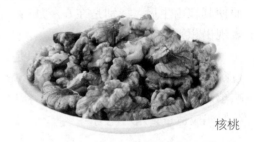

核桃

板栗：板栗含有丰富的蛋白质、脂肪、碳水化合物、钙、磷、铁、锌、多种维生素等营养成分，有健脾养胃、补肾强筋的功效。孕妈妈常吃板栗，可以健身壮骨，强壮骨盆，并能消除孕期的疲劳。

海苔：海苔浓缩了紫菜当中的各种B族维生素，特别是核黄素和烟酸的含量十分丰富，有助于维持人体内的酸碱平衡，而且热量很低，纤维含量很高，对孕妈妈来说是不错的零食。

## 孕期孕妈妈能吃巧克力吗

很多女性都认为，孕期不能吃巧克力。巧克力所含糖分很高，可能诱发妊娠糖尿病。而且巧克力中还含有类似咖啡和茶的刺激成分，会影响宝宝神经系统发育。

但是芬兰最新的研究发现，在妊娠期间爱吃巧克力的孕妈妈所生的宝宝在出生6个月后更喜欢微笑或表现出开心的样子。该项研究还显示，那些容易紧张的孕妈妈，如果在妊娠期间能经常食用巧克力，其所生的孩子会不怕生人。芬兰科学家认为，之所以喜欢吃巧克力的孕妈妈所生孩子容易呈现出比较健康向上的情绪，可能和巧克力中所含的某种化学成分有关。孕妈妈在食用巧克力后会把这种化学物质传给正在母体内发育的胎儿，从而使其在出生后，特别是在 6 个月后，表现出积极的生活情绪。

因此，孕妈妈也能吃巧克力。只是，过犹不及，食用过多的巧克力还是会影响孕妈妈和胎宝宝的身心健康的。所以孕妈妈应适量食用巧克力。

## 怀孕后能喝茶吗

有些孕妈妈在怀孕前就有喝茶的习惯，那么，怀孕后继续喝茶是否会影响胎儿的发育呢？传统观念认为，喝茶会影响胎儿发育，导致胎儿畸形，影响孩子的智力。不过，妇产专家告诉我们，孕妈妈适当喝茶是有益的。茶叶中所含的多种成分对人体有好处，如茶多酚、芳香油、矿物质、蛋白质、维生素等营养成分。孕妈妈如果能每天喝 3 ~ 5 克茶，特别是淡绿茶，能够加强心肾功能，促进血液循环，帮助消化，预防妊娠水肿。另外，绿茶中含锌比较丰富，可促进胎儿生长发育。

只是，孕妈妈喝茶一定不能过量、过浓。大部分浓茶的茶汤中含有鞣酸，会影响胎儿对铁、钙等元素的吸收，造成孕妈妈妊娠贫血和胎儿先天性缺铁性贫血。此外，孕妈妈在孕期最好不要喝红茶。因为红茶中含有 2% ~ 5% 的咖啡因，会产生兴奋作用而使孕妈妈失眠，还会刺激胎儿增加胎动，甚至危害胎儿的生长发育。

## 素食孕妈妈如何补血

研究发现，孕早期补血可增加婴儿出生时的体重。通常，孕妈妈主要通过食用鸡蛋中的蛋黄、牛肉、动物肝脏、猪血及鸡鸭血等含铁量较高的食物来补血。那么对素食孕妈妈来说，如何在避免食用荤菜的同时又保证铁的补充呢？

专家建议，素食孕妈妈宜增加豆类、全谷类、坚果类等含铁量较高的素食的摄取量，以避免贫血。其次，还要多食用血红色食物，如红枣、红豆、枸杞子等。此外，还要增加富含维生素 C 的蔬果进食量，以避免贫血。

如果通过饮食不能够解决贫血症状，那么就应该在医生的指导下服用相应的药品，必要时要给予铁剂治疗，服用葡萄糖酸亚铁、硫酸亚铁、人造补血药等。同时服用维生素 C 或稀盐酸合剂，以促进吸收。

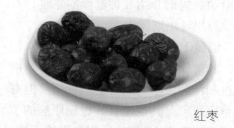

红枣

## 怎样吃鸡蛋最有营养

鸡蛋吃法多种多样，那怎样吃鸡蛋才最有营养呢？就营养的吸收和消化来

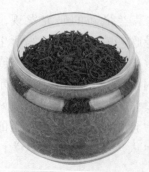

茶叶

讲，煮蛋为 100%，炒蛋为 97%，嫩炸为 98%，老炸为 81.1%，开水、牛奶冲蛋为 92.5%，生吃为 30% ~ 50%。因此，煮鸡蛋是最能保留营养的吃法。

不过，吃鸡蛋还要讲究食用方法，要注意细嚼慢咽，否则会影响吸收和消化。而且孕妈妈最好吃整个鸡蛋，虽然蛋白中的蛋白质含量较多，而其他营养成分则是蛋黄中含得更多。做菜的话，鸡蛋羹、蛋花汤都很适合孕妈妈和婴幼儿食用，因为这两种做法能使蛋白质松解，很容易被身体消化吸收。

## 孕初期忌服用过量酸性食品

我国历来有服用酸性食物来缓解孕期呕吐的做法，甚至有用酸性药物止呕的做法，然而最新的研究发现这些方法是不可取的。

虽然从营养学角度出发，孕妈妈吃些酸味食物能刺激孕妈妈食欲，满足母体与胎儿对营养的需要，帮助胎儿骨骼的生长发育。但是，物极必反，孕妈妈如食用大量的酸性食品或药物，会使体内碱度下降，容易引起疲乏、无力，不仅容易使母体患某些疾病，更重要的是可因此而影响胎儿正常、健康地生长发育。

研究发现，孕初期孕妈妈过多地食用肉类、乳酪、甜点等酸性食物和药物，其体液会形成一种"酸化"，促使血中儿茶酚胺水平增高，从而引起孕妈妈烦躁不安、爱发脾气，易伤感等消极情绪，进一步使母体内的激素和其他有毒物质分泌增加，影响胚胎细胞的正常生长发育，并易引发遗传物质突变，导致胎儿腭裂、唇裂等

其他器官的发育畸形。

与此同时，研究人员分别测定了不同时期胎儿组织和母体血液的酸碱度，认为在妊娠的最初半个月左右，多食酸性食物或含酸性的药物（如维生素 C、阿司匹林等）对胎儿危害性最大。妊娠后期，胎儿受影响的危害性相应小一些。

因此，在妊娠初期尤其是孕 1 月，孕妈妈不宜过量服用酸性药物、食用酸性食物和饮用酸性饮料。

## 孕 1 月健康食谱

孕 1 月是胚胎形成和脑细胞发育的重要时期。为了保证孕妈妈的身体健康和胎儿生长发育的需要，要增加孕妈妈营养的供给，这样才能促进胎儿脑细胞的形成和智力发育。

### 红枣山药汤

**材料：** 山药 200 克，桂圆肉 5 克，红枣 4 颗，冰糖 12 克。

**做法：**

❶ 将山药去皮洗净切块；桂圆肉、红枣洗净，浸泡备用。

❷ 净锅上火倒入水，下入山药、桂圆肉、红枣、冰糖煲至熟即可。

**推荐理由：** 调养身体，预防和治疗贫血。

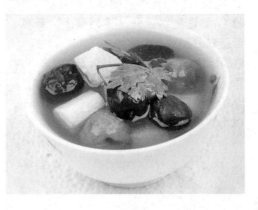

## 羊肉生姜粥

**材料：**羊肉片 100 克，姜丝 10 克，大米 80 克，葱花 3 克，盐 2 克，鸡精 1 克，胡椒粉适量。

**做法：**

❶ 姜丝洗净；羊肉片洗净；大米淘净，备用。

❷ 大米入锅，加适量清水，旺火煮沸，下入羊肉片、姜丝，中火煮至米粒开花。改小火熬至粥熟，调入盐、鸡精、胡椒粉，撒入葱花即可。

**推荐理由：**散寒暖身，为受孕做好充足准备。

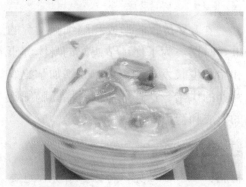

## 西蓝花双菇

**材料：**草菇 100 克，水发香菇 10 朵，西蓝花 1 个，胡萝卜 1 根，盐、鸡精各 3 克，白糖、水淀粉各 10 克，花生油适量。

**做法：**

❶ 所有原材料洗净，胡萝卜切片。

❷ 锅加适量水烧开，将胡萝卜、草菇、西蓝花分别放入余水。

❸ 锅烧热，放入花生油，放香菇、胡萝卜片、草菇、西蓝花炒匀，加少许清水，加盖焖至所有材料熟，加盐、鸡精、白糖调味，以水淀粉勾薄芡，炒匀即可。

**推荐理由：**西蓝花具有促进胎儿骨骼生长的作用，与蘑菇、胡萝卜一同食用，还能够缓解食欲不振，预防癌症，提高孕妈妈的抗病能力。

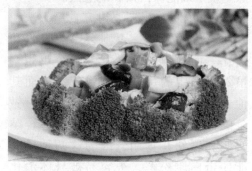

## 菠菜猪肝煲木耳

**材料：**猪肝 300 克，菠菜 100 克，木耳 50 克，花生油 30 克，精盐适量，味精 3 克，葱、姜各 8 克。

**做法：**

❶ 将猪肝洗净切片焯水，菠菜洗净切段，木耳洗净备用。

❷ 锅上火倒入花生油，葱、姜煸香，倒入水，下入猪肝、菠菜、木耳，调入精盐、味精煲至熟即可。

**推荐理由：**木耳能够促进大脑发育，猪肝和菠菜能够补血养血，将二者炖汤食用，能够对孕妈妈和胎宝宝起到很好的保健食疗作用。

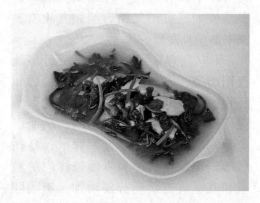

# 孕期检查和优生咨询

## 确认怀孕的方法

怀孕了，肚子里的小东西会刺激孕妈妈的身体，孕妈妈的身体往往会出现各种预示症状。如：停经，它是怀孕的最先症状；胸部变敏感，你可能发现自己的胸部变大了，还可能出现刺痛感，乳晕的颜色也会加深变暗；疲乏无力，嗜睡；尿频，甚至一小时一次；味觉或嗅觉更加灵敏；口味变化，反感某些食物或特别偏好某种食物；恶心呕吐。这都是刚怀孕几天就可出现的反应。

备孕过程中，如果出现以上症状，就可能是怀孕了。这时可以先通过早孕试纸进行初步检测，为了慎重起见，最好再到医院进行详细检查，确认怀孕，排除宫外孕等情况。

## 推算预产期的方法

由于每一位孕妈妈都难以准确地判断受孕的时间，所以，医学上规定，以末次月经的第一天起计算预产期，其整个孕期为280天，10个妊娠月。常用的计算预产期的方法有以下三种：

以受精日计算：若知道受精日，从这天开始经过38周（266天）即为预产期。知道排卵日，则可计算出受精日。这比从最后一次月经开始日计算预产期的方法更精确。

超声波（B超）检测法：对于不能确定最后一次月经开始日的人而言，这是较准确的方法。由于此方法可计算出胎囊大小与胎儿头至臀部的长度，以及胎头两侧顶骨间径数值，据此值即可推算出怀孕周数与预产期。

用公式计算预产期：这种方法也是最为常用的预产期计算法。具体的公式为：末次月经时间加9（或减3）为月，加7为日。举例：末次月经是2009年1月20日，预产期为：（月）1+9=10，（日）20+7=27，预产期为10月27日。如果你确切地知道你的末次月经时间，可以通过预产期速查表快速查出你的预产期。

## 如何区分怀孕和闭经

已经两个月没来月经了，是不是怀孕了？不少女性一旦出现这样的情况往往第一时间头脑里会出现这样的疑问，因为多数女性都知道，怀孕后会出现一些常见的怀孕初期症状，月经停止是最明显的信号。但是很多时候会判断错误，因为也不排除闭经的可能。要知道，女性多有月经不调和其他妇科病症，如月经延迟，月经量少，常有小腹胀痛，继而停经。那么，已婚女性该如何区分怀孕和闭经呢？

如果你的月经素来正常且有规律，突然出现停经不再来潮，就要考虑是否是怀孕了。孕早期除了有停经的怀孕初期症状外，还伴有恶心呕吐、厌食、懒动、嗜睡或喜食酸辣食品等早孕反应。

女性闭经前多有月经周期不调症状或兼有其他病症，可根据闭经或是怀孕的不同体征，以及怀孕初期症状和早孕反应判断，是正常妊娠还是病态反应，及时知道，早做准备，及时就医。

## 选择一家好医院以及你信赖的产科医生

孕早期是指怀孕的最初 3 个月。在孕早期，孕妈妈要尽早得知自己怀孕，可以自行通过早孕试纸检测得知，然后尽快调整生活方式和饮食，以免在不知情的情况下对妊娠造成不良影响。在妊娠的第 8~12 周，也就是孕妈妈停经超过 28 天以上的时候，孕妈妈要到医院进行第一次检查，确认怀孕，筛查是否有宫外孕的情况发生。若无宫外孕，孕妈妈再根据自己的健康状况、经济条件以及居住地点、医院医疗水平等情况，选定一家医院作为自己此后检查和分娩的定点医院，建立孕期保健档案。孕妈妈一定要选择正规的大型医院或妇产专科医院建档，并选定一位能让自己信赖的产科医生，作为整个孕期自己去做检查和咨询的医生，直至分娩。

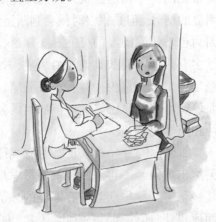

选择一家好的医院建档，选择一位你信赖的医生方便孕期检查和咨询。

## 第一次产前检查都查什么

首先，医生会询问一些过往的月经、妊娠、病史等方面的情况，包括：

（1）月经周期的天数，最后一次月经的首日日期，以及停经后出现了哪些特殊情况；

（2）曾经妊娠过几次，流产和分娩过几次，其中自然流产和人工流产的次数；

（3）有过哪些病史、手术史以及过敏史；

（4）丈夫的健康情况；

（5）有无家族遗传病史。

然后，会要求孕妈妈进行下列项目的检查：

| 检查类别 | 具体项目 |
| --- | --- |
| 常规检查 | 测量身高、体重、视力、血压，检查心脏、乳房情况 |
| 怀孕确诊检查 | B 超（超声波）检查，子宫和生殖器官的检查 |
| 辅助检查 | 血常规、血型、尿常规、乙肝五项、肝肾功能、母血甲胎蛋白、人免疫缺陷病毒、巨细胞病毒、风疹病毒、梅毒、弓形虫、绒毛细胞检查等 |

## 多久做一次产前检查

除去孕早期的第一次产前检查，从妊娠第 13 周开始，孕妈妈需要每 4 周进行一次产前检查，第 28 周开始到第 36 周，检查时间缩短为每 2 周一次，到了第 36 周，则变为每 1 周进行一次，直至分娩。具体来说，孕妈妈在孕期的第 16、20、24、28、30、32、34、36、37、38、39、40 周都要进行产前检查。

## 孕期不宜进行 X 线检查

胚胎在妊娠 12 周内，X 线对它有

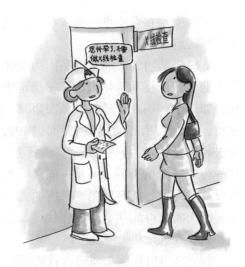

孕妇不宜进行 X 射线检查。

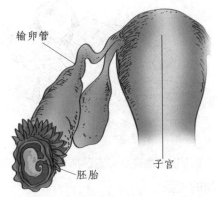

输卵管

胚胎

子宫

宫外孕是指受精卵未按正常情况移回子宫而在其他地方着床。

很强的致畸作用。孕妇使用放射性核素碘治疗时，经胎盘到达胎体，可破坏胎儿甲状腺功能，引起胎儿甲状腺功能低下或无脑。

如果你已经安排使用放射性检查或治疗，一定要在检查或治疗之前确认没有怀孕。这些检查或治疗包括 X 线、电脑断层扫描及磁共振造影等。X 线检查后，应过 1 个月以后再受孕。

## 宫外孕症状怎样发现

正常情况下，受精卵会由输卵管迁移到子宫腔，然后安家落户，慢慢发育成胎儿。但是，由于种种原因，受精卵在迁移的过程中出了岔子，没有到达子宫，而是在别的地方停留下来，这就成了宫外孕，医学术语又叫"异位妊娠"。90% 以上的宫外孕发生在输卵管。

到生育年龄的妇女，若出现宫外孕，会出现以下常见症状：月经过期，有时伴有厌食、恶心等早孕反应，提示已怀孕，但突然出现下腹痛，且持续或反复发作，可伴有恶心、呕吐、肛门下坠等不适，严重时患者面色苍白，出冷汗，

四肢发冷，甚至晕厥、休克。部分患者有不规则阴道出血，一般少于月经量（注意千万不要将此误认为月经）。因此，宫外孕典型症状可归纳为以下三种，即：停经、腹痛、阴道出血。

宫外孕是比流产更严重的疾病，随着胎儿长大，输卵管会破裂而引起大出血，不仅胎儿不保，还威胁着母体的生命。

## 怀孕初期阴道出血怎么办

女性在怀孕初期会出现一些早孕症状，这是多数女性都了解的，然而阴道出血也是早期怀孕常见的问题，却让许多孕妈妈们感到困惑，因为怀孕最明显的信号就是月经停止，他们通常会很担心阴道出血是否会引起流产或生下不正常的胎儿。

其实，女性在怀孕前半期发生阴道出血后，大约有一半的病人都能成功地继续怀孕，另外约30%的病人会发生自然流产，10%的病人是子宫外孕，而极少数病人可能是葡萄胎、子宫颈病灶等问题。研究表明：早期怀孕出现阴道出血后，如果继续怀孕成功而生产，其婴儿有先天性异常的比例并未因此而有

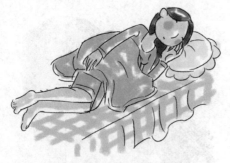

孕早期出现出血现象，宜卧床休息。

增加的现象。

如果孕早期在出现怀孕初期症状的同时伴有阴道出血的现象，必须及时就医，在诊断确定后，则必须根据诊断做适当的处理。如果是宫外孕或葡萄胎，则必须予以手术或药物治疗。如果是正常子宫内怀孕，则必须适当卧床休息。至于是否需要补充黄体素，目前仍未有定论，一般认为如果在怀孕前的月经周期有黄体期缺陷或有习惯性流产病史者，最好予以补充黄体素。

## 怀孕早期偏头痛怎么办

偏头痛是大多数感冒者会出现的症状。孕妈妈偏头痛多数发生在怀孕的早

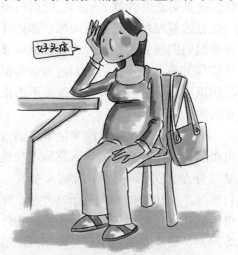

好头痛

孕早期出现偏头痛症状的孕妇要注意休息，远离嘈杂环境，注意饮食调节。

期，多数女性在孕中期后偏头痛症状就会逐渐缓解、消失。

孕妈妈早期偏头痛主要是因为受怀孕初期症状困扰和身体内激素不稳定所致。如果孕妈妈缺乏睡眠、鼻窦阻塞、过敏、视疲劳、有压力、情绪抑郁、饥饿、脱水等也容易发生孕早期偏头痛。不过，有些为先兆性偏头痛，就是头痛之前先出现其他症状，如有针刺感、虚弱无力等，偏头痛也可能伴有其他症状，如恶心、呕吐或对光和噪声敏感。

当孕妈妈出现偏头痛时，首先要注意饮食的调整。因为约有16%的偏头痛患者是对某些食物较为敏感而引发的，如乳酪、红酒、巧克力、腌或熏的肉类等。其次，要学会放松心情，善于利用音乐、冥想、运动等方式，舒缓压力，保持心情愉快。再次，要充分休息，努力缓解怀孕初期症状，以防由此引发偏头痛。此外，还要远离嘈杂的环境，过强的光线、噪声、有异味的环境均会刺激和加重头痛症状，患者平时应远离光线强烈、声音嘈杂的地方。

## 排卵期出血是怎么回事儿

女性怀孕后，最初的症状就是停经，所以怀孕初期是不会来月经的。但是有少数女性在怀孕后头3个月内，每月的原月经周期仍有少量阴道流血，临床诊断为孕卵着床后所发生的孕卵植入性出血。西医叫排卵期出血，中医称之为"经间期出血"。

这个疾病并不单单发生在孕早期，怀孕前也可能出现。它是由于雌激素水平短暂下降，使子宫内膜失去激素的支持而出现部分脱落，引起的有规律的阴道出血。这种出血量不多，有些人仅是

少量的咖啡色分泌物，一般持续半天或 2~3 天，最多不会超过 7 天，可伴有轻微的排卵痛和腰酸。这种出血一般出现在低体温向高体温转变期间。如果症状轻的可以不治疗，但如果症状明显，有可能影响生育就应该治疗了。

另外，怀孕初期月经周期出现出血现象，这可能是一种病理现象。尤其是伴随着腹痛的时候，这很有可能就是先兆流产或者宫外孕的症状，孕妈妈最好还是去医院检查一下，如果是病理性的原因，就要及时治疗。

## 孕早期白带异常怎么办

白带是一种生殖系统分泌物，正常的白带是无色透明的或是白色糊状液体，一般无气味或略带腥味，由阴道黏膜渗出物、宫颈腺体、子宫内膜及输卵管的分泌物混合而成。怀孕初期，由于体内雌激素随着妊娠月份增大而逐渐增多，而雌激素能促进子宫颈及子宫内膜腺体分泌黏液，白带也会随之增多。

女性在怀孕后，会出现不同程度的白带异常，这对孕妈妈和胎宝宝会不会造成影响呢？其实，出现白带增多现象，是怀孕初期的正常情况，如果没有伴随外阴瘙痒，白带也没有臭味，是不需要担心的。但是在白带增多的同时，如果伴随外阴瘙痒、疼痛，或者是白带呈黄色、有臭味等症状时，就需要及时就医，以免影响胎儿的后期发育。

## 孕妈妈孕期服减肥药会引起子女性取向异常

根据英国和美国科学研究发现，孕妈妈在怀孕时服用治疗甲状腺功能衰退的甲状腺素和减肥药丸会影响其后代的性取向，会使他们更容易成为同性恋者。

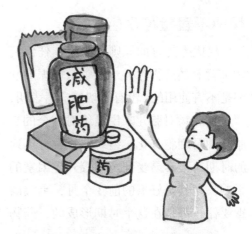

孕妈妈在怀孕前 3 个月内服用甲状腺素和减肥药丸，会对女性胎儿的性别取向造成影响。

这份研究结果显示，孕妈妈在怀孕前 3 个月内服用甲状腺素和减肥药丸对其女性后代的影响最大。研究结果证实，女性胎儿的性别取向更容易受到各种处方药物的影响，特别是在母亲怀孕的前 3 个月。研究人员表示，此类药物是通过对胎儿大脑的影响，影响其性别取向的。

## 孕妈妈积极预防感冒

孕早期感冒是一种最常见的呼吸系统疾病。这是因为怀孕后女性身体的免疫力会有所降低，当季节变换或气温反差较大，尤其是冬季室内、室外温差较大时，孕妈妈极易患感冒。且怀孕后孕妈妈的鼻、咽、气管等呼吸道黏膜充血、水肿，也使抵抗力下降，容易被呼吸道病毒感染而引起感冒。而胎宝宝正在孕妈妈的肚子里生长发育，孕妈妈一旦患上感冒，很容易对胎宝宝造成伤害，甚至危及胎宝宝的生命。

因此，孕妈妈首先要做好防寒保暖和清洁卫生的工作，积极预防孕早期感冒。

## 孕期不宜接种疫苗

从优生优育的原则上来说，任何药物（营养类药物除外）在整个妊娠期间都是不宜使用的，没有确切的资料表明，哪一种药物对胎儿来说是绝对安全的。胎儿期是细胞分化、组织器官发育迅速的时期，很容易受到药物等外界因素的影响，尤其是妊娠的前3个月，宝宝的重要器官都是在这个时期形成的，药物致畸的可能性就更大。

即使是维生素、叶酸等营养类药物，仍应在医生的指导下使用，因为过量服用有可能出现中毒现象。例如，妊娠期大量服用维生素D，可致胎儿的高钙血症和智力低下；而大剂量补充维生素A，则可在妊娠早期造成胎儿畸形流产。此外，为避免患上传染病而接种疫苗，对孕妈妈来说也是不适宜的，在整个孕期孕妈妈都不能接种疫苗。

# 一月胎教方案

## 做好孕期胎教计划

母亲和胎儿是"一心同体"的，母亲的生活如果没有规律，胎儿当然也不会好。如果孕妈妈在准备做胎教之前，能详细地了解孕期每个阶段的特点，并随之做好胎教计划，对提升胎教功效有十分重要的意义。

而且，虽然胎儿还在妈妈的肚子里，他也是具备人格和天才潜力的人，科学合理地对胎儿进行胎教，必能促进孩子的智力和人格的发展，从而培养出一个优质的宝宝。

## 了解胎宝宝的脑部发育过程

大脑是神经中枢所在地，人的智商高低与否与大脑的发育程度密切相关。而人的脑部物质的形成时期正是胎儿时期，约1000亿个脑神经细胞，会在受精之后的280天里慢慢地形成。胎儿的大脑每时每刻都在发生着变化。根据胎儿大脑的发育情况，从胎儿期开始进行系统科学的胎教是不可或缺的。以下以月份增长为顺序，来解读腹中胎儿大脑的变化。

怀孕1个月时，是受精卵旺盛重复分裂的时期，脑的原形大体形成。

怀孕2～3个月时，脑的各部分，如大脑、延髓等器官逐渐分明，脑的分化也开始进行。

怀孕4～5个月时，脑部迅速发育，脑部形成，但脑的表面尚未产生皱褶。

怀孕6～7个月时，脑细胞分化逐渐形成，表面开始产生皱褶，接近成人的脑部构造。

怀孕8～9个月时，胎儿的脑部发育完成。皱褶基本成形，脑细胞几乎与成人相同。

怀孕10个月，也就是胎儿出生时，脑的重量约400克，脑的神经细胞约有1000亿个。此后，神经细胞数量不会再增加。为了传达信息，开始髓鞘化，神经胶质细胞开始增加，脑部逐渐发达。

## 了解胎宝宝的器官发育过程

健康的器官是健康身体的必备条件。胎宝宝的身体在子宫里会发育成什么样子？怎样进行胎教更有益胎儿器官的发育？下面为大家一一介绍。

怀孕1～2个月，胎宝宝听觉开始形成，接着小手、小脚以及面部器官开始出现雏形。但是，此时胎宝宝的感官功能还未形成，所有器官还只是初显雏形。

怀孕3～4个月，胎宝宝的皮肤开始有感觉，随着神经元的增多，用手触碰孕妈妈的腹部，胎宝宝会蠕动起来。孕11～12周胎儿味觉发育完成，可感觉到甜、酸等多种滋味。这个月，是胎宝宝触觉、味觉的形成期。

怀孕5～6个月，胎宝宝的听觉越来越发达，听到不喜欢的声音会皱眉。18～20周开始，孕妈妈会感觉到胎动，胎宝宝也会对孕妈妈的触摸做出收缩反应。

怀孕7～8个月，胎宝宝脑部的发育非常快，能认知节奏和旋律，有时还会用胎动对声音做出回应。同时还能感觉光线的明暗，对外界的刺激也越来越敏感。

怀孕9～10个月，胎宝宝几乎能对任何光线产生反应，眼睛也能灵活地眨动。随着宫内空间的相对缩小，胎动开始没那么频繁，不过此时他的器官已经发育完善。

## 准爸爸也要参与胎教

在传统观念中，总以为胎教是孕妈妈一个人的事，但是在此我们要提醒大家一件很重要的事，那就是让准爸爸也参与到胎教中。因为一项研究报告指出，胎儿对男生低频率的声音比对女生高频率的声音要敏感。怀孕时期准爸妈温柔的说话声，可以刺激胎儿的听觉发育，也可以增进胎儿的舒适和安定感，使胎儿有"被爱"的感觉。

而且，准爸爸参与胎教能让孕妈妈感觉受到重视与疼爱，胎儿也能感受到愉快的心情，日后成为一个快乐的孩子，因此准爸爸在胎教中所扮演的角色非常重要。准爸爸摸着孕妈妈的肚子和宝宝打招呼，说故事并唱歌给他听，教他简单的知识及常识等，这样对胎儿脑部的发育会有很大的帮助，胎儿也能感受到爸爸的关怀与用心。

## 语言胎教：宝宝，你终于来了

怀孕成功了！开始试着对肚子里小小的胎宝宝说几句开场白吧：我最亲爱的小宝贝，你现在好吗？等待了这么久，你终于来和爸爸妈妈见面了！你知道吗，爸爸妈妈正在为你的悄然而至激动不已，我们的三口之家正式成立了。现在的你是不是只有小苹果子那么大呢？你一定要乖乖地茁壮成长，爸爸妈妈会给你所需要的一切，就这么静静地守护、陪伴着你，我们三个将一同度过很多年、很多年的美好时光，爸妈要见证你成长中的每一个瞬间。从现在起，让我们一起开始这快乐的"捉迷藏"活动。

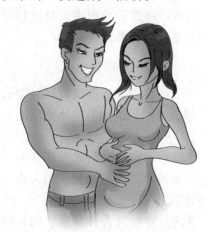

准爸爸也要积极参与到胎教中来，跟孩子说说话。

# 5-8 周 难言的第 2 月

## 小宝宝的发育状况

这时胎宝宝的生长发育已由分化前期（受精到形成胚卵）进入分化期（器官形成期），这个月是胚胎器官高度分化和形成期。

身长：1 ~ 3 厘米。

体重：1 ~ 4 克。

四肢：骨骼处于软体状态。5 周时手、脚和尾巴处于萌芽状态。7 周时，开始能分辨头、身体、手脚，尾巴逐渐缩短。8 周末，用肉眼也可分辨出头、身体和手足。

器官：眼睛、嘴巴、耳朵开始出现轮廓。鼻部膨起，外耳开始有小皱纹，人脸的模样基本形成。脑、脊髓、心脏、胃肠、肝脏初具规模，内外生殖器的原形基本能辨认，但从外表上还分辨不出性别。

胎盘：子宫内膜绒毛大量增加，逐渐形成胎盘。

脐带：脐带开始形成，孕妈妈与胎儿的联系进一步得到加强。

## 孕妈妈的身体变化

体重：孕妈妈体重没有明显增长，有些孕妈妈因为早孕反应体重反而有所下降。

子宫：子宫此时约鹅蛋那么大，子宫壁开始增厚，变得柔软，但大小、形态还看不出有什么变化。

乳房：在雌激素和孕激素的共同刺激下，孕妈妈的乳房逐渐长大，乳头和

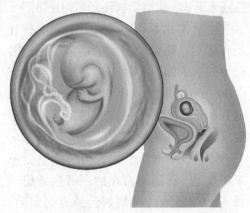

孕 2 月，大部分孕妈妈开始出现早孕反应。

乳晕颜色加深，乳头周围有深褐色结节等现象。另外，乳房有时会有刺痛或者抽动的感觉。

体温：基础体温仍然稍高，没有下降。

妊娠反应：大部分孕妈妈会头晕、乏力、嗜睡、流涎、恶心、呕吐、喜欢酸性食物、厌油腻。早孕反应由轻到重，一般持续两个月左右。

## 孕妈妈本月焦点

进入孕 2 月，受激素的影响，大部分的孕妈妈已经知道自己怀孕了，身体有了一种异样的充实感。多数孕妈妈会出现上述所说的头晕、乏力等早孕反应。有些还会出现尿频、乳房增大、乳房胀痛、腰腹部酸胀等不适，有人还会感觉身体发热。

如上所述，这一时期，胎宝宝已进入胚胎器官高度分化和形成的时期。因为胚胎刚刚植入子宫内膜，与妈妈的连接还不是很稳定，一旦受到外界干扰，

就有发生流产的可能，所以孕2月胎宝宝重在打实基础。因此，孕妈妈要避免进行激烈的运动和过性生活，更要避开辐射、X线、化学药品等容易导致胎儿流产或畸形的因素。

### 准爸爸注意要点

妻子怀孕，准爸爸是最操心的，可是准爸爸该怎么做呢？下面为你讲述怀孕2月准爸爸注意事项。

准爸爸注意事项一：准爸爸要主动承担一些家务，减轻妻子的体力劳动消耗，保证她有充分的休息和睡眠时间。

准爸爸注意事项二：准爸爸要温柔地体贴妻子，安抚她不安的情绪。

准爸爸注意事项三：准爸爸要把房间布置得干净温馨，可以添置妻子喜欢的物品和张贴宝宝海报。

准爸爸注意事项四：对有妊娠反应的孕妈妈，准爸爸要更加悉心关照，在

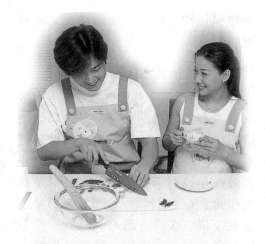

孕2月孕妈妈孕吐频繁，准爸爸要更加悉心照顾，为她准备可以接受的食物。

妻子妊娠反应时多给予协助，为她准备可以接受的食物。

准爸爸注意事项五：准爸爸要给妻子添置防辐射衣、电脑防辐射屏等用品，叮嘱妻子远离家中的辐射源，比如微波炉、电脑、电热毯等。

# 孕妈妈二月生活细安排

## 这些化妆用品也不能用

说到化妆品，孕妈妈第一时间想到的应该是护肤品、唇膏、粉底、眼影、睫毛膏等，而染发剂、烫发剂、脱毛剂、指甲油、香水、香薰精油等较为周边的化妆用品，往往容易被孕妈妈所忽视。事实上，这些用品也是不能在孕期使用的。如染发剂和烫发剂容易致癌，导致胎宝宝畸形；香水、指甲油和香薰精油易导致孕妈妈流产和胎儿畸形，或使孩子长大后患上不孕症等。因此孕妈妈要提高对化妆用品的警惕性，不烫发，不染发，保持身体和指（趾）

甲的干净整洁，勤换洗衣物，拒绝使用上述化妆用品。

## 出行慢半拍

在怀孕的前三个月内，胎宝宝的"扎根"并不牢靠，孕妈妈出行要注意慢半拍，不要做大幅度、突然、剧烈的动作，以免引起流产等危险情况的发生。在运动方面，孕妈妈可以选择缓慢步行的方式锻炼身体，以每次30分钟左右为宜，避免使身体受到较强振动。备孕期的一些运动方式，如慢跑、跳绳、瑜伽、爬楼梯等在此时一定要绝对禁止，可以适当进行游泳

和体操运动，但要注意运动量、运动时间和幅度。

## 不宜摆放在卧室的几种植物

在室内摆放一些能够释放氧气、吸收有毒有害物质的花草，对孕妈妈的健康十分有益，还能使孕妈妈保持好心情。但是有部分种类的花草是禁止摆放在孕妈妈家中的，否则会对孕妈妈和胎宝宝造成刺激，引发皮肤过敏、食欲下降、头疼、恶心、呕吐、抑制胎儿生长等不良影响，危害母婴安全和健康。不宜摆放在孕妈妈家中的植物有：

◆具有特殊气味的植物。如松柏类、玉丁香、接骨木、百合、风信子、茉莉等，过浓的气味易使孕妈妈感到胸闷烦躁、不思饮食，还会导致失眠。

◆消耗氧气的植物。如夜来香、丁香等花卉，会在进行光合作用时消耗掉大量氧气。

◆易使人过敏和中毒的植物。如五色梅、天竺葵、水仙、郁金香、黄杜鹃、一品红、含羞草、月季、兰花等，长时间接触，容易使孕妈妈皮肤过敏，或发生中毒反应，十分危险。

## 穴位按摩法的神奇止吐功效

孕妈妈从本周开始将承受剧烈的孕吐反应，直至孕早期的结束。在这期间，孕妈妈可以选择穴位按摩的简便疗法，帮助缓解孕吐。孕妈妈每天用手指交替按摩自己的双侧内关穴和双侧足三里穴，共20~30分钟即可。内关穴位于前臂正中，腕横纹上三指的位置；足三里穴位于用大拇指按住同侧膝盖髌骨上缘、其余四指向下时，中指指尖所处的位置。

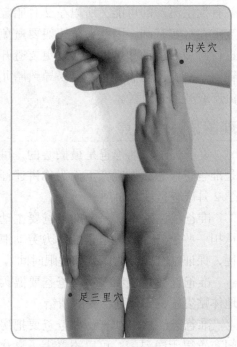

内关穴和足三里穴

## 拒绝风油精、樟脑丸和精油

谨慎起见，孕妈妈在孕早期要避免接触和使用风油精、樟脑丸和精油，这些物质极具挥发性，会很快穿过母体和胎盘进入羊膜腔作用于胎宝宝，易对胎宝宝产生不良影响。孕妈妈在孕中期和孕晚期也最好不用这些用品，以免产生不良影响。

## 勤漱口，预防牙龈肿痛

从本周起孕妈妈的牙龈问题开始显现，牙龈肿痛和出血的现象会开始困扰着孕妈妈。这时，孕妈妈要勤漱口，保持口腔清洁卫生，有条件的情况下每次吃完东西都要漱口或刷牙。孕妈妈也可准备一些降火气的汤料饮品，祛除口腔异味，保护牙龈。此外，孕妈妈还要注意少食辛辣生冷食物，以免刺激牙齿和牙龈，引发更剧烈的肿痛。

## 孕妈妈每天至少要保证9小时睡眠

据美国妇产科医学家研究发现，孕期睡眠不足对孕妈妈影响很大。怀孕后每天睡眠不足6小时，或有严重睡眠障碍（指超过15%在床上的时间都是醒着的）的女性，将来进行剖宫产的概率是一般孕妈妈的4.5倍。而且孕妈妈睡眠不足，还可能引发体内胰岛素过高，增加孕期罹患妊娠糖尿病的机会，也容易患上妊娠毒血症等症状，甚至使血压升高造成产程延长，引起难产。

妇产科医生认为，孕妈妈每天睡9小时才是正常的，因为怀孕后母体和胎儿都有更多的睡眠需求。几乎所有的孕妈妈在孕期各个阶段都会遇到睡眠瓶颈，睡姿不良、睡眠中断、失眠等各式各样的困扰都有可能发生。研究人员建议，孕妈妈睡前应放松心情，给自己减压，帮助自己尽快入睡。一旦睡眠出现问题，应及时向妇产科医师咨询。

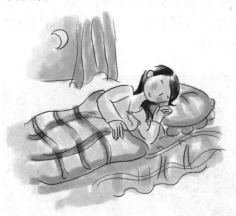

通过改善卧室环境，更换床上用品等措施，消除睡眠困扰，保证安眠。

## 职场孕妈妈要掌握好主动权

现在很多孕妈妈都是职业女性，怀孕生产也就成为众多孕妈妈的难题。尤其是在就业和复职的问题上，很多孕妈妈都遇到了不公平的待遇。

为了保护好孕妈妈应享有的权利，我们总结了以下经验，希望孕妈妈能合理地处理好怀孕与工作、老板、同事的关系，以保证自己获得最大的利益。

告知：怀孕后，你的老板或上司更多考虑的是你的工作任务怎么办。因此，你要适时地把怀孕这个消息告诉他们，让他们有很长时间来消化和解决工作的分配和调整问题。

了解：打算要孩子的女员工应该主动向单位的人事部门了解自己的产假期限，工资是否会有变动，还有相关报销制度和福利等，做到心中有数。

关系：和同事形成好的人际关系会使你的孕期更加顺利。这样，那些复印、抱重物之类的事就会有人热情地代劳，你去产检的时候会有人帮你接电话，爱抽烟的同事也会尽量避开你。

## 孕妈妈外出的6条谨慎原则

◆外出要注意安全，不要争抢过马路和上下车，能避则避，能让则让，保护好自己的安全。

◆出行多穿戴一些防护用具，如帽子、围巾、手套、披肩、雨伞、雨衣、雨鞋等。

◆尽量避免自己驾车，以免产生身体不适，进而发生危险。

◆过于拥挤的公交车不要着急上，最好换乘乘客较少的车；上车后如果没有人让座，可以找乘务员帮忙，不要羞于开口。

◆尽量避免上下楼梯，最好乘坐电梯，以免增加子宫负担，或因踩踏不稳发生意外。

◆只要准爸爸有空，就不要让孕妈妈单独出行，尽量少带孕妈妈去人多拥挤的场所。

## 孕妈妈本月宜多静养，尽量避免频繁的长途旅行与出差

孕早期最重要的是安胎工作，确保胎宝宝能够顺利度过这段不稳定的危险时期。因此，在这期间，孕妈妈要避免频繁的工作出差和长途旅行，尽量更多地待在家中静养休息，否则一旦出差和旅行，必定要经过人多拥挤的地方，很容易感染病菌，或受到碰撞和挤压，发生危险；此外，出差和旅行所乘坐的交通工具，无论是飞机、火车，还是汽车，都会使孕妈妈因为久坐而发生水肿，还会使胎宝宝宫内缺氧，十分不利于母婴的健康。

### 孕妈妈做家务须知

我们都知道怀孕后女性要避免从事繁重的体力劳动，但适当的活动是必不可少的，比如做些力所能及的家务，只要不感觉累就行。但毕竟怀孕后身体和平常有所不同，所以在做家务时要注意几个要点：

早孕反应严重的孕妈妈，最好就不要做饭炒菜了，以免受到厨房的油烟等气味刺激而加重不适。

在冬、春季，洗衣服、洗碗不要用冷水，以免受寒。

不要登高和弯腰取物，不要搬抬重物。

洗衣服、擦地板等会令腹部受压，最好不要做太长时间，因为腹部过度受压，会压迫子宫，有可能损害胎儿或引起早产。

避免久站，做家务一段时间后休息一会儿，不可太劳累。

### 孕后宜选用性质温和的洗发水

怀孕了，孕妈妈身体的各部分都会发生变化，头发也不例外。怀孕后孕妈妈体内的雌激素水平增加，会刺激头皮油脂分泌，延长头发的生长期，这样就使油性发质的孕妈妈头发会比平时更油一些；而干性发质的孕妈妈头发也不会像平常那样干涩，而且也会显得格外浓密亮泽。

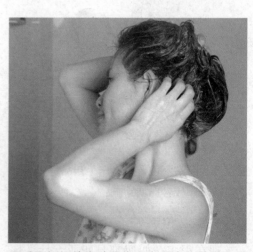

因为洗衣服、擦地板等家务活动会令腹部受压，所以孕妈妈应尽量避免做太长时间。

孕后孕妈妈的皮肤通常会变得十分敏感，孕妈妈宜挑选性质比较温和的洗发水。

因为怀孕后孕妈妈的皮肤通常会变得十分敏感，为了避免刺激头皮影响到胎儿，孕妈妈要挑选适合自己发质且性质比较温和的洗发水。如果发质没有因为激素的改变而发生太大的改变，那么没怀孕前用什么品牌的洗发水孕后最好继续延用，以免突然换用其他品牌头皮可能不适应，造成过敏现象。

此外，作为职场孕妈妈，经常要出席正式场合，即使是怀孕期也需要打造完美的形象。为了胎宝宝的健康，孕期不适合烫染头发，但孕妈妈可以学习一些造型小技巧，让发型和心情一样美。

## 从妊娠初期开始积极预防妊娠纹

怀孕后，甜蜜的孕期让女性充分体会到将为人母的激动心情，但随着孕程的发展和激素的影响，大部分的孕妈妈都会出现妊娠纹。（即受孕期内分泌的改变，皮内弹力减弱、脆性增加，导致乳房、腹部及大腿上部皮肤伸展变薄，弹力纤维断裂，透出皮下血管的颜色而形成妊娠纹）

虽然孕初期还不会出现妊娠纹这一现象，但孕妈妈也应提前做好预防工作，以免孕后期随着腹部的膨大，使皮肤的弹力纤维与胶原纤维因外力牵拉而受到不同程度的损伤或发生断裂，出现妊娠纹。

妊娠纹易防难治，越早预防越好。从怀孕初期开始，孕妈妈就应该选择一些适合自身体质的乳液、橄榄油或按摩霜产品，在身体较易出现妊娠纹的部位，如腹部、臀部、大腿内侧等部位勤加按摩，以促进血流通畅，增加皮肤和肌肉的弹性，积极预防妊娠纹。

按摩的方法是每日取适量橄榄油或其他润肤产品均匀涂抹于上述部位，轻轻按摩几分钟至吸收。按摩的时间最好选在洗完澡后，这是全身血液循环的最佳时机，而且早晚各按摩一次效果更佳，每次按摩时间在 10 ~ 15 分钟。

此外，即使有部分妊娠纹已经形成，只要勤于按摩也可以使细纹不再增加，妊娠纹范围不再扩大。

## 怀孕早期最好少用手机

妇女怀孕的头 3 个月，称为妊娠早期，是胚胎组织分化、发育的重要时期，也是最容易受内外环境影响的时期。因此，为了避免胎儿畸形，母亲在妊娠早期应远离或少使用手机。

科研人员进行的一项测试显示，手机在接通时，产生的辐射比通话时产生的辐射要高20倍，因此在手机接通阶段，使用者应避免将其贴近耳朵，这样能减少80% ~90%的辐射量。怀孕初期的妇女，更不应将手机挂在胸前，以降低辐射对体内胎儿的影响。

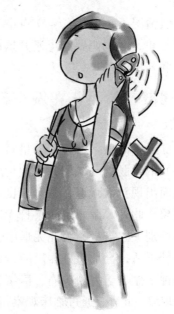

孕初期尤其要注意少用手机，以避免对胎儿的伤害。

# 孕妈妈的阳光"孕"动

## 调整运动方式

为了让腹中胎儿安全成长，不少孕妈妈会整个孕期不上班，或经常请假休息，家务活也不干，其实这种做法是不科学的，对孕妈妈和胎儿均无益处。而孕吐的出现，就是提示孕妈妈要对不合理的运动方式进行调整。

在妊娠早期，孕妈妈可参加一些消耗能量低的活动，如室外散步、慢跑、跳交谊舞、听音乐、做孕妈妈保健操，等等，这些运动均有减轻早孕反应的作用。

妊娠期间孕妈妈在参加运动时，还应注意选择好运动的地点和时间。如条件许可，尽可能到花草茂盛、绿树成荫的地方，因为空气清新、氧含量高、尘土和噪声少的环境对母子的身心健康大有裨益。

一般情况下，下午 4 ~ 7 点空气污染相对严重，孕妈妈要注意避开这段时间锻炼和外出。

## 孕早期做一般工作和做家务的必要性

整日卧床休息，由于活动量减少，使孕妈妈的胃肠蠕动减弱，消化功能降低，从而出现食欲减退，营养不良或便秘等现象。此外，孕妈妈因整日无事可做，会特别关注自身，因此无形中会感觉到多处不适，会加重妊娠反应，并易出现精神不振、乏力、头痛、情绪急躁等不良现象。此外，通过临床观察得知，妊娠期活动较少的产妇因分娩无力易出现难产。

总之，即使在孕早期孕妈妈也不宜长期卧床休息。身体健康的孕妈妈可尝试一些轻缓的健身活动，身体状态不是特别好的孕妈妈也应坚持一般日常工作及家务劳动。不过，孕早期所有的孕妈妈都不宜进行负荷过大的劳动或剧烈运动，工作或劳动后以不感到过度疲劳、紧张为宜。晚期妊娠时可适当减少工作量，接近分娩时可提前两周休息。但如身体素质较好，无妊娠期并发症者，也可坚持工作到临近分娩，这样对胎儿发育和分娩更为有利。

当然，孕妈妈在生理上有其特殊性，因此在进行家务活动时，一定要注意保持身体平衡，动作不要过猛，避免摔跤。活动中应量力而行，搬重物等活动就应交给准爸爸来做，以免过度疲劳。如果在进行家务中，突然发生腹痛等异常症状，应迅速就诊。

## 孕妇瑜伽

### ★肩颈运动

①挺直腰背，双腿自然散盘，双手放到膝盖上，掌心向上，食指和拇指相触。

②吸气，抬起右手，与身体成45°角；呼气，头向左偏，左耳靠近左肩；再吸气，头回正中。重复此式3 ~ 5次后，呼气，放下手臂，头回正中，稍作休息。

③吸气，抬起左手，与身体成45°角；呼气，头向右偏，右耳靠近右肩；吸气，头回正中。重复此式3 ~ 5次后，呼气，放下手臂，头回正中，稍作休息。

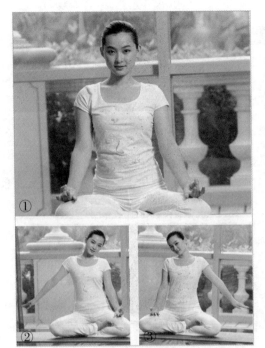

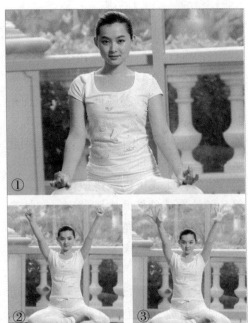

功效：此练习可消除颈部和肩膀上部的紧张感，减轻颈部疾病。

安全提示：孕妇进行此练习时，应注意安全，双肩不必向上抬起，以保持呼吸顺畅。

★ 手部伸展

①挺直腰背，双腿自然散盘，双手放到膝盖上，掌心向上，食指和拇指相触。

②双手握拳，高举过头顶，手肘伸直，吸气，拳头用力握紧。

③呼气，手指用力撑开。重复此练习3～5次，然后呼气，恢复到起始姿势，稍作休息。

功效：此练习可灵活肩部、扩张胸部，使手臂的肌肉紧实，使身体强健，为分娩做好准备。

★ 脚踝活动

①双腿伸直坐于垫子上，双手支撑于臀部后侧，上半身向后倾斜。吸气，双脚脚尖勾起，同时膝盖用力向下压。

②呼气，右脚脚尖用力向下压，吸气，右脚脚尖向内勾回；呼气，左脚脚尖用力向下压，吸气，左脚脚尖向内勾回。重复此练习3～5次后，稍作休息。

功效：在怀孕期间，孕妇会出现双脚肿胀的现象。此练习可以伸展腿部肌肉，放松脚踝、膝盖和髋部，对缓解脚踝肿胀效果较好。

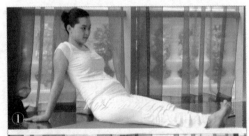

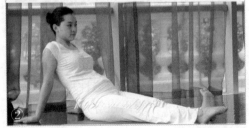

### ★鳄鱼式

①仰卧在垫子上。

②弯曲双腿，双脚踩在垫子上，双手掌心向下放在身体两侧。

③吸气，伸直左腿向上抬起，保持2～3次呼吸。呼气，放下左腿；吸气，换另一侧做以上动作。呼气，恢复到起始姿势，稍作休息。

功效：此式可以锻炼股四头肌，滋养盆腔，有效地按摩内脏器官、腺体和腹部肌肉，还可以帮助打开腹腔，改善不良姿势和长期肌肉紧张所引起的呼吸困难的症状。

安全提示：孕妇在做此练习时，可在腰部下方放一软垫或枕头。

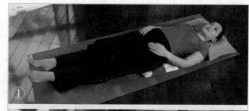
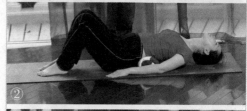
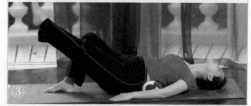

## 常见身体不适与应对

### 类似感冒的症状

在孕2月，是早孕反应袭来并逐渐达到顶峰的时期，孕妈妈很容易感到疲倦、嗜睡、头晕、乏力，出现流鼻涕、发冷、发热等症状，像是感冒。其实这并不是感冒，只是一系列很正常的早孕反应。对此，孕妈妈要保证睡眠质量和睡眠时间，尽量午休，工作间歇也可以在桌上眯15分钟；还要多进行缓慢、轻松的运动，如散步等，也能够舒缓疲劳；经常用温水泡脚也是不错的办法；此外，还可以通过冥想、听音乐、聊天、按摩等方式进行自我治疗。

### 牙龈肿痛、牙龈出血

在妊娠期，孕妈妈的牙龈变得更加松软，牙龈中的血管通透性增强，易诱发牙龈肿痛、牙龈出血等症，若在孕前已患有牙龈炎症，则更易出现此类问题。对此，孕妈妈要加强保护牙龈和牙齿的意识，把自己当作一个牙病患者来对待，勤刷牙、漱口，避免牙齿和牙龈受到刺激，晚上尽量少吃甜食，也可使用牙线彻底清洁牙齿，用舌苔清洁牙刷清除舌苔，及时清除口腔中的食物残渣，保证口腔卫生。

### ★问答

Q：孕期的牙膏应该选含氟还是不含氟的呢？

A：保险起见，应选择不含氟的牙膏，以免因部分牙膏含氟过多导致孕妈妈体内氟过量，会对胎宝宝的骨骼发育造成不良影响。

### 乳房不适

怀孕后，孕妈妈的乳房会逐渐增大，

乳头更加坚挺和敏感，乳晕扩大，乳房出现发紧、沉重、刺痛、胀痛等症状，这是激素的作用，不必紧张。孕妈妈要更换稍大一些，更为舒适的胸罩，或使用热敷、按摩等方式，缓解不适症状。如果孕妈妈的乳房疼痛较为异常，无法缓解，而且逐渐加重，有可能出现了乳腺疾病，甚至是乳腺癌，要及时就医，以免耽误病情。

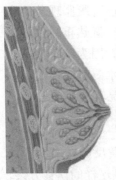 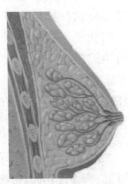

妊娠时，乳房因增多的雌激素及孕激素影响，促使了乳腺腺泡及乳腺小叶增生发育，从而使得乳房逐渐增大，并出现各种不适反应。

## 恶心、呕吐

孕妈妈发现自己经常在早起刷牙、三餐前后以及闻到某些让自己反感的气味时感到恶心，发生呕吐。其实，恶心和呕吐在一天当中任何时候都有可能发生，部分孕妈妈的呕吐会发生在一天中的固定时刻。在很难受的状态下尝试吃些东西，能够抑制恶心感；或者遵循少食多餐的原则，不要克制饮食；或者遵照上文中介绍的缓解孕吐的方法，都能有助缓解症状。但是到目前为止，医学上并没有完全成功的方案能够治疗孕吐，对此，孕妈妈要做好充足的心理准备，坚强地度过早孕期。

★问答

Q：什么情况的呕吐需要就医？

A：如果孕吐反应过于剧烈，实在难以忍受，或者孕吐在一天当中没有减轻的迹象，或孕吐使身体虚脱，或一天之内无法进食和喝水，就要及时就医，遵照医嘱服用一些安全的止吐药物，也有可能是出现了葡萄胎，需要及时采取措施。

## 易出汗

进入孕期的孕妈妈由于激素水平的升高以及血流速度加快，容易出汗，有时稍用力或运动，就出汗了，有的孕妈妈也容易在睡眠中热醒，发现自己浑身冒汗。这种易出汗的毛病将贯穿孕期始终，孕妈妈要尽量选择纯棉透气的服装，勤洗澡，多喝水，多开窗通风，待孕期结束后该症状就会消失。

## 便秘

便秘是孕期的普遍现象，这是孕激素引起的消化能力减弱导致的。对此，孕妈妈要在饮食上注意粗细搭配，多吃些高纤维的食物，如新鲜的蔬菜和水果；坚持规律的作息时间，养成定期排便的好习惯，不要憋、忍，要及时排便；还可通过轻柔的腹部按摩促进排便。

## 胃灼热

胃灼热是指上腹部或下胸部处的烧灼疼痛，这是由于胃肠动力减弱，以及子宫压迫所造成的。患有胃灼热的孕妈妈，一次不要吃进太多的食物，更不要吃完就躺下，以免加重症状。孕妈妈可以食用木瓜来缓解灼热，或减少流食的摄入，谷物类、豆类食物不要摄入过多，以及少吃辛辣刺激、油腻、高脂肪的食物，或者在饭前喝一些牛奶，都可以有助缓解胃灼热。

## 阴道出血、突发腹痛

当孕妈妈的身体出现阴道出血、突发腹痛等危险信号时，一定要足够警觉，及时就医，很有可能是宫外孕、流产、先兆性流产、胎盘早剥、葡萄胎的预兆，万不可怠慢。

# 准爸爸要做一个称职的家庭营养师

## 孕妈妈饮食以清淡开胃为主

孕妈妈的恶心开始了，有时还伴随呕吐，使得孕妈妈的胃口越来越差，此时不必强求补充过多营养，尽量食用一些较为清淡和开胃的食物，只要能够被消化，就能将营养输送给胎宝宝。在食量方面孕妈妈也不用强迫自己，能吃多少就吃多少，但也不要不进食，只要保证热量和蛋白质的合理供应即可。孕妈妈可以选择粥、汤羹、凉拌小菜、豆制品、馅饼、苹果、鸭蛋、番茄、红枣以及用鱼香、茄汁、醋熘等烹调手法烹制的菜肴。

## 孕妈妈每天吃一把枣可增强抵抗力

红枣属于补血的药物和食物，对于孕妈妈大有益处。因为红枣含有丰富的维生素C，可增强母体的抵抗力，还可促进孕妈妈对铁质的吸收。红枣中还含有十分丰富的叶酸，而叶酸参与血细胞的生成，可促进胎儿神经系统的发育；此外，红枣中维生素P的含量在百果中名列前茅，患孕期高血压、抵抗力低时吃枣对孕妈妈均有益。因此，专家建议让孕妈妈每天饭后吃上一把枣（5～10颗），这样既能补充营养又不至于损伤到肠胃。

不过，红枣营养价值虽高，但也不能让孕妈妈们吃得太多。这是因为枣皮中富含不易消化的粗纤维，过量食用会损伤孕妈妈的消化功能，造成胀气、便秘等症状。如果本身已有腹胀现象的孕妈妈就更不能多吃了。湿热重、舌苔黄的孕妈妈也不宜多吃，因为红枣味甜，多吃容易生痰生湿，水湿积于体内，由妊娠引起的水肿的情况就会更严重。

## 全面对抗早孕反应的饮食方案

恶心、呕吐等早孕反应在本周开始加重，孕妈妈可以遵循这样的饮食方案，来有效缓解难过的感觉。

◆远离恶心的气味。孕妈妈会因人而异地对厨房油烟、汽车尾气、肉味等气味产生反感，甚至会加重头晕、恶心、呕吐等不适，因此孕妈妈要远离容易让自己感到恶心的气味。

◆多吃能调味的食物。孕妈妈可以依照自己的喜好，多吃一些具有提味效果或特殊味道的食物，以增强食欲，如榨菜、牛肉干、柑橘、酸梅、酸奶、凉粉、凉拌黄瓜等食物。

◆遵循少食多餐的原则。孕妈妈一次不要进食太多食物，否则很容易因胃部胀满而更易引发呕吐。因此孕妈妈可以遵循少食多餐的原则，在三餐中进行加餐，可以每2~3小时少量进食一次，如吃些苏打饼干、面包、瓜子、奶制品等。

◆适当多吃液体食物。频繁呕吐的孕妈妈要适时补充水分，可以在饮食中多喝一些粥类、鲜榨水果汁、新鲜水果等食物，以补充身体流失掉的大量水分。

## 缓解孕吐的几款果汁

孕吐发生在怀孕期间，尤其是孕期前三个月时，让妈妈们饱受折磨。下面为你搜集了一些美味又有效的治孕吐的果汁饮料，希望能帮助准妈妈们战胜孕吐。

### 苹果柠檬汁

**材料：**苹果、柠檬。比例：10：1。

**功效：**柠檬有健脾消食之效，有益于孕妈安胎助孕，故柠檬有"宜母子"之称。苹果甜酸爽口，可增进食欲，促进消化，可以缓解孕吐，补充碱性物质及钾和维生素，同时可以有效地防止孕期水肿。苹果富含纤维素、有机酸，易促进肠胃蠕动，防治便秘。

### 火龙果雪梨汁

**材料：**火龙果、雪梨。比例：1：12。

**功效：**火龙果对咳嗽、气喘有独特疗效，火龙果有促进肠蠕动、消肠、通便三功效，含有丰富的维生素 C 和膳食纤维；雪梨除烦解渴、清肺润燥，它的营养价值与苹果差不多。据分析，其果肉里的含糖量达到 9.3%，含酸量只有 0.16%。

### 柚子香橙蜜汁

**材料：**柚子、香橙、蜂蜜或冰糖水。比例：1：20：1。

**功效：**柚子中含有丰富的新陈皮，能止咳、解痰、抗病菌，还有除肠胃中恶气、治疗孕妈食欲不振的功效；橙子中含有丰富的果胶、蛋白质、钙、磷、铁及维生素 $B_1$、维生素 C 等多种营养成分，尤其是维生素 C 的含量最高。橙子有生津止渴、而消食开胃的功效，适合孕早期孕妈妈食用，而柚子含有能降糖的类胰岛素，能有效预防孕期高血糖。

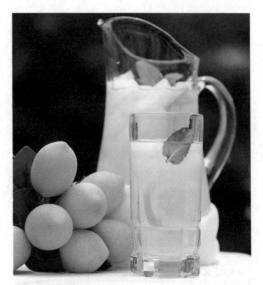

孕吐发生在孕期前三个月，果汁富含维生素，能够治孕吐，还能补充营养。

### 西红柿木瓜蜜汁

**材料：**西红柿、木瓜、蜂蜜或冰糖水。比例：5：8：1。

**功效：**西红柿富含维生素 C、胡萝卜素、蛋白质、微量元素等，酸甜可口，有美容健身之效。吃西红柿可以使皮肤色素沉着减退或者消失，还可用于治疗蝴蝶斑等皮肤疾患；木瓜能理脾和胃，治疗消化不良、吐泻等疾病。

此款果汁富含大量的维生素 A 原，在人体内转化为维生素 A，可有效地防止孕期钙的流失。同时含有的酶类，可以促进孕妈妊娠期的代谢平衡。

### 菠萝芹菜蜜汁

**材料：**菠萝、芹菜、蜂蜜或冰糖水。比例：5：1：1。

**功效：**芹菜营养丰富，具有健脾养胃、润肺止咳之效；菠萝香味宜人，味甜鲜美。此款果汁富含丰盛的维生素及铁、钙、蛋白质和粗纤维，可帮助消化、健脾解渴、消肿去湿。这款果汁中的芹菜含有挥发性芳香油，因而具有特殊的香味，能增进孕妈妈的食欲。

## 大杂烩果汁

**材料：** 苹果、香梨、香橙、猕猴桃。比例：3∶2∶2∶6。

**功效：** 猕猴桃果实鲜美，风味独特，酸甜适口，营养丰富，有滋补强身、清热利水、生津润燥之功效。

此款果汁含有良好的可溶性膳食纤维，它可有效减低胆固醇，保护心脏健康，快速清除并预防体内堆积的有害代谢物。

### 孕妈妈不宜多吃动物肝脏

过去，人们都提倡孕妈妈的饮食中必须包含动物肝脏，因肝脏含有丰富的维生素A和微量元素，是孕妈妈食谱中必不可少的食品。但是最新研究发现，孕妈妈过多食用动物肝脏也会导致副作用，如导致孕妈妈体内维生素A达到危及胎儿的水平，甚至有致畸作用。

近年来政府有关部门也不断告诫孕妈妈，要在食谱中减少或去除肝脏和肝制品，以免导致孕妈妈体内维生素A摄入过多，超过孕妈妈的需要量。

因此，孕妈妈最好减少食用动物肝脏，以偶尔吃一次为宜，每次控制在30～50克。

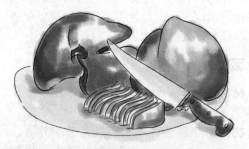

动物肝脏可以给孕妈妈补充铁、维生素A，但不宜过量，每周吃1~2次即可。

### 孕早期不用喝孕妇奶粉

孕妇奶粉比一般奶粉多添加了多种

孕期所需要的营养物质，如叶酸、铁、钙、DHA等，能够满足孕妈妈的营养所需。但是在目前的孕早期，孕妈妈还不需要大量的热量和营养物质，只要保证日常的饮食均衡即可，况且处在恶心、呕吐等早孕反应中的孕妈妈，也会对奶粉产生抗拒。等到了孕中期和孕晚期，早孕反应消退，孕妈妈的营养摄取不能满足胎宝宝的快速成长时，再进行补充。

### 健康吃鱼促进宝宝大脑发育

孕妈妈多吃鱼，能够促进胎宝宝大脑的发育，这是因为鱼肉中含有大量的DHA和蛋白质，多吃鱼还能够增加孕妈妈足月生产的概率。但是并不是所有的鱼都适合孕妈妈食用。由于环境污染，可能会有很多有毒物质在鱼体内蓄积，因此孕妈妈在买鱼时，除了要注意鱼本身是否新鲜外，还要尽量避免够买那些有毒的鱼。有毒的鱼包括被酚、重金属或农药污染的鱼，以及体内含有生物毒素的鱼等。

◆汞含量超标的鱼，如鲨鱼、旗鱼、鲭鱼、方头鱼、鲈鱼、鳟鱼等，汞进入孕妈妈体内后，会破坏胎宝宝的中枢神经系统，影响胎宝宝的大脑发育。

◆某些深海鱼体内可能带有寄生虫菌，要在处理时彻底洗净，在烹调中煮熟煮透。

◆鱼虾带有浓重煤油味是酚污染的结果，不能食用。

◆咸鱼、熏鱼、鱼干等加工腌制品含有亚硝胺类致癌物质，孕妈妈尽量不要食用，而煎炸特别是烧焦的鱼肉中含强致癌物杂环胺，也不能食用。

◆长相畸形的鱼以及死鱼体内很有可能已经发生了病变，孕妈妈千万不要食用。

◆罐装鱼孕妈妈也要少吃，尽量食用新鲜宰杀的鱼，以防止过量摄入有害物质。

在保证食用安全的基础上，孕妈妈可以多吃鲫鱼、鲤鱼、鲢鱼、草鱼、墨鱼、青鱼等鱼类，能够补脾益肾，养血通经，十分有利于安胎。

## 孕早期警惕导致流产的食物

孕妈妈一定要注意自身的饮食安全，尤其是在容易发生流产的孕早期，一定要谨慎食用一些容易导致滑胎流产的食物。

| 导致流产的原因 | 食物举例 |
| --- | --- |
| 活血化瘀、通经络、助产 | 螃蟹、甲鱼、黑木耳、萝卜、猕猴桃 |
| 兴奋子宫平滑肌、促使宫缩 | 薏苡仁、马齿苋、山楂 |
| 燥热助火、动胎动血 | 桂圆、人参、鹿茸、荔枝、杏、杏仁 |
| 毒素刺激 | 芦荟 |

## 警惕致畸食物

很多孕妈妈对孕期饮食禁忌不够重视，不知道胎儿畸形多半是"祸从口入"。其实，科学家们已经证实，某些食物确实具有致畸作用。如长期大量食用酸性食物，会造成孕妈妈情绪不佳，加速孕妈妈体内有毒物质的分泌，从而导致胎宝宝发育畸形；而含有弓形虫的食物，如禽、畜肉类等，一旦被孕妈妈食用，弓形虫就会迅速使胎宝宝感染，导致胎宝宝畸形，甚至流产；此外，发芽的土豆含有非常多的生物碱，这种物质也会造成胎宝宝畸形；而含铅量超标的水、餐具、食物，也是导致胎宝宝畸形元凶之一；一些受到农药污染、水体污染等的食物，同样会造成严重的胎儿畸形。

★问答

Q：如果不小心食用了易导致流产的食物该怎么办？

A：若食用量较小，孕妈妈不必惊慌，一般不会有危险；若食用量很大，或者已经产生身体不适，就要及时就医检查，尽快采取有效保胎措施。

## 不要强迫孕妈妈吃东西

前文说过，孕吐是孕妈妈保护腹中胎儿的一种本能反应。如果孕妈妈觉得某种食品很难吃，就不应强迫孕妈妈吃这种东西，而应根据孕吐的症状，对孕妈妈的日常饮食做出相应调整，以适应腹中胎儿生长发育的需要。

鉴于孕期的饮食特点，营养学家主张孕妈妈的饮食应以"喜纳适口"为原则，尽量满足其对饮食的嗜好，尽量避免可能会让她觉得恶心的食物或气味。

如果孕妈妈觉得好像吃什么都会觉得恶心，不要着急，可以吃那些能提起你胃口的东西，哪怕这些食物不能让你达到营养均衡也没关系。不管什么东西，多少吃进去一点儿，总比吃一大顿但全都吐出去了要强很多。

## 要让孕妈妈多吃瘦肉少吃肥肉

要让孕妈妈多吃瘦肉少吃肥肉。这是因为现在市场上售卖的肉大多是用饲料等饲养而成的家畜、家禽的肉，而饲料中往往含有一些对孕妈妈和胎儿有害的化学物质，而牲畜、家禽摄取的这些化学物质最容易集中在动物脂肪中。所以在让孕妈妈食用肉类菜时，应该去掉脂肪和皮，以减少其对化学物质的摄入。

而且，肥肉为含高能量和高脂肪的食物，摄入过多往往引起肥胖。怀孕后，孕妈妈由于活动量减少，如果一下摄取过多的热量，很容易造成体重在短时间内陡增。孕妈妈过胖是很容易引起妊娠毒血症的，因此孕妈妈应少吃高热量、低营养的肥肉。

## 孕妈妈宜小口喝水补充水分

相对于怀孕前，孕后母体新陈代谢速度加快，水分流失也相应更多，喝水进行"内补"就非常重要。但有些人属于"渴喝"一组，也就是等到口渴才想到去喝水，其实这并不健康。当人体内水分失去平衡，细胞已经脱水，中枢神经才会发出要求补水的信号——也就是"渴"，所以等到口渴才去喝水无异于土地龟裂才去灌溉，是不利于身体健康的。

其次，尽管喝水对预防脱水非常重要，但喝水时不宜大口"牛"饮，喝水时多次小口喝是最养人的。这是因为如果孕妈妈经常一口气猛喝水，把胃胀满，你的胃里就盛不下其他防吐食物了。如果你孕吐得很频繁，可以尝试含有葡萄糖、盐、钾的运动饮料，这能够帮助你补充流失的电解质。

此外，除了充足补水外，还应当注意补充水分的方法。专家建议，果汁等饮料并不能代替水，因其含有较多糖分，过量饮用还会对皮肤不利。此外，早晨喝一杯温水，可以迅速补充一晚上丢失的体液。

## 开始重点补充锌元素

在整个孕2月（孕5~8周），孕妈妈都应加强补锌。缺锌容易导致胎宝宝发育受阻，免疫功能降低，还会增加致畸的风险。孕妈妈应保证每日摄入20克左右的锌元素，可以从这些食物中摄取，如牡蛎、牛肉、羊肉、猪肾、贝壳类海鲜食物、紫菜、麦芽、豆类食物、干果类食物等，或服用安全的补锌制剂。但是补锌也不可过量，否则易刺激子宫肌收缩，造成流产，还会影响孕妈妈对铁的吸收。

## 对孕妈妈和胎宝宝都好的6种干果

在孕早期，孕妈妈有时恶心、呕吐，对饭菜难以下咽，有时又饥饿难忍，食欲旺盛。在想吃东西的时候，孕妈妈可以少量进食一些营养极为丰富的干果类食物，既能当作零食在加餐时食用，补充孕妈妈因挑食、厌食而导致的营养摄入不足，又能顺便补足胎宝宝所需的养分。

◆ 花生。补充热量、优质蛋白质、核黄素、钙、磷等营养元素，具有健脑益智、补血养颜的作用。

◆ 芝麻。补充孕早期因食欲减退而摄入不足的脂肪，还能补充蛋白质、糖、卵磷脂、钙、铁、硒、亚油酸等营养，具有健脑抗衰、增强抵抗力的作用。

◆ 松子。富含维生素A和维生素E，以及脂肪酸、亚油酸、亚麻酸等，能够润肤通便，预防孕妈妈便秘。

◆ 核桃仁。含有蛋白质、脂肪酸、磷脂等多种营养物质，不仅能够补脑健

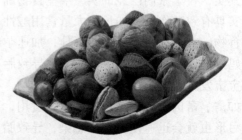

干果对于孕妈妈来说是非常健康的零食。

脑、补气血、润肠，还能补充孕妈妈所需的脂肪，促进细胞增长和造血功能。

◆榛子。富含不饱和脂肪酸、叶酸、多种矿物质及维生素，能够健脑明目。

◆瓜子。葵花子、西瓜子和南瓜子能够帮助孕妈妈增强食欲，健胃润肠，降低胆固醇。

## 准妈妈慎食6种食品

（1）油条：油条的制作中需加入明矾，明矾是含有铝元素的无机物，如果孕妇每天吃两根油条，体内逐渐蓄积的铝元素能通过胎盘侵入胎儿的大脑，造成大脑障碍。

（2）糖精：糖精对胃肠道黏膜有刺激作用，并影响某些消化酶的功能。出现消化功能减退，发生消化不良，造成营养吸收功能障碍，由于糖精是经肾脏随尿液排出，所以会加重肾功能负担。

（3）咸鱼：咸鱼含有大量二甲基硝酸盐，进入人体内能被转化为致癌性很高的二甲基硝胺，并可通过胎盘作用于胎儿，是一种危害很大的食物。

（4）黄芪炖鸡：黄芪具有益气健脾之功，与母鸡炖熟食用，有滋补益气的作用，是气虚的人食用的很好补品，

但快要临产的孕妇应慎食，避免妊娠晚期胎儿正常下降的生理规律被干扰，而造成难产。

（5）菠菜：菠菜中所含的可吸收的铁元素并不多，却含有大量草酸。草酸可影响锌、钙的吸收。孕妇体内的钙、锌的含量减少，会影响胎儿的生长发育。

（6）巧克力：过多食用巧克力会使孕妇很容易就感觉饱了，然后导致身体发胖，导致必需的营养缺乏。

## 孕2月健康食谱

孕2月，大部分孕妈妈会出现孕吐的现象，吃不下东西，为了让母体与胎儿都能得到均衡的营养，准爸爸可多准备一些酸爽开胃的菜，增强孕妈妈的食欲。

### 木瓜煲鲈鱼

**材料：** 鲈鱼1条，木瓜125克，精盐5克。
**做法：**
❶将鲈鱼洗净斩块；木瓜去皮、子洗净，切方块备用。
❷净锅上火倒入水，调入精盐，下入鲈鱼、木瓜煲至熟即可。

**推荐理由：** 此款鱼汤能够开胃、止孕吐、补虚强身，非常适合处在早孕反应中的孕妈妈食用。

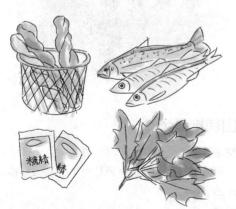

孕妈妈不宜食用油条、糖精、味精、咸鱼、菠菜等食物。

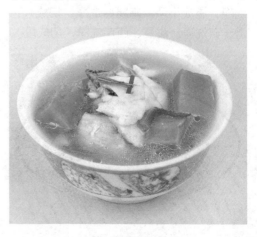

## 椒丝圆白菜

**材料：** 圆白菜 350 克，红椒 50 克，姜 20 克，盐 3 克，鸡精 1 克。

**做法：**

❶ 将圆白菜洗净，切长条；红椒洗净，切丝；姜去皮，洗净，切丝。

❷ 炒锅注油烧热，放入姜丝煸香，倒入圆白菜翻炒，再加入红椒丝同炒均匀。

❸ 加盐和鸡精调味，起锅装盘即可。

**推荐理由：** 圆白菜能够帮助孕妈妈和胎宝宝补充维生素 A、维生素 C 和叶酸，红椒则能够补肝养肾、补血，增强孕妈妈的体魄。

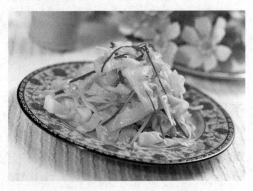

## 甜豆炒莲藕

**材料：** 莲藕、甜豆、鸡腿菇、滑子菇、腰果、花生、西芹、木耳各适量。

**做法：**

❶ 莲藕去皮洗净，切成薄片；木耳泡发，洗净，撕成小朵；鸡腿菇洗净，切成片；滑子菇洗净；甜豆、西芹洗净，切成段。

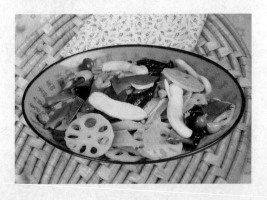

❷ 将腰果、花生分别洗净后，下入油锅中炸至香脆后捞出。

❸ 油锅烧热，下入备好的材料一起炒至熟透，加盐、味精调味即可。

**推荐理由：** 莲藕能够提供给孕妈妈和胎宝宝丰富的维生素 C 以及矿物质，能够促进安胎，防止流产，还能够使处在孕吐中的孕妈妈振奋食欲。

## 南瓜红枣盅

**材料：** 南瓜 200 克，红枣、枸杞、百合各适量，糯米 20 克，盐、鸡精、香油各少许。

**做法：**

❶ 将南瓜去顶去瓤，洗净；红枣、枸杞、百合均洗净，沥干；糯米用清水浸泡，洗净，沥干备用。

❷ 适量清水煮开，下入糯米、红枣、枸杞、百合同煮至熟烂。

❸ 最后调入盐、鸡精调味，起锅装入南瓜中，加少许香油即可。

**推荐理由：** 南瓜能够通便排毒，红枣能够补血养颜，将二者结合食用，可以促进胎宝宝的生长发育，还能有助保胎。

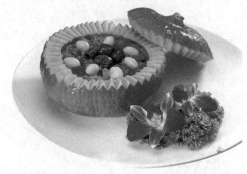

## 山药排骨汤

**材料：** 白芍 10 克，蒺藜 10 克，新鲜山药 300 克，小排骨 250 克，红枣 10 枚，盐 5 克。

**做法：**

❶ 白芍、蒺藜装入棉布袋系紧，红枣以

清水泡软；山药洗净，去皮，切块。

❷ 小排骨汆烫后捞起。

❸ 将棉布袋、红枣、小排骨、山药放进煮锅，加 1600 毫升水，大火烧开后转小火炖约 30 分钟，加盐调味即可。

**推荐理由：** 山药有助缓解孕妈妈的身体疲劳，排骨能够强筋壮骨，增强孕妈妈的体力和免疫力，还能够补充钙质，为胎宝宝提供丰富的营养。

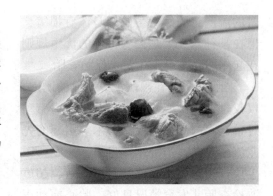

# 孕期检查和优生咨询

## 进行妇科检查确认怀孕

虽然妊娠试纸在一定程度上能够帮助你判断是否怀孕，但即使是阳性结果，也应该去医院请医生做一下检查，明确是否怀孕。因为受精卵若是在子宫以外的部位（最常见的是输卵管）着床，就会形成宫外孕。由于管壁较薄，在怀孕后 6 ~ 8 周受精卵长到一定大时，容易穿透比子宫内膜薄得多的输卵管壁，使之发生破裂，造成孕妈妈急性腹腔内大出血。宫外孕不仅发病非常急，而且病情十分严重，如果不及时处理就会马上危及母体生命。

进行这项检查时，如果医生触摸观察到子宫出现增大、变得柔软，宫颈着色发蓝，阴道黏膜充血且着色加深，这就能充分证明你已经成功怀孕，且没有宫外孕等疾病的发生。

## 什么时候需要安胎

孕妈妈在怀孕早期如果发现有阴道少量出血，时有时无，血色鲜红或者淡红，伴有轻微的下腹痛、腰酸下坠感等现象时须警惕先兆流产。引起先兆流产的原因很多，如孕妈妈情绪过于紧张或者激动，或孕妈妈患有慢性消耗性疾病或者急性传染病，或孕妈妈曾过分暴露在放射线下，接触过化学毒物等外界不良因素均会损害胚胎，致使胚胎发育异常。

其中，胚胎发育异常是早期流产的常见原因。据统计，在妊娠 12 周内的自然流产中，50% ~ 70% 是胚胎发育异常造成的。这种流产所"流出"的病态胚胎很难成活，即使少数能够发育成为成熟胎儿至正常分娩，也将是畸形儿、低能儿或者有其他遗传病的病宝宝。此

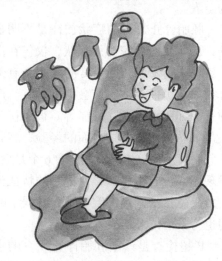

在确认没有任何孕期疾病，B 超检查胎儿发育情况良好的情况下，方可考虑安胎治疗。

时的流产，固然对孕妈妈身体有损害，但在某种意义上是去劣存优的优生规则在起作用，不可一味要求保胎安胎。

因此，只有在确认没有明显的诱因，仅仅是由于孕妈妈过度疲劳、体力劳动过重、腹部受外伤或做手术等引起的先兆流产，在适当卧床休息后，经专科医生检查子宫大小和停经月份一致，超声波检查胎儿发育情况良好，胎心搏动正常，方可考虑综合性地安胎治疗。

## 有关"胎停育"的知识

受精卵就像一颗种子，要经历一系列复杂而奇妙的过程，才会最终成长为一个健康的宝贝。如果在最初的阶段，受精卵没有发好芽，那么它很可能就会停止继续生长，我们把这种发生在孕早期的胚胎发育异常现象称为"胎停育"。

妊娠8周以前的胎儿在医学上称为胚胎。胚胎停止发育是指妊娠早期胚胎因某种原因停止发育，是自然流产的一种形式。B超检查表现为妊娠囊内胎芽或胎儿形态不整，无胎心搏动，或表现为空囊。

胚胎停止发育的症状往往是不明显的，有些孕妈妈完全无症状，仅仅在做B超时才会发现胚胎异常的表现。有部分孕妈妈可能早孕反应会消失，有流产的征象如阴道流血、腹痛等。很多初为人母的孕妈妈没有这方面的经验，就容易忽略掉。有的孕妈妈在怀孕6个月后，发现腹部没有明显变化，早孕的特征消失才急急忙忙来到医院检查，耽误了时间也为救治带来了很大风险。

B超检查是诊断胚胎停止发育的主要方法，因为它能明确告诉你胚胎是否存活，有利于临床及时发现胚胎停止发

育现象，以便采取相应的治疗措施。孕妈妈抽血检查HCG（人绒毛膜促性腺激素）水平也可以评估胚胎发育情况，如果在抽血检查时发现与妊娠有关的激素低，或者不逐渐增高，就可能是胚胎停止发育的征兆。

## 怀孕初期低血压怎么办

多数准妈妈在怀孕6周后会出现一些怀孕初期症状，由于每个孕妈妈的身体状况不同，所以出现的怀孕初期症状和程度都不相同。很多年轻女性，身体比较瘦弱，体质比较差，血压徘徊在低血压的临界值，怀孕后，由于早期的怀孕初期症状和身体的不适，会造成低血压进一步加重。

妊娠期发生低血压主要有两个原因，一则是由于子宫增大压迫大的血管，如主动脉和腔静脉而造成。这可以通过不平卧睡觉来减轻或避免。第二个原因叫作体位性低血压。当你从坐位、跪位或蹲位快速站起时，重力使血液离开你的

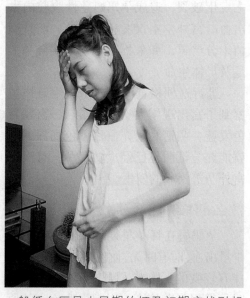

一般低血压是由早期的怀孕初期症状引起的，可通过饮食和生活习惯调整来改善。

脑部，这就导致了血压的下降。由坐位起来时慢些起身可以避免体位性低血压。

一般低血压，即由早期的怀孕初期症状引起的，孕妈妈没有症状则对胎儿影响不大，可通过饮食和生活习惯调整来改善这一疾病。如增加饮食营养，多食温补脾肾的食物；适当多吃食盐，也可提升血压，改善头晕、困倦无力等症状；多饮水，较多的水分进入血液后可增加血容量，从而可改善低血压状况。同时要少吃冬瓜、西瓜、芹菜、山楂、苦瓜、绿豆、大蒜、海带、洋葱、葵花子等具降压效应的食品。

但如果孕妈妈因为血压低出现休克则可造成胎儿缺血缺氧的宫内窘迫综合征，这种情况下就应积极查找病因，抢救胎儿。

## 小便频繁怎么办

从怀孕第二个月开始，一部分孕妈妈可能会出现尿频尿急的现象，这是由于子宫逐渐增大，挤压到膀胱，使得膀胱的容量变小所造成的。出现这一症状时，孕妈妈不要过于担心，也不须特别治疗。因为孕12周后，子宫逐渐胀大上升至腹腔，对膀胱的压迫减少，尿频的症状自然就会消失。

不过，虽然说孕妈妈早期出现尿频现象很正常，但也不能因此忽略了一些病理征兆。怀孕后，由于输尿管和膀胱的移位，使尿液积聚在尿路里，让细菌易于繁殖，容易发生尿路感染。如果孕妈妈小便时出现疼痛感，或尿急得难以忍受时，可以查一下尿常规，看看是不是患了泌尿系统感染等疾病，千万不要随便吃药。

妊娠4～12周是胎儿致畸的敏感时期，应该在医生的指导下慎重用药，但又不是绝对禁用。检查确认发生了炎症时，可以先通过大量饮水，多次排尿，冲洗膀胱和尿道，减少细菌在泌尿系统的滞留，再适当配合消炎药，可以尽快减轻症状。平时也要适量补充水分，若有尿意，尽量不要憋尿，以免造成膀胱感染，而加重尿频。

## 别把早孕反应错当"感冒"

孕2月，由于怀孕带来的激素变化，一些孕妈妈会出现怕冷、疲乏、嗜睡、食欲不振、恶心呕吐、头晕、低热等疑似"感冒"的症状。首次怀孕的人往往会错把这些症状当成"感冒"，但一检查，大部分都属于早孕的正常反应。

虽然早孕症状与感冒症状有相似处，但并不难辨别。首先，怀孕后第一症状是停经，而感冒通常都不会影响月经的来潮。其次，早孕症状与感冒还可以通过测定体温来区别。怀孕后身体温度会有所升高，一般基础体温保持在36.1～36.4℃，排卵期体温会升高0.5℃。

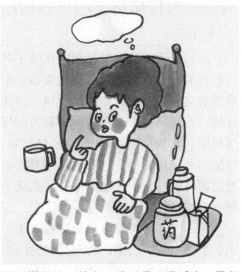

孕早期低热、倦怠、嗜睡是正常反应，孕妈妈不要过于担心，无须急于服药治疗。

只有当体温达到37.5℃以上时，才说明可能是感冒引起发热了。而感冒除了发热症状外，还会出现流鼻涕、关节疼痛等病毒感染的症状。而早孕一般不会出现这样的症状。

孕早期低热、倦怠、嗜睡是正常反应，如果已经误吃感冒药孕妈妈也不要过于担心，不要想着放弃宝宝。因为和感冒药相比，感冒病毒本身对宝宝的影响更大，误吃感冒药反而无须太担心。

## 准确判断宫外孕

以下任何一项症状发生都有可能预示宫外孕，如果全部情形都有，就确定是宫外孕了。

（1）疼痛：如果孕妇感到下腹部突然剧痛、绞痛、刺痛，有时会发散到与腹痛同侧的肩部，肛门坠胀、有便意，任何下腹部疼痛越来越剧烈，出现疼痛

局部化和疼痛性质改变得快时，一定要马上就医。

（2）出血：宫外孕引发大出血之前，通常只有一点儿出血甚至没有出血。如果出血的话，血量可能多也可能少，可能是一小块棕色的污渍，或不断流出深红色的血。出血可能在感到疼痛之前或之后发生。

（3）恶心、呕吐伴随眩晕：当疼痛越来越剧烈，疼痛的部位越来越集中，出血量越来越多，颜色也越来越红时，孕妇出现恶心、呕吐及眩晕，感觉越来越虚弱，脉搏跳动也越来越快。

如果你有上述任何宫外孕的症状，就应该及时就医。医生会做专门的超声波检查，检查结果显示子宫内空无一物，或是在子宫外发现小小的胚胎。宫外孕得到诊断与治疗后，可以避免因破裂导致大出血而引发的生命危险。

# 二月胎教方案

## 阅读优秀作品将美的体验传给胎宝宝

我们生活的这个世界到处充满了各种各样的美，人们通过各种功能器官来享受着这一切。美，能陶冶性格，净化环境，开阔眼界，具有奇妙的魅力。怀孕初期，胎儿初步的意识萌动已经建立。根据胎儿意识的存在，通过母亲对美的感受而将美的意识传递给胎儿，也是一种有效的胎教方法。

生活中，孕妈妈可以通过看、听、体会生活中一切的美，将自己对美的感受通过神经传导输送给胎儿。如，孕妈妈要多阅读一些优秀的作品和欣赏优美

的图画。孕妈妈可选择那些立意高、风格雅、个性鲜明的作品阅读，尤其可以多选择一些中外名著阅读。孕妈妈在阅

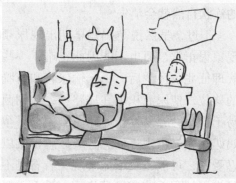

生活中，孕妈妈可以通过看、听，体会生活中一切的美，将自己对美的感受通过神经传导输送给胎儿。

读这些文学作品时一定要边看、边想、边体会，强化自己对美的感受，这样胎儿才能受益。有条件的话，孕妈妈还可以看一些著名的美术作品，比如中国的山水画、西方的油画，在欣赏美术作品时，调动自己的理解力和鉴赏力，把生活中美的体验传导给胎儿。

## 准爸爸"情绪胎教"可让胎儿更健康

专家指出，从某种意义上说，能否诞生聪明健康的小宝宝在很大程度上取决于父亲。特别是在情绪胎教中，准爸爸所起的作用非常大。而情绪胎教，是通过对孕妈妈的情绪进行调节，使之忘掉烦恼和忧虑，创造清新的氛围及和谐的心境，再通过妈妈的神经传递作用，促使胎儿的大脑得到良好的发育的一种胎教形式。

如果孕妈妈在妊娠期情绪低落，显得高度不安，孩子出生后会出现智力低下、性情乖戾、容易激动等状况。因此，在胎教过程中，丈夫应倍加关爱妻子，让妻子多体会家庭的温暖，避免妻子产生愤怒、恐惧、忧伤、焦虑等不良情绪，使其保持心情愉快，精力充沛。此外，丈夫应积极支持妻子为胎教而做的种种努力，主动参与胎教过程，陪同妻子一起和胎儿"玩耍"，给胎儿讲故事，描述每天的工作和收获，让胎儿熟悉父亲低沉而有力的声音，从而产生信赖感。

## 去户外感受大自然的一切

在我们生存的这片土地上，不管是神奇辽阔的草原，还是挺拔峻峭的高山、幽静神秘的峡谷、惊涛拍岸的河海，无不开阔着我们的胸襟，启迪着我们的思考，给我们带来美的享受和精神的升华。孕妈妈

通过欣赏美丽的景色从而产生出美好的情怀，将提炼过的感受再传递给胎儿，就使得胎儿也能受到大自然的陶冶。

同时，母亲经常走进环境优美、空气质量较好的大自然中呼吸新鲜空气，也有利于胎儿的大脑发育。曾有人在动物身上做过这样的实验，把怀孕的老鼠和兔子分别放在空气不畅的箱子里，结果，这两种受试动物所生的幼崽出现无脑畸形的比例非常高，这说明大脑发育需要充足的氧气，而大自然则是最好的供氧场所。

此外，大自然的色彩和风貌对促进胎儿大脑细胞和神经的发育也是十分重要的。孕妈妈可在工作之余，欣赏一些具有美的感召力的绘画、书法、雕塑以及戏剧、舞蹈、影视文艺等作品，接受美的艺术熏陶，并尽可能地多到风景优美的公园及郊外领略大自然的美，把内心的感受描述给腹内的胎儿，如：深蓝色的白云、翩翩起舞的蝴蝶、歌声悦耳的小鸟，以及沁人肺腑的花香，等等。

这种教育使胎儿事先拥有了朦胧美的意识，孩子出生后一般也较其他婴儿聪慧、活泼，孩子与母亲的关系也会因此而倍感亲密。因此怀孕期间通过大自然的影响对胎宝宝施加美的教育是一件非常有益的事情。

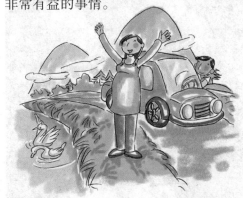

宝宝都可以通过与妈妈的"心灵感应"体会这种美的感受。

## 孕早期该怎么听和看

影音胎教包括两种，一种是将影音视频或音频播放给孕妈妈听，舒缓妈妈的心情和情绪，为胎宝宝提供良好的生长环境；另一种是由孕妈妈唱歌给胎宝宝听，或者播放视频或音频给胎宝宝听，激发胎宝宝的潜能。孕早期的影音胎教主要以第一种为主，因为此时胎宝宝的听觉系统还尚未发育完全。

孕妈妈在这段时间可以多听、多看一些安静舒缓的，能够有助于调节情绪和压力的视频或音频，不要收听或收看那些会让自己的情绪波动的影音内容，要通过影音胎教使自己放松下来。在播放时，孕妈妈要注意控制音量和距离，以不超过60分贝、距离发声源1.5米以上为准。

## 欣赏名画中的母子

此时的孕妈妈还不能感受到腹中胎宝宝的律动，还没有那么深切的做母亲

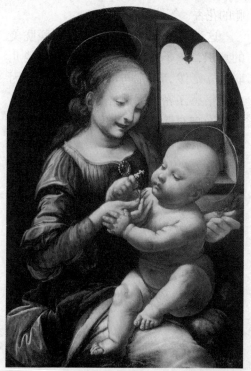

的感受。这时可以欣赏一些围绕亲子关系创作的世界名画。如著名画家达·芬奇所创作的《圣母与圣婴》，这幅画是达·芬奇艺术创作走向成熟的标志，它宣扬了人的无上精神力量，展示了自然界的美丽，主张人们应当用积极的态度去面对生活。因此，这虽是一幅宗教题材的画，但达·芬奇在处理人物形象和情节时，完全排除了宗教气息，使整幅画面充满着浓厚的人情味。年轻的圣母拿着花逗着婴儿，实在不亚于一幅人间慈母戏子图。

## 制订每天的胎教时间表

制订有规律的胎教时间计划，能够保证胎宝宝在妈妈腹中的睡眠不受到打扰，提高胎教效果，还能帮助胎宝宝养成规律的作息时间。在孕早期，每日不用花太多的时间在胎教上，以免打扰胎宝宝的休息，可以每日清晨跟胎宝宝进行3~5分钟的晨起互动，中午在公司的午休时间读一读自己喜欢的书，晚上利用20分钟左右的时间，集中进行胎教。在孕中期和孕晚期，则可以适当增加胎教次数，以每日3~5次为宜，要更加注意时间的规律性，并且在孕中晚期，根据胎宝宝的发育状况，可以使用更多样的胎教形式。

《圣母与圣婴》 达·芬奇 意大利
圣母玛利亚拿着花朵逗弄耶稣的场面。画中圣母神态安详，还是婴儿的耶稣憨态可掬，洋溢着温暖动人的母子情，颇能使人产生共鸣。欣赏这样的画作，有助于帮助孕妈妈更快地适应母亲的角色，更早地建立与腹中宝宝的情感联系，并在潜移默化中对胎宝宝的生长发育产生积极的影响。

| 时间 | 事件 | 胎教内容 | 胎教方式 |
|---|---|---|---|
| 7:30 | 刚刚睡醒 | 开始与宝宝一天的对话,跟他/她打个招呼,问声好。 | 语言胎教 |
| 7:30-7:40 | 闭目养神 | 进行冥想胎教,想象一下任何美好的事物,或者是宝宝的模样。 | 冥想胎教 |
| 7:40-8:00 | 洗漱、护肤 | 在洗漱、护肤的同时放一点儿轻柔舒缓的音乐,给自己和宝宝一个好心情。 | 音乐胎教 |
| 8:00-8:30 | 吃早饭 | 告诉宝宝一日三餐最重要的就是早餐,妈妈会尽量多吃一些。 | 语言胎教 |
| 9:00-10:00 | 朗读 | 给宝宝读几篇小说、儿童故事或散文,读时尽量声情并茂,富于感情。 | 语言胎教 |
| 12:00-12:30 | 吃午饭 | 边吃边想象一下宝宝吃饭的样子,并督促自己不要挑食。 | 冥想胎教 |
| 12:30-13:00 | 散步 | 带着宝宝到户外晒晒太阳,呼吸一下新鲜空气。 | 运动胎教 |
| 15:00-16:00 | 听音乐 | 听听莫扎特或贝多芬的钢琴曲,放松身心。 | 音乐胎教 |
| 16:00-17:00 | 欣赏名画 | 阅读世界名画图册,选出自己喜欢的作品,仔细品味画中细节。 | 美术胎教 |
| 17:00-17:30 | 吃晚饭 | 让宝宝听爸爸讲述一天的趣事,或是讲几个能让妈妈开怀大笑的笑话。 | 语言胎教 |
| 19:00-20:00 | 做运动 | 进行一些有氧运动,如孕妇瑜伽操、健身操等。 | 运动胎教 |
| 20:30-21:00 | 光照互动 | 用手电照射自己的肚子,告诉宝宝一天的活动结束了,该睡觉了。 | 光照胎教 |

## 胎教不是培养天才

通过胎教,有人培养出了天才宝宝,如著名的斯瑟蒂克夫妇,成功孕育出了4个天才儿童。但是这需要诸多条件的配合才能实现,缺一不可,因此孕妈妈们不要对胎教的结果寄予太大的期望。胎教的意义在于最大限度地激发胎宝宝的潜能,并不是孕育出一个多么"天才"的宝宝,况且胎教的成果还需要出生后的巩固和延续,才能够使宝宝在智商、情商、特殊才能等方面显示出超前的特征。并不是只要经过胎教培养,宝宝就会成为天才,而没经过胎教熏陶,宝宝就不可能成为天才,这其中并没有必然联系。因此,孕妈妈和准爸爸要正确对待胎教问题,科学、客观、顺其自然地实施胎教,才能孕育出更加优质的宝宝。

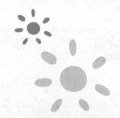

# 9-12周 怀孕 3 个月

## 小宝宝的发育状况

孕早期在本月就要结束了，3 个月来胎儿发生了巨大的变化。仅仅八十多天的时间，胎儿就初具人形了。

胎长：3 ~ 10 厘米。

胎重：4 ~ 40 克。

四肢：整个身体中头显得格外大；尾巴完全消失；眼睛及手指、脚趾清晰可辨。四肢在羊水中已能自由活动，左右腿还可交替做屈伸动作，双手能伸向脸部。

器官：面颊、下颌、眼睑及耳郭已发育成形，颜面更像人脸。肋骨、皮下血管、心脏、肝脏、胃肠更加发达；自身形成了血液循环，已有输尿管，胎宝宝可排出一点儿尿；骨骼和关节尚在发育中。外生殖器分化完毕，可辨认出胎宝宝的性别。

胎动：这时胎宝宝活动并不强烈，孕妈妈暂时还不能感觉到胎动。

## 孕妈妈的身体变化

体重：孕妈妈开始食欲增加，下降的体重逐渐回升。

子宫：子宫约有妈妈的拳头大，下腹部还未明显隆起，子宫在 3 个孕月末时，已如母体拳头大小。

乳房：乳房胀痛，开始进一步长大，乳晕和乳头色素沉着更明显，颜色变黑。

妊娠反应：孕 3 月的前 2 周，是妊娠反应最重的阶段，之后随着孕周的增加反而开始减轻，不久将自然消失。

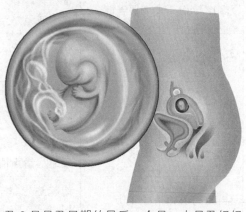

孕 3 月是孕早期的最后一个月，本月孕妈妈和胎宝宝变化巨大，孕妈妈要多多注意身体。

## 孕妈妈本月焦点

孕 3 月，胚胎发育形成"胎儿"，这是一个临界点，是胎儿容易致畸的时候，是整个怀孕期的一个关键时期。这个月宝宝开始长牙根，妈妈们要多吃含钙食物。如果胃口不好，要多吃鸡蛋、豆制品、鱼等含蛋白质丰富的食物和新鲜蔬果，继续补充叶酸。在体内大量雌激素的影响下，从本月起，口腔内会出现一些变化，如牙龈出血、肿大等，孕

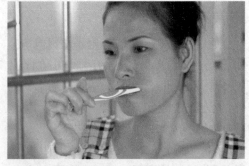

孕 3 月口腔可能出现牙龈出血等问题，孕妈妈们要坚持早晚认真刷牙，以防口腔细菌繁殖。

妈妈们要坚持早晚认真刷牙、饭后漱口，以防口腔细菌繁殖。12周左右是首次产前检查的时间，一定要做排畸筛查。此阶段是胚胎腭部发育的关键时期，如果孕妈妈情绪波动过大会影响胚胎，导致腭裂或唇裂。

## 准爸爸注意要点

孕育，虽然主要是由孕妈妈来完成的，但这不仅仅是孕妈妈个人的事，丈夫也应该积极参加，主动配合，才能做到优生优育。那么，丈夫应该如何配合妻子做好分内的事呢？丈夫除了要对妻子从心理上体贴、精神上抚慰、生活上关心、工作上支持和学习上帮助之外，还应该做好以下配合工作。

准爸爸注意事项一：丈夫在思想上明确地树立爱妻子、爱胎儿的观点。做到全心全意，不辞辛苦，任劳任怨，全力保护，努力为妻子和胎儿服务。

准爸爸注意事项二：丈夫应该经常主动地为怀孕的妻子提供富有营养并适合妻子口味的食物。以保证妻子摄入足量的蛋白质、碳水化合物、维生素、适量的不饱和脂肪酸、碘和锌，等等。

准爸爸注意事项三：在妻子怀孕期间，丈夫应戒烟忌酒，防止烟酒的气味对胎儿的影响。否则，会导致胎儿缺氧和中毒，甚至会造成胎儿畸形。同时搞好家庭清洁卫生，消除家里的一切污染，保持室内空气清新，防止妻子感染疾病，防止妻子乱服药。

准爸爸注意事项四：在妻子怀孕之后，丈夫要时刻注意控制自己的情绪，保持情绪稳定，即使遇到任何不愉快的事情，都不要发脾气，不让妻子受精神刺激。

准爸爸注意事项五：孕3月一部分孕妈妈会出现尿频现象，你可以在卧室通往厕所的路径当中留一盏小小的灯，好让她能看得清楚。

# 孕妈妈三月生活细安排

## 孕妈妈如何控制体重

不少妈妈怀孕后，随着肚子越来越大，身体其余部位似乎也跟着发胖了。这让一些妈妈纠结不已，毕竟在这个以瘦为美的审美观风行的年代，产后恢复苗条的身材也是爱美孕妈妈梦寐以求的，但是体重增长太多无疑会增加恢复的难度。

胖了固然不好，但是瘦了也有风险。如果孕妈妈怀孕以后，发现整个孕期下来反而变瘦了，或者是体重增长得很少，这就让人不免担心起她肚里的宝宝来：胎儿的营养能跟上吗？要知道，孕妈妈如果缺乏某些重要的营养物质，宝宝就有可能出现非常严重的出生缺陷。

要想知道你的体重是否正常，你可以计算出你的体重指数。体重指数（BMI）反映的是你身高和体重之间的关系。根据孕妈妈们孕前体重指数即BMI=体重（千克）÷身高的平方（厘米2）来计算孕期体重的增加量。BMI<19.8的孕妈妈们，孕期总增重量应为12.5～18.0千克。怀孕期间体重过重者最好减少饭、面等淀粉类和甜食的摄取量。

## 职业孕妈妈要学会减压

怀孕后，因为对住房、收入、照料婴儿等问题的担心，很多孕妈妈心理上会出现高度紧张的情况。这些不良心态致使孕妈妈情绪不稳定，依赖性强，甚至会表现出神经质，对孕母、对胎儿都十分不利。而且怀孕时如果压力过大，孕妈妈体内会大量释放出一种激素，导致自发性流产。

出现这种问题时，孕妈妈自己其实就是最好的心理医生，只要采取积极的心理暗示，很多心理问题就能迎刃而解。同时，孕妈妈还可以通过对生活的调整来缓解压力。如，安排自己的日程，让自己有时间去做放松的事情。锻炼、沉思、按摩疗法、深呼吸锻炼甚至看书等都可以让自己放松。另外，要控制自己的工作时间，孕妈妈每日工作时间不应超过8小时，并应避免上夜班。工作中感到疲劳时，在条件允许的情况下，可

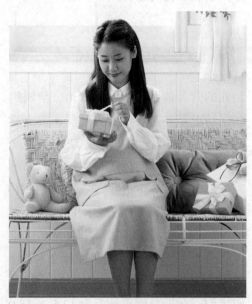

孕妈妈自己其实就是最好的心理医生，要学会采取积极的心理暗示，让自己保持良好的状态。

稍稍休息10分钟左右，也可到室外、阳台或楼顶呼吸新鲜空气。长时间保持一种工作姿势的孕妈妈，中间可不时变动一下姿势，如伸伸胳膊、动动脚，以解除疲劳。

## 孕妈妈要多晒太阳

晒太阳对孕妈妈很重要，因为人体内的维生素D是皮肤内7-脱氢胆固醇在紫外线照射下生成的。孕妈妈如缺乏维生素D，不仅会给孕妈妈带来严重的健康问题，而且会影响胎儿的正常发育。

一般来说，孕妈妈每天要在室外晒太阳半小时左右，皮肤生成的维生素D即可满足孕妈妈的生理需要。孕妈妈晒太阳，最好选择在上午或午后，要避开正午阳光以免晒伤皮肤。在阳台上晒太阳也可以，但必须打开玻璃窗，因为紫外线的波长为296～310nm，不能穿透普通玻璃。

## 临睡前应注意的问题

对于孕妈妈而言，良好的睡眠质量非常重要，除了要建立有利于孕期睡眠的生物钟，孕妈妈还要注意生活中的小细节，养成有利于孕期睡眠的生活习惯。

比如，尿频严重时影响睡眠质量，所以临睡前不要喝过多的水或汤。咖啡因和酒精都会干扰睡眠，要避免食用。不要进食含高糖（包括蜂蜜、果汁）、香精、色素等的饮料，避免高盐食物。牛奶营养丰富，还有利于安眠，但注意一定要提前两小时喝。睡前吃适量的点心，能防止隔日醒来头痛。适量的运动可以缓解一些失眠症状，但切记至少要在睡觉前3小时结束运动。

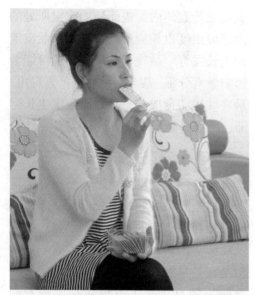

睡前孕妈妈可以适量吃少许点心，能缓解孕吐，还能预防隔日醒来头痛。

## 经常晒被，去潮消毒

妇女怀孕以后出汗多，易使被褥潮湿，睡在上面、盖在身上都不舒适。同时潮湿的被褥适宜各种微生物生长繁殖，易使孕妇感染皮肤病及其他系统的疾病。因此孕妇的被褥要经常晾晒，使棉絮变得松软，睡觉时感觉非常舒服利于睡眠，而且太阳的热能及其中的紫外线还可起消毒的作用。

## 孕妈妈不要开灯睡觉，以防光源污染

电灯光对人体会产生一种光压，长时间照射可引起神经功能失调，使人烦躁不安。此外，日光灯缺少红光波，且以每秒钟50次的速度抖动，当室内门窗紧闭时，可与污浊的空气产生含有臭氧的光烟雾，对居室内的空气形成污染；白炽灯光中只有自然光线中的红、黄、橙三色，缺少阳光中的紫外线，不符合人体的生理需要；荧光灯发出的光线带

有看不见的紫外线，短距离强烈的光波能引起人体细胞发生遗传变异，可诱发畸胎或皮肤病。

据环境质量与出生缺陷关系流行病学研究结果表明，室内光污染，与早孕的胚胎致畸有显著的相关性。因此，孕妈妈一定不要开灯睡觉。在睡觉前关灯的同时，还应将窗户打开10 ～ 15分钟，使有害物质自然逸出窗外。白天在各种灯光下工作的孕妈妈，要注意去室外晒太阳。

## 孕期忌用香皂洗乳房

现代医学认为，乳房上有皮脂腺及大汗腺，乳房皮肤表面的油脂就是乳晕下的皮脂腺分泌的。女性在怀孕期间，皮脂腺的分泌增加，乳晕上的汗腺也随之肥大，使乳头变得柔软，而汗腺与皮脂腺分泌物的增加也使皮肤表面酸化，导致角质层被软化。此时，如果总是用香皂类的清洁物品，从乳头及乳晕上洗去这些分泌物，对妇女的乳房保健是不

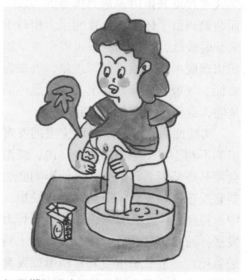

怀孕期间乳房会发生很大的变化，一定不要用香皂擦洗乳房，以免破坏它本身的抵抗力。

利的。

有关专家指出，经常使用香皂类的清洁物品，会通过机械与化学作用洗去皮肤表面的角化层细胞，促使细胞分裂增生。如果经常不断去除这些角化层细胞，就会损坏皮肤表面的保护层，使表皮层肿胀，这种肿胀就是由于乳房局部过分干燥、黏结及细胞脱落引起的。另外，若每晚重复使用香皂等清洁物品，则易碱化乳房局部皮肤，而乳房局部皮肤要重新覆盖上保护层，并恢复其酸化环境，则需要花费一定时间。

在用香皂擦洗乳房的同时，还会促使皮肤上碱性菌丛增生，更使得乳房局部酸化变得困难。此外，用香皂清洗乳房，还洗去了保护乳房局部皮肤润滑的物质——油脂。因此，要想充分保持乳房局部的卫生，最好还是选择温开水清洗。

## 孕妈妈不宜进行蒸汽浴

蒸汽浴对一般人是有好处的，高温可使静脉扩张，身体会将杂质以流汗的形式通过皮肤排出，达到排毒的功效。而孕妈妈由于怀孕后血管的张力相对于未孕时较低，所以蒸汽浴可能会使孕妈妈出现脱水、血压过低等现象，表现为心慌、气短、头晕，甚至有发生意外的危险，会伤及自身和胎宝宝。

实验证明，蒸汽浴对胎宝宝的发育极为不利。在孕早期的3个月内，高温会使某些基因活动改变，进而影响胚胎器官发育，造成胎宝宝的神经管缺损，中枢神经系统发育异常，影响后天智力发展。而且，过高的温度会使分裂中的细胞死亡，造成胎宝宝发育畸形或发育不良。此外，蒸汽浴会使人的体表处于一个高热的环境下，这种高热会通过体表皮肤传到体内，进而使胎宝宝所处的内环境温度也相应升高，不利于胎宝宝的生长发育。孕晚期的高温环境可能会影响激素分泌，甚至会致使催产素释出，最终减缓胎盘成长，导致胎宝宝生长迟滞。所以，孕妈妈不宜进行蒸汽浴。

## 孕早期能骑自行车或摩托车吗

骑自行车上班虽然是一项很好的运动，但是如果孕妈妈过长时间骑车，其间必然存在一定的精神紧张、路途颠簸及疲劳等因素，对胎宝宝的发育不利。但是在孕早期，只要骑车时间不太长，孕妈妈骑自行车上下班还是比较安全的，但要注意以下几点：

◆要骑女式自行车，不要骑带横梁的男式自行车，以免在遇到紧张情况时，上下车不方便造成骑胯伤；

◆适当调节车座的坡度，使车座后边略高一些，坐垫也要柔软一点儿，最好在车座上套一个海绵坐垫，以缓冲车座对会阴部的反压力；

◆骑车速度不要太快，否则容易形成下腹腔充血，容易导致早产、流产；

◆骑车时车筐和后车座携带的物品不要太沉；

◆不要在太陆的坡路或颠簸不平的路上骑车，因为这样容易造成会阴部损伤。

在妊娠后期，由于孕妈妈的体形、体重有了很大变化，为防止羊水早破出现意外，最好选择步行上班，以保母子安全。

## 腿抽筋发作时的应急措施

前面提到了孕妈妈会逐渐出现腿抽筋的现象，那么就要分清情况进行日常的食补和护理。在腿抽筋发作时，

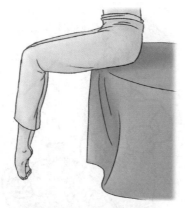

绷直脚面，保持几分钟。

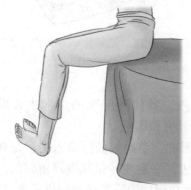

脚跟着地，抬起脚心，保持几分钟。

短时间内孕妈妈会感觉疼痛难忍，要如何操作才能缓解和消除抽筋的症状呢？由于抽筋多发生于夜间，所以如果是自己睡，孕妈妈这时可以把脚面竖起来，像跳芭蕾舞的姿势那样，尽量绷直脚面，保持几分钟，可以得到缓解；如不严重则可以立刻下床，使脚跟着地，也能缓解疼痛。如果准爸爸在孕妈妈旁边，孕妈妈要推醒准爸爸，让他帮助自己按摩抽筋的部位，用平推、揉搓的方式，或者用毛巾进行热敷，都能尽快缓解和消除疼痛。

### 孕期服装怎么穿

　　随着子宫的日渐增大，孕妈妈的服装也要进行调整了。除了穿着宽松舒适的服装，还要尽量挑选上身以及腰围足够宽大的服装，以应对孕妈妈不断增加的胸围、腰围和腹围。孕妈妈也可直接购买专门的孕妇服装。但是不建议孕妈妈穿着背带裤，虽然背带裤款式较为宽松，背带长度也能自行调节，但是对于作为洗手间常客的孕妈妈，背带裤的脱解方式烦琐，会对如厕造成不便，而且长期穿着一体式的背带裤，也会使孕妈妈更容易感到腰酸背痛，不够舒适。

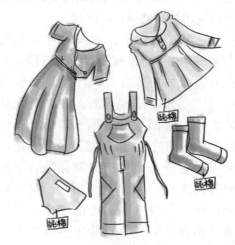

纯棉

纯棉

纯棉

孕妈妈的内衣和外衣都最好选择纯棉质地的。

### 该准备更换胸罩了

　　持续增大的乳房越来越让孕妈妈感到不适，如果你的胸罩已经让自己不舒服，就需要及时更换了。通常孕中期和孕晚期分别需要更换一次，孕妈妈一定要购买孕妇专用胸罩，否则满足不了孕妈妈乳房扩张的需要。胸罩的面料要透气、舒服，最好是纯棉质地，肩带尽量宽一些，支持性能要好，不要装衬垫，避免让胸部受到挤压、变形、下垂的困扰，给胸部创造一个最柔软舒适、具有强大依托力的环境，避免使孕妈妈患上乳腺疾病。

## 孕妈妈不宜在厨房里久留

有关研究表明，粉尘、有毒气体密度最大的地方，不是在工厂、街道，而是生活中天天都离不开的厨房里。因为煤气或液化气的成分均很复杂，燃烧后在空气中会产生多种对人体极为有害的气体，尤其是对孕妈妈的危害更是犹如"雪上加霜"。因为，其中放出的二氧化碳、二氧化硫、二氧化氮、一氧化碳等有害气体，要比室外空气中的浓度高出好多倍，加之煎炒食物时产生的油烟，使得厨房被污染得更加严重。

更为有害的是，在同时释放的粉尘和煤烟中，均含有强烈的致癌物——苯并芘。如果厨房通风不良，会使这些有害气体的浓度升高，如二氧化碳的浓度超过国家标准的 5 倍，氢氧化物的浓度超过 14 倍，尤其是苯并芘的浓度，更是大大高于国家标准。孕妈妈若把这些大量的有害气体吸入体内，通过呼吸道便进入到血液之中，然后通过胎盘屏障进入到胎宝宝的组织和

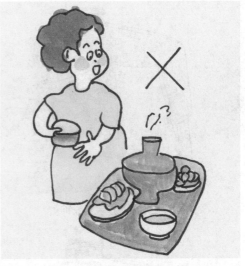

厨房中二氧化碳、二氧化硫等有害气体浓度很高，孕妈妈最好少入厨房。

器官内，致使胎宝宝的正常生长发育受到干扰和影响。

因此，孕妈妈最好少入厨房，如果需要去，一定要尽量减少停留时间。另外，可在厨房中安置排油烟机或排风扇，让厨房保持良好的通风，也可适当地多使用电炊具。

# 孕妈妈的阳光"孕"动

## 孕早期宜多做有氧运动

一般来说，孕早期的孕妈妈要多做有氧运动。有氧运动是指人体在氧气供应充分的情况下进行的体育锻炼。即在运动过程中，人体吸入的氧气与需求相等，达到生理上的平衡状态。有氧运动的特点是强度低、有节奏、不中断和持续时间长，是孕妈妈锻炼身体首选的运动方式。有氧运动除了主要由氧气参与供能外，它还要求全身主要肌群参与，运动要持续较长时间并且是有韵律的运

动。有氧运动能锻炼心、肺功能，使心血管系统能更有效、快速地把氧传输到身体的每一部位。

如果孕妈妈在孕前就能够进行有规律的有氧运动锻炼，她的心脏会更健康，每搏输出量（指一次心搏，一侧心室射出的血量）就更大些，身体每部分的供氧就更充足。这样就既能加强孕妈妈和胎宝宝的营养供给，又不会给孕妈妈造成刺激，引发流产等危险。

适合孕早期练习的有氧运动项目

有：步行、慢跑、游泳、打太极拳、做韵律操等。

## 孕3月孕妈妈瑜伽

孕3月，孕吐渐渐消失，孕妈妈要进入舒适的孕中期了，此时可慢慢加强瑜伽强度，但仍应以舒缓、伸展的活动为主。

### ★蝴蝶式

①双脚脚掌相抵，屈膝左右分开，双手放在膝盖上方，向下轻柔地按压双膝。

②双手抓住脚尖，膝盖同时上下摇摆，重复6~8次，再放松身体，稍作休息。

功效：此练习可以舒展髋部、骨盆和大腿内侧肌肉，有助于消除泌尿功能失调和坐骨神经痛。经常做此练习，将使分娩更为顺利，且能够减轻痛苦。

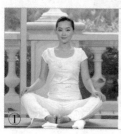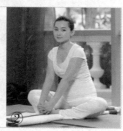

安全提示：孕妇练习此式时，不要让肌肉因过于用力而导致疲累，应循序渐进地伸展这些肌肉。

### ★莲花侧坐伸展式

①挺直腰背，双腿自然散盘，双手放到膝盖上，掌心向上，食指和拇指相触。

②将右手指腹撑在右臀部旁的垫子上。吸气，左手伸直高举过头顶。

③呼气，身体稍向左侧弯曲，保持3~5次呼吸；吸气抬起上半身。呼气，

放下手臂，稍作休息，再做另一边。

④将左手指腹撑在左臀部旁的垫子上。吸气，右手伸直高举过头顶。

⑤呼气，身体稍向右侧弯曲，保持3~5次呼吸。吸气抬起上半身。呼气，放下手臂，稍作休息。

功效：此练习可舒展侧腰，减轻腰部疲劳。体重增加是怀孕期间重要且明显的生理变化，除了来自于胎儿、胎盘和羊水的重量外，母体本身也出现了一些变化，例如女性的脂肪随之增加、黄体素上升、准备哺乳使得泌乳素更多等。

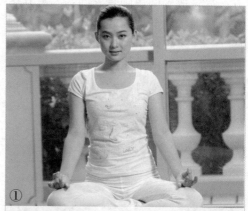

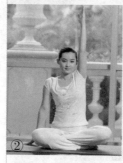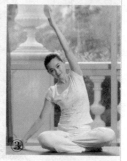

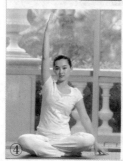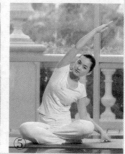

此练习可以缓解由于体重的增强而给身体带来的不适感。

### ★牛面式

①跪于垫子上方，双脚左右分开，臀部置于双脚之间，双手放于大腿上方，腰背挺直。可放一软垫或枕头于臀部下。

②弯曲右肘，右肘尽量放在头背后方，尽量放到两肩胛骨之间；左臂从下方，屈肘折向后背，双手尽量相扣，保持2～3次呼吸。呼气，放松双臂，回到起始姿势，稍作休息。

③弯曲左肘，左肘尽量放在头背后方，尽量放到两肩胛骨之间；右臂从下方，屈肘折向后背，双手尽量相扣，保持2～3次呼吸。呼气，放松双臂，回到起始姿势，稍作休息。

功效：此练习能够矫正脊柱，扩展胸部，灵活肩关节，改善手、脚僵硬状态，保健肾脏。

安全提示：孕妇练习此式时，若双手一时无法相扣，不要勉强，可以借助一条瑜伽带（或毛巾等物）。

## 准妈妈强健腹背肌运动

盘腿而坐，挺直背部，两手轻轻放在膝盖上，每呼吸一次，手就按压一次，反复进行。按压时，要用手腕向下按压膝盖，一点点地加力，让膝盖尽量接近床面。

这个动作每天早晚各做3分钟，可增强背部力量，松弛腰关节，伸展骨盆肌肉，帮助两腿在分娩时能够很好地分开，使胎宝贝顺利娩出。

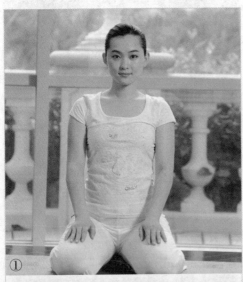

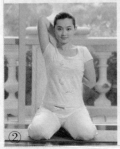
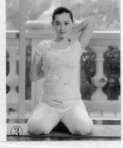

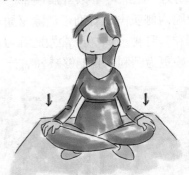

每天早晚各做3分钟，可伸展骨盆肌肉，利于宝宝顺利娩出。

## 准妈妈增加骨盆和腰肌运动

仰卧在床上，两手伸直放在身体两边，右腿屈膝，右脚心平放在床上，膝盖慢慢向右侧倾倒，待膝盖从右侧恢复

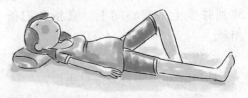

每天早晚各做3分钟。能增强骨盆关节和腰部肌肉的弹性。

原位后，左腿屈膝并同样向左侧倾倒；然后，两腿屈膝，并拢，慢慢有节奏地用膝盖画半圆形，带动大小腿左右摆动，双肩要紧靠在床上。

每天早晚各做 1 次，每次 3 分钟。这个动作能够增强骨盆关节和腰部肌肉的弹性。

# 常见身体不适与应对

## 阴道分泌物增多

在整个孕期，孕妈妈的体内持续分泌着雌激素和孕激素，易导致阴道分泌物增多，通常为白色，有时为淡黄色、橙色或浅褐色。因此孕妈妈要更加注意阴道的清洁工作，避免引起阴部湿疹、阴道炎、子宫颈炎等疾病，威胁胎宝宝健康。如果白带增多的同时伴随外阴瘙痒、红肿或者有特殊气味，就要引起孕妈妈的高度注意，应及时到医院进行检查。

## 头晕乏力、嗜睡

妊娠反应引起的不适在孕 3 月到达了顶峰，孕妈妈的身体承受着巨大的压力，很容易感到头晕乏力、疲倦和嗜睡，很多时候在白天就很有困意，夜间的睡眠也比平时长。因此孕妈妈在这段时间要多爱护自己的身体，想睡就睡，不要让自己过于疲惫，尽量多休息，只有养足精神，才能为胎宝宝创造更有利的成长条件。但是如果孕妈妈出现了严重的头晕眼花症状，并伴有水肿、血压增高等现象，很有可能是妊娠中毒症，要及时就医。

## 先兆性流产

先兆性流产是指有少量阴道出血，伴有轻微的间歇性子宫收缩，子宫未开大，羊膜囊未破裂，子宫大小与停经月份相符的情况。经过保胎处理，先兆性流产可以继续妊娠，但通常不能足月即分娩；若阴道流血量增多或下腹部疼痛加剧，也有可能导致流产。一旦发现上述情况，孕妈妈要及时就医，切不可耽误治疗。导致先兆性流产的原因主要有遗传基因的缺陷，环境因素，母体内分泌紊乱或患有全身性疾病、生殖器疾病，男方患有菌精症，病毒感染以及免疫因素等。因此，如果孕妈妈确诊为先兆性流产，就要在饮食、生活护理等诸方面多加注意。在饮食上可多吃一些补肾的食物，不吃辛辣刺激以及过于寒凉和温热的食物，要多吃新鲜蔬菜水果，多喝水。此时孕妈妈要多卧床休息，保持心情平静、舒畅，并严禁房事。一旦发生危机情况，孕妈妈要尽量保持冷静，否则会使症状加重，并及时就医。

## 过分显怀

如果在孕 3 月出现了胎儿大小与妊娠月份不符的情况，如怀孕 3 个月左右肚子却似 5 个月大，除正常的双胞胎及多胞妊娠外，极有可能是出现了葡萄胎，孕妈妈要及时发现异常，尽早到医院检查和治疗。

# 准爸爸要做一个称职的家庭营养师

## 怎样进食蜂蜜更健康

在所有的天然食品中，大脑神经元所需要的能量在蜂蜜中含量最高，对促进婴幼儿的生长发育有着积极作用。蜂蜜还可促进消化吸收，可以有效地预防妊娠高血压综合征、妊娠贫血、妊娠并发肝炎等疾病。孕妈妈喝蜂蜜，还能有效地预防便秘及痔疮出血，对胃肠道溃疡也有很好的养护作用。此外，蜂蜜中富含锌、镁等多种微量元素及多种维生素，是益脑增智、美发护肤的要素。

可见，孕期孕妈妈进食蜂蜜好处多多。不过，进食蜂蜜也要注意进食方法。首先，一定要选择表面有微小气泡的蜂蜜，因为那是由活性生物酶不断运动所产生的气泡，吃这种蜜对人身体才最好。再就是，孕妈妈进食蜂蜜时要用45℃以下的温水冲服，这是因为蜂蜜能改善便秘是因其中的活性生物酶成分起的作用，要保持蜂蜜中的营养和活性不被破坏就需用温水冲服。

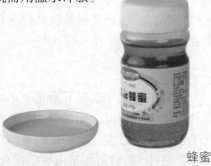

蜂蜜

## 孕期吃辣椒要适量

孕期，并不是绝对要禁止孕妈妈吃辣椒的，相反适量食用辣椒对孕妈妈有很好的美容保健作用。而且在怀孕早期

由于妊娠反应，大部分孕妈妈食欲不佳，适当吃些辣椒，有助于增加食欲。吃饭不香、饭量减少时，孕妈妈可以尝试在菜里放上一些辣椒改善一下食欲，增加饭量。但同时有一点孕妈妈也要注意，做辣椒时一定要掌握它的火候，因为辣椒本身所含的维生素C不耐热，很容易被破坏，还有就是，最好避免使用铜质餐具来盛辣椒。

不过，食用过量的辣椒确实会危害人体的健康。因为过多的辣椒素会剧烈刺激胃肠黏膜，引起胃疼、腹泻并使肛门出现烧灼、刺疼感，诱发肠胃疾病，引发痔疮出血。因此，凡患食管炎、胃溃疡以及痔疮等病者均应少吃或忌食辣椒。其次，辣椒是大辛大热之品，患有火热病症或阴虚火旺、高血压病、肺结核病的人也应慎食。再次，辣椒中含有麻木神经的物质，会对胎宝宝的神经造成影响，所以孕妈妈们在食用辣椒时，一定要注意不能吃辣椒吃到让口腔发麻，适量地食用即可。因此在吃辣椒时，只要以口腔不麻木为原则，孕妈妈们就能安心吃辣椒了。

此外，进食辣椒会引起便秘、加快血流量等不良效应。孕期由于增大的子宫对消化道有压迫，所以孕妈妈很容易产生便秘，如果吃辣椒尤其是干辣椒太多，更容易加重大便干燥。如果得了便秘排便时就得用力屏气，腹压就会随着加大，从而使子宫、胎儿、血管局部受挤压导致供血不足，容易引起血压增高、流产、早产或胎儿畸形的不良现象。还有就是，如果孕妈妈临产吃辣椒，可间接地引起子宫破裂、子痫等。因此，孕妈妈在临产或者便秘的时候，就要注意，不要随便吃辣，以免造成不良的影响。

## 孕妈妈食用土豆要谨慎

土豆是公认的营养丰富的食物。美国人认为，每餐只吃全脂奶粉和土豆，就可以得到人体所需的全部营养。然而，食入发芽、腐烂了的土豆却可导致人体中毒。这是怎么回事呢？原来，土豆中含有一种叫龙葵素的毒素，而且龙葵素较集中地分布在土豆发芽、变绿和溃烂的部分。

龙葵素被吸收进入血液后有溶血作用，还可麻痹运动、呼吸中枢，刺激胃黏膜，最终可使人体因呼吸中枢麻痹而死亡。此外，龙葵素的结构与人类的甾体激素如雄激素、雌激素、孕激素等性激素相类似。有人推算，有一定遗传倾向并对生物碱敏感的孕妈妈，食入44.2 ~ 252克土豆，即可能生出畸形儿。而且土豆中的生物碱并不能因常规的水浸、蒸、煮等烹调而减少。孕妈妈还是不吃或少吃土豆为好。

有的孕妈妈喜欢吃市场上出售的薯片，虽然龙葵素的含量会相应减少，但是它却含有较高的油脂和盐分，多吃会诱发妊娠高血压综合征，所以也不能贪吃。

## 加强孕期饮水量

孕期孕妈妈的身体消耗量增大，新陈代谢加快，因此需要比平时摄入更多的水以满足身体和胎宝宝的需要。一般情况下，孕妈妈每天需要1500~2000毫升的水，这其中也包括菜肴、米饭、汤羹中的水。饮水要尽量喝白开水，

均时均量地喝。有的孕妈妈担心水喝多了会加重尿频的症状，其实孕妈妈只要一次不喝进太多的水，睡前3小时不喝水，就不会加重尿频，也不会影响睡眠。

## 孕妈妈别吃桂圆

除去分娩前那段时刻，孕妈妈在整个孕期不能食用桂圆。这是因为桂圆是性热大补之物，会使孕期身体一直处于阴血偏虚、滋生内热、易上火状态的孕妈妈加重妊娠反应，易导致恶心、呕吐、便秘、腹痛、水肿、妊娠高血压综合征、妊娠糖尿病，甚至是流产或早产这样的严重后果。如果孕妈妈实在是嘴馋，想吃些补品，可以适当地食用红枣、燕窝、藕粉等食物。

## 将鱼和豆腐一起吃

在本周，孕妈妈既要从营养上保证胎宝宝的大脑发育，更要多补充钙质，以应对胎宝宝骨骼发育的需要。将鱼和豆腐一同食用，就能满足这样的双重所需。这是因为鱼肉中富含丰富的DHA、蛋白质等营养成分，能够促进大脑发育，豆腐中富含钙质，可以促进骨骼发育，而且二者中都富含不完全蛋白质，一同食用能够实现动植物蛋白的互补。此外，鱼肉中富含维生素D，能够提高豆腐中钙质的吸收率，最多可提高20倍之多；同时鱼肉中含有较多的不饱和脂肪酸，豆腐中含有大豆异黄酮，两种物质都有助于降低胆固醇，对孕妈妈的健康有益。

## 防治妊娠斑应该这样吃

为了防治初期妊娠斑，孕妈妈首先要避免食用刺激性的食物，如辣椒等，

还要多吃这些食物：

（1）淡化色素的食物。主要是富含维生素C的黄色和绿色食物，如橘子、橙子、柠檬、小白菜、圆白菜、雪里蕻等，以及红枣和番茄。

（2）能防治黄褐斑的富含硒的食物。如大蒜、洋葱、蒜苗、菌菇类、海产品等食物。

（3）富含维生素E的食物，能阻止氧化，预防黄褐斑。如菜花、豆类、海藻类食物、芝麻等。

## 孕妈妈不宜只喝高钙奶粉

中国育龄女性缺钙是普遍现象，所以有些怀孕女性就专喝高钙奶粉，其实这样不好。一是高钙奶粉是专为补钙人群配制的，其营养素并不能保证孕期女性的全面营养需求；二是过量补钙没有好处，孕妇奶粉提供的钙已经足够了，没有必要额外补钙。

按照孕妈妈奶粉的说明，每天最好吃两次，早晚各一次。但由于每个人的饮食习惯不同，膳食结构也不同，所以对于营养素的摄入量也不完全相同。最好在营养专家或医生的指导下做一些恰当的增减。孕妈妈也不要因为怀孕就抓住孕妇奶粉大喝特喝，这样反而会增加肾脏的负担。

## 孕妈妈慎用补药

在孕期，孕妈妈经常会觉得体虚乏力，周身不适，或者担心自己的营养摄入不足，而盲目服用一些自己在孕前服用过的昂贵补品，这是非常危险的。很多补药都含有激素物质，或者具有行气散瘀、活血清热、散寒通络等作用，一旦服用不当，很容易造成便秘、燥热、胎儿宫内发育不良、阴道出血、流产、早产、死胎等情况。一般的孕妈妈只要通过产前检查证明一切指标正常，就没必要再吃补品。即便出现了一些体征异常的现象，孕妈妈也要在医生的指导下服用专门的药物，或者用日常食补的方式进行治疗，切勿自行服用补药。

## 西红柿生菜沙拉

**材料：** 西红柿150克，生菜100克，奶昔、酸奶各适量。

**做法：**

❶ 西红柿洗净，切片，叠放于盘中；

❷ 生菜洗净撕片，下入开水中微焯，捞出沥水，入盘。

❸ 加奶昔、酸奶拌匀，撒入盘内即可。

**推荐理由：** 此西红柿和生菜都有祛斑美容的作用，这道家常西式凉菜能够帮助孕妈妈祛除妊娠斑纹，还能有效控制体重。但是孕妈妈要注意沙拉酱的使用量，少许即可。

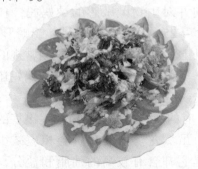

## 紫色食物——孕妈妈健康好助手

蔬菜营养的高低遵循着由深到浅的规律，其排列顺序总的趋势为：黑色、紫色、绿色、红色、黄色、白色。而在同一种类的蔬菜中，深色品种比浅色品种更有营养。

我们餐桌上最容易忽视的，便是仅次于黑色食物的紫色食物，包括紫茄子、紫玉米、紫洋葱、紫扁豆、紫山药、紫

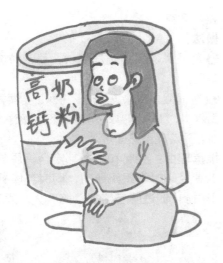

孕妈妈过量补钙会引起食欲减退、皮肤发痒等问题，孕妈妈不宜过量补钙。

甘蓝、紫辣椒、紫秋葵、紫菊苣、紫芦笋，等等。

紫色蔬菜中含有最特别的一种物质——花青素。花青素除了具备很强的抗氧化能力、预防高血压、减缓肝功能障碍等作用之外，其改善视力、预防眼部疲劳等功效也被很多人所认同。对于女性来说，花青素是防衰老的好帮手，其良好的抗氧化能力，能帮助调节自由基。长期使用电脑或者看书的孕妈妈更应多摄取。

另外，对于想控制体重的孕妈妈来说，也要适当多吃些紫色食物，这是由于紫色食物能适当抑制食欲。紫色食物中，蓝莓是花青素含量之冠，紫葡萄位列其后。

## 选对健康小零食

到了本周，孕妈妈的早孕反应逐渐消失，食欲开始旺盛起来。不少孕妈妈都喜欢随身携带一些小零食，以备不时之需。但是孕妈妈并不能再像以前一样随便吃零食了，油炸食品、膨化食品、烧烤食品、腌制食品、过甜食物等都变成了孕妈妈的饮食大忌，如锅巴、薯片、牛肉干、爆米花、熏鱼、炸鸡、糖果等。那么馋嘴的孕妈妈该怎么吃零食呢？可以适当带一些体积较小的水果或果干，以及各种坚果类食物，如葡萄干、橘子、橙子、李子、樱桃、香蕉、话梅、核桃、栗子、腰果等，也可带些面包、饼干等食物，但每日要注意摄入量，不可摄入过多，以免使体重增长过快，导致孕期疾病的发生和妊娠纹的加重。

## 带个便当，让工作餐营养更丰富

孕妈妈绝大多数都是职场女性，因此中午的工作餐不一定能保证充足的营养供应，仅靠早饭和晚饭不能满足每日需求，还会造成孕期过度肥胖。因此孕妈妈可以每天带个便当，不要怕麻烦，装一些自己喜欢的营养丰富的食物，如酸奶、牛奶、水果、面包、蔬菜沙拉等，这样既可补充午餐营养的不足，还能在饥饿时当作加餐食用。当然，便当的分量要控制好，不可过量，也不能带一些没有营养的垃圾食品或不安全食品。

## 多吃熟透的香蕉能改善便秘

孕期便秘是孕妈妈常遇到的难题。女性怀孕后，在内分泌激素变化的影响下，胎盘分泌大量的孕激素，使胃酸分泌减少、胃肠道的肌肉张力下降及肌肉的蠕动能力减弱，这样，就使吃进去的食物在胃肠道停留的时间加长，不能像孕前那样正常排出体外。且孕后孕妈妈的身体活动要比孕前减少，致使肠道肌肉不容易推动粪便向外运行；增大的子宫又对直肠形成压迫，使粪便难以排出；加之孕妈妈腹壁的肌肉变得软弱，排便时没有足够的腹压推动。因此，孕妈妈即使有了便意，也用力收缩了腹肌，但堆积在直肠里的粪便仍很难排出去。

在出现便秘的症状时，很多人认为香蕉是润肠的，便大量吃香蕉以缓解便秘症状。但其实这是个误区，只有熟透的香蕉才有缓解便秘的功能，生的香蕉吃得太多反而会加重便秘。因为，没有熟透的香蕉多含鞣酸，会起到阻碍消化、抑制胃肠蠕动的作用。另外，香蕉吃多了也容易引起孕妈妈血糖升高，增加妊娠糖尿病的发生概率，所以即使是进食熟透的香蕉也要适可而止，不能过量。

## 孕妈妈食糖过量宝宝易近视

如今，由于生活水平不断提高，人们的饮食结构越来越精细，摄入的细粮越来越多，其中的糖分也越来越多。

从营养成分上分析，对于一个正常人来讲，摄入过多的糖分，可能会造成体内糖分堆积，而糖分在体内新陈代谢时，需要大量的维生素，人体内的维生素就会因消耗过大而不足。而眼部视细胞发育同样也需要大量的维生素参与，若人体内不足，就会影响其发育。

对孕妈妈来说更是如此，如果摄入了过多的饮料和细粮，导致体内糖分过高，会导致眼球晶体发育环境异常，使得胎儿的晶体过早发育，就更容易导致近视发生。因此为了胎宝宝的健康发育，孕妈妈要尽量少进食糖。

## 孕3月健康食谱

孕3月，孕吐的反应逐渐消失，可增强对孕妈妈饮食的供给。

### 双色豆腐汤

**材料：** 豆腐、猪血各100克，豆苗30克，黄豆油20克，精盐4克，鸡精1克，葱、姜各2克。

**做法：**
❶ 将豆腐、猪血洗净切块，豆苗择洗净备用。
❷ 净锅上火倒入黄豆油，将葱、姜爆香，倒入水，调入精盐、鸡精，下入豆腐、猪血、豆苗煲至熟即可。

**推荐理由：** 豆腐和猪血都富含钙质，可以满足此时孕妈妈所需，同时还能补充蛋白质，促进胎宝宝的骨骼和大脑发育。

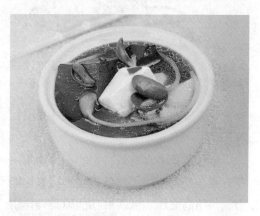

### 荠菜花菜煮草菇

**材料：** 草菇150克，花菜200克，荠菜50克，香油15克，盐3克，鸡精2克。

**做法：**
❶ 将草菇洗净，切段；花菜洗净，掰成小朵；荠菜洗净，切碎；
❷ 炒锅加少许油烧至七成热，下入草菇和花菜滑炒片刻，倒入适量清水煮开，加入荠菜同煮；
❸ 加盐和鸡精调味，淋入适量香油即可。

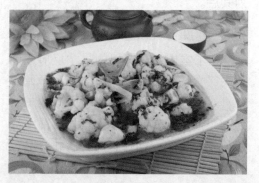

**推荐理由：** 此菜能够促进胎宝宝大脑的发育，避免孕妈妈患上妊娠抑郁症，还能健脾和胃，润肺化痰，延缓衰老。

妈的水肿症状，降低血压，并且这道菜脂肪含量极低，却含有丰富的蛋白质和矿物质，孕妈妈食用此菜可谓一举数得。

## 凉拌海蜇丝

**材料：** 海蜇 200 克，熟芝麻少许，红椒适量，盐 3 克，味精 1 克，醋 8 克，生抽 10 克，香油适量。

**做法：**

❶ 海蜇洗净；红椒洗净，切丝。

❷ 锅内注水烧沸，放入海蜇氽熟后，捞出沥干放凉并装入碗中；

❸ 向碗中加入盐、味精、醋、生抽、香油拌匀后，撒上熟芝麻与红椒丝，再倒入盘中即可。

**推荐理由：** 此道菜清凉爽口，味美健康，海蜇皮能够补充孕妈妈在早孕阶段缺乏的碘元素，还能够清热解毒，消除孕妈

## 椰芋鸡翅

**材料：** 芋头 100 克，鸡翅 200 克，香菇 20 克，酱油、盐、糖、椰奶、水淀粉、香油各适量。

**做法：**

❶ 香菇洗净；芋头去皮，切块；鸡翅洗净，用酱油、盐腌 20 分钟；芋头、鸡翅入油锅中炸至金黄。

❷ 香菇入锅爆香，加糖、椰奶、水煮开再加入芋头及鸡翅焖至汁干，勾芡，淋上香油。

**推荐理由：** 芋头能够保持肌肤健美，增强孕妈妈的抗病能力，鸡翅则能够强筋健骨，促进胎宝宝的生长发育。

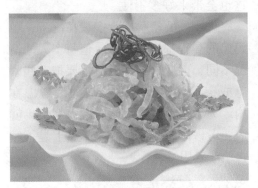

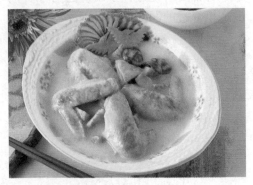

# 孕期检查和优生咨询

## 教你选择产检医院

虽说就目前的医疗水平而言，无论是大医院，还是妇幼保健院，都能保证孕妈妈生产的需要，但在哪里做产检，在哪里生产，仍然会让孕妈妈举棋不定，甚至到了怀孕后期在哪家医院生产仍犹豫不决。

毕竟从怀孕到生产整个过程的医疗

和保健项目，都应该在固定的医疗场所进行，这样从头到尾的孕程会显得很有系统，也有利于医生对孕妈妈情况的把握。这也是有些人首先会想到大型妇产专科医院的原因，但一想到这些医院挂号困难、生产床位紧张等情况又让好多产妇望而却步。的确，若选择这样的大型"焦点"医院，这些问题是不得不去

考虑的，但是"适合"比"焦点"更重要。因此，孕妈妈们在选择前，不要盲目选择这些"焦点"医院，而要根据自身情况，客观评估，然后选择适合生产的医院。至于如何选择适合的医院要从以下三点入手。

考虑医院的安全性：所谓的安全性，就是从技术上讲要过硬。每个孕妈妈的身体情况都不相同，而且生产又是个复杂的过程，如果孕妈妈患有高危疾病或妊娠疾病（如血崩或甲状腺疾病、心脏病、妊娠高血压、妊娠糖尿病等），医生是否能及时妥善处理危机乃是首要考虑的因素。

因此，无论从医院的设备、检验技术（都能做哪些检验、检查）、人员的水平等都要事先进行了解。这可以咨询已经生育过的朋友或通过网络查询，甚至也可以直接到备选医院咨询专科的医生，根据自身对生产过程中的疑问，看看医生的回答是否能让你感到满意。

考虑医院环境的舒适性：环境的舒适程度很直接就能作出判断。可以

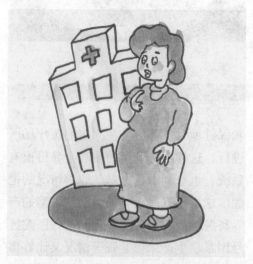

孕妈妈们在选择产检医院时，要根据自身情况，客观评估，合理选择。

先检视一下备选医院的环境，观察做检查和就诊的区域之间的距离是否很近，就诊区域的环境是否拥挤，是否有舒适和足够的空间让我们待诊，这些因素都决定了将来你在这里做产检时的舒服程度。

考虑医院与家的交通方便性：交通的便利性也是不可缺少的，每次产检时路上是否堵车严重，到医院后停车车位是否便利等问题，也是需要考虑的。若是经常堵车，孕妈妈们势必要提前出门，有些检查医院会有时间上的限制，太晚到医院会耽误做检查的产检项目，这会影响到孕妈妈的休息；而车位紧张找不到停车位时，孕妈妈必然会把车停在距离医院较远的位置，这也会带来好多不便。

此外，虽然孕期大多数情况下，孕妈妈的孕程都比较稳定，但每个人的情况不同，因此选择医院时也要把有些紧急或突发状况发生时如何处理考虑在内。为了避免意外发生时耽误病情，就需要考虑医院与家的距离、路上是否经常堵车等因素。

## 选择信任的医生更重要

中医有个观点"不信医者不治"，就是对于不信任自己的患者，不能给他治疗疾病，即使勉强治疗也会影响到身体的康复，这同样适用于产检医生。

医患关系紧张无论对医生还是孕妈妈而言都是不利的。特别是随着孕期时间的推移，体内激素水平的变化，孕妈妈们的担心也会越来越多，面对诸多焦虑和担心，心理上难免会产生各种情绪，这些不仅需要靠家人纾解，产检医生是否能与之合拍，沟通起来是否顺畅，也

会影响到孕妈妈的心绪。

因此，孕妈妈们在选择产检医生前可根据自身需要先进行评估，一旦选定了产检医生后就不要保持质疑的态度，若有疑问可直接找产检医生沟通。如果实在无法信赖当初选择的产检医生，需及时果断地更换，避免在心里留下不快的阴影。因此名医也不一定是好的选择，找到适合的医生，感觉自己被关爱，才最明智。

## 孕期产检须知

孕期产检是孕妈妈怀孕过程中一项非常重要的任务，在十月怀胎的漫长孕程中，孕妈妈和胎宝宝会出现很多生理变化，也可能会发生一些并发症。而怀孕后定期产检，是保证孕期孕母和胎儿健康的重要方式。它可以及早发现孕产疾病，帮助孕妈妈平安健康地度过孕期。还可以防止遗传病的发生，减少畸形儿、智能低下儿的出生。

产前检查的次数取决于孕妈妈的健康状态，比如若出现并发症、高血压、糖尿病等则需要更多的产前检查。一般来说，第一次体检大部分是在怀孕的第三个月初进行，在孕7月前需要每一个月做一次产前检查，孕7月到孕9月每月应做两次检查，孕9月后应每周做一次检查。整个孕期，孕妈妈可能需要进行10～15次的产前检查。

第一次产前检查，医生要了解你的一切情况。由于此时已经进入相对稳定的阶段，一般医院会给孕妈妈们办理"母子健康手册"。此后，医生将在上面记录你所做的各项产检情况，也会依据手册内记载的检查项目分别让你进行产检并做记录。

## 高龄孕妈妈应该做的几项检查

根据世界卫生组织（WHO）的规定：35岁以上的初产妇为高危产妇。因此，你需要比别人多做一些产前检查，以确保孕妈妈和胎宝宝的共同健康。

超声波检查：至少做两次。这项检查可用来进一步确定你的怀孕日期及任何发育异常的情况，如胎宝宝出现的腭裂、脏器异常，同时可发现多胞胎。

绒毛及羊水检查：在11周左右，用一根活检针通过宫颈或腹壁进入宫腔到达胎盘位置，取出少许绒毛组织，进行检查。也可在16周左右，在麻醉的状态下，以针头穿刺的方法，取羊水，收集胚胎脱落细胞，进行检查。此项检查一般用于高龄孕妈妈，以检查胎宝宝的发育是否正常。但此检查有引起流产的危险，需要在有经验的医生指导下进行。

脐带穿刺：20周后，在局部麻醉的情况下，用针头取胎儿脐带血进行

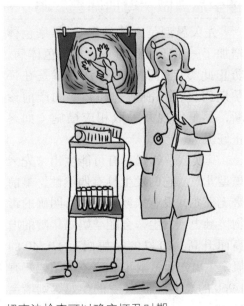

超声波检查可以确定怀孕时期。

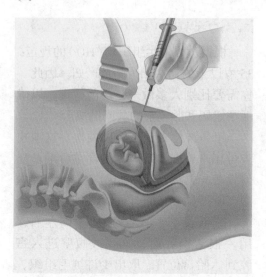

羊水穿刺可以检查出胎儿染色体是否有异常。

检查，这种方法可以检测染色体是否异常和是否有遗传性血液病。此方法仅用于高危孕妈妈，引起流产的概率高于羊水检查。

甲胎蛋白检测：在 16 ~ 20 周进行，是一种无危险的血样检查，测定血液中的甲胎蛋白水平，可发现神经缺损、先天愚型、肾脏和肝脏疾病等。

## 怀孕后需做"母血筛查"吗

先天愚型是人体的第 21 号染色体增加了一条所引起的一种常染色体病。防止此类疾病发生的办法，就是在怀孕期间进行产前筛查和必要的产前诊断，尽早发现并采取相应措施（如终止妊娠）。

其实，孕妈妈都有可能生出"先天愚型儿"。它的发生具有偶然性，事前毫无征兆，没有家族史，没有明确的毒物接触史，发生率会随孕妈妈年龄的增高而升高。20 岁的孕妈妈有 1/1540 的概率生出先天愚型儿，30 岁的孕妈妈有 1/960 的概率，而 34 岁的孕妈妈则增至 1/430。

母血产前筛查是通过定量测定母血中某些特异性生化指标，结合孕妈妈的孕周、年龄等参数，并运用电脑统计分析软件计算出孕妈妈是否怀有"先天愚型儿"的风险。进而再对高风险的孕妈妈采取必要的临床诊断，以期达到最大限度避免和减少"先天愚型儿"发生的可能性。通过母血产前筛查，不仅可以提示孕妈妈腹中宝宝发生先天愚型的风险率，而且还可以了解到胎儿是否有其他的情况，如神经管畸形（如无脑儿、开放性脊柱裂等）、18 三体综合征、死胎等其他出生缺陷。

遗传学及优生专家建议，女性受孕后最好在第 8 ~ 9 孕周时去做母血筛查，尤其是 35 岁以上的孕妈妈。这种检查安全、无创伤，筛查率可达到 60% ~ 80%。经母血筛查后，如果怀疑胎儿是先天愚型儿，再经羊水诊断便能确诊，准确率达到 99%，若存在问题则可及时终止妊娠。因此，母血产前筛查是孕妈妈必需进行的产前检查项目。

## 胎位不正怎么办

臀位、横位、斜位、面产式等均称之为胎位不正，其中以臀位的比例最高。孕妈妈很关心宝宝的胎位，常在怀孕不久就询问医生胎位问题。事实上，3 个月前的胎儿处于浮游状态，无时无刻不在变换姿势。而 6 个月之前的胎儿，约有一半胎位不正，直到 32 周以后，胎位不正的比例才降到 10%。所以，胎位不正在怀孕 8 个月前颇为常见，父母无须担心，因为大部分宝宝在 8 个月后，便会很规矩地转正。

如果孕 8 月后检查胎位仍为臀位，则要小心对待了。因为胎儿臀部无法

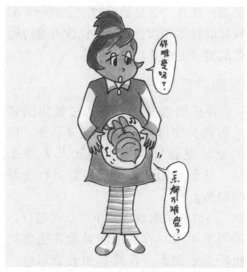

3个月前的胎儿处于浮游状态，无时无刻不在变换姿势，胎位不正颇为常见，父母无须担心。

将母亲的骨盆充满，所以生产时，发生脐带脱垂的机会较高，也比较容易发生胎儿缺氧现象，甚至造成胎儿死亡。另外，胎儿脊髓受伤或母亲产道严重裂伤的概率，也比头产位高出10倍之多。所以，此类产妇以剖宫产较为安全。

## 患了妊娠糖尿病怎么办

怀孕期间孕妈妈由于种种激素因素而使机体产生抵抗胰岛素的作用，形成所谓妊娠糖尿病。在孕妈妈第一次产前检查时就应进行妊娠糖尿病的危险性评估。而糖尿病对母亲的影响，除了血糖不易控制、容易肥胖之外，也容易使其患上感染性疾病，如尿路感染等。此外，患有此病的孕妈妈发生妊娠高血压综合征的比率也会比一般人高出数十倍之多。

对于胎儿，除了易患巨婴症导致难产之外，孕妈妈长期高血糖也容易导致子宫胎盘血管病变，而引起胎儿生长迟滞甚至胎死腹中，不可不慎。所以，糖尿病孕妈妈应接受医师及营养师的建议，控制饮食或以降血糖药物控制，以确保母子平安。

# 三月胎教方案

## 进行胎教不宜急于求成

胎教没有造就神童的例子很多，但是若说胎教毫无作用、失败的例子还极少见到。不过有些情况也引起了有关专家的重视。

比如，有的胎儿经过对话胎教后，虽然聪明活泼，但精力过盛，总是不爱睡觉。原来是孕妈妈每日抽空就将胎教器置于腹部，有时却因太疲劳很快入睡了，胎教器却仍不断在刺激着胎儿所致。其实，这种总认为胎教多多益善，其实是操之过急的做法，有可能干扰胎儿的生物钟，以致孩子出生后显得过分活跃。

因此，准确点说，无论哪种胎教方法，都有适宜的刺激方法，存在定时定量的问题。要生一个健康、聪明的孩子，不要急于求成，而要选择最佳的方案进行科学胎教。而科学的胎教需要父母对胎教有正确的认识，要学习相应的知识、技能，用科学的方法进行，并按自然的发展规律，按胎儿的月龄及每个胎儿的发展水平进行相应的胎教。做到不放弃施教的时机，也不过度人为干预。在自然和谐中有计划地进行胎教，才可能获得最大的效果。

## 孕妈妈的情绪与胎教

孕妈妈的情绪如何，既关系到自身的健康，也关系到下一代的生长发育。孕妈妈过度不安，肾上腺素分泌增加，可能发生滞产或产后大出血、难产率增高等情况。因此，准爸妈至少在怀孕期间要保持健康、良好的情绪。

首先，孕妈妈要有意识地提高自身的修养，要学会处理生活中发生的大大小小的矛盾，对一些无足轻重的事情，不要过分认真和计较，尤其不应该多疑，尽量减少对家里其他人的误解。即使遇到什么不快乐的事情，也要大度一些，应该学会多做一些自我安慰，这样，情绪就不容易受到影响而波动了。当孕妈妈处于心情舒适的状态时，腹中的胎儿也一样能感受得到。当他能感到舒适、愉悦的时候，心灵便获得发展。

同时，父亲的责任是情绪胎教的关键因素。孕期，家人的关心和体贴，对孕妈妈而言更为重要。丈夫要尽可能创造和谐、欢乐的生活气氛，夫妻之间要多交流、多理解，尤其是发生不愉快事情的时候，丈夫要多从积极的方面开导孕妈妈，避免孕妈妈受到不良刺激。

## 受过胎教的宝宝有优势

接受过胎教的胎宝宝在出生后不一定能成为天才，但是相对于未接受胎教的宝宝而言，有明显的优点。比如，受过胎教的宝宝更安静，不爱哭闹，并且能够更早地和父母形成特殊的沟通方式。例如，在感到饥饿、尿湿和身体不舒适时，宝宝会通过"嗯""啊""哦"等基础发声知会爸妈，或者也会进行哭闹，但一旦需求得到了满足，就会停止哭闹。此外，受过胎教的宝宝更易养成规律的睡眠和饮食时间，比没有受过胎教的宝宝更容易看护和喂养。

## 胎教音乐的选择

音乐胎教其实就是通过健康的音乐刺激，使母亲得到安宁与享受，使供血状况良好，同时使胎儿心律平稳，从而对胎儿的大脑发育进行良好的刺激。

当然音乐胎教也要小心认真进行，不当的手段、方法可能对胎儿造成比较严重的伤害。在选择胎教音乐时，也要选择正规的产品，不能人云亦云。准妈妈不要认为所有的名曲都是好的胎教音乐，在名曲中只有舒缓、轻柔、欢快的部分才适合胎教，而悲壮、激烈、亢奋的乐段反而可能影响胎儿的正常发育。如果准妈妈在听音乐的过程中，突然出现一段高亢音乐，可能会使腹中胎儿受到惊吓，造成不良的生理、心理影响。因此专家建议，准妈妈在选择胎教音乐的时候，要选择经过优生学会鉴定、音乐学设计和声音规定的胎教音乐。

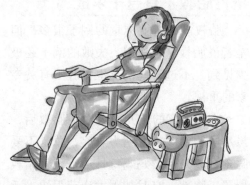

在谨慎进行音乐胎教的同时，准妈妈也不要忽视其他可能影响胎儿身心发育的声音。此如孕妇卧室内最好不要摆放家电，因为家电工作时一般都会有噪声。

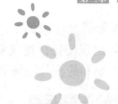

# 13-16周 怀孕 4 个月

## 小宝宝的发育状况

现在胎宝宝的身体在迅速成熟，腹部与母体联结的脐带开始成形，可以进行营养与代谢废物的交换。

胎长：10 ~ 18 厘米。

胎重：40 ~ 160 克。

四肢：肌肉、骨骼继续发育，胎宝宝的手脚稍微能活动。

五官：头渐渐伸直，脸部已有了人的轮廓和外形，还长出一层薄薄的胎毛，头发也开始长出；下颌骨、面颊骨、鼻梁骨等开始形成，耳郭伸长；牙槽内开始出现乳牙牙体。

器官：脊柱、肝、肾都"进入角色"，皮肤逐渐变厚不再透明。听觉器官基本完善，对声音刺激开始有反应。

胎动：胎宝宝力薄气小，所以孕妈妈还不能明显感到胎动。现在胎动时你会有像喝了饮料后胃肠蠕动的感觉。注意记录下第一次胎动的时间，下次去医院做检查时告诉医生。

## 孕妈妈的身体变化

体重：孕妈妈食欲增加，体重也随之增加。

子宫变化：子宫此时约爸爸的拳头大，现在你的子宫增大，你的腹部也隆起，看上去已是标准的孕妈妈模样。

乳房变化：孕妈妈已能感到乳房在增大，并且乳周发黑，乳晕更为清晰。你的乳头已经可以挤出一些乳汁了，看上去就像刚分娩后分泌出的初乳。

阴道分泌物：阴道分泌的"白带"

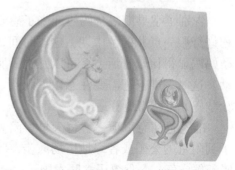

孕 4 月开始进入平稳的孕中期，胎儿进入快速生长的时期。

增多，它是阴道和宫颈的分泌物，是非常自然的现象。正常的分泌物应是白色、稀薄、无异味的，如果分泌物量多而且颜色、性状有异常，应请医生检查。

尿频、尿急：增大的子宫开始压迫位于前方及后方的膀胱和直肠，膀胱容量减少，因此出现了排尿间隔缩短，排尿次数增加，总有排不净尿的情况，导致孕妈妈总想如厕。但孕妈妈千万不要刻意不喝水或憋尿，免得造成尿路感染。而且这个月的尿频情况慢慢会有所减少。

妊娠反应：早孕反应自然消失，孕妈妈身体和心情舒爽多了。

## 孕妈妈本月焦点

这个月因为胎盘已形成，所以流产的可能性明显减少，早孕反应慢慢消失，此时要特别注意增加营养，比如对生成胎儿的血、肉、骨骼起着重要作用的蛋白质、钙、铁等要多摄入一些。而盐多的食物要少吃，否则孕后期容易出现浮肿。

需要提醒注意的是，这时很多孕妈妈开始出现便秘，建议多喝水，多吃粗粮、酸奶和蜂蜜等润肠通便的食物。

### 准爸爸注意要点

告别了孕早期，孕妈妈迎来了感觉稍许舒服一点儿的孕中期。这段时间，孕妈妈显得比较有活力，可以感觉到胎动。这时，准爸爸需要注意以下几点，让孕妈妈生活得更舒适。

准爸爸注意事项一：每天早晨陪妻子到附近的公园或者绿地广场散步，呼吸新鲜空气，督促妻子多晒太阳。

准爸爸注意事项二：和妻子一起阅读指导书籍，找些轻松的节目共同参与，丰富妻子生活的情趣。

准爸爸注意事项三：当妻子怀孕后，丈夫应该多承担一些家务劳动，以减少妻子对日常家务琐事的操劳，使她在体力上和精神上减少消耗，能够集中精力

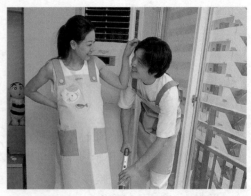

妻子怀孕后，准爸爸要多承担一些家务，以减轻孕妈妈的负担。

作好胎教。

准爸爸注意事项四：督促妻子远离电磁污染，看电视时要保持一定的距离。

准爸爸注意事项五：挑选舒适的平跟鞋和漂亮的孕妈妈装送给妻子当礼物，让她感受到你对她的爱。

## 孕妈妈四月生活细安排

### 孕妈妈选择内裤时的注意事项

随着孕期逐渐推进，孕妈妈的肚子和臀部都将升级，这时候原本的内裤就不再适用了，继续长期穿着会影响孕晚期胎儿顺利入盆，所以要挑选孕妈妈专用的内裤。

孕妈妈需依据怀孕时期腹围、臀围大小的改变来选购内裤，也可购买能够调整腰围的活动腰带式内裤，以方便孕妈妈根据腹围的变化随时调整内裤的腰围大小。因为孕妈妈阴道分泌物会增多，所以孕妈妈内裤的材料以透气性好，吸水性强及触感柔和的纯棉质地为佳。纯棉材质对皮肤无刺激，不会引发皮疹。而孕妈妈内裤的款式多以高腰、中腰为主，高腰的设计可将整个腹部包裹，具有保护肚脐和保暖的作用。但有越来越多时髦的孕妈妈为了搭配流行服装，也偏好选择孕妈妈专用的低腰内裤甚至是丁字裤，就需注意保持卫生。

### 科学使用托腹带

从怀孕4个月起，胎儿逐渐长大，孕妈妈的肚子开始有下坠感，脊椎骨也容易不舒服，这时就可以开始穿着托腹带，给腹壁一个外在的支撑。

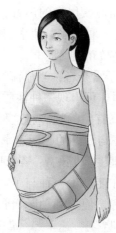

托腹带可以有力地支撑起日益隆起的腹部，保护胎儿，也减轻孕妈妈腰部的压力。

孕妈妈托腹带能为那些感觉肚子比较大、比较重，走路都需要用手托着肚子的孕妈妈提供帮助，它能并托住腹中胎儿，保护胎位。托腹带还可减轻腹部对腰部及脊椎造成的负担，保持臀部的美丽曲线，尤其是对连接骨盆的各条韧带发生松弛性疼痛的孕妈妈，托腹带可以对背部起到支撑作用。

在使用托腹带的时候，为了不影响胎儿发育，托腹带不可包得过紧，晚上睡觉时应脱掉。托腹带的伸缩弹性应该比较强，可以从下腹部托起增大的腹部，从而阻止子宫下垂，保护胎位，减轻腰部的压力。除睡眠时间外，其余活动时皆可穿着托腹带。

## 孕妈妈要拒用消炎牙膏

怀孕已经满三个月，妊娠反应期也已过去，孕妈妈的胃口开始好转，这时你要特别注意口腔护理。千万不能因为一时懒惰而免去刷牙过程，那样只会增加患上牙周疾病的风险，对孕妈妈和胎儿都是不利的。

目前牙膏种类很多，为了避免影响

胎儿发育，不建议孕妈妈随意地长时间用一些药物牙膏，特别是不要选择强消炎类的牙膏。因为这些牙膏含有化学制剂，对孕妈妈来说就像随意使用抗生素一样不安全。仍具有妊娠反应的孕妈妈可以选择含氟具有水果味的儿童牙膏，一般来说，含氟牙膏主要用于防龋齿，也有抑菌作用，没有明显牙龈发炎、肿胀、疼痛、出血的孕妈妈可用。对所有孕妈妈来说，"含盐"牙膏是最佳的选择，因为盐白牙膏中的盐分有消炎健齿的作用，只是消炎作用微弱一些，但对孕妈妈来说是最安全的弱消炎类牙膏，口腔反复出现炎症表现的孕妈妈可以长期使用。在口腔炎症比较重的时候，可以短期选择两面针、云南白药等消炎作用强的牙膏，一旦炎症好转，就可选择含盐牙膏来消炎抑菌。

## 准妈妈不能再留恋席梦思床

中晚期妊娠的孕妇最好不要睡席梦思床，尤其是质地较软的床垫。这是因为妊娠中晚期孕妇脊柱较正常腰部前曲更大，睡松软的席梦思床仰卧时，比一般的床更易使腹主动脉和下腔静脉受压而影响孕妇和胎儿健康。侧卧时，脊柱会不同程度地向侧面弯曲，长期下去会使脊柱结构与形态发生异常，压迫神经，加重腰肌负担，从而增加了孕妇腰痛与腿痛的发病率。这种类型的睡眠既不能消除疲劳，又影响了孕妇的生理功能。所以孕妇应睡棕绷床或硬板床，硬板床上铺9厘米厚的棉垫或4千克以上的棉被褥为宜，枕头宜松软高低适中。并发双下肢水肿的孕妇，可以在双侧小腿下垫棉被之类的松软垫以利水肿症状减轻或消失。

## 孕妈妈不宜开着灯睡觉

妇女怀孕以后，开灯睡觉会影响入睡。怀孕期间夜间睡眠应不少于 8 小时。同时，人的睡眠有深睡眠和浅睡眠，大约 90 分钟转换 1 次，当深睡眠时，睡得十分香甜，对周围发生的事毫无感觉。当浅睡眠时，对周围的事物有种朦胧的感觉。如果开灯睡觉会刺激浅睡眠期的孕妇，使之经常清醒过来。这样，8 小时的睡眠时间里要醒 4～5 次，既影响睡眠时间又影响睡眠效果，最终对胎儿的正常生长发育不利，所以孕妇不宜开灯睡觉。

## 准爸爸要学会听胎心音

一般在孕 16 周的末期即可听到胎心音，这个艰巨任务当仁不让地落在了准爸爸头上。妻子排尿后仰卧床上，两腿伸直，丈夫可直接用耳朵或木听筒贴在医生指定的听胎心部位，仔细地听，即可听到一种节律规则。一般每分钟可听到胎心跳动 120～160 次。每天听一次或数次，每次数 1～2 分钟胎心音。如发现胎心跳动过快、过慢或不规则，则为胎儿缺氧的警报，应立即就医。准爸爸要学会区别其他几种声音。

（1）脐带杂音：倘若胎儿脐带的血液循环受到某种因素影响受阻时，会

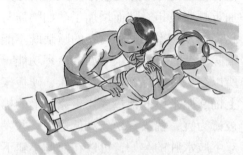

那种近似钟摆振动的"滴答、滴答"声，就是胎心音。

引起一种酷似吹风样的声音，即为脐带杂音。它是一种单音，速率与胎心相同，约 15% 的孕妇能听到。

（2）子宫杂音：当血流经过胀大的子宫血管时，可出现一种性质为吹风样，但音调低沉有力的响声。这种子宫血管杂音的速率与孕妇的脉搏速率相同。

（3）腹主动脉音：孕妇的腹主动脉搏动，亦能产生一种与子宫血管杂音相似的声音，但这种动脉血管音似敲鼓一样的"咯咯"响，速率与孕妇脉搏相同。

（4）胎动音：胎儿肢体撞击子宫壁时，可引起一种没有一定规律的杂音，且部位多变，时有时无。

## 避免过于频繁的身体振动

这里所说的振动，是指孕妈妈在搭乘火车、公交车时所产生的长时间的较为集中的频繁身体振动，或因跑、跳以及突发的外力因素而导致的频繁的身体振动。这是因为，胎宝宝只能接受来自孕妈妈子宫的有规律的收缩振动，如果不是这样的有规律的轻微的振动，而是较重的无规律的频繁振动，这对胎宝宝来说是一种不良刺激，会致使胎宝宝的大脑发育不良。因此，孕妈妈要避免给胎宝宝长时间的振动刺激，外出旅游最好乘坐汽车和飞机，乘坐汽车也要避免较为颠簸的路途，平时上下班乘坐公交车的时间也要控制在 1 小时之内，否则就要考虑由准爸爸或家人开车接送孕妈妈上下班。

## 远离人群聚集地

即便进入了孕中期，孕妈妈也还是要注意孕期安全和护理，少去人群聚集的地方，保护好胎宝宝的健康比什么都重要。如果孕妈妈经常去人群密集地活

动，孕妈妈会将很多细菌和病毒通过皮肤或衣物的接触带回家，不仅破坏了室内卫生，还会增加感染上肝炎、风疹、流感病毒、皮肤病的可能性，这些细菌和病毒会通过胎盘的血液循环进入胎宝宝体内，导致胎宝宝患上各种先天性疾病，还会造成流产、早产、死胎等严重后果；此外，在人群密集地，如车水马龙的拥挤街道、大型购物中心等场所，空气中的一氧化碳、二氧化碳和尼古丁的含量很高，孕妈妈长期吸入大量有害气体，会对胎宝宝造成先天性的损伤，容易生出痴呆儿等不健康的宝宝。

## 孕期腹泻要小心

若孕妈妈出现了大便次数增多，便稀，伴有肠鸣或腹痛，就很有可能发生了孕期腹泻。一旦发生腹泻，孕妈妈千万不可轻视，要尽快查明原因，及早进行治疗，以避免因肠道感染、食物中毒引起的腹泻导致子宫强烈收缩，或毒素入侵胎儿，引发流产或胎儿死亡。即便是单纯性的腹泻，孕妈妈也不可随意用药或听之任之、不采取任何措施，一定要咨询医生，用最合适的方式使自己尽快痊愈。

## 孕期打鼾不可忽视

研究发现，怀孕后，孕妈妈的上呼吸道变得较为狭窄，这可能是造成孕妈妈易打鼾的原因。有关专家指出，体重超重的孕妈妈更易打鼾，这对孕妈妈和胎宝宝都是十分不利的。

孕妈妈打鼾时，可能出现呼吸暂停现象，使血压上升，阻止血液从胎盘流向胎宝宝，可能导致胎宝宝缺氧，影响其生长发育；还增加了孕妈妈发生中风或心脏病的危险，并且促发或加重妊娠

期并发症的症状。

对此，孕妈妈要积极锻炼身体，增加自己肺活量，控制好体重，减少和杜绝孕期并发症的发生，使用正确的睡姿，不要让白天过分疲劳，适当增加睡眠时间，提高睡眠质量，以此来应对孕期打鼾的威胁。

## 孕妈妈请摘掉隐形眼镜

孕妇在妊娠期间，因生理变化，角膜的含水量比平常人高，尤其是怀孕末期，角膜透气性差，此时如果戴隐形眼镜，容易因为缺氧而造成角膜水肿。此外，一旦隐形眼镜不洁滋生细菌，将会因为感染造成角膜发炎、溃疡甚至失明。一些妊娠并发症也会造成眼睛的变化，如妊娠毒血症所引发的高血压会导致视网膜血管收缩，必须及时进行治疗。因此，妇女在怀孕期间不宜戴隐形眼镜。

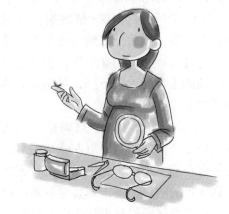

隐形眼镜容易滋生细菌，孕妈妈不宜带隐形眼镜。

## 使用空调和电扇应注意的问题

在夏季，由于怀孕而体热增加的孕妈妈更容易出汗和感到闷热，此时空调和电扇的使用频率很高。孕妈妈并不是不能使用这两样电器，但是吹风方式、温度和时间一定要控制好。使用电扇时一定

要不对着孕妈妈直吹,这样很容易造成疲劳、肌肉和关节酸痛等症,如果对着面部直吹,还容易导致孕妈妈出现面瘫,对胎宝宝成长十分不利。使用空调时也要避免直吹,同时空调的温度要控制好,不宜太凉,以24~28℃为宜,否则很容易使孕妈妈感冒着凉,或者感到头晕和头痛。一旦孕妈妈感到凉爽下来,就应及时关掉电扇或空调,使用时间不能过长,否则很容易使孕妈妈患病或感到不适,吹空调的房间还要经常开窗通风。

## 孕期失眠怎么办

怀孕期间,很多孕妈妈都会因各种各样的原因遭遇失眠,如尿频、胎动、日益膨胀的腹部等,都会令你在床上感到不舒服。有些孕妈妈还会围绕着分娩或胎宝宝不断做噩梦。参照以下方法可以促进孕妈妈的睡眠:

(1)闭目入静法。孕妈妈上床后先合上双眼,然后把眼睛微微张开一条缝。此时精神活动仍在运作,但交感神经活动的张力已大大下降,可诱导人体渐渐进入睡意蒙眬状态。

(2)鸣天鼓法。孕妈妈移开枕头躺在床上,仰卧闭目,以左掌掩左耳,右掌掩右耳,用指头弹击后脑勺,使之听到呼呼的响声,弹击到感觉微累时停止。再将头部慢慢移至枕头上,保持自然睡姿,即可很快入睡。

(3)搓搓脚心。先用温水洗脚,擦干后分别将一条腿盘在另外一条腿上,脚心向外,用左手轻搓右脚心,用右手轻搓左脚心至发热。再用拇指和食指逐个按摩脚趾,用力不要过大。结束后要用温水将手洗净。需要注意的是,在揉搓按摩的时候不要轻易使用按摩精

油,以免其中的化学物质渗透至肌肤,造成不良影响。

(4)睡眠诱导。孕妈妈在睡前聆听平静而有节律的声音,如蟋蟀叫、流水声、滴水声以及春雨淅沥淅沥的声音,或专门的催眠音乐,都有助于睡眠,还可以建立诱导睡眠的条件反射。

有些孕妈妈失眠可能是由于某种疾病引起的,如果失眠严重且试过多种方法都不见效,这时候要及时就医,以免延误治疗。

## 远离二手烟

二手烟对正常人的危害都是十分巨大的,更何况处在孕期需要全方位呵护的孕妈妈。二手烟不仅容易使孕妈妈患上胃病或者厌食、恶心等病症,还会对胎宝宝的大脑神经发育造成影响,甚至引发胎宝宝宫内缺氧、营养不良、畸形,或者导致流产等严重后果。因此,孕妈妈一定要时刻警惕二手烟的侵袭。

(1)远离有烟味污染的公共场所,远离吸烟人群。

(2)如果不便离开,要戴上口罩,并示意吸烟者自己是孕妇,请他把烟掐掉,或者走到远离自己的地方吸烟。

(3)请家人以及家中客人不要吸烟。

(4)如果每天无法避免要吸入二手烟,孕妈妈要尽可能地抽时间多去空气清新的地方走动。

(5)职场孕妈妈可以多放一些具有净化空气功能的植物在自己周围,如吊兰、绿萝、常春藤等,并经常开窗通风。

## 胎动知多少

从本周起胎动会陆续出现,最晚到20周必会出现,否则就要到医院进

行检查，看看是否是胎宝宝的发育出现了问题。通常情况下，在孕 18~20 周，每天的胎动次数开始明显增加，到了孕 28~32 周，是胎动最频繁的时期，过了 32 周，胎动次数又会降低，这是由于胎宝宝的活动空间变小所导致的。胎动次数的多少与胎宝宝的健康状况无关，只要出现得有规律，不过分激烈，也不过分轻柔，就是正常的。如果胎动出现了异常，如突然很激烈和急促，又突然停止，或者突然减少甚至超过 12 小时无胎动，就要及时就医，很有可能是孕妈妈腹部受到强烈撞击、妊娠高血压、脐带绕颈或打结、发育迟缓等情况所导致。现在孕妈妈并不用每日 3 次监测胎动，这是到了孕晚期才要开始进行的工作，除非胎动出现了异常，才需要通过监测胎动次数为诊断提供依据。

## 适度进行性生活

怀孕中期，胎盘已形成，妊娠较稳定，早孕反应也过去了，孕妈妈性欲也会相应地增强，这时可以适度地过性生活了。国内外的研究都表明，孕期夫妻感情和睦恩爱，性生活和谐，孕妈妈心情愉悦，能有效促进胎儿的生长和发育，生下来的孩子反应敏捷，而且身体健康。但性生活也不是多多益善，须合理安排，对性交姿势与频率也要加以注意，避免对胎儿产生不良影响。

孕中期适度的性生活可以使夫妻双方精神和躯体得到放松，需要注意的是，方式不要过于激烈甚至剧烈，要有节制，动作要轻柔，不要刺激乳头。孕中期性生活以每周 1~2 次为宜，性交时可采取夫妻双方习惯和舒适的姿势，但要注意不要压迫腹部，体位可采用前侧体位、侧卧体位、前坐体位或后背体位。准爸爸不要刺激孕妈妈乳头。孕妈妈也要注意自我调节，不要过度兴奋，以免诱发流产。

## 教准爸爸几招日常按摩手法

### ★滚法

以手背近小指侧部分附着在治疗部位上，手指任其自然，肘关节微微屈曲，腕关节往返旋转活动，连续不断。动作均匀协调，避免来回摩擦或跳动。此手法接触面积较广、压力较大，适用于肩、背、腰、臀及四肢等肌肉较丰厚的部位。

### ★揉捻法

用指腹或手掌在治疗部位做均匀和缓的揉捻动作。掌揉时，掌面保持水平，手指自然，指尖略微分开，适用于腰、背等肌肉面积较大的部位。指揉时，指关节放松，以腕关节牵动前臂，使附着部分做回旋移动，适用于颈肩部及四肢的软组织损伤。

### ★手指按压法

用拇指指尖或指关节在特定部位进行按压，若在穴位上按压称为点穴法。

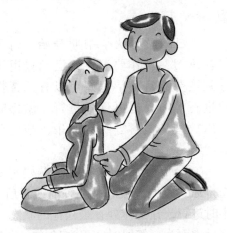

准妈妈容易出现腰酸背痛的症状，准爸爸很有必要掌握几种常用按摩手法。

使用时手要握空拳，拇指需紧贴食指外侧，以免因用力过度而损伤指部关节。力量应由小到大，在按压部位进行震颤。此手法适用范围很广泛，可用于全身各部位和穴位。

## 孕期如何祛除色斑

妊娠中后期，孕妈妈的皮肤会变得更加敏感，对紫外线的抵抗力减弱，皮肤很容易晒黑，脸上也容易长黄褐斑、蝴蝶斑。然而祛斑霜、美白膏等含有一些化学刺激成分的美肤产品又万万不能使用，那么，孕妈妈该如何对抗这些色斑呢？

首先，孕妈妈不能忽视防晒的作用。孕妈妈每次出门前都要记得涂抹无害的防晒品并戴遮阳帽、打遮阳伞。

其次，要保持良好的情绪。这是因为除日晒以外，激素的分泌变化也会影响色素的沉积。因此，孕妈妈在平日里要多注意调节你的情绪，试着找到适合自己的减压方法，让抑郁的情绪得到舒散和宣泄，扫除情绪斑点危机。

此外，孕妈妈的美白抗斑行动宜持之以恒地进行。日常生活中除了要做好斑点预防工作外，还要坚持进行美白工程，如坚持使用对孕妈妈无害的美白晚霜和精华素，可实现对抗色素沉积、淡化已有斑点和预防老化等目的。

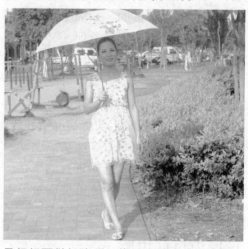

孕妈妈要做好防晒工作，除了涂抹安全的防晒品，外出时还要记得打伞，遮挡紫外线。

# 孕妈妈的阳光"孕"动

## 做做孕妇体操

孕妇体操可从孕中期开始，每天坚持练习，动作要温柔，运动量以不感到疲劳为宜。孕妈妈可以有选择性地进行练习，也可逐一进行。做操时可以放些优美、舒缓的音乐，帮助调节情绪。

在开始做孕妇体操之前，孕妈妈要先排尿、排便，最好是在餐前或餐后2小时进行，让身体处在最松弛的状态。请量力而为，练习时间不宜过长，动作幅度要适中，不要强迫自己做最大限度的伸展，也不要敷衍了事，否则不仅会影响运动效果，还会发生危险。如果感到不适，请立即停止。

★ 靠墙下蹲

动作分解：孕妈妈背靠墙壁站立，让全身背面紧贴墙壁，张开双脚与肩同宽，缓慢下蹲，下蹲过程中尽量减少腰部和墙壁之间的空隙，彻底蹲下后，保持姿势5秒钟，再慢慢站起恢复成原来的姿势。

动作次数：反复练习5~10次即可。

功效：预防腰痛。

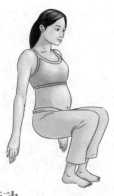

### ★ 压腿运动

动作分解：孕妈妈双腿前后张开站立，上身保持直立，双脚脚尖均向前，使前腿弯曲，后腿伸直，后脚跟着地，让身体做有规律的缓慢下压动作，之后再换边进行。

动作次数：每侧腿坚持 1 分钟即可，每侧做 5 次。

功效：缓解小腿压力，解除沉重感。

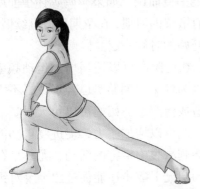

### ★ 提肛运动

动作分解：孕妈妈保持站立姿势，收紧会阴肌肉和肛门处的肌肉，像同时憋住大小便，保持收紧 5~10 秒钟，放松。

动作次数：重复 10~15 次。

功效：增加肛门和会阴肌肉的弹性及控制力，

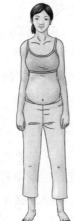

预防便秘和尿失禁，孕晚期练习有利分娩。

### ★ 举腿动作

动作分解：孕妈妈呈仰卧姿势，蜷缩起双膝保持住，让一条腿伸直并向上高举，保持此姿势，脚尖绷紧后放松，再绷紧，再放松，重复 3 次，再换腿做相同动作。

动作次数：每条腿练习 5~10 次即可。

功效：促进腿部血液循环，消除肿胀，预防静脉瘤。

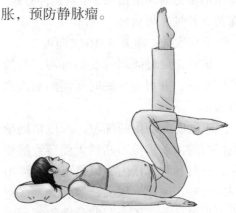

### ★ 扭腰运动

动作分解：孕妈妈呈仰卧姿势，蜷缩起双膝，保持上身姿势不动，通过腰部力量，使双膝向左侧放倒，使左腿紧贴床面，保持 5 秒钟不动，再将双膝缓慢移至右侧做相同的动作。

动作次数：向每侧边做 5~10 次即可。

功效：加强骨盆关节和腰部肌肉的耐受力。

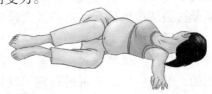

### ★ 猫姿练习

动作分解：孕妈妈在床上或瑜伽垫上保持爬姿，双手和双腿距离与腰同宽，一边呼气，一边绷紧腹部肌肉，拱起后背，前倾骨盆，肘部保持绷直，吸气后，再一边呼气一边慢慢放松腹部，恢复到

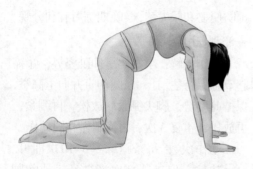

原来的姿势时向上抬头，尽量延伸脖颈，保持 5 秒钟，再放松。

动作次数：重复 5~10 次即可。

功效：通过倾斜骨盆的练习，有效预防腰痛，并可对分娩时所需的肌肉进行锻炼。

通过以上动作的练习，可以帮助孕妈妈缓解因胎宝宝不断增大而导致的腰部、骨盆和腿部压力，以及可能持续出现的便秘、尿频、尿失禁等症状，坚持练习直至产前，还能有助分娩的顺利进行。但是有过流产史、前置胎盘以及宫颈松弛症的孕妈妈不宜做这些练习，可用散步、做些简单轻松的家务劳动等方式达到锻炼身体的目的。

## 孕中期孕妈妈最需运动

孕中期，即孕 4 ~ 7 月。随着胎盘的形成，宫内情况相对稳定，孕妈妈已经度过了早孕流产的危险，可根据个人体质及过去的锻炼情况，适当加大运动量，进行适度的活动，如游泳、孕妈妈体操、瑜伽等。虽然此时运动量可以适量增加，但仍应切记不可进行跑、跳等容易失去平衡的剧烈运动。

事实上怀孕时维持一定的运动量，对胎儿和母亲都有好处。首先，运动会使孕妈妈的血量增加，可改善其焦虑心情，使生产产程缩短，自然生产机会提高，也使胎儿窘迫概率降低，胎儿平均体重比不运动的妈妈所生的胎儿少 310 克左右（胎儿脂肪减少了）。其次，运动的母亲所生之宝宝，运动神经元的发育比一般新生儿更快。总而言之，若想让生产更顺利，保持产后身材与体力，建议女性在怀孕前就开始培养运动习惯，并在怀孕过程中持之以恒，这样不只胎宝宝会变得强壮，也会让你在经历怀孕生产的煎熬后，依然是美丽动人的健康妈妈。

但有妊娠并发症的妈妈在进行运动时，会受到一些限制，像患有高血压、多胞胎怀孕、心脏疾病、前置胎盘或有早产现象的妈妈，均不适合运动。

## 孕中期可适当增加运动频率

孕妈妈适合做哪种运动、运动量的大小，都要根据个人的身体状况而定，不能一概而论。如果孕妈妈怀孕前就一直有锻炼的习惯，在孕期可以继续锻炼，但开始的时候一定要慢慢来。

在此阶段可以适当增加运动频率，是因为怀孕中期胎盘已经形成，不太容易造成流产。孕妈妈可以每天早晚散散步，既可以增加耐力，促进肠胃功能，还能刺激腹中宝宝的活动，尤其是在温和的阳光下散步还能促进胎宝宝对钙质的吸收。

不过，这个时期由于体重增加，身体容易失衡，孕妈妈尽量不要再做需要登高、弯腰的家务活动，如擦高处玻璃、弯腰擦地等。

## 孕妈妈外出锻炼注意事项

现在孕妈妈的身心稳健，浑身的细胞都在喊叫着要出去透透气。不过在出发之前，必须通过医生确认你和胎宝宝都安全，适宜进行户外运动才行。

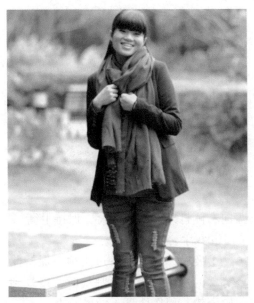

孕妈妈在进行户外运动时，最好选在清晨和傍晚，这样可以避免接触过多的紫外线。

进行户外运动，最好选在清晨和傍晚。上午是 8 点到 10 点，下午是 4 点到 7 点。在这段时间内，植物经过了几个小时的光合作用，空气中氧气含量非常高，而且紫外线也不是很强烈，空气质量也比较高，最适合户外运动了。如果是室内运动，不要选择刚吃饱或是空腹时运动。也不要在晚上 10 点后运动，因为这时候你和宝宝都要睡觉了。

此外，人体产生的热量主要通过皮肤散发，胎儿产生的热量也要通过孕妈妈的皮肤散发，因此，孕妈妈的体温会比正常略高些。这种体温升高会让孕妈妈在锻炼时更容易发热、疲劳和脱水。因此我们要做好充分的锻炼前准备。如，穿浅色棉质衣服。因为浅色衣服能减少热量的吸收，棉质的衣服透气性强，易散热，也比较吸汗，可以让皮肤自由地呼吸。衣服应该宽松或者有弹性，可以让肢体自由地舒展。

挑选合脚的鞋子。这点也非常重要，而且至少要准备两双，每天轮换着穿。休息的那双鞋子每天最好在阳光下晒晒，在风里透透气，这样就可以防止脚气病的产生。因为真菌容易在温暖和潮湿的环境里生长繁殖，而孕妈妈的脚又特别容易出汗。

准备一条干净和吸汗的毛巾。散步和爬山时可以用它来擦汗，游泳时可以用它来吸水和保温，练习瑜伽时可以用它来当坐垫或者覆盖身体。

准备充足的水。在锻炼的整个过程中，适当地出汗是没有问题的，但是如果汗水把整件背心都打湿了，那就要休息一下。运动前 10 ~ 15 分钟，要适当喝水，控制在 450 ~ 600 毫升。

## 孕 4 月孕妈妈瑜伽

进入孕中期后，孕妈妈的肚子会迅速开始增大，此时，孕妈妈宜多进行训练下肢、腰背肌肉量，以及身体平衡性的体位练习，以增强对日益增大的腹部的支撑力。

### ★ 手臂伸展式

①挺直腰背，双腿自然散盘，双手放到膝盖上，掌心向上，食指和拇指相触。吸气，双手前平举，掌心向下。

②呼气，双臂左右打开，侧平举，指尖向上翘起。

③保持自然的腹式呼吸，将手臂伸

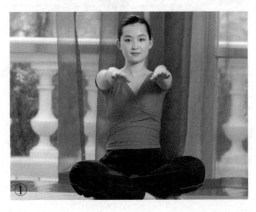

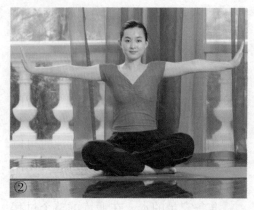

②

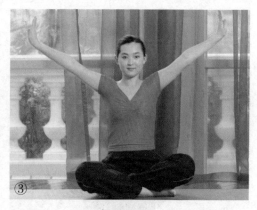

③

直，从前向后旋转3圈，再从后向前旋转3圈。呼气，恢复到起始姿势，稍作休息。

功效：此练习可灵活肩部，扩张胸部，增加氧气的吸入量。同时可使手臂的肌肉紧实，使身体更为强壮，为孕中期体重增加做好准备。

## ★ 树式

①直立，两脚并拢，两手掌心向内，自然下垂。

②将右脚脚掌贴在左小腿内侧，膝

盖向右侧打开，挺直腰背，保持平衡。

③双手合十在胸前。

④吸气，双手高举过头顶，保持此姿势2～3个呼吸；再呼气时，恢复到起始姿势，稍作休息，做另一边。

功效：此练习可放松髋部，补养和加强腿部、背部的肌肉，改善体态，锻炼小脑，加强稳定性。

安全提示：孕妇在做此练习时一定要保持身体的平衡，以免摔倒发生意外。

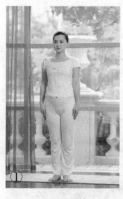

①

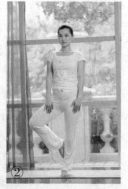

②

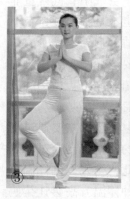

③

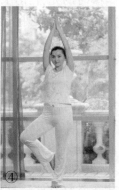

④

# 常见身体不适与应对

## 腰酸背痛

进入孕中期，孕妈妈由于腹部不断增大，压迫神经，加重腰椎负担，很容易产生腰酸背痛的毛病。这样的不适症

状是无法预防的，几乎大部分的孕妈妈都会出现这种情况。因此孕妈妈在生活中要避免长久地保持同一个姿势不变，至少每30分钟要变换一下姿势；或做

一些腰腹部、背部的伸展运动，避免长久站立和坐卧，也不要提重物；在变换姿势的时候，尽量先找寻支撑点支撑住身体的大部分重量，再进行姿势的变换，因此孕期的身体动作一定要轻缓；或者经常用热毛巾热敷腰部和背部，都能缓解腰酸背痛。

## 头晕眼花

在孕中期，孕妈妈依然会出现头晕眼花的症状。一旦发生此症状，孕妈妈要立刻停止正在做的事，就地蹲下，或平躺一会儿，待症状缓解或消失后再活动。对此，孕妈妈要多注意休息，适当增加运动时间，在室内时要多注意开窗通风，保证早餐的足量供应，多吃含铁丰富的食物。如果头晕眼花的现象频繁出现，孕妈妈就要考虑去医院进行详细的检查，看看是否是严重的妊娠贫血、妊娠高血压综合征、妊娠低血压、营养不良、妊娠水肿、

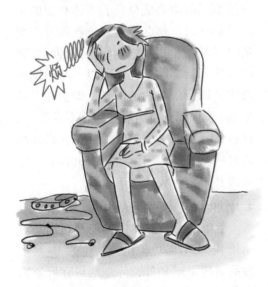

由于睡眠不足、睡眠质量不好、自主神经系统失调、血糖偏低、贫血、血压降低、过度疲劳、环境嘈杂等原因，都可导致头晕眼花。

心脏病、妊娠中毒症等病症，并及时进行治疗。

## 失眠

在孕4月，胎动首次出现，并越发频繁起来。有的孕妈妈会因为频繁的胎动、尿频、腹部膨大而产生的睡眠不适等原因，导致失眠。首先是入睡困难，然后是醒来后很难再次入睡，有的孕妈妈还会做关于胎宝宝样貌以及分娩情况的噩梦，造成睡眠困扰。对此，孕妈妈要放轻松，晚餐喝一些小米粥，多吃一些富含铜的食物，参照前述办法进行调理，或喝杯牛奶，看看书，听听《摇篮曲》等温柔舒缓的音乐，能有效缓解失眠。

## 牙龈炎和蛀牙

在孕4月，牙龈炎和蛀牙依旧容易困扰着孕妈妈，孕期不注重口腔清洁卫生，或孕前就患有牙齿疾病的孕妈妈更容易患上牙龈炎和蛀牙。对此，孕妈妈要坚持做好定期的口腔清洁工作，夜间不要进食，每次进食后都要刷牙漱口，刷牙时力道要轻柔，以免碰伤脆弱的牙龈。

## 尿频、夜尿频多

进入孕4月，尿频的症状依旧如影随形，而且还有加剧的趋势，并且孕妈妈起夜的次数也增多了，这是由于胎宝宝的代谢能力在不断加强，产生出的代谢物增多而导致的。对此，孕妈妈要放平心态，逐渐适应就好了，同时要保证适当的饮水量，不可过量，否则会加重尿频症状，也不能因为尿频而摄入不足，否则会使胎宝宝在宫内的发育受阻。

# 准爸爸要做一个称职的家庭营养师

## 孕期补钙纯牛奶、酸奶交替饮用效果佳

孕妈妈最担心的事情之一就是怕摄取的营养不够供给腹中的胎宝宝。事实上，孕期也的确会对一些营养素有特殊的需求，比如钙。

对孕妈妈的补钙，可从食用奶制品、豆制品、虾皮、紫菜等富含钙质的食物摄入；也可以将肉骨头炖酥后，蘸点醋将骨头嚼碎吃掉补充钙质。另外，专家指出，孕期通过喝奶补钙是不错的选择，而纯牛奶和酸奶交替喝的补钙效果最佳。因为牛奶本身含钙丰富，且容易被机体吸收。而酸奶是鲜奶经过乳酸菌发酵制成的，在营养价值上不仅和鲜牛奶一样，还有抑制腐败菌繁殖，减少它在肠道中产生毒素的作用。在妊娠中后期，孕妈妈每日需要的钙摄入量又有所提高，所以建议在选择奶制品时，最好牛奶和酸奶都购买一些，并交替着喝。

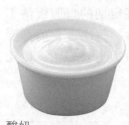
酸奶

## 孕中期的五个营养重点

### 1. 增加热能

孕中期，孕妇基础代谢加速，糖利用增加，能量的需要量每日比妊娠早期增加 1254 千焦。但据调查，大部分妇女在妊娠中期都调换了轻松的工作，家务劳动和其他活动也有所减少。因此，热能的增加应依据劳动强度、活动量大小因人而异，最好是观察孕妇体重的增加情况。妊娠中、晚期体重增加应控制在每周 0.3 ~ 0.5 千克。

### 2. 摄入足量的蛋白质

为了满足胎儿、子宫、胎盘、母体血液、乳房、子宫等组织迅速增加的需要，并为分娩消耗及产后乳汁分泌进行适当储备，蛋白质的摄入应足量。除了以面粉、大米为原料的主食外，肉、鱼、蛋白质和奶类等副食品的摄入也尤为重要。

### 3. 保证适宜的脂肪供给

脂肪是提供能量的重要物质。孕中期，脂肪开始在孕妇的腹壁、背部、大腿及乳房等部位存积，为分娩和产后的哺乳做必要的能量储存。妊娠 24 周时，胎儿也开始储备脂肪。脂肪是构成脑和神经组织的重要成分，若人体必需的脂肪酸缺乏时，就会推迟脑细胞的分裂增殖以及髓鞘化。植物油所含的必需脂肪酸远比动物脂肪丰富，所以，孕中期应增加烹调所用植物油的量，即豆油、花生油、菜油等。此外，还可选食花生仁、核桃仁、葵花子、芝麻等油脂含量较高的食物。另外，肉、奶、蛋也含有一定量的必需脂肪酸。

### 4. 增加维生素的摄入量

孕中期，孕妇体内热能及蛋白质代谢增快，对维生素 $B_1$、维生素 $B_2$ 及烟酸的需要量增加外，除烟酸可在肝脏内少量储存外，维生素 $B_1$、维生素 $B_2$ 均无法在体内储存，必须有充足的供给量才能满足机体的需要。孕妇应多吃谷类、

瘦肉类、动物肝脏、蛋类及豆类食品。

### 5. 补充无机盐

孕中期首先要重视铁的补充。孕中期孕妇血容量增加，血流速度加快，血液相对稀释，血红蛋白降低，贫血相对明显。加上孕妇和胎儿对铁的需求量亦增加，故为了纠正贫血不能满足孕妇及胎儿的需要，应该增加铁的摄入量。

其次是钙质。在整个妊娠期胎儿的钙储存是 25 克。孕妇从妊娠中期已开始加速钙的吸收和体内钙的储存，应注意多选择乳制品和豆制品，必要时应额外补充钙制剂。

## 不爱吃肉的孕妈妈怎么补充蛋白质

肉类食物能够提供给孕妈妈最容易被人体吸收的优质动物性蛋白。对于平素不爱吃肉，或者由于孕期口味的转变而厌恶吃肉的孕妈妈，可以用下列这些方法补充自己摄取不足的动物蛋白。

（1）选择近似动物蛋白的植物蛋白。这类食物主要是指豆类及其制品。豆类食物中的植物蛋白质中的氨基酸组成成分与动物蛋白十分近似，也能使人体较易吸收利用，孕妈妈可以适当多吃一些黄豆、绿豆、红豆、豆芽、扁豆、豆腐、豆浆等食物。

（2）选择含有动物蛋白的奶制品和蛋类食物。奶制品和蛋类中含有的蛋白质也属于动物蛋白，能够帮助孕妈妈补充所缺乏的动物蛋白，孕妈妈每天可以喝 2~3 杯牛奶，以每天摄入量不超过 250 毫升为准，可以用孕妇奶粉代替鲜牛奶；同时再喝一杯酸奶，也可少量吃一些奶酪；每天吃 1~2 个鸡蛋，或者 3~5 个鹌鹑蛋。

（3）多补充些其他蛋白质。除上述所列食物外，其他富含蛋白质的食物主要包括谷物类食物和坚果类食物，这两种都属于植物性蛋白，孕妈妈每天也可以适当进食，以补充缺乏的蛋白质。

## 你是否缺乏维生素 B₁₂

维生素 $B_{12}$ 又叫钴胺素，广泛存在于动物性食物中，植物性食物中基本上没有维生素 $B_{12}$。维生素 $B_{12}$ 的主要功能是参与制造骨髓红细胞，是人体的三大造血原料之一，防止恶性贫血和大脑神经受到破坏。如果孕妈妈缺乏维生素 $B_{12}$，容易导致妊娠恶性贫血，伴随恶心、头痛、记忆力减退、精神忧郁、食欲不振、消化不良、反应迟钝等症，这种疾病还会引起胎宝宝极为严重的先天性缺陷。长期吃素以及先天性缺乏维生素 $B_{12}$ 的孕妈妈容易患上这类疾病。因此在孕期，孕妈妈不可挑食，不能再保持吃素的习惯，一定要保证饮食结构的全面性和合理性，一旦查出自己缺乏这种营养物质，就要及时补充。尤其是不爱吃肉的孕妈妈，一定要注意补充奶制品和蛋类食物，或者遵照医嘱服用维生素 $B_{12}$ 制剂片，不可轻视维生素 $B_{12}$ 的缺乏问题。

## 不宜常吃精制主食

孕妈妈要多吃粗粮，少吃精致主食。所谓精制主食，就是将米、面粉等食物经过多道加工程序，制成精制米或精制面粉，比如免淘米，而米和面的加工越细，出粉率就越低，谷物的营养物质无机盐及 B 族维生素的损耗就越多，所含的营养成分就越少，会导致维生素 $B_1$ 缺乏症。而维生素 $B_1$ 是参与人体物质和能量代谢的重要物质，如果孕妈妈缺乏维生素 $B_1$，就会使胎儿易患上先天性的脚气病，以及吸吮无力、嗜睡、心脏扩大、心衰、强制性痉挛，还会导致出生后的死亡。摄入足量的维生素 B₁，还能缓解早孕反应的恶心呕吐症状。

## 洋葱猪排

**材料：** 猪小排 450 克，洋葱 100 克，盐、番茄酱、酱油、白糖、淀粉各适量。

**做法：**

❶ 猪小排洗净切块，用盐、酱油、淀粉腌渍；洋葱洗净切片。

❷ 油烧热，放猪小排炸至呈金黄色，捞出。

❸ 另起油锅，放入洋葱炒软，加番茄酱、酱油、白糖、水炒匀，加猪小排煮至汁干即可。

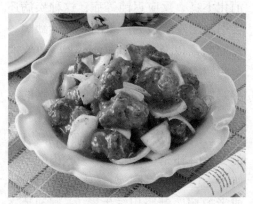

**推荐理由：** 洋葱富含纤维素、蛋白质、B 族维生素、维生素 E 和多种矿物质，排骨能够提供孕妈妈所需的优质动物蛋白质，以及丰富的矿物质，这道菜营养丰富而全面，非常适合孕妈妈在胎宝宝的快速成长期食用。

## 鱼头豆腐菜心煲

**材料：** 鲢鱼头 400 克，豆腐 150 克，菜心 50 克，花生油 40 克，盐适量，味精 2 克，葱段、姜片各 4 克，香菜末 3 克。

**做法：**

❶ 将鲢鱼头去鳞、去鳃，洗净剁块，豆腐切块，菜心洗净备用。

❷ 锅上火倒入油，将葱、姜炝香，下入鲢鱼头煸炒，倒入水，加入豆腐、菜心煲至熟，调入盐、味精，撒入香菜即可。

**推荐理由：** 豆腐富含钙和蛋白质，鱼头富含孕妈妈所必需的动物蛋白质和维生素 D，二者搭配食用，不仅能够保证动植物蛋白质的全面供应，还能提高孕妈妈对钙质的吸收率，可谓一举两得。

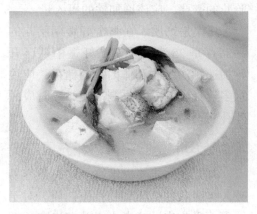

## 方便食品要少吃

处在孕期的孕妈妈最好不要吃方便面、方便饭、罐头、冷冻水饺、冷冻比萨等食物。这是因为这些食物中通常都含有

### 准爸爸的贴心守护

**做孕妈妈的专车司机**

孕妈妈每天乘坐拥挤并充满细菌、病菌的公交车，容易感染疾病和发生碰撞危险。对于有条件的家庭，准爸爸最好牺牲一些睡眠时间，尽量开车接送孕妈妈上下班。这样不仅能避免公交车司机频繁地起步和刹车所造成的剧烈摇晃和震动，还能节省时间，让孕妈妈的职场生活更加轻松，减少疲劳感，以保证胎宝宝在妈妈腹中的安全和健康。此外，准爸爸最好不要让孕妈妈自己开车，以免因体力、情绪、注意力、舒适度、突发因素等方面的情况而发生危险。

大量的添加剂、防腐剂、甜味素等人工合成的化学成分，会对胎宝宝的身体发育产生不良影响。此外，方便食品中普遍缺乏孕妈妈所必需的营养物质，如脂肪酸、维生素、蛋白质、钙等物质。因此，在孕期，孕妈妈要避免图省事，不能再像以前一样只求填饱肚子，应多吃新鲜的刚烹制好的菜肴，以求营养的均衡摄入。

## 孕期应保证膳食纤维的摄取

怀孕后由于胃酸减少，体力活动减少，胃肠蠕动缓慢，加之胎儿挤压肠部，使肠肌肉乏力，以及食物过于精细或偏食，食入粗纤维过少等原因，孕妈妈常常出现胀气和便秘的情况，严重时可发生痔疮，因此孕期摄取适量的膳食纤维，可保证孕期消化功能与吸收功能正常，从而有利于胎儿的生长发育。

膳食纤维可刺激消化液分泌，加速肠蠕动，促进肠道内代谢废物的排出，缩短食物在消化道通过的时间等作用。而且粗纤维在肠道内吸收水分，使粪便松软，容易排出，也能减轻孕期便秘症状。含有丰富纤维素的食物有糙米、全麦食品、各类果仁、干杏、豌豆、葡萄干、韭菜、芹菜、无花果等，孕妈妈可根据需要进食这类食品。

## 孕妈妈应多喝清汤，少喝浓汤

在日常餐桌上，汤因为营养而又容易消化，为很多孕妈妈所喜欢。尤其是一些南方的孕妈妈，汤更是她们必不可少的营养食品。不过，虽然汤有诸多好处，却也是非常讲究食用方法的。专家提醒，如果汤选得不对，或者喝汤的方法掌握不好，不但不能让孕妈妈补充营养，相反还会成为阻碍身体健康的隐患。

浓汤指的是用含高脂肪、高热量的食材，如老母鸡、肥鸭、猪蹄等炖出来的汤。在炖汤过程中食材中所含的油脂会慢慢地渗透到汤里，炖出来的汤脂肪含量就会很高。孕妈妈经常喝这样的汤，易造成脂肪在体内堆积，久而久之体重就会超标。而瘦肉、鲜鱼、虾米、去皮的鸡或鸭肉、兔肉、冬瓜、丝瓜、萝卜、魔芋、西红柿、紫菜、海带、绿豆芽等低脂汤料炖出来的清汤，营养会更丰富一些，更适合孕妈妈食用。

喝汤的最佳时间是饭前，而不是饭后。尤其是胃口不太好的孕妈妈，更应该在饭前喝汤。因为饭前先喝几口汤，可将口腔、食道润滑一下，有利于刺激食欲，使食物得到稀释和搅拌，能够促进消化、吸收。而饭后喝汤，会增加胃容量，影响食物的消化和吸收。

## 孕期食用油选择须知

孕产妇在挑选食用油的时候，要注意选择富含维生素和矿物质的食用油，来为自己和宝宝提供所需的营养。建议孕妈妈们食用富含不饱和脂肪酸的食用油，例如油茶籽油。油茶籽油中还含有丰富的维生素E，并且能够促进矿剂的生成和钙的吸收，对宝宝的大脑发育和健康起着非常重要的作用。

在选择食用油时，首先将原料油分为动物油和植物油进行挑选。动物油像猪油、牛油、鸡油等，饱和脂肪酸含量高，玉米油、葵花子油、稻米油等植物油，不饱和脂肪酸较高。而含有过多饱和脂肪酸的油会增加胆固醇的合成，所以最好远离。

其次，要看油的透明度、有无沉淀物和分层。高品质油在日光和灯光下，清亮无雾状、无沉淀或悬浮物、无杂质、

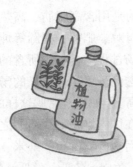

在选择食用油时，建议孕妈妈们选择富含不饱和脂肪酸的植物油，以促进宝宝大脑发育。

透明度好、黏度较小。若有分层现象，很可能是掺假的混杂油。

## 防治妊娠贫血的 7 道粥品

### 1. 牛乳粥

粳米 100 克煮粥，将熟时加入鲜牛奶约 200 毫升，食之。可辅助防治妊娠贫血。

### 2. 甜浆粥

用鲜豆浆与粳米 100 克煮粥，熟后加冰糖少许，可辅助治疗贫血。

### 3. 鸡汁粥

先将母鸡一只煮汤汁，取汤汁适量与粳米 100 克煮粥食。孕妇常食，可辅助防治贫血症。

### 4. 香菇红枣

取水发香菇 20 克，红枣 20 枚，鸡肉（或猪瘦肉）150 克，加姜末、葱末、细盐、料酒、白糖等，隔水蒸熟，每日 1 次。常食，可辅助治疗妊娠贫血。

### 5. 大枣粥

大枣 10 枚、粳米 100 克，煮粥常食，对防治妊娠贫血有一定作用。

### 6. 芝麻粥

黑芝麻 30 克，炒熟研末，同粳米 100 克煮粥食之。孕妇常食，能辅助治疗妊娠贫血。

### 7. 枸杞粥

枸杞子 30 克，粳米 100 克，煮粥。孕妇常食，可辅助治疗妊娠贫血。

## 对胎宝宝大脑有益的特殊物质

进入孕中期，胎宝宝的大脑开始加速发展，对胎宝宝大脑功能起着特殊作用的三种营养物质，需要开始进入孕妈妈的视野，适当地对这三种物质进行补充，能让胎宝宝具备更加优秀的脑功能。

（1）DHA 和 EPA。即二十二碳六烯酸和二十碳五烯酸，有优化胎宝宝大脑锥体细胞膜磷脂构成成分的作用，随着胎宝宝神经元的增长，对这两种物质的需求也会不断增多。因此孕妈妈要多吃海产品；或直接遵照医嘱服用专门的 DHA 和 EPA 营养制剂，同时搭配一些含有高蛋白和钙质的食物，如豆腐、牛奶、豆浆、鸡蛋等，可以提高吸收率。

（2）GA。即神经节苷脂，具有促使大脑在记忆和认知过程中能够更快、更多地储存信息的作用，使胎宝宝出生后的感觉更加灵敏，思维更加敏捷，记忆系统的容量扩大，记忆时间也更长久。因此孕妈妈多吃海鱼、牡蛎、蛏子等食物，或含有 GA 的营养制剂或孕妇奶粉等，均能有效补充 GA。

## 孕中期孕妈妈每日膳食构成

进入孕中期，孕妈妈的营养需求在不断增加，每日摄入的食物总量也随之增加，到底该怎么吃，吃什么，吃多少，才能满足每日的营养所需，又不让自己增重过快呢？请孕妈妈参看下面这个表格。

| 食物种类 | 每日摄入量参考 | 举例 |
|---|---|---|
| 主食类食物 | 300~500 克 | 大米、小米、糙米、紫米、黑米、馒头、面条、包子、饺子等 |
| 蔬菜类食物 | 500~750 克 | 大白菜、小白菜、油菜、洋葱、菜花、萝卜、胡萝卜、山药、南瓜、冬瓜、莲藕、芹菜、番茄、青椒、莴笋、绿豆芽、扁豆、蘑菇等 |
| 水果类食物 | 100~200 克 | 苹果、橘子、橙子、葡萄、草莓、西瓜、木瓜、香蕉、甘蔗、菠萝、枣、石榴、李子、杨梅、乌梅等 |
| 肉蛋类食物 | 100 克左右 | 猪肉、羊肉、牛肉、鸡肉、鹌鹑肉、鹅肉、鱼肉、鸡蛋、鸭蛋、鹌鹑蛋等 |
| 豆类食物及其 | 50 克左右 | 黄豆、红豆、绿豆、青豆、黑豆、豆腐、豆浆、豆制品等 |
| 制品 | 250~500 克 | 牛奶、酸奶、奶粉、奶酪等 |
| 奶类及其制品 | 50 克左右，每周食用 1~2 次 | 猪肝、羊肝、鸡肝、鹅肝等 |
| 动物肝脏 | 听音乐 | 听听莫扎特或贝多芬的钢琴曲，放松身心。 |

## 胎宝宝视力发育的关键营养素

◆ 维生素 A。众所周知，维生素 A 是维护人体视力正常的最主要的营养物质，对胎宝宝也一样，孕妈妈多补充维生素 A，可避免胎宝宝眼部畸形，或患上先天性白内障。孕妈妈可以通过多吃苹果、胡萝卜、南瓜、牛奶、动物肝脏、鱼类等食物补充维生素 A。同时可以搭配摄入一些脂肪、维生素 E 和卵磷脂，以提高维生素 A 的吸收率。但也要注意不可摄入过量，否则容易导致胎儿出现先天性异常，如唇裂、腭裂、脊柱裂、无脑、脑积水、血管异常或耳部、眼部、泌尿系统出现异常等。

◆ B 族维生素。其中的维生素 $B_1$ 和维生素 $B_2$ 是视觉神经的营养来源之一，孕妈妈可以主要从谷物类食物和海鲜类食物中补充。

◆ α - 亚麻酸。它是组成胎宝宝视网膜细胞的重要物质，能促进视网膜中视紫红质的生成，提高胎宝宝的视力水平，孕妈妈可从坚果类食物中摄取。

◆ 牛磺酸。能提高视觉功能，促进视网膜发育并保护视网膜，孕妈妈可通过牡蛎、海带等食物进行补充。

## 孕 4 月健康食谱

进入孕中期，孕妈妈对营养的需求增大，此时应增加孕妈妈的饮食营养，特别是有过严重早孕反应的人，更要增加。

### 荷兰豆炒木耳

**材料：** 荷兰豆 400 克，水发木耳 200 克，盐 3 克，鸡精 1 克，红椒 5 克。

**做法：**

❶ 荷兰豆择好洗净；水发木耳洗净，撕成小块；红椒洗净切段。

❷ 锅中倒油烧热，下入荷兰豆翻炒，加入木耳和红椒一起炒熟。

❸ 加盐和鸡精调好味后出锅，木耳和红椒倒在盘中央，荷兰豆围在周围即可。

**推荐理由：**黑木耳含有丰富的铁元素，荷兰豆富含蛋白质，正好可以充分满足孕妈妈在孕中期对铁和蛋白质的需要。

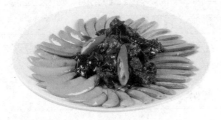

## 红薯蛋奶粥

**材料：**大米、红薯各 50 克，鸡蛋 1 个，牛奶 100 克，白糖 3 克，葱花少许。

**做法：**

❶ 大米洗净，用清水浸泡；红薯洗净切小丁；鸡蛋煮熟后切碎。

❷ 锅置火上，注入清水，放入大米、红薯煮至粥将成。

❸ 放入鸡蛋、牛奶煮至粥稠，加白糖调匀，撒上葱花即可。

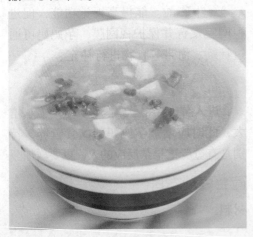

**推荐理由：**蛋黄对胎宝宝非常有益，含有卵磷脂、维生素 A、维生素 $B_2$、维生素 $B_{12}$、维生素 E 和铁等物质，能够促进胎宝宝的大脑和视神经发育；红薯则能够帮助孕妈妈静心安神，去火，降低血压。

## 牡蛎南瓜羹

**材料：**南瓜 400 克，鲜牡蛎 250 克，盐、味精、葱、姜各适量。

**做法：**

❶ 南瓜去皮、瓤，洗净，切成细丝；牡蛎洗净，切成丝；葱、姜分别洗净，切丝。

❷ 汤锅置火上，加入适量清水，放入南瓜丝、牡蛎丝、葱丝、姜丝，加入盐调味，大火烧沸，改小火煮，盖上盖熬至羹状关火，放入味精搅匀即可。

**推荐理由：**牡蛎对于孕妈妈来说是难得的有益食品，富含大量的锌、铁等营养物质，能够对胎宝宝的重要器官——大脑和视神经的生长起到非常有益的促进作用。

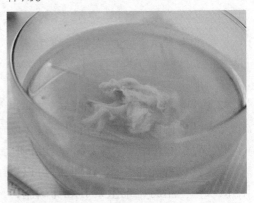

## 红白丸子汤

**材料：**冬瓜、鸭血豆腐、小葱和香菜各适量。

**做法：**

❶ 冬瓜切削成小球状，鸭血豆腐也切削成小球状。

❷ 小葱和香菜取嫩叶少许剁成末。

③ 用炖好的鸡汤煮两种主料,小火15分钟。

④ 加入小葱和香菜末,可适当调味。

**推荐理由:** 此汤能够清热安胎、滋阴补虚,增强孕妈妈抵抗力,消除孕妈妈的水肿现象,还能够促进胎宝宝的发育。

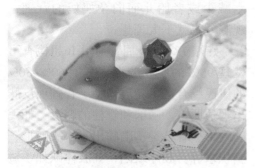

## 鲜马蹄炒虾仁

**材料:** 虾仁250克,马蹄200克,荷兰豆适量,盐、味精各2克,水淀粉适量。

**做法:**

① 虾仁洗净备用;马蹄去皮洗净,切片;荷兰豆去头尾洗净,切段。

② 热锅下油烧热,入虾仁、马蹄、荷兰豆炒至五成熟时,加盐、味精调味。

③ 起锅前,用水淀粉勾芡即可装盘。

**推荐理由:** 马蹄能够清热健体,虾仁能够补充丰富的钙质,非常适合孕妈妈食用。

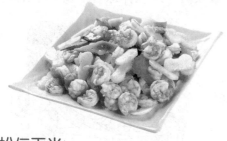

## 松仁玉米

**材料:** 熟松子仁100克,熟葵花子仁50克,甜玉米200克,胡萝卜50克,青豆50克,盐、油、蜂蜜、水淀粉各适量。

**做法:**

① 将胡萝卜洗净切成小丁,青豆洗净备用。

② 将水倒入锅中烧沸,放入甜玉米焯至熟,捞出沥干水分备用。

③ 将油倒入锅中烧热,放入松子、葵花子炒香。

④ 放入甜玉米、胡萝卜、青豆炒熟,放入盐炒匀。

⑤ 最后将蜂蜜和水淀粉混合, 倒入锅中勾芡,再稍翻炒即可。

**推荐理由:** 松子仁和葵花子仁都能够促进胎宝宝大脑和骨骼的发育,玉米能够有助减退孕妈妈的妊娠斑,还能开胃通便,预防妊娠便秘。

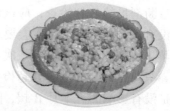

## 板栗煨鸡

**材料:** 带骨鸡肉、肉清汤各750克,板栗肉150克,葱段、姜片、酱油、料酒、盐、淀粉各适量。

**做法:**

① 鸡肉洗净剁块;油锅烧热,入板栗炸至金黄色。

② 再热油锅,下鸡块煸炒,烹入料酒,放姜片、盐、酱油、肉清汤焖3分钟,加板栗肉煨至软烂,加葱段,用淀粉勾芡即可。

**推荐理由:** 板栗和鸡中均富含钙质,能够满足胎宝宝生长发育的需要,是孕中期孕妈妈增加营养的上佳选择。

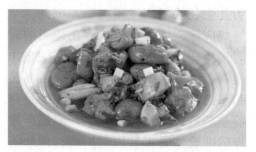

# 孕期检查和疾病防治

## B超，查胎儿重大畸形

每个孕妈妈在孕期都要去医院照B超，很多孕妈妈就担心B超检查有害健康。事实上，目前的医学研究认为B超检查是安全的，因此，孕妈妈不必对孕期B超检查产生恐惧心理。

B超检查是一种非损伤性和无痛苦的检查方法。对于怀孕的孕妈妈来说，只要是诊断剂量的B超检查，应该说是对胎儿没有影响的。通常医生会要求孕妈妈在孕早、中、晚期各进行一次全面的B超，只要是诊断剂量的B超检查，对胎儿是没有影响的。本月B超，除了弥补怀孕初期未做超声波检查之不足，主要目的还是针对胎儿的重大畸形做筛检，如脑部异常（水脑、无脑……）、四肢畸形、胎儿水肿等。另外，此时可由超声波得知胎儿的性别。

## 孕期B超检查常识

孕期B超检查是十分重要的，可以通过B超监测胎儿是否存在严重畸形，还可以确定胎儿个数，了解羊水量以及测量S/D值，观察胎心是否正常等。检查次数除依据规范要求外，还需根据孕期胎儿及其附属物的异常适当增加。

但是不适当的B超检查不利于监测胎儿生长状况和发现畸形。因此，孕妈妈应该根据医生建议，在适当的时间接受适当的B超检查。最常见的B超有普通B超和彩色B超，普通B超和彩色B超都是二维平面图像，是目前孕期最常用的检查技术，但超声检查的准确性受多种因素影响，例如羊

水量和胎儿体位等，如果怀孕晚期羊水减少或者胎儿面向孕妈妈的背部，观测效果就不太理想。

妊娠18至20周，通过B超检查可发现95%的胎儿畸形。其中60%~80%的唐氏综合征（先天愚型）在颈项皮肤出现透明带。脑部和脊柱的畸形，如无脑畸形、脊柱裂、脑膨出、小头畸形、脑积水等。肢体缺陷，如肢体缺如、短缩。腹壁缺陷，如腹裂、脐膨出。其他，如先天性心脏病、连体婴儿等。

## 筛查唐氏综合征

抽取孕妇血清，检测母体血清中甲型胎儿球蛋白（AFP）和绒毛促进腺激素（HGG）的浓度，结合孕妇预产期、年龄和采血时的孕周，计算出"唐氏儿"的危险系数，这样可以查出80%的唐氏儿。

做唐氏综合征筛查还可检查出血清AFP、HGG和PAPPA，还可筛查出神经管缺损、18三体综合征及13三体综

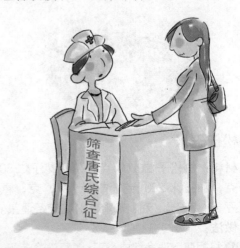

14~18周时进行唐氏筛查。

合征的高危孕妇。

筛查的最佳时期是在怀孕第15～20周。孕妇于抽血后2周回门诊做例行产前检查时由门诊医生告知结果，若血清筛查呈阳性者需再做羊水检查，明确诊断。

## 坐骨神经痛怎么办

怀孕后体内激素发生生理性改变，使韧带松弛，为分娩做好准备，但也导致腰部的稳定性减弱。同时胎儿在子宫内逐渐发育长大，使腰椎负担加重，如果再有腰肌劳损和扭伤，就很容易发生腰椎间盘突出，引发坐骨神经痛。此时孕妈妈要注意劳逸结合，避免做剧烈的体力活动。

孕妈妈患有坐骨神经痛时，最好选用硬板床，必要时可做牵引治疗。睡眠时，最好采用侧卧位。平卧时要在膝关节下面垫上枕头或软垫。此外，不要穿高跟鞋。对于疼痛症状重者，可在医生的指导下适当用药。

## 子宫颈闭锁不全的防治

一般孕妈妈的子宫颈在怀孕期间几乎是闭锁的，等到怀孕足月进入产程开始有阵痛时，子宫颈才逐渐张开。而少数孕妈妈的子宫颈在子宫日渐膨胀与胎儿的压力下，不到成熟期便扩张开来，这种情形称作"子宫颈闭锁不全"。子宫颈闭锁不全，是子宫颈因"无痛性扩张"而无法锁紧，使得羊膜脱出导致破水而流产。这种情况多发生在妊娠中期，且会造成妊娠中期重复性流产。

子宫颈闭锁不全主要是因为先天性子宫颈发育异常和后天子宫颈伤害而引起。其中，后天性原因占30%～50%；后天性原因，大部分与做过人工流产手术或经历过子宫颈癌初期的子宫颈锥状切除有关。

孕妈妈患上子宫颈闭锁不全时，一般没有特殊不适，需通过B超来诊断。对要求生育的妇女，可采用手术治疗。子宫颈闭锁不全主要的治疗方法是在妊娠4～5个月时，麻醉下后施行宫颈缝扎术，使宫颈闭锁，以保证继续妊娠，直到妊娠足月，将缝合线拆除，自阴道分娩。这种手术的效果是比较好的，但也可能引起妊娠中途流产。所以，一有临产先兆，应及时拆除缝线。

## 积极预防孕期阴道炎

孕期由于激素水平的变化，阴道的酸碱度也有相应的变化，所以这期间容易患阴道疾病，即为孕期阴道炎。孕期阴道炎给孕妈妈带来了很多烦恼。常见的孕期阴道炎有以下几种：

霉菌性阴道炎。女性怀孕后性激素水平高，加上阴道充血、分泌旺盛、外阴湿润等，创造了一个非常有利于霉菌生长的环境。若孕期出现不适，白带呈豆渣状、凝乳状，像过期的"坏牛奶"一样，就可能是得了霉菌性阴道炎，但由于该症不仅有念珠菌在作怪，支原体、衣原体等也爱混在其中，所以要做个白带常规检查，医生会对症治疗。

滴虫性阴道炎。由于孕期阴道酸碱度改变而使该症发作，是孕期常见的阴道炎，其主要症状是稀薄的泡沫状白带增多及外阴瘙痒。滴虫性阴道炎常会并发滴虫性尿道炎、膀胱炎、肾盂肾炎等其他炎症，从而对孕产妇造成不利影响。

细菌性阴道炎。该病实际上是寄生在阴道内的正常菌群平衡失调引起的阴道感染性疾病。国内有数据显示，孕妈妈中患病率为 12.5%，在妊娠期细菌性阴道炎常可引起不良围产期结果，如绒毛膜羊膜炎、羊水感染、胎膜早破、早产及剖宫产后或阴道产后子宫内膜感染等。

因此，为预防孕期阴道炎，孕妈妈应该积极做好预防措施，最好在孕前全面检查身体，以免孕后发现以上疾病再治疗用药受到局限。孕期也应保持良好的生活习惯：穿棉质内裤，并且勤换，清洗外阴的毛巾和盆要单独分开。洗后的内裤要放在太阳下暴晒，不要晾置于卫生间内。穿着衣物须透气，不要连续穿着连裤袜或紧身牛仔裤。大便后擦拭的方向应由前至后，避免将肛门处的念珠菌带至阴道。不要用消毒剂或各种清洁剂频繁冲洗外阴和阴道。清洗阴部最好用清水，而不是各式各样的洗液。尽量保持心情开朗，因为心理原因也会降低身体免疫力，使病菌乘虚而入。此外，还要按时做好孕期检查，患上孕期阴道炎要积极配合医生治疗。

## 警惕宫外孕破裂

如果孕妈妈及早进行孕期检查，就能及早确定宫外孕，排除异常情况。在孕 1 月没有检查发现时，一般情况下宫外孕会在怀孕后第 6 ~ 8 周的时候破裂，也能及早解决这一疾病。但是在极少数情况下，进入妊娠第 4 个月时，也有可能会发生宫外孕破裂。

宫外孕是比流产更严重的疾病，随着胎儿长大，输卵管会破裂而引起大流血。不仅是胎儿，更重要的是威胁着母亲的生命。当宫外孕发生在输卵管向质部（在子宫壁内的一段输卵管）时，由于管腔周围有子宫肌肉包绕，胎儿发育

到 3 ~ 4 个月时才破裂。因此，孕 4 月，如果孕妈妈出现下腹剧烈腹痛、大量出血等情况，就要考虑宫外孕破裂可能，必须马上叫救护车。因为这时候宫外孕一旦破裂，不迅速抢救，孕妈妈就会有生命危险。

在救护车来到之前，应当让孕妈妈保持头低、脚高的姿势，保持周围环境安静，防止出血加重。同时，用毛毯等保温也很重要。

## 及时治疗胎儿宫内发育迟缓

凡有妊娠并发症、不良分娩史的孕妇，如发现胎儿大小与妊娠月份不相符合，应请医生检查，是否胎儿宫内发育迟缓。通过以下几种方法，可以判断胎儿的生产状况。

测量子宫底高度。如果宫底的高度连续 4 周一直在正常限度下，应怀疑生长不良。

测量孕妇体重。孕妇体重应随妊娠月份的增加而增加，到妊娠中后期平均每周增加 350 ~ 400 克。如果你每周称一次体重，连续 3 次没有明显增加，表示有胎儿生长异常的可能。

用超声波检查胎儿身高、胸部、胎头等，推算胎儿体重，是比较可靠的方法。

检查孕妇尿中雌三醇含量。如果胎儿宫内发育迟缓，经检查没有先天性疾病，应给予及时的治疗。

胎儿宫内发育迟缓的孕妇，要密切观察自己宝宝的情况，出现胎儿应激状况及时救治。但也不用考虑流产，虽然宫内发育迟缓的胎儿出生以后，生长和发育通常较同龄婴儿差，但经过精心科学的喂养，大多是能赶上同龄婴儿的。

## 妊娠糖尿病的筛查

在孕 24 或 28 周的产前检查中，应有妊娠糖尿病的筛查。尤其是具有糖尿病史、妊娠糖尿病史、糖尿病家族史、产前及妊娠期肥胖、有过不明原因的死胎或新生儿死亡史、分娩过巨大儿、有过羊水过多症以及孕龄超过 30 岁的孕妈妈，更应重视妊娠糖尿病的筛查工作，这些孕妈妈通常被列为妊娠糖尿病的高风险者，可能在孕中期的第一次产检时就被要求进行筛查。在进行妊娠糖尿病筛查时，孕妈妈需要先保持空腹 12 小时以上，喝下 250 毫升（内含 50 克葡萄糖粉）的葡萄糖溶液，1 小时后检测血糖水平，如果测量值低于标准值，则说明一切正常；如果大于标准值，则判定为糖筛异常，需要再进行糖耐检查。糖耐检查也是先要保持空腹 12 小时以上，然后先进行一次血糖水平检查，再

喝下 275 毫升（内含 75 克葡萄糖粉）的葡萄糖溶液，分别在 1 小时和 2 小时后检测血糖值，以上三项检查结果中，若有任何一项结果大于标准值，则被判定为妊娠糖尿病。

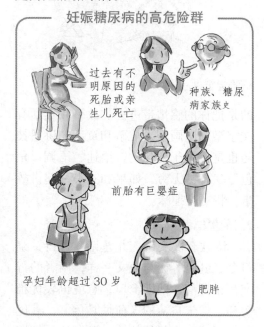

妊娠糖尿病的高危险群

过去有不明原因的死胎或亲生儿死亡

种族、糖尿病家族史

前胎有巨婴症

孕妇年龄超过 30 岁

肥胖

# 四月胎教方案

## 给宝宝说说妈妈都干什么了

有时闲来无聊，孕妈妈可以顺便用汇报行程的方式对胎宝宝进行语言胎教。说一说自己这一天都干了些什么，如：宝宝，妈妈今天去超级市场买了自己最爱吃的黑木耳和豆腐，这可是能给你长身体的好东西呢；后来，妈妈还去咱们家附近的书店转了转，买了几本好看的画册和孕期保健书刊，这样妈妈就能知道怎么才能把你养得更健康、更美丽；晚上，妈妈在写孕期日记，写了今天的身体状况，还记录了体重，为了你，妈妈的体重还要增长十几斤呢，你也要

不辜负妈妈的期望，健康茁壮地快快成长哦。通过这样的流水账式的讲述，可以增强孕妈妈的记忆力和表达能力，活动了孕妈妈的大脑，使思维更清晰和灵活，还能让孕妈妈更加热爱自己的孕期生活，会想方设法地去丰富它，好有更多更丰富精彩的事情讲给宝宝听。同时，胎宝宝的大脑也得到了相应的刺激，能够使他更好地发育。

## 语言胎教的形式

### 1. 故事与童话

讲故事、童话给胎儿听，生活中时时刻刻都有胎教的课堂和教材，最重要

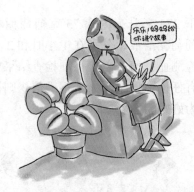

给胎宝宝讲故事。

的是把你的感情带进去。故事和童话有文字型和图画型，故事和童话的讲述技巧也是最富于变化的，语速、语调、角色等，奇妙无穷，如果和丈夫一起讲故事，将更有趣味。

## 2. 诗歌与散文

诗歌有散文诗、儿童诗、古诗、绕口令、谜语等，与散文一样，两者的行文都很押韵，朗朗上口，意境也较优雅柔和，像朱自清的《荷塘月色》，其优美的意境，宁静的韵味，可以让孕妇摆脱烦恼，改善精神状态，促进身心平衡，并优化胎内环境，使胎儿出生后性格良好，情绪稳定。

## 3. 阅读与讨论

这两者对孕妇和胎儿的记忆和思考能力都有帮助，在阅读的过程中，孕妇首先受到视觉的刺激，然后转化成思维和感情；讨论通过问题的提出、过程的变化，最终要得出一个结果，是经过了语言和思维的一个整合过程，也可以利用闲暇时间进行。

## 来自准爸爸的轻柔抚摸

抚摸胎教不能少了爸爸的参与。在每晚睡觉前，准爸爸都可以轻柔地抚摸胎宝宝身体和头部所在的位置，不仅能

使夫妻双方增进亲密感，使感情得到滋润和升华，培养更加浓厚的亲子感情，更重要的是能对胎宝宝的神经和大脑发育产生非常积极的影响。通过对胎宝宝身体或头部的抚摸，能够刺激胎宝宝的运动积极性，促进神经系统的发育，促进大脑网络的拓展，使生出的宝宝更具有运动天赋，更加敏锐和聪慧。

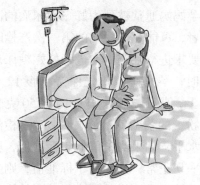

准爸爸轻柔抚摸胎宝宝。

## 给胎宝宝传递安全的记忆信息

研究证明，胎儿在子宫内就能通过胎盘接受母体神经反射传递的信息，使脑细胞在分化、成熟过程中不断接受母体神经信息的调节与训练，迅速增大记忆储存，并开始引导其行为的发展。

有人做过这样的实验：在医院产科的婴儿室播放有关母亲子宫内血液流动及心脏搏动声音的录音，发现正在哭泣的新生儿很快就能安静下来，显得情绪稳定，饮食、睡眠情况变好，而且体重迅速增加。这是因为胎儿在母亲的子宫中早已熟悉母亲的心音，一听到这种声音就感到安全亲切。

既然胎儿有记忆能力，那么孕妈妈就应设法开发胎儿的记忆力，把良好的、积极的、健康的、真善美的信息及时传递给胎儿，让他输入脑子里，受用一生。

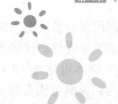

# 17-20周 怀孕5个月

## 胎宝宝的发育状况

这一月胎宝宝的感觉器官进入成长的关键时期，大脑开始划分专门的区域进行嗅觉、味觉、听觉、视觉以及触觉的发育。现在孕妈妈肯定能感到胎宝宝在经常运动，想必内心一定感到无比幸福吧！

胎长：18～25厘米。

胎重：160～300克。

四肢：手指、脚趾长出指甲，并呈现出隆起，胎宝宝还会用口舔尝、吸吮拇指，那样子就像在品味手指的味道。

器官：此时胎儿的头已占全身长的三分之一，耳朵的入口张开；牙床开始形成；头发、眉毛齐备。由于皮下脂肪开始沉积，皮肤变成半透明样，但皮下血管仍清晰可见；骨骼和肌肉也越来越结实。生殖器已清晰可见。胎儿的听力形成。此时开始能够吞咽羊水。肾脏已经能够制造尿液，感觉器官开始按照区域迅速地发展。

胎动：孕5月是刚刚开始能够感知到胎动的时期。这个时候的胎宝宝运动量不是很大，动作也不激烈，孕妈妈通常觉得这个时候的胎动像鱼在游泳，或是在"咕噜咕噜"吐泡泡，跟胀气、肠胃蠕动或饿肚子的感觉有点像，没有经验的孕妈妈常常会分不清。此时胎动的位置比较靠近肚脐眼。

## 孕妈妈的身体变化

你的腹部已经显现出来了，而你的身心都进入稳定期。

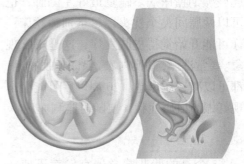

孕5月，孕妈妈进入平稳的孕中期，胎宝宝开始快速发育。

体重：孕妈妈最少增加了2千克体重，有些也许会达到5千克。

子宫：子宫现在大小如儿童的头大小。此时可测得子宫宫底高度在耻骨联合上缘的15～18厘米处。胎宝宝19周的时候，孕妈妈的子宫底每周会升高1厘米。

乳房：乳房比以前膨胀得更为显著，有些孕妈妈还能挤出透明、黏稠，颜色像水又微白的液体。臀部也因脂肪的增多而显得浑圆，从外形上开始显现出较从前丰满的样子。

尿频、尿急：这个月子宫在腹腔内慢慢增大，对膀胱的刺激症状随之减轻，所以尿频现象基本消失。

妊娠反应：早孕反应自然消失，孕妈妈身体和心情舒爽多了。

## 孕妈妈本月焦点

这个月胎宝宝飞快地成长，宝宝17周的时候你可以借助听诊器听到胎宝宝强有力的心跳，通过听胎心音来确定胎宝宝的健康状况，如发现任何异常，请立即到医院寻求医生的帮助。

建议每周称一次体重，一般来说，整个孕期体重增加12.5～18.0千克是正常的，否则可能会造成分娩困难，引起妊娠期糖尿病。睡觉最好左侧卧，也可以两腿间夹个枕头，尽量别睡软床；你可能开始觉得皮肤发痒，这是正常现象。要常洗澡，勤换内衣，保证睡眠充足，都可以减轻瘙痒感。20周以后可能会出现妊娠高血压症状，要随时监测血压。

## 准爸爸注意要点

5个月的胎儿感觉器官发育迅速，从这个月开始有了味觉、听觉和视觉，所以这个月开始可以全方位地对胎宝宝进行胎教。准爸爸此月应该做到：

准爸爸注意事项一：和妻子一起进行胎教，每天跟胎宝宝说话，"抚摸"宝宝，给宝宝听胎教音乐。

准爸爸注意事项二：协助妻子做好孕期的自我监护：量体重、数胎动。

准爸爸注意事项三：保持居家环境的安静，让妻子远离强烈的噪声，以免造成宝宝的不安。

准爸爸注意事项四：如果妻子身体情况允许，准爸爸可以安排一次短期的旅行，减缓妻子的忧虑和不适。

# 孕妈妈五月生活细安排

## 每天都睡个午觉

进入孕中期，越来越重的"腹"担以及各种不适，容易造成孕妈妈睡眠质量下降，甚至是失眠。即使是睡眠正常的孕妈妈，也应保证每日中午半小时至1小时的睡眠时间。这样能够补充更多的精力和能量，给胎宝宝创造更有利的生长环境。无论孕妈妈处在哪个季节，都要保证睡个舒舒服服的午觉，平时感到困乏了，即便不到午睡时间，也可以稍微眯一会儿，适时解除疲劳。

## 孕妈妈旅行要考虑周全

在孕中期，孕妈妈可以进行少量的远途旅行。但是在出行前，孕妈妈要对下列情况考虑周全，做好行前准备，以保护自身和胎宝宝的安全。

◆先产检再走。在出行前1~2天，孕妈妈应先到医院进行一次全面的产前检查，如一切正常，在医生的允许下方能出行。

◆提前准备好孕期情况说明材料。孕妈妈要带上母婴健康手册及病例的复印件，记下产前检查的医院名称和医生的联络方式，以便在外地就医时使用。还要请医生写一份孕妈妈可以乘坐飞机出行的证明书，以便提供给航空公司。

◆了解旅行目的地情况。孕妈妈的旅行目的地一定要具有现代医疗条件，如大中型医院等，不能到医疗水平落后的地方去，旅行目的地也不能是传染病流行区，以策安全。

◆带足日用品和衣物。孕妈妈在孕期需要勤换洗衣服，还要保证绝对的卫生条件，因此要准备足够的换洗衣服、纸巾、毛巾、牙刷、牙膏、餐具、护肤品、衣架等用品，以及医生要求必须携带的药品。

◆安排好行程。无论孕妈妈是外出旅游、探亲还是出差办事，都要将自己的行程安排好，不要过于紧凑，要有足够的休息时间，避免让自己过于劳累。如果是旅游，最好选择自由行的方式，旅行团行程都较为紧凑，不适合孕妈妈。

◆选择合适的交通方式。孕妈妈如果长途旅行，交通工具最好选择飞机，避免长时间的颠簸造成危险。此外，无论孕妈妈选择何种交通方式，最好都能时常站起来走动一下，避免长时间保持同一种姿势造成不适。

## 不得不自驾出行时怎么办

在某些特殊情况下，孕妈妈需要自己驾车出行。这时孕妈妈难免感到孤单、慌张和惶恐，此时孕妈妈要相信自己，提高安全驾驶意识，遵循谨慎的驾车方式，就能保证自身的安全。

◆孕妈妈开车时要尽量放慢车速，避免急刹车对身体造成的冲击，进而引起破水，还能避免车辆之间的碰撞、剐蹭事故的发生。

◆孕妈妈不要长时间开车，最多不超过1小时，避免长时间保持同一个姿势，造成身体的过度疲劳，使胎宝宝受

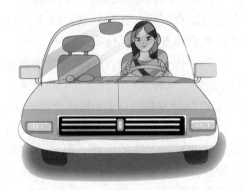

驾车时，调节安全带至舒适的位置。下部安全带系于腹部下方，抵住大腿；上部安全带应斜穿过双乳之间，以不勒着脖子或下滑到手臂处为准。

到影响。

◆一定要系上安全带，以策安全。系安全带的松紧要适中，避免压迫肚子，但也不宜过松，否则起不到保护孕妈妈的作用。

◆要保持端正的驾驶姿势，不要单手握方向盘，座椅间距不要太大，也不能过小，否则都容易发生危险。也可以在腰部放一个靠垫，起到支撑的作用，缓解坐姿产生的不适。

◆控制好情绪，尽量不要让自己长时间处在紧张和焦虑中，否则会影响胎宝宝的生长发育。

如果车程过长，道路过于颠簸，或者孕妈妈对路线、路况不熟悉，抑或是驾驶技术不熟练、不过关，孕妈妈都不要自行开车，一定要请人代驾，或者乘坐出租车或公交车出行。

## 容易被忽视的卫生细节

孕妈妈在日常生活中要高度重视自身的卫生问题，所用的衣物和用具要及时清洗和更换，避免接触含有大量细菌、病菌和化学物质的物品，尽量使自己处在一个"无菌"的环境中，以免发生疾病。在卫生防护中，孕妈妈容易忽略这样几个易携带大量"污物"的环节。首先，孕妈妈每天回家后一定要第一时间更换衣服，最好除内衣外全部更换，一定不要穿着外出时所穿的服装在家里走动，要有自己专门的家居服装，以免将在户外所沾染的细菌和病菌带回家。相应的，准爸爸也要进门后立即更换居家服。再有，孕妈妈要定期清洁自己的手机，因为手机是孕妈妈形影不离的物品，在任何场合、任何卫生条件下，孕妈妈都有可能使用它，如拿完钱以后、摸完

## 准爸爸的贴心守护

### 尽量少出差

在孕期，孕妈妈需要准爸爸的贴身相伴和呵护，在这段时间，准爸爸最好能征得上司的同意，将出差的任务交给他人，避免离开孕妈妈的身边，尤其是在比较容易出现意外状况的孕晚期。有准爸爸的陪伴，孕妈妈才能感到更加放心和踏实，保持舒畅的心情，对胎宝宝的发育极为有利。

公交车的扶手后、戴着脏手套时等，手机上面附着了大量用肉眼看不到的细菌。孕妈妈一定要每周用消毒湿巾进行擦拭，不要将手机放在靠近床的位置，尤其是床头柜、枕边等处，避免遭受细菌侵害。此外，孕妈妈一定要经常洗手，尤其是拿完钱、吃完饭、上完厕所、拿完多人触摸过的工作文件等，还要随身携带一些具有专业消毒功能的湿巾，以备不时之需。

## 孕妈妈外出购物要小心

在较为安全的孕中期，孕妈妈可以适当地出行，比如去超市或大型购物中心购物。同时还能通过步行锻炼身体，增加活动量。但是，孕妈妈的出门购物要掌握好以下几条原则：

◆不要在恶劣的天气条件下出行。遇到大风、下雨、下雪、大雾等天气时，孕妈妈一定不要出门，以免不慎摔跤，或发生交通意外。

◆错开出行高峰。孕妈妈不要在周末下午及晚上、平时的上下班时间出门购物，避开拥挤的交通和人群，别让自己吸入太多污浊的空气，也不要和人群频繁接触，以免遭到碰撞或感染疾病。

此外，孕妈妈最好不要单独出行，应有家人或朋友的陪伴，可以帮忙拎东西，减轻孕妈妈的负担，还能避免孕妈妈发生意外。

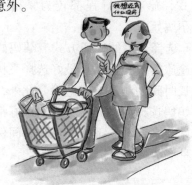

孕妈妈外出购物最好友家人陪伴。

◆孕妈妈的购物时间不宜过长。每次在超市或商场的停留时间不要超过3小时，最好直奔主题，时间到了就要离开，避免停留时间过长造成缺氧，感染病菌，或过于劳累。

◆孕妈妈回家后要进行全方位地卫生护理。孕妈妈在回家后，要立即洗手，更换衣服，睡前要洗澡，彻底清洁身体和头发，避免将致病菌带入家中。

## 恼人的水肿怎样改善

水肿的困扰逐渐袭来，孕妈妈除了要通过饮食缓解，还可以通过以下几种运动和护理方式进行自我治疗：

◆水中运动。孕妈妈可以经常泡泡温泉，最好是选择水位在胸部以上的泉池，进行30分钟左右的行走和漂浮交替运动。

◆每天泡脚。泡脚能够促进血液循环，有助减轻水肿的症状，但是孕妈妈要注意，不要使用过热的热水，否则会加重身体负担。

◆每天按摩。孕妈妈可以每天在睡前请准爸爸按摩双脚和小腿。

◆举高双腿。孕妈妈坐在办公室时，

可以用一个稍低于座椅的小凳子将双腿垫高，回家躺在床上时，用一些靠垫、被褥或枕头将双腿垫高。

◆经常活动。孕妈妈要保持频繁的身体活动，不能长久保持坐姿或站姿，经常走一走，活动一下，做一些伸展运动，但运动量不要太大。

◆避免劳累。身体过度劳累会加重水肿症状。

孕妈妈只要多采取以上的措施，持之以恒，就能有效预防和减轻水肿，让孕期的生活更加舒适。

## 孕妈妈宜常用木梳梳头

大脑，是指挥和调节人体各种活动的神经系统中枢。人要保持头脑清醒，思维敏捷，而梳头是促进脑部血液循环最理想的办法。因为梳头不仅可以增强头发根部的血液循环，以供应头发所需的营养，还可以增强和改善脑部的血液循环，以滋养气血，促进新陈代谢。

头部，素有"诸阳之汇"的美誉。因为人体最重要的十二经脉与几十个穴位都汇聚于头部。中医认为，以梳子代替银针，对这些穴位和经脉进行按摩和刺激，有利于脑部的血液循环及有易于调节大脑的功能，以消除各种疲劳。所以，梳头有清心明目、醒脑提神之功效。

此外，孕妈妈宜用木梳梳头，而不要使用塑料梳。因为塑料梳与头发摩擦会产生静电而扯断头发。用木梳梳头时要从头顶的穴位处开始，用力不可过猛。

## 孕中期乳房的变化及护理

进入孕中期，孕妈妈的乳房会持续增大，不适感消失。孕期乳头护理对产后泌乳、哺乳有重要作用。第一次怀孕的孕妈妈，乳头会比较娇嫩、敏感，在哺乳的时候往往经受不住婴儿的反复吮吸，会感到疼痛或者奇痒无比。为了预防这种情况的发生，可以从怀孕5～6个月开始，就做一些预防的工作。

首先，可以每天用肥皂水和软毛巾轻轻揉搓乳头1～2分钟，然后用清水洗净，注意要将乳头上积聚的积垢和痂皮分别擦洗干净。

然后，用植物油或矿物油涂敷乳头，使积垢和痂皮变软，再用温水和软毛巾轻轻擦洗进行清除，并在乳头上涂防裂油，这样可以增强皮肤的弹性和接受刺激的能力。

此外，经常进行乳头按摩使乳头能够适应外部的刺激，可以使乳头皮肤变得坚韧，预防因哺乳而造成的乳头龟裂等疾病。乳头按摩操的具体操作方法是，先用食指和中指，稍微用力按压乳头的根部，移动手指，转圈按压乳头。再用食指和中指，移动手指，像搓绳一样向左右方向均匀按摩乳头。最后向乳头内侧按压，同时揉搓按摩，不要只按摩乳头，而是向乳房内侧按摩。

## 做好孕妈妈的脚部护理

孕中期，胎儿的迅速生长使得孕妈妈的负担也越来越重，双脚更不堪重负，肿胀、干燥甚至疼痛现象时有发生。因此，孕期做好脚部护理工作，既能让孕妈妈保持玉足美丽，还能为孕妈妈舒缓不适，给她一个舒适的孕期旅程。

首先，选一双宽松、舒适的鞋，前后留有1厘米余地。鞋底防滑，鞋后跟以2厘米为好。孕妈妈的脚容易浮肿，最好选择柔软的天然材质的软皮或布鞋，可有效减少脚的疲劳。合成革或不

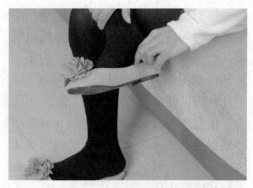

进入孕中期后，孕妈妈的脚容易浮肿，宜选择宽松、舒适的鞋。

透气的劣质旅游鞋，沉重且不透气，会使浮肿加重。

其次，每天做好脚部的清洁工作，一方面能及时洗去皮表污垢、角化脱落物及微生物，让血管膨胀，促进血液循环，另一方面可以弥补皮肤散失的水分。洗脚的水水温控制在40℃以下为宜。

再次，进行适度的脚部按摩。按摩的力度要适中，不应太大，否则会擦伤皮肤。可进行干刷按摩，以画圈方式从上往下按摩。脚部按摩具有加速血液循环，加强皮肤营养，促进皮下脂肪均匀分布等作用，准爸爸可多为孕妈妈提供这项服务。

此外，睡前可为双脚涂抹保湿类型的足底护理霜，并加以按摩促进吸收，以增强脚部肌肤的水分和弹性，预防龟裂。

## 职场孕妈妈要注意的事

◆开窗通风。由于办公室内的空气不流通，空气质量不好，容易让孕妈妈感到憋闷，因此孕妈妈要经常站起来开窗通风换气，既活动了身体，又能呼吸到新鲜空气。如果孕妈妈在没有窗户的办公室办公，则要经常去室外或户外走动一下，以免因吸入污浊的空气导致身体不适。

◆不要憋尿。尿频是孕期最普遍的不适之一，孕妈妈如果总想上厕所，不要憋着，也不要因为怕影响工作就不去，否则会对身体产生诸多不利影响。

◆调整好工作情绪。孕妈妈如果在工作中钻牛角尖，或经常处在愤怒、焦虑中，或长时间沉溺于工作而疏于与胎宝宝交流和互动，都会使胎宝宝受到影响，使他出生后带有偏执气质，或是容易产生孤独感，严重者还会导致胎宝宝先天发育不足。

◆注重工作形象。孕妈妈不能因为自己处在孕期，伴随有诸多身体不适，就忽略自己干净整洁的职业形象，懒得打扮，甚至很邋遢地就去上班了。这样不仅不能使自己有一个良好的工作状态和情绪，还容易招致上司的不满，甚至会使自己的职业发展受到影响。

## 怀有双胞胎的孕妈妈该如何护理

怀有双胞胎的孕妈妈比怀有单胞胎的孕妈妈更容易患上妊娠高血压综合征，表现为不明原因的高血压、水肿、蛋白尿、子痫等病症，非常危险。因此怀有双胞胎的孕妈妈必须要加强产前检查工作。

此外，这样的孕妈妈还要保证更加充分的睡眠和休息时间，每天的睡眠时间应不少于10小时，以应对比普通孕妈妈更加严重的妊娠反应以及更易疲劳的身体，而且只有充分的身体修养和护理，才能保证怀双胞胎的孕妈妈不会出现早产，减少危险。

## 按摩穴位缓解眼睛疲劳

怀孕期间，孕妈妈的泪液分泌会减少，同时泪液中的黏液成分增多，这些变化会让孕妈妈经常性地感到眼睛干涩、疲劳、不舒服，孕妈妈可以通过穴位按摩来缓解症状。按摩正确的穴位可以刺激容易老化的眼睛肌肉，有助于孕妈妈消除眼部疲劳。

◆按压眉间法。将拇指指腹贴在眉毛根部下方凹处，轻轻按压或转动，重复做 3 次。然后使眼睛看向远处，眼球依照右—上—左—下的顺序转动，不要晃动头部。

◆按压眼球法。闭上眼睛，用食指、中指、无名指的指端轻轻地按压眼球，也可以旋转轻揉。不可持续太久或用力揉压，20 秒钟左右即可。

◆按压额头法。用双手的中间三个手指从额头中央，向左右太阳穴的方向转动搓揉，再用力按压太阳穴，可用指尖施力。这样会使眼底部有舒服的感觉。重复做 3~5 次。

除上述方法外，用力眨眼、闭眼休息片刻等方法也有助于消除眼睛疲劳

# 孕妈妈的阳光"孕"动

## 孕中期宜进行慢跑运动

进入怀孕中期，孕妈妈根据自己的体质、平时锻炼习惯和孕期具体情况，选择合适的运动方式，并适度加大运动量。

慢跑就是一项非常适合孕中期孕妈妈进行的运动方式。这是因为慢跑属于有氧运动，它有一定强度、需要持续一定时间，而不会过度消耗摄入氧气，能起到加强孕妈妈心肺功能的作用，还能促进身体对氧气的吸收，对孕妈妈及胎儿都有直接的益处。另外它还能加强血液循环，增加肌肉力量，消除背痛、腰痛、增加身体耐力而为分娩做准备；还可起到调节血压、血糖、控制体重过度增加等作用。

孕中期慢跑还可以抑制脂肪的产生，在传统的"养胎"宝典里面，很多都提倡孕妈妈多休息，由此造成孕妈妈超重。而慢跑就可以适当地减少这样的现象，让胎宝宝不会因为母亲体内能量多而过分吸收导致胖宝宝的出生。

需要注意的是，孕妈妈运动时，应控制运动量的大小，以稍感劳累为限。如果怀孕前没有运动习惯的孕妈妈不要勉强自己去运动。同时应避免挤压和剧烈震动腹部，如急跑、跳跃、举重等剧烈运动要绝对禁止，以免引起早产或流产。

## 孕5月需加强肩颈和踝关节运动

孕中期孕妈妈负担开始加重，需进行一些增强关节力量和灵活性的练习，减轻孕妈妈的负担，提升孕妈妈的承受力。

★训练肩颈的方法

①盘腿，两手放在膝盖上，伸直腰板，脸朝前方。然后脖子向左向右歪至45 度，使其颈部和腰部有紧绷感。

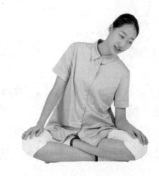

①

②以①为基本姿势，背部和头部向前倾，直至接触地板。

③结束前面两个动作后，伸直腰板，双手不离膝盖。及时调整呼吸，反复地吸气、呼气。

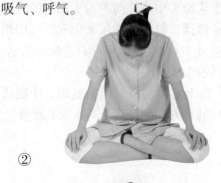

②

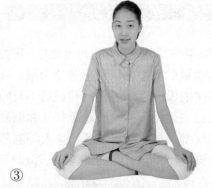

③

★**训练踝关节的方法**

①双手向后撑地，重心移至双手，两腿并拢伸直。这时伸直背部和颈部，脸朝前方，脚趾使劲往下压。

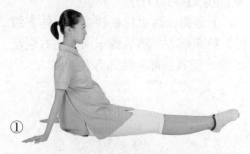

①

②保持①的基本姿势，脚趾朝腿方向伸直。反复做①的动作。

功效：加强关节的灵活性，以及关节韧带的弹性和力量，减轻肩颈劳累，

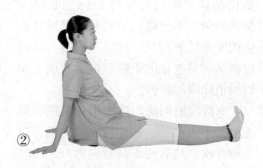

②

避免足、脚踝扭伤。

## 孕5月需加强腹背肌运动

孕5月胎儿重量增加，直接会加强腹背肌的承重，使得孕妈妈出现腰背痛等不适，还能增强腹背肌力，帮助生产过程顺利进行。

①挺直背部，盘腿而坐，两臂上举，掌心相对，深呼吸，手臂向上伸展。

②十指交叉，手臂向外翻转，掌心朝外，身体向右侧弯曲伸展。

③身体再向左侧弯曲伸展。每天早晚各做3分钟。

功效：加强腹背肌运动，可松弛腰关节，增强背部力量，伸展盆骨肌肉，

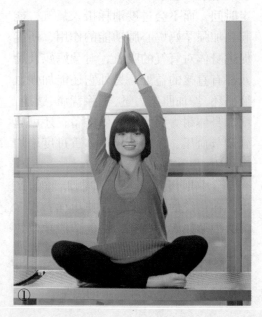

①

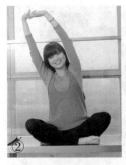
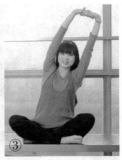

帮助两腿在分娩时能很好地分开，顺利娩出胎儿。

## 孕 5 月孕妈妈瑜伽

孕 5 月，受不断增大的肚子影响，很多孕妈妈出现髋部、腰腿酸痛的情况，坚持练习瑜伽，不仅能有效缓解身体的各种酸痛，还能增加肌肉力量，为顺产做好准备。

### ★开胯式

①跪在垫子上，双手向前伸开放在垫子上，双腿膝盖分开，双脚脚尖靠拢。臀部放在脚跟上。

②将双手手肘放在垫子上，托住下巴。每次呼气时，胯部轻轻向下按压，保持 6 ~ 8 个呼吸；再呼气时，恢复到起始姿势，稍作休息。

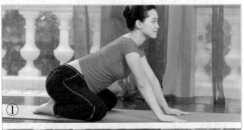
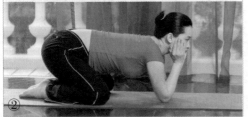

功效：此练习可按摩胯部，帮助顺产；还可以帮助预防髋部、膝盖和脚踝僵硬，按摩臀部，分解脂肪组织，改善下肢血液循环，按摩腹部，缓解便秘症状。

### ★波浪式

①双腿膝盖弯曲，双脚脚掌相抵坐于垫子上，双手放在膝盖上。吸气，挺胸抬头，眼睛看向斜上方。

②呼气，身体向前移动。

③继续呼气，身体再向前移动，双手抓住脚尖。

④继续呼气，身体向后移动。重复

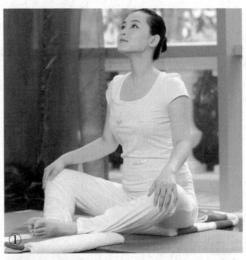
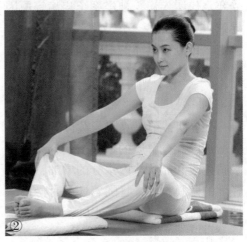

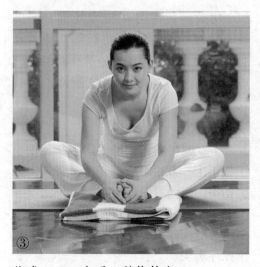

③

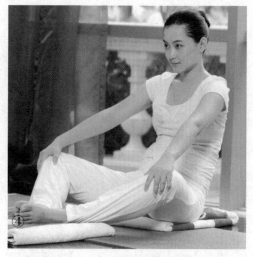

④

此式 3 ~ 5 次后，稍作休息。

功效：此练习可按摩盆腔，促进盆

腔血液循环，营养下腹部器官，对胎儿的发育和母亲的身体保养都很有帮助。

# 常见身体不适与应对

## 小腿抽筋

小腿抽筋是孕妈妈在孕中后期最常见的毛病，有 30% 以上的孕妈妈会发生这种情况。小腿抽筋半数以上发生在夜间，有时也发生在运动中，一般都是突然发作，属于痉挛状的剧烈疼痛，持续 3~5 分钟。由于缺钙、电解质不平衡、血液循环差、肌肉疲乏、睡姿不正确、受寒、代谢疾病、神经系统疾病等原因导致。如前所述，孕妈妈要先分清致病原因，再进行具体的治疗和护理，在发作时也可让准爸爸按摩进行缓解。

## 眼角膜水肿

在孕期，孕妈妈因为黄体酮分泌量的增加以及电解质的不平衡，容易导致眼睛角膜和晶状体内水分的增加，成为轻度的角膜水肿，且随着怀孕月份的增加会有所加重。眼角膜水肿会使孕妈妈感到眼干、痛、胀，流眼泪，有异物感，甚至偶尔视物不清。这种现象在孕妈妈产后就会恢复正常，因此不必过分担心。孕妈妈只要保护好眼部卫生，不过度用眼，多喝水，多吃排毒食物，就能避免其他并发症的发生。

## 屈光不正

孕妈妈的视力在孕期可能会出现 0.25~1.25 屈光度的改变，近视加深，或导致远视，这种情况被称为孕期屈光不正。这种现象会在分娩后的 5~6 周恢复正常，因此孕妈妈在出现此现象时不必过分担心。也不要一发生视力变化就更换眼镜，最好等到视力恢复正常后再重新检测，如果近视加深再进行更换。

## 听力下降

孕妈妈在孕中晚期，对于低频区的听力（125~500 赫兹）会有所下降，这时孕妈妈不必慌张，这是孕期的正常现象，要放宽心，这种情况会在产后 3~6 个月恢复正常。

## 妊娠鼻炎

在孕中期以后，随着雌激素的不断增高，孕妈妈会逐渐患上妊娠鼻炎，出现鼻痒、鼻塞、打喷嚏、流鼻涕等症状，有 20% 左右的孕妈妈会发生此种情况。这种情况也在分娩后就会自行消除，目前尚无有效的预防和治疗措施。出现妊娠鼻炎后，孕妈妈切不可自行随意用药，应到医院通过药物治疗进行缓解。

## 骨盆疼痛

孕妈妈出现骨盆疼痛，通常是由韧带松弛和牵拉所引起的。遇到这种情况，孕妈妈最好能立即躺下休息一会儿，进行适当按摩，洗个热水澡，或进行一些轻柔的骨盆运动，都能够有所缓解。

## 水肿

妊娠期的水肿是十分普遍的现象，大部分孕妈妈都会出现，主要出现于下肢远端，手压水肿部位会出现局部凹陷。这是由于孕期内分泌的改变，致使体内组织中水分及盐类潴留，以及子宫增大导致血液回流受阻，使下肢静脉压升高所致。轻度的水肿一般在出现 6 小时内就会通过休息和护理得到缓解或消失。若并未消退，并且继续发展，使大腿以上也出现水肿，如手部水肿，就要引起孕妈妈的高度关注了，很有可能伴随或导致诸如心脏病、高血压、肾病、肝病、营养不良，这些病症极易对孕妈妈和胎宝宝造成严重影响，须立刻就医。对于轻度水肿，孕妈妈可以遵照上文中介绍的食疗和生活护理方式进行调理。

轻度的下肢水肿属于妊娠的正常现象，但由于酸胀给孕妇带来一定的痛苦，所以通过建立良好的饮食和生活习惯来预防和缓解下肢水肿是必要的，主要有以下措施：

◆ 调整工作和日常生活节奏，不能过于紧张和劳累。要保证充足的休息和睡眠时间，中午最好休息 1 ~ 2 小时，每晚睡眠保证在 8 小时以上。上班地点没有条件躺下休息的可以在午饭后将腿举高，放在椅子上，采取半坐卧位。

◆ 注意均衡的营养，摄取高蛋白、低糖类饮食。体重在整个妊娠期间增重 11 千克左右比较理想。

◆ 食物不宜太咸，口味重的孕妇此时要注意多吃清淡食物，保持低盐饮食。但不是完全禁盐，因为妊娠后期体内增加了排钠的激素。

◆ 每天做适当的散步，但不宜走路太多（最好不超过 40 分钟）或站立太久，因行走和站立时间太长，会加重下肢肿胀。同时防止情绪激动和避免较剧烈或长时间的体力劳动。

◆ 出现腿部肿胀酸痛的准妈妈，晚上睡觉前可请丈夫做做腿部按摩以减轻酸痛感。

◆ 孕妇睡觉的时候，腿脚部稍微抬高一点儿，有利于消除肿胀。

◆ 定期产检，出现严重的肿胀现象就要检查血压和尿液，如发现异常，及时治疗。

此外，某些食物有助于预防和改善下肢水肿，如冬瓜、西瓜、赤小豆、黑豆、玉米须等都有利尿消肿的功效，民间也有一些食疗方对此有辅助疗效，有需要的准妈妈可以选用。

正常的下肢水肿在产后基本消失，

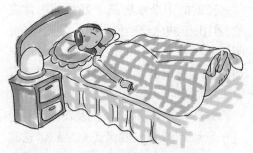

睡觉时垫高双脚可以缓解下肢水肿。

准妈妈在做好日常保健的同时也不必过于忧虑。

## 乳头出水

在进入孕5月后，有的孕妈妈会出现乳头出水的现象，这是最初的乳汁分泌，量很少，有的黏稠，有的清淡如水，通过触碰和挤压乳头，就会分泌出来，这是非常正常的妊娠现象。孕妈妈平时要避免用手挤压乳房和乳头，尤其是在性生活中要避免对乳房和乳头的刺激，并及时更换胸罩，注重乳房清洁，以免造成乳腺炎等乳房疾病。

# 准爸爸要做一个称职的家庭营养师

## 孕妈妈贫血要多吃富铁食物

孕妈妈因妊娠期母体内血容量的增加和胎儿的发育需要，整个孕期需要1000毫克铁（比非妊娠女性增加15%～20%），如果不注意补铁，通常从孕中期开始（20～24周），出现缺铁性贫血症状的孕妈妈就开始多起来。在我国，有近三分之一的孕妈妈会出现缺铁性贫血，严重的可引起流产、早产、低出生体重儿等情况。

缺铁性贫血为妊娠常见并发症。在怀孕5～6个月时，由于母体一系列的生理变化及胎宝宝、胎盘、脐带的生长发育，孕妈妈对铁的需要量大大增加，甚至达到孕前的2倍。

另外，饮食中未注意提供充足的富铁食物，孕妈妈就容易发生贫血。因此，孕期要注意多吃富含铁的食物，如瘦肉、动物血（鸭血、猪血）、禽类、蛋类等，与此同时多吃水果和蔬菜，其中所含的维生素C，能够促进铁在肠道的吸收。

## 如何判断孕妈妈营养是否过剩

怀孕期间，为了母亲和胎儿的身体健康，良好的营养是必不可少的。但凡事物极必反，孕期摄入太多的营养不但对母子健康不利，甚至有害。

孕妈妈过多摄入主食，使热量超标，会导致母亲过胖、胎儿过大。母亲过胖可能引起孕期血糖过高、妊高征（即妊娠高血压综合征），胎儿过大可导致难产。而胎儿体重越重，难产发生率越高。如新生儿体重大于3500克，难产率可达53%；新生儿体重超过4000克，难产率高达68%。而且，由于营养过剩，体重超过4500克的巨大胎儿也时有出现。这些肥胖婴儿出世时，由于身体脂肪细胞大量增殖，往往导致将来后代发生肥胖、糖尿病、高血压等代谢性疾病。

判断孕妈妈是否营养过剩最简便、最常用的指标就是体重。怀孕期间每月称体重至少1次。孕前体重正常的孕妈妈，妊娠后的前3个月内体重可增加1.1～1.5千克；3个月后，每周增加0.35～0.4千克，

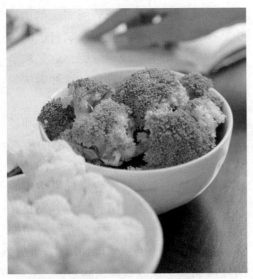

虽然怀孕后孕妈妈对营养的需求增大，但也不宜摄取过多的热量，以免引起肥胖。

至足月妊娠时，体重比孕前增加 10 ~ 18 千克。如体重增加过快、肥胖过度，应及时调整饮食结构，去医院咨询。

## 孕妈妈不宜吃田鸡

吃田鸡不仅是不利于生态平衡的行为，还会对孕妈妈健康造成危害。有人剖检 267 只虎斑蛙，发现在 160 只蛙的肌肉中就有 383 条裂头绦虫的蚴虫。这些蚴虫进入人体后容易寄生在软组织内脏，它们具有极强的活动能力，善于钻孔，破坏性极大。裂头绦虫的蚴虫进入人体组织后，能引起局部组织发炎、溶解、坏死，形成脓肿和肉芽肿等。如寄生于要害部位便会导致失明、瘫痪、抽搐、癫痫发作等并发症，严重时还可引起死亡。孕妈妈被感染蚴虫，还能穿过胎盘侵害胎儿，造成胎儿畸形。

此外，农田长期施用各种农药，随着耐药性的提高，不少昆虫未被杀灭，田鸡捕食了这些昆虫后，体内积聚有大量残留的农药。据有关部门检验发现，

田鸡肉内含有机农药的残留量是猪肉的 31 倍。所以孕妈妈大量吃田鸡肉，危害较大。

## 孕妈妈不宜贪吃冷饮

有的妇女怀孕后由于内热喜欢进食冷饮，这对身体健康不利。孕妈妈在怀孕期胃肠对冷热的刺激极其敏感。多吃冷饮能使胃肠血管突然收缩，胃液分泌减少，消化功能下降，从而引起食欲不振、消化不良、腹泻，甚至引起胃部痉挛，出现剧烈腹痛的现象。

孕妈妈的鼻、咽、气管等呼吸道黏膜通常充血并有水肿，倘若贪食大量冷饮，充血的血管突然收缩，血流减少，可以导致局部抵抗力下降，令潜伏在咽喉、气管、鼻腔、口腔里的细菌与病毒乘虚而入，引起嗓子痛哑、咳嗽、头痛等，严重时还能引起上呼吸道感染或者导致扁桃体炎等。

贪食冷饮除引起孕妈妈发生以上病症外，胎儿也会受到一定影响，因为有

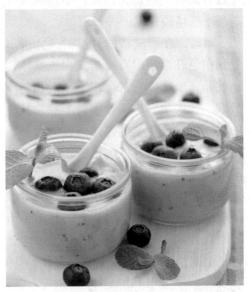

孕妈妈在怀孕期胃肠对冷热的刺激极其敏感，孕后不宜多吃冷饮。

人发现，腹中胎儿对冷的刺激也很敏感。当孕妈妈喝冷水或者吃冷饮时，胎儿会在子宫内躁动不安，胎动会变得频繁。因此，孕妈妈吃冷饮一定要有节制，切不可因贪吃冷食，而影响健康和引起胎儿的不安。

孕妈妈也不可以吃太多的冰冷的食品。因为凉食进入体内会使血管收缩，减少胎盘给孩子的血液供应，对孩子的发育有影响。

## 孕妈妈进食猪腰须知

人们习惯称动物的肾脏为"腰花"，例如猪的肾脏被称为"猪腰花"。中医理论有"以脏养脏"之说，即常吃动物的什么脏器就可以滋补人的同种脏器。这一说法已经被现代医学证实。例如：猪心富含蛋白质、钙、磷、铁及多种维生素。吃猪心可以加强人体心肌的营养，增加心肌的收缩力。妊娠期间肾血流量由孕前的 800 克 / 分增至 1200 克 / 分，导致肾脏负担增加，因此，孕妈妈应该适当吃些猪腰花以滋补肾脏。

但是，在清洗猪的肾脏时，你可以看到白色纤维膜内有一个浅褐色腺体，那就是肾上腺。它富含皮质激素和髓质激素。如果孕妈妈误食了肾上腺，其中的皮质激素可使孕妈妈体内血钠增高，使排水减少而诱发妊娠水肿。而髓质激素可促进糖原分解，使心跳加快，诱发妊娠高血压或高血糖等疾患。同时可以出现恶心、呕吐、手足麻木、肌肉无力等中毒症状。因此，吃腰花时，一定要将肾上腺割除干净。

## 孕妈妈不能盲目节食

通常情况下，女性怀孕后都需要增加饮食，以供给母子营养所需。但也有少数孕妈妈怕身体肥胖会影响自己的体形美或宝宝出生后较难减肥，就采取节食的方法，尽量减少进食，这种做法是非常错误的。

女性怀孕以后，为了胎儿生长和产后哺乳的需要，在孕期要比孕前增加 10 ~ 18 千克，这些增重是必要的，否则宝宝不能正常生长发育。如果孕妈妈盲目节食，就会使宝宝先天营养不良，俗话说"先天不足，后天难养"。孕期常节食的孕妈妈的宝宝即便出生，也会身体虚弱甚至发生多种疾病。

另外，孕妈妈盲目节食还会影响宝宝的大脑发育。宝宝脑细胞发育最关键的一段时期是在孕期的最后 3 个月至出生后 6 个月，在这段时期如果孕妈妈节食，胎儿的脑细胞发育不完善，就极易使宝宝智力发展受限。

## 妊娠期失眠的 2 道食疗方

### 蛋黄莲子羹

**材料：** 莲子 50 克，鸡蛋 1 个，冰糖适量。

**做法：** 莲子经浸泡、洗净后加 3 碗水煮约 30 分钟，加冰糖，将鸡蛋打入碗中，取蛋黄放入莲子中煮至熟透，即可食用。可每晚当夜宵，连吃 3 ~ 5 天。

**功效：** 养心除烦，安神固胎。适宜于夜睡不安、心烦气躁、胎动频繁的孕妇食用。

### 金针猪心汤

**材料：** 猪心 1 枚（约 250 克），干金针菜（黄花菜）30 克，盐适量。

**做法：** 猪心洗去血污、切片，金针菜用水洗净，同放入开水内，慢火熬 1 ~ 2 小时，调味后饮汤吃肉。

**功效：** 猪心益心补血，治健忘；金针菜

（即黄花菜），又叫健脑菜、忘忧菜等，能安定精神，为健脑佳品。孕妇食之可去烦养心。

## 孕期不宜进食罐头食品

常见许多孕妈妈抱着水果罐头吃，尤其是逢水果淡季，有些孕妈妈就以水果罐头代替水果而大量食用。殊不知，这样对自己和宝宝都是有害的。因为，为了延长水果的保存期，罐头中都加入了防腐剂，有的还添加了人工合成色素、香精、甜味剂等，这些物质对孕妈妈和胎宝宝的危害是很大的。所以孕妈妈应避免食用罐头食品。

不光是水果罐头，各类肉、鱼罐头也不可以吃。尤其是金枪鱼罐头汞含量极高，如果孕妈妈食用，不单会影响胎宝宝智力发育，还可能产下畸胎。

## 多吃黄豆好处多

细心的孕妈妈可能发现了，凡是讲到孕期饮食的时候，黄豆的出现频率是最高的。黄豆不仅是富含植物性蛋白质最丰富的食物之一，还富含对孕妈妈同样重要的钙、铁、锌、碘、镁、硒等矿物质，以及 B 族维生素和维生素 E 等营养物质，可谓集多种营养素于一身，且均含量丰富。而且黄豆中富含高质量的不饱和脂肪酸，易被人体吸收。因此，对孕妈妈来说，黄豆是最不可多得的营养补充品之一，功能强大，而且价格低廉，孕妈妈可以适当多吃一些黄豆。

## 补充维生素 E

维生素 E 具有超强的抗氧化、防衰老的功能，对于孕妈妈来说，它还具有特殊的预防流产和早产的功能，还能够防止胎宝宝的身体和大脑发育不足，预防新生儿贫血。因此孕妈妈每天要保证摄入 14 毫克左右的维生素 E，但也要注意不要过度补充，否则会使孕妈妈出现头晕、呕吐、腹泻等中毒症状。孕妈妈可以通过食用植物油脂、黄花菜、莴笋、圆白菜、土豆、红薯、山药、榛子、核桃、花生、芝麻、核桃、瘦肉、奶类、蛋类、豆类、花生、核桃、谷物类等食物进行补充。

## 全面补钙

胎宝宝即将迎来高速成长期，因此孕妈妈要提早开始补钙的工作。如果孕妈妈缺钙，易导致骨质软化、腿抽筋、牙齿松动、四肢无力、关节疼痛、风湿痛、头晕、骨盆疼痛、盆骨畸形、妊娠高血压综合征等不适病症，还会使胎宝宝的智力、神经系统、骨骼等处发育不全，造成天生的缺陷。

在孕中期，孕妈妈每天需要摄取1000 毫克左右的钙质，可以主要从牛奶或酸奶中摄取，也可多吃富含钙质的食物。但是要注意，不要空腹饮用牛奶或酸奶，以免造成胃部不适。如果钙质特别缺乏，可以遵照医嘱服用适量的钙片，但切不可过量补充，否则容易造成分娩时难产。

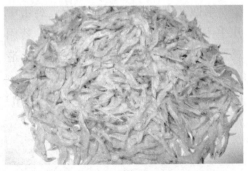

虾皮含钙丰富食用方便，是准妈妈孕期补钙的不错选择，炒菜做汤均可。

## 补充卵磷脂

卵磷脂的营养价值和蛋白质、维生素齐名，它是脑神经细胞间信息传递介质的重要来源，能够促进胎宝宝大脑细胞和神经系统的健康发育，扩充脑容量，是胎宝宝成长中必需的健脑营养素。孕妈妈每天需要补充500毫克左右的卵磷脂，可以通过食用黄豆、蛋黄、核桃、芋头、蘑菇、山药、黑木耳、谷物类食物、芝麻、葵花子、动物肝脏和骨髓等食物摄取。

## 不可贪吃鸡蛋

鸡蛋的营养价值很高，含有丰富的蛋白质、脂肪、维生素以及钙、磷、铁等营养物质，是十分适合孕妈妈食用的食物。但是孕妈妈不能因此而大量吃鸡蛋，一天最多不可超过2个。因为吃得过多，很容易危害孕妈妈的健康。

第一，鸡蛋尤其是蛋黄中含有大量的胆固醇，吃太多鸡蛋会使孕妈妈胆固醇过高，引发动脉粥样硬化和心脑血管疾病，从而威胁到胎宝宝的健康。

第二，鸡蛋吃得太多，会造成大量的脂肪和热量堆积，从而使孕妈妈体重超标。

第三，容易加重肾脏的负担，引发肾脏疾病。

第四，容易造成营养失衡，鸡蛋中几乎不含维生素C和碳水化合物，若用鸡蛋代替其他食物大量食用，必然会造成孕妈妈营养失衡，某几种营养过剩，而某几种营养却缺失，影响对胎宝宝的营养供应。

## 吃鱼头好处多

鱼肉中含有丰富优质的蛋白质，还含有两种不饱和脂肪酸，即二十二碳六烯酸（DHA）和二十碳五烯酸（EPA）。这两种不饱和脂肪酸对大脑的发育非常有好处，它们在鱼油中含量要高于鱼肉，而鱼油又相对集中在鱼头内。所以，孕妈妈适量吃鱼头有益于胎宝宝大脑发育。

## 孕5月健康食谱

怀孕5个月，胎儿大脑开始形成和发育，这个月孕妈妈要多吃补脑的食物。

### 醋香猪蹄

**材料：** 猪蹄200克，黄豆150克，醋80毫升，葱段、姜丝、盐各适量。

**做法：**

❶ 猪蹄处理干净，剁成小块；黄豆泡好备用。

❷ 锅置火上，注水适量，放入猪蹄大火煮至熟烂。

❸ 放入黄豆、姜丝、葱段，倒入醋，调入盐，续煮5分钟即可。

**推荐理由：** 猪蹄和黄豆都富含蛋白质和钙质，此菜不仅能够满足胎宝宝生长发育所需，还能帮助孕妈妈增强抗病能力，养护肌肤，祛除妊娠斑。

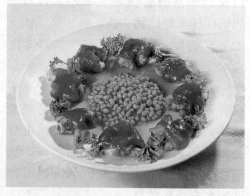

### 干煸牛肉丝

**材料：** 牛肉300克，芹菜150克，红辣椒2个，胡萝卜50克，蒜苗1棵，姜1块，辣豆瓣酱10克，酱油5克，香油6克，糖4克，花椒粉3克，水适量。

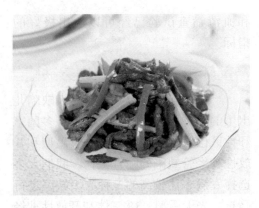

**做法：**

❶ 芹菜洗净，择去叶片洗净切长段；蒜苗洗净切长段；红辣椒去蒂、子，洗净切丝；胡萝卜去皮洗净切丝；姜去皮切末；牛肉洗净逆纹切片，再切细丝。

❷ 锅中倒入适量油烧热，放入牛肉丝，小火煸成焦褐色，盛出。

❸ 油锅烧热，爆香辣豆瓣酱，放入全部材料及调味料，煸炒至水分收干出锅即可。

**推荐理由：**此菜能够帮助孕妈妈强筋健骨，益气补血，开胃通便，经常食用能够预防腿抽筋，促进胎宝宝的发育。

## 豆腐鲜虾丸

**材料：**嫩豆腐2块，鲜虾仁250克，鸡蛋1个，猪肥肉30克，葱末、精盐、淀粉、胡椒粉、味精各适量，花生油500克。

**做法：**

❶ 将豆腐放锅内，注入清水、精盐，煮沸，取出，沥去水分。

❷ 虾仁洗净，剁成虾蓉；猪肥肉剁碎。

❸ 将豆腐、虾蓉、肥猪肉一同放入大碗内，加入葱末、鸡蛋、淀粉、胡椒粉、味精，调味后，搅拌上劲，成为豆腐泥。

❹ 锅置火上，倒入花生油，烧至五成热后，将豆腐肉泥挤成小丸子放入油锅，用中火炸至金黄色，捞出，沥油，装盘即可。

**推荐理由：**此粥不仅味道鲜美，还能够补充大量的蛋白质和钙，同时具有清热解毒、利水消肿、降血脂、降血糖、降胆固醇、润肠通便的作用，对孕妈妈和胎宝宝都非常好。

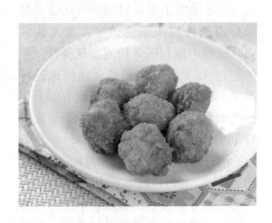

# 孕期检查和自我监测

## 五月产检项目

　　孕妈妈从怀孕开始，直到生产为止，会经历各种大大小小的检查项目。孕妈妈只有按时做产检，日后才能将胎儿顺利产出。不可因人为疏忽或刻意不来，而影响自身及胎儿的安危。

　　孕5月，孕妈妈要进行第二次产检了。这时的复诊，是为了了解前次产前检查后有何不适，以便及早发现高危妊娠，即在妊娠期有某种并发症或致病因素可能危害母婴健康或导致难产。

　　这次产检的主要项目有：

　　测量宫高、腹围：孕妈妈做产前检查时每次都要测量宫高及腹围。

　　尿常规检查：提示有无妊娠高血压

等疾病的出现。

浮肿检查：怀孕达到 20～24 周的孕妈妈如果出现下肢浮肿，指压时有明显凹陷，休息后浮肿不消退时，建议赶紧测量血压，以防妊娠高血压综合征。

唐氏筛查：能够检测出胎儿是否有出生缺陷，比如：唐氏综合征、神经管缺陷或其他染色体异常等。方法简单，损伤小。

听胎心音：听到胎心音即可表明腹中的胎儿为活胎，医生听到胎心的跳动后才会开出一系列化验单。

## 羊水诊断，检测异常胎儿

羊水诊断主要是检测遗传病症，如果你有遗传病或染色体异常等家族病史，或超声波扫描等检测发现异常，年龄超过 35 岁，医生通常会建议你进行羊水诊断。有些孕妈妈虽然没有以上提到的情况，为了消除顾虑，也会要求进行羊水诊断。

检查时，医生会抽取少量的羊水（大约 20 克），通过检测羊水中胎儿的细胞，主要是胎儿的皮肤细胞、肾细胞和气管细胞，来筛查胎儿的各种异常。一般而言，羊水诊断最好能在怀孕 16～20 周的时候进行（特殊情况除外），因为这时胎儿的细胞已经开始在羊水中流动，可以检查出染色体在数量和形状方面所有的异常。

羊水诊断过程总体来说是安全的，但也有风险，可能会增加母体损伤、损伤胎儿、胎盘及脐带、羊水渗漏、流产或早产、宫内感染的危险性。因此，羊水诊断仅限于染色体或基因疾病高危孕妈妈。对于其他孕妈妈，超声波

和血清筛查试验已经可以给出极好的指标。

## 产前筛查，筛检三种先天缺陷

产前筛查是预防大多数先天缺陷儿出生的一种手段。目前世界上许多国家和地区已大规模地开展了先天愚型和开放性神经管缺陷的筛查工作。我们大多选择发病率比较高的三种先天缺陷进行筛查：先天愚型、18 三体和开放性神经管缺陷。主要是通过化验孕妈妈血液中的某些特异性指标，从外表正常的孕妈妈中查找出怀有先天缺陷的高危个体。妊娠 14～20 周的孕妈妈本着知情自愿的原则，抽取静脉血 2 毫克，筛查胎儿有无 21 三体（先天愚型）、18 三体和开放性神经管缺陷的患病风险。筛查并不是确诊，只是一种风险预测。筛查结果有高风险和低风险两种。鉴于当今医学技术水平的限制，由于孕妈妈间存在着个体差异或有些已知和无法预知的原因，该项检查仍有一定的局限性。在低风险人群中有可能遗漏个别患儿，但发生的概率极低。而高风险人群也不一定都怀的是患儿，需要做进一步的产前诊断排查。如进行 B 超检查或羊水细胞染色体核型分析确诊。

## 孕中期见红后怎么办

孕中期见红是指孕妈妈有少量的阴道出血和腹部下坠感，但因为此症状常发生在怀孕中期，且你并不会感到强烈的子宫收缩，所以疼痛感也不明显。孕中期阴道发生出血情况的原因有：前置（或低置）胎盘、胎盘早剥、先兆流产、宫颈炎症出血及凝血异常等。

阴道出血量视流产类型而异，多数孕妈妈伴有下腹阵发性坠痛；随着病情

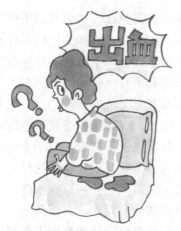

孕中期出现见红情况时，应考虑可能是疾病的影响，孕妈妈应及时前往医院查看。

的发展，阴道出血可逐渐增多，同时会出现腹痛次数增加，程度加重，腹部感到寒冷，有时感觉不到胎动等症状。

出现见红情况时，你应该及时到医院进行检查，不可随便买保胎药，因为一些保胎药容易引起流产。

## 孕妈妈可以进行自我监测了

在怀孕 5 个月以后，医生会建议在进行产前检查的同时，孕妈妈或家人还应进行自我监测，以便随时了解胎宝宝的生长情况，保证胎宝宝的正常发育。孕期自我监测的方法很多，常

用的方法有：测胎动、听胎心、检查子宫底高度。如果发现胎动、胎心音或子宫底高度出现异常，或与妊娠月份不符，则说明胎宝宝可能有缺氧、发育迟缓或其他不正常情况，甚至表明胎宝宝可能有危险，此时孕妈妈应及时到医院做进一步的检查。

## 怎样辨别异常胎动

首先，孕妈妈要学会自我测量胎动。在每天的早上、中午、晚上各测 1 小时，将 3 次测得胎动的总数乘以 4，作为 12 小时的胎儿运动记录。正常情况下，胎儿 1 小时胎动不少于 3~5 次，12 小时的胎动次数为 30~40 次。

如果在一段时间内胎动超过正常次数，胎动频繁，或无间歇地躁动，也是宫内缺氧的表现。若 1 小时胎动次数少于 3 次，或 12 小时的胎动次数少于 10 次，或 1 天内胎动少于 4 次，或与前一天相比减少一半以上，都属于异常胎动情况，孕妈妈就应赶快到医院求诊。尤其是胎动次数明显减少直至停止，是胎儿在宫内重度窒息的信号，应立即就诊，切不可延误，以免造成胎儿宫内窒息等后患。

# 五月胎教方案

## 与胎宝宝进行踢肚游戏

在孕 5 月，大部分胎儿开始出现胎动。当出现胎动时用手轻轻抚摸腹部，胎儿一般会有收缩的反应，常做触觉胎教，能丰富胎儿的感性认识。

当胎宝宝开始踢孕妈妈肚子时，孕妈妈可以轻轻拍打被踢的部位，然后等

待胎儿第二次踢肚。通常 1 ~ 2 分钟后胎宝宝会再踢，这时再轻拍几下然后停下来。待宝宝再次踢肚的时候，孕妈妈可改换拍的部位，胎宝宝会向你改变的地方去踢，但应注意改变的位置不要离胎宝宝一开始踢的地方太远。这种游戏每天进行 2 次，每次可玩几分钟。

据专家测定，经过这种胎教的胎宝宝出生后，学习站立和走路都会快些，动作也较灵敏，而且不爱啼哭。但需注意的是，有习惯性流产、早产史及早期宫缩的孕妈妈不宜进行这个练习。

## 准爸妈与胎宝宝对话胎教

这一时期胎儿的听觉更加发达，如听到令人讨厌的声音，胎儿也会皱眉头。胎儿平均5个月大后能够本能地区分出爸爸和妈妈的声音，还能听到孕妈妈的心跳声，此时孕妈妈可以对腹中的胎儿说话，同时夫妻亲密地交流可以让胎儿有一种幸福感。

对话的内容则不限。可以问候对方，可以聊天，可以讲故事，以简单、轻松、明快为原则。例如早晨起床前轻抚腹部，说声："宝宝，早上好。"最好每次都以相同的词句开头和结尾，这样循环往复，不断强化，胎教效果比较好。

随着妊娠的进展，每天还可适当增加对话次数。可以围绕父母亲的生活内容，依次教给胎儿周围的每一种新鲜事物，把所看到、所感觉到的东西对胎儿仔细说明，把美好的感觉传授给胎儿。

## 孕妈妈如何做好想象胎教

作为人类，我们心中美好的愿望，能在我们的言行、举止和生命中表现出来。孕妈妈正因为先有了怀孕的愿望，然后才有了生命生长的可能。从胎教的角度来看，孕妈妈的想象力也是非同小可的，它能通过意念构成胎教的重要因素，转化渗透在胎儿的身心感受之中，影响着胎儿成长的过程。

想象胎教要求，从受孕开始，孕妈妈就应该设计孩子的形象，把美好的愿望具体化、形象化，想象着孩子应具有什么样的面貌、什么样的性格、什么样的气质等。你可以常常看一些你所喜欢的儿童画和照片。仔细观察你们夫妻双方，以及双方父母的相貌特点，取其长处进行综合，在头脑中形成一个清晰的印象，并反复进行描绘。对于全面综合起来的具体形象，以"就是这样一个孩子"的坚定信念在心底默默地呼唤，使之与腹内的胎儿同化。久而久之，你所希望的东西潜移默化地变成了胎教，就会为胎儿所接受。

## 听听莫扎特

在进行音乐胎教时，不妨给胎宝宝放一放莫扎特的音乐。莫扎特是古典主义时期的代表音乐人物，他的音乐极其纯净，有的活泼清新，有的悠扬动人，其音乐被誉为"美好"的代名词。相信胎宝宝也一定会喜欢上他的音乐，可以多听《G大调弦乐小夜曲》《第四十一交响曲》《第20钢琴协奏曲》《A大调单簧管协奏曲》等曲目，让胎宝宝在悠扬、流畅、跳跃又不失恬静的曲调中，时而好奇倾听，时而随声舞动，时而顽皮地做着鬼脸，这对胎宝宝听觉的训练以及乐感的熏陶，都有极好的效果。

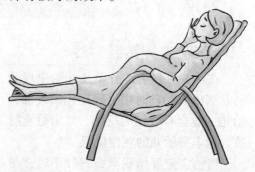

音乐胎教。

# 21-24周 怀孕6个月

## 胎宝宝的发育状况

宝宝在妈妈的子宫中占据了相当大的空间，身体的比例开始匀称。这时候的宝宝皮肤薄而且有很多的小皱纹，浑身覆盖了细小的绒毛。

胎长：25 ~ 28厘米。

胎重：300 ~ 800克。

四肢：胎宝宝在子宫羊水中游泳并会用脚踢子宫，羊水因此而发生震荡。手指和脚趾也开始长出指（趾）甲。

器官：21周时，小宝宝的眉毛和眼睑清晰可见。22周时，皮肤依然是皱皱的、红红的，样子像个小老头。牙齿这时也开始发育了，主要是恒牙的牙胚在发育。21周的他（她）已经能够听到声音了。肺中的血管形成，呼吸系统正在快速地建立。宝宝在这时候还会不断地吞咽，但是他（她）还不能排便。

胎动：这时，如果子宫收缩或受到外力压迫，胎宝宝会猛踢子宫壁，把这种信息传递给妈妈。

## 孕妈妈的身体变化

孕6月，身体变化更加明显，表现出孕妈妈特有的状态。

体重：这时的孕妈妈身体越来越重，大约以每周增加250克的速度在迅速增长。

子宫：子宫进一步增大，子宫底已高达腹部，孕妈妈自己已能准确地判断出增大的子宫。

乳房：乳房越发变大，乳腺功能发

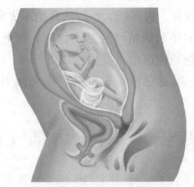

孕6月，孕妈妈腰部开始明显增粗，变得孕味十足。

达，挤压乳房时会流出一些黏性很强的黄色稀薄乳汁，内衣因此容易被污染。

体形变化：腰部开始明显增粗，由于子宫增大和加重而使脊椎骨向后仰，身体重心向前移，由此出现孕妈妈特有的状态。由于身体对这种变化还不习惯，所以很容易倾倒，腰部和背部也由于对身体的这种变化不习惯而特别容易疲劳，孕妈妈在坐下或站起时常感到有些吃力。

## 孕妈妈本月焦点

孕6月以后，睡眠对于孕妈妈来说是很重要的，因为你的睡眠可以促进胎儿的生长。每天睡眠要不少于8小时，中午休息1 ~ 2小时，而最合理的睡眠姿势是左侧卧位。其次，由于钙被宝宝大量摄取，有时你会感到牙疼，所以要注意口腔卫生；有的孕妈妈会出现脚面或小腿浮肿的现象，因此要避免站立或蹲坐太久，腰带要宽松一些，鞋要舒适，晚上少喝水。此时胎儿初具记忆力、听力。

## 准爸爸注意要点

怀孕 6 个月的孕妈妈会发现从这个月开始自己的体重飞速增长，身体也跟着变化，腹部膨大，行动开始不方便了。有的孕妈妈情绪经常不稳定，因此要求准爸爸在这个月要做到以下几项。

准爸爸注意事项一：学会倾听和赞美。多听妻子倾诉，经常赞美她，告诉她你喜欢她怀孕的样子，怀孕的女人是最漂亮的。

准爸爸注意事项二：对妻子保持良好的情绪，不要惹妻子生气。

准爸爸注意事项三：可以着手陪妻子一起计划婴儿房的布置，一起挑选婴儿用品，让妻子感受到丈夫共同参与的欣慰。

# 孕妈妈六月生活细安排

## 孕期宜采用左侧卧姿睡觉

由于心脏位于左侧，所以人的睡眠姿势以右侧为好，因为这样可以减少对心脏的压力。然而，对孕妈妈来说，情况正相反，应采取左卧的姿势。这样，不但有利于孕妈妈将来的分娩，而且有利于胎儿的生长发育。

如果孕妈妈这时采取仰卧位睡觉，可直接影响胎儿的营养和发育；增大的子宫还可能压迫下腔静脉，这时孕妈妈会出现胸闷、头晕、恶心、呕吐、血压下降等现象，医学上称为"仰卧位低血压综合征"。

而孕妈妈如果经常向右侧卧，有时会使子宫内膜处于紧张状态，内膜中营养子宫的血管受到牵拉会影响胎儿的氧气供应，造成宫内胎儿慢性缺氧，也会影响胎儿生长发育。

所以一般来说，左侧卧是孕妈妈的最佳睡姿。因为左侧卧能增加流向胎盘的血液和营养物质，有助于你的肾脏有效地将废物和废液排出体外。而这又会减轻你的脚踝、脚和手等部位的水肿。如果你早早地就锻炼自己左侧卧睡觉，等到后来肚子大起来时，入睡就会更容易了。

## 孕妇出鼻血要镇静

流鼻血，中医称之为鼻衄，是由于鼻腔内的毛细血管破裂引起出血的一种常见病。轻者涕中带血，重者可引起休克，反复出血则易导致贫血。出血可发生于鼻腔内的任何部位，但大多数发生于鼻中隔前下方的易出血区，此区血管丰富、表皮薄，当气候干燥或局部受损时，很容易发生出血。

有些准妈妈妊娠前没有流过鼻血，妊娠后某天却突然流起鼻血。不要惊慌，这是因为妊娠以后在大量的雌激素的作用下，鼻黏膜肿胀，局部血管充血，易

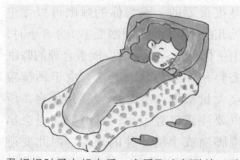

孕妈妈肚子大起来后，宜采取左侧卧姿，这样能增加胎盘的血液和营养物质，减轻水肿。

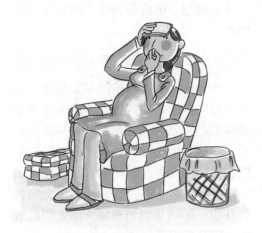

孕妇反复多次发生鼻出血，应到医院做详细检查，排除局部及全身疾病，以便做有针对性的治疗。

于破损出血引起的。准妈妈流鼻血常是鼻子的一侧出血，出血量一般不多，或者仅仅鼻涕中夹杂血丝。发生了鼻出血不要太紧张，因为精神紧张会使血压增高而加剧出血。流鼻血时，很多人习惯把头仰起，误以为血不外流就是不出血，还有的甚至认为血是宝贵的，应当咽下去再吸收，其实这是不正确的做法。

流鼻血时，正确的做法应当是：坐下来，保持镇定，全身放松，把出血的部位鼻翼向中隔紧压或塞入一小团干净的棉花或软纸团，然后用手指压着流鼻血的鼻子中部5～10分钟利用鼻翼压迫易出血区。患者头部保持直立位，低头会引起头部充血，头仰起来又会使血液流至咽部。流入口中的血液应尽量吐出，以免咽下刺激胃部引起呕吐。指压期间用冷水袋（或湿毛巾）敷前额及后颈，可促使血管收缩，减少出血。

## 孕妈妈不宜进行近视眼手术

怀孕后，受激素和水分滞留的影响，会导致孕妈妈的角膜与晶状体水分增加，使孕妈妈视力下降，患近视眼的孕妈妈所戴眼镜的度数也可能加深。为了解决这一困扰，一部分孕妈妈就想通过激光治疗近视手术来改善视力。

专家劝诫孕妈妈，怀孕期间及哺乳期都不能接受激光近视手术。这是因为，一方面进行近视眼手术后用药对胎宝宝会有影响：激光近视眼手术术前、术后必须使用抗生素类和激素类药品，虽然量不大，但仍可能通过胎盘或母乳传给胎儿，抑制胎儿的正常发育。同时，处于怀孕及哺乳这两个时期的女性，其体内激素水平与平时大不相同，所以不能很好地保证术后恢复效果。其二，进行激光近视手术无形中也会影响孕妈妈的情绪，造成其精神紧张，这对胎宝宝的发育也是不利的。其三，怀孕期间，人体的免疫力会下降，抗感染能力变差，此时如做激光近视手术，则术后受感染的概率就会增大，不利于术后恢复。此外，孕期视力的下降都是暂时的，产后视力就会渐渐恢复到孕前的水平。如果孕妈妈选择在孕期进行手术，很可能造

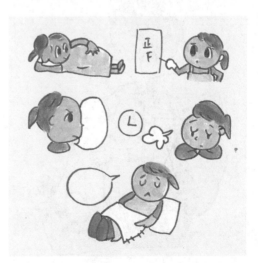

怀孕后，孕妈妈的视力会受到影响，但不宜进行激光近视手术，以免发生偏差。

成开刀治疗度数产生误差，也因为怀孕的关系，术后复原需要更久的时间。

可见，孕妈妈是不适宜进行近视眼手术的。如果怀孕期的女性想做激光近视手术，需要待哺乳期结束，生理期来两次以上并稳定的情况下，再到医院做术前检查。而对于那些准备要宝宝的女性朋友，如果想先做手术再怀宝宝，那么术后应过半年以上，停止用药后再考虑手术。

## 孕妈妈不宜使用脱毛膏

爱美是女性的天性，孕妈妈同样也不例外。脱毛膏是很多女性在夏天必用的，那么孕妈妈是否能用脱毛膏呢？

女性怀孕期间，体内雌激素和孕激素水平要比未怀孕时多，内分泌也会有细微变化，有些人怀孕后毛发可能会比往常明显。这时，绝对不能使用脱毛剂脱毛，也不宜用电针脱毛，可以用专用的脱毛刀刮除。这是因为脱毛剂是化学制品，会影响胎儿健康，而电针脱毛效

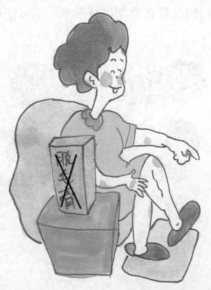

孕后受激素影响，孕妈妈的毛发可能会比孕期更明显，但不宜使用脱毛膏。

果并不理想，电流刺激还会使胎儿受到伤害。

## 孕妈妈不宜长时间穿着防辐射服

孕中期，孕妈妈和胎宝宝都处于稳定发育阶段，孕妈妈可以不用像孕早期那样担心过度，到哪儿都穿着穿防辐射服了。这是因为孕妈妈长时间穿防辐射服容易使胎儿处于封闭状态，不利于胎宝宝身体发育。另外，防辐射服会阻挡紫外线，影响孕妈妈和胎儿晒太阳的效果，容易使母子缺钙。

因此，孕妈妈穿防辐射服也应在有需要（如身边有微波环境或强大的电磁辐射）时再穿，而且还要及时脱换，在没有辐射的环境下尽量脱下防辐射服，让肚子里的宝宝"透透气"。另外，晒太阳时一定不能穿防辐射服，否则身体就起不到合成维生素 D 的效果了。

## 及时处理小伤口，警惕毒性链球菌

关于一些新发现的、有毒性的链球菌 A 的报道，孕妇们应该引起注意，因为这种细菌感染后可以导致多种疾病。皮肤上非常细小的抓痕或伤口感染此病菌后，伤口处会出现红肿、疼痛，并迅速播散全身，同时伴有流感样症状。

此病感染迅速，很短时间内会染遍全身，出现下列现象时，你应该对这种疾病产生警觉。

（1）高热 38.9℃ 以上：症状比患流感时严重，当你高热不退时，就应立即就医。

（2）伤口红肿：伤口或抓痕出现红肿或疼痛等发炎症状并伴有流感样症状时，你可能感染了此病菌，立即就医。

（3）异常的肢端冰冷：足部、手部、

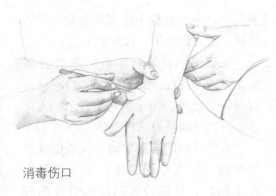

消毒伤口

腿部或胳膊出现冰冷和麻木，并有上述症状，应立即就医。

怎样能有效避免毒性链球菌 A 的侵害？

毒性链球菌 A 常常感染皮肤上的小伤口或者是抓痕从而导致发病，因此当你受伤时，立即用肥皂和清水冲洗伤口，并用酒精和过氧化氢溶液（双氧水）消毒，这些药物在妊娠期间是安全的，对你的宝宝不会造成任何伤害。在仔细清洗过伤口后，应将二联抗生素软膏涂抹在伤口处。如果必要的话，还应该扎上绷带，尽量保持伤口区的清洁与卫生，甚至在医生的指导下可以使用抗生素来消灭细菌。

## 牙齿的保护不容忽视

在整个孕期，孕妈妈都有可能被牙齿问题所困扰，如牙龈肿痛、牙龈出血、蛀牙、牙齿松动等，这是由于内分泌的变化导致牙龈血管扩张、抵抗力下降、骨质疏松所造成的。对此，孕妈妈要在饮食结构、口腔卫生等方面做好日常牙齿护理工作。

◆不挑食。孕妈妈一旦挑食，就会使身体缺乏必需的营养成分，导致抵抗力下降，使口腔中的部分细菌开始大量繁殖，从而容易引起蛀牙。而且如果孕妈

妈挑食，还会影响对胎宝宝的营养供给，造成胎宝宝身体发育出现问题，因此无论从哪个角度讲，孕妈妈都不能挑食。

◆多补充钙质。如果孕妈妈体内的钙质充足，就能够保证牙齿的健康和坚固，不会导致牙齿松动等问题的出现，还能减少蛀牙的发生率。

◆注意口腔卫生。这是老生常谈的问题了，但是孕妈妈一定不能忽视，除去早晚两次刷牙外，还要在每次吃完东西后立即漱口，保证口腔的卫生和清洁。

◆注重牙具和牙膏的选择。在孕期，孕妈妈的牙齿和牙龈都变得十分敏感、脆弱，因此孕妈妈应购买刷毛较软、较细，刷头较小的牙刷，或者购买孕妇专用牙刷。孕妈妈的牙刷最好每 1~2 个月更换一次，以免牙刷上长期沾染的细菌再次威胁口腔卫生。对于牙膏，孕妈妈要尽量避免购买含氟的牙膏，因为这类牙膏到底是否会对人体健康造成危害，目前还没有定论，安全起见，孕妈妈还

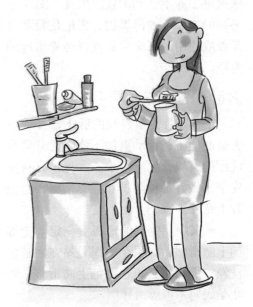

孕妈妈要注意口腔卫生，早晚刷牙以免出现口腔炎症。

是不要使用。

## 不穿化纤材质的衣物

化纤材质的衣物，尤其是被孕妈妈贴身穿着或使用的，极易造成孕妈妈皮肤过敏，在胸部、腋窝、后背、臀部、会阴等处，容易出现小颗粒状的丘疹，周围还伴随有片状红斑，并且让孕妈妈感到瘙痒和不适。一旦出现了这样的皮肤过敏症状，治疗起来很麻烦，大部分的抗敏药物孕妈妈都使用不了，否则会对胎宝宝造成伤害；但若不及时治疗，炎症会持续扩散，使孕妈妈

孕妈妈身体代谢快，适合穿透气吸汗的棉质衣服。

感到更多的不适和困扰。因此，对于孕妈妈的衣服、被褥等物，无论是否贴身穿着或使用，都应尽量选择纯棉质地的为好。

## 大肚子妈妈洗澡要确保安全

在孕6月，孕妈妈的肚子已经变得大腹便便了，行动更加不便，尤其是在洗澡的时候，要千万小心，保护好自身安全，做好各种防护和应急措施，避免发生意外。

◆家中卫生间的地板上一定要全部铺上防滑垫，如果孕妈妈是站在浴缸里洗澡，那么浴缸里也要铺上防滑垫，防止孕妈妈不慎脚滑摔倒。

◆孕妈妈可以带一个结实的凳子或椅子进入浴室，以便能让自己坐着洗澡，

尤其是在淋浴过程中感到疲劳和头晕的时候，要立即坐下，以缓解不适。

◆孕妈妈最好将手机一同放在浴室，放在离自己不远的防水的地方，万一发生意外，而孕妈妈又自己一人在家，可以及时拨打求救电话。

◆孕妈妈的淋浴空间一定要保证空气畅通，因为孕妈妈比正常人更容易发生缺氧，从而会影响到胎宝宝的健康。因此孕妈妈在洗澡时一定要将换气扇打开，如果淋浴间有门，最好开着门洗澡，或者将整个卫生间的门敞开一些缝隙，或者保持半开状，以保证孕妈妈呼吸畅通。此外，即便孕妈妈将卫生间的门紧闭，也不要上锁，一旦孕妈妈出现意外，也方便有家人或急救人员进入浴室救助。

## 外用药不能随意使用

孕妈妈在注重孕期不随意服用药物的同时，容易忽略对外用药的安全性。任何外用药孕妈妈都是不能自行使用的，一定要在医生的指导下用药，而且

### 准爸爸的贴心守护

**做孕妈妈的"定时提醒器"**

孕妈妈在孕期将更多的精力放在如何保护好胎宝宝上，加上孕期容易疲劳，记忆力减退，很容易忘记很多事情。此时准爸爸要将自己变成孕妈妈的"定时提醒器"，哪天该去医院进行产前检查了，几点该吃营养补充剂了，什么时候该进行家庭胎心音、胎动、宫高监测工作了，等等，准爸爸要把孕妈妈的这些日常安排牢记于心，及时提醒孕妈妈何时该做什么了，减轻孕妈妈的负担。

绝大多数的外用药都会对胎宝宝的安全造成威胁，产生严重后果。这些药物会通过皮肤渗透进血液中，进而对胎宝宝产生影响，如具有祛除体癣、消除皮肤炎症、抗病毒等功效的药物，不仅会对胎宝宝造成发育不全、畸形、死亡等严重影响，还会使孕妈妈出现皮肤过敏、头晕、头痛等一系列不良反应，危害母婴健康。

## 选择舒适的卧具

孕中期受不断增大的肚子的影响，很多孕妈妈可能会出现睡眠困扰，这时为孕妈妈创造一个良好的休息环境，选择舒适的床上用品就显得非常重要。

床垫：对孕妈妈们来说，过于柔软的床垫，比如席梦思床垫并不合适。棕床垫或硬板床上铺9厘米厚的棉垫为宜，并注意枕头松软，高低适宜。市场上有不少孕妈妈专用的卧具，可以向医生咨询应该选购哪种类型的。

床铺：孕妈妈适宜睡木板床，铺上较厚的棉絮，避免因床板过硬，缺乏对身体的缓冲力，从而转侧过频，多梦易醒。

枕头：以9厘米（平肩）高为宜。

枕头过高会迫使颈部前屈而压迫颈动脉。颈动脉是大脑供血的通路，受阻时会使大脑血流量降低而引起脑缺氧。

床单、被套：理想的床单、被套都宜采用全棉布料，不宜使用化纤混纺织物作被套及床单。因为化纤布容易刺激皮肤，引起瘙痒。

蚊帐：蚊帐的作用不止于避蚊防风，还可吸附空中飘落的尘埃，以过滤空气。使用蚊帐有利于安然入眠，并使睡眠加深。

## 怀孕期间尽量不要自己开车

如今开车的女性越来越多，开车带给女性的不仅是便利和更加舒适的出行环境，可能还有驾驶的自由和快乐，但孕妇是不适宜开车的。由于开车的时候，通常都是持续坐在座位上，骨盆和子宫的血液循环都比较差，对母胎的健康均不利。开车还容易引起紧张、焦虑，不利于胎儿发育，而且如遇紧急刹车，方向盘容易冲撞腹部，引起破水。怀孕期间，准妈妈的反应也会变得比较迟钝，不但无法保证自身安全，也会给别人造成危险，所以，怀孕期间尽量不开车。

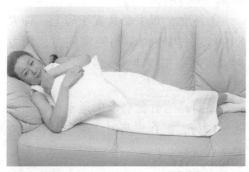

孕中期很多孕妈妈可能会出现睡眠困扰，这时一个舒适的睡眠环境就显得更为重要。

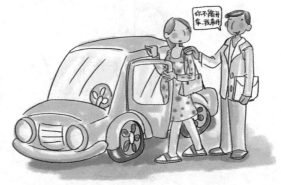

孕妈妈尽量不要自己开车出门。

# 孕妈妈的阳光"孕"动

## 孕妇最好"上爬楼梯、下乘电梯"

根据调查，准妈妈最常被建议的运动是爬楼梯。

爬楼梯有什么好处呢？它可以加强准妈妈的心脏功能，而且还可以活动骨盆。

但是，爬楼梯过度也有害处。根据研究发现，爬楼梯会增加脊椎的压力，增加膝关节的摩擦，所以过度的爬楼梯，反而造成腰酸以及膝盖受伤。孕妇不宜下楼梯。一是下楼梯时容易重心不稳，从而具有一定的安全隐患；二是依据人体力学的研究，每下一级台阶，就会给膝关节造成一次冲击，还会增加脊椎负担。所以，孕妇爬楼梯必须适度即可，建议不爬超过4层的楼梯，而且最好能"上爬楼梯、下乘电梯"。

## 适当运动助顺产

到了妊娠6个月，孕妇要主动参加运动，这对于顺利分娩以及婴儿的健康非常重要。孕妇进行运动时要愉快，保持良好的心态，心里想的是"与孩子同乐"。孕妇的运动都是要促进腹中胎儿的健康成长，为婴儿的诞生做准备。只要能达到这个目的，跳舞、散步、做操等都可以，因人而异。但还是避免到人多的地方去。

## 凯格尔运动的自我练习要诀

凯格尔运动既是一种运动方式，也是一种物理治疗方法。自我进行凯格尔运动的练习，虽然不会产生严重的副作用，但是在学习运动前，最好还是先向医生或专业运动理疗师进行咨询，以免有不正确的适应证及其他需要先治疗的孕期疾病受到延误。

需要注意的是：患有神经性膀胱（上、下神经元受损而造成的尿失禁）、下尿路口阻塞、严重骨盆器官脱垂、余尿过多、失智、精神病等疾病的孕妈妈，不适合进行凯格尔运动。

正确的修炼凯格尔运动的修炼方法是：

**★第一阶段**

①站立，双手交叉置于肩上，脚尖呈90度，脚跟内侧与腋窝同宽，用力夹紧。保持5秒钟，然后放松。重复此动作20次以上。

②简易的骨盆底肌肉运动可以随时随地进行，如在步行时、乘车时、办公时都可进行。

**★第二阶段**

①仰卧在床上，身体放松，双膝弯曲，专注于提肛收缩的动作；特别要注

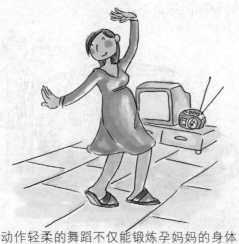

动作轻柔的舞蹈不仅能锻炼孕妈妈的身体还能愉悦其身心。

意的是双腿、双臀以及腹肌都不能用力。

②收缩臀部的肌肉向上提肛。

③紧闭尿道、阴道及肛门，感觉像憋尿。

④保持骨盆底肌肉收缩5秒钟，然后慢慢地放松，5～10秒后，重复收缩。

每天做骨盆底肌运动1～2回，每回10分钟。运动的过程中，照常呼吸、保持身体其他部分的放松。可以用手触摸腹部，如果腹部有紧缩的现象，则运动的肌肉有误。

## 改善各种疼痛的伸展运动

日常有规律的伸展运动，可以帮助孕妈妈提高身体的灵活性，提高身体各部分的协调能力，还能预防肌肉和骨骼的坚硬和疼痛。

### ★伸展小腿——改善小腿抽筋与疼痛

左腿向后跨出一大步，在自己感觉舒适的范围内步子越大越好，左脚跟着地。身体前倾，右膝弯曲，把双手放在右大腿上。坚持20～30秒，换另一侧腿重做。

### ★伸展大腿——改善大腿酸疼

站姿，用左手抓住左脚，慢慢地向后弯曲抬升，会感觉到大腿的前面部分有伸拉的感觉。平衡能力不是很好的孕妈妈，可以用右手抓住椅背或扶墙。保持这个动作20～30秒，然后换另一侧做，重复练习2～3次。

### ★伸展手臂——改善手肘和手腕痛

站姿，右手弯曲，指尖向上，左臂伸直，置于右肘内侧，伸展左臂。坚持20～30秒，换边重做，重复练习2～3次。

## 孕6月孕妈妈瑜伽

孕中期随着腹部重量的增加，孕妈的身体开始出现下肢浮肿、静脉曲张、腰腿酸痛等问题，坚持练习瑜伽，可有效增加身体的力量，减轻这一系列困扰。

### ★猫式

①跪于垫子上，成四角板凳状。双手分开与肩同宽，双膝分开与髋同宽，重心置于双手和双腿之间。

②吸气，抬头挺胸，塌腰提臀，眼睛看向天花板，伸展整个背部。

③呼气，含胸低头，脊柱向上隆起，眼睛看向收紧的腹部。重复此式3到5次。

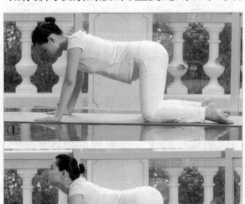

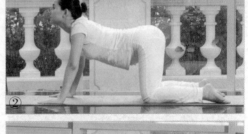

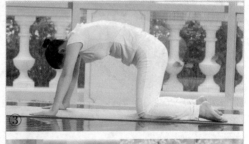

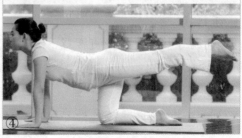

④恢复到起始姿势，吸气、抬头、向后抬起左腿与地面平行，保持2～3个呼吸；再呼气时，恢复到起始姿势，稍作休息，做另一边。

功效：此练习可以柔韧强壮脊柱，特别是腰椎，可有效缓解孕妈妈腰酸背痛的困扰，还能强壮神经系统，改善血液循环。

### ★简易鸽子式

将左脚收回，脚跟靠近右大腿上方，右脚向外打开，小腿内侧放到垫子上，挺直腰背。弯曲右腿，右脚脚跟尽量靠近臀部，用右手抓住右脚脚尖。每次呼气时将右脚尽量向臀部的方向按压，保持3～5个呼吸；呼气放下右腿，恢复到起始姿势，稍作休息，换另一侧做以上动作。

功效：此式可缓解腿部肌肉的紧张感，灵活膝关节，并缓解下肢的静脉曲张现象，预防很多女性怀孕期间会出现的抽筋现象。

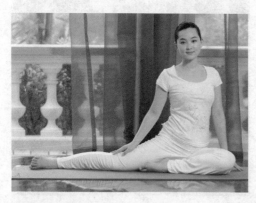

### ★新月式

①跪于垫子上，挺直腰背，双手放在大腿上方。

②弯曲右腿踩在垫子上，左腿髋部尽量靠近垫子向下压，挺直腰背，双手在胸前合十。

③吸气，双手高举过头顶，保持3～5个呼吸；再呼气时，恢复到起始姿势，稍作休息，换另一侧做以上动作。

功效：此练习可舒展臀部，增加脊柱的灵活性，也可以舒展胸部，刺激肾脏和肾上腺。

安全提示：若患有高血压，双手不宜高举过头顶，可将双手合十放在胸前。

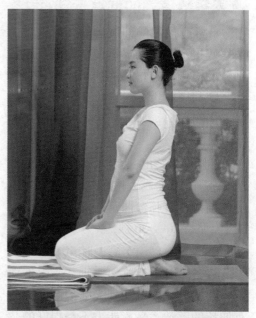

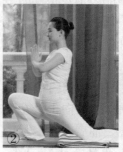

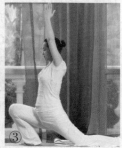

# 常见身体不适与应对

## 气喘

从本月开始，孕妈妈会逐渐出现气喘的现象，一直到分娩前。之所以会出现气喘，是由于生长中的胎儿压迫了孕妈妈的横膈膜，妨碍了孕妈妈的自由呼吸。此外，贫血也容易引发气喘。除了行走和运动时易发生气喘，孕妈妈在用力或者讲话时偶尔也会感到喘不过气。对此，孕妈妈只能尽量多休息，在发生气喘时尽量坐下或蹲下，能够使气喘有所缓解；也可在晚上睡觉时多加一个枕头。如果情况较为严重，孕妈妈应尽快就医。

## 贫血

此时胎儿和母体的生长发育都需要更多的营养，要注意增加铁质的摄入量，胎儿要靠吸收铁质来制造血液中的红细胞，这一阶段妈妈出现贫血的可能性也大了起来。应该多吃富含铁质的食物，如瘦肉、鸡蛋、动物肝、鱼、含铁较多的蔬菜及强化铁质的谷类食品，如有必要，也可在医生的指导下补充含铁制剂。

### ★有助于预防和改善贫血的食谱

### 猪肝菠菜汤

**材料：**猪肝150克，菠菜适量，油、淀粉、盐、酱油、味精各适量。

**做法：**猪肝洗净、切片，加入淀粉、盐、酱油、味精适量调匀，放入油锅内与焯过的菠菜炒熟；或用猪肝50克洗净切片，放入沸水中煮至近熟时，放入菠菜，重新煮开后调味。

**功效：**补铁，适用于缺铁性贫血。

### 鲜滑猪肝粥

**材料：**大米100克，猪肝150克，水600克，花生油300克（约耗30克），盐7克，味精1.5克，料酒、淀粉、葱花各10克，姜末4克。

**做法：**

❶将大米拣去杂物，淘洗干净；猪肝洗净，切成约0.3厘米厚的长方薄片，装入碗内，加淀粉、葱花、姜末、料酒和少许盐，抓拌均匀，腌上浆。

❷锅置火上，放油烧至五六成热，分散投入猪肝片，用筷子划开，约1分钟，至猪肝半熟，捞出控油。

❸另用一锅置火上，放水烧开，倒入大米，再开后改用小火熬煮约30分钟，至米涨开时，放入猪肝片，继续用小火煮10～20分钟，至米粒全部开花，肝片酥熟，汤汁变稠，加味精和余下的盐，调好口味即可。

**功效：**此粥含铁丰富，是孕妇补充铁质的良好来源，孕妇常食，可防治缺铁性贫血。

### 黄豆芽猪血汤

**材料：**黄豆芽、猪血各250克，蒜蓉、葱末、姜末适量，植物油、料酒、盐各适量。

**做法：**黄豆芽去根洗净；猪血划成小方块，用清水漂净。锅内加植物油烧热，爆香蒜蓉、葱末、姜末，下猪血并烹入料酒，加水煮沸，放入黄豆芽，煮2分钟，调味即成。随意服食。

**功效：**润肺补血。适用于血虚头晕，缺铁性贫血。

## 小腿抽筋

在本月，小腿抽筋的现象依然存在，

孕妈妈可能已经逐渐适应了小腿时不时突发抽筋的这种毛病，不适感不再像以前那么强烈了，很可能已经有了有效的应对办法，坚持下去，同时加强护理工作。

## 后背发麻时怎么办

到了孕六七个月时，很多孕妈妈会出现后背一阵阵发麻，有时半天无法缓解的困扰。这是因为当孕妈妈妊娠到第六个月，胎儿开始不断出现反射动作，如吸收和吞咽，躯干的成长速度胜过头部，此时的母体可能会出现疲倦、便秘、胃灼热和消化不良，甚至还有浮肿、牙龈出血、后背发麻等问题，都属于孕期正常的生理反应。此外，孕妈妈的体形变化，如体重增加、下腹外挺、肌肉关节松弛等也可使脊柱神经根受压，引起"后背发麻"的症状。

在本月，部分孕妈妈会出现后背发麻、发紧的感觉，这是因为孕妈妈的体形变化过快，脊柱神经受到压迫所导致的。对此，孕妈妈不必过于担心，经过休息后就会所有缓解。在日常生活中，孕妈妈要避免长久地保持同一个姿势不变，要经常走动和休息，避免长时间使用电脑。如果经过休息和锻炼，孕妈妈的症状没有缓解或消失，反而持续存在，应及时就医，有可能是孕妈妈患有先兆性流产等疾病。

## 妊娠糖尿病

妊娠糖尿病患者饮食控制的目的：提供母体与胎儿足够的热量及营养素，使母体及胎儿能适当地增加体重，符合理想的血糖控制、预防妊娠毒血症及减少早产、流产与难产的发生。

妊娠糖尿病的孕妇营养需求与正常孕妇相同，只不过必须更注意热量的摄取、营养素的分配比例及进餐次数的分配。此外，应避免甜食及含油量高的食物的摄取，并增加膳食纤维。

### 茯苓脊骨汤

**材料：** 猪脊骨 500 克，茯苓 50 克。

**做法：** 猪脊骨洗净、切块，过沸水去油，加入茯苓、水，慢火熬 1.5 小时后调味，分 2 次饮用。

**功效：** 健脾胃，利水湿，补阴益髓。

### 淮山药炖猪肚

**材料：** 猪肚 300 克、淮山药 50 克。

**做法：** 先将猪肚煮熟，再入淮山药同炖至烂，调味后空腹食用。

**功效：** 滋养肺肾，适用于消渴多尿。

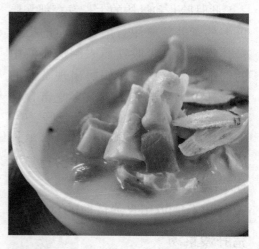

### 清蒸鲈鱼

**材料：** 鲈鱼 500 克，葱姜蒜适量。

**做法：** 将鲈鱼去鳃、内脏，洗净，腹内装满绿茶，放盘中，上蒸锅清蒸，熟透即可。

**功效：** 补虚，止烦消渴，适用于糖尿病口渴，多饮不止以及热病伤阴。

# 准爸爸要做一个称职的家庭营养师

## 孕 6 月需重点补充的营养素

孕 6 月，孕妈妈体内能量及蛋白质代谢加快，对 B 族维生素的需要量增加。由于此类维生素无法在体内存储，必须有充足的供给才能满足机体的需要，因此，孕妈妈在孕中期应该多多食用富含 B 族维生素的瘦肉、肝脏、鱼、奶、蛋及绿叶蔬菜、新鲜水果等食物。

其次，此时胎儿机体和大脑发育速度加快，对脂质及必需脂肪酸的需要增加，所以孕妈妈还可吃些花生仁、核桃仁、葵花子仁、芝麻等油脂含量较高的食物。

此外，孕妈妈还要注意铁元素的摄入，避免贫血。应多吃含铁丰富的菜、蛋和动物肝脏等，以防止发生缺铁性贫血。

## 孕妇补钙菜谱

### 虾片粥

**材料：** 大米 100 克，大对虾 200 克，水 600 克，花生油、酱油、葱花各 15 克，料酒、淀粉各 10 克，盐、白糖各 5 克，胡椒粉 2 克。

**做法：**

❶ 将大米拣去杂物，淘洗干净，放入盆内，加盐拌匀；将大虾去壳并挑出沙肠洗净，切成薄片，盛入碗内，放入淀粉、花生油、料酒、酱油、白糖和少许盐，拌匀上浆。

❷ 锅置火上，放入水烧开，倒入大米，再烧开后小火熬煮 40 ～ 50 分钟，至米粒开花，汤汁黏稠时，放入浆好的虾肉片，用大火烧滚即可。食用时用碗盛出，撒上葱花、胡椒面即可。

**功效：** 对虾含钙丰富，并具有补肾益气，强身健体的作用，孕妇经常食用可补充钙的需求。

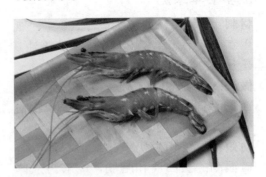

### 雪菜肉丝汤面

**材料：** 面条 200 克，猪肉丝 100 克，雪菜 50 克，花生油 30 克，酱油 50 克，味精 2 克，盐 3 克，料酒 8 克，葱花 10 克，姜末 4 克，鲜汤 300 ～ 400 克。

**做法：**

❶ 雪菜洗净，放入盆内，加清水浸泡 3 ～ 4 小时，浸出浓咸味，使之变淡，捞出挤干水分，切成碎末，肉丝洗净，放入碗内，加料酒拌匀；把大部分酱油、盐、味精分别放入两个碗内。

❷ 锅置火上，放油烧至七成热，下葱花、姜末炝锅，炒出香味后，放入肉丝煸炒 2 ～ 3 分钟，至肉丝变色，再放入雪菜末翻炒几下，烹入料酒，加入余下的酱油、盐、味精，汁开后拌匀盛出。

❸ 锅置火上，放入水，烧开下入面条，用筷子挑散，再开后稍煮，见面条涨起来，呈玉白色，浮起，点少许冷水 1 ～ 2 次，再煮 3 ～ 4 分钟，面条即熟，分别挑入两个盛调料的碗内，舀入鲜汤，再把炒好的雪菜肉丝均匀地覆盖在面条上即成。

**功效：** 雪菜富含维生素 C、钙、蛋白质，粗纤维等。此汤能补充钙质，具有滋补作用，预防抽搐。

## 孕期营养果蔬汁

果蔬汁中还富含维生素 C、铁、钙、磷,对强健身体很有益处。

### 胡萝卜苹果奶

**材料:** 胡萝卜 80 克,苹果 100 克,熟蛋黄 1/2 个,牛奶 80 毫升,橄榄油 3 毫升,蜂蜜 10 毫升。

**做法:** 苹果去皮、去核、胡萝卜洗净,连同余下的原料一起,放入电动食物粉碎机内,搅打均匀。

**功效:** 蛋黄和牛奶中,都含有营养价值很高的蛋白质和脂肪,能够为人体提供足够的热量。苹果和蜂蜜中的糖,也是补充热量的重要物质。胡萝卜和蛋黄,含有丰富的维生素 A、维生素 D 以及钙、磷等微量元素,这些对促进生长发育,维持肌肉和骨骼的正常功能,都大有帮助。

### 胡萝卜乳汁

**材料:** 胡萝卜 100 克,香菜 20 克,牛奶 120 克,蜂蜜 10 毫升,橄榄油 3 毫升。

**做法:** 胡萝卜、香菜洗净,同牛奶、蜂蜜、橄榄油一起,在电动食物粉碎机内搅打均匀。

**说明:** 香菜、牛奶中都含有较高的维生素 $B_1$(硫胺素)和维生素 $B_2$(核黄素),对维持视神经功能,防止视力不清、干眼症、白内障等,都有很好的作用。同时,这两种营养物质也是儿童、孕妇和哺乳期母亲应适量增加的。

## 罐头食品要少吃

鱼罐头、午餐肉、水果罐头等罐头食品,对孕妈妈来说虽然味美又方便,开罐即食,但是却不适合孕妈妈食用,否则会对母婴健康产生诸多不利影响。

第一,罐头食品中普遍添加了许多人工合成的化学添加剂,如防腐剂、色素、香精等,这些物质会对胎儿的发育造成影响,导致胎儿畸形,或是发育不良。

第二,罐头食品在制作、运输和存放的过程中,由于消毒不彻底、密封不严等原因,极易使罐内食品被细菌污染,易产生有毒物质,孕妈妈食用后很可能会造成食物中毒,严重危害母婴健康。

第三,罐头食品的保质期一般为半年至一年,但是它们往往在被存放较长时间之后才得以售卖,在孕妈妈食用时,很有可能已经接近或超过保质期,这样的食品十分不安全,孕妈妈切不可食用。

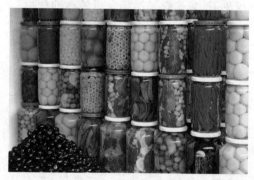

罐头食品

## 营养不良的孕妈妈怎么吃

孕妈妈若在孕期出现营养不良的情况,会导致胎儿宫内发育迟缓,从而易生出低体重儿,即出生时体重不足 2.5 千克的新生儿。这样的孩子皮下脂肪偏少,自我保温能力差,呼吸和代谢功能较弱,更容易感染疾病,其死亡率比正常体重的新生儿要高很多,且日后的智力也可能偏低。

因此,营养不良的孕妈妈不要再保持孕前节食的习惯,不要再为了保持身材和体形,而不顾胎宝宝的生长发育所需，从而影响宝宝一生的健康。孕妈妈要在孕中期及时补充所需营养，避免使胎宝宝出生后体重过轻。

◆重点补充维生素、蛋白质和钙；

◆适量补充叶酸，能够促进胎宝宝的生长发育；

◆将坚果作为零食并适当多吃一些；

◆不能盲目吃甜食，否则易导致妊娠糖尿病；

◆维持良好的生活作息习惯，保持良好的心态；

◆坚持定期进行产前检查，掌握胎宝宝的生长发育情况，一旦发现异常，就要遵照医嘱及时进行护理和治疗。

★问答

Q：腹围增长很慢，是不是胎宝宝出现问题了？

A：腹围的增长与胎宝宝的生长情况以及营养的摄入量并没有直接的关系，腹围只与孕妈妈的体形、子宫的位置相关。孕妈妈子宫的位置可能向前倾，也可能向后倾，体形较胖、较丰满的妈妈腹围的增长并不如体形较瘦的孕妈妈那么明显。因此，对于相同妊娠月份的孕妈妈们，肚子的大小看上去可能是千差万别的。胎宝宝的大小和生长情况，要通过专业的B超检查才能得出确切的结论。因此如果自己的腹围增长较慢，孕妈妈不必担心，要以医生的检查结果为准，不要自行揣测。

## 减少妊娠纹的吃法

◆适当多吃一些富含维生素C的食物，如橘子、橙子、草莓、小白菜等；

◆适当多吃富含维生素$B_6$的牛奶及其制品；

◆适当多吃富含维生素E的食物，如干果类、豆类食物等；

◆多吃新鲜蔬果和鲜榨蔬果汁，不吃隔顿、隔夜饭菜，不喝瓶装蔬果汁；

◆避免摄入过多热量，从而导致体重增加；

◆适当吃一些海产品和菌菇类食物，促进肌肤新陈代谢；

◆不喝全脂奶，喝脱脂奶；

◆喝清汤，不喝浓汤；

◆少吃饼干和沙拉。

## 孕妈妈吃葡萄不宜过量

葡萄富含营养，被誉为"水果皇后"，富含多种对人体有益和必需的维生素和微量元素。此外，葡萄所含热量远比苹果、梨等水果高，非常适合孕中期对热量需求较高的孕妈妈食用。更可贵的是葡萄中大部分有益物质可以被人体直接吸收，对人体新陈代谢等一系列活动可起到良好作用。

不过，由于葡萄含糖很高，所以糖尿病人应特别注意忌食葡萄。而孕妈妈在孕期要提防糖尿病，因此孕妈妈食用葡萄应适量。在食用葡萄后应间隔4小时再吃水产品为宜，以免葡萄中的鞣酸与水产品中的钙质形成难以吸收的物质，影响健康。

## 孕妈妈不宜多喝蜂王浆

进入稳定的孕中期后，孕妈妈可以适量吃蜂王浆，但不宜多吃。这是因为蜂王浆中含有一种特殊的蛋白质及多种氨基酸，这些营养素是胎儿大脑组织中合成神经胶质细胞的重要原料，同时，还能给神经胶质细胞提供营养，增加神经胶质细胞的数量。孕6月是胎宝宝脑神经细胞的激增期，孕妈妈此时若能摄取适量蜂王浆，可使该营养素通过胎盘进入胎儿体内，促进胎儿脑组织的生长发育。

但是，由于蜂王浆中的某些成分可能会引起子宫收缩，对孕妈妈和胎儿不利，因此，孕妈妈在食用蜂王浆时一定要注意量的控制，最好能先询问医生的意见，以免对胎宝宝造成不良影响。

## 孕妈妈适量进食巧克力可以降低先兆子痫的发生

先兆子痫是一种严重的孕期并发症，通常在怀孕 20 周后发作。发病时，孕妈妈会血压突然升高，水肿加剧，出现头胀痛、眩晕、恶心、呕吐等症状。一项研究显示，每天食用一定量的优质黑巧克力可降低孕妈妈患先兆子痫的风险，并可预防妊娠高血压症。这是因为通过比较脐带血中可可碱的浓度发现，孕妈妈食用巧克力的比例和先兆子痫发生率有关。

可可碱是巧克力中一种重要的化学物质，能够起到利尿、促进心肌功能和舒张血管的作用。纯度越高的巧克力，也就是巧克力越黑，有益成分也越多。

另外，巧克力中一些其他成分也对人体有益，比如镁，可以起到降低血压的作用。因此孕妈妈可以适量进食一些优质巧克力以降低先兆子痫发生的风险。

## 孕 6 月健康食谱

孕 6 月时，胎宝宝体内也开始储备脂肪，孕妈妈宜适量加大脂肪的摄入量。

### 红豆小米粥

**材料：**小米 50 克，红豆 15 克，红糖适量，糖桂花少许。

**做法：**

❶ 将红豆、小米分别淘洗干净。

❷ 红豆放入锅内，加适量清水，大火烧开后转小火煮至烂熟。

❸ 加入水和小米一起煮，煮至黏稠为止，在粥内加入适量红糖，烧开后盛入碗内，撒上少许糖桂花即成。

**推荐理由：**此粥色泽红润，香甜爽口。红豆含有丰富的钙质、蛋白质、赖氨酸，其中赖氨酸是人体 8 种必需氨基酸之一，小米含有丰富维生素 $B_1$、维生素 A 以及一定量蛋氨酸。

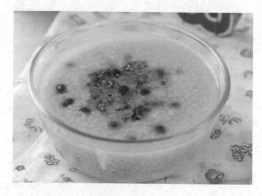

### 韭香黄豆芽猪血汤

**材料：**猪血 150 克，黄豆芽 45 克，韭菜 10 克，色拉油 30 克，精盐 6 克，味精 2 克，香油 3 克。

**做法：**

❶ 将猪血洗净切条，黄豆芽洗净，韭菜择洗净切成段备用。

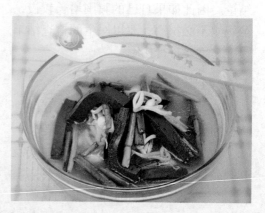

❷ 净锅上火倒入水，下入猪血焯水，捞起冲净待用。

❸ 净锅上火倒入色拉油，下入黄豆芽煸炒出香，倒入水，下入猪血，调入精盐、味精烧沸煲至熟，淋入香油，撒上韭菜即可。

**推荐理由：** 此汤能够应对孕妈妈本周会出现的贫血现象，大量补充铁元素，还能够起到利尿解毒、消除水肿、缓解疲劳、强身健体的功效。

### 鲫鱼萝卜汤

**材料：** 鲫鱼 1 条，白萝卜 100 克，料酒、盐、葱、姜、植物油各适量。

**做法：**

❶ 鲫鱼去鳞、鳃，去内脏，洗净；白萝卜去皮，洗净，切成细丝；葱洗净，切段；姜洗净，切片。

❷ 锅置火上，放入适量植物油烧至五成

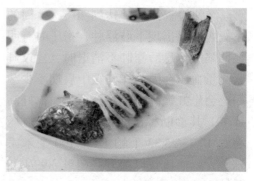

热时放入鲫鱼，用小火把鱼煎至两面金黄，起锅，放入盘中备用。

❸ 锅中留余油，炝香姜片，加水、料酒，大火煮沸后倒入砂锅，再加入鱼、萝卜丝、葱段后转小火煮 15 分钟。待汤色成奶白色时，加盐调味即可。

**推荐理由：** 此汤可谓补血养颜圣品，有健脾益胃、益气生津、祛湿利水之效，是孕妈妈不可多得的营养佳品。

# 孕期检查和疾病防治

## 本月产检项目

这个月的检查项目跟上个月差不多，检查的目的主要是确保宝宝的生长发育情况正常。此外，还要进行 B 超检查，准爸妈可以通过 B 超看见成型的宝宝了。其产检项目主要有：

测体重：这是每次孕期检查的必测项目，可以间接检测胎儿的成长情况。如果孕妈妈的体重增加过少，胎儿可能发育迟缓；如果孕妈妈的体重增加过多，则容易产生巨大儿。如前所述，整个孕期孕妈妈体重增加约为 12.5 千克，在孕晚期平均每周则增加 0.5 千克，当然，这只是个参考值，每个人会有不同的差异。

量血压：每次孕期检查必测项目。血压高是先兆子痫的症状之一，影响胎儿的发育成长。孕妈妈的血压不应超过 17.33/25.33 千帕（130/190 毫米汞柱），或与基础血压（怀孕前的血压）相比增加不超过 3.99/1.99 千帕（30/15 毫米汞柱）。

测量宫高、腹围：孕妈妈做产前检查时每次都要测量宫高及腹围。通过测量宫高及腹围，估计胎儿宫内发育情况，同时根据宫高画出妊娠图曲线以了解胎儿宫内发育情况，是否诱发迟缓或巨大儿。

尿常规检查：检查尿液中是否有蛋白，糖及酮体，镜检红细胞和白细胞，尤其是蛋白的检测，可提示有无妊娠高血压等疾病的出现。

浮肿检查：怀孕达到 20 ～ 24 周的孕妈妈如果出现下肢浮肿，指压时有明显凹陷，休息后浮肿不消退时，建议赶紧测量血压，因为在妊娠中后期不少孕妈妈会患妊娠高血压综合征（简称妊高征），其诊断标准是妊娠 20 周后血压超过 17.33/25.33 千帕（130/190 毫米汞柱），或血压较以前升高超过 3.99/1.99 千帕（30/15 毫米汞柱）。

B 超检查：正常值：孕 21 周：双顶径的平均值为 5.22±0.42，腹围的平均值为 15.62±1.84，股骨长为 3.64±0.40。孕 22 周：双顶径的平均值为 5.45±0.57，腹围的平均值为 16.70±2.23，股骨长为 3.82±0.47。孕 23 周：双顶径的平均值为 5.80±0.44，腹围的平均值为 17.90±1.85，股骨长为 4.21±0.41。孕 24 周：双顶径的平均值为 6.05±0.50，腹围的平均值为 18.74±2.23，股骨长为 4.36±0.51。

听胎心音：怀孕第十二、十三周时，已经能听到胎心音。胎心音的正常范围为：每分钟 120 ～ 160 次。听到胎心音即表明腹中的胎儿为活胎，医生听到胎心的跳动后才会开出一系列化验单。

## 如何预防妊娠高血压综合征

孕妈妈高血压综合征，简称妊高征，是产科常见的问题之一，多数发生在妊娠 5 月后与产后两周，约占所有孕妈妈的 5%，表现为孕期血压突然升高。大部分妊娠高血压只需观察，不会有太大的后遗症。但严重的常伴有蛋白尿或水肿出现，病情严重者会产生头痛、视力模糊、上腹痛等症状，若没有加以适当治疗，可能会引起全身性痉挛、昏迷甚至死亡，医学上称为"孕期先兆子痫"，也叫孕期血毒症。

妊娠高血压综合征的发病原因一般认为与遗传有关，当然也有其他原因，如营养不良，维生素 C 缺乏等。定期进行产前检查，可使妊娠高血压在早期就被检查出来，及早治疗，病情多半可以得到控制并好转。但如果没有对其进行治疗，它就会发展成先兆子痫，甚至更为严重的产前惊厥。偶尔直到分娩或者产后期，产前惊厥不会发生。有些时候，突然的血压升高也许不仅仅是对压力大的反映，而是真的产前惊厥发生了。因此，孕妈妈对在任何时期表现出的血压升高症状都应高度重视，经常性检查不仅要检查血压，还要检查她们的尿蛋白、反射和血液的化学成分。

当患有轻微的妊娠高血压症时，治疗的重点是降低血压。有效的方法有，充分休息、改善饮食、坚持运动等，如果有需要，还可采取药物治疗。值得一提的是，充足地卧床休息可以预防疾病

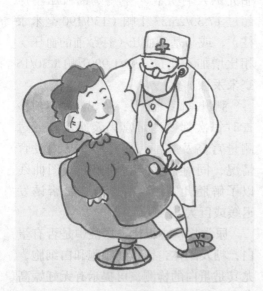
孕妈妈定期进行检查，既能确保宝宝的生长发育情况正常，还能预防疾病的产生。

恶化，这是患有妊娠高血压症的孕妈妈必须谨记的。此外还要求孕妈妈对出现的危险征兆保持警惕，如突然出现严重的头疼、视力障碍、快速的心跳，或者右上部或中部腹部疼痛等，这些症状可能警告你病情正在加重，你应该立即寻找紧急的医疗护理。

## 积极预防胎盘早剥

胎盘早剥常发于妊娠5个月后或分娩期，正常位置的胎盘在胎儿娩出前，部分或全部从子宫壁剥离，称为胎盘早剥。孕妈妈患有胎盘早剥时，常会出现由间断性变为持续性的腹痛，外加腰酸背痛或恶心、呕吐、出汗、面色苍白、脉搏细弱、子宫硬、有压痛等种种不适，还伴有阴道流血。

胎盘早剥是一种妊娠期各种疾病的严重并发症，具有起病急、进展快的特点，若处理不及时，可危及母儿生命。国内报道的发生率为4.6‰～21‰，国外的发生率为5.1‰～23.3‰。妊娠中期容易发生胎盘早剥的病因尚不清楚，可能是由妊娠血管病变引起，也可能由外伤导致，特别是在孕妈妈腹部直接受撞击或摔倒时腹部直接触地的情况下更宜发生。

由于胎盘早剥会危及母儿的安全，一经确诊，通常情况下医生会要求终

止妊娠以防病情的恶化。因此，为了保住胎儿，对于胎盘早剥，孕妈妈必须引起注意，做好疾病的预防工作。首先要加强产前检查，积极预防与治疗妊娠期疾病，如妊高征。其次，要避免处于仰卧位及腹部外伤。再次，在胎位异常行外倒转术纠正胎位时，操作必须轻柔。

## 如何预防晚期先兆流产

绝大部分的流产是在怀孕头13周内发生的，但有些孕妈妈也会在孕期较晚的阶段发生流产。在中国，医生把在怀孕13～27周+6天之间发生的流产称为"晚期先兆流产"。

晚期先兆流产最初表现为孕妈妈阴道有少量出血，有时伴有轻微下腹痛，下腹部规则性宫缩痛。严重时孕妈妈会出现像分娩时一样的疼痛、出血，而且出血量可能会很多，还含有血块、羊水等，最终导致胎体、胎盘、胎膜等排出体外。但是，有时候孕妈妈的身体可能没有任何预兆，只是在例行的产前检查中，医生或助产士没有发现宝宝的胎心时，才会知道发生胎死宫内了。

导致孕妈妈晚期流产的原因有很多，如胎盘功能不佳、宫颈功能不全、子宫肌瘤、子宫畸形、病毒感染、糖尿病等。因此，孕期出现疾病困扰时，孕妈妈一定不要讳疾忌医，要及早治疗。如果孕妈妈发现自己有先兆流产的迹象时应尽快到医院检查，以明确病因和胎儿的状况，但要尽量减少不必要的阴道检查，以减少对子宫的刺激。

此外，孕妈妈还要定期做产前检查，养成规律的生活和定时排便的习惯，注意个人卫生，保持心情舒畅，积极预防

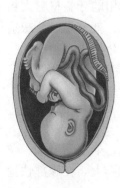

胎盘是胎儿在子宫内的生命线，一旦从子宫壁脱落下来，对于胎儿来说非常危险。因而孕妈妈在孕中期要谨慎摔倒，以免引发胎盘早剥。

晚期先兆流产的产生。

## 如何预防胎膜早破

胎膜早破俗称"破水"，指在未有生产阵痛之前，胎膜在胎儿未足月时已自然破裂而导致羊水流出，是妊娠期常见的并发症。怀孕期间任何孕周均可发生胎膜早破，但更多见于妊娠中晚期。怀孕 37 周前胎膜早破的发生率为 2.0% ~ 3.5%，妊娠满 37 周后胎膜早破率为 10%。

一般来说，胎膜早破表现为不伴疼痛的阴道流水，常发生在腹压增加，如咳嗽、大小便之后。胎膜早破发生时，阴道内会突然有大量水流出，可湿透内裤，时断时续。胎膜早破时流出的羊水无色、无黏性，与有黏性的白带不同。这种阴道流水通常在起立时增多，平卧时减少甚至停止。此外，羊水会微混浊，有时可见混杂其中的胎脂，与排尿不同。

要做好胎膜早破的预防工作，主要需要做到：积极预防和治疗下生殖道感染，重视孕期卫生指导；妊娠后期禁止性交；避免负重及腹部受撞击；宫颈内口松弛者，应卧床休息，并于妊娠 14 周左右施行宫颈环扎术，环扎部位应尽量靠近宫颈内口水平。

如果已经确诊为胎膜早破症，在不同的孕周发生胎膜早破，处理原则是不同的。往往在怀孕 6 个月之前，若不幸破水，胎儿存活率不高且早产并发症很多，一般建议终止妊娠。妊娠 6 ~ 8 个月期间破水，则考虑保守期待疗法，依状况给予抗生素、安胎药或甾族化合物来提高胎儿存活率。妊娠 34 周以后破水，则先评估胎儿肺部成熟度，若未成熟则先安胎及卧床休息，待宝宝成熟再引产。

## 牙龈出血时怎么办

孕期牙龈出血是一种妊娠反应，主要是由于孕期的激素水平变化，牙龈出现增生或是牙周病导致牙龈出血。这一疾病大多发生在孕中期，不过有些孕妈妈在早期也会出现这一问题。

孕期是一个非常特殊的时期，不能乱用药物，药物对胎儿有一定的影响，所以解决孕期牙龈出血，预防是关键。在怀孕过程中，孕妈妈需要保持良好的口腔卫生，并且要定期进行预防性的牙齿护理。

在牙刷的选择上，最好换一个软毛质地的儿童牙刷，因为软毛的质地可以减轻牙刷对牙龈的伤害，可以有效解决牙龈出血的问题。或者将牙刷换成电动牙刷，它能有效地按摩牙龈，并减少六成左右的刷牙力度，令牙龈炎出血程度下降 62%。在牙膏的选择上，最好使用含有氟化物的牙膏，且每次用量不要超过 1 厘米。刷牙时最好采用竖刷刷牙法，力道宜轻柔，不要用力过猛，太使劲会损害脆弱的牙龈，引起牙龈出血。一天至少要刷两次牙，尽量每顿饭后都刷牙，最好是在吃完或喝完东西 20 分钟内刷牙。如果刷牙后有牙龈出血现象，可在温水中溶入一些海盐来漱口。此外，还要尽量少用牙签。因为孕妈妈的牙周组织本就脆弱，如果所用的牙签材料太粗或者使用的方法不当，就容易对牙龈造成损伤，引起出血和牙齿周围组织的疾病。再次，孕妈妈还要注意均衡营养，补充维生素和钙质。

## 出现腹部干痒怎么办

随着胎儿的成长、羊水的增加，孕妈妈的子宫会逐渐地膨大。在腹部快速膨胀的情形下，超过肚皮肌肤的伸张度，肌肤就会出现干痒症状，进而产生橘皮组织。如果肚皮肌肤皮下组织所富含的纤维组织及胶原蛋白纤维因经不起扩张而断裂，就会产生妊娠纹。

当肌肤出现干痒的症状时，就说明肌肤已经有些难以承受了，而滋润是最好的抚慰方式。

涂抹一些保湿乳液并加以按摩，这样在给肌肤补水的同时，又可增加肌肤的弹性，使皮肤的延展性变大，就能有效预防腹部干痒这一问题了。

按摩同时也是预防橘皮肌肤和妊娠纹的好方法，它是一种被动的肌肤运动方式，可以加快肌肤的代谢，让肌肤保有活力，促进毒素的排泄。此外，孕妈妈还需要保持运动的好习惯，因为运动能让机体代谢加快，促进毒素的排除，还能增加肌肤的弹性和张力，有效预防腹部干痒、妊娠纹等多种肌肤问题。

## 患上痔疮怎么办

虽然在怀孕过程中，很可能大部分孕妈妈都会长痔疮，但是只要生活中多多注意，也是完全可以预防的。如，养成按时排便的习惯，避免使用泻剂及灌肠。饮食均衡，避免刺激性食物如烟、酒、咖啡、辣椒等。多吃含高纤维的食物，避免易产气之食物，如豆类、油炸食物。但如有内痔出血发炎时，应采用低纤维食物，以减少对病灶的刺激。养成规律的生活，避免太劳累及精神紧张。怀孕初期若有便秘现象，即应尽快治疗。否则怀孕中后期随着子宫变大，将发展成痔疮，则真是难言之痛。此外，采取舒适坐姿，勿超过2小时，以免肛门周

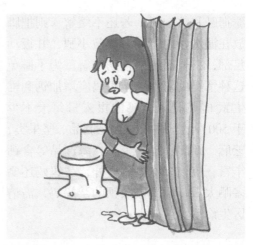

孕中期孕妈妈宜养成按时排便的习惯，以避免痔疮的发生。

围血流发生阻滞。保持心情轻松愉快，多喝水。

确诊患上痔疮后，为缓解痔疮的不适，要避免排便时用力过度以免加重痔疮的病情；应注意局部的清洁卫生，每天进行温水坐浴 10 ~ 15 分钟。采取左侧卧位或膝胸卧位安静卧床休息，使血液不在下半身滞留。孕妈妈还可以在臀部上垫一个枕头，减轻痔疮带来的压迫，或用冰袋冰敷患部，皆可舒缓痔疮带来的不适。若发生疼痛时，则需请医师帮忙协助解除痛苦。

## 腿部抽筋时怎么办

进入孕中期，孕妈妈有时会有小腿肌肉酸痛的感觉，夜间容易发生抽筋。引起小腿抽筋的主要原因是缺钙。孕妈妈久坐或由于受冷、受寒、疲劳过度也是发生下肢痉挛的一个原因。另外，妊娠中后期随着子宫增大，使下肢的血液循环运行不畅，也是导致"小腿抽筋"的原因之一。

当小腿抽筋时，可先轻轻地由下向上地按摩小腿的后方（腿肚子），再按

摩拇趾和整个腿，若还不缓解，则把脚放在温水盆内，同时热敷小腿，并扳动足部，一般都能使抽筋缓解。为了避免这种情况的发生，孕妈妈应增加钙和维生素 $B_1$ 的摄入。钙的摄入量每天不少于 500 毫克。牛奶、大豆制品、坚果类、芝麻、虾皮、蟹、蛋类、海产品等含钙丰富，应该多吃些。另外，孕妈妈还要多晒太阳。而严重缺钙的孕妈妈，需请医生诊治。

另外，通过一些生活习惯上的调整，也可以有效改善腿部抽筋的困扰。如，孕妈妈平时不要长时间站立或坐着，应每隔一小时就活动一会儿，每天到户外散步半小时左右。同时要防止过度疲劳。每晚临睡前用温水洗脚，在洗脚时对小腿后方进行 3 ~ 5 分钟的按摩。平时注意养成正确的走路习惯，让脚后跟先着地；伸直小腿时，脚趾弯曲不朝前伸。

# 六月胎教方案

## 开展音乐胎教

怀孕 4 个月以后胎儿就有了听力，尤其是孕 6 个月后，胎儿的听力几乎和成人接近，是开展音乐胎教的最有效的阶段。进行音乐胎教时，准爸妈不要局限在只能使用专业胎教设备的方法来实施。像孕妈妈每天哼唱几首歌、每天多次欣赏音乐、为胎宝宝播放音乐等都属于确实有效的音乐胎教法。

不过需要注意的是，开展音乐胎教必须要根据胎宝宝的听觉器官的发育情况，进行有针对性的且有规律的练习。孕早期，宝宝的听觉器官开始发育，这时孕妈妈可以选择轻松愉快、诙谐有趣的音乐，帮助消除早孕的烦恼与不适，以获得最佳的孕期心情；孕 4 月时，胎

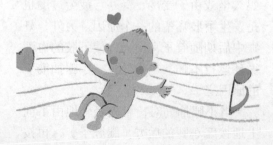

宝宝已具备听力，进行音乐胎教时可以选择孕妈妈休息或吃饭时进行，在临睡前有胎动的情况下做更合适，每天两次，每次 10 ~ 15 分钟。

## 如何选择合适的胎教音乐

虽说音乐胎教好处多多，但如果作为音乐胎教的主要工具——音乐乐曲选得不恰当，也有可能对孕妈妈和胎宝宝产生不好的影响。在选胎教音乐乐曲时，准爸妈除了按照自己的性格特点选择外，也不能忽视以下注意事项。

首先，选择胎教音乐不能以优美作为唯一标准。作为胎教音乐，除了优美动听外，还要求其在频率、节奏、力度和频响范围等方面，应尽可能与宫内胎音合拍，这样才能起到刺激胎宝宝听力发育的作用。如果音乐的频率过高，很可能会损害胎儿内耳螺旋器基底膜，使其出生后听不到高频声音。而节奏过强、力度过大的音乐，则会导致胎宝宝听力下降。因此，选作胎教音乐的乐曲，应先经医学、声学测试，符合听觉生理学

的要求。在选购"胎教"音乐乐曲时，标准不是听一听音乐是否好听，而是看它是否经过了医学、声学的测试。只有完全符合听觉生理要求的胎教音乐乐曲，才能真正起到开发智力、促进健康的作用。

其次，胎教音乐忌用高频声音。为了避免高频声音对胎儿的伤害，胎教音乐中 2000 赫兹以上的高频声音应低到听不到的程度，这样才能对胎儿比较安全。在国内市场上出售的胎教音乐乐曲，经随机抽查表明，11 种胎教音乐乐曲中竟有 9 种不合格，有的音频最高达到 5000 赫兹以上，这对胎儿的健康是有害无益的，会损伤胎儿的大脑和听觉等。国内已有报道使用从市场购买的劣质胎教音乐磁带进行胎教，结果"教"出失聪宝宝的例子。这已说明不合格的胎教音乐磁带会对胎儿造成危害。故在选购胎教磁带时应慎重，最好请专业人员帮助选购。

此外，在选到合适的音乐后，还要慎重选择音乐胎教所使用的播放设备。由于胎儿耳蜗发育不完全，某些对成年人无害的声音也很可能伤害到胎宝宝幼小的耳朵。现有的研究结果认为，给胎儿听到音乐强度最好不要超过 60 分贝，频率不要超过 2000 赫兹。因此，在进行音乐胎教时，最好不要使用传声器，并尽量地降低噪声。

## 呼唤胎教法

进入孕 6 月，胎儿的听力已经完全发育，这时胎儿不仅具有听的能力，还具有辨别各种声音并能做出相应反应的能力。可以先给孩子取个名字，父母每当和胎儿进行语言沟通时，先呼唤他的

名字。这样在准爸妈与胎宝宝的对话过程中，胎儿能够通过听觉感受到来自父母亲切的呼唤，增进彼此生理上的沟通和感情上的联系，对胎儿的身心发育是很有益的。

因此，准爸妈无论多忙多累，在孕期都应该养成与胎宝宝对话的习惯。尤其是从孕 6 月开始，准爸妈应每天与胎儿进行对话，先呼唤他的名字，然而给他阅读一段优美的故事，或唱一段儿歌，或向宝宝倾诉爱意。这样宝宝出生后再接触这种熟悉的呼唤，就会产生一种特殊的安全感。

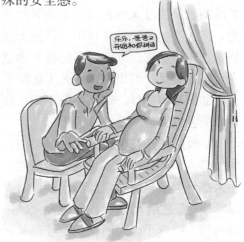

准爸爸声音有利于胎宝宝身心的健康。

## 求知胎教法

进入孕 6 月，胎儿的听力已经完全发育，这时胎儿不仅具有听的能力，还具有辨别各种声音并能做出相应反应的能力。可以先给孩子取个名字，父母每当和胎儿进行语言沟通时，先呼唤他的名字。这样在准爸妈与胎宝宝的对话过程中，胎儿能够通过听觉感受到来自父母亲切的呼唤，增进彼此生理上的沟通和感情上的联系，对胎儿的身心发育是很有益的。

因此，准爸妈无论多忙多累，在孕期都应该养成与胎宝宝对话的习惯。尤其是从孕6月开始，准爸妈应每天与胎儿进行对话，先呼唤他的名字，然而给他阅读一段优美的故事，或唱一段儿歌，或向宝宝倾诉爱意。这样宝宝出生后再接触这种熟悉的呼唤，就会产生一种特殊的安全感。

## 色彩胎教

色彩对人的视觉影响最大，而且是人的第一感觉。现在人们已认识到色彩能影响人的精神和情绪。它作为一种外界的刺激，通过人的视觉带来不同的感受，使人产生某种精神作用。精神上感到愉快还是忧郁，常与色彩的视力感觉有直接的关系。可以说，使人不舒服的色彩如同噪声一样，令人烦躁不安；而协调的色彩则是一种美的享受。

一般说来，红色使人激动、兴奋，能鼓舞人们的斗志；黄色明快、灿烂，使人感到温暖；绿色清新、宁静，给人以希望；蓝色给人的印象是宁静、凉爽；白色使人感到干净、明快；粉红色和嫩绿色则象征着春天，使人充满活力。

正因此，人类利用不同的色彩的功能服务于人的不同精神要求已经有很长的历史，如中世纪哥特式的教堂，室内丰富的色彩变化，使人感到神圣和神秘；医院病房多选用浅绿色和淡蓝色，显得很安静、淡雅，给人一种宁静柔和的感觉；现代餐厅则多选橘黄色，使人一进去就感到胃口大开。由此胎教学说也引进了色彩理论。

孕妈妈宜接触一些偏冷的色彩，如绿色、蓝色、白色等，以调节情绪，使孕妈妈保持淡泊宁静的胎教心境，使腹内的胎儿也随之平和地健康成长。孕期不宜多接触红、黑、灰等色，以免产生烦躁、恐惧及悲伤的心理，进而影响胎儿的健康成长。

## 给宝宝起一个响亮的名字

当一个新的生命诞生，年轻的爸爸妈妈甚至宝宝的爷爷奶奶亲戚朋友都会引经据典、反复推敲地为孩子起一个响亮的名字。其实，按照胎教的理论，在孩子出生后再起名字已经晚了。据国外的研究发现，6个月的胎儿听觉器官已经发育成熟，并与神经系统反射建立联系。此时的胎儿不仅有听的能力，而且能对听到的不同声音做出不同的反应。因此，应当在这个时候给腹中的胎儿取一个乳名。父母亲经常呼唤，并且经常与之说话，使腹中的胎儿记住自己的名字。这样父母能更好地和胎儿进行感情交流。更重要的是，当胎儿出生后，再次呼唤其乳名时，孩子能够回忆起这熟悉的名字，有一种安全感。当宝宝的爸爸妈妈对刚出生不久的婴儿呼喊他们曾经熟悉的名字时，婴儿的哭闹明显减少，有时甚至会露出高兴的表情。

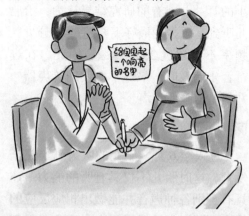

准爸妈共同给自己的孩子起一个响亮的名字能增强夫妻对孩子的爱。

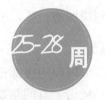 

# 25-28 周 怀孕 7 个月

## 胎宝宝的发育状况

这时候是胎宝宝大脑发育的高峰期，孕妈妈在此时别忘多吃些健脑的食品如核桃、芝麻、花生等。

胎长：28 ～ 38 厘米。

胎重：800 ～ 1200 克。

四肢：胎宝宝的四肢已经相当灵活，可在羊水里自如地"游泳"。

器官：满面皱纹酷似沧桑的老人，皮肤皱纹会逐渐减少，皮下脂肪仍然较少，有了明显的头发。男孩的阴囊明显，女孩的小阴唇、阴核已清楚地突起。脑组织开始出现皱缩样，大脑皮层已很发达，开始能分辨妈妈的声音，同时对外界的声音是喜欢还是厌恶能有所反应；感觉光线的视网膜已经形成；有了浅浅的呼吸和很微弱的吸吮力。

胎位：胎位不能完全固定，还可能出现胎位不正。

胎动：这时的宝宝几乎占满了整个子宫，随着空间越来越小，胎动也在减弱。值得注意的是，孕妈妈腹部出现的每天 1 ～ 5 次不等的阵发性跳动不同于胎动，实际上是胎儿在呃逆。胎儿打嗝是正常现象，宝宝在吞咽羊水，也是他在"练习"呼吸动作，不必担心。

## 孕妈妈的身体变化

孕 7 月孕妈妈的身体仍处于快速变化期，腹部迅速增大，孕妈妈会很容易感到疲劳。

体重：如上所述，由于胎盘增大、胎儿的成长和羊水的增多，使孕妈妈体

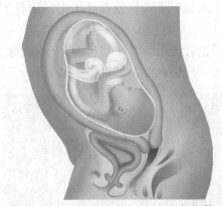

孕 7 月，孕妈妈的身体仍在快速变化着，感觉是一天一个样。

重迅速增加，每周可增加 500 克。

子宫：宫底上升到脐上 1 ～ 2 横指，子宫高度为 24 ～ 26 厘米。

乳房：乳房此时偶尔会分泌出少量乳汁，这是正常的。

皮肤变化：肚子上、乳房上会出现一些暗红色的妊娠纹，从肚脐到下腹部的竖向条纹也越加明显。

呼吸变化：新陈代谢时消耗氧气的量加大，孕妈妈的呼吸变得急促起来，在活动时容易气喘吁吁。

心脏变化：胎儿日渐增大使孕妈妈的心脏负担逐渐加重，血压开始升高，心脏跳动次数由原来 65 ～ 70 次 / 分钟增加至 80 次 / 分钟以上，所以孕妈妈易出现贫血。

妊娠反应：有些孕妈妈这时会感到眼睛不适，怕光、发干、发涩，这是比较典型的孕期反应，可以使用一些消除眼部疲劳，保持眼睛湿润的保健眼药水，以缓解不适。

## 孕妈妈本月焦点

这段时期,孕妈妈要保证充足睡眠;学会腹式呼吸,能将充足的氧气输送给胎儿,正确的姿势是背后靠一个靠垫,伸直膝盖,手轻轻放在肚子上,用鼻子吸气,直到肚子鼓起来,然后用嘴吐气;除了进行音乐胎教外,还要多抚摸腹部,跟宝宝说话;经常清洗、按摩乳房;可

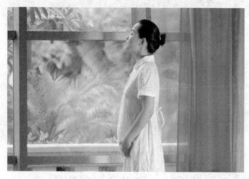

孕妈妈要学会腹式呼吸,将充足的氧气输送给胎儿。

能会频繁感到腿抽筋,可以多补钙。

## 准爸爸注意要点

孕7月,孕妈妈的腹部迅速增大,会感到很容易疲劳,有的孕妈妈还会出现脚肿、腿肿、静脉曲张等状况。准爸爸在以后的孕晚期3个月里应该更加体贴妻子。

准爸爸注意事项一:陪同妻子参加产前培训课程,了解有关分娩的正确知识。

准爸爸注意事项二:与妻子商量决定入住的分娩的医院。

准爸爸注意事项三:多与妻子谈心,交流彼此的感觉,帮妻子克服心理上的恐慌和无助情绪。

准爸爸注意事项四:帮妻子按摩,揉揉后背、肩,按摩腿和脚,以减轻她的酸疼不适。

# 孕妈妈七月生活细安排

## 什么时候开始休产假

有些孕妈妈在怀孕第七八月时就开始休息,而有些则坚持到生产的当天。什么时候停止上班开始休产假,并没有硬性的规定,这在很大程度上取决于你的身体状况、孕期的进展情况以及工作上的压力和自身承受能力。当然,家庭的财务状况也是一个决定因素,不过,你产假休得越早,宝宝出生后上班的时间可能就越早。

所以,孕妈妈需要根据自己孕期的进展,自身的感觉来决定开始休产假的适当时间。需要说明的是,虽然国家规定产假98天(其中可休产前假15天),

但是如果你出现孕期不适、需要保胎或并发症而不得不休息时,可以请医生开证明,向单位申请病假休息。

有些女性因为身体状况良好,直到生产的前一天甚至在生产当天仍然坚持上班。其实在上班时间里,有机会多走动,让自己忙碌起来,不但有利于生产,而且感觉时间也会过得快一些。

## 孕晚期可以过性生活吗

进入孕晚期,孕妈妈的腹部突然膨胀起来,会感到腰痛,懒得动弹,性欲减退。此阶段胎儿生长迅速,子宫明显增大,对任何外来刺激都非常敏感。子宫在孕晚期容易收缩,因此要避免给予

机械性的强刺激。

对于丈夫来说，从这个月到孕妈妈分娩前的时间是最应该忍耐和克制的时期，与妻子的接触只限于温柔地拥抱和亲吻，禁止具有强烈刺激的行为。为了不影响孕妈妈和胎儿的健康，夫妻间不但要学会克制情感，而且最好分睡，以免产生不必要的性刺激。若一定要有性生活，必须节制，并注意体位，还要控制性生活的频率及时间，动作不宜粗暴。而且在临产前1个月，需绝对禁止性生活。

## 孕妈妈乘车注意事项

孕晚期，孕妈妈的肚子迅速膨大，这段时期一般不建议孕妈妈自己开车，如果避免不了，无论何时都应该注意避免急刹车时摇晃到腹部，还应该注意不要让安全带紧紧勒在腹部。

对于乘坐公交的孕妈妈，每天上班要留出足够的时间。千万不要在时间不充足时，情急之下一溜小跑奔向车站，甚至追赶即将发动的汽车，这样很危险。上下班最好避开高峰期，要注意脚下的台阶，不要与他人争抢上车、争抢座位，特别是在孕早期，孕妈妈体形变化不大，别人无法看出你的不同，所以会在无意间撞到你。

此外，孕妈妈不要长时间坐车，特

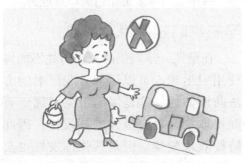

孕妈妈乘车时最好避开高峰期，不要与他人争抢，以免发生意外。

别是长途汽车。这是因为由于生理变化大，孕妈妈对环境的适应能力降低，再加上下肢静脉回流不畅可造成或加剧下肢水肿。另外，汽油味也可使孕妈妈恶心、呕吐。更要注意的是，孕晚期腹部膨隆，坐姿挤压胎儿，易引发流产、早产。

## 孕期怎样洗澡更健康

现在人们洗澡通常采用淋浴的比较多，对孕妈妈来说，更需如此。一般怀孕以后不主张盆浴或坐浴，否则，浴后的脏水有可能进入阴道，而此时孕妈妈阴道的防病力减弱，就容易引起宫颈炎、阴道炎、输卵管炎等，或引起尿路感染，使孕妈妈出现畏寒、高热、腹痛等症状，甚至发生宫内或外阴感染而引起早产。这样势必增加孕期用药的机会，也给畸胎、早产创造了条件。因此，孕妈妈不要坐浴，更不要到公共浴池去洗澡。同时，不要让热水长时间冲淋腹部，以减少对胚胎的不良影响。

在怀孕的中后期，孕妈妈的肚子较大，重心不稳，容易滑倒，所以必须坐在有靠背的椅子上淋浴，以免跌倒。如果你体质较弱特别容易疲劳，可以在家里偶尔选择坐浴的方式，但一定要注意保证浴缸和水的清洁。若在你确实特别累的情况下，淋浴时请准爸爸陪护也是不错的选择。

## 夏日孕妈妈衣物选择

选择真丝或者纯棉的衣料做衬衣、内裤，轻柔舒适，透湿吸汗，散发体温，而且衣着要宽松，胸罩和腰带不要过紧，以免影响乳腺和胎儿发育。

穿裤装要比穿裙装清爽、利落、方便，脚下再穿一双柔软舒适、穿脱方便、不怕水浸的橡胶或塑胶底凉鞋，会增加舒适感。凉鞋的鞋跟以 2 ~ 3 厘米为宜。如果脚下出汗过多或是属过敏体质，不能长时间穿橡胶或塑胶底鞋时，最好选择一双轻薄柔软的布鞋，以免引起脚部发生接触性皮炎。一旦发生接触性皮炎，应该用硼酸水浸泡患处，然后在患处涂抹红霉素软膏。要注意鞋底是否防滑，因为鞋底过滑容易摔倒。

孕妈妈不宜穿尼龙袜子，这种袜子吸汗性能差，会使脚部变得又湿又热，导致皮肤敏感性增高，诱发皮炎或湿疹。

衣物、被单、床单要勤洗勤换，特别是被汗液和分泌物污染时更要及时更换，保证天天换洗内裤和胸罩，防止发生痱子和外阴皮肤感染。

## 准妈妈该戴腹带了

在怀孕早期不穿戴腹带并不会产生异常现象，但进入后期，随着腹部增大、身体发生变化，就会感觉腰痛，或者生育过的孕妇腹壁会发生松弛现象，此时腹带便可发挥效用。

腹带的效用如下：预防腹壁松弛和下垂（腹部、子宫向前方下垂）；可改善生育过后的产妇或多产妇因腹肌松弛形成姿势不正所带来的腰痛；固定膨胀的腰部，保持正确的姿势，使孕妇在怀孕中仍然动作轻快，并可预防腰痛及四肢疼痛。

选购腹带时最好注意尺码，以免到了怀孕的后期变得太紧。腹带最少准备两条用于换洗，此外新买的腹带最好洗过再用，所以购买时选择耐洗并可随腹部大小进行调整的腹带较经济实用。

## 孕妈妈不要再值夜班

进入孕 7 月，孕妈妈应当开始逐渐减少工作量，在争得领导的同意后，将部分工作转交给其他同事，尤其是那些需要付出大量精力、体力和时间的工作，比如值夜班。按照《女职工劳动保护条例》的规定，孕妈妈从确认怀孕之日起，就可以不用值夜班，如果因为岗位需要，孕妈妈在孕前期和孕中期一直坚持值夜班，则应从孕 7 月起，和领导协商调整岗位，减少工作时间和强度，多安排休息时间，注意劳逸结合，为进入孕晚期做好准备。孕妈妈在此时切不可让自己过于劳累或经常昼夜颠倒，否则很容易发生意外。

## 警惕异常瘙痒

进入孕 7 月，有的孕妈妈的皮肤瘙痒加重了，而且不光是肚皮、手臂等处瘙痒，手心、脚心也觉得发痒，这时孕妈妈要提防自己是否患上了妊娠期肝内胆汁淤积症。这种病通常发生于孕 26~35 周之间，瘙痒部位以手心、脚心最为常见，之后还会伴随黄疸的出现，有的孕妈妈甚至因为瘙痒而无法入睡。患有此病的孕妈妈早产率达 36%，围产期胎儿死亡率高达 11%，还容易伴有妊娠高血压综合征等疾病，增加产后出血的可能性。因此一旦孕妈妈出现了以上症状，就要及时就医治疗，必要时还要提前终止妊娠，否则会对母婴健康造成严重危害。

## 孕衣物防蛀不用卫生球

在孕期，孕妈妈的衣物防蛀不能再使用卫生球，可以用紫外线照射的方法防潮防蛀。这是因为卫生球属于石油提取物，有着极强的挥发性，因此防蛀效果颇佳。但是其强挥发性也会危害到孕妈妈和胎宝宝的安全，有可能导致孕妈妈早产、流产或使胎宝宝畸形。因此孕妈妈一定多关注生活细节，以策安全。

## 不慎摔跤，该怎么办

如果孕妈妈不慎摔跤，先不必慌，通常情况下出现意外的可能性不大，因为骨盆、腹壁、子宫壁和羊水会起到很大的缓冲保护作用。但如果孕妈妈在摔跤后出现了阴道出血、阴道出水、腹痛等症状，就要引起重视，应立刻就医。尤其是摔跤后感受不到胎动，就表示情况较为危险，需要立刻监测胎心音。最严重的情况是出现了胎盘破裂，它会逐渐从子宫内膜上剥离，导致流产或早产。如果摔跤使孕妈妈出现了外伤，甚至是骨折，也要尽快就医治疗，以免感染或延误病情。

**准爸爸的贴心守护**

### 家庭地板要防滑

在孕期，准爸爸一定要保护好孕妈妈，严防各种意外情况的发生。比如在家中时，孕妈妈很容易因为地板上有水而摔倒，或者因为某些突出的尖锐物而碰伤身体，甚至是碰到腹部，凡此种种，都会对胎宝宝的安全造成极大的损害。因此准爸爸平时一定要注意家中的这些细节，刚擦完地时一定不要让孕妈妈在家中行走，及时收起有可能造成孕妈妈不慎磕碰、扎伤、绊倒的物件，尽量使家中整洁、宽敞一些，使孕妈妈能够安全、放心地在家中自由行走，她的心情也会因此而明亮许多。

# 孕妈妈的阳光"孕"动

## 孕晚期宜进行慢节奏的运动

妊娠七月已经临近预产期了，孕妈妈身体负担很重，不宜进行过于劳累的活动，运动时间最好不超过15分钟。所有的运动都要以慢速进行，最好以散步为主。在散步的同时，还可以加上静态的骨盆肌肉和腹肌的锻炼，既可以为分娩做准备，还能促进宝宝的发育。此时，孕妈妈可以进行一些慢动作的健身体操，像简单的伸展运动，可坐在垫子上屈伸双腿；平躺下来，轻轻扭动骨盆；身体仰卧，双膝弯曲，用手抱住小腿，身体向膝盖靠等简单动作。做健身操时间不宜过长，不要劳累。

需要特别提醒孕妈妈的是，无论在哪个时期进行运动，在运动过程中都要注意自我控制，随时观察自己的脉搏、体温，如果出现头晕、气短，宫缩频率增加，某个部位疼痛，阴道突然有血丝或大量流血，要马上停止运动，如果症状不能缓解，要尽快去医院检查。另外，孕妈妈一定要避免强烈的腹部运动，也要避免做和别人有身体接触的运动，以免被碰撞。而且孕妈妈不能进行跳跃性的或者需要冲刺的运动，要避免做快速爆发的运动，如打羽毛球、网球、骑马或者潜水等运动。孕妈妈在运动时还要注意保暖，要穿宽松的衣服，合脚的平底鞋；选择空气清新，氧气浓度高，尘土和噪声都较少的环境，这对腹中的宝宝和孕妈妈都有好处。

## 妊娠体操

### 1. 按摩和压迫

平时按摩和压迫酸痛的腰部可感到舒服。在分娩阵痛时，按摩腰部并配合正确的呼吸有助于分娩。

按摩腹部进行鼓腹深呼吸，吸气时用手向上抚摸，一边吐气一边向下抚摸。

拇指按压腰肌，吐气时用力压，吸气时放松，也可按摩脊背疼痛部位。

### 2. 伸展运动

站立后，缓慢地蹲下，动作不宜过快，蹲的幅度视孕妇力所能及的程度。

双腿盘坐，上肢交替上举下落。

上肢及腰部向左右侧伸展。

左腿向左侧方伸直，用左手触摸左腿，尽量能伸得更远一些。然后，右腿向右侧方伸直，用右手触摸右腿。

直坐，小腿向腹内同时收拢，双手分别扶在左右膝盖上，然后小腿同时向外伸直。

### 3. 四肢运动

站立，双臂向两侧平伸与肩平，用整个肢体前后摇晃划圈，大小幅度交替进行。

站立，用一条腿支撑全身，另一条腿尽量抬起（注意：手最好能扶住支撑物，以免跌倒）。如此可反复几次交替腿练习。

### 4. 骨盆、腹肌运动

半仰卧起坐，平卧屈膝，屈膝平仰，半坐，不完全坐起。这节运动最好视孕妇的体力情况而定。

### 5. 盆底肌练习

收缩肛门、阴道，再放松。

上述各节运动重复进行，每次以5 ~ 10分钟为宜。运动量、频率、幅度自行掌握。

除了做妊娠体操，各方面的运动都不要太激烈，时间也不要持续太久。

## 提早练习拉梅兹生产运动法

拉梅兹生产运动法是保证孕妈妈分娩时顺产的有效方法，孕妈妈可以在进入孕晚期前就可以开始多做这样的练习，熟悉这些助产动作，使分娩时主要需要用到的身体肌肉得到充分的锻炼，增加体能，掌握更多的有助于分娩的身体技巧，帮助缓解分娩时的疼痛。孕妈妈可以将拉梅兹生产运动法当作自己在孕中晚期长期坚持的运动项目之一。

（1）盘腿运动。孕妈妈盘腿坐在靠墙的沙发或床上，将背部倚靠住墙壁或沙发背，坚持5分钟，每日可反复练习3~5次。此举能够增加骨盆底的可动性和肌肉的韧性。

（2）摇摆骨盆运动。孕妈妈仰卧在沙发或床上，吸气并收紧臀部肌肉，呼气时放松，反复练习5次，每日可进行3次。此举可减轻腰背酸痛的状况。

（3）压膝运动。孕妈妈坐在沙发或床上，将双脚脚心合起，使双脚和两膝尽量靠近身体一侧，双手置于膝上，缓缓下压，再松开，反复练习5次，每日练习3次。此举能够增加骨盆底的可动性和肌肉的韧性。

（4）腿部运动。孕妈妈仰卧在沙发或床上，双手放于身体两侧，先做深呼吸，然后吸气慢慢抬起一条腿，保持伸直状态，慢慢呼气，放下腿，两腿交替练习，重复5次，每日练习3次。此举能够加强腹部肌肉，并增加大腿和背部肌肉的韧性。

（5）压背和拱背运动。孕妈妈跪在

地上，双手扶地，两膝保持与肩同宽，先做深呼吸，然后吸气抬头，使腹部朝地面下压，让背部下沉，呼气低头，收缩臀部，将背部及腰部拱起，反复练习5次，每日进行3次。此举能够减轻腰酸背痛。

## 散步前后的热身运动

在妊娠过程中，由于身体不便，无法自由地活动很多肌肉。散步本身是有利于妊娠的运动，但是如果在散步前后适当地热身，就能取得更好的运动效果。另外，如果在散步后慢慢地放松全身，也能完美地完成妊娠运动。

（1）一只手放在背后，然后用另一只手轻轻地抱住头部，并慢慢地放松肩部等部位的肌肉。

（2）前后分开双腿，然后向前移动上身，向前弯曲前腿，并伸直后退，改变双腿的位置，然后用同样的方法运动。

（3）向上伸直双臂，然后交叉手指。在这个状态下，向左右前后慢慢地活动上身。此时，必须注意防止摔倒。

（4）站立或坐在椅子上，交替地向前伸直或弯曲双腿。在散步后，该动作能消除腿部的疲劳。

## 孕7月孕妈妈瑜伽

进入孕晚期，孕妈妈的负担进一步加大，孕妈妈的行动显得日益笨拙。此时，坚持瑜伽练习，一方面可以使孕妈妈保持灵活的身体，另一方面还能有效缓解孕期中出现的各种不适，迎接即将到来的生产。

### ★顶峰式

①将双手放在垫子上，分开与肩同宽；双腿分开与髋同宽，脚趾踩在垫子上。

②吸气，抬高臀部，伸直膝盖；呼气，

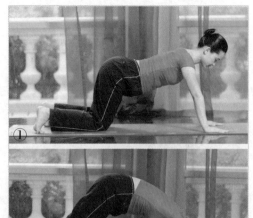

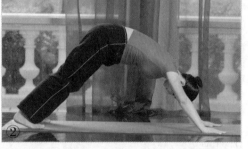

上半身向下压，保持此式以感觉舒适为限，再呼气，恢复到起始姿势，稍作休息。

功效：这是一个强身效果较为显著的姿势，它可以消除疲劳，帮助恢复精力，使心跳减慢。伸展和加强跟腱、小腿、双踝的力量。消除脚跟疼痛和僵硬感。并能软化骨刺，强壮坐骨神经，消除肩关节炎。

安全提示：患有高血压、晕眩症、心脏病、颈椎病的孕妇最好不要练习此姿势。练习时地上要铺上一层软垫子。

### ★狗式

①背部挺直跪在垫子上，双手放在膝盖上。

②将双手放在垫子上，分开与肩同

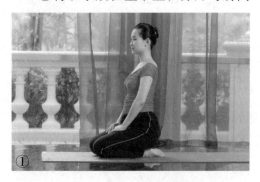

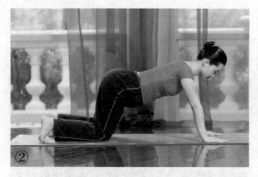

②

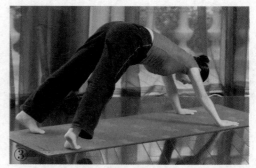

③

宽；双腿分开与髋同宽，脚趾踩在垫子上。

③吸气，抬高臀部，伸直膝盖；呼气，上半身向下压，保持此姿势，以感觉舒适为限。再呼气，恢复到起始姿势，稍作休息。

功效：此练习可放松颈部和肩部肌肉，改善肩膀、颈部和脊柱的灵活性；拉伸腿部韧带，增强身体力量；强健生殖系统。

安全提示：高血压患者及妊娠最后阶段不宜做此练习。

# 常见身体不适与应对

### 心悸气喘

由于血容量的增加，使孕妈妈心脏负担增大，以及子宫不断压迫心脏和肺部，易使孕妈妈出现心悸气喘的现象。对此，孕妈妈要多爱护自己，不要勉强去干体力活，或者拎重物，上下楼要慢慢走，如果在行走中突发心悸气喘或呼吸困难，要立即停下来休息。孕妈妈平时也不要讲话过多，避免使自己劳心劳神。此外，如果孕妈妈患有心脏病、妊娠贫血、妊娠高血压综合征等症，也可能引起心悸和气喘，一定要区别对待，如果心悸、气喘、呼吸困难等问题较为严重或持续存在，就要及时就医，以免耽误治疗。

### 脱发

如果只是少量的脱发，孕妈妈可以不必在意，这是正常现象。如果孕妈妈出现了大量脱发，则可能是由贫血或营养不良造成的，孕妈妈要及时去医院检查，一旦确诊，就要加强营养的补充，不可怠慢和忽视，以免对胎宝宝造成影响。

### 腹胀

孕妈妈的胃肠道受到不断增大的子宫的推挤，胃部被稍往上推，肠道被推挤至上方或两侧，进而影响了它们正常的消化和排泄功能，引起腹胀。此外，孕妈妈活动力的减少，胃肠蠕动减弱，以及过多高蛋白、高脂肪食物的摄入，都是造成腹胀的原因之一。对此，孕妈妈要从饮食习惯上多做调整，比如遵照上文所说的要少量多餐、细嚼慢咽、少吃易产气食物、多喝温开水、补充纤维素、加强运动、适当按摩等，都能有助缓解腹胀的症状。

## 乳房胀痛

乳房胀痛持续出现，这是激素的作用，孕妈妈只要及时更换合适的胸罩，每天清洗和护理好乳房，就能保证乳房健康，并适当缓解不适感。孕期已过半，孕妈妈只要再稍稍忍耐几个月，就能顺利度过这段时期。

## 胎盘早剥

在孕 28 周到分娩期，正常位置的胎盘在胎儿分娩出之前，部分或者全部从子宫壁剥离，这种现象被称为胎盘早剥。这种病症往往起病急、发展快，如果不及时抢救，很有可能会威胁母婴生命。因此，如果孕妈妈出现了阴道流血、子宫板硬、压痛、剧烈腹痛、胎动加快

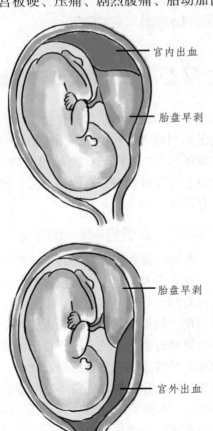

胎盘早剥

或消失、胎心音含混不清或消失、进入休克状态等症状，要立刻就医。大部分胎盘早剥的出现都与妊娠高血压综合征、慢性高血压、慢性肾炎以及外伤史等因素有关，孕妈妈如果患有这些疾病，一定要加倍小心自身的健康和安全。

## 妊娠高血压综合征

在孕 7 月末一直到分娩前的这段时间，是妊娠高血压综合征的高发时期。妊娠高血压综合征是指孕妇出现高血压、水肿及蛋白尿，严重时可出现抽搐与昏迷，简称"妊高征"。

为避免出现妊高征，孕妈妈在日常生活中要做好以下几点：

◆坚持定期进行产前检查，有必要者增加产前检查次数，以便在病症轻微时就能够得到彻底地治疗和控制；

◆注意饮食调配，保证低盐、低热量、高蛋白的饮食原则，每日饮水量不要过大，每餐以八成饱为宜；

◆注意保暖，保证睡眠，睡姿以左侧卧位为宜；

◆克服恐惧心理，保持心态平和、宁静，不要过度操劳。

此外，患有中度及重度妊高征的孕妈妈，一定要住院治疗，经治疗不愈甚至病情加重时，可以提前分娩或终止妊娠。

## 假性宫缩与早产宫缩

假性宫缩是一种偶然发生的子宫收缩，并不是早产和足月分娩时产生的真正的宫缩。发生假性宫缩时，孕妈妈会感到肚子发硬、发紧，伴随类似月经来潮时的腹痛，或者没有任何疼痛感，常发生于孕妈妈长久保持一个姿势不动时。假性宫缩持续时间和间隔时间也没

有规律，间隔时间一般为十几分钟或1小时，持续时间几秒钟或几分钟都有。对此，孕妈妈可以多做深呼吸，或者喝一些水，以及变换一下姿势，都能够得到缓解。

但是如果孕妈妈出现了下列情况之一，就一定要立刻就医，极有可能是出现了早产宫缩，而非属于正常现象的假性宫缩。如宫缩频繁且伴随疼痛，1小时之内宫缩出现4次以上，或者阴道出血，阴道分泌物带有血丝或呈粉红色，腹部有下坠感，后腰明显疼痛等。

### 妊娠抑郁症

进入孕7月以后，随着早产的可能出现，部分孕妈妈容易重新患上妊娠抑郁症。表现为焦急、惶恐、神经过敏、压抑感、自己吓唬自己、担心早产、害怕分娩、担心自己及胎宝宝会发生危险、易怒、害怕责难、害怕孤独，以及在身体上出现头晕目眩、胸口疼痛、便秘、腹泻、头痛、疲惫、虚弱、易累等症状。

如果孕妈妈出现了一些或较多的上述症状，就说明有一定程度的抑郁倾向，一定要及时和家人沟通，及时向医生寻求帮助。此外，孕妈妈还要多进行自我调整，尽可能分散自己的注意力，多做一些能够占据自己思维空间的事情，或者多和好朋友聊聊天，也可以找过来人取取经，尽可能地向她们倾诉自己的困扰，使自己在更多的时间中保持放松和冷静的状态。孕妈妈要客观地看待自己所担心的问题，使自己的内心强大起来，切忌对未知情况妄加揣测。

## 准爸爸要做一个称职的家庭营养师

### 调整孕晚期饮食结构

进入孕晚期，孕妈妈对营养需求较大，但是在饮食上也要注意：适当减少饱和脂肪和碳水化合物的摄入，不要吃太多主食，以免胎儿过大，影响分娩。同时，要保证充足、均衡的营养，必须充分摄取蛋白质，适宜吃鱼、瘦肉、牛奶、鸡蛋、豆类等。另外要吃新鲜的蔬菜和水果，补充各种维生素和微量元素。日常饮食以清淡为佳，忌吃咸菜、咸蛋等盐分高的食品。水肿明显者要控制每日盐的摄取量，限制在2～4克。忌用辛辣调料，适当补充钙元素。

因为孕晚期是胎儿大脑细胞增值的高峰期，而供给充足的必需脂肪酸是满足大脑发育的必要条件。多吃海鱼则有利于孕妈妈必需脂肪酸的供给。孕妈妈还是适当摄入一些粗粮，因为粗粮中富含维生素 $B_1$，如果缺乏则容易引起呕吐、倦怠，并在分娩时子宫收缩乏力，导致产程延缓。

### 做给孕妈妈的自制健康解馋零食

准妈妈营养需要量要高于一般同龄人，如果营养不足会直接危害胎儿的正常发育和孕妇的身体健康。但是到了怀孕后期，随着胎儿的不断长大，可能会压迫妈妈的消化系统，使其食后饱胀感加重，导致影响每餐食入量。此时，一般准妈妈会在正餐之外额外吃些零食来补充。一提到零食，准妈妈们又很郁闷：薯片不能吃，油炸里脊串不能吃，烤鸡翅不能吃……为了肚子里的宝宝，准妈妈们不得不放弃自己心爱的零食。

其实,油炸食品、腌制食品等早就被因为易导致各种疾病而世界卫生组织列为垃圾食品,普通人都应该少吃或不吃,孕妇就更不能吃了。在怀孕的时候,还有很多健康食品可以替代那些高热量的零食,既可以解馋,也能保证营养,制作起来也很简单,下面就给大家介绍几种:

### 1. 烤土豆蘸纯酸奶

土豆烤熟后,紧挨土豆皮的部分含有丰富的铁;蘸纯酸奶食用,营养又美味。

### 2. 苹果片配奶酪片

不仅是吃水果,而且是取得纤维素和钙的很好途径。

### 3. 果粒酸奶配麦片

富含丰富的钙质、蛋白质以及纤维素。

### 4. 麦片制成的小饼干

具有碳水化合物独有的甜甜味道,还可补充能量、纤维素。

### 5. 鱼片夹冬瓜

营养海鲜,还能缓解水肿;记得冬瓜要事先蒸熟。

### 6. 半根香蕉卷进全麦面包

钾加蛋白质的组合,是一份超级营养零食。

### 7. 全熟的白煮蛋配烤馍片

烤馍片夹熟蛋片,是一份外酥里嫩的蛋白质套餐。

### 8. 猕猴桃酸奶羹

完美的维生素 C 来源。

### 9. 葡萄西红柿沙拉

甜甜的礼物,是装着维生素 C 的甜蜜小炸弹。

### 10. 樱桃蓝莓沙拉

拥有美味维生素 C 的同时,漂亮的颜色、独特的滋味让你倍感惊喜。

### 11. 杧果片

丰富的维生素 A,有助于胎宝宝的细胞成长组合。

### 12. 卷心菜包熟鸡脯片

香香脆脆的蛋白质、维生素组合。

### 13. 甜瓜片配酸橙

丰富的维生素 A 和维生素 C,带给你清醒的感觉。

### 14. 卷心菜包香干

维生素 A 和维生素 C 超级多的食品,是素食主义者的最爱。

### 15. 盐拌蔬菜黄豆

煮熟冷却后撒少许盐;含蛋白质、维生素 A、铁及钙。

### 16. 芹菜棒蘸进酸奶中

用一种可口的方法去品尝这种长长的深绿色蔬菜。

### 17. 面包片夹蔬果

百变蔬果,选择多多,营养多多。

### 18. 南瓜饼

香甜可口,富含维生素及矿物质。

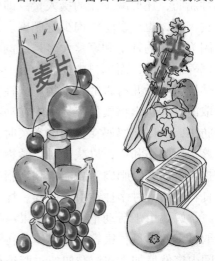

麦片、蔬菜、水果、豆制品对孕妇来说都是非常健康的食材。

## 孕7月孕妈妈需着重补充"脑黄金"

DHA（二十二碳六烯酸，是一种对人体非常重要的多不饱和脂肪酸）、EPA（二十碳五烯酸，是鱼油的主要成分）和脑磷脂、卵磷脂等物质合在一起，被称为"脑黄金"。"脑黄金"对于怀孕7个月的孕妈妈来说，具有双重的重要意义。首先，"脑黄金"能预防早产，防止胎儿发育迟缓，增加婴儿出生时的体重。其次，此时的胎宝宝，神经系统逐渐完善，全身组织尤其是大脑细胞发育速度比孕早期明显加快。而足够"脑黄金"的摄入，能保证婴儿大脑和视网膜的正常发育。

为补充足量的"脑黄金"，孕妈妈可以交替地吃些富含DHA类的物质，如富含天然亚油酸、亚麻酸的核桃、松子、葵花子、杏仁、榛子、花生等坚果类食品，此外还包括海鱼、鱼油等。这些食物富含胎宝宝大脑细胞发育所需要的必需脂肪酸，有健脑益智的作用。

## 孕晚期摄入脂肪类食物须知

进入孕晚期后，孕妈妈不宜多吃动物性脂肪，还要减少盐的摄入量。即使进食肉食，也要多吃瘦肉少吃肥肉。这是因为现在的牲畜和家禽大多是用饲料等饲养而成的，而饲料中往往含有一些对孕妈妈和胎儿有害的化学物质，牲畜摄取的这些化学物质最容易集中在动物脂肪中，所以孕妈妈在食用肉类菜时，应该去掉脂肪和皮，以减少对化学物质的摄入。而且，肥肉为高能量和高脂肪的食物，摄入过多往往引起肥胖。怀孕后，孕妈妈由于活动量减少，如果一下摄取过多的热量，很容易造成体重在短时间内突然增加太多。孕妈妈过胖还很容易引起妊娠毒血症，因此孕妈妈应少

吃高热量、低营养的肥肉，并将体重控制每周体重增加在350克左右，以不超过500克为宜。

另外，要注意增加植物油的摄入。此时，胎儿机体和大脑发育速度加快，对脂质及必需脂肪酸的需要增加，必须及时补充。因此，增加烹调所用植物油即豆油、花生油、菜油等的量，既可保证孕中期所需的脂质供给，又提供了丰富的必需脂肪酸。孕妈妈还可吃些花生仁、核桃仁、葵花子仁、芝麻等油脂含量较高的食物。

## 孕妈妈水肿的饮食调理

孕妈妈在怀孕的第7个月开始可能会出现水肿的现象，同时伴有不适，如心悸、气短、四肢无力、尿少等，出现这些情况就属异常。营养不良性低蛋白症、贫血和妊娠期高血压综合征是孕妈妈水肿的常见原因。因此当孕妈妈出现较严重的水肿时，要赶快去医院检查和治疗，同时要注意饮食调理。

具体调养方法是这样的：首先要进食足够量的蛋白质。水肿的孕妈妈，特

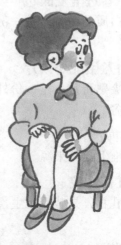

随着怀孕周数的增加，孕妈妈的水肿现象会日益明显。

别是由营养不良引起水肿的孕妈妈，每天一定要保证进食肉、鱼虾、蛋、奶等动物类食物和豆类食物。这类食物含有丰富的优质蛋白质。贫血的孕妈妈每周要注意进食2～3次动物肝脏，以补充铁的需要。

其次，要进食足够量的蔬菜水果。孕妈妈每天要保证进食一定量的蔬菜和水果，因为冬瓜、西瓜和芹菜等蔬菜和水果中含有人体必需的多种维生素和微量元素，多吃可以提高机体的抵抗力，加强新陈代谢，还可解毒利尿，治疗孕期水肿。

再次，不要吃过咸的食物。水肿时要吃清淡的食物，不要吃过咸的食物，特别不要多吃咸菜，以防止水肿加重。

最后，要控制水分的摄入。对于水肿较严重的孕妈妈，应适当控制水分的摄入。

此外，要少吃或不吃难消化的易胀气的食物。油炸的糯米糕、红薯、洋葱、土豆等都属于难消化和易胀气的食物，孕妈妈要少吃这些食物，以免引起腹胀，使血液回流不畅，加重水肿。

## 吃鳝鱼防治妊娠高血压和糖尿病

鳝鱼又名黄鳝，肉嫩味鲜，含有蛋白质、脂肪、磷、钙、铁、维生素A、硫胺素，以及黄鳝素等多种营养成分，是一种高蛋白、低脂肪的食品，营养价值很高。鳝鱼肉中所含的不饱和脂肪酸是抗氧化的物质，可以降低血中的胆固醇，抑制血小板凝集，从而有效地防止全身小动脉硬化及血栓的形成，正是妊娠高血压患者的理想食品。孕妈妈常吃鳝鱼可以防治妊娠高血压。鳝鱼肉中所特有的黄鳝素，能降低血糖和调节血糖，

对糖尿病有较好的治疗作用，加之其所含脂肪极少，是妊娠糖尿病患者的理想食品。

不过，孕妈妈吃鳝鱼时要特别注意以下两点。第一，鳝鱼一旦死亡，其体内的组氨酸就会转变为有毒物质，切不可再食用。第二，黄鳝的血液有毒，误食会对人的口腔、消化道黏膜产生刺激作用，严重时会损害人的神经系统，使人四肢麻木、呼吸和循环功能衰竭而死亡。但毒素不耐热，煮熟食用后便不会发生中毒。

## 吃完葡萄不宜立即喝水或牛奶

吃完葡萄不宜立即喝水或喝牛奶，否则容易引起腹泻。孕妈妈为了自身和胎宝宝的健康，最好在吃完葡萄30分钟后再喝水或喝牛奶。

◆吃完葡萄不能立刻喝水。吃葡萄后不能立即喝水，否则15分钟内就容易发生腹泻。因为葡萄本身有通便润肠之功效，吃完葡萄立即喝水，胃还来不及消化吸收，水就将胃酸冲淡了，葡萄与水、胃酸急剧氧化发酵，加速了肠道的蠕动，就产生了腹泻。不过，这种腹泻不是细菌引起的，泻完后会不治而愈。

◆吃完葡萄不能立刻喝牛奶。葡萄里含有维生素C，而牛奶里的元素会和葡萄里含有的维生素C反应，对胃伤害很大，两样同时服用会发生腹泻，严重者会引发呕吐。所以刚吃完葡萄不宜立即喝牛奶。

## 柑橘虽好，却不宜多吃

芦柑和橘子是孕期对母婴最有益处的食物之一，富含叶酸、维生素A、维

生素 C 等成分，对胎宝宝的视力和大脑神经发育起着重要的作用，还能帮助孕妈妈增强食欲，缓解呕吐，消除焦虑情绪，预防感冒，淡化妊娠斑和妊娠纹，亦可作为孕妈妈每日的加餐小零食食用。但是吃柑橘也要适可而止，不能多吃，否则极易使火旺的孕妈妈上火，发生口腔炎、牙周炎、咽喉炎等症状，甚至引起发热。因此孕妈妈每天食用的柑橘类食物以不超过 3 个为宜，总重量应控制在 250 克以内。

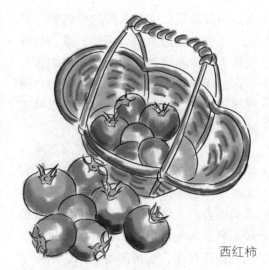

西红柿

## 不吃反季节果蔬

孕妈妈应尽量多吃应季的新鲜水果和蔬菜，不要吃反季节生长的果蔬。这是因为反季节果蔬是在违反植物自然生长规律的条件下栽培出来的，虽然可以让孕妈妈随时都能吃到各种各样的水果，但是由于其营养成分的改变和不足，甚至产生了有害物质，对孕妈妈的营养摄入和饮食安全都较为不利。

反季节果蔬通常都并非是在自然条件下生长的，而是在大棚中培养出的。这些果蔬受不到自然光线的照射，通风条件不好，易缺乏叶绿素、维生素 C、糖分和矿物质，品质自然较低，还会使有害物质更多地堆积在果蔬中，难以散发。此外，也是最为重要的一点，反季节果蔬通常会被施加过多的农药、化肥、激素、保鲜剂等，这些对孕妈妈和胎宝宝来说都是非常危险。因此孕妈妈要尽量避免反季节蔬菜，想吃的时候就用口味相近的应季果蔬代替。

## 巧吃西红柿，妊娠斑"不见面"

准妈妈脸上经常生色斑，这真是一件令人烦恼的事。别发愁，因为情绪越不好，斑点越重；也不要乱吃或抹外用

药，否则可能影响胎儿发育。

其实，西红柿就是一种能够让妊娠斑"不见面"的好食物。只要吃法得当，就可收到奇效，道理何在？原来，西红柿祛斑的招数在于它富含番茄红素和维生素 C，它们可都是天然的抗氧化物质，经常吃一些有助于祛斑养颜。

## 孕妈妈不宜只吃精制米面

在妊娠过程中，孕妈妈所需碳水化合物的主要来源就是米面，米、面中含有的人体所必需各种微量元素，如铬、锰、锌等。但人体所需的其他微量元素，如维生素 $B_1$、维生素 $B_6$、维生素 E 等，在米面精制加工过程中常常会损失掉。这些元素虽然在人体内占的比重极小，但却是人体中必不可少的，一旦供应不足便可产生一系列疾病。如果孕妈妈偏食精米、精面，孕妈妈和宝宝不仅会营养不良，还会出现贫血、代谢障碍等疾病。

因此，孕妈妈在生活中要注意不偏食，少吃精制大米和精制面等，尽可能以未经细加工过的食品，或经部分精制的食品作为热量的主要来源。

## 孕 7 月健康食谱

从孕 7 月起，孕妈妈血容量及心脏负担逐步增加，这期间的食物宜偏淡些。

### 凉拌空心菜

**材料：** 空心菜 400 克，红辣椒适量，盐 2 克，香油 5 克，红油 8 克，味精 2 克，醋 10 克，蒜末适量。

**做法：**

❶ 将原材料洗净，改刀，入水中焯熟，装盘。

❷ 向盘中加入盐、香油、红油、味精、醋、蒜末拌匀即可。

**推荐理由：** 空心菜富含大量的膳食纤维、维生素 C、维生素 E、胡萝卜素以及多种矿物质，能够帮助孕妈妈排毒通便、洁齿防龋、除口臭、避免肥胖、美容、预防感染、防暑解热，还能促进胎宝宝的发育，可谓功能十分全面。

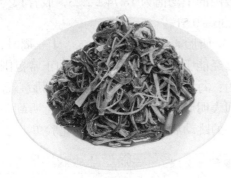

### 黄瓜虾仁青豆汤

**材料：** 黄瓜 300 克，虾仁、青豆各 100 克，火腿 50 克，盐 3 克，鸡精 1 克，高汤 500 克。

**做法：**

❶ 黄瓜洗净，去皮切块；虾仁、青豆分别洗净；火腿切片。

❷ 锅中倒入高汤煮沸，下入黄瓜和青豆煮熟，倒入虾仁和火腿再次煮沸。

❸ 下盐和鸡精拌匀，即可出锅装盆。

**推荐理由：** 此汤富含蛋白质、碳水化合物、钙等营养物质，口味清淡，开胃助食，十分适合孕妈妈佐餐食用。

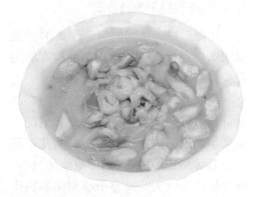

### 银白芽丝汤

**材料：** 黄豆芽 150 克，西红柿 1 个，姜 2 片，水 500 毫升，盐 3 克，胡椒粉 2 克。

**做法：**

❶ 西红柿去蒂洗净切小片，黄豆芽洗净备用。

❷ 锅内加水煮开，放入西红柿、黄豆芽续煮至西红柿略为散开，最后加入盐、胡椒粉即可。

**推荐理由：** 此汤清淡爽口，能够开胃助食，滋阴清热，降低血压，还能够补充蛋白质、铁、钙、维生素等营养物质，非常适合孕妈妈食用。

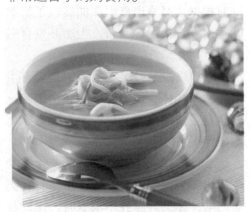

# 孕期检查和疾病防治

## 本月进行的产检项目

妊娠 7 月，孕妈妈应该于此时接受第四次产前检查了。这次产前检查的主要项目有：

**测体重：**这是每次孕期检查的必测项目，可以间接检测胎儿的成长情况。如果孕妈妈的体重增加过少，胎儿可能发育迟缓；如果孕妈妈的体重增加过多，则容易产生巨大儿。整个孕期孕妈妈体重增加约为 12.5 千克，在孕晚期平均每周则增加 0.5 千克，当然，这只是个参考值，每个人会有不同的差异。

**量血压：**每次孕期检查必测项目。血压高是先兆子痫的症状之一，影响胎儿的发育成长。孕妈妈的血压不应超过 17.33/25.33 千帕（130/190 毫米汞柱），或与基础血压（怀孕前的血压）相比增加不超过 3.99/1.99 千帕（30/15 毫米汞柱）。

**测量宫高、腹围：**孕妈妈做产前检查时每次都要测量宫高及腹围。通过测量宫高及腹围，估计胎儿宫内发育情况，同时根据宫高画出妊娠图曲线以了解胎儿宫内发育情况，是否发生胎儿发育迟缓或巨大儿。

**尿常规检查：**检查尿液中是否有蛋白、糖及酮体，镜检红细胞和白细胞，尤其是蛋白的检测，可提示有无妊娠高血压等疾病的出现。

**浮肿检查：**怀孕达到 20 ~ 24 周的孕妈妈如果出现下肢浮肿，指压时有明显凹陷，休息后浮肿不消退时，建议赶紧测量血压，因为在妊娠中后期不少孕妈妈会患妊娠高血压综合征（简称妊高征），其诊断标准是妊娠 20 周后血压超过 17.33/25.33 千帕（130/190 毫米汞柱），或血压较以前升高超过 3.99/1.99 千帕（30/15 毫米汞柱）。

**B 超检查：**正常值：孕 21 周：双顶径的平均值为 5.22 ± 0.42，腹围的平均值为 15.62 ± 1.84，股骨长为 3.64 ± 0.40。孕 22 周：双顶径的平均值为 5.45 ± 0.57，腹围的平均值为 16.70 ± 2.23，股骨长为 3.82 ± 0.47。孕 23 周：双顶径的平均值为 5.80 ± 0.44，腹围的平均值为 17.90 ± 1.85，股骨长为 4.21 ± 0.41。孕 24 周：双顶径的平均值为 6.05 ± 0.50，腹围的平均值为 18.74 ± 2.23，股骨长为 4.36 ± 0.51。

**听胎心音：**怀孕第十二、十三周时，已经能听到胎心音。胎心音的正常范围为：每分钟 120 ~ 160 次。听到胎心音即表明腹中的胎儿为活胎，医生听到胎心的跳动后才会开出一系列化验单。

## 哪些孕妈妈需要筛查妊娠糖尿病

妊娠糖尿病多发生在孕妈妈妊娠的中晚期，且患者的空腹血糖多是正常的，因此应该进行葡萄糖耐量试验检查，做此项检查最理想的时间是妊娠的第 24 ~ 28 周。在此期间，患有妊娠糖尿病的孕妈妈 75% 以上都可被确诊。

部分得了妊娠糖尿病的孕妈妈可能会出现典型的糖尿病症状：三多一少（多饮、多食、多尿、体重减轻）。但是也有很多没有任何症状，甚至连空腹血糖都没有异常。只有在进行糖耐量测试时，血糖浓度才会高于正常水平。所以，妊娠糖尿病主要靠检测血糖来诊断。

具有下列高危因素的孕妈妈，应及时进行妊娠糖尿病的筛查：年龄在30岁以上、妊娠前就肥胖的孕妈妈、妊娠期体重增加过多、有糖尿病家族史、生过巨大胎儿和出现过不明原因的死胎、早产、新生儿死亡、习惯性流产、羊水过多，多产妇以及发生过反复的真菌感染等情况的孕妈妈。如果你属于具有高危因素的孕妈妈，那么在你妊娠后第一次到医院检查时就应进行筛选试验。

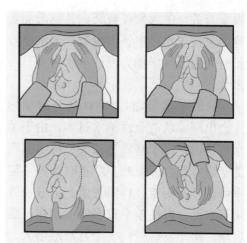

孕妈妈可通过医生的帮助来纠正胎位不正，成功率比较高。

## 如何改善胎位不正

羊水中的胎儿，由于头比身体重，所以胎儿呈头下臀上的姿势。正常的胎位是胎头俯曲，枕骨在前，叫枕前位；胎儿横卧在宫腔，称横位；臀在下方，坐在宫腔里，叫臀位。横位和臀位，都叫胎位不正。即使胎头向下，但胎头由俯曲变为仰伸或枕骨在后方，也叫胎位不正。

胎位不正将给分娩带来程度不同的困难和危险。一方面，胎位不正可能会导致产程延长，而产程延长时软组织有可能因被压过久而缺血水肿，易使产道发生损伤。另一方面，胎位不正的情况下分娩常需要手术助产，进而增加了孕妈妈出血及感染机会。更重要的是，胎位不正使产程延长及手术助产，使胎儿受损伤的机会随之增多，胎儿及新生儿死亡的概率也增加。故早期纠正不正胎位，对难产的预防有着重要的意义。妊娠28周以前，因为羊水量相对较多，胎位多不固定，大多数臀位者日后多能

自动地转成头位。

如果在妊娠28～32周仍为臀位者，可以采用膝胸卧位进行纠正。膝胸卧位可以帮助胎臀退出盆腔，借胎儿重心的改变增加胎儿转为头位的机会。做膝胸卧位之前孕妈妈应解小便并且松解裤带，每日2～3次，每次10～15分钟，1周后复查。

还有一种纠正异常胎位的简便方法是饮水疗法。孕妈妈连续3天饮加白糖的凉开水，每杯200毫升，每小时饮一次，纠正胎位异常的成功率可达70%。此法亦可治疗羊水过少。

应该注意的是，无论采用哪种方法纠正胎位异常，都必须以羊水量正常为先决条件。因此，在纠正胎位之前，可借助B超监测羊水量是否正常。

## 羊水过多，羊水过少

正常足月妊娠时，羊水量约1000毫升，如果羊水量达到或超过2000毫升者，称为羊水过多。

羊水过多的具体原因不明，常常与胎儿畸形、多胎妊娠、糖尿病和妊娠中

毒征有关。羊水量在数天内急剧增加者称为急性羊水过多，占少数。羊水在较长时间内缓慢增加为慢性羊水过多，占多数。

一般羊水量超过3000毫升时孕妇才会出现症状。急性羊水过多，由于羊水增长迅速，子宫骤然增大，可引起腹部胀痛、恶心、呕吐，严重时孕妇不能平卧、呼吸困难、口唇青紫、下肢及外阴部水肿。慢性羊水过多常发生在妊娠后期，由于发病缓慢，子宫渐渐增大，孕妇多能适应，症状较轻。羊水过多常发生早产和胎膜早破。

羊水量少于300毫升者，称为羊水过少。最少者只有几十毫升甚至几毫升黏稠、混浊、暗绿色液体。羊水过少较为少见，发生率约占分娩数的0.1%。羊水过少，一般与下列因素有关：

（1）胎儿畸形：胎儿发育不良，泌尿系统畸形，例如先天性肾缺损、肾脏发育不全、泌尿道闭锁等，使胎儿尿量减少或无尿，羊水来源减少，以致羊水过少。

（2）过期妊娠：胎盘组织变性，功能减退，尤其是并发妊娠高血压综合征、心血管疾病、慢性肾炎时，出现胎盘病变，影响胎儿发育，导致羊水过少。

羊水过少若发生于妊娠早期，胎膜与胎体粘连，会造成胎儿严重畸形，甚至肢体残缺。妊娠中、晚期羊水过少，子宫压力直接作用于胎儿，会引起斜颈、曲背和手足畸形等。在妊娠晚期临产时，由于羊水过少，会发生胎儿宫内窘迫、新生儿窒息等情况。而且，羊水越少，胎儿窘迫、新生儿窒息的发生率和围产儿的死亡率也越高。所以，当妊娠足月时发现羊水过少，应选用剖宫手术终止妊娠。

## 如何预防前置胎盘

胎盘的正常附着应处在子宫体部的后壁、前壁或侧壁。妊娠28周后，如果胎盘附着于子宫下段，甚至低于胎盘下缘达到或覆盖子宫颈内口，位置低于胎儿的先露部，称为前置胎盘。前置胎盘是妊娠晚期出血的主要原因之一，发病率为1/200产次，多发生于多次妊娠的经产妇，为妊娠期的严重并发症。

以胎盘边缘与子宫颈内口的关系，可将前置胎盘分为三种类型。一是完全性前置胎盘，即子宫颈内口全部被胎盘组织覆盖；二是部分性前置胎盘，即胎盘部分覆盖宫颈内口；三是边缘性前置胎盘，即胎盘边缘附着于子宫下段，甚至达到子宫颈内口，但不能超越子宫颈内口。

妊娠晚期或临产时反复发生无诱因、无痛性阴道流血，是前置胎盘的主要症状。阴道出血是因为此时子宫下段

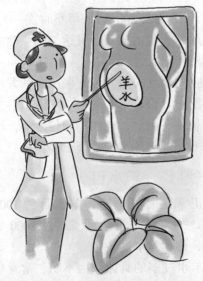

羊水的多少是判断胎儿健康与否的重要指标。

逐渐伸展，异常位置的胎盘与附着处剥离造成的。阴道出血量大，呈鲜红色，患者状况随出血量而定，严重时可有休克征象。

前置胎盘的治疗原则是止血补血，如出血少，胎儿未足月，可使用期待疗法，孕妈妈应保持心态平衡，绝对卧床休息，严禁性交。出血停止，可走动，就诊方便且不再出血的孕妈妈可允许出院。孕妈妈如果反复大量出血导致贫血甚至休克者，不论胎儿成熟与否，为了母亲的安全，都应终止妊娠。胎儿达到36周后，胎儿成熟度检查提示胎儿肺成熟者，亦应终止妊娠。如边缘性前置胎盘，胎头下降可压迫胎盘，能有效止血。这种情况可经阴道分娩，但是分娩时必须备血，其他情况下终止妊娠的方式以剖宫产为首选。

孕妈妈在生活上要多注意，也可有效预防前置胎盘症。首先，怀孕中后期，孕妈妈不宜搬重物或腹部出力，以免危险发生。如有出血症状或进入怀孕后期，就不宜有性行为，此外，较轻微前置胎盘的患者，也要避免太激烈的性行为或压迫腹部的动作。有阴道出血症状时，不管血量多寡都要立即就诊，如果遇上新的产检医生，也应主动告知有前置胎盘的问题。高危险妊娠的孕妈妈都应该多休息，避免太过劳累而影响孕产的顺利。

此外，孕妈妈不可过度运动，因为过度运动也可能引发前置胎盘出血或其他症状，因此，这种类型的孕妈妈不宜进行太激烈的运动。

## 积极改善妊娠抑郁症

部分孕妈妈在孕期有不同程度的抑郁，妊娠期抑郁症如果没有得到重视和及时治疗，会对孕妈妈自身、胎儿以及整个家庭带来困扰。

如果孕妈妈在一段时间（至少两周）内有以下4种或以上症状，那就要注意是否患上了孕期忧郁症：①不能集中注意力。②焦虑异常。③极端易怒。④睡眠不好。⑤非常容易疲劳，或有持续的疲劳感。⑥不停地想吃东西或者毫无食欲。⑦对什么都不感兴趣，总是提不起精神。⑧出现持续的情绪低落，想哭。⑨情绪起伏很大，喜怒无常。

有些女性怀孕前性格开朗，怀孕后却总是莫名其妙地流泪、发脾气，这就可能是妊娠抑郁症引起的。因为药物或多或少对胎儿有影响，孕期最好不要采用抗抑郁药物治疗。这时，孕妈妈可以通过以下方法来改善：①尽量使自己放松：放弃那种想要在婴儿出生以前把一切打点周全的想法。②和你的配偶多多交流：保证每天有足够的时间和配偶在一起，并保持亲昵的交流。③把你的情绪表达出来：向你的爱人和朋友们说出你对于未来的恐惧和担忧。④和压力做斗争，不要让你的生活充满挫败感。⑤进行积极治疗：如果你作了种种努力，但情况仍不见好转，那么你应该立即寻求医生的帮助。

## 产前检查骨盆和乳头

医生询问完病史，就会对孕妇做一个详细全面的体格检查。特别要提一下乳房的检查，它是为了了解乳房腺发育的情况，如有乳头凹陷则在产前及时纠正，以利于产后成功地进行母乳喂养。

了解孕妇的健康状况，发现并治疗各种并发症，进行各种孕期宣传教育及自我监护指导，综合孕妇与胎儿全面情况初步制订分娩方案。胎儿在孕妇怀孕40周的过程中逐渐发育成熟，与此同时孕妇体内也发生了一系列变化，尤其在妊娠晚期极易发生各种并发症。只有定期产前检查才能做到动态地观察胎儿的发育情况，及早发现并处理宫内发育迟缓或胎儿畸形，纠正异常胎位。可见，正规的孕妇期保健是母婴顺利渡过妊娠及分娩期的保证。据统计，通过正规的孕期保健可以有效地降低孕产妇和围产儿死亡率及减少畸形婴儿的出生。

### 1. 关于骨盆测量

决定胎儿能否顺利娩出的因素有三个：子宫收缩的力量，医学上称为产力；胎儿娩出的通道即产道；胎儿的大小和有无畸形。产道包括骨产道和软产道，其中的骨产道就是指骨盆。骨盆的大小及形状与能否顺利分娩密切相关。骨盆测量能够了解骨盆的大小、形态，估计胎儿与骨盆的比例，判断能否自然分娩。因此产前检查时做骨盆测量是必不可少的。

### 2. 关于乳头检查

为了对婴儿进行健康且营养价值高的母乳喂养，孕妇最好要求医师检查是否有扁平乳头或凹陷乳头的情形，以便施行矫正。

# 七月胎教方案

## 光照胎教

孕7月，胎宝宝初步形成的视觉皮质已能接受通过眼睛传达的信号，能够区分外部的明暗，并能间接体验孕妈妈的视觉感受。胎儿的脑神经已经发达起来，具有了思维、感觉和记忆功能。此时，

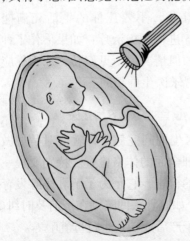

孕7月胎宝宝的视网膜已经形成，可以开始进行光照胎教。

通过外界光照，可以促进胎儿视网膜光感受细胞的功能尽早完善。

光照胎教最好从怀孕24周开始实施，早期可给予适度刺激。由于通过产前检查已经知道了胎儿头部的位置，所以孕妈妈每天可定时在胎儿觉醒时用手电筒（弱光）作为光源，照在自己腹部胎头的方向，每次5分钟左右。胎儿看到光线，会转头、眨眼。为了让胎儿适应光的变化，结束前可连续关闭、开启手电筒数次，以利胎儿的视觉健康发育。定时地进行光照刺激，还可以训练胎儿昼夜节律，即夜间睡眠，白天觉醒，促进胎儿视觉功能及大脑的健康发育。

胎教完毕后，孕妈妈还应注意把自身的感受详细地记录下来，如胎动的变化是增加还是减少，是大动还是小动，是肢体动还是躯体动。通过一段时间的训练和记录，孕妈妈就可以总结一下胎

宝宝对刺激建立的特定反应了。

## 对话胎教

孕妈妈讲话的声音对胎宝宝有很好的情绪安抚作用，因此，孕妈妈要多和胎宝宝说话，通过许多有趣的胎教游戏，增加与胎宝宝的互动。

在日常生活中，孕妈妈可以随时用温柔的声音，向胎宝宝"介绍"亲朋好友，告诉他大家都很喜欢他。胎宝宝若经常听到孕妈妈的声音，出生后，对妈妈所说的话会有安全感，孕妈妈对胎宝宝的爱，可以通过声音，在孕期表达出来。

对话胎教从来都需要准爸爸参与，爸爸浑厚的低音更容易传达到子宫内部，久而久之对胎宝宝而言也是一种良好的语言刺激。

## 识字胎教

教胎儿识字也是一种行之有效的胎教方法。虽然这种方法至今仍没有令人满意的科学验证，但这种方法起码对于集中孕妈妈注意力，使其通过眼、耳、口、手等器官的刺激，专注、认真地观察、讲解和学习，对胎儿起到潜移默化的影响，则得到了一致的认同。

识字的具体操作方法是：首先，制作一些卡片，把数字和一些笔画简单、容易记忆的字制成颜色鲜艳的卡片，卡片的底色与卡片上的字分别采用对比度鲜明的不同颜色，如黑和白，红和绿等。总之，应鲜明醒目，一目了然。其次，训练时母亲应全神贯注，两眼平视卡片上的文字，一边念，一边用手沿着字的轮廓反复描画。

## 习惯训练

我们每一个人都有着各自的生活习惯，有的人习惯于早睡早起，而有的人喜欢晚睡晚起，但不论我们每个人有什么习惯，养成一种良好的生活习惯是不容易的，有的人可能一辈子生活都是没有规律的。俗话说"江山易改、本性难移"，也就是说人一旦养成了一种习惯想改成另一种习惯是很困难的。

那么一个人的习惯是什么时候养成的呢？有人说是儿童时期养成的，也有的人说是出生后开始逐渐养成的。而我们说早在胎儿时期，一个人的某些习惯在母亲本身习惯的影响下就已潜移默化地继承下来。这不是哪个人的凭空想象，而是经过科学家实践证明的事实。让我们通过一项有趣的实验来看。

瑞典有一位医生叫舒蒂尔曼，他曾对新生儿的睡眠类型进行了实验，结果证明：新生儿的睡眠类型是在怀孕后几个月内由母亲的睡眠所决定的。他把孕妇分为早起型和晚睡型两种类型，然后对这些孕妇进行追踪调查，结果发现，早起型的母亲所生的孩子天生就有同妈妈一样的早起习惯，而晚睡型母亲所生的孩子也同妈妈一样喜欢晚睡。

通过实验我们是否可以得出这样一个结论：胎儿出生几个月内，可能和母亲在某些方面就有着共同的节律了。母亲的习惯将直接影响到胎儿的习惯，如果有些母亲生活无规律、习惯不良，那么从您怀孕起就要从自身做起养成良好的习惯，以便培养出具有良好习惯的孩子。

# 29-32周 怀孕 8 个月

## 胎宝宝的发育状况

胎儿此时大脑发育迅速，头也在增大，听觉系统发育完成，对外界刺激反应也更为明显。宝宝的生殖器发育也接近成熟。

胎长：约 44 厘米 。

胎重：1200 ～ 2000 克。

四肢：手指甲发育得已很清楚。身体和四肢还在继续长大，最终要长得与头部比例相称。

器官：眼睛时开时闭地辨认和跟踪光源。听觉神经已经发育完成，对声音开始有所反应。胎儿已经长出一头的胎发。皮肤的触觉已发育完全。肺和胃肠功能已接近成熟，已具备呼吸能力，能分泌消化液。男孩的睾丸这时正在从肾脏附近的腹腔，沿腹沟向阴囊下降的过程中，女孩的阴蒂已突现出来，但并未被小阴唇所覆盖。胎儿皮肤由暗红变浅红色。

胎动：胎儿动的次数比原来少了，动作也减弱了，再也不会像原来那样在孕妈妈的肚子里翻筋斗了。

## 孕妈妈的身体变化

这段时间孕妈妈支撑大肚子的双腿会感受到压力大，胃部会受子宫压迫而产生心悸、恶心、腹胀等现象，早晨起床会手指发麻，孕妈妈应多呵护自己。

体重：这个月孕妈妈的体重增加1300 ～ 1800 克，每周增加 500 克也是很正常的。

子宫：子宫向前挺得更为明显，子

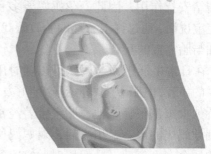

进入孕晚期，胎儿发育迅速，孕妈妈的身体变化也更大。

宫底的高度已经上升到 25 ～ 27 厘米。

乳房：乳房高高隆起，乳房、腹部以及大腿皮肤上的一条条淡红色的花纹明显增多，并且，由于激素的作用，乳头周围，下腹、外阴部的颜色日渐加深。

尿频尿急：随着子宫的增大，腹部、肠、胃、膀胱，受到轻度压迫，孕妈妈常感到胃口不适，有尿频的感觉，排尿次数也增多了。

胀气便秘：经常出现便秘和胃灼热感，前一天脸和腿的浮肿并未消失。

骨骼反应：孕妈妈的骨盆、关节、韧带均出现松弛情况，若过分松弛可引起关节疼痛；耻骨联合可呈轻度分离，主要是受孕激素的影响。此外，孕妈妈极易出现腰酸症状。

呼吸变化：会觉得胸口上不来气，甚至需要用肩来协助呼吸。

妊娠反应："妊娠纹"明显多了。一些人脸上也开始出现"妊娠纹"，有的人出现皮肤褐斑或雀斑，多在颜面部位，如耳朵、口周、额头等处的皮肤。孕妈妈现在身体变得沉重，特别懒得活动。

## 孕妈妈本月焦点

28周后最需要警惕的是早产，如果发现阴道出血、腹部疼痛，要尽快去医院。所以自己监测胎动非常重要，方法是早中晚各数1小时，3小时所有的次数乘以4，如果低于30次就要注意。为了防止哺乳时乳头皲裂，每天擦洗后，

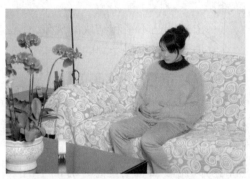

胎动反映了胎儿在妈妈子宫内的安全与健康状态。

涂一些天然油脂，比如橄榄油等；28周以后要进行盆底肌肉锻炼，加强腹肌。而且仍要注意控制体重。

## 准爸爸注意要点

进入孕晚期，孕妈妈行动愈加不方便，睡眠质量不好，食欲会有所下降，缺乏耐心，心情容易变得急躁。准爸爸面对妻子的这种种变化，应该做到以下几点。

准爸爸注意事项一：宽容对待妻子的抱怨和牢骚。

准爸爸注意事项二：保证妻子的睡眠与休息时间，并鼓励她做适当的活动。

准爸爸注意事项三：节制性生活，为避免引起早产，后期应该禁止房事。

准爸爸注意事项四：转移妻子的注意力，为消除她的不安和焦虑，与她一起为宝宝起名字，探讨未来宝宝的可爱模样，调动妻子的母爱情绪。

# 孕妈妈八月生活细安排

## 开始坚持数胎动

孕妈妈从现在开始，要每天早、中、晚定时监测胎动，找准胎动出现的规律，每次监测1小时，如早7~8时1次，午1~2时1次，晚8~9时1次，将每日监测的3个时段固定下来。监测结束后，孕妈妈要立即将胎动数字记录下来，将3个时段的胎动数字相加，乘以4，得出当天12小时的胎动总数。此后对比每天的12小时胎动总数，如果变化不大，则说明胎宝宝发育正常，如果变动较大，孕妈妈应立即就医检查。具体来说，每小时的胎动数应不低于3次，

如果整个监测时段中都没有胎动，结束后又再出现，说明胎宝宝在监测时段中正在睡觉，这是正常的。如果每日的胎动总数大于30次，属正常，偶尔在20~30次之间，也属正常，但若长期处在30次以下，或突然某一天变为20次以下，孕妈妈应及时就医检查。

## 孕晚期要停止性生活

进入孕晚期，孕妈妈的身体变得越来越敏感，如果这时进行性生活，只要准爸爸的动作稍猛或用力稍大，就极可能导致胎膜早破，使羊水大量流出，使胎宝宝发生宫内缺氧或窘迫；还会发生

宫内感染，影响胎宝宝的智力及身体发育。此外，还有可能导致更为危险的脐带脱垂，造成早产或胎死宫内。因此，在整个孕晚期，孕妈妈和准爸爸最好像孕早期那样，停止性生活。如果一定要进行性生活，次数也不能频繁，以每周最多 1 次为宜；性生活进行的时间也不宜过长，最好不要超过 5 分钟；准爸爸的动作必须轻柔，避免机械性的反复刺激或刺激孕妈妈的敏感部位；还要注意体位，最好采用准爸爸从背后抱住孕妈妈的侧卧式，并且一定要戴上避孕套。需要注意的是，在整个孕 10 月，由于子宫口张开，使胎宝宝受到细菌侵袭的可能性空前加大，因此要绝对禁止性生活。

## 准爸爸的贴心守护

### 密切关注孕妈妈的心理变化

进入孕晚期，孕妈妈多多少少都会产生一些产前焦虑情绪，有的孕妈妈甚至更严重，容易情绪不稳定、焦躁、易怒、激动、烦闷，甚至变得神经质起来。除了孕妈妈要做好自我心理调适工作外，准爸爸此时也要多留心孕妈妈的情绪变化，同时给予孕妈妈更多的理解、照顾和陪伴，一旦发现孕妈妈情绪过于激动而难以控制，一定要立刻就医，以免发生早产。

## 孕妈妈用枕头有讲究

进入孕晚期，孕妈妈的睡眠质量普遍下降了，这时枕头的好坏就变得尤为重要。孕妈妈不能使用又旧又脏的枕头，要及时清洗或更换，否则很容易滋生霉菌和螨虫，进而引发呼吸道疾病或者过

敏。而高度不合适的枕头则会压迫颈椎，影响睡眠质量。枕头的高度如上文所说，应控制在 10 厘米左右。如果孕妈妈的枕头出现了如下状况，就应该立即更换。

◆在身体没有不适的情况下，起床后常常感到颈部酸胀发麻。

◆枕头已经失去了弹性，需要经常或长时间拍打，才能使其恢复一些弹性。

◆在拍打过后，很容易再次失去弹性。

◆出现凹凸不平和结块的现象。

◆填充物有类似受潮的异味。

## 布置婴儿房时注意照明设计

不少爸妈已经开始布置婴儿房了。婴儿房的设计中最重要的一点就是照明问题。只有舒适、充足的光源才能让宝宝的房间温暖而有安全感，有助于消除宝宝初生时天生的恐惧感。婴儿房的全面照明度要高，但要确保不会刺激到宝宝的视力。最好采用多光源组合设计，将天花板的吊灯、壁灯和台灯组合起来，顶棚的照明灯要足够亮，壁灯和台灯则要够柔和。可以设置几个低瓦数的小射灯，使角度可任意调转，将灯光打在墙面上，不直接对准宝宝的眼睛。款式上

## 准爸爸的贴心守护

### 一定不要让孕妈妈单独行动

在孕晚期，孕妈妈的安全是首要大事，准爸爸一定要尽量抽出更多的时间陪伴在孕妈妈左右，一定不能让孕妈妈单独出行。如果准爸爸没有时间，要安排家人、朋友或者保姆陪伴孕妈妈出行，以保安全。

面可以多选择卡通造型，增加婴儿房的童趣。还可以购买一些花朵、星星、月亮造型的塑料壁挂灯，造型可爱，价格适中，灯面有密密的细孔，令灯光可以分散且自然地为婴儿房提供光源。

## 进行心理调适很有必要

孕晚期孕妈妈各种负面情绪的发生率依次为情绪不稳定、紧张焦虑、易哭、心悸不安、忧郁、易激惹。

孕晚期认知障碍问题的发生率依次为生活空虚、自责、猜疑等。其他还有性兴趣减退、能力减退、思考困难、兴趣丧失、决断困难，以上各项内容绝大部分与产后抑郁的发生有关。孕晚期过度焦虑不但可以影响胎儿的生长发育，也会使一些孕期并发症的发生率增加，如妊娠高血压综合征、早产等。

孕晚期应注意孕妈妈情绪、认识和态度等方面的变化，及时给予心理咨询并通过生物肌电反馈仪进行心理干预。对她们提供有关妊娠、分娩的知识，改善她们的认知方式，恢复自我认知能力，调动其主观能动性，以更好地适应环境，保持身心的健康和谐。

## 妊娠晚期不宜久站、久坐和负重

妊娠晚期由于胎儿已逐渐发育成熟，子宫逐渐膨大。站立时，腹部向前突出，身体的重心随之前移，为保持身体平衡，孕妇上身会代偿性后仰，使背部肌肉紧张，长时间站立可使背部肌肉负担过重，造成腰肌疲劳而发生腰背痛，故应避免久站。在站立时应尽量纠正过度代偿姿势，可适当活动腰背部，增加脊柱的柔韧性可减轻腰背痛。

妊娠晚期由于增大的子宫压迫腔内静脉，阻碍下肢静脉的血液回流，常易发生下肢静脉曲张或会阴静脉曲张，若久站久坐，可使身体低垂部位的静脉扩张、血容量增加、血液回流缓慢，造成较多的静脉血潴留于下肢内，致下肢静脉曲张。常表现为下肢酸痛、小腿隐痛，踝、足、背部水肿，行动不便。

妊娠期间除应避免久站、久坐外，还应避免负重或举重。据临床观察，孕妇除因晾晒被褥、挑担、提水、攀高、举重、搬运重物或推重车而加重或引起下肢静脉曲张以外，引起流产、胎膜早破或早产者不胜枚举。这是因为负重或举重时，一方面使腹压增高，另一方面可加重子宫前倾下垂的程度，从而刺激诱发子宫收缩所致。据研究发现，在妊娠期尤其是中晚期妊娠期间提拿25千克物体时，子宫无变化或仅有轻微受压，提拿30千克物体时子宫倾斜度则发生明显变化，而受压情况也较为显著。因此，孕妇为防止上述并发症应避免久站、久坐、负重或举重。

久站 ×　　　久坐 ×　　　负重或举重 ×

妊娠晚期孕妇不宜久站、久坐、负重、举重。

## 为母乳喂养做好准备

如果你已经决定要用自己的乳汁喂养宝宝，那么为了能让母乳喂养顺利开始，从怀孕开始你就应为产后母乳喂养做好各方面的准备。这就要求孕妈妈不仅要有足够的关于哺乳的知识、经验的储备，还要有坚强的心理准备，在母乳喂养开始后，即便遇到困难也要努力坚持下去。

### 1. 清洁乳房

在怀孕期间，乳房上皮脂腺的分泌增加，乳晕上的汗腺也随之肥大，乳头变得柔软，而汗腺与皮脂腺分泌物的增加也使皮肤表面酸化，导致角质层被软化。因此，孕期孕妈妈宜每天对乳房进行清洁。

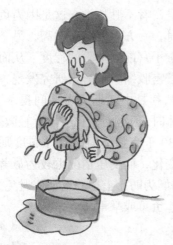

在怀孕期间，孕妈妈宜每天用温开水对乳房进行清洁。

### 2. 做好日常营养储备

在整个孕期和哺乳期，孕妈妈都需要摄入足够的营养，多吃含丰富蛋白质、维生素和矿物质类的食物，特别是豆制品，因为其蛋白质、矿物质和维生素成分高，更重要的是异黄酮有调节雌激素的作用，有助母乳分泌，为产后泌乳做准备。此外要多吃水果蔬菜，保证营养并排毒。

### 3. 定期检查身体健康

孕妈妈还要定期进行产前检查，发现问题及时纠正，以保证妊娠期身体健康及顺利分娩，这也是妈妈产后能够分泌充足乳汁的重要前提。

### 4. 按摩乳房

在孕晚期，孕妈妈要经常按摩乳房，促使分娩后乳液产生，并能使乳腺管通畅，有利于产后哺乳。

## 孕晚期孕妈妈不宜再远行

由于妊娠晚期胎儿不断增大，子宫本身重量比妊娠前增加了 20 倍，加上胎儿、胎盘和羊水重量，整个子宫的重量有 6 千克左右。仰卧位时，增大、负重的子宫会压迫腹主动脉和下腔静脉。腹主动脉是孕妈妈体内血液供应的主要血管，一旦受压就会使心、脑等组织器官供血不足，进而产生上述症状。

所以，到了孕晚期，孕妈妈稍微走动或站得久一点儿都可能会给孕妈妈带来疲惫感。并且由于生理变化极大，孕妈妈对环境的适应能力也降低了，长时间的舟车劳顿会引起孕妈妈的诸多不适，如恶心、呕吐、食欲降低。因此这时候的孕妈妈不宜再远行。

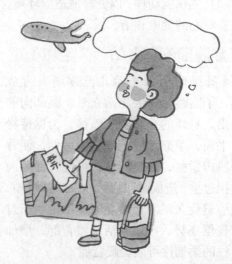

建议孕妈妈孕晚期不要出远门，以保障母子安全，避免旅途中突然临产等可能发生的危险。

## 准爸爸应为孕妈妈做全身按摩

孕晚期，孕妈妈腹部膨胀迅速，身体负担不断加重，如果此时准爸爸能为孕妈妈做一个全身按摩，不仅可以让她身体真正地放松，而且还能够平抚孕妈妈的神经，有助于缓解孕妈妈的身体酸痛。

全身按摩的具体操作方法如下。

◆按摩肩背：双手按压在孕妈妈的肩上，慢慢向下滑落至手腕位置。双掌放在肩胛中央位置，向外及往下轻压。

◆手部按摩：先托着孕妈妈的手腕，再用另一只手的手指轻轻按捏其手腕直至腋下。仍旧托着孕妈妈的手腕，另一只手上下不停地扫拨其手腕直至腋下。双手夹着孕妈妈的手臂，上下按摩其手腕直至腋下。轻轻按揉孕妈妈的每根手指。

◆按摩锁骨及腹部：双手放在孕妈妈的前胸锁骨中央位置，沿着锁骨向两边扫出。双手放在孕妈妈的上腹部，慢慢向左右呈"心形"扫向下半部，然后再重回到上半腹，整个动作重复五遍。

◆脚部按摩要诀：先托着孕妈妈的脚掌，用另一只手的手指轻轻按捏小腿直至大腿。仍旧托着孕妈妈的脚掌，另一只手上下扫拨小腿。双手夹着孕妈妈的脚部，上下按摩小腿直至大腿。轻轻按摩每根脚趾。

按摩时，准爸爸要注意，有些身体部位在按摩时绝对不能太用力，比如乳房、背部、腹部、足踝等部位。此外，如果孕妈妈出现妊娠并发症或者其他疾病时都不宜进行按摩。

## 孕晚期准妈妈洗脚请准爸爸帮忙

孕妈妈的肚子会大到看不见自己的脚，这就会使一些需要弯腰去做的事变得难以实施了，比如洗脚和剪脚趾甲。

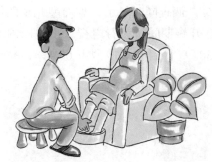

孕晚期孕妈妈肚子越来越大，活动也越来越不方便，准爸爸此时要多协助准妈妈，如洗脚、穿鞋等。

每天准备好一盆热水，帮妻子舒舒服服泡个脚，再帮她擦干，定期修剪脚指甲，既解决了妻子面临的难题，又能让妻子备感欣慰，增强夫妻之间的感情。

## 孕妇沉迷电视影响宝宝气质

母亲在妊娠期和哺乳期长时间看电视，会使宝宝出生后情绪不稳定。

有专家对2000多名3～7岁正常儿童家庭进行了调查，发现从气质上划分，情绪积极、适应性强、生活规律、易接受新鲜事物的易养型儿童占37.7%；生活不规律、对新鲜事物和陌生人退缩、经常表现出消极情绪的难养型儿童占9.2%；对外界刺激反应强度、速度和灵活性偏低的启动缓慢型儿童占

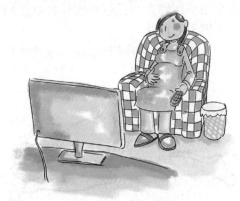

孕妇不宜沉迷与电视，这样会影响孩子的身心健康。

6.8%。调查同时显示,难养型儿童的母亲在妊娠期间每天看电视 1 小时以内的占 38.9%,启动缓慢型占 65.4%,易养型占 43.3%;难养型儿童的母亲怀孕期间每天看电视 3 小时以上的占 7.4%,启动缓慢型占 3.8%,易养型仅占 1.7%。

# 孕妈妈的阳光"孕"动

## 纠正运动

怀孕 7 个月之前,由于胎儿较小,羊水量相对较多,因而胎位常不固定,此时若为臀位,可不必处理,多数均能自然转为头位。但若到了孕 8 月,胎儿仍为臀位,就应予以纠正,从而降低发生胎膜早破、脐带脱垂及臀位分娩的风险。

纠正臀位最常用又比较安全的方法是采用膝胸卧位。操作方法是,让孕妈妈跪在硬板床上,双上肢及胸部紧贴床垫,臀部抬高,大腿与床面垂直。

这样便可使胎儿臀部从骨盆中退出,并可借助胎儿重心的改变,促使胎儿从臀位转为头位。每日进行 2 次,每次 15 分钟,可安排在清晨或晚上进行,事前应解小便,并松解腰带。通常可在 1 ~ 2 周见效。

膝胸卧位对于肥胖或有高血压的孕妈妈来说仍是个不小的负担,国外有学者提出采用臀高头低位也同样可以达到纠正臀位的目的。

在睡眠时,将臀部垫高,这种体位

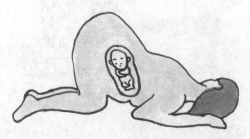

纠正臀位最常用和最安全的方法就是采用胸膝卧位。

不会使孕妈妈感到太多的不适,更体现了人性化的关怀。

采用上述方法不能纠正的臀位,也不必勉强地进行纠正。胎儿臀位的孕妈妈要避免负重及节制性生活,以防胎膜早破;在破膜后要平卧,防止脐带脱垂。

## 消除腰背痛的运动

在孕期的最后三个月,孕妈妈常会出现腰背痛。这是因为随着胎儿长大,孕妈妈的脊柱弯曲度增加,改变了怀孕女性的身体重心,为了让身体重新获得平衡,只能将身体后倾,而这种姿势会加重腰背部的韧带和脊柱的负荷,导致腰背痛。

当孕妈妈出现腰背痛时,可以尝试运动一下来缓解。

### ★消除腰痛

端坐在椅子上,腰背挺直,双腿分开,左手扶住椅背,右手扶住右膝,身体向左侧扭转,保持 3 秒钟,换边练习。重复练习 3 ~ 4 次。

### ★消除背痛

站姿,双腿分开,两手抓住椅背,屈膝,目视前方,一边吐气一边提臀,从下往上,依次向前弯曲腰、背、头。

## 几个小运动帮你减轻不适

到了孕晚期,诸多不适困扰着孕妈妈,疲惫感无以复加,不如尝试着放下正在做的事情,起身做一做这样几个简单的小运动，能够有效缓解身体的各种疲劳。

### ★减轻"腹"重

孕妈妈保持直立站姿，挺胸抬头，缓缓将肩胛骨向背后收起并下移，停留10秒钟，如此重复2~3次。

### ★改善颈部疼痛

孕妈妈保持直立站姿，挺胸抬头，慢慢将头部像身体左侧下放，使左耳尽量贴近左肩，再缓慢使头回到原位，再将头向身体右侧做相同动作。左右为一组，做2~3组。

### ★缓解肩痛

孕妈妈依旧保持直立站姿，挺胸抬头，将两肩向上耸起，尽量贴近耳朵，保持住，停留10秒钟，再缓缓放松下来，回到原位。重复此动作2~3次。

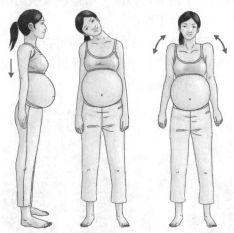

耸肩可有效缓解孕妈妈的肩痛症状。

## 简单的孕妇体操

妊娠期间，坚持进行孕妇体操的练习，也是孕妈妈锻炼身体、补充能量的极佳方式。每天练习一会儿孕妇体操，有助于孕妈妈活动关节，锻炼肌肉，使你感到周身轻松，精力充沛。同时可缓解因孕期中姿势失去平衡而引起身体某些部位的不舒服感，使身体以柔韧而健壮的状态进入分娩那一刻。

做操最好安排在早晨和傍晚做操前一般不宜进食，最好是空腹进行，锻炼结束后30分钟再吃东西。如果感到腹饥，可以在锻炼前1小时吃一些清淡的食物。

### ★脚部运动

①锻炼脚踝和腿部肌肉的运动。坐在椅子上，然后把脚底贴在地板上面。

②贴近脚后跟，然后反复地抬起或放松脚尖。用同样的方法，重复练习10 ~ 20次。

③、④在椅子上面跷二郎腿，然后反复地弯曲或伸直脚踝。用同样的方法，每天重复练习10 ~ 20次。

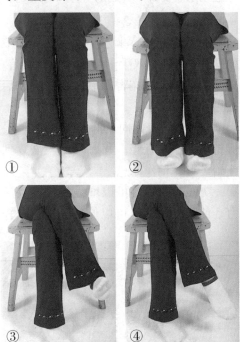

### ★腰部、肩部运动

以肩宽分开双脚，并用双手叉腰，然后向左右拧身体。用同样的方法，左右交替地练习20次左右。该运动能锻炼肩部肌肉，而且能促进腰部周围的血液循环。

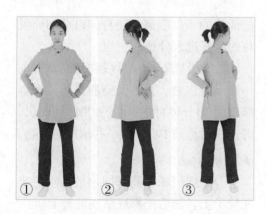

## 孕 8 月孕妈妈瑜伽

在孕中晚期进行瑜伽运动，可以增强孕妈妈的体力和肌肉张力，增强身体的平衡感，提高整个肌肉组织的柔韧度和灵活度，使顺产的概率增加，还可以减轻痛苦，但运动量需要视孕妈妈的身体状态决定。

### ★后仰式

①腰背挺直，坐于垫子上。弯曲双腿踩在垫子上，双手十指相扣抱住膝盖。

②将双手放在臀部后方，指尖朝后支撑住身体。

③吸气，身体向后仰，头自然下垂，保持 3 ～ 5 个呼吸。再呼气时，恢复到起始姿势，稍作休息。

功效：此练习可以增强脊柱神经活力，使其更灵活；可以伸展肠胃，减轻便秘；还可以调节甲状腺，放松肩部和颈部肌肉，舒展胸部。

安全提示：孕妇向后仰时，一定要动作缓慢，不要屏息。

### ★蹲式二式

①直立，两脚并拢，两手掌心向内，自然下垂。

②吸气，双手前平举，再将双腿左右稍稍分开。

③呼气，双膝左右分开向下蹲，保持 3 ～ 5 个呼吸；再吸气时，用四头肌的力量，慢慢站立起来。

④呼气再吸气时，踮起脚尖，腰背挺直，保持 3 ～ 5 个呼吸；再呼气时，恢复到起始姿势，稍作休息。

功效：此式对于孕妇来说是一个极好的练习，能加强双踝、双膝、两大腿内侧和子宫肌肉强度，增强髋部肌肉的弹性，有利于顺产。

安全提示：孕妇在练习此姿势时，一定要保持身体平衡，并根据个人情况决定下蹲的程度。

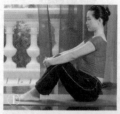
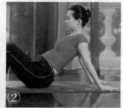
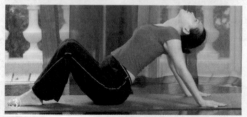

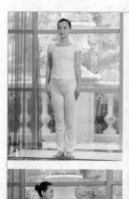
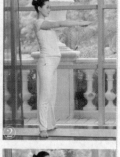
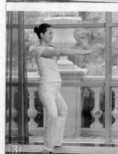
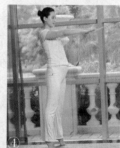

# 常见身体不适与应对

## 干眼症

进入孕晚期，孕妈妈容易患上干眼症，这是由于激素分泌的变化，引起泪液膜减少及质的不稳定所造成的。如果孕妈妈患上干眼症，需要每天坚持做眼保健操，多休息眼睛，注意眼部卫生，保证午睡时间和质量，多喝水，多吃一些富含维生素 A 和维生素 C 的食物。

## 阴道炎和外阴炎

在孕晚期，孕妈妈由于体内雌激素不断增多，导致每天出现大量的白带，一旦护理不当，就有可能患上阴道炎或外阴炎。如果不及时加以护理和治疗，很有可能导致胎宝宝出生时遭受感染。因此，一旦孕妈妈被确诊患上了阴道炎或外阴炎，除了遵照医嘱用药治疗外，孕妈妈还要严格注意阴道的卫生和清洁工作，要每天用温开水清洗外阴 1~2 次；并使用自己专用的毛巾和水盆，毛巾要每星期消毒 1~2 次；坚持每天更换内裤，内裤在清洗时也要进行消毒，并放在日光下晾晒。

## 皮疹

孕 8 月以后，孕妈妈有可能会患上皮疹。由于激素的作用，导致孕妈妈的乳房下部或腹股沟处的皮肤褶皱内出现红色的皮疹，此症状常见于体重超重或较容易出汗的孕妈妈。对此，孕妈妈平时要使用无香型的肥皂清洗患处，并使之干燥，也可在医生的指导下使用一些安全的药物或痱子水，然后尽量穿上一些较为宽大的棉质衣服，以免皮肤和衣服频繁接触，伤害到患处。

### ★问答

Q：尿不尽和尿灼痛也是怀孕引起的吗？

A：尿不尽无法进行简单判断，而尿灼痛则一定是发生了尿路感染，无论出现了哪种情况，都建议孕妈妈及时到医院进行检查，一旦发现患上了尿路感染等疾病，要及时采取治疗措施，以免延误病情。

## 尿频、漏尿

尿频的现象到了孕晚期又开始显著起来，同时孕妈妈还出现了漏尿的现象。有时候孕妈妈大笑几声，打个喷嚏，咳嗽几下，甚至是在弯腰时，都有可能有少量尿液溢出，这是因为孕妈妈的骨盆底肌肉和括约肌变松，而子宫对膀胱的挤压逐渐严重而导致的。对于尿频，孕妈妈在晚饭后要少喝水，全天的饮水量不要过大，但也不能过少，要控制在 1~1.5 升之间。对于漏尿，上文曾经提到过，孕妈妈最好不要食用护垫或者卫生巾，以免引发阴道炎，可以垫上一些消毒卫生纸，并每天清洗阴道，每天更换内裤，及时消毒、清洗内裤即可。

## 胎位不正

胎位，通俗地说就是指胎儿在子宫内的位置。正常的胎位应该是胎头"俯曲"，枕骨在前、分娩时头部最先伸入骨盆，医学上称之为"头先露"。

这种胎位在分娩时一般比较顺利。而至于那些身体其他部位（如臀、脚、腿部甚至手臂）朝下，这种状况就属于胎位不正。在异常胎位中，臀先露（即臀部朝下）的比例最高。有些胎儿虽然也是头部朝下，但胎头由"俯曲"变为仰伸或枕骨在后方，广义上说也属于胎位不正。引起胎位不正的原因主要有以下几个方面：

◆羊水过多、经产妇腹壁松弛等，使胎儿在宫腔内的活动范围过大。

◆子宫畸形、胎儿畸形、多胎、羊水过少等，使胎儿在宫腔内的活动范围过小。

◆骨盆狭窄、前置胎盘、巨大胎儿等，使胎头衔接受阻。

通常，在孕7个月前发现的胎位不正，只要加强观察即可。因为在妊娠30周前，胎儿相对子宫来说还小，而且母亲宫内羊水较多，胎儿有活动的余地，会自行纠正胎位，在孕30周后大多能自然转为"头位"。然而就一般而言，

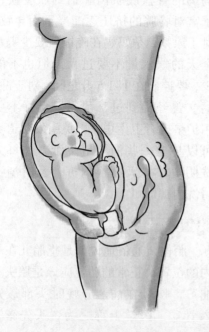

臀位

若在妊娠30～34周还是胎位不正时，就需要矫正了。否则，这些不正常的胎位，等于在孕妇的分娩通道中设置了障碍，容易导致产妇难产。

在孕期，胎位不正不会对母儿带来不良影响，但它是造成难产的常见因素之一。不过现代医学完全有办法进行处理。下文以最常见的臀位为例来介绍一些产科矫正方法。

## 1. 膝胸卧位操

孕妇排空膀胱，松解腰带，在硬板床上，俯撑，膝着床，臀部高举，大腿和床垂直，胸部要尽量接近床面。每天早晚各1次，每次做15分钟，连续做1周。然后去医院复查。

## 2. 医生为孕妇施行"转向"

如果在孕32～34周时，胎儿仍未转向，医生就要考虑为孕妇实行外转胎位术，让胎儿翻转，使孕妇能顺利分娩。

羊水量适中，胎儿的背部在两侧，产妇体重适中，而且胎儿臀部并未进入骨盆深部等条件下，才适宜施行外转术。进行人工外转胎位时，医生通常会给予孕妇以子宫放松的药物，然后由医生在B超监测下行外转胎位术。

值得注意的是，外转胎位术有一定的风险性。操作时，会导致脐带缠绕或胎盘早剥。因此，在科学技术发达、有条件做剖宫产的地区，这个方法并不流行。

## 3. 胎位不正的针灸治疗法

针对胎位不正，我国有针灸治疗的成功先例。用针刺至阴穴，治疗胎位不正，每日1次，每次15～20分钟，5次为一疗程，适用于妇科检查诊断为臀位、横位、斜位的孕妇。

# 准爸爸要做一个称职的家庭营养师

## 孕晚期饮食要点

◆适当增加蛋白质的摄入。在孕晚期，胎宝宝不断长大，发育加快，孕妈妈的代谢也在增加，而胎盘、子宫、乳房也不断在增长，需要大量的蛋白质的供应，孕妈妈每日应摄入80~100克蛋白质，以提供足够的营养和热量。

◆保证钙和维生素D的足量供应。孕妈妈在整个孕期都需要补钙，以孕晚期的需求量为最大，这是因为胎宝宝牙齿和骨骼的钙化在加速，其体内钙质有一半以上是在孕晚期储存的，因此需要更多的钙质。而摄入更多的维生素D，能够促进钙质的吸收。因此在孕晚期，孕妈妈每日应摄入不少于1500毫克的钙和10微克的维生素D。

◆减少脂肪和碳水化合物的摄入。过多的脂肪和碳水化合物会使孕妈妈摄入过多热量，加上孕晚期活动量减少，很容易使体重增长过快，或使胎儿生长过大，对分娩造成影响。

◆补充足量的维生素。孕妈妈要补充足量的维生素 $B_1$、维生素 $B_2$、维生素C等水溶性维生素，这些物质能够保证分娩时子宫收缩强健有力，避免使产程延长。

◆适当增加零食和夜宵。孕妈妈要继续贯彻少食多餐的饮食原则，可将餐次增加，适当多吃一些干果、水果等食物当作加餐。如果孕妈妈的体重一直控制在合理范围内，还可以每日增加一次夜宵，但在夜宵中应尽量选择易消化的、少盐、少糖、少油的食物。

◆继续禁食刺激性食物。对于咖啡、浓茶、辛辣味道的食品等刺激性食物，孕妈妈一定要忌口，否则会出现或加重痔疮的情况。

## 妊娠高血压综合征该怎么吃

◆必须少盐。每日摄入量不得超过2克，如果病情较为严重，则需保持零盐摄入。

◆不吃容易刺激肾脏的食物。如具有刺激性的辣椒、料酒、辛辣调味料以及韭菜、芹菜、大蒜、蒜苗、葱、姜、洋葱、辣萝卜等。

◆多吃具有利尿消肿作用的食物。如冬瓜、西葫芦、茭白、红豆、鲫鱼、鲤鱼、燕麦、莴笋、生菜、黄瓜、糯米、黑豆、荠菜、白萝卜等。

◆补钙。妊娠高血压综合征的发生多与孕妈妈缺钙有关，因此要加强补钙。

◆补充蛋白质。妊娠高血压综合征会导致孕妈妈体内流失大量的蛋白质，因此要及时补充，尽量选择动物性的优质蛋白质。

◆补锌。患有妊娠高血压综合征的孕妈妈通常容易缺锌，因此要多吃瘦肉和鱼虾进行补充。

◆补充维生素C和维生素E。孕妈妈通过多吃新鲜的瓜果蔬菜和各种坚果，补充足量的维生素C和维生素E，能够减轻妊娠高血压综合征的症状。

◆控制脂肪的摄入。尤其要控制动物性脂肪的摄入，以免加重病情。

## 应对营养需求高峰的饮食方法

在孕晚期，胎宝宝进入了生长发育的又一个高峰时期，对营养的需求量也达到了高峰，但是孕妈妈究竟该怎么吃，才能一方面应对营养的需求高峰，一方面又能很好地控制体重的过快增长，避免发生妊娠糖尿病、妊娠高血压综合征等疾病，避免生出巨大儿呢？

◆多吃粗粮。粗粮富含蛋白质、碳水化合物、叶酸、B族维生素和多种矿物质，能够满足胎宝宝的多种营养需求，因此孕妈妈要多吃玉米、糙米、燕麦、荞麦等食物。

◆选择体积小、营养价值高的食物。这样的食物不仅体积小、营养含量丰富，还能帮助孕妈妈减少食用量，从而控制热量的摄入，可谓一举两得，这样的食物有黄豆、虾皮、鸡蛋、鹌鹑蛋、花生、核桃、松子、樱桃等。

◆以量少而丰富为原则。孕妈妈除了要坚持少食多餐的原则，还应注意每餐所食用的食材种类，尽量使之丰富，所含的营养素也要尽量多元，如蔬菜、水果、粗粮、肉类、坚果、豆类、奶类、鱼类最好都有一些，其中蔬菜和水果的种类尽量丰富一些。

## 吃点儿紫色蔬果

蔬菜和水果的颜色深浅与营养价值的高低有着密切关系，无论相同品种或不同品种的蔬果，营养价值越高的食物通常颜色越深。因此孕妈妈不妨多吃一些紫色蔬菜和水果，这些食物中普遍含有花青素，具备很强的抗氧化、预防衰老、预防妊娠高血压综合征、改善肝功能的作用，还能够聪耳明目，改善眼部疲劳，非常适合长期使用电脑、面黄倦怠、易疲劳、长有妊娠斑和妊娠纹的孕妈妈食用。较为常见的紫色蔬果有茄子、紫米、紫玉米、紫甘蓝、紫山药、紫萝卜、紫秋葵、葡萄、蓝莓、桑葚等。

## 适量补充锰元素

锰是人体必需的微量元素之一，它在人体肝脏、骨骼、脑垂体中的含量最高，直接影响到人体骨骼的生长、血液的形成、分泌系统和生殖系统的功能、蛋白质和核酸的合成、糖类和脂肪的正常代谢等。为保证胎宝宝的正常发育，避免出现生长停滞、骨骼畸形或软骨病，孕妈妈一定要补充足够的锰元素，如果过度缺乏，还会导致孕妈妈出现惊厥或死亡。富含锰的食物有粗粮、坚果、豆类和绿叶蔬菜，其中以粗粮含量最为丰富，孕妈妈如果被查出缺乏锰元素，一定要及时进行补充。

## 孕晚期每天饮食推荐

进入孕晚期，孕妈妈需要摄入的营养量在不断增加，三餐和加餐到底该吃什么，怎么吃，才能满足胎宝宝和孕妈妈的双重需要呢，看看下表吧。

| 餐次 | 可选内容 |
| --- | --- |
| 早餐 | 1.肉包子、素包子、豆包、烧饼、全麦面包、馄饨、什锦饭、葱花饼选其一。<br>2.凉拌菜、蔬菜沙拉、苹果适量选其一。<br>3.小米粥、南瓜粥、红豆粥、蔬菜粥、蛋花粥、大米粥等选其一。<br>4.固定吃鸡蛋1个，喝牛奶1杯。 |

| 餐次 | 可选内容 |
|------|---------|
| 加餐 | 各类水果、干果、全麦饼干、全麦面包、汤粥等、凉拌青菜、蔬菜沙拉。 |
| 午餐 | 1.什锦烧豆腐、凉拌芹菜、凉拌藕片、银耳拌黄豆芽、清炒蚕豆、素烧菜花、清炒莜麦菜、上汤娃娃菜、醋熘绿豆芽、蒸南瓜、素炒小白菜、松仁玉米、番茄炒蛋、西芹百合、烧茄子、清蒸黄豆选其二。<br>2.豇豆炒肉丝、莴笋烧肉、鱿鱼烧茼蒿、肉末炒青椒、腰花炒虾仁、蘑菇肉片、豆角烧肉、肉末四季豆、西红柿牛腩、猪肝胡萝卜、火爆腰花、鱼香肉丝、板栗烧鸡、核桃炒鸡丁选其一。<br>3.红烧肉、土豆炖鸡块、红烧鸡翅、红烧鸡腿、瓦罐牛肉、葱爆羊肉、烤乳鸽、烧鹅、红烧海参、清蒸鲫鱼、红烧鲤鱼、红烧带鱼、面筋塞肉、蒸排骨、油焖大虾选其一。<br>4.山药羊肉汤、乌鸡汤、蘑菇白菜汤、松仁海带汤、鸭肉冬瓜汤、蛋花汤、鱼头豆腐汤、鸡血豆腐汤、老鸭汤、青菜排骨汤、海参煲、雪菜肉丝汤、氽丸子汤、紫菜蛋花汤、疙瘩汤、冬瓜火腿汤、西红柿鸡蛋汤、鸭血粉丝汤、金针菇蚌肉汤选其一。<br>5.米饭、什锦饭、面条、饺子、馒头、花卷、蛋炒饭、烤红薯、粥选其一。 |
| 加餐 | 各类水果、干果、全麦饼干、烤馒头片、全麦面包、酸奶、果汁、凉拌青菜、蔬菜沙拉等。 |
| 晚餐 | 1.清炒菜心、芹菜香干、清炒空心菜、凉拌海带丝、素炒西蓝花、清炒荷兰豆、清蒸山药、清蒸芋头、洋葱炒鸡蛋、清炒蒜苗、凉拌生菜、素炒芥蓝、凉拌蕨菜、香椿炒鸡蛋、韭菜炒鸡蛋、香菇菜心、凉拌海蜇、凉拌豆腐皮选其二。<br>2.胡萝卜炒肉、魔芋烧肉、洋葱炒牛肉、茭白炒肉丝、芦笋炒虾仁、黄花菜炖鸡、丝瓜炒虾仁、西葫芦肉片、口蘑肉片、草菇烧海米、蒜薹炒肉、木须肉、肉末蒸蛋、海米冬瓜、油菜炒肉选其一。<br>3.五香鹌鹑蛋、清蒸鸡、笋烧青鱼、清蒸鲈鱼、红烧鳝鱼、烧平鱼、鳕鱼炖豆腐、红烧黄花鱼、清蒸牡蛎、干贝炒肉、清蒸扇贝选其一。<br>4.萝卜肉丝汤、黑豆排骨汤、花生鸡脚汤、豆腐鸡蛋汤、金针菇番茄汤、淡菜海带汤、平菇豆芽汤、白菜银耳汤、杂菜汤、番茄丝瓜汤、白菜粉丝汤、豆皮汤、空心菜绿豆汤、洋葱番茄汤、猪脚黄豆汤选其一。 |
| 加餐 | 米饭、什锦饭、面条、饺子、馒头、花卷、蛋炒饭、烤红薯、粥选其一。菜汤、清粥、素面、全麦饼干、小花卷、酸奶、黄瓜、西红柿、凉拌青菜等。 |

需要提醒孕妈妈的是：

◆三餐的食用量要控制，不可吃得过多、过饱；

◆早餐尽量丰富，可适当多吃一些；

◆午餐和晚餐的主食要适当少吃；

◆晚餐少吃禽畜肉，多吃蔬菜，可适当吃些海鲜；

◆水果尽量在上午和下午加餐时吃，不要在晚上吃；

◆夜宵一定要吃低热量的食物。

只要孕妈妈参照推荐食谱进餐，并做到了以上几点，就既能保证三餐和加餐吃得好、营养摄入均衡，又能保证体重不会过度增长。

## 孕晚期孕妈妈宜多吃鱼

随着妊娠时间越来越长，胎儿也即将分娩，抓紧时间做最后的冲刺，为宝宝多补充一点儿营养是每个家庭的愿望。

专家介绍，鱼体内含有丰富的脂肪酸，这是一种对于胎儿脑部发育非常有利的成分，如果孕妈妈可以在孕后期多食用鱼类，尤其是深海鱼类，可以增加脂肪酸的摄入，促进胎儿脑部的发育，使生出来的宝宝更加聪明健康。

英国的一项调查已经证实孕后期吃鱼对于宝宝的大脑发育有着很好的帮助，此外还可以避免新生儿体重不足。英国研究人员是对英国西南部的1.15万名"孕妈妈"进行了追踪调查后得出以上结论的。他们从孕妈妈怀孕32个星期开始详细记录她们吃鱼的食用量，结果发现吃鱼越多的孕妈妈，相对孕期没吃鱼的孕妈妈，她们的新生儿出现体重不足的比率更低。

通过专家的介绍，我们知道孕后期吃鱼更有益于胎儿的发育，所以，为了胎儿的健康，所有的孕妈妈都应该调整饮食结构，将鱼类搬上你家的餐桌。

## 孕8月健康食谱

孕8月孕妈妈的胃部被挤压，常有吃不了多少又吃不饱的感觉，宜少食多餐。

### 四季豆西红柿

**材料：**四季豆300克，西红柿1个，盐、糖各3克。

**做法：**
❶ 四季豆洗净，去头尾，切成段，用沸水焯烫后，放入锅中煸炒熟，盛盘备用。
❷ 西红柿洗净切片，加水煮熟，加盐、糖调味。
❸ 将西红柿汁淋于四季豆上即可。

**推荐理由：**四季豆和西红柿均含有多种营养成分，能够满足孕妈妈的营养所需。但是制作此菜时也要注意，应少放酱油和盐，以免盐分摄入过多，或加剧孕妈妈的妊娠高血压综合征。

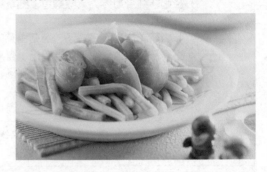

### 八宝银耳粥

**材料：**银耳、麦仁、糯米、红豆、芸豆、绿豆、花生仁、大米各20克，白糖3克。

**做法：**
❶ 银耳泡发洗净，择成小朵备用；麦仁、糯米、红豆、芸豆、绿豆、花生米、大米分别泡发半小时后，捞出沥干水分。
❷ 锅置火上，倒入适量清水，放入除银

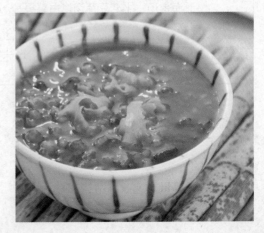

耳外的所有原材料煮至米粒开花。

❸ 再放入银耳同煮至粥浓稠时，调入白糖拌匀即可。

**推荐理由：** 此粥实可谓是一举数得，包含多种豆类及粗粮，营养丰富，非常适合孕妈妈在孕晚期经常食用。但同时也要注意，白糖的使用量不可过多，以免引发妊娠糖尿病。

## 香菇鸡肉羹

**材料：** 大米 50 克，香菇 2 朵，鸡胸肉 50 克，青菜 2 棵，植物油 5 克。

**做法：**

❶ 将大米淘净，香菇切碎，鸡胸肉剁泥，青菜切碎。

❷ 在锅内倒入植物油加热，加入鸡肉泥、香菇末翻炒。

❸ 把淘好的米下入锅中翻炒数次，和鸡肉泥、香菇末混匀，然后在锅内加水，煮成粥后，加入青菜碎，熬至黏稠即可。

**推荐理由：** 香菇鸡肉羹的热量较低，纯蛋白质含量较高，属于高蛋白类食物，香菇中含有的微量元素可以调节身体状态。

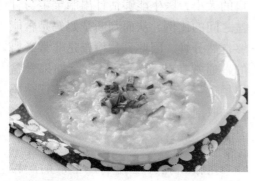

## 果味鱼片汤

**材料：** 草鱼肉 175 克，苹果 45 克，色拉油 20 克，盐 5 克，香油 4 克，葱末、姜片各 3 克，白糖、味精各 2 克。

**做法：**

❶ 将草鱼肉洗净切成片，苹果洗净切成片备用。

❷ 净锅上火倒入色拉油，将葱、姜炝香，倒入水，调入盐、味精、白糖，下入苹果、鱼片煮至熟，淋入香油即可。

**推荐理由：** 草鱼是营养价值非常高的海产品，能够补充孕妈妈所需的多种矿物质，缓解抑郁情绪，苹果则能够缓解孕妈妈头昏乏力、体虚倦怠的情况，十分适合孕妈妈在孕晚期食用。

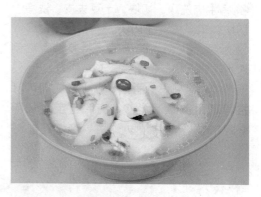

## 金针菇火腿羹

**材料：** 火腿 100 克，金针菇 1 包，鸡蛋 2 个，色拉油 20 克，精盐少许，鸡精、葱段、香菜末各 3 克。

**做法：**

❶ 将火腿切丝，金针菇洗净。

❷ 净锅上火倒入色拉油，将葱爆香，倒入水，下入金针菇、火腿丝，调入精盐、鸡精煲至熟，打入鸡蛋，撒上香菜即可。

**推荐理由：** 金针菇富含多种矿物质，能够补充孕妈妈的每日所需，而且此汤还能帮助孕妈妈通便利尿，祛除妊娠斑，促进新陈代谢，提高身体免疫力，提高

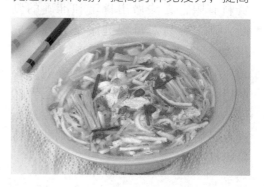

抗病能力，且味道鲜美，热量低，非常适合孕妈妈经常食用。

起到开胃、清热解毒、利尿消肿的作用，非常适合孕妈妈食用。

## 土豆玉米棒牛肉汤

**材料：** 熟牛肉 200 克，土豆 100 克，玉米棒 65 克，花生油 25 克，精盐少许，鸡精 3 克，姜 2 克，香油 2 克，葱 3 克。

**做法：**

❶ 将牛肉洗净、切块，土豆去皮、洗净、切块，玉米棒洗净切块。

❷ 炒锅上火倒入花生油，将姜煸香后倒入水，调入精盐、鸡精，下入牛肉、土豆、玉米棒煲至熟淋入香油，撒上葱花即可。

**推荐理由：** 此汤能够补充胎宝宝生长所必需的营养，并帮助预防早产，还能够

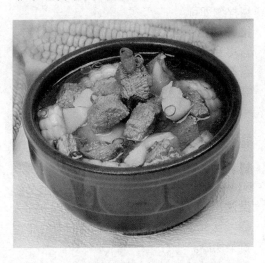

# 孕期检查和应对早产

## 开始围产期的产前检查

围产期是指怀孕满 28 周到产后 7 天的这段时期。处在孕晚期的孕妈妈和胎宝宝又变得相对脆弱和危险起来，容易出现很多并发症，危及母婴健康。对这些疾病如果能早发现、早治疗，则能帮助母婴顺利地度过围产期。因此坚持定期的产期检查是极为必要的。如果孕妈妈只在出了问题时才到医院进行检查和寻求帮助，由于医生对孕妈妈之前的孕期情况的不了解，手头资料有限，无法做出肯定和准确的判断，则很容易对母婴健康及分娩造成很大的风险和困难。

在孕晚期的头两个月中，孕妈妈要坚持两周一次的产检，严格地说是孕 30 周、32 周、34 周、36 周共四次检查。进入最后一个月，37~40 周，则要坚持每周都进行检查。

## 骨盆检查

骨盆的大小及形态决定着胎宝宝是否能够顺利从阴道娩出。通过对孕妈妈骨盆的测量检查，即骨盆内径和骨盆出口的大小，医生能够估计出胎宝宝与骨盆之间的比例，从而判断孕妈妈是否能够自然分娩。因此骨盆检查是非常必要的，通常在孕 37 周时进行，如果骨盆内径过窄、出口过小，医生会建议孕妈妈采取剖宫产。

## 乳腺和乳头检查

乳腺和乳头检查不在正常的产检项目中，但是孕妈妈也不可忽视这些检查，应主动要求医生为自己进行检查。乳腺方面，孕期由于激素的作用，会导致孕妈妈出现乳腺增生、乳房肿胀等情况，使乳腺炎和乳腺癌的发生率大大增加。这一点通常容易被孕妈

妈和家人忽视，这是因为乳腺炎和乳腺癌的症状和正常的妊娠反应十分相似。因此，孕妈妈在整个孕期，尤其是孕晚期，应至少要求做一次乳腺检查。乳头检查则是为了确保孕妈妈在产后能够进行母乳喂养，因此要请医生检查孕妈妈是否有扁平乳头或乳头凹陷的情况，以便及时进行矫正。

## 超声波检查

孕晚期的超声波检查通常在孕 32 周那次的产前检查中进行。一般是用于检查胎宝宝的情况是否一切正常、分娩能否顺利进行等。通过超声波检查，医生能够看到胎宝宝的姿势和体积，全面检查胎宝宝的身体器官，查出是否存在功能异常；通过对胎宝宝双顶径、股骨长和腹围的测量，判断胎宝宝是否存在发育不良；还能估测胎宝宝的各种生命活动，如心脏活动、四肢活动、呼吸情况、吞咽情况等；并观察胎宝宝的成长环境，如羊水量的多少、胎盘的位置等。

检查结束后，孕妈妈会拿到超声波检查报告单，医生会在上面写明这次检查的诊断结果，是否发现了特殊情况，胎儿是否发育正常等。此外，孕妈妈也可根据其上所附的正常情况参考值进行对比，确认胎宝宝的生长情况。

## 衣原体检查

衣原体是一种常见的性传播疾病病原，一般通过性活动进行传播，造成感染。此种感染通常没有任何症状，很难被发现。如果孕妈妈造成了此种感染，则会将衣原体通过产道传播给婴儿，造成新生儿衣原体感染，引发眼疾或肺炎，十分危险，因此孕妈妈要重视衣原体检查。

## 胎心监护

胎心监护工作一般是在孕 36 周的产前检查中开始，此后每周的产前检查都会进行。通过胎心监护，能够检查出胎宝宝是否存在宫内缺氧等宫内异常情况。胎心监护一般持续 20 分钟，如果胎宝宝在此期间胎动次数超过 3 次，每次胎动时，胎心每分钟加速超过 15 次，则可以说明胎宝宝在宫内无明显异常。如果没有达到这两项数值，也不能说明胎宝宝出现了异常情况，需要继续监测 1 小时左右，以得出更加准确的判断。

## 胎位检查

正常的胎位应是胎体纵轴与母体纵轴平行，胎头俯屈并处在骨盆入口处，称"头位"。而头部仰伸、臀部在下、横卧、斜卧等姿势则属于胎位不正。在孕晚期的产前检查中，医生会通过

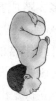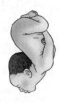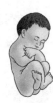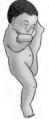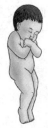

枕先露　　前顶先露　　额外先露　　面先露　　　完全臀　　单臀（伸腿臀位）　单足先露　双足先露

不同胎位可能出现的分娩情况。

四步手法来确定胎位是否存在异常。在检查时，医生会将双手分别置于孕妈妈的宫底和腹部两侧、趾骨联合上方等处进行触摸和按压，判断胎宝宝在宫底的身体部位、胎背朝向、先露部位是胎头还是胎臀、胎头入盆程度等。如果孕妈妈胎位不正，则可在孕30周前自行矫正。孕30周后若还未自动复位，则可由医生帮助矫正。若超过孕36周，就很难再进行矫正，医生会根据胎位异常的情况和孕妈妈的身体条件，确定孕妈妈是否必须采取剖宫产的分娩方式。

## 了解早产的迹象

早产预防的关键是要及早诊断，及时治疗。当出现以下3种情况之一时，必须去医院检查：

◆下腹部变硬：在妊娠晚期，随着子宫的胀大，可出现不规则的子宫收缩，几乎不伴有疼痛，其特点是常在夜间频繁出现，翌日早晨即消失称之为生理性宫缩，不会引起早产。如果下腹部反复变软变硬且肌肉也有变硬、发胀的感觉，至少每10分钟有1次宫缩持续30秒以上，伴宫颈管缩短，即为先兆早产应尽早到医院检查。

◆阴道出血：少量出血是临产的先兆之一，但有时宫颈炎症、前置胎盘及胎盘早剥时均会出现阴道出血，这时出血量较多，应立即去医院检查。

◆破水：温水样的液体流出，就是

早期破水，但一般情况下是破水后阵痛马上开始。此时可把臀部垫高，最好平卧，马上送医院。

◆早产性阵痛：如果子宫收缩频率在每20分钟4次以上，或1小时6次以上，且子宫颈已经有进行性变薄扩张的情形，即为早产性阵痛，应立即卧床休息，并配合医生指导使用安胎药。

## 孕妈妈如何避免早产

近年来，早产的发生概率呈逐年上升的趋势，早产与社会经济因素、孕期疾病与感染、产科并发症及其干预、工作压力和辐射等有一定的关系。早产严重危害着产妇和胎儿的健康，因此避免早产的发生非常重要。

◆坚持规律而良好的生活习惯。孕妈妈要起居规律，保持充足的睡眠，不熬夜，不要让身体过于疲劳。研究表明，妊娠期吸烟、喝酒等不良行为习惯，不仅可导致低体重儿，还可增加早产发生率。怀孕晚期注意节制性生活，以防发生胎盘早剥，因为精液中的前列腺素经阴道吸收后会促进子宫收缩，尤其是既往有流产或早产史的孕妇。

◆合理饮食。孕妈妈要保证营养全面，防止铁、铜等微量元素缺乏引起早产，控制饮食中盐分的摄入，以免体内水分过多，造成身体水肿，引发妊高征而诱发早产。还要预防便秘，喝蜂蜜水，吃膳食纤维丰富的新鲜蔬菜、水果等，以免排便困难诱发早产。

◆坐立行走出行要注意安全。走路、上下楼梯、进出浴室都要小心些，穿上一双大小适宜的平跟鞋；不要长久做弯

> **爱心贴士**
>
> 一旦出现早产迹象应立即卧床休息，取左侧位以增加子宫胎盘供血量，条件允许的要立即住院保胎。

腰或压迫腹部的家务，将常用物品放在容易取的地方；注意保护腹部，尽量避免被撞击；避免剧烈活动，特别是要少做弯腰等会增加腹部压力的动作，也不做下肢活动剧烈的活动，以免造成下腹充血；避免独自开车，以防肚子太大而操作不灵活，发生事故。怀孕8个月后，最好不要乘飞机出行，或搭乘震动较大的交通工具。

◆身体有异常及早进行适宜的处理。孕期需要积极做好保健和监护工作，及时治疗各种可能引发早产的疾病，积极纠正异常的胎位，怀双胞胎的孕妇更要多加小心。

◆积极防治感染。生殖道感染是早产发生的主要因素之一，因为在生殖道感染时，细菌及其产生的毒素可侵入绒毛膜羊膜，刺激蜕膜细胞产生细胞毒素和前列腺素，引起早产发生。所以在妊娠中晚期，孕妈妈必须加强会阴部卫生保健，积极防治细菌性阴道炎，以防止绒毛膜羊膜炎及子宫内胎儿感染。

◆调节好情绪和心态。孕妈妈心理压力越大，早产发生率越高，特别是紧张、焦虑和抑郁与自然早产关系密切。因此，凡有紧张、焦虑或抑郁的孕妈妈要积极通过自我调节或心理辅导、咨询等，使不良心理状态得以改善，平静心态。

## 如何预防孕期肾盂肾炎

肾盂肾炎是一种常见的泌尿系感染性疾病，好发于女性，如发生在妊娠晚期可引起早产。因此，孕晚期孕妈妈要做好预防工作，尤其是孕期患过肾盂肾炎的孕妈妈必须做好预防，以免再次复发。

首先，孕妈妈要注意外阴及尿道口的清洁卫生，禁止盆浴，以免浴水逆流入膀胱，引起感染。如不注意外阴的清洁卫生，细菌可以通过尿道进入膀胱，并由膀胱、输尿管逆流的动力进入肾盂，然后再侵及实质，形成泌尿系统的感染。

其次，在饮食方面需摄入高热量、高维生素、半流质或容易消化的普通饮食。要多饮水，每日摄入量不得少于3000毫升，以增加尿量，有利于冲洗泌尿道，促进细菌、毒素和炎症分泌物的排出。

再次，孕妈妈还要注意锻炼身体，增强体质，提高机体对疾病的抵抗能力。同时注意休息，避免劳累和便秘。

此外，肾盂肾炎急性期患者常表现出高热、腰痛、尿急、尿频等症状。孕妈妈如果出现这些症状，应及时就医求诊，以免疾病进一步发展。

## 如何预防严重便秘的发生

孕期大部分孕妈妈都会有便秘的烦恼，尤其是进入孕晚期，由于孕妈妈活动减少，胃肠的蠕动也相对减少，食物残渣在肠内停留时间长，便秘的症状就越发严重，出现严重便秘的症状。此时毒素就会被身体吸收，对胎宝宝造成危害。当孕妈妈出现大便很硬，很难排解，腹部感觉很胀，甚至出现便血的症状时，这就是发生了严重便秘的情况了，需要去医院进行治疗。

对于便秘，重要的是要利用生活治疗方法，积极预防。首先，要学会分析产生便秘的原因，调整生活方式，养成定时排便的习惯；戒烟酒；避免滥用药物，有便意时需及时排便 避免抑制排便。其次，提倡均衡饮食，适量增加膳食纤维，多饮水。增加膳食纤维含量和增加饮水量都能加强对结肠的刺激，增强动力，促进排便。含膳食纤维丰富的食物主要有麦麸、糙米、蔬菜、含果胶丰富的水果如杧果、香蕉等。此外，可通过适量的运动促进肠管蠕动，解除便秘，如步行、慢跑和腹部的自我按摩等。

## 如何缓解呼吸困难

进入孕晚期，85% 以上的孕妈妈都可能出现说话时有点上气不接下气，呼吸声也开始变得沉重的困扰。这是因为孕晚期孕妈妈对氧气的需求量增大，而随着子宫增大，子宫位置渐渐靠上，就势必对内脏各器官形成压迫，使肺的活动空间受到压缩。这样孕妈妈每次呼出和吸入的氧气量在逐渐减少，慢慢就满足不了孕妈妈和胎宝宝的需求了，从而使孕妈妈出现呼吸困难的困扰。

解决这个问题的最有效而简单的方法就是少食多餐，把原来的一顿饭分成三小顿，呼吸困难的问题就会缓解不少。其次，孕晚期可多多利用胸式呼吸，增加每次呼吸时氧气通过的量，以保持气体充分的氧气交换，也能减轻这一困扰。另外，热爱运动的你到了这个阶段该相

应减少运动量，避免给艰辛的肺脏再增加负担。

## 胎盘前置怎么办

孕妇的胎盘在正常情况下应位于子宫底、子宫前后壁或左右壁，若位于子宫下段，遮盖子宫颈内口者，称为前置胎盘。根据宫颈与胎盘的关系分类，前置胎盘有两类：一类是部分性前置胎盘，胎盘仅遮盖子宫颈口的一部分，还有一类是完全性前置胎盘，胎盘全部遮盖于子宫颈口上。

前置胎盘的唯一症状是妊娠 8 个月后或分娩时，不明原因的无疼痛的阴道反复出血。引起出血的原因是胎盘不在子宫上部，而在子宫下部。到妊娠后期，子宫下段逐步扩张、变薄。临产时，宫口扩张，如胎盘附着于子宫下部，随着子宫下部的伸展，胎盘的一部分剥离，从而引起出血。前置胎盘的主要危险是出血过多，一旦出血过多，就不能继续妊娠，需立即做剖宫产，通常造成胎儿未成熟就娩出。

前置胎盘多发生在生孩子过多、过密和多次做人工流产或子宫内膜有损伤以及患有子宫肌瘤的妇女身上。

前置胎盘的孕妇，临产一般是做剖宫产，如出血量少，也可从阴道，如出血严重，则需立即输血。

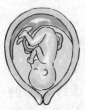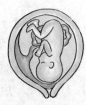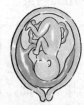

正常胎盘位置　　部分性前置胎盘　　完全性前置胎盘

# 八月胎教方案

## 孕妈妈玩玩智力游戏

上文提到过，孕妈妈在孕期不能让自己的大脑处于停滞状态，否则不能更好地促进胎宝宝脑神经和脑细胞的发育。因此，孕妈妈要勤动脑，不如先做一做爱因斯坦那道著名的谜题。即便孕妈妈曾经做过，也不一定记得思考过程和答案了，不妨再做一遍。这道题是这样出的：

有一排相互毗邻的房子，一共五间，每一间房子的颜色都不同。在这些房子里住着五个不同国籍的人，每个人喂养了不同的动物，喜欢不同的饮料，抽不同的雪茄。

英国人住在红色房子里。瑞典人养狗。丹麦人喜欢喝茶。绿色的房子在白色房子的左边。绿色房子的主人喜欢喝咖啡。抽"Pall Mall"牌雪茄的人养鸟。黄色房子的主人抽"Dunhill"牌雪茄。住在中间房子的人喜欢喝牛奶。挪威人住在第一间房子里。抽"Blends"牌雪茄的人住在养猫的人隔壁。养马的人住在抽"Dunhill"牌雪茄的人隔壁。抽"Blue Master"牌雪茄的人喜欢喝啤酒。德国人抽"Prince"牌雪茄。挪威人住在蓝色房子的隔壁。抽"Blends"牌雪茄的人有一个喜欢喝水的邻居。最后请问，谁养鱼？

★答案：

挪威人住在黄色房子里，抽"Dunhill"牌雪茄，爱喝水，养猫；

丹麦人住在蓝色房子里，抽"Blends"牌雪茄，爱喝茶，养马；

英国人住在红色房子里，抽"Pall Mall"牌雪茄，爱喝牛奶，养鸟；

德国人住在绿色房子里，抽"Prince"牌雪茄，爱喝咖啡，养鱼；

瑞典人住在白色房子里，抽"Blue Master"牌雪茄，爱喝啤酒，养狗。

## 朗朗上口的小童谣

童谣在我国有着悠久的历史，最早始于《诗经》。所谓童谣，就是指传唱于儿童之口的没有乐谱和音节的简短的歌谣。童谣的种类繁多，有摇篮曲、游戏歌、数数歌、问答歌、连锁调、拗口令、颠倒歌、字头歌和谜语歌等。那么从现在起，孕妈妈就每天给胎宝宝念一首朗朗上口的童谣吧。比如：

◆山羊上山，山碰山羊角，水牛下水，水没水牛腰。

◆编、编、编花篮儿，花篮里面有小孩儿，小孩儿的名字叫花篮儿。

◆水牛儿，水牛儿，先出犄角后出头，你爹你妈给你买了烧羊肉，你不吃不吃，全让老猫给你叼走了，喔！

◆奔儿头，奔儿头，下雨不发愁，人家打雨伞，他打大奔儿头。

◆二月二，接宝贝儿，接不着，掉眼泪儿。

◆小白兔儿白又白，两只耳朵竖起来，爱吃萝卜爱吃菜，蹦蹦跳跳真可爱。

◆小皮球，架脚踢，马马莲开花二十一，二五六，二五七，二八二九三十一，三五六，三五七，三八三九四十一……

◆三轮车，跑得快，上面坐着个老太太，要五毛，给一块，你说奇怪不奇怪。

◆我有一个金娃娃，金胳膊金腿金

头发。第一天我到河边去打水，丢了我的金娃娃，我哭我哭我哇哇地哭；第二天我去河边去打水，找到了我的金娃娃，我笑我笑我哈哈地笑；第三天日本鬼子来到我的家，抢了我的鸡，抢了我的鸭，抢走了我的金娃娃，最后还给我俩耳光，我哭我哭我哇哇地哭；第四天解放军叔叔来到我的家，还了我的鸡，还了我的鸭，还了我的金娃娃，最后还给了我一个大红花，我笑我笑我哈哈地笑。

◆一个蛤蟆一张嘴，两只眼睛四条腿，扑通一声跳下水。两个蛤蟆两张嘴，四只眼睛八条腿，扑通，扑通，跳下水……

◆我们都是木头人，一不许哭，二不许笑，三不许漏出大门牙，看谁的立场最坚定。

◆摇，摇，摇，摇到外婆桥。外婆对我笑，叫我好宝宝。糖一包，果一包，吃完饼儿还有糕。

◆排排坐，吃果果，幼儿园里朋友多。你一个，我一个，大的分给你，小的留给我。

◆新年到，放鞭炮，噼噼啪啪真热闹。耍龙灯，踩高跷，包饺子，蒸甜糕，奶奶笑得直揉眼，爷爷乐得胡子翘。

◆一二三四五，上山打老虎，老虎没打到，打到小松鼠，松鼠有几只，一二三四五。

◆拉大锯，扯大锯，姥姥家里唱大戏。接姑娘，请女婿，就是不让冬冬去。不让去，也得去，骑着小车赶上去。

◆一二三，爬上山，四五六，翻跟头，七八九，拍皮球，张开两只手，十个手指头。

◆小青蛙，叫呱呱，捉害虫，保庄稼，我们大家都爱它。

◆什么好？公鸡好，公鸡喔喔起得早。什么好？小鸭好，小鸭呷呷爱洗澡。什么好？小羊好，小羊细细吃青草。什么好？小兔好，小兔玩耍不吵闹。

◆从前有座山，山里有个庙，庙里有个锅，锅里有个盆儿，盆里有个碗儿，碗里有个碟儿，碟里有个勺儿，勺里有个豆儿，我吃了，你馋了，我的故事讲完了。

◆一九二九不出手，三九四九冰上走。五九六九，抬头看柳，七九河开，八九雁来，九九加一九，耕牛遍地走。

## 教宝宝认图形

在学习数字、字母、拼音和汉字的同时，孕妈妈可以让胎宝宝认识一些简单的图形了，如正方形、长方形、圆形、半圆形、三角形、梯形、菱形、扇形、心形、星形等平面图形，以及正方体、长方体、球形等立体图形。首先，孕妈妈还是要制作教学卡片，并为各种图形上色，如果孕妈妈认为立体图形不易绘制，也可从网上下载图片、用电脑软件绘制，或直接购买现成的教学图片。开始教学时，孕妈妈还是要按照上文中介绍的，首先反复将图形及其轮廓特征印入脑中，再反复念出这个图形的名称，并在脑中反复临摹图形的轮廓，最后开始在脑中联想搜集形似该图形的事物。其中最后的紧密联系生活实际，是最为重要的。

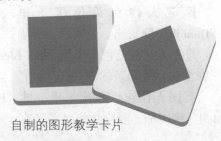

自制的图形教学卡片

## 《天鹅湖》——你在我肚里跳舞了吗

《天鹅湖》是俄罗斯著名作曲家柴可夫斯基所创作的一首芭蕾舞曲，后被搬上了歌剧院的舞台，成为世界上最著名的芭蕾舞剧。孕妈妈带着胎宝宝徜徉在美丽纯洁的乐曲声中，欣赏着芭蕾舞演员们优雅动人的舞姿，那种美好的双重艺术熏陶，能对胎宝宝产生深远的影响。一边欣赏，孕妈妈也可以想象一下此刻胎宝宝在自己腹中的样子，他是不是也激动地随着律动正翩翩起舞呢，一会儿扬起小胳膊，一会儿伸伸小脚丫，也可想象成与电视里的舞蹈演员们一样，能够灵活轻快地舞动起来。想到他可爱、笨拙的样子，孕妈妈是不是已经陶醉其中了呢。

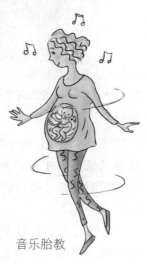

音乐胎教

## 环境胎教

良好的环境不仅可以使孕妈妈心情舒畅、身心放松，而且能促进胎儿的成长发育。

### ★美化居室环境

居室环境对于孕妈妈是非常重要的，最基本的要求是要使居室整洁雅观。孕妈妈可以购买一些精美的装饰品、喂养一些漂亮的小鱼等，这些都能够陶冶孕妈妈的情操。

其次，可以在居室的墙壁上悬挂一些活泼可爱的婴幼儿画片或照片，他们可爱的形象会使孕妈妈产生许多美好的遐想，形成良好的心理状态。或悬挂一些景象壮观的油画，它不仅能增加居室的自然色彩，而且能使人的视野开阔。还可以在居室悬挂一些清秀隽永的书法作品，时时欣赏，以陶冶性情。因为书法作品的内容常常是令人深思的名句，从中不仅能欣赏字体的美，更能感到有一种使人健康向上、给人以鼓舞和力量的作用在时时激励自己。

另外，可以对居室进行绿化装饰，且应以轻松、温柔的格调为主，不宜大红大紫，花香也不宜太浓。孕妈妈处在温柔雅致的房屋里，一定会有舒适轻松的感觉。

### ★感受室外美丽的风光

孕妈妈如果一味地在屋里闷着，对自身的身心和胎儿的生长都是不利的。所以，孕妈妈要经常到空气清新、风景秀丽的地方游览，多看看美丽的花草，以调节情趣，这样可使孕妈妈心情舒畅，体内各系统功能处于最佳状态，也使胎儿处于最佳的生长环境。

## 妈妈读书，宝宝受益

人体必需的14种维生素都有促进大脑细胞兴奋、维持人体各组织器官正常的功能。而持之以恒地读书，则使大脑充满活力。

孕妇通过阅读书籍，可以产生敏捷的思维和丰富的联想。医学研究表明，母亲的思维和联想能够产生一种神经递质，这种神经递质经过血液循环进入胎盘而传递给胎儿，然后分布到胎儿的大脑及全身，并且给胎儿脑神经细胞的发育创造一个与母体相似的神经递质环境，使胎儿的神经向着优化方向发展。

# 33-36 周 怀孕 9 个月

## 胎宝宝的发育状况

胎儿各系统发育较完善，生存能力较强，此时的早产儿较易存活。

胎长：46 ~ 50 厘米。

胎重：2000 ~ 2800 克。

四肢：胎儿此时身体呈圆形，皮下脂肪较为丰富，皮肤的皱纹、毛发都相对减少。皮肤呈淡红色，指甲长到指尖部位。手肘、小脚丫和头部可能会清楚地在你的腹部突现出来。

器官：胎儿的听力已充分发育，对外界的声音已有反应。男宝宝的睾丸已经降至阴囊中，女孩的大阴唇已隆起。胎儿的呼吸系统、消化系统已近成熟。胎儿肺部发育已基本完成，存活的可能性为99%。两个肾脏已发育完全。

胎儿姿势：第 34 周，胎儿应该已经为分娩做好了准备，将身体转为头位，即头朝下的姿势，头部已经进入骨盆。

胎动：第 35 周，胎动每 12 小时在 30 次左右为正常，胎动少于 20 次预示胎儿可能缺氧，少于 10 次胎儿有生命危险。

## 孕妈妈的身体变化

体重：体重继续增加。

子宫：继续在往上、往大长，子宫底的高达至 28 ~ 30 厘米，已经升到心口窝。

乳房：乳腺和乳腺导管继续发育，已经完全具备分泌乳汁的能力了。

频尿、尿急：胎头下降，压迫膀胱，导致孕妈妈的尿频现象加重，经常有

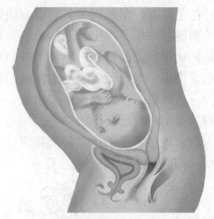

孕 9 月，胎儿各系统发育较为完善，孕妈妈的身体已经为分娩做好准备了。

尿意。

胀气、便秘：由于孕妈妈活动减少，胃肠的蠕动也相对减少，食物残渣在肠内停留时间长，就会造成便秘，甚至引起痔疮。

水肿：产妇此时手脚、腿等都会出现水肿，因此你要注意水的摄入量。对于水肿情况严重的孕妈妈，要及时到医院看医生。

呼吸变化：孕妈妈常常感到喘不过气来，到了 36 周的时候，孕妈妈前一阵子的呼吸困难在本阶段开始缓解。

妊娠反应：胃口变得不好，因为到了孕晚期，由于子宫膨大压迫了胃，使胃的容量变小，常常是吃了一点儿就感觉饱了。到了这个阶段，这种无效宫缩会经常出现，且频率越来越高。

## 孕妈妈本月焦点

孕后期孕妈妈必须按时产检；越来越大的肚子让你心慌气喘，胃部胀满，

要少食多餐；抽筋、腿脚肿的情况也会加剧，睡时要把脚垫高一些；不刺眼的光可以增强胎儿大脑对明暗反应的节奏性，可以用柔和的灯照照肚子；多次出现宫缩疼痛或者出血是早产症状，应立刻去医院；最重要的是，要适量运动，有助顺利分娩。

## 准爸爸注意要点

此时你们的宝宝发育已经基本成熟，在为出生做最后的准备了，孕妈妈的肚子已经相当沉重，为了做好保护工作。这个月，准爸爸必须做好以下注意事项。

准爸爸注意事项一：每天陪妻子散步、爬楼梯，为分娩做准备。

准爸爸注意事项二：与妻子一起学习有关分娩、产后护理及新生儿的知识，做好科学育儿的准备。

准爸爸注意事项三：提前为妻子准备好分娩的必需用品。

准爸爸注意事项四：送妻子一些礼物，给妻子增添喜悦，增强她的信心。

准爸爸注意事项五：这个时期，应该禁止性生活。

准爸爸注意事项六：这是孕妈妈最受累和最寂寞的时期，丈夫要对妻子更加呵护体贴。

准爸爸注意事项七：准备好婴幼儿用品。

# 孕妈妈九月生活细安排

## 准爸爸要做好孕妈妈的心理保健工作

妊娠9个月，距预产期越来越近，孕妈妈一方面会为宝宝即将出世感到兴奋和愉快，另一方面又对分娩怀有紧张的心理。面对这一现实，丈夫要在感情上关心、体贴妻子，让孕妈妈始终保持一种平和、欢乐的心态。

首先，准爸爸要与孕妈妈一起做好产前的心理准备。分娩前的心理准备重要性远远胜过了学习各种知识及参加各种练习，因为许多准父母没有意识到他们将会面对的问题，因此一旦面对这些问题时很无助。但是在医生的指导下，做好妊娠和分娩相关的心理准备后，他们便得到了更大范围的心理保护。

其次，在产程中给予孕妈妈心理支持。产痛是分娩过程中准爸妈关注的重心，在进行长时间的分娩心理准备时，应该让孕妈妈真正了解产痛的意义，消除对母子的负面影响，并让产妇在分娩过程中得到充分的体验，有利于调整随后的母子关系。

此外，要给予孕妈妈充分的产后心理支持。在婴儿出生后，准爸爸要全力支持妻子，并给她提供最好的条件，消除妻子抚养婴儿的压力。

## 充分利用电话预约产检

常常在医院产检处看到人头汹涌，孕妈妈扎堆等待产检，一等两三个小时普通人都受不了，何况是特别容易疲劳的孕妈妈呢？一个善于利用资讯的时尚孕妈妈，自然不必像别人一样到医院排队挂号。当然申请一张预约挂号卡必不可少，一个电话先约好，到了医院，护士就会直接为你安排就诊，从此不必排长队。

既有数十家的通用预约挂号卡，也有各大医院自己的网上预约挂号服务；部分专家门诊非常紧张，需提前几天甚至两周预约。如果临时有事不能去，要记得提前取消挂号，否则几次失约就会被取消预约资格。

## 孕期要积极学习

一般来说，从省级到区级妇幼保健院都开设有孕妈妈学校。孕妈妈不要只是被动参加，更要主动出击，甚至花钱去上，学习孕期知识。在那里除了可以学到书上、网上能找到的知识，更重要的是有具有经验的医生给你传授自己多年积累的经验。你还可以把平时的疑惑记下来请教医生，比网上漫无目的地提问来得可靠。

## 漏奶时怎么办

宝宝还没出生，乳房就已迫不及待地提前进入工作状态，这是 13% 的孕妈妈遇到的烦恼。有时溢出的乳汁会浸透衣衫，让孕妈们好不尴尬。

乳房漏奶是个好征兆，这说明你的乳房将来完全能够胜任哺乳任务，为自己喝彩吧，你的身体只是出乎意料地合作而已！在胸罩里放入一小片棉质乳垫就可避免尴尬。

另外，孕中期的性活动也会加剧漏奶现象，所以，忘情时刻请注意尽量不要骚扰这个部位。

## 到外地分娩需要做好哪些准备

做好分娩的准备，如果打算到外地（娘家或婆家）分娩，要提前做好准备，根据路途远近选择交通工具和时间。

选择交通工具的原则是：能乘坐火车最好不乘坐汽车和飞机；能乘坐飞机，

最好不乘坐轮船；能乘坐江轮，最好不乘坐海轮。最好不要选择夜车。

时间：最晚要在距离预产期 4 周前赶到准备分娩的目的地，这样不但可避免途中可能动产的危险，还能为在异地分娩做好充分的准备。到了目的地，应尽快去准备分娩的医院，把产前检查记录拿给医生看，让医生了解你的整个妊娠过程，检查你目前的情况，制订未来的分娩计划。

即使是比较近的旅途，也要做好充分准备，带全途中所需物品。尤其不要忘记母子健康手册、产前检查记录册以及所有与妊娠有关的医疗文件和记录。

## 孕妈妈私密处的清洗

孕期，孕妈妈的乳房、外阴会发生很大的变化，为了保护身体的健康，首先应做好这些私密部位的清洁。

外阴部位的清洁：孕妈妈除了清洗全身以外，最重要的是外阴部位的清洗。因为怀孕后阴道分泌物增多，有时会感觉瘙痒，所以一定要每天清洗。此部位最好用清水洗，尽量少用洗剂，避免坐浴，也不要冲洗阴道，否则会影响阴道正常的酸碱环境而引起感染。洗好澡后，别急着穿上内裤，可穿上宽松的长衫或裙子，等阴部风干后，再穿上，这样可以有效地预防阴部瘙痒。

乳房的清洁：洗澡时，注意用温水冲洗乳房，动作要轻柔，不要用力揉搓，避免引起子宫收缩。

小部位的清洁：肚脐、耳朵、耳背、指甲、脚趾等部位的日常清洁往往被忽视。对于肚脐的清洗，可每次洗澡前，用棉花棒蘸点儿乳液来清洗污垢，等其软化后再洗净。

## 孕晚期很难入睡怎么办

到了孕晚期，因为胎儿长大的关系，孕妈妈呼吸较为费力，翻动身体所造成的腰椎压迫感也会增加，加上平躺时胃酸逆流会让胸口烧灼感更明显，因此会比较难以入眠。

出现这个问题时，孕妈妈可以稍稍垫高枕头，这样呼吸将会较为平顺，胃酸也不易逆流。此外，不论平躺、左右交替侧躺，都是可以采用的睡姿，并不局限于某一种睡姿。因为此刻维持相同的姿势睡觉，反而影响睡眠质量。

至于睡前运动，尽量选择适度轻柔的运动，比方说柔软操或是散步，这样也有助入眠；强度较大的运动要能免则免，因为那样只会适得其反，更不易入眠。

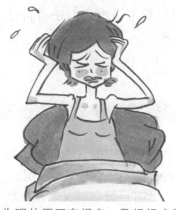

造成失眠的原因有很多，孕妈妈应寻找合适的方法解决睡眠问题。

## 提前做好工作上的交接准备

虽然孕妈妈在通常情况下，要等到孕38周左右才可以休产假，但是对于职场女性来说，提早做好工作的交接准备，以及做好目前的工作总结和未来工作的规划是十分必要的。孕妈妈最好提前几个月就和即将接手自己工作的同事进行沟通，让他更早地熟悉岗位要求和工作性质，给他一个熟悉和接手的过程，以便能够更早、更全面地发现他在工作中可能遇到的各种问题，尽早进行指导和解决，以免孕妈妈一旦休产假，因联系不上或沟通不畅而导致工作延误。此外，孕妈妈还要对自己手头的工作做好充分的总结，以便在重回岗位时能够更好地衔接，保证工作的顺利进行。孕妈妈还要在产前对自己的未来职业发展有一个规划和设想，比如，产假结束后，自己能否回到原来的岗位；回到岗位后，可能出现哪些变化，要如何进行自我工作调整；或者利用怀孕分娩这个契机，是否能够调换到自己更心仪的岗位或其他公司等。

### ★问答

Q：检查出脐带绕颈该怎么办？

A：在孕晚期的产前检查中，脐带绕颈的现象非常常见，脐带绕颈一周或两周都属正常，孕妈妈不必担心。由于脐带较长，一般不会导致胎宝宝宫内窒息，而且随着胎宝宝的运动，脐带有可能被胎宝宝自己绕开。若孕妈妈被诊断为脐带绕颈，应每日注意监测胎动和胎心音，减少身体振动，保持左侧卧位睡姿，一旦发现异常要立即就医。

## 调整六种姿势保护胎儿

到了孕晚期，许多我们认为理所当然的动作——站立、步行和坐姿，这时都要谨慎调整，以便保持良好的姿势，因为你需要用对你和胎儿都很舒适的方式来孕育子宫里的胎儿。

### 1.站立

双肩下垂，肩部放松，臀部收起，伸长脖子抬起头，仿佛整个身体的中心从头顶拉向天花板；不要绷紧双膝，要让你的体重均衡地分布于整个脚掌；熨衣物或洗碗时不要过分弓起背，如果你的水槽较低，放一个大水盆在槽上，在盆内洗碗；降低熨板高度，坐在椅子上，这样就可以在腰部的高度操作了。

## 2. 行走

为保持平衡的姿势，应随时穿低跟鞋或平底鞋。行走时双脚要平行，不要朝外，身体尽量不要前倾或后仰。

## 3. 坐姿

良好的坐势会舒缓背部肌肉不必要的紧张，特别是在妊娠的最后 3 个月，背痛是孕妇常见的毛病。当你的腹部变大时，你可能会向后仰或向前倾来调整重心，而这样做会造成脊柱周围的肌肉紧张，而引起背痛。妊娠期间激素的分泌会引起韧带变软而伸展，背部很容易扭伤。不论是坐在椅子上还是地板上，随时要保持背部平直。坐在椅子上时，要紧贴靠背，椅背可以支撑你的腰背部。如果椅子不能提供舒适的支撑，可以放一个小靠垫或者毛巾卷在你的腰背部，双腿不要交叉，以免妨碍血液循环。

## 4. 起床

从躺卧位置经过一连串动作慢慢起床，首先是将身体翻向一侧，然后用肘支撑上半身的重量，再靠双手支撑坐起，伸直背部，最后慢慢将双脚落地站立起来。

## 5. 抬重物

蹲下并保持背部平直，用腿部的力量来抬起重物，绝不能直接弯腰提重物。

## 6. 躺下

要先从坐姿慢慢躺下，坐定后先慢慢将双腿挪到床上，使双腿与髋部处于平行位置，然后用肘支撑上半身的重量轻轻躺下，再用双手将自己转向躺卧位置。

# 孕妈妈的阳光"孕"动

## 孕晚期的运动原则

◆做任何运动都应本着"慢慢来"的原则；

◆运动时间不宜过长，即使是散步，也不宜超过 20 分钟；

◆适当作一些健身体操，如伸展运动、屈伸双腿运动、扭动骨盆等，能够使身体肌肉得到伸展和放松，还能为宝宝创造更佳的生长环境；

◆适当练习生产训练法，如拉梅兹生产运动法和呼吸法等，帮助孕妈妈锻炼分娩时所需的身体肌肉，帮助缩短产程、促进顺利分娩；

◆运动后要及时补充水分；

◆注意运动中的自我保护，避免造成身体疼痛、虚脱、头晕等状况；

◆运动时最好有亲友陪伴在侧，一旦突发不适及危机情况，要立即就医。

## ★问答

Q：难产会发生在我身上吗？

A：临近分娩，孕妈妈难免担心自己会发生难产，其实只有少数孕妈妈会出现这样的情况，大部分孕妈妈都能顺利生产。通常造成难产的因素主要是孕妈妈患有妊娠糖尿病，体重过重，以及胎位不正、胎儿过大、胎儿患有先天性肿瘤等，只要孕妈妈在产检中一切指标正常，就不必担心。如果孕妈妈被诊断为上述情况，也要放宽心，不要给自己过多压力，否则会增加难产的风险。这样的孕妈妈要在产前严格控制自己的血糖和体重，多进行适当的身体运动，做好产前检查工作，根据医生建议决定是否进行剖宫产。

## 增强骨盆肌肉力量的运动

孕晚期因为肚子的增大，部分孕妈妈可能会很粗心双腿出现无力的感觉，这时简单做一下运动，不但可以消除不适，还能增强臀腿力量，有助顺利分娩。

左侧卧在地毯上，左手撑住头部，右手自然地扶在右腿上。左腿伸直，右腿屈膝，右脚跨过左腿，脚掌落在左膝前方，贴地。一边呼气，一边将右膝向外打开，保持 3 秒。然后，放下左腿，换腿练习，重复做 3~5 次，注意动作要轻柔缓慢。

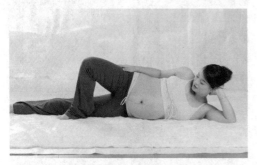

孕 9 月，胎儿各系统发育较为完善，孕妈妈的身体已经为分娩做好准备了。

## 到户外进行一下简单运动

进入笨拙的孕晚期后，孕妈妈也不要害怕得闷在屋里，等待分娩的来临。到户外运动，并不一定要大张旗鼓，到就近的公园散散步、伸展伸展身体，也是一种简单的运动方式。孕晚期适度的户外运动，能让孕妈妈补充到新鲜的空气，促进胎儿生长，还能增强孕妈妈的肌肉力量，为分娩做好准备。

下面，让我们一起来活动一下吧。

①站姿，双臂侧平举。双腿分开，手腕弯曲，指尖向上伸展，保持 3 秒钟。

②双手下垂，左腿向前伸直，脚跟贴地，右腿弯曲，腰背挺直，保持 5 秒钟。

③站姿，双腿分开与肩同宽，双臂向两侧平举，向上伸展腰背。

④双腿分开两个肩宽，保持侧平举，要被挺直，身体慢慢向下蹲，注意身体平衡，保持 3 秒钟。

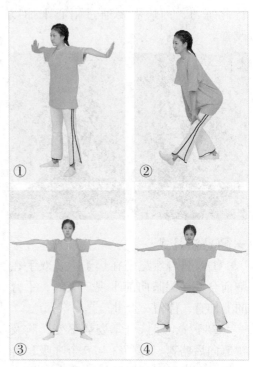

## 孕 9 月孕妈妈瑜伽

在整个妊娠过程中，孕妈妈都可以练习瑜伽姿势，但必须以个人的需要和舒适度为准。孕 9 月，孕妈妈运动的主要目的是为即将到来的分娩积蓄力量，同时增强对肌肉的控制能力，使身体能够在分娩时听从大脑发出的指令，以帮助宝宝顺利生产。

### ★后腿伸展式

①背部挺直跪在垫子上，双手放在大腿上。

②吸气，左腿向后伸直，保持3~5个呼吸；再次呼气时，恢复到起始姿势，换另一侧的做以上运动。

功效：进行此练习可伸展腿部韧带，活动髋部肌肉，提高社团你的平衡性和对全身肌肉的控制能力，并可以使女性的体态更为优雅。

安全提示：不要在光滑的地板上进行此练习，丙炔需要通过耐心来加以改善。

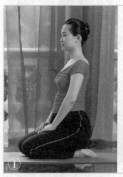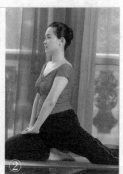

### ★简易新月式

①双腿自然跪坐在垫子上，双手在胸前合掌，眼睛向前平视。吸气，手臂向上伸直，停留一会儿。

②呼气，保持合掌姿势不变，胸及背部向后略弯，停留3~5个呼吸，再呼气时，恢复到起始姿势，稍作休息。

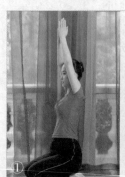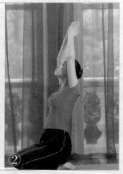

功效：可扩展胸部，增强呼吸系统的功能，增强平衡感和专注力。

安全提示：后仰的幅度不要太大，一定要在能力允许的范围内进行。患有高血压、晕眩症、心脏病、颈椎病的孕妇要在医生允许下方可练习此姿势。

### ★扭身侧弯式

①跪在垫子上方，双腿左右分开，臀部置于双腿之间，双手放于大腿上，腰背挺直。

②上身抬起，向右侧移动，臀部坐在右腿上，双手十指相扣。吸气，双手举过头顶，掌心向上。呼气，身体向左侧弯，保持2个呼吸。

③吸气，抬起上半身。呼气，放下

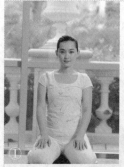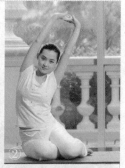

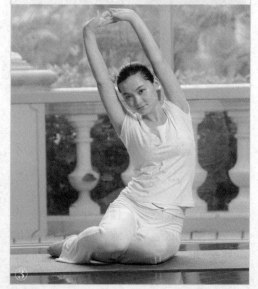

手臂，稍作休息。换边练习。

功效：此练习有点像日常的伸懒腰动作，可舒展腰部，消除手臂疲劳，缓解即将分娩带来的压力和紧张感。

## 孕妇忌长时间紫外线照射

虽然不是夏天，阳光并不强烈，但紫外线的长时间照射，依然会对肌肤造成伤害。防日晒在冬天也是必修课。另外，怀孕期间皮肤黑色素本来就比较集中，应尽量避免长时间暴露在紫外线下。

以下几项是冬季避免紫外线照射的小技巧：

避免使用任何含有香精或酒精成分的保养品，因为，这不但容易对你敏感的肌肤造成刺激，也会增加对紫外线的敏感性。

分娩后几个月继续保护面部免受紫外线的照射，因为皮肤在分娩后3个月左右仍对阳光过度敏感。

避免在美容院里接受美容专用的人工紫外线照射，以防你的皮肤受到伤害。

# 常见身体不适与应对

## 尿频、漏尿

尿频和漏尿的现象持续存在，对于尿频，孕妈妈一定不要憋尿，可以将频繁的起身上厕所当作一种运动，尤其对于职场孕妈妈，可以借此换换脑子，顺便舒活一下身体，和同事聊聊天等，避免久坐造成各种不适。而对于漏尿现象，孕妈妈还要多进行骨盆底肌肉的锻炼，避免拎提重物，防止便秘的出现，多上厕所排尿，以此进行缓解。

## 牙龈肿痛、牙龈出血

牙龈问题在孕期可能持续困扰着孕妈妈，直到孕晚期亦是如此。孕妈妈依旧要保持餐后及时漱口或刷牙的好习惯。这里的"餐后"不仅仅指三餐之后，而是每次吃过东西之后，都要立刻漱口或刷牙。漱口水最好选择淡盐水，以避免食物残渣发酵腐蚀牙齿，并减少口腔细菌的繁殖。牙刷尽量选择刷毛最软的品种，牙膏每次也不要挤太多，以占到刷头面积三分之一或四分之一为宜，刷

牙要彻底，要使用正确的刷牙方式，不要使脆弱的牙龈再受到伤害。

## 水肿

在孕晚期，孕妈妈仍旧可能持续出现水肿的情况，对此，孕妈妈可以参照上文中提到过的清淡饮食、经常泡脚、足部按摩、抬高双腿、避免劳累、不吃或少吃夜宵、晚饭后少喝水等生活护理原则进行调适，如果症状严重，大腿以上部分也出现水肿现象，则要立即就医。

## 疲惫

进入孕9月，沉重的身体极易使孕妈妈感到一波又一波的疲倦，有时白天就睡意十足，晚上则需要更长的睡眠时间，有时还会因此而感到烦闷。孕妈妈出现了这些症状时，要尽可能地多休息，做一些能使身体放松的体操或锻炼，减少日间工作量，晚上提早上床睡觉。

## 小腿抽筋

小腿抽筋在孕晚期容易经常发作，

孕妈妈在发作时可以请准爸爸帮忙按摩抽筋的部位，或稍微走动和活动一下，改善血液循环，如果疼痛有所减轻，可以适当加大活动量。此外，如果是缺钙导致的小腿抽筋，孕妈妈要注意在饮食中多补充钙质。

## 假性临产征兆

假性临产会使孕妈妈出现无规律的镇痛，休息一下或运动一下疼痛感会减轻或消失，不会呈加重的状态；而疼痛的部位仅仅是子宫的局部，通常是子宫的下部。还会出现无规律、强度较弱的假性宫缩现象，也是在休息或运动过后会减轻或消失。孕妈妈对出现的这些现象要保持冷静，仔细分辨是否属于假性临产征兆，如果是，多是由子宫压力过大或胎宝宝的胎动所造成的，不必惊慌，及时休息调整即可。

# 准爸爸要做一个称职的家庭营养师

## 孕妈妈宜根据体质进补

大部分女性在怀孕后阴血偏虚，内热较重，如过多食用性温、大热的食物，容易"火上加火"，所以，孕妈妈要根据不同的体质确定进补的食品。

阴虚体质宜多食滋阴清热的食物：如果常出现口鼻干燥，面色赤红，手足心热，小便黄赤，大便干燥的情况，基本属于阴虚热性体质，应多选滋阴清热的食物，如海参、甲鱼、鸭肉、兔肉、银耳、黑木耳、豆腐、荸荠、百合、荠菜、菠菜等。

阳虚寒性体质多食温性食物：如果感觉肢体寒冷畏寒、小便清长、大便溏薄、面色发白，则可能属于阳虚寒性体质，可适当补充牛肉、羊肉、鸡肉、黄鳝、带鱼、大枣、板栗、韭黄、蒜苗等温性食物。

## 孕晚期应减少盐分的摄入

孕晚期，盐分的摄入对于孕妈妈特别关键。医生通常建议孕妈妈晚期减少盐分的摄取，这是因为孕妈妈摄取过多盐分将会导致浮肿和高血压。

除了做菜时要少放盐、酱油、味精等调味品以减少盐分外，孕妈妈还应避免无意中对盐的摄取。比如坚果类食品，如"椒盐腰果""盐焗杏仁"等。再仔细看看白面包的配方，也通常会有盐的字样。所以，孕妈妈在选用零食的时候，不要忘记看看配料表，尽量避免盐分的过多摄入。

## 孕晚期无须大量进补

为了孕妈妈的健康，亲友们总是不忘提醒孕妈妈多多进补。不过，孕妈妈补得过火会造成营养过多，同时因活动较少，反而会使分娩不易，而且孕期女性特别不适合服温补药。

到了妊娠中、晚期，由于胎宝宝的压迫等负担，孕妈妈往往出现高血压、水肿症状，此时如进食大补之品，结果不仅对胎宝宝和孕妈妈妈无益，反而会火上加油，加重孕妈妈呕吐、水肿、高血压等现象，也可促使其产生阴道出血、流产、死产或宝宝窘迫等现象。

孕期大量进补，还容易导致孕妈妈过度肥胖和巨大儿的发生，对母子双方健康都不利。如前所述，孕妈妈在怀孕期的体重以增加 12 千克为正常，不要超过15千克，否则体重超标极易引起妊娠糖尿病。

所以说，女性孕期加强营养是必要的，但营养应适当，并非多多益善。

## 素食孕妈妈如何补血

研究发现，孕早期补血可增加婴儿出生时的体重。通常，孕妈妈主要通过食用鸡蛋中的蛋黄、牛肉、动物肝脏、猪血及鸡鸭血等含铁量较高的食物来补血。那么对素食孕妈妈来说，如何在避免食用荤菜的同时又保证铁的补充呢？

专家建议，素食孕妈妈宜增加豆类、全谷类、坚果类等含铁量较高的素食的摄取量，以避免贫血。其次，还要多食用血红色食物，如红枣、红豆、枸杞子等。此外，还要增加富含维生素C的蔬果，以避免贫血。

如果通过饮食不能够解决贫血症状，那么就应该在医生的指导下服用相应药品，必要时要给予铁剂治疗。服用葡萄糖酸亚铁、硫酸亚铁、人造补血药等。同时服用维生素C或稀盐酸合剂，以促进吸收。

## 孕妈妈进补忌乱用食材

进入冬天后，孕妈妈进补要特别小心。通常，适合普通人进补的食材未必都适合孕妈妈食用，孕妈妈在进补前不妨先向医生咨询一下。

首先，人参、桂圆和羊肉千万不能多吃。这是因为女性在怀孕后阴血偏虚，内热较重，不适合过多吃性温、大热的食物，比如羊肉、狗肉、老母鸡、桂圆和人参等，否则容易"火上加火"，严重者甚至还会出现见红、腹痛等先兆流产和早产症状。

同时，专家还指出，孕妈妈进补关键要注意平衡营养。平日可多吃点绿叶蔬菜、肉类、鱼类、家禽、豆制品和鸡蛋等富含蛋白质的食物。冬天还可多吃些芝麻、核桃仁、黑糯米、红枣和赤豆等。

## 了解食品标签的含义

食品标签是指印在包装食品容器上的文字、图形、符号以及一切说明物。学会看食品标签，才能让孕妈妈吃得更健康。

以下是一些标签文字的含义。

无热量：每份食品中的热量低于5卡。

低热量：每份食品中的热量低于40卡。

无胆固醇：每份食品中的胆固醇少于2毫克，饱和脂肪低于2克。

低胆固醇：指每份食品中的胆固醇少于20毫克，饱和脂肪低于2克。

低脂肪：每份食品中的脂肪低于3克。

无脂肪：每份食品中的脂肪低于0.5克。

低钠：每份食品中的钠低于140毫克。

无钠或无盐：指每份食品中的钠低于5毫克。

无糖：每份食品中的糖低于0.5克。

天然：不含化学防腐剂、激素和类似的添加剂。

新鲜：未加冷冻、加热处理或其他保存方式保藏的主食。

## 适当增加蛋白质的摄入

在孕9月，胎宝宝的体重大幅增长，脑细胞也在迅速增值，需要大量蛋白质的支持，与此同时，胎宝宝也会储存一定的蛋白质在自己体内。因此，孕妈妈应适当增加对蛋白质的摄入，其中动物性蛋白质应占到每日摄入量的三分之二左右。补充足够的蛋白质，不仅能够满足胎宝宝的发育需要，还能使孕妈妈减少难产概率，避免出现孕期贫血、妊娠高血压以及营养缺乏性水肿、产后乳汁分泌不足等病症。孕妈妈每日应比孕中期多摄入20~25克的蛋白质，保证每日摄入80~100克，可以通过多吃鸡蛋、牛奶、黄豆、豆腐、豆腐干、瘦肉等食物进行补充。

## 孕晚期每日该摄入多少热量

进入孕晚期，孕妈妈每日增加约200卡路里的热量即可，相当于1个鸡蛋加1中杯牛奶，或1片面包加1杯酸奶等。孕妈妈还可以根据自己的年龄、身高、体重参考下面这个热量计算公式，计算出在同等条件下一般女性的每日所需热量，在此基础上加上200卡路里，即为孕妈妈在孕晚期每日所需的热量值。一般女性每日所需热量=[65.5+9.6×体重（千克）+1.9×身高（厘米）−4.7×年龄]×活动量（活动量大乘以1.3，活动量小则乘以1.1）。

## 预防感冒的绝佳汤饮

到了孕9月，孕妈妈仍要积极预防感冒，避免接触患感冒的家庭成员使用过的碗筷。只要家中有人感冒，即便是在家里，孕妈妈也要戴上口罩。

以下几种汤饮趁热服用，可以有效预防感冒。对于已经感冒的孕妈妈，喝完之后盖上被子，微微出点儿汗，睡上一觉，有助于降低体温，缓解头痛和身体疼痛。

◆橘皮姜片茶：橘皮、生姜各10克，加水煎，饮时加红糖调味。

◆姜蒜茶：大蒜、生姜各15克，切片加水一碗，煎至半碗，饮时加红糖调味。

◆姜糖饮：生姜片15克，3厘米长的葱白3段，加水50克煮沸后加红糖。

◆菜根汤：白菜根3个，洗净切片，加大葱根7个，煎汤加糖，趁热服。

◆杭菊糖茶：杭白菊30克，糖适量，加适量开水浸泡，代茶饮。

## 妊娠期水肿食疗方

孕妇由于下腔静脉受压，血液回流受阻，在妊娠后期，足踝部常常出现体位性水肿，经过休息后可消失。如果休息后水肿仍然不消失，或水肿较重又无其他异常时，称为妊娠水肿。可用下列方法治疗：

### 赤小豆粥

**材料：** 赤小豆、薏米各100克，白糖100克，水适量。

**做法：**

❶ 将赤小豆拣去杂质，淘洗干净，用清水浸泡过夜后捞出，待用。

❷ 把薏米淘洗干净，直接放入刷洗干净的煮锅内，加入赤小豆，清水适量，先用大火煮沸，再用文火煮至豆、米熟透，以

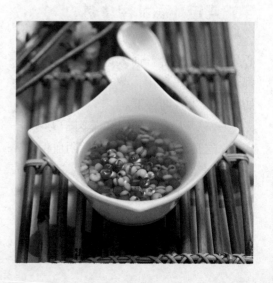

白糖调味，稍煮片刻，即可进食。

**功效：** 利水消肿，健脾养肝，益气固肾。适用于孕妇妊娠水肿、脚踝水肿、肾炎水肿等症。健康人常食能减肥，也可以用于治疗肥胖症。

## 熟三鲜炒银芽

**材料：** 绿豆芽150克，熟猪瘦肉、熟鸡肉各85克，熟火腿丝50克；大油、香油、盐、白糖、味精各适量。

**做法：**

❶ 先将绿豆芽放入清水中去外壳，换水洗净，沥干水分待用。

❷ 把炒锅刷洗净，置于火上，起油锅，放入少许盐，绿豆芽入锅，用大火快速煸炒数下。加入肉丝、鸡丝、火腿丝煸炒，点入白糖、味精、盐调味，淋上香油拌和，即可食用。

**功效：** 清热消毒，利尿消肿。孕妇食之，可以增加营养，防治妊娠期营养性水肿等症。

## 孕9月健康食谱

第9个孕月里，孕妈妈应继续控制食盐的摄取量，以减轻水肿引起的不适。

## 西蓝花炒腐竹

**材料：** 西蓝花300克，腐竹、黄瓜、胡萝卜各150克，盐3克，鸡精2克。

**做法：**

❶ 西蓝花洗净，掰成小朵；腐竹泡发，洗净，切段；黄瓜洗净，切片；胡萝卜去皮，洗净，切片。

❷ 锅入水烧开，放入西蓝花焯烫片刻，捞出沥干备用。

❸ 锅下油烧热，入西蓝花、腐竹、黄瓜、胡萝卜翻炒片刻，加盐、鸡精炒匀，待熟装盘即可。

**推荐理由：** 西蓝花富含丰富的维生素A、维生素C和钙，还含有大量的膳食纤维，

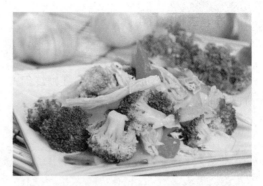

腐竹则含有丰富的蛋白质和矿物质，此菜味道香醇浓郁，营养极丰富，能够极大地满足孕妈妈的每日营养所需，是可实现一举数得的上选佳肴。

## 芹菜米粉汤

**材料：** 芹菜（含芹菜叶）100克，米粉50克。

**做法：**

❶ 芹菜洗净切碎，米粉泡软待用。

❷ 将汤锅内加水烧开，放入芹菜碎和米粉，焖煮3分钟即可食用。

**推荐理由：** 米粉含有丰富的碳水化合物、维生素、矿物质及酵素等，能迅速熟透、易于消化；芹菜则可以为孕妈妈提供丰富的维生素、纤维素，能够帮助孕妈妈改善便秘和痔疮的现象。

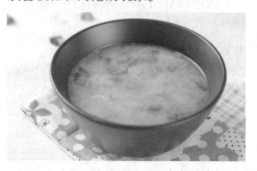

## 野山菌炒鲜贝

**材料：** 野山菌、鲜贝肉各250克，红椒50克，盐4克，料酒8克。

**做法：**

❶ 鲜贝肉洗净；红椒洗净，切条；野山

菌洗净，去根部备用。

❷ 油锅烧热，放鲜贝肉，烹料酒，滑熟，捞出；另起油锅，放野山菌翻炒。

❸ 炒至八成熟时，放入鲜贝肉、红椒炒匀，加盐调味，装盘即可。

**推荐理由：** 鲜贝富含丰富的锌，菌类食物也含有大量矿物质，此菜能够帮助孕妈妈补充每日足够的锌元素，还能滋补肝肾、预防心血管疾病和抗癌。

# 分娩知识和优生咨询

## 准妈妈预防早产必读

### 1. 预防行在先

预防早产，应在孕前就与医生密切配合，找出导致早产的危险因素；孕期定期进行产前检查，评估是否有早产倾向，以便尽早发现问题，采取应对措施。

### 2. 治疗生殖道感染

孕妇患有生殖道感染疾病时，应该及时请医生诊治。

### 3. 避免劳累和外来刺激

孕晚期最好不要长途旅行，避免路途颠簸劳累；不要到人多拥挤的地方去，以免碰到腹部；走路，特别是上、下台阶时，一定要注意一步一步地走稳；不要长时间持续站立或下蹲；在孕晚期，须禁止性生活。

### 4. 保持良好生活状态

怀孕期间，孕妇要注意改善生活环境，减轻劳动强度，增加休息时间；孕妇心理压力越大，早产发生率越高，特别是紧张、焦虑和抑郁与早产关系密切。因此，孕妇要保持心境平和，消除紧张情绪，避免不良的精神刺激；要摄取合理、充分的营养，孕晚期应多卧床休息，并采取左侧卧位，减少宫腔内向宫颈口的压力。

### 5. 关注自己的健康

如果孕妇患有心脏病、肾病、糖尿病、高血压等并发症，应积极配合医生治疗；有妊娠高血压综合征、双胞胎或多胎妊娠、前置胎盘、羊水过多症等情况的孕妇，一定要遵医嘱积极做好自己孕期的保健工作，及时发现异常，并尽早就医。

### 6. 认识早产的征兆

如有未满孕周"见红"并伴有规律宫缩、持续性下腹痛、下肢酸痛、阴道有温水样的东西流出等异常情况出现，应及时与医生取得联系，尽早去医院接受检查。

### 7. 必要时的处理

前次妊娠因子宫颈松弛而早产者，于孕 16 ~ 20 周（在前次早产孕周之前）施行子宫颈环扎术。

## 预防难产 4 项法则

如何避免难产？难产能预防吗？有些情况造成的难产是可以预防的。

（1）控制好胎儿因素：发现并控制妊娠糖尿病，良好的血糖控制可以降低产生巨婴、发生难产的概率。

（2）做好超音波检查：可以发现胎儿异常，如胎位异常及胎儿过重的情况，以便采取适当的对策。

（3）控制好产道因素：怀孕之前适当运动及控制体重，做好完善的产前检查以发现骨盆腔肿瘤及产道肿瘤。

（4）适当给予子宫收缩剂：当子宫收缩强度不够，可在胎儿安全前提之下使用子宫收缩剂，以使子宫收缩达到足够的强度，当然要先装上胎儿监视器来观看胎儿的情况。

生产本身有许多事是难以事前都知道的，不管医学发展再怎么进步，还是没有一种检查可以确切地指出产妇是否一定可以顺产，但只要做好妥善的产前检查与及时的处理，难产并不可怕。

## 什么情况下必须做会阴侧切手术

会阴侧切术是指在分娩时对产妇会阴部做一斜形切口以防止产妇会阴撕裂、保护盆底肌肉的一种助产手段，简称"侧切"。如果孕妈妈的会阴肌肉韧性良好，能够让胎宝宝顺利从阴道娩出，不会导致会阴撕裂，就完全可以不必做会阴侧切手术。但是如果孕妈妈出现了以下情况，就必须要接受侧切。

◆孕妈妈的会阴部弹性较差，阴道狭小，或其会阴部有炎症、水肿等情况；

◆胎儿较大，胎头位置不正，或产力不足时；

◆35岁以上的高龄初产妇，或并发有心脏病、妊娠高血压综合征者；

◆当子宫颈口已开全，胎头位置也较低时，胎儿却出现了明显的缺氧症状，如胎心跳动过快或过慢，羊水混浊不清甚至混有胎儿的粪便等；

◆临产时出现异常情况，需要使用产钳或胎头吸引器助产时。

有些孕妈妈会担心，做过会阴侧切手术后会使性生活受到影响，因此坚持不做侧切手术。这种想法是错误的，正相反，侧切手术能够保护孕妈妈的会阴肌肉，从而保证产后的性生活质量。这是因为，如果孕妈妈没有进行侧切，在分娩中导致会阴发生了不同程度的撕裂，其伤口的边缘很不整齐，这样不仅会使会阴伤口的愈合时间延长，还极易形成瘢痕，从而使孕妈妈在产后过性生活时会感到有异物感，影响了性生活的质量。

还有些孕妈妈也在担心，做了侧切手术后，会使阴道内的神经受损，而手术缝合使用的线结也会残留在阴道内，使阴道变得松弛，从而影响产后的性生活。这种担心也是没有必要的。会阴侧切手术只是在阴道外口做一个几厘米长的小切口，不会伤及神经，切口一般5天左右就会长好，并进行拆线；而且切口缝合使用的是羊肠线，不会造成线结残留和阴道松弛，也不会使孕妈妈在产后性生活中有异物感。

## 哪些孕妈妈易发生早产

◆年龄小于18岁或大于40岁者；

◆体重过轻或过重者；

◆孕前或孕期心脏、肝、肺、肾等脏器功能不佳者；

◆双胞胎或多胞妊娠者；

◆曾发生过早产、早发阵痛、妊娠早期或中期流产者；

◆先天性宫颈发育不良，或因分娩、流产、手术操作造成的后天宫颈损伤者；

◆羊膜囊向宫颈管膨出、绒毛膜羊膜炎、胎膜早破者；

◆怀孕期间患有急性病或急性传染病，如风疹、流感、急性传染性肝炎、急性肾盂肾炎、急性胆囊炎、急性阑尾炎，以及患有妊娠高血压综合征、妊娠糖尿病、心脏病者；

◆孕期有外伤及做过手术者；

◆精神压力大、情绪失控、极度缺乏休息者。

## 孕妈妈该何时入院

对于入院待产的时间，医生一般建议不宜太早，在孕妈妈出现了临产征兆，如破水、见红等，以及宫缩变得很规律的时候再入院即可。当然也不能太迟入院，否则极易发生危险。尤其是当预产期已过，而临产征兆却一直没有出现的时候，孕妈妈不能再等待，应在预产期过后的两天左右及时到医院检查，根据医生建议决定是否入院待产。但是，若孕妈妈出现了下列情况，则需要提前入院：

◆患有内科疾病，如心脏病、肺结核、高血压、重度贫血等病症，以及前置胎盘的孕妈妈，应在预产期前1个月左右入院监护和控制病情；

◆患有中度及重度妊娠高血压综合征，以及突发抽搐、恶心呕吐、头晕眼花、严重胸闷、头痛等情况的孕妈妈，应立即入院，控制住病情后，适时进行分娩；

◆骨盆及产道异常，不能经阴道分娩的孕妈妈，要选择一个合适的时间入院进行剖宫产；

◆胎位不正、双胞胎及多胎妊娠的孕妈妈，应在预产期前两周左右入院做好剖宫产的准备；

◆有急产史的孕妈妈应在预产期前两周左右入院待产，以防再次出现急产。

## 胎儿发育迟缓怎么办

孕妈妈做产检时，最喜欢问的一句话就是："宝宝体重正常吗？有多重了？"倘若医生的回答是"小了一点儿！"，孕

妈妈们一定会心急不已。事实上，宝宝的体重本来就有重有轻，只要生长曲线正常，就无须大惊小怪。但是，在孕37周以后，如果胎儿体重低于妊娠周数胎儿正常体重的10个百分点，又并发有母体或胎盘问题，就可能是胎儿生长迟滞。

若胎儿头围及腹围均较小，称之为"均称形生长迟滞"，主要原因有孕妈妈体重增加不良、子宫内感染（如麻疹、梅毒）、先天异常、染色体异常等，不过，也可能是由于父母的体形较小，基于遗传的因素，胎儿自然也会小一些。

若胎儿头围正常，只有腹围较小，称之为"不均称性生长迟缓"，胎儿是在孕晚期才受到有害因素的影响，常见的原因有母亲患有并发贫血性心脏病或血管及肾脏疾病导致胎盘功能不全，胎儿为多胞胎或胎盘、脐带异常等。另外，孕妈妈营养不良或有抽烟、酗酒等不良习惯，以及乱服药物等，均有可能造成胎儿生长迟滞。

生长迟滞的胎儿，在生产时发生胎儿窘迫的比例很高，所以早期诊断十分重要。孕妈妈一旦发现有胎儿生长迟滞现象，除了针对上述可矫正因素做矫正外，若有必要，须先行引产，以防不测。

## 发生尿频怎么办

怀孕晚期的孕妈妈常常会有尿不尽，或者憋不住尿老想上厕所的感觉。这通常是由于下降到骨盆内的胎儿头部压迫膀胱引起的，是正常的生理现象。

出现这一问题时，一般不需要进行治疗，孕妈妈只要注意不要憋尿，立即去厕所就行了。但如果发现小便浑浊，或出现尿痛的感觉，则有可能是有尿路受细菌感染，应及时就医。

## 孕妈妈矮小不一定就难产

不少身材矮小的孕妈妈怀孕后总是提心吊胆，生怕自己出现难产。其实这种担心是多余的。一个人身材的高矮与骨盆的大小不一定成正比，况且胎儿能否顺利娩出还与骨盆的形态有关。有些身高超过 1.70 米的女性，有着男子型的骨盆，盆腔是漏斗状，骨质厚，内径小而深，胎儿不易通过。而许多身高不足 1.60 米的女性，臀部宽，呈典型的女性骨盆，盆腔呈桶状，宽而浅，骨质薄，内径大，胎儿却很容易通过。

此外，胎儿的大小与骨盆是否相称也是衡量可否顺产的因素。骨盆的形态是否正常，通过骨盆外测量可以得出初步估计。现代化的超声检查手段又可以准确测量出胎儿的大小，因此临产时，医生完全可以预测出你生产过程是顺产还是难产。即使事情真的降临到你的头上，尚有剖宫产手术保驾。个子矮小的女士们，尽可静下心来，只管一心一意地孕育自己的宝宝好了。

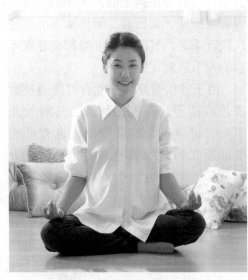

个子矮小并不一定会导致难产，孕妈妈不必过于担心，保持良好的心态才有利生产。

## 发生不规则肚子痛怎么办

在孕晚期，孕妈妈偶尔会感觉到肚子痛，这其实是宫缩的表现。大约在分娩前一个月，宫缩就已经开始了。有些人刚开始时还没感觉，只有用手去摸肚子时，才会感受到宫缩。到了孕晚期，这种无效宫缩会经常出现，且频率越来越高。

临盆开始的重要标志是出现有规律且逐渐增强的子宫收缩。这种宫缩无法缓解，每次持续 30 秒以上，间隔 5 ~ 6 分钟。如果你的宫缩持续时间短且不规律，就表示分娩尚未发动，是宫缩过于频繁的表现。

宫缩太频繁了即使不是即将生产，对宝宝也是不太好的，容易造成胎儿宫内窘迫。频繁宫缩持续时间长的话建议去医院看看医生，看是否需要做个胎监。出现这种情况的时候要注意休息，不要刺激腹部。不需要服用药物，而且服用药物一般也不大能缓解。如果痛到坐立不安，工作、生活受到影响，就需要去医院。同时，要注意休息，不要刺激腹部。

## 做好高危妊娠的检测管理

高危妊娠，是指高度危及母婴健康和安全的妊娠，包括产妇为高龄初产妇、胎位不正、母婴血型不合、胎儿在宫内发育迟缓、患妊娠高血压综合征、胎膜早破、羊水过少和过期妊娠等。

高危妊娠监测管理的重点应放在孕早期和孕晚期，是将高危妊娠孕妈妈列为重点监护对象，加强监测管理，积极治疗并发症，密切观察高危因素动态变化，尽可能使高危妊娠转为无高危或低高危，积极防治、消除相对高危因素，使高危妊娠者的危险度降至最低。

要做好高危妊娠的检测管理，孕妈妈首先要作好自我监护，密切配合医生的观察、处理，才能顺利渡过怀孕期，迎接"小天使"的降临。

# 九月胎教方案

## 把良好的生活情趣带给胎宝宝

孕妈妈的生活和心理状况对胎宝宝有着重要的影响，如果孕妈妈在怀孕期间总能保持一个良好的心态，有丰富的兴趣爱好和生活情趣，就容易生育出热爱生活的胎宝宝；而如果孕妈妈各方面的状态都不是很好的话，对于自己的身心健康及胎宝宝的发育成长都是很不利的。因此，孕妈妈在孕期应该丰富一下自己的生活情趣，坚持自己的兴趣爱好，平时可以多听音乐、唱歌、看书、读诗、欣赏艺术作品，偶尔还可以和准爸爸到郊外游玩、放风筝、钓鱼，也可以多参加一些孕妈妈社团活动、和其他孕妈妈一起游玩和交流经验，等等。

情趣就是一把钥匙，能帮助我们开启快乐生活的大门，也能让我们的身心得到放松。孕妈妈努力使自己的生活变得丰富而有趣，不仅对于自己陶冶情操、保持身心健康有好处，而且还直接影响着胎宝宝的发育，有利于塑造胎宝宝的良好性格。

## 通过胎教把自己的爱好传给胎宝宝

一般说来，能通过胎教传给孩子的个人爱好和才能主要是音乐。

有记者曾经向加拿大汉密尔顿交响乐团指挥博利顿·希罗特提问："你是怎样对音乐发生兴趣的？"希罗特的回答是："在出生之前音乐就已经是我的一部分了。"他解释说："那是我年轻的时候，当我发觉自己有异常的才能时，我感到疑惑不解。初次登台就可以不看乐谱指挥，大提琴的旋律不断地浮现在脑海里，而且不翻乐谱就能准确地知道下面的旋律。有一天，当母亲正在拉大提琴的时候，我向她诉说了此事。母亲问我脑海里浮现出什么曲子时，谜被解开了。原来，我初次指挥的那支曲子，就是我还在母亲腹内时她经常拉奏的那支曲子。"

不只是希罗特这样说过，钢琴家阿瑟·鲁宾斯坦、小提琴家耶胡迪·梅纽因也曾这样说过。这说明，音乐爱好是会通过胎教传给孩子的。国外出现过不少音乐世家，如巴赫、海顿家族出过好几代音乐家，其原因很可能和有意或无意的音乐胎教有关。

由于音乐爱好和才能有可能通过胎教传给孩子，有人推测，经常对胎儿唱歌、讲故事、朗读诗歌，也有可能增加胎儿的艺术细胞。胎儿既然能听到音乐，不是也能听到唱歌、讲故事和朗读诗歌吗？

个人的爱好和才能能通过胎教传给孩子，有一定的科学根据。遗传学中有一种获得性状遗传理论，认为通过遗传，可以使生物体后代获得一定的形态特征或生理特征，或者说，生物体在个体发育过程中所获得的新性状，即生物的新的形态特征或生理特性，可遗传给后代。

## 给胎宝宝讲述你的期盼

医学专家指出，当胎宝宝还在腹内时，孕妈妈就经常给对他诉说愿望，与孕妈妈没有这么做的孩子相比，出生一年后就会有很大的差异。

当胎宝宝还在腹中时，孕妈妈可以看一些美丽的图画，同时还可以常常对胎宝宝说"希望你以后成为一个有领导能力的好孩子。"实践证明，以这种方式来进行胎教，结果生下来的孩子真的对交际活动有着浓厚的兴趣。待其长大成人后，有些甚至成为出色的社会活动家。

有位孕妈妈怀孕时，常常对亲人朋友说："希望我的宝宝将来能有非凡的画画天分。"她持续不断地这样想，结果宝宝出生后，果然露出非凡的才能，最后真的成了一名画家。

胎教不是神话，但是胎宝宝寄托着准爸妈美好的愿望，准爸妈有理由把最美好的愿望一天天的念叨给胎宝宝，一旦实现的那一天，将会带来无限的惊喜。

## 抚摸胎教

妊娠9个月，由于胎儿的增一步发育，孕妈妈本人或丈夫用手在孕妈妈的腹壁上便能清楚地触到胎儿头部、背部和四肢。可以轻轻地抚摸胎儿的头部，有规律地来回抚摸宝宝的背部，也可以轻轻地抚摸孩子的四肢。当胎儿可以感受到触摸的刺激后，会促使宝宝做出相应的反应。触摸顺序可由头部开始，然后沿背部到臀部至肢体，要轻柔有序，有利于胎儿感觉系统、神经系统及大脑的发育。

抚摸胎教最好定时，可选择在晚间9时左右进行，每次5～10分钟。在触摸时要注意胎儿的反应，如果胎儿是轻轻地蠕动，说明可以继续进行；如胎儿用力蹬腿，说明你抚摸得不舒服，就要停下来。

## 记忆训练

胎儿具有记忆能力，已逐渐被人们所证实。

日本科学家曾做了一个有趣的实验：他请播音员录制了一段俳句（日本的一种短诗，以十七个音为一首，首句五个音，中句七个音，末句五个音），让孕妇每天听2次录音，每次3分钟，使子宫内的胎儿反复受到这种声音的刺激，婴儿出生后2～6天，将这些婴儿和对照组进行测验，让他们依次听上述俳句、其他俳句和普通讲话三种录音。发现出生前从未听过俳句的婴儿，听了三种录音后都表现出相同的反应。而出生前反复听上述俳句的婴儿，听到这些俳句反应较稳定，而听到其他俳句和普通话时，则反应强烈。

到本周，胎儿的脑神经已经发达起来，胎儿具有思维、感觉和记忆能力，正是这种迅速增大的记忆储存开始引导胎儿行为的发展，而且这种记忆正在无意识地对人们的一生产生巨大影响。当胎儿听力发育较完善，已能听到周围的声音时，必须抓住这个时期进行胎教，多对胎儿进行固定的、反复性的刺激，产生固定的条件反射，可读一些诗歌、散文等文学作品，也可重复演奏一些悦耳的曲子，这样做对胎儿出生后的成长能起到很大的促进作用。

## 呼唤训练

根据胎儿具有辨别各种声音并能做出相应反应的能力，父母就应该抓住这一时机经常对胎儿进行呼唤训练，也可以说是"对话"。孩子一出生就会马上识别出父母的声音，这不但对年轻父母是一个激动人心的时刻，对您的孩子来说，刚来到这个完全陌生的世界时，就能听到一个他所熟悉的声音，对他来说是莫大的安慰和快乐，同时消除了由于环境的突然改变而带给他（她）心理上的紧张与不安。

曾有一位父亲从胎儿7个月开始经常向胎儿说："小宝贝，我是你的爸爸！"一边抚摸着胎儿，以后每当这句话一出现胎儿就会兴奋地蠕动起来。当这个孩子出生后因环境的突变产生不快时，父亲说："小宝贝，我是你的爸爸！"话刚出口，婴儿就像着了魔法一样突然停止了哭声，并掉转头来寻找发出声音的方向，后来竟高兴地笑了。以后每当孩子哭闹时这句话就会使孩子从哭闹中安定下来。

可见父母通过声音和动作与腹中的胎儿进行呼唤训练，是一种积极有益的胎教手段。在对话过程中，胎儿能够通过听觉和触觉感受到来自父母亲切的呼唤，增进彼此感情上的联系，这对胎儿的身心发展是很有益的。

## 光照胎教

科研结果表明：在孕35周以前，胎儿对光刺激毫无反应，从孕36周开始出现反应，可见到胎儿的眼睑、眼球运动，头部回转而做躲避样运动，孕37

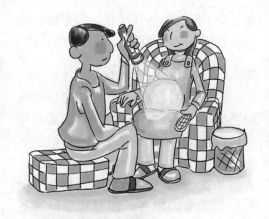

光照胎教

周以后逐渐明显。研究还表明：光照胎教不仅可以促进胎儿对光线的灵敏反应及视觉功能的健康发育，而且有益于出生后动作行为的发育成长。

光照胎教就是指从孕36周开始，当胎儿醒来（胎动时）时，用手电筒的微光一闪一灭地照射孕妇腹部，以训练胎儿昼夜节律，即夜间睡眠、白天觉醒，从而促进胎儿视觉功能的健康发育。

光照运动可以与数胎动和语言胎教的常识课结合进行，即孕妇每天看完电视中的新闻联播及天气预报之后，用手电筒的微光一闪一灭地照射孕妇腹部3次，同时告诉胎儿："小宝贝，妈妈每天夜间为你数胎动的时间，是你出生后学习知识的晚自习时间。"每天早晨起床前，同样用手电筒的微光一闪一灭地照射3次，同时告诉胎儿："好孩子，从小就要养成早起床的好习惯。"

值得注意的是，光照胎教切忌用强光照射，而且时间不宜过长。

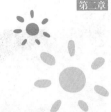

# 37-40周 怀孕10个月

## 胎宝宝的发育状况

这时，胎儿从一个小细胞发育到了2亿个细胞，随时准备与爸爸妈妈见面了。

胎长：约51厘米。

胎重：2800 ～ 3500克。

四肢：手、脚的肌肉已发达，骨骼已变硬。头发已长3 ～ 4厘米。

器官：第37周时，胎儿现在会自动转向光源，这叫作"向光反应"。胎儿的感觉器官和神经系统可对母体内外的各种刺激做出反应，能敏锐地感知母亲的思考，并感知母亲的心情、情绪以及对自己的态度。身体各部分器官已发育完成，其中肺部是最后一个成熟的器官，在宝宝出生后几个小时内他才能建立起正常的呼吸模式。

胎动：胎儿安静了许多，不太爱活动了。这是因为到这时胎儿的头部已固定在骨盆中。

胎儿姿势：胎儿的头在你的骨盆腔内摇摆，周围有骨盆的骨架保护着。

## 孕妈妈的身体变化

分娩来临的焦虑、睡眠不足产生的疲劳和渴望怀孕结束等情绪混杂在一起，使孕妈妈容易陷入忧郁的状态，此时孕妈妈应稳定情绪，保持心绪的平和，安心等待分娩时刻的到来。

体重：体重达到高峰期。

乳房：有更多乳汁从乳头溢出。

子宫：子宫底下降，进入盆腔。

阴道分泌物：阴道分泌物增多。

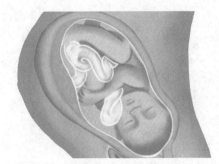

进入妊娠的最后阶段，分娩随时可能来临，孕妈妈应做好各项准备工作。

尿频、尿急：常会尿急或觉得尿不干净。

胀气、便秘：便秘会变得明显。

呼吸变化：子宫下降，对胸部的压迫消除，呼吸变得较轻松。

妊娠反应：这时有不规则阵痛、浮肿、静脉曲张等感觉，在分娩前更加明显。

## 孕妈妈本月焦点

这时可以适当了解一下分娩的过程，做到心中有数。待产的过程中，适当增加点活动量，比如爬爬楼梯、走走路，这样有助于自然分娩。如果是顺产，一旦出现不规律宫缩或者见红，就要准备去医院了。一旦羊水破了，要及时联系医院或拨打120，切记要躺着去医院，将臀部抬高，防止脐带脱垂，以免造成孩子缺血缺氧。过了41周还没有生，也得马上去医院。

## 准爸爸注意要点

通常最后一个月，孕妈妈会觉得时间变得漫长，很着急要跟肚子里的宝宝

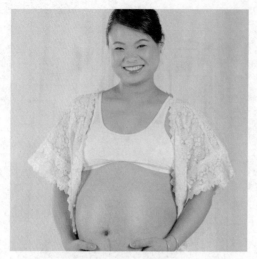

孕10月，胎宝宝已经发育成熟，随时可能会分娩，准爸妈要做好迎接宝宝的准备。

见面，这时的宝宝已经开始落入盆腔，孕妈妈会感到比较舒服。准爸爸，为了迎接宝宝，你准备好了吗?

准爸爸注意事项一：陪妻子做最后一次产检，了解一下病房、产房的环境，联系医生。

准爸爸注意事项二：为妻子的分娩与宝宝的顺利出生做好准备，确认分娩时的联系方式和交通工具的安排。

准爸爸注意事项三：多给妻子鼓励和勇气，解除妻子的紧张情绪。

准爸爸注意事项四：为妻子做好出院准备——布置好清洁舒适的房间，检查宝宝的用品是否齐全，备足一切生活用品及营养品等。

准爸爸注意事项五：如果妻子出现大量出血或严重腹痛的现象时，应立即到医院进行检查。

准爸爸注意事项六：如果妻子下体往下流出大量的液体，说明羊水破了，应立即送往医院。

准爸爸注意事项七：要注意妻子体重增加的幅度，每周为其量一次体重，预防隐性水肿。

# 孕妈妈10月生活细安排

## 产前保证充足的睡眠

宝宝的出生可能就在这几天。完全正常分娩需要多方面的因素，其中也包括产妇的体力，所以孕妈妈在产前抓住机会能睡就睡，以保存体力。许多孕妈妈在刚临产时便坐卧不宁，吃喝不下。实际上，初产妇的分娩过程大多要在12小时以上，这个过程需要消耗大量的体力，不抓紧时间休息，会影响正常分娩。因此，临产时产妇不要急躁不安，要好好休息，保证产前充足睡眠，顺其自然，以一颗平常心去迎接分娩。

## 开始准备母乳喂养

如果下决心要用自己的乳汁喂养宝宝，那么从妊娠中期以后，就应该为开始母乳喂养做好各方面的准备。

◆注意营养。目前营养不良会造成胎儿宫内发育不良，还会影响乳汁的分泌。在整个孕后期和哺乳期都需要足够的营养，多吃含丰富蛋白质、维生素和矿物质的食物，为产后分泌乳汁做好营养准备。

◆注意乳头、乳房的保养。乳房和乳头的正常与否，会直接影响产后母乳喂养。在孕晚期要做好乳头的准备，在清洁乳房后，用羊脂油按摩乳头，增加乳头柔韧性；由外向内轻轻按摩乳房，以便疏通乳腺管；使用宽带子、棉制乳罩支撑乳房，能防止乳房下垂。扁平乳头、凹陷乳头的孕妈妈，应当在医生的指导下，使用乳头纠正工具进行矫治。

◆定期进行产前检查。发现问题及时纠正，保证妊娠期身体健康及顺利分娩，是孕妈妈产后能够分娩充足乳汁的重要前提。

◆了解有关母乳喂养的知识。取得家人特别是丈夫的共识和支持，树立信心，下定决心，母乳喂养才能更容易成功。

## 产前经常盘腿坐有助顺利分娩

这个月，孕妈妈不妨做一些临产前的准备练习，可以做一些简单的运动，比如盘腿坐。盘腿坐可以增加背部肌肉的力量，使大腿及盆骨更为灵活，并且能改善身体下半部的血液循环，使两腿在分娩时能很好地分开，从而有利于顺产。

具体做法如下：

◆地上铺好垫子，轻轻坐下，保持背部挺直。

◆两腿弯曲，使脚掌相对，让脚尽量靠近身体。

◆两手抓住脚踝，两肘分别向外压迫大腿的内侧，使其伸展。

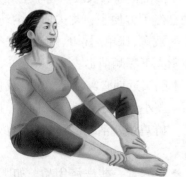

产前经常盘腿坐有助顺利分娩

◆保持这种姿势20秒。

◆重复第2～4步数次。

◆也可两腿交叉而坐，这样也许会感到更舒服，但在做的过程中要注意不时地更换两腿的前后位置，以免阻碍血液循环。

如果感到盘腿有困难，可以在大腿两侧各放一个垫子，或者背靠墙而坐，但要尽量保持背部挺直。

## 做好迎接宝宝到来的身心准备

胎宝宝现在随时都会降临，孕妈妈和准爸爸应该一起为胎宝宝的出生做好各方面的准备，包括身体上和心理上的准备。

### ★身体准备

保证充分的睡眠时间，分娩前午睡也对分娩很有利。

临产前绝对禁忌性生活，以免胎膜早破和产时感染。

住院前应洗澡，如果到浴室去洗澡必须有人陪伴，避免滑倒或湿热的蒸汽引起昏厥。

临产期间，应尽量找到适合陪伴孕妈妈的人，夜间最好有人陪住。

### ★心理准备

准爸爸孕妈妈应该放松心情，对顺利分娩满怀信心，用愉快的心情迎接宝宝的诞生。准爸爸和孕妈妈要一起克服分娩恐惧，目前的医疗技术和生产环境可对分娩提供很安全的保障，目前医院的无痛分娩方式被证明确实可以大幅减轻产痛。因此，孕妈妈只需要多给自己信心即可，千万不要给自己增加不必要的压力。准爸爸也不要过于担心孕妈妈，双方都应积极面对分娩时出现的正常问题。

其实，分娩是一个正常的生理过程，孕妈妈对待分娩时的疼痛要有积极心态，不要因此而丧失了勇气和信心，也不必害怕、焦虑，可进行自我暗示和自我安慰。

### ★其他准备

现在应准备好分娩时所需要的物品，并把这些东西归纳整理好，放在孕妈妈自己和陪产人都知道的地方。如果已经有用音乐或书来放松的习惯，那么去医院时也要记得带上MP4和书。

## 婴儿用品，你准备足了吗

迎接宝宝需要做大量的物质准备，在做这些准备的时候，你要遵从以下三大原则。

◆不要被广告所迷惑。在实际生活中，并不是每样东西都对你有用。

◆一切都要新的。只要是干净、完好无损就可以愉快地接受它。

◆最好列出一个清单，同时，可以采纳一些过来人的意见。

咨询最近生产宝宝的人的意见，列出婴儿必备用品的清单：

◆寝具：婴儿床1个，床垫1个，床单和被子两三套，睡袋1个。

◆衣物：长、短内衣各两三件，连身衣两三件，外套两件，软鞋、棉袜、手套各一两套，小号尿布两包，纱布手帕10块，围兜两三个。而且所有的衣服必须是纯棉的。

◆浴具：浴盆、浴垫各1个，大、小浴巾各两条，婴儿专用洗发精、沐浴露各1瓶，婴儿爽身粉、护肤油各1瓶，棉签1盒，棉球若干，其中毛巾必须是纯棉制品，柔软舒适。沐浴液、香波和护肤品都必须是婴儿专用的，成人用品

### 爱心贴士

如果有可能，带上照相机或是摄像机，记录下自己和胎宝宝最重要也最珍贵的时刻，留下宝宝出生后的第一张照片。

不适合给孩子用。

◆喂食用具：大、小奶瓶各两个，奶嘴两三个，奶瓶刷1个，消毒锅1个，消毒纱布若干。如果是母乳喂养，需要胸垫、吸奶器、给婴儿喂水用的奶瓶；如果是人工喂养，需要奶瓶奶嘴若干、消毒专用锅、奶瓶刷、奶头刷、围嘴等。

◆药物箱：医用消毒纱布，医用绷带和胶布卷，消毒棉签，创可贴，剪刀和镊子各1把；消毒药水1瓶，抗生素药膏1支。

◆其他：婴儿手推车1辆，体温计1个，指甲钳1把。

## 准爸爸做好家庭卫生工作

◆清扫布置房间。在妻子产前就将房子布置好，使妻子和宝宝在一个清洁、安全的环境里愉快地度过产假期，房间要求采光、通风条件好、安静、干燥。

◆拆洗被褥、衣服。妻子坐月子前，行动已经不方便了，丈夫应当主动地将家中的被褥、床单、枕巾、枕头拆洗干净，并在阳光下曝晒消毒。

◆购买近期必需物品、用具及食品。购买一些小米、大米、红枣、面粉、挂面、红糖、鲜鸡蛋、活鸡、鱼、肉类及食用油等。

◆多购置一些洗涤用品。如肥皂、洗衣粉、洗洁精、去污粉等。

## 准爸爸这个月要随时待命

临近生产，准爸爸应该随时处于待命状态，保证孕妈妈随时可以找到你，如果有事脱不开身的话，也可以委托一个亲友来陪伴孕妈妈。还要学会帮助孕妈妈计数宫缩频率，当宫缩时间间隔越来越短，疼痛时间越来越长的时候，就应该考虑马上上医院，特别是在距离医院路程较远的情况下，一定要把时间安排好。

此外，准爸爸可以把紧急时需要打的电话号码和住所等资料做成一览表贴在电话机旁，以便孕妈妈在遇到紧急情况时不至于惊慌失措，内容如下：

| 联系人 | 电话号码 | 地址 |
|---|---|---|
| 待产医院 | | |
| 准爸爸的公司 | | |
| 娘家 | | |
| 婆婆家 | | |
| 兄妹 | | |
| 好友 | | |
| 出租汽车公司(2~3个) | | |

## 准爸爸是最佳生产陪护人

孕妈妈生产时，最佳的陪护人应该是准爸爸。准爸爸陪伴在孕妈妈身边，可以帮助孕妈妈克服紧张心理，准爸爸温柔体贴的话语可以使孕妈妈得到精神上的安慰，准爸爸的鼓励和支持可以增强孕妈妈顺利分娩的信心。有准爸爸在身边，孕妈妈感觉自己有了强大的支撑力。准爸爸可以分担孕妈妈的痛苦，也可以分享宝宝安全降生的快乐，这对于增进夫妻感情来说，也是至关重要的。

## 准爸爸要帮助孕妈妈减缓阵痛

在分娩过程中，孕妈妈可能因为疼痛而感觉慌乱或紧张，此时，准爸爸可以在一旁协助她平时练习好的呼吸法，并采取一定的措施，帮助孕妈妈减缓阵痛。

◆帮助孕妈妈找到放松的姿势。在阵痛之间，准爸爸可以帮助孕妈妈找一个可以帮助放松的姿势。具体的姿势以孕妈妈自己的感觉为准，可以以各种姿势坐着、半躺着、躺着，用枕头等支撑孕妈妈的各个部位，在帮助孕妈妈寻找姿势时可以询问她是否舒服，在观察她各种状态的放松程度，并不断进行调整，最后选择孕妈妈觉得相对最舒服的方案，帮助孕妈妈松弛全身的紧张，缓解肌肉僵硬，保存孕妈妈的体力和能量一般而言，侧卧有利于孕妈妈放松全身。

在孕妈妈分娩过程中，准爸爸检查孕妈妈身体各个部位是不是都放松了，是不是都很舒服。确保孕妈妈的肘、腿、下腰、脖子都有地方支撑，随时关注孕妈妈是不是处于最舒服的状态。

◆使用缓解阵痛的按摩法。准爸爸可以提前练习一定的按摩手法，找到适合孕妈妈的按摩手法，缓解孕妈妈的阵痛。

配合孕妈妈的呼吸做按摩。孕妈妈呼吸的同时进行按摩。孕妈妈吸气时你可以用手向外扩展式抚摸孕妈妈的腹部，呼气时双手从上向下轻推。也可以在孕妈妈吸气体时，准爸爸将手指并拢，放在孕妈妈的下腹部向侧腹部做环状抚摸，呼气时双手并拢向下腹部按摩。

按压式按摩。准爸爸将手掌放在孕

妈妈的髋骨处，拇指朝里，呼气时用拇指强力压迫髋骨内侧，随着吸气放松压迫。也可把拳头放入腰下，垫在疼痛部位，配合呼吸进行，缓解腰痛。

给孕妈妈按摩背、脚、肩，可减轻阵痛的不适感，并有助于孕妈妈放松紧张的心情。

## 事前熟悉一下产房很必要

在分娩前后，大多数孕妈妈都希望自己处在一个舒适的环境下：光线柔和，室温适宜，环境清静，有亲人陪伴，有舒缓的音乐。在临产前，丈夫应该和妻子一起去了解一下病房、产房的环境，熟悉自己的医生将能减少临产前的忧虑。

住院时，准爸爸还可以带上一些让孕妈妈得到心理安慰的东西，比如她喜欢的娃娃、衣服、小摆设等，让她即使在医院里，也能感觉到家的温馨。

## 按摩乳房促进分娩

在孕期快要结束的时候，每一侧的乳房内都有 15 ~ 20 个圆形突起，每一个都由一支在内部根端的主要的腺体气泡和一个顶端缩小开口在乳头外的乳汁输送管组成。接下来，每一个圆形的突起再分支成 20 ~ 40 个小叶片，更小的乳汁输送管内有 10 ~ 100 个支撑的腺体气泡或者乳汁囊。这个时候，乳房已经完全有能力制造乳汁了。按摩乳房可以软化乳房，使乳管腺畅通，乳汁分泌旺盛。刺激乳头和乳晕，可使乳头的皮肤变得强韧，将来婴儿也比较容易吸吮。

从怀孕第 37 周开始，还可通过对乳房进行按摩等刺激，来达到促进生产的目的，以免引起过期妊娠。刺激乳房具有使产程缩短的效应，而且此种效应

与刺激乳头的时间长短有关。临床观察表明，每日刺激乳头多于 3 个小时的孕妈妈，从其刺激开始到分娩出婴儿为止平均时间为 4.6 天，而每日刺激少于 3 小时者为 8.5 天。

## 做好分娩前家庭成员的工作分配

### 1. 安排好住院期间的看护工作

无论是顺产还是剖宫产，产妇的身体一般都比较虚弱。在住院待产期间，产妇需要有人特别照顾，这里的照顾包括陪护、三餐营养等。如果所有事都由丈夫来承担，那也不太现实，最好与父母亲戚分工合作，共同来渡过这一段"非常时期"。

老人们体力不好，可以分担照顾一下孕妇的营养餐制作，丈夫负责每日看护产妇。国家对于爱人生产的情况是给予其丈夫一定假期的。可以合理利用假期，丈夫陪伴爱妻和新生的宝宝。现在各大医院及社会组织也针对产妇推出月子看护等服务，这些护工受过专业培训并有一定的产妇、新生儿护理经验，对于第一次迎接宝宝到来的新妈妈、新爸爸来说，他们的帮助也是十分必要的。这类护工不但可以在住院期间提供服务，还可以根据需要请回家里做全天候服务，如何选择这类服务可以根据自己家庭的实际情况来决定。

### 2. 安排好月子期间谁来照顾孩子

宝宝的降生会给全家带来欢笑，但是烦琐的照顾、夜间的哭闹、完全被打乱的生活也会引发许多家庭矛盾，所以在孩子出生前就开个家庭会议，把孩子出生后照顾工作分工一下，让所有家庭成员都明确自己的分工与责任，尽力为新生宝宝创造一个和谐的家庭环境。

# 孕妈妈的阳光"孕"动

## 满 37 周后多做助产运动

虽然过期妊娠的发生的原因还不明确，但绝大部分产科医生认为这跟孕妈妈本身的体质及怀孕后期是否做适度的运动有关。因此，到了怀孕后期（尤其满 37 周之后），如果产检一切正常（包括胎儿体重超过 2500 克、孕妈妈无妊娠并发症等），孕妈妈要做好即将生产的准备，可以多做以下运动：

每天散步 30 分钟以上，适合所有孕妈妈。

每天缓慢上台阶数次，适用喘得不会太厉害、不会造成异常宫缩的孕妈妈。

## 孕 10 月孕妈妈瑜伽

### ★肩部运动

①双腿自然散盘，挺直腰部，双手指尖放到肩膀上，手肘与肩膀平行。

②双肘在胸前相触，吸气，慢慢向后打开；呼气，双肘从后向前收回。重复此式 3 ~ 5 次，再呼气时，恢复到起始姿势，稍作休息。

功效：孕晚期很多孕妈妈会出现紧张的情形，进行此练习可以放松肩部，滋养上半背部，使孕妈妈保持良好的身体和心理状态。

### ★跨步扭脊式

①将右腿向前跨步站立，双手自然下垂，掌心向内，放在身体两侧。吸气，挺直腰背。

②呼气，弯曲右腿下蹲。

③吸气，右手支撑住腰部。

④呼气，左手抓住右大腿外侧，向右侧轻轻扭转上半身，保持 3 ~ 5 次呼吸。再吸气时，伸直右腿，恢复到起始姿势，稍作休息，换另一侧做以上动作。

功效：此式可锻炼股四头肌；放松腰部，灵活脊柱和背部，缓解背部的疼痛现象；刺激胃肠，帮助消化，改善消化系统功能，缓解便秘症状。

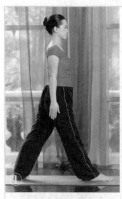
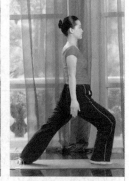
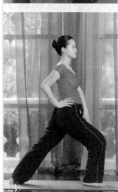
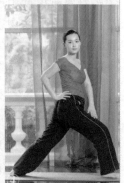

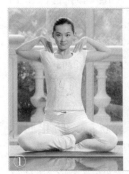
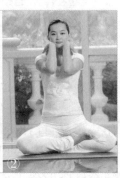

# 常见身体不适与应对

## 头晕

由于妊娠期血压较低，尤其是在临产的孕10月，孕妈妈会突然感觉头昏眼花，站立不稳，这时要立刻坐下或躺下休息。也可以保持坐姿，让自己的头部尽量靠近两膝，直到感觉稍好。如果孕妈妈经常发生头晕现象，则要注意在起床或站起时不要过快，要给身体和大脑一个缓冲时间，如仰卧时，孕妈妈要先将身体转向一侧，再慢慢坐起。

## 心慌气短

进入身体最为沉重的孕10月，心脏的工作量和负荷量达到了前所未有的高峰，会使孕妈妈感到做一点儿事就容易心慌气短，甚至大口喘着粗气。对此，孕妈妈不必担心，只要立即进行休息，就能得到缓解。

## 胃灼痛

在孕晚期，由于孕妈妈胃部入口处的瓣膜越发松弛，容易使胃酸逆流到食管，从而易引发胃灼痛，使孕妈妈感到胸部中央有强烈的烧灼行疼痛感。对此，孕妈妈要避免食用过多的谷物类食物豆类食物、煎炸食物以及口味重的食物。可以在睡前喝一杯牛奶，或者请医生开一些安全的治疗胃酸过多的药物。

## 失眠

在孕期的最后一个月，诸多因素都有可能导致孕妈妈失眠，如精神紧张、身体疲惫、饮食过饱等。孕妈妈一定要积极克服各类因素，保证自己的睡眠质量，保障胎宝宝的顺利生产。

## 阴道炎和外阴炎

如果在孕10月，孕妈妈还发现自己患有阴道炎和外阴炎，则要引起高度的重视。如果不及时加以治疗，很有可能使胎宝宝在分娩中受到感染。孕妈妈要避免穿着紧身裤和非纯棉质地的内裤，尽快就医进行诊治，争取在分娩前将其治愈。

## 疲倦

疲倦在孕10月是在所难免的，随着胎宝宝的持续增重，孕妈妈的疲劳感也在持续上升。对此，孕妈妈要多做身体松弛训练，多休息，尽可能地缓解疲劳。

## 频繁宫缩

如果孕妈妈的假性宫缩达到了每小时10次以上，应及时就医，在医生的指导下服用一些抑制宫缩的药物。如果孕妈妈无法分辨自己是假性宫缩还是真性临产，也要尽快就医进行检查判断。

## 羊膜早破

羊膜早破是指在出现阵痛、子宫口开大或子宫口开全、胎儿进入产道前的羊膜破裂、羊水流出的现象。一旦发生羊膜早破，无论是否伴有宫缩和阵痛，孕妈妈也要第一时间就医。发现羊膜早破后，孕妈妈要立即躺下，用垫子将自己的臀部垫高，防止脐带脱垂，可用干净的卫生巾垫在内裤上。在去医院的途中，孕妈妈也要想方设法使自己的臀部保持抬高的状态。如果不及时处理羊膜早破，很有可能引发胎宝宝宫内感染，引起多种并发症，危及胎宝宝的健康和生命安全。如果孕妈妈认为无法区分羊膜早破与漏尿，可以使用羊膜早破试纸，如果试纸颜色变为深绿色，则说明是羊膜早破，要立即就医。

# 准爸爸要做一个称职的家庭营养师

## 分娩前注意营养补充

分娩需要耗费大量的体力，产妇要有充足的营养为子宫和周围的肌肉提供能量。过去医生都不太希望产妇在分娩时进食或者喝饮料，因为如果产妇临时需要实施剖宫手术，全身麻醉会导致呕吐，把肠胃里的东西吸入肺中。现在产妇可以选择无痛分娩，分娩过程中就没有必要保持空腹了。但是，偶尔还会出现需要全身麻醉的情况，因此医生一般建议产妇尽量少进食。

## 为生产补充适当的能量

在孕期的最后一个月，孕妈妈一定要从饮食上为分娩储备一定的能量，主要以蛋白质和碳水化合物为主，这样能够避免孕妈妈在自然分娩时出现宫缩无力、产力低下，否则就需要借助助产工具或剖宫产完成分娩。但是，孕妈妈也不能一味地多吃这些高热量的食物，否则容易使胎宝宝生长成巨大儿，造成难产，同样不能保证自然分娩的顺利进行。因此，蛋白质的摄入量每天不要超过100克，碳水化合物的摄入量每天不超过500克，以此标准合理安排自己的饮食，同时也要注意将体重的增长控制在合理范围内。

## 有助于缓解产前焦虑的营养素

◆维生素C。能够帮助孕妈妈制造肾上腺皮质激素，驱赶压力和疲劳，孕妈妈可以适当多吃鲜枣、芥蓝、青椒、菜花、草莓、大白菜等食物。

◆钙。被称为"神经稳定剂"，能够帮助孕妈妈松弛容易紧张的神经，稳定烦躁和抑郁情绪，比如牛奶、豆腐、黄豆、虾皮等食物。

◆镁。能够帮助孕妈妈放松身体肌肉，从而稳定心律，安抚焦躁不安的情绪，香蕉、豆类食物、燕麦、紫菜、蘑菇、花生等食物都具有这样的作用。

◆B族维生素。能够帮助孕妈妈调理内分泌，稳定情绪，孕妈妈可以多吃谷物类食物、深绿色蔬菜以及豆类食物。

◆色氨酸。能够对孕妈妈的大脑起到镇静作用，帮助孕妈妈宁神静心，如谷物类食物、豆类食物、坚果类食物、鸡肉、猪肉、羊肉、蛋类食物、鱼类食物等。

## 重点补充维生素 $B_1$

进入孕10月，孕妈妈距离分娩已进入倒计时阶段，此时要重点补充能够促进分娩、缩减产程的营养素和食物。比如维生素 $B_1$，如果孕妈妈缺乏这种营养物质，容易引起呕吐、疲倦、乏力，并会造成分娩时子宫收缩无力，使产程延长，造成分娩困难。因此，在孕期的最后一个月，孕妈妈要重点补充维生素 $B_1$，每日的摄入量应保证不低于1.5毫克，多吃谷物类食物、豆类食物、坚果类食物、猪瘦肉和蛋类食物，动物肝脏也可以适当吃一些。

## 哪些食物可助产

◆鸡蛋。鸡蛋富含蛋白质和B族维生素，能够为孕妈妈储存更多的能量，促进孕妈妈的身体代谢。在孕期的最后一个月，适当多吃一些鸡蛋，能够使孕妈妈体力更充沛。但若孕妈妈感到煮鸡蛋难以消化，吃多了容易引起腹胀等不适症状，可以将鸡蛋制成鸡蛋羹或蛋花汤食用。

◆巧克力。巧克力同样能够为孕妈妈储存大量的能量和体力，并能舒缓孕妈妈在待产时期的紧张情绪，带来更多的感官愉悦。巧克力可以在孕妈妈马上要分娩、进入分娩室之前再吃，建议孕妈妈吃黑巧克力或牛奶巧克力，太过甜腻的巧克力适口性较差。

◆红牛饮料。红牛饮料具有增强体质和体力、减轻疲劳、促进能量代谢的作用，能够帮助孕妈妈驱赶疲劳、兴奋神经，使孕妈妈在产程中保持清醒，氧气供给量充足。但若饮用过多，也会导致孕妈妈产后疲劳。因此孕妈妈可以在待产时期感到疲倦时，少量饮用一些红牛饮料；在分娩过程中，若感到体力消耗过大也可以适当饮用一些。其余时间则要避免饮用。对于心脏承受能力较弱，或者患有妊娠高血压综合征、妊娠糖尿病的孕妈妈，则不适合饮用。

◆红糖水。红糖的主要成分是蔗糖，能够为孕妈妈快速个大量的能量和体液，因此孕妈妈在开始分娩后，可以适当喝一些红糖水，对于缓解饥饿和疲劳，

以及补充体力十分有帮助。

## 临产饮食该怎么安排

从规律宫缩开始出现，一直到胎宝宝顺利娩出的这一过程，通常要持续12个小时以上，在这段难熬的时期，孕妈妈的能量消耗是巨大的，需要少量多次地补充一定的能量。

◆尽量选择形式为易消化、少渣、适口的流食或半流食，成分为高糖或淀粉的食物，如芝麻糊、面条汤、鸡汤、排骨汤、瘦肉粥、混沌、牛奶、酸奶、糖水、藕粉糊以及一些炖菜等，不要吃大块状的固体食物或豆类食品，这些食物极易造成腹胀和消化不良，非常不利于生产。此外，孕妈妈还要吃一些易消化的补铁食物，以应对在生产过程中的失血状况，如黑木耳、枸杞、紫菜、海带等。

◆选对饮食补充体能的时机，一般是在见红以后，就需要开始集中进行专门的饮食能量储备了。

◆再按照产程，第一产程时以半流食或软烂的食物为主；第二产程以流食和能够迅速补充大量能量的食物为主，避免食用油腻食物。

◆避免吃桂圆。桂圆虽然能够提供较多的能量，但是它进入孕妈妈的胃中后，需要一个相当长的消化吸收过程，不能迅速供给能量，而且还有可能减慢分娩过程，造成产后出血。因此孕妈妈在孕10月以及分娩过程不能吃桂圆。

◆如果孕妈妈的分娩计划是实施剖宫产手术，则要在手术前一天的午夜十二点之后不要进食，手术前的6~8小时不要喝水，以保证手术的顺利进行。此外，在进行剖宫产之前，孕妈妈的饮食中不要出现人参，否则会严重影响手

术的进行，也不利于术后伤口的愈合。

## 产前补铁注意事项

分娩时会流失大量的血液，因此孕妈妈在产前要多摄取铁元素。铁元素有助造血及骨骼发育，对母亲及胎儿有很大好处，绿色蔬菜、动物肝脏、瘦肉、干果中含有丰富的铁质，在做饭时可以选它们为原料。但是茶、咖啡、膳食纤维、蛋白质会抑制铁元素的吸收，所以饭后不要马上喝茶或咖啡。如果孕妈妈患有胃病，要减少食用制酸剂，胃酸分泌减少也会降低身体对铁元素的吸收。补充铁质可以选择食用营养补充剂，不但吸收效果好而且迅速，也可服用维生素 C 帮助铁质吸收，起到"共赢"的作用，但要记住，千万不要与牛奶、钙片共同食用，以免其中的蛋白质影响吸收。

## 孕晚期孕妈妈宜少食多餐

孕晚期胎儿的生长发育速度最快，细胞体积迅速增大，大脑增长到达高峰，同时，也是胎儿体内需要储存最多营养的时期。这时，孕妈妈的营养摄取非常重要，不然对胎儿的脑发育影响最大。

然而此时增大的子宫向上顶着胃和膈肌，使孕妈妈胃肠部受到压迫，胃的容量也因此受到限制，按照孕前平时的食量也会使得胃部过于饱胀，尤其是在进食后。这就需要孕妈妈在饮食上做出相应的调整。

孕晚期，孕妈妈应坚持少吃多餐的饮食原则，用"少食多餐"取代"一日三餐"。一次吃不了太多的东西，就可以分开几次吃，每次少吃些，而且应吃一些容易消化的食物。

## 素食孕妈妈晚期不一定要吃肉

有些女性怀孕前就吃素，而有些女性怀孕后一见到肉就恶心，对于这些孕妈妈而言，只要仔细选择搭配合理、营养丰富的食品，吃素食完全可行。

但是，孕晚期因为生产的需要，孕妈妈对热量的需求旺盛，这时蔬菜素型和水果素食型食物在孕晚期是不能满足孕妈妈和宝宝的营养需要的，这一点一定要引起注意。因为素食所能提供的热量明显要比肉类少。如果热量摄入不足，身体就会分解自身的蛋白质，从而影响孕妈妈自身及宝宝的生长发育。因此，孕晚期素食孕妈妈不一定要吃肉，但一定更要多补充富含较多能量的食物，如牛奶、鸡蛋等。同时，孕妈妈还应注意食物的营养价值，多吃富含维生素、微量元素的新鲜蔬菜、豆类、干果、麦芽等。

## 孕 10 月健康食谱

进入冲刺阶段后，孕妈妈的胃部不适之感会有所减轻，有利于增加营养供给。

### 香蕉牛奶汁

**材料：**香蕉 1 根，牛奶 50 克，火龙果少许。
**做法：**

❶ 将香蕉去皮，切成段；火龙果去皮，切成小块，与牛奶、香蕉一起放入榨汁机中，搅打成汁。

❷ 将香蕉牛奶汁倒入杯中即可。

**推荐理由：**香蕉、牛奶、火龙果能够帮助孕妈妈放松紧张、焦虑的神经，还能够补充蛋白质、钙、镁、铁、维生素 E 和 B 族维生素等营养物质，可谓一举两得。如果孕妈妈担心热量问题，可以少加或不加蜂蜜。

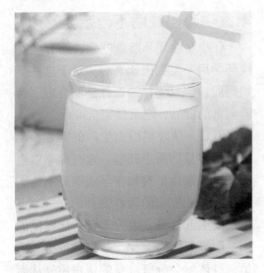

## 黄绿汤

**材料：** 南瓜 350 克，绿豆 100 克，冰糖少许。

**做法：**

❶ 将南瓜去皮、子，洗净切丁，绿豆淘洗净备用；

❷ 净锅上火倒入水，下入南瓜、绿豆煮至瓜、豆软烂，调入冰糖煲至熟即可。

**推荐理由：** 此汤能够为孕妈妈补充大量的铁、蛋白质、维生素和能量，十分适合待产期食用。在分娩过程中孕妈妈也可以通过此汤迅速补充体能。

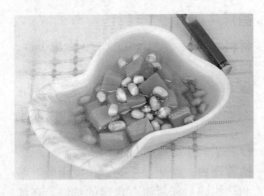

## 白菜紫菜猪肉粥

**材料：** 白菜心 30 克，紫菜 20 克，猪肉 80 克，虾米 30 克，大米 150 克，盐 3 克，味精 1 克。

**做法：**

❶ 猪肉洗净，切丝；白菜心洗净，切成丝；紫菜泡发，洗净；虾米洗净；大米淘净，泡好。

❷ 锅中放水，大米入锅，旺火煮开，改中火，下入猪肉、虾米，煮至虾米变红。

❸ 改小火，放入白菜心、紫菜，慢熬成粥，下入盐、味精即可。

**推荐理由：** 此粥能够给孕妈妈补充蛋白质、碳水化合物、B族维生素、维生素C、铁、钙等营养物质，帮助孕妈妈储备更多的营养和能量。

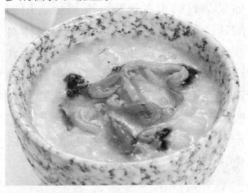

## 胡萝卜鱼丸汤

**材料：** 鱼肉 100 克，土豆、胡萝卜各 1/5 个，海带清汤 1/4 杯，淀粉、盐少许。

**做法：**

❶ 将鱼肉剖开剔除鱼刺、剁碎，与淀粉、盐和在一起搅拌。

❷ 将和好的鱼肉淀粉制成鱼丸。将土豆、

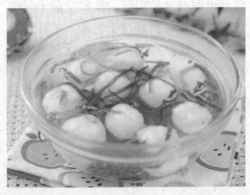

胡萝卜切小碎块，加海带清汤一起煮。

❸ 蔬菜煮烂后，再放入鱼丸同煮即可。

**推荐理由：** 此汤含有丰富的蛋白质、钙、磷、铁、钾和维生素 A、维生素 C 及胡萝卜素，不仅营养丰富，还易于消化和吸收，帮助孕妈妈补充体力，非常适合待产和处在产程中的孕妈妈食用。

# 孕期检查和分娩知识

## 孕 10 月每周做一次产检

从这个月开始，孕妈妈需要每周做一次产前检查，除了例行的常规检查之外，还需要做内诊或肛诊检查，以此来了解子宫颈口的情况。有些孕妈妈很惧怕做内诊和肛诊，因为会感觉很不舒服，甚至有些疼痛。但如果医生认为有必要的话，尽量还是做一下比较好。

肛诊检查主要是用来检查产妇子宫颈口的具体情况，如宫颈口是否如期扩张，以及胎头衔接、产位、宫颈顺应情况等。宫颈扩张与否及扩张程度，能够客观地反映出能否正常顺利地进行分娩，所以非常值得重视。目前我国大多数医院都要对临产孕妇采取肛诊检查，如若肛诊摸不清具体情况时，通常还会结合内诊法，即阴道检查。

## 应对产前的意外情况

尽管怀孕期间，孕妈妈做了充足的准备，但是，总是会有意料之外的情况发生在分娩的时候，耻骨疼痛只是其中的一种，如果孕妈妈耻骨已经疼痛到无法走路或正常生活的程度，就应立即入院检查。因耻骨疼痛而不能行走是因为严重的耻骨联合分离造成的。非孕时耻骨联合紧密结合在一起，腔隙非常狭窄，不易活动，能承受 300 千克的牵引力而不会分离。但是，在女性妊娠 7 ~ 10 周后，卵巢就开始分泌一种叫"松弛素"的激素，它能使骶髂关节和耻骨间纤维软骨盆韧带变得松弛，以适应妊娠、分娩，扩大产道，有利于胎头顺利通过骨盆腔。所以孕妇耻骨联合或多或少都有些分离，正常情况下不会引起疼痛，当耻骨分离较大时，就可能引起牵拉痛，在走路尤其是上楼时疼痛明显，这是因为上楼时后脚着地，身体重心偏向一侧，造成左右耻骨形成剪切力，牵拉耻骨间的纤维软骨及周围韧带，引起疼痛，分离严重者甚至引起韧带断裂、水肿、不能走路。

孕妇耻骨联合分离较轻者，会自觉疼痛，一般均能忍受，不影响日常的生活和工作，不需要特殊处理，避免重体力劳动和长时间行走就可以了。疼痛明显时需卧床休息，而且要侧卧位，其中

> **爱心贴士**
>
> 为了避免紧张的情绪给分娩增加阻力，孕妈妈平时要通过书籍、杂志、妈妈培训班预先了解分娩的过程，学会在发生意外时如何判断、怎样处理，并认真地听前辈妈妈和医生的讲述，在自己分娩时做好心理准备。同时要让准爸爸也预先了解可能会发生的状况，商量一下万一发生意外时，要采取怎样的对策。

以左侧卧位为好。疼痛剧烈时，除卧床休息外，可用布制骨盆兜带将骨盆扎紧，以减轻疼痛。

耻骨联合分离一般并不需要剖宫产，如果胎儿按时在预产期前2周入盆，可以经阴道分娩。如果胎儿较大、胎头迟迟不入盆，为避免入盆后可能使耻骨联合进一步分离，可以考虑剖宫产以结束妊娠。

## 入院分娩的经济准备

钱是很多矛盾产生的根源，入院分娩除了医药、手术上会有较大的开销以外，孩子与准妈妈的营养，各类突发事件都与钱直接相关，所以在产妇入院准备分娩前，就要做好各方面准备。

将定期的存款改为活期，放在随时可以取用的银行卡上；把个人医疗卡准备好，查询卡上的金额，做到心中有数，这样遇事就可以有备无患。在产妇住院分娩期间，请准爸爸们小心保管好所有医疗费用的单据，以便过后进行整理和报销。

一般来说顺产的费用比剖宫产所需费用少得多，但他们的适应人群并不相同，要与医院充分沟通，考虑好自己的分娩方案，并大体计算出住院分娩期间所需的费用。除了基本开销外，还得留出一些应对预想外的支出。

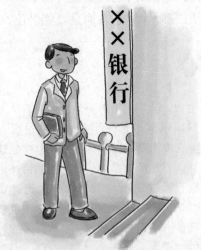

入院分娩前要做好经济准备。

## 专家解答准妈妈关于分娩的9个疑问

"不知不觉中到了预产期了！"很多准妈妈对此既翘首期盼又有些不知所措，很多人还会有这样那样的忧虑。为了避免自己到时不知所措，让我们以问答形式来了解和掌握相关的正确知识吧。

★问答1

Q：到临产月后，担心会破水，是否有必要时刻垫着卫生巾呢？

A：这样做是没有必要的。但是为了防止突然发生破水，身边应常备卫生巾为好。也就是说，外出时最好也要带在身边，才会处变不惊。其实不仅是妊娠期间，作为女性，平时随身携带生理用品是一种很好的习惯。

★问答2

Q：快到预产期时，是不是应该服用泻药提前把肠道清空比较好呢？

A：随意服用泻药的做法是不对的。因为拉肚子不仅会诱发子宫收缩，还会使你无法判断疼痛的原因。如果你很担心便秘的话，可以在体检时与妇产科的医生商量，开一些可以软化粪便的药剂处方。总之，在这方面是没有必要过于担心的。

★问答3

Q：过了预产期还没生，有人说性生活有利于早些分娩，这样做对吗？

A：过去确实有这样的说法。这是因为精子中含有诱发子宫收缩的物质，通过性生活的刺激有可能会促使早些分娩。但是，首先应该考虑是否已经发生了破水。因为盲目的性行为会导致细菌感染。因此，对于进入预产月的准妈妈来说，无论是否过了预产期，我们都不赞成用这种方法催产。

★问答4

Q：破水后是否可以上厕所？

A：破水后，随时都有可能分娩，因此应该尽快去医院，但也没必要急得什么都不顾。可以换换干净的衣服，如果是稍微一动就会有液体流出的话，可以用卫生巾或干净的毛巾垫上。一般来说，小便是没有问题的。但是，如果有想要大便的感觉很可能是分娩的一种前兆，所以要有所注意，应该马上去医院。

★问答5

Q：破水了，是否应该立即去医院？

A：很多女性在整个怀孕期间都在考虑，在分娩前，羊水大量流失该怎么办。其实，破水的时候，羊水急泻是非常罕见的，因此不必对此过分担心。另外，还可以让你安心的是，妇产科医生会在预产期前为你检查胎儿的头是否已经进入骨盆中了。当宝宝的小脑袋已经向下进入产道，羊膜囊破了，羊水流入产道，这个时候就应该去医院了。如果破水来得太早，比预产期提前很多天，胎儿还没有进入准备降生的位置，就比较危险了。因为这个时候脐带会先于宝宝滑向阴道，在后面的胎儿的脑袋压迫着脐带，阻碍血液的流动。因此，这个时候产妇应该平躺着被送往医院，以保证不压迫脐带，使给胎儿的供给得以继续。

★问答6

Q：在洗澡时发生了破水，该怎么办？

A：如果你已经在洗头发或身体了，可以先用淋浴简单地冲洗完。但是如果是在泡澡，就不能再继续了。

★问答7

Q：应该什么时候去医院？是到不能再忍受的时候吗？

A：有些准妈妈因为怕医生说来得太早了，还得回家观察等待，所以一直坚持到无法忍耐的时候，这样是不对的。其实即便是去早了，还可以让医生再检查一下，这样你不就可以更加放心了吗？更何况还有分娩比预想来得早的可能性。因此，不要犹豫，马上去医院。

★问答8

Q：担心自己的脸色太难看，去医院之前能不能化点淡妆？

A：分娩是伴有出血的消耗体力的大事情，如果搽粉底或涂口红，本来的脸色便无法判断了，很可能会妨碍医生诊断。因此，去医院时最好不要化妆了。指甲的血色也是医生观察的内容之一，所以原则上，也不要涂指甲。另外，耳环在待产室里是被要求摘掉的，所以也没必要佩带。

★问答9

Q：阵痛开始了，突然想上卫生间，怎么办？

A：阵痛中想要如厕的时候，必须先跟医生打招呼。因为想要用力分娩的感觉与想要大便的感觉是非常相似的。若不和任何人打招呼，独自去卫生间，结果子宫口大开，胎儿的头部露出，甚至一下将孩子生出来的情况都是有可能的。如果医生检查后发现你的子宫口已经张开，就不会让你去卫生间了。

## 分娩前容易忽视的4个征兆

通常医生能预测预产期是哪天，却无法预测是什么时刻。一般说，即将分娩时子宫会以固定的时间周期收缩。收缩时腹部变硬，停止收缩时子宫放松，腹部转软。另外还有一些变化也许不为人们所重视，举例如下：

◆产妇感觉好像胎儿要掉下来一样，这是胎儿头部已经沉入产妇骨盆。这种情况多发生在分娩前的一周或数小时。

◆阴道流出物增加。这是由于孕期黏稠的分泌物累积在子宫颈口，由于黏稠的原因，平时就像塞子一样，会将分泌物堵住。当临产时，子宫颈胀大，这个塞子就不起作用了，所以分泌物就会流出来，这种现象多在分娩前数日或在即将分娩前发生。

◆水样液体以涓涓细流或喷射状从阴道流出，这叫作羊膜破裂或破水。这种现象多发生在分娩前数小时或临近分娩时。

◆有规律的痉挛或后背痛。这是子宫交替收缩和松弛所致。随着分娩的临近，这种收缩会加剧。由于子宫颈的胀大和胎儿自生殖道中产出，疼痛是必然的。这种现象只是发生在分娩开始时。

## 真假分娩辨别

有的产妇会时而出现即将分娩的假象，或子宫无规律的收缩。一般来讲，真假分娩是难以辨别的。通常假分娩宫缩无规律，且宫缩程度不如真分娩剧烈。辨别的办法是检查阴道，看子宫颈的变化。还有就是进行宫缩计时，计算连续2次宫缩间的时间间隔，持续记录1小时。下表列出真假分娩之间的差别。

## 脐带脱垂怎么办

"脐带脱垂"绝大部分发生在胎位不正、破水的情况下。如果胎儿的胎位是"足位"，也就是在子宫内双脚朝下，

当一只脚滑下时，脐带常常会跟着滑落。如果胎位正常，但胎头仍没进入骨盆腔固定，此时如果发生脐带脱垂的话，胎儿反而更危险，因为母体一旦出现破水，胎儿脐带脱垂下来，胎头可能因为往下降而直接压迫到脐带，也就是胎儿自己把自己的血液供应阻断了，这会在3分钟内造成胎儿极为严重的缺氧或死亡。

医师通常会让产妇"头低脚高"地躺着，好让胎头或胎儿身体离开压迫位置，再将手伸入产道内，将胎儿往上顶，使胎儿不要压迫到脐带，然后赶紧施行剖宫产。

## 过期妊娠怎么办

凡平时月经周期规则，妊娠达到或超过42周，称为过期妊娠。其发生率占妊娠总数的5% ~ 12%。过期妊娠的胎儿围产病率和死亡率增高，并随妊娠延长而加剧，妊娠43周时围产儿死亡率为正常的3倍，44周时为正常的5倍。

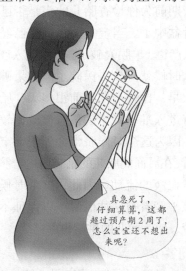

真急死了，仔细算算，这都超过预产期2周了，怎么宝宝还不想出来呢？

如果孕妇超过预产期2周以上仍未分娩，就要及时看医生，由医生决定，及时采取措施终止妊娠

且初产妇过期妊娠胎儿较经产妇危险性增加。

为了预防过期妊娠的发生，在还没有怀孕的前半年，女性就应及时记录每次的月经周期，以便能推算出较准确的排卵期和预产期。而且应在停经后两个月便去医院检查，以后定期产前检查，尤其在 37 孕周以后每周至少做一次产前检查。

如果预产期超过一周还没有分娩征兆，更应积极去检查，让医生根据胎儿大小、羊水多少，测定胎盘功能、胎儿成熟度或者通过"B 超"来诊断妊娠是否过期，从而对过期妊娠的孕妈妈尽早采取引产措施，及时终止妊娠，以减少过期产和胎儿过熟所致的围产儿病率和死亡率。

此外，如前所述，孕妈妈也可以自测胎动，如果 12 小时内胎动数少于 20 次，说明胎儿异常。少于 10 次，说明胎儿已很危险，应立即求医。如果确诊为过期妊娠，应由医生及时引产。

# 十月胎教方案

## 跟胎宝宝讲讲即将到来的世界

给宝宝讲一讲这个他马上要见到的世界吧，相信宝宝一定会很开心的。

太阳每天东升西落，人们生活在一个昼夜规律的世界中，晚上睡觉白天醒来，经过一夜的休养生息，整个世界都充满了朝气，所以，在早晨起来后，孕妈妈不妨先对胎宝宝说一声"早上好"，然后跟宝宝描述一下早上的美丽景色，比如：太阳公公是什么样子的，花儿草儿现在看起来怎样，天空是什么感觉，有没有漂亮的云朵做伴，天气好不好……

我们每天都要做一些事情，好让自己意气风发地过完一整天，就比如每天习以为常的一些行为如洗脸、刷牙、洗手、梳头、穿衣等，当你做这些事的时候，不妨跟宝宝也说一说，解释一下这样做的原因，让宝宝有养成良好生活习惯的观念，其实，你现在生活中的一切都是宝宝以后要面对的世界。

宝宝将来要面对的除了你熟悉的，也有你不熟悉的，比如路上的行人、公园里飞过的小鸟、街角的花店等，这些都是你和宝宝所生活世界的一部分，所以，也跟宝宝描述一下出现在你视野中的这部分内容吧，让他感受到世界的丰富和美丽，并充满期待。

## 准爸爸给孕妈妈积极的心理暗示

分娩是一个疼痛的过程，特别是分娩不顺利时，产妇往往产生沮丧的情绪，如不加以注意引导，就会产生产后抑郁，医学上称之为"产后抑郁症"，在此丈夫对妻子克服沮丧情绪中起着至关重要的作用。

### 爱心贴士

现在，准爸妈可以时常向胎宝宝传达这样的观念：等待他的是一个很美好的世界，他出生后会过得幸福无比！让胎宝宝信任并喜欢自己将要到来的地方。

别把生产视为女人单打独斗的事，这是夫妻两人所必须共同面临、渡过的历程，丈夫应陪伴妻子分娩，分享、分担她临盆的欢乐与痛苦，迎接宝宝的诞生。

要鼓励她，肯定她一定能克服困难顺利娩出宝宝，并时常告诉她正在做一件伟大的创举。

提供分娩支持。和她一起进入宫缩的节奏，一同调整呼吸，帮助她按摩背部，鼓励她尝试不同的放松方式。

不要提起不愉快的事，不要将家庭、单位和社会矛盾带到产房，有事以后再说。

让她吃一些东西或喝点水，可以缓解一些疼痛，并且可以增加点能量。

准爸爸可以讲一些笑话或幽默来缓解紧张的气氛，同时也可以转移她的注意力。

在宝宝出生的时刻一定得庆贺，与她共同庆祝，同时也别忘记表扬一下她，这样一切沮丧就烟消云散了。

## 孕妈妈消除恐惧，以愉快的心情迎接分娩

随着分娩日期日益临近，孕妈妈的心理负担越来越重，害怕分娩时太疼；担心不能顺利生出小宝宝或做剖宫产；担心生出不正常的小宝宝；忧虑生了小宝宝后身材会变得很难看。因此，每天精神紧张，甚至失眠。

在分娩前保持良好的心理状态十分重要，它关系到分娩能否顺利进行，所以一定要消除这种紧张和恐惧情绪。抱着"船到桥头自然直"的想法，无须把分娩当作一件严重的事情来考虑。

人的恐惧大多是缺乏科学知识胡思乱想而造成的。所以，在此期间，建议孕妈妈多看一些关于分娩的指导书籍，了解整个分娩过程后，就会以科学的头脑取代恐惧的心理。

还要学会将注意力和情绪转移到其他方面，比如玩一些有趣的游戏，看点有趣的故事书等。轻轻松松地过好孕期的最后几天，轻松上阵，相信分娩的时刻一定没有所想的那么难熬。

要知道，分娩不仅是妊娠的生理终结，而且是一个心身事件——伴随着不安的期待的体验。人的一生中几乎没有其他的事件能像分娩一样带有那么多秘密和各种各样的意义。带着一种愉快的心情去体验全新的感受，自然就对这件事不害怕了。

## 出生后的胎教巩固

完整的胎教，应该是从孕妈妈受孕之日起，直到胎宝宝出生后继续进行早教的全过程。也就是说，胎教万万不能少了出生后巩固这一环。如果不进行胎教巩固，就会前功尽弃，使之前的胎教失去意义，而宝宝也不能更好地被激发出大脑和身体潜能，无法比其他孩子更早、更快地学习和掌握语言、行走、认知、艺术等方面的技能。因此，孕妈妈一定要记得在宝宝出生后，给他"重放"曾进行过的胎教内容，比如讲过的故事、唱过的歌、听过的音乐、看过的画、说过的绵绵细语、进行过的卡片教学等。让宝宝终于能直观地看、听、学，这样才能将胎教的效果最大化地延伸，使之对胎宝宝起到有效的潜能开发作用。胎教巩固工作既是早教的一部分，也是胎教过程中最为重要的一环，亦是决定胎教成效的最重要因素，一定要引起孕妈妈和准爸爸足够的重视。

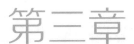

# 第三章
# 产前准备
# 和分娩

随着预产期的到来，孕妈妈在欣喜的同时，心中的恐惧也越来越重：分娩痛不痛？剖宫产对宝宝好不好、宝宝的物品还需要什么？自己的身体会发生怎样的变化？……这些问题如果不及时加以处理，很容易造成心理负担，产生心理障碍。

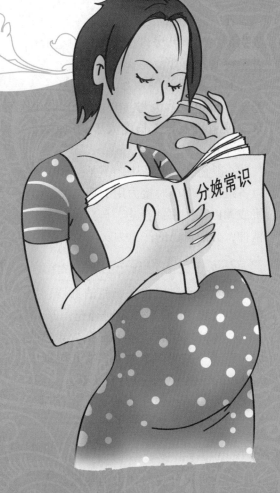

# 产前准备

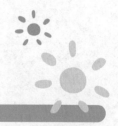

## 临产前物质准备

### 临产前妈妈的准备

衣物用品：棉拖鞋 1 双；棉内裤 3~4 条或一次性内裤若干；较厚的袜子 3~4 双；前扣式的睡衣或睡袍；开襟外套；出院服装一套；束腹带 1 个。

盥洗用品：牙刷、牙膏、梳子、毛巾、脸盆、茶杯。

乳房护理用品：哺乳式文胸 2~3 个；吸奶器 1 个；乳房衬垫 1 个；用于治疗乳头疼痛的药膏。

卫生用品：餐巾纸、卫生纸（大卷）、湿巾纸、大号（长度大于 42 厘米）或者特大号（长度大于 50 厘米）的卫生巾。

一般物品：水果汁、蜂蜜、葡萄糖，以备饥饿和生产时接力用的巧克力；CD 机或 MP3、图书或杂志，阵痛间隙放松精神，分散自己的注意力。

### 产前应为宝宝准备的物品

喂养用品：奶瓶、奶瓶消毒器、奶粉（小袋装，在母乳不足时补充营养）。

婴儿护理用品：尿不湿至少 4 包或尿布若干；脱脂棉 3 大卷；婴儿湿纸巾 1 包；护臀霜 1 瓶；爽身粉 1 盒。

衣被用品：婴儿衣服 2 套；围嘴 2 个；包被 1 条；婴儿车 1 辆。

### 分娩前孕妈妈贴心提示

◆孕妈妈分娩时体力消耗比较大，因此分娩前必须保证充足的睡眠。

◆分娩前孕妈妈尽量不要外出或旅行，以免途中分娩不能及时就医，措手不及；也不要天天卧床休息，做一些力所能及的轻微运动是有好处的。

◆分娩前孕妈妈要自我检测胎动，因为胎动是评判胎儿是否宫内缺氧的最敏感指标。

◆若无异常情况，尚未临产的产妇不必提前住院，以免带来心理恐慌。

◆孕妈妈要注意保持身体的清洁，由于产后不能马上洗澡，因此在住院之前应洗澡，以保持身体的清洁。

◆发生胎膜早破（在家）时，应该采取平卧位来医院，以免发生脐带脱垂。

◆有妊高征的孕妈妈应在产前及时接受治疗，否则对母子健康都极不利。

### 爸爸应做的准备

◆爸爸应该在孕妈妈分娩前将房子清扫布置好，要保证房间采光和通风情况良好，以便孕妈妈在产后愉快地度过月子期，让母子生活在清洁、安全、舒适的环境中。

◆爸爸应该将家中的衣物、被褥、床单、枕巾、枕头拆洗干净，在阳光下暴晒消毒，以便孕妈妈产后备用。

◆购买物品、用具。包括挂面或龙须面、小米、大米、红枣、面粉、红糖等这些产妇必需的食品，还应购置洗涤用品，如肥皂、洗衣粉、洗洁精、去污粉。

## 其他需要准备的物品

证件类：身份证、准生证、医保卡、母子健康手册、住院证、病历、献血证。

笔和笔记本：住院期间记事用。

住院或手术押金：提前了解医院的支付方式，带好现金和银行卡。

有的医院可能会提供部分母婴用品，孕妈妈可以提前了解一下。此外不要担心自己准备的东西不够，就算到时候缺一两样，让家人临时准备也是没有问题的。

除了上述已经成为经验之谈的"硬件"准备工作之外，还应做好如下的"软件"准备工作：

◆应提前将预产期告知上司和同事。

◆什么时候给医生打电话？

◆是先给医生打电话还是直接去医院？

◆是否有人时刻守在孕妇身旁？

◆乘什么交通工具去医院？

◆在上下班高峰期，从家里去医院要多久？

◆最好预先演练一下去医院的路程和时间。

◆寻找一条备用道路，以便尽快达到医院。

## 入院的相关资料

孕期保健手册、身份证、病历卡、医保卡、准生证、夫妻双方身份证和户口本、住院押金、手表（计算阵痛间隔）、笔和笔记本、手机、充电器。（其他特殊资料可事先咨询医院）。

# 了解不同的分娩方式

## 自然分娩

自然分娩是指在有安全保障的前提下，通常不加以人工干预手段，让胎儿经阴道娩出的分娩方式。自然阴道分娩是最理想、对母婴健康最安全的分娩方式。它最基本的条件是决定分娩的三因素——产力、产道及胎儿均正常且三者相适应。孕妇在决定自然分娩时，应先了解何时预产及生产的全过程。

自然分娩是一种自然的生理现象。采用这种方式分娩的好处是：首先，临产时随着子宫有节律的收缩，胎儿的胸廓受到节律性的收缩，这种节律性的变化，使胎儿的肺部迅速产生一种叫作肺泡表面活性物质的磷脂，因此出生后的婴儿，其肺泡弹力足，容易扩张，能很快建立自主呼吸；其次，在分娩时，胎儿由于受到阴道的挤压，呼吸道里的黏液和水分都被挤压出来，因此，出生后婴儿患有"新生儿吸入性肺炎""新生儿湿肺"的相对减少。另外，随着分娩时胎头受压，婴儿的血液运行速度变慢，相应出现的是血液充盈，兴奋呼吸中枢，建立正常的呼吸节律。而分娩阵痛也使子宫下段变薄，上段变厚，宫口扩张，产后子宫收缩力会更强，有利于恶露的排出，也有利于子宫复原。

## 剖宫产分娩

剖宫产就是剖开腹壁及子宫，取出胎儿，是一个重要的手术助产方法。一般来说，自然分娩对大部分的准妈妈而言，相对比较安全且伤害性较小，但是

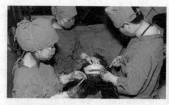

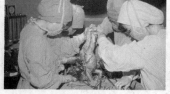

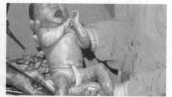

麻醉的同时消毒手术部位，并切剖孕妇的腹部（麻醉后如果不马上做手术，麻醉药会影响胎儿）。3～5分钟后，先娩出胎儿的头部。

只要拿出胎儿的头部，婴儿的身体自然会露出子宫外面。

脐带的脉搏停止跳动后，慢慢地切断脐带。

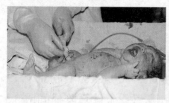

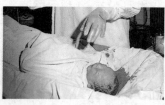

把婴儿转移到婴儿床上，并处理肚脐等部位。利用工具清除口腔内的脏物。

为了保持体温，擦拭干婴儿身上的水分。

一旦结束这些过程，新生儿就离开妈妈的身边，在新生儿病房接受保护。剖宫产的优点是，不需要承受强烈的阵痛，而且轻松地分娩。另外，胎儿不需要经过妈妈狭窄的产道。分娩（Labor）的原意是"劳动"。如果身体虚弱，或者很难自然分娩，最好实施剖宫产手术。

在一些特定的适应证之下，有些妈妈则需要接受剖宫生产，而有些妈妈甚至是在顺产已经开始阵痛之后，才临时选择剖宫产的。

　　用什么方式，采取何种方法分娩，医生会对准妈妈做仔细的检查和充分估计。如果在分娩前或待产过程中出现了对分娩确有困难的因素，对母婴不利，就要决定做剖宫产。通常情况下，产妇或胎儿出现以下问题时，采用剖宫产分娩更有利于准妈妈和新生儿的健康。

　　◆产妇方面：产程迟滞、产道异常、宫缩乏力、产程延长经过处理无效、前置胎盘、胎盘早剥、子宫先兆破裂；胎位不正如横位、额后位不能经阴道分娩；有剖宫产史，前次剖宫产是古典式切口愈合不佳或曾作过子宫肌瘤剜除术；高龄初产、妊娠高血压症、引产失败、骨盆狭窄或抬头与骨盆腔不对称等。

　　◆胎儿方面：胎儿宫内窘迫治疗无效；脐带脱垂、胎心尚好、估计短时期不能经阴道分娩；胎盘功能严重减退及羊水过少；臀位胎儿较大、多胞胎、胎儿过大等。

# 产前体操，助产有益

## 产前的呼吸练习

　　在分娩中正确的呼吸方法可以帮助孕妈妈放松身体、缓解疼痛。从第4个月开始孕妈妈就可以练习，直到分娩。做这个练习时要躺着、腿弯曲，或者把腿放在椅子上稍稍分开。如果你做这个动作有点儿困难，你也可以盘腿而坐。

## ★深呼吸

缓慢的深呼吸有松弛的效果，还可以为血液提供大量的氧气，将会给你带来舒适和放松。

开始时，先用鼻子慢慢地深吸一口气，同时使肚子膨胀（如图a），然后让气以一种长而稳的方式从嘴巴呼出，最大限度地缩回肚子，呼气时，脸部肌肉要放松，同时放松四肢。非常慢地做这个动作，然后重新开始做几次。

孕妈妈也可以这样做：想象空气沿着子宫，同时也沿着想象中画在肚子上的一条灰色的线上升。当你吸气到最大限度的时候，不要停止，并开始呼气，同时，想象着你呼出的气体沿着你的脊柱一直到底并朝向会阴和子宫颈口的方向。你的呼吸形成了一个圈，围绕着子宫和你的宝宝。想象的循环对呼吸的循环很有帮助。

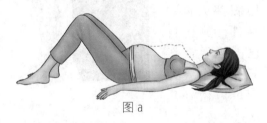

图 a

## ★浅呼吸

浅呼吸将会在因子宫颈扩大而引起的强烈收缩时派上用场，在你想用力时，用这种方法可以帮助你，但是在子宫颈扩大结束和娩出时不能运用这种呼吸方式。

开始时先吸一口气，然后轻轻地快速地呼气，不要发出声音。只有胸部较高的部分起伏；肚子几乎保持不动。（如图b）这种呼吸应该是有节奏的。不要呼吸得越来越重，而是伴随着规律的节

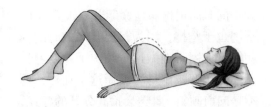

图 b

奏越来越快：大概2秒钟呼吸一次（吸气和呼气）。做这种呼吸时闭上眼睛很可能会做得更好。

## ★用力时的呼吸

这时的呼吸涉及分娩的最后阶段：孩子下降直到出生。此时有两种呼吸方式。

◆屏息。即传统的"吸气、屏气、用力"。可以进行以下练习：深深地吸气，到达吸气顶点时，保持住呼吸，脑子里数到5，然后用嘴呼出那口气。逐渐地你将会数到10、20甚至30，也就是说屏气半分钟。

◆抑制呼气。先做一个深深的腹部的吸气，同时鼓起肚子，在缩回肚子时，空气通过嘴轻轻地呼出；腹肌尽最大可能地收缩。这和深呼吸是一个方法，但是我们着重强调腹肌的收缩来帮助胎儿出生。为了训练，你可以吹气球。但是不要在第9个月做这个练习，以免使子宫颈承受压力。

## 产前的肌肉练习

这些练习是在第4~7个月做的。产前肌肉运动不仅可以帮助孕妈妈松弛肌肉和关节、增加体能，更重要的是使孕妈妈练习控制与生产有关的肌肉，以减少生产时的痛楚，使生产得以顺利进行。

## ★增强骨盆关节的柔韧度

◆下蹲。一开始，把脚在地板上放平将会很困难，你会感到小腿的肌肉和

大腿的肌肉很疼痛地紧绷着（如下图）。不用过于坚持，因为只要几天的时间你就能毫无困难地做这个练习了。要习惯于你每次弯腰俯身时就做这个动作，而不是向前倾斜。要学会抬高分开的膝盖，背挺直，尤其要避免弯成弓形。为了更好地做出这个动作，请深呼吸，在呼气时重新挺直。

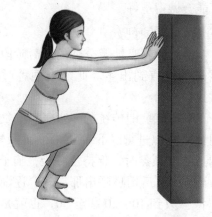

下蹲

◆盘腿而坐。脚后跟放在臀部下面，膝盖离地，保持背部挺直（如下图）。一开始，你很快就会感到累，为了放松，可把腿向前伸开。这个姿势有利于拉牵大腿肌肉和增强骨盆关节的柔韧度，当你习惯了这个姿势时，在读书、看电视等时都可以采用它。如果这个姿势对你来说很困难，

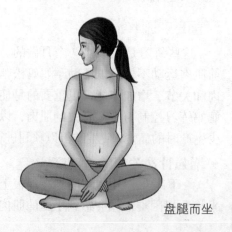

盘腿而坐

可以在臀部下面放一个垫子。

★ **增强会阴的弹性**

会阴是胎儿娩出母体的地方，在临产前对会阴部进行锻炼可以增加产道的弹性，相对降低分娩时的痛楚。

◆坐下，稍稍向前倾，膝盖彼此分开，前臂和肘放在大腿上：慢慢地收缩会阴，保持几秒钟，然后放松双倍的时间（如下图）。这个练习坐着站着都可以做，重复12次，一天2~3遍。这个运动可以一直持续到分娩。为了使会阴的肌肉变发达，做练习时应该有点儿强度，每次至少保持5秒钟。如果中途没有坚持住，要循序渐进地做练习，不能急于求成。

◆锻炼腹肌。深深地吸气，然后在呼气时缩回腹部大概10秒钟，放松自己，然后重新开始。你一天中可以做好几次这个练习。

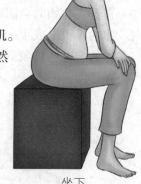

坐下

★ **骨盆摇摆运动**

站立，腰部挺直，腹部朝前，把左手放在腹部，右手放在臀部，吸气。然后，慢慢地逐渐收缩腹肌，夹紧臀部同时向前向下推动。呼气。为了帮助你很好地完成这个动作，把右手向下伸，左手向上伸；如此，力作用于骨盆，使其改变方向。当你能够正确地做这个动作时，你就不用手的帮助了。

现在同样是做骨盆摇摆运动，不过是通过爬行：胳膊伸直并且垂直，两手

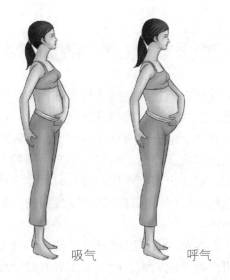

吸气　　　　　呼气

相隔 30 厘米，大腿同样垂直，膝盖相隔 20 厘米。

慢慢地使背部成凹形，抬头，尽可能高地提臀（如图 a），做这些动作时吸气，并且使腹部放松。然后，像小猫一样把背弓成弧形，收缩腹部，最大限度夹紧臀部并垂向地面，轻轻地把头垂向两个胳膊之间（如图 b），做这些运动时要吸气。

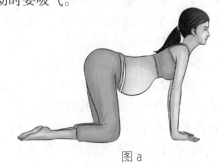

图 a

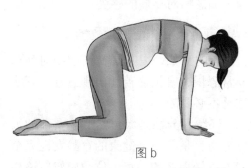

图 b

## 分娩前的放松练习

这个练习应从第 4 个月开始做，并一直持续到分娩。

躺在一个有点儿硬的床垫上，或者铺上毯子躺在地上。准备 3 个枕头（如下图）：一个在头下，一个在膝盖下，一个用来垫脚，以便身体的所有部分都被很好地支撑。

先从右手开始，轻轻握拳，保持几秒钟，然后逐渐地松开。再慢慢地收缩胳膊，保持几秒钟压力，再慢慢地放松。左手和左臂也做同样的练习。然后轮到腿，相继地收缩和放松脚趾、小腿和大腿的肌肉。

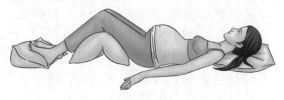

放松练习

然后从四肢转移到身体的躯干部分收缩臀部、腹部、会阴等的肌肉，最后是面部。一开始要想完全放松面部可能会有困难，因为面部有接近 60 块肌肉。首先试试同时收缩这些肌肉：闭上眼睛和嘴，收缩上下颌，别忘了额头。这样保持上几秒钟。然后完全放松。重复练习 3~4 次。

接下来同时放松身体的所有肌肉。深呼吸 3~4 次，然后，在吸气的同时收缩所有的肌肉：胳膊、腿、腹部、会阴、面部。保持 3~4 秒钟。然后呼气的同时完全放松，保持 10~15 分钟。

放松之后不要突然站起来，这样会头晕。先做两三个深呼吸，伸长胳膊和腿，坐起来，最后慢慢地起身。

# 学习和掌握分娩技巧

## 分娩前宫缩与分娩宫缩

### ★分娩前宫缩

也称假宫缩，往往不规则，可能连续几小时都没有明显的规律，强度、持续时间、频率都没有增加，一般持续时间短。分娩前宫缩多出现在身体前部、腹部下方，引起疼痛一般在腹部下方而不是在子宫内。

### ★分娩宫缩

也称真宫缩，往往有规律可循，宫缩会越来越强、持续时间更久、次数更多，宫缩时间变长，间隔则缩短。

分娩宫缩大部分出现在腹部下方，但是会扩散到背部下方，会有紧绷、拉扯的疼痛，但是通过有意识的放松其他肌肉，这种疼痛状况是可以减轻的，甚至克服。出现分娩宫缩时通常会"见红"。

区分分娩前宫缩与分娩宫缩，还可以采用"1-5-1"的原则来判定，即如果宫缩持续至少1分钟、每次间隔5分钟（或更短）、这种状况持续至少1小时，那么即可认定是分娩宫缩。

## 缓解分娩疼痛的方法

分娩时子宫一开始收缩，组织就会拉扯，然后神经系统中微小的压力神经末梢感受器就会受到刺激，并发出闪电般快速的冲动，随着神经到达脊髓。如果周围的肌肉很紧张，疼痛神经末梢感受器也会受到刺激并发出冲动。这些冲动必须在脊髓那里通过一道闸门，这道门可以决定把哪些神经冲动挡在门外，

哪些可以通过并继续传往大脑。到了大脑，这些冲动就被当成疼痛。因此，可以在3个地方影响疼痛的产生：疼痛产生的源头、脊髓的闸门、感知疼痛的大脑。在找出驾驭疼痛的技巧时，你应该选用可以同时在这3处控制疼痛的镇痛方法。

首先，你可以练习放松技巧，避免肌肉疲劳或紧张，同时采用有效的分娩姿势，让肌肉按照天生的功能去运作。

其次，就是关闭脊髓的闸门。舒服的触摸刺激就像按摩，可以发出正面的冲动来阻挡疼痛冲动通过脊髓的传送过程。你也可以利用譬如音乐、明确的想象或是对抗压力等，来缓解疼痛的刺激。

最后，你还可以把大脑的神经末梢填满。一般的镇痛药物就是堵住这第三个地点——疼痛感受点的入口。你也可以制造"身体本身的止痛剂"（内啡肽），用这种自然方法来达到同样的效果。

另外，分散注意力的技巧也可以用来填满大脑疼痛神经末梢的空间，达到阻止接收疼痛的效果。分散注意力的方法就是努力让大脑填满各种其他的影像，而忽略对疼痛的感受。

## 孕妈妈要克服产前恐惧

有的孕妇，尤其是初产孕妇对临产非常恐惧，害怕痛苦和出现意外，其实这是不必要的。

怀孕、分娩是大自然赋予女性的天然能力，是每一个健康的育龄女性完全能够承受得住的。每一位孕妈妈应该相

信自己的能力，相信自己也可以撑过去。所以孕妈妈不必惊慌、恐惧，顺其自然就好。相反，如果临产时精神紧张，忧心忡忡，将会影响产力，从而导致产程延长，造成分娩困难，带来多余的麻烦和痛苦。

要克服产前恐惧症，需要家人多对孕妈妈进行开导，尤其是准爸爸要多抽出点儿时间来陪妻子，以抵消忧虑；其次，孕妈妈多进行散步、深呼吸等舒缓的运动，以提高身心的自我调节能力；另外，孕妈妈可以多听些音乐以调节心情，在舒缓情绪的同时，还具有胎教的功效。

## 硬脊膜外麻醉的注射过程

在注射硬脊膜外麻醉之前，孕妈妈要接受静脉注射液，以增加血液量并预防硬脊膜外注射可能引起的血压降低。

医生会要求孕妈妈坐起来或侧躺着，并且将膝弯曲接近胸部以使下背部呈圆弧状，然后医生会对孕妈妈下背部进行消毒。接着，在下背部皮下注射局部麻醉药，这时孕妈妈会感到轻微刺痛。

当注射区周围充分麻醉之后，医生就在硬脊膜外腔用一根勺状穿刺针头穿刺，接上注有少量测试剂的针筒，继续进针。一旦针筒插好，医生就会把一根塑料导管穿过针筒直接进入硬脊膜外腔，然后再将针筒移开，让弹性较好的导管留在原位。

然后，医生会将麻醉药通过这条导管分次注入孕妈妈体内。几分钟之后，孕妈妈可能会感到强烈的刺痛，像是被电击一样，很快就会觉得肚脐以下已经麻痹，或是觉得双腿热热的。在10~20分钟之内，孕妈妈会觉得下半身变得疲惫、沉重，或有麻木的感觉，然后，宫缩的疼痛就会逐渐消退。因为感觉不到排空膀胱的压力，所以医生会插一根导尿管帮孕妈妈排除尿液。

因为硬脊膜外注射可能会导致血压降低，医生可能会每2~5分钟就给孕妈妈量血压，等血压稳定后改为每15分钟量一次。同时，为了观察胎宝宝对硬脊膜外麻醉的反应，孕妈妈还必须接上电子胎儿监护仪。

硬膜外麻醉的注射位置

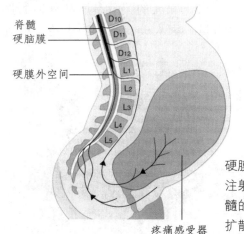

脊髓
硬脑膜
硬膜外空间
D10
D11
D12
L1
L2
L3
L4
L5

疼痛感受器

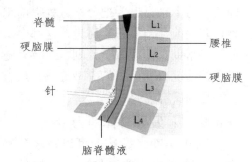

脊髓
硬脑膜
针
脑脊髓液
L1
L2
L3
L4
腰椎
硬脑膜

硬膜外空间是我们做硬膜外麻醉时注入麻药的地方。注射位置是在两个腰椎之间，确切地说是在没有脊髓的地方。箭头部分代表了麻醉液体正在硬脑膜后扩散。硬膜外麻醉会在分娩后持续一到两个小时，避免突然出现并发症。

医生每隔一小段时间就会触摸孕妈妈腹部的皮肤，以检查麻醉药的量是否足以减轻疼痛，而不至于影响呼吸，保证分娩顺利地进行。

## 最佳分娩三策略

### ★策略一：与医生多多沟通

（1）与产科医生保持良好的沟通。孕妈妈在待产时，应把自己疼痛频率和疼痛程度的变化及时与医生交流，如果对自己的身体状况有任何的担忧和疑虑都可以毫不犹豫地向医生提出，千万别有顾虑，只有足够的沟通，才能让医生了解自己的状况，才能正确评价产程进展是否顺利，并做出相应的决策。如果为了躲避检查，一味忍耐疼痛，甚至拒绝检查，将延误产程处理时机，给自己和宝贝带来不良后果。

（2）和医生一起制订一个合理的分娩计划。分娩计划最好在孕妈妈怀孕第36周的时候制订好，以防分娩过早开始。孕妈妈制订好分娩计划书之后，需要产科医生医生来作审核，医生拥有丰富的专业知识和经验，而且对孕妈妈的情况也非常熟悉，会给予更好的建议。即使不写下来，也要把分娩过程提前想想，并提前与产科医生讨论，这都会对分娩有帮助。即使做了计划，还要有随时根据情况改变计划的心理准备，最重要的是确保宝宝的安全。

### ★策略二：发挥身体的力量

（1）孕期多做运动可以减轻分娩疼痛。适度的运动能加速孕妈妈的血液流动、心血管储备力和适应性，还能调节神经系统，增强内脏功能，帮助消化，促进血液循环，有利于减轻腰酸腿痛、下肢水肿等压迫性症状，

从而增强孕妈妈的体质，为以后的分娩提供体能上的储备。多数的直立姿态可以使骨盆扩张的更大，和跪立、端坐等姿态一样，能帮孕妈妈提高耐力，平安分娩。

（2）对自己的身体要有信心。

如果孕妈妈产前体检显示胎位、骨盆大小等各项指标都很正常，医生就会建议孕妈妈选择自然分娩。此时孕妈妈要对自己的身体有信心，这样才能有一个健康聪明的宝宝。有的孕妈妈明明知道自己产检各项指标都很正常，却还是要求剖宫产，说明她对自己的身体缺乏信心。

### ★策略三：放松心情是顺利分娩的保障

（1）放松心情有助于分娩。一般而言，心情舒展，肌肉也会放松，心情越紧张，肌肉就会绷得越紧。如果孕妈妈此时精神极度紧张，心理负担很重，则肌肉也会绷得很紧，产道也不容易扩张，延缓分娩时间，加剧产痛，还可能会导致难产、滞产、新生儿窒息等状况。孕妈妈可以通过深呼吸、联想、转移注意力等方法放松心情。

（2）家人的关爱是顺利分娩的强大力量。家人关爱的恰当表达，可以

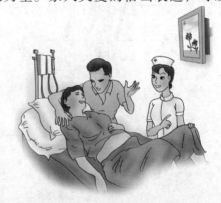

家人的关爱是对产妇最大的鼓励。

缓解孕妈妈待产和分娩时的紧张情绪，使孕妈妈顺利度过分娩期。准爸爸的陪伴对孕妈妈具有独特的作用，准爸爸能够知道孕妈妈的爱好，可以在她们疼痛时给予爱抚、安慰及感情上的支持。孕妈妈在得到丈夫亲密无间的关爱与体贴时，也可以缓解紧张恐惧的心理，减少了孤独感。

# 分娩前的检查

## 彩超检查

主要是最后看看胎儿有没有脐带绕颈，脐脑动脉的血流好不好等情况，最后确定一下胎位。

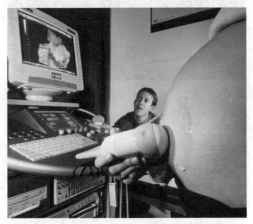

通过分娩前检查，医生可明确产妇是否确已破膜，以及胎儿的情况。

## 阴道检查

这是必须要做的检查项目，主要是对宫颈、阴道、外阴进行检查，从外而内，先是看外阴，然后检查阴道和宫颈。阴道内的检查，主要看是否有湿疣、血管扩张、阴道畸形、阴道横膈、阴道纵隔、双阴道等与分娩相关的情况。目的是确认准妈妈是否临产，产程进展如何，胎位是否正常，有无难产可能，骨盆是否足够宽大等。

## 测宫高与腹围

分娩前通过测量宫高和腹围，可以估计胎儿的体重。同时根据宫高妊娠图曲线以了解胎儿宫内发育情况，比如是否发育迟缓或巨大儿。

## 血压、心率、体重测量

在分娩期间，应定时测量血压、心率，发现两者变化。测量体重，是为了了解水肿情况，预防妊娠高血压综合征等出现。孕晚期体重增加比早期明显。从表面看水肿不明显，但测体重时，如发现重量较上周测量时增加超过 0.5 千克以上，就可能是隐性水肿，应提高警惕，预防产前惊厥等问题的产生。

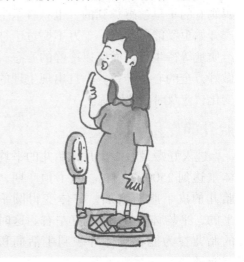

定期测量体重，及时发现不良情况。

# 分娩时刻

## 临产时身体的变化和标志

### 产妇身体的变化

接近生产时，产妇的身体会出现各种变化，形成自然地完成生产准备的征兆。这些征兆可以由母体自己感受到，也可由医生检查加以确认。

最明显的征兆就是骨盆有下降的感觉，产妇还会感到频繁腹胀，这属于生理性腹胀，不需担心，只需躺一会儿就可以缓解。这时，作为子宫出口的子宫颈管，为了胎儿的出生逐渐柔软起来。因为子宫颈管黏液分泌旺盛，所以阴道分泌物也会增加。另外，胎儿一旦入盆，常会引起脚跟痛，膀胱受压导致尿频。同时，由于胃部受压减轻，所以有些准妈妈会食欲大增。

上述的种种变化是因人而异的，准妈妈有的早早就感觉到的，也有直至生产开始也没能感受到，千万不要过于神经质地等待生产，而应以冷静的心态，做好万全的心理准备。一旦出现生理的变化，应及时前往医院。

### 胎儿的变化

进入妊娠最后 1 个月，胎儿的平均体重达到 2500 克左右。到了预产期，胎儿的皮下脂肪增加，身体变得圆乎乎的，平均体重在 3000 克左右。这时的胎儿在为能在母体外顺利生活而积蓄能量。

胎儿身体外面有一层叫作胎脂的脂肪，胎儿的肌肉被胎脂覆盖，整个身

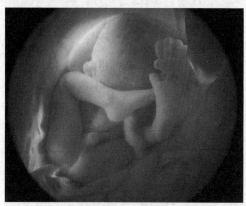

进入妊娠最后一个月，胎儿的体重增加到 2500 克左右。

体也被胎脂包围。胎脂具有避免体内热量散失，保持体温恒定的作用。这时，胎儿已经做好了出生的准备。随着生产一天天临近，胎头也开始入盆。因为胎头被固定，所以胎动就变少。实际上，只有一半的产妇在生产前胎头入盆，很多产妇在阵发性腹痛出现后，胎头才入盆。

### 临产的标志

妊娠后期接近预产期的时候，夫妻都关心着分娩时刻的到来。那么，怎样才能知道快要临产了呢？一般来说，准妈妈在足月前后出现以下情况之一者，说明已近临产，应该住进医院待产。

◆出现规律的子宫收缩：孩子出生的日子快要到时，准妈妈会感到腹部有比较频繁的子宫收缩的感觉，他的特点是收缩力弱，持续时间短而不规则，

收缩的强度并不逐渐加强，没有阴道流血和流水，有时休息后，子宫收缩可以完全停止，这种不规律的子宫收缩并不是临产，所以称为"假临产"，不必马上去医院待产。当出现有规律的子宫收缩，每隔 10～15 分钟 1 次，每次收缩持续时间为几十秒钟，即使卧床休息后宫缩也不消失，而且间隔时间逐渐缩短，持续时间渐渐延长，收缩的强度不断增强，这才是临产的开始，应该立即去医院待产。

◆见红：分娩开始之前的 24 小时内，阴道会排出一些血性黏膜，俗称"见红"。所以，当产妇"见红"时，表示 23 小时内即将临产，应该立即去医院待产。

◆破水：由于子宫收缩不断加强，子宫内羊水压力增高，羊膜囊破了，"胞

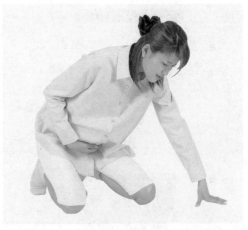

妊娠后期，当孕妈妈出现规律的子宫收缩、见红、破水等症状时，可能是宝宝要出生了。

浆水"流出，此时称为破膜。应立即平卧送医院待产，一般在破膜 24 小时内临产。以往有急产、过期产的产妇，应根据具体情况决定住院的日期。

# 了解分娩全过程

## 第一产程及产妇的配合

第一产程是指从子宫出现规律性的收缩开始，直到子宫口完全开大为止。第一阶段期间，常规的子宫收缩使宫颈扩张，先变短，然后全部消失，以让孩子通过。宫颈完全扩张的时候能够打开到 10 厘米宽。收缩过程是分娩最长的阶段，可能会花 15～20 个小时。但对于经产妇（有生产经历的妇女）来说，这一过程往往会快得多。在这一阶段，孩子的头部（或臀部）也会以旋转的动作向骨盆底挤压。

在此阶段，宫口未开全，产妇用力是徒劳的，过早用力反而会使宫口肿胀、发紧，不易张开。在刚开始的几个小时，产妇起床活动，然后休息，这是很有益

的，因为很多产妇在每次收缩的间隙都会感到轻微的疼痛，站起来走动可以让收缩良好地进行，在地心引力的作用下会让孩子头部挤入宫颈和骨盆底。

此时产妇应做到：

思想放松，精神愉快：紧张情绪可以直接影响子宫收缩，而且会使食欲减退，引起疲劳、乏力，影响产程进展。做深慢、均匀的腹式呼吸大有好处，即每次宫缩时深吸气，同时逐渐鼓高腹部，呼气时缓缓下降，可以减少痛苦。

注意休息，适当活动：利用宫缩间隙休息、节省体力，切忌烦躁不安消耗精力。如果胎膜未破，可以下床活动，适当的活动能促进宫缩，有利于胎头下降。

### 第一产程示意图

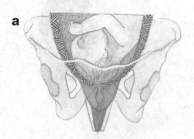

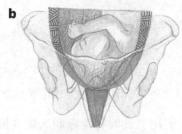

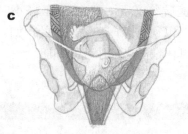

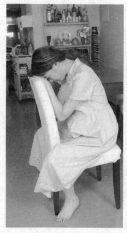
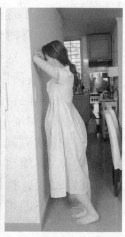

如果子宫开始收缩，就应该马上休息。比如，分腿坐在椅子上，并把头放在双臂上面，或者在站立状态下靠墙休息。

在阵痛中，子宫颈管出现各种变化。

a. 阵痛初期：子宫颈部消失，或者变薄，而且子宫颈部开始开启。

b. 子宫颈部继续开启。

c. 子宫颈部完全开启。为了顺利地经过骨盆，旋转胎儿的头部。

采取最佳体位：除非是医生认为有必要，不要采取特定的体位。只要能使你感觉减轻阵痛，就是最佳体位。

另外产妇要趁机补充营养和水分：尽量吃些高热量的食物，如粥、牛奶、鸡蛋等，多饮汤水以保证有足够的精力来承担分娩重任。

勤排小便：膨胀的膀胱有碍胎先露下降和子宫收缩。应在保证充分的水分摄入前提下，每2~4小时主动排尿1次。

## 第二产程及产妇的配合

第二产程是指从宫口开全到胎儿娩出的阶段，又叫"排出阶段"。宫口开全，胎儿随着宫缩逐渐下降，当胎先露部下降到骨盆底部压迫直肠时，产妇便不由自主地随着宫缩向下用力，胎儿从完全开大的子宫口娩出。

婴儿有时会在强烈的子宫收缩后出生，但通常排出的阶段会慢一些。排出时间通常少于两个小时，如进行硬膜外麻醉，时间可能延长。而第一次生产的妇女则需要更多的耐心。在这个时候，各有关人员（母亲、丈夫、医生、助产士）之间的合作便显得十分必要。

有时医护人员会在位于阴道口和肛门之间的会阴处切一个小口，这样可以加速产子的过程，并且降低撕破会阴的风险。不过所谓的外阴切开术也做得越来越少，因为自行撕破的女性在产后几天的状态通常都比做过外阴切开术的女性好。另一个用于加速产子过程的技术是真空抽吸，即把一个用金属或橡胶类物质做成的抽吸杯放在胎儿的头上，在泵的压力作用下，医生或助产士可以慢慢地、小心翼翼地，跟子宫收缩同步，沿着产道的方向将胎儿向外拉动。以这种方式出生的孩子最初几周可能会有个杯印留在头上，不过抽吸法通常被认为是无害的。另一种方法就是助产镊子，它有两个可以夹住头部而不伤害孩子的叶片，用它拉动孩子也可以帮助产妇产出孩子。

**第二产程示意图**

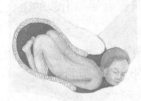

胎儿的脸部朝下，而且头部压迫会阴部。会阴部逐渐膨胀的同时阴道入口也变大。头部就像扫会阴部一样压迫着会阴部。首先看到头部最顶部和额头部位。

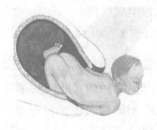

如果头部离开母体，肩部在骨盆内旋转。此时，头部就左右旋转。

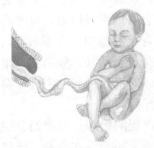

如果肩部离开母体，就容易分娩出其他部位。

此时产妇应做到：

在这一阶段中，产妇积极地用力排胎是十分重要的。第二产程时间最短。宫口开全后，产妇要注意随着宫缩用力。当宫缩时，两手紧握床旁把手，先吸一口气憋住，接着向下用力。在子宫收缩间歇尽量放松，平静地深呼吸，放松，喝点儿水，准备下次用力。当胎头即将娩出时，产妇要密切配合接生人员，不要再屏气向下用力，避免造成会阴严重裂伤。

## 第三产程及产妇的配合

第三产程是指从胎儿娩出直至胎盘娩出。这时胎儿产出，医生剪断脐带，接着孩子第一声的哭泣将空气吸入肺腔，哭泣咳嗽反射会排出那里的黏液。医生会对孩子第一次的呼吸、皮肤颜色、肌肉力量做仔细的记录。

尽管此时母亲更关心她的孩子怎么样了，也需要先完成产后阶段的工作，即排放胎盘的过程。胎儿生下后，胎盘及包绕胎儿的胎膜和子宫分开，通常在30分钟内胎盘会随着子宫收缩而完整地排出体外。胎盘娩出时，只需接生者稍加压即可。如胎儿娩出后45～60分钟胎盘仍未娩出，则应听从医生的安排，由医生帮助娩出胎盘。胎盘娩出意味着

**第三产程示意图**

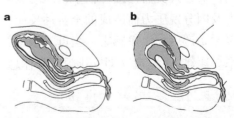

分娩后马上喂母乳，能促进排出胎盘的分娩第三期。有时，给子宫施加压力，或者拉动脐带，这样就能缩短胎盘的娩出时间。

整个产程全部结束。

此时产妇应做到：

在第三产程时，产妇要保持情绪平稳。分娩结束后2小时内，产妇应卧床休息，进食半流质饮食补充消耗的能量。一般产后不会马上排便，如果产妇感觉肛门坠胀，有排大便之感，要及时告诉医生，医生要排除软产道血肿的可能。如有头晕、眼花或胸闷等症状，要及时告诉医生，并早发现异常并给予处理。

## 第四产程

第四产程的概念是从娩出到产后2小时之内这个时间。

第四产程是指产后1~2小时内的期间，是母亲身体生理再调适的开始。分娩时，血液丧失可达500毫升，随着血液丧失及子宫对血管压力的解除，血液会重新分布到静脉床。结果出现红细胞积压中度下降及脉搏压增加、中度频脉、中度心跳加快。

胎盘剥离娩出后，由于子宫仍然继续收缩，子宫低位于肚脐和耻骨联合之间。由于子宫肌肉的强力收缩，促使因胎盘剥离而开放的大血管封闭，即宫缩如结扎血管般，达到控制出血的目的。若子宫肌肉收缩乏力，将导致产后大出血。

因此，分娩后1~2小时是个重要时刻，护理人员需仔细评估子宫肌肉收缩力及因分娩压力而造成的全身性反应，以预防产后大出血感染。当母子亲密关系尽速建立后，应立即安排睡眠和休息。

## 选择剖宫产的母子体征

### ★剖宫产母体方面的手术指征

◆高龄初产。

◆孕妈妈骨盆狭窄或畸形，阻碍产道。

◆孕妈妈生殖道受到感染。

◆孕妈妈有两次以上不良产科病史。

◆孕妈妈以前因子宫颈闭锁不全接受永久性缝合手术。

◆孕妈妈以前曾经做过子宫手术，如剖宫产、子宫肌瘤切除手术、子宫切开手术或子宫成形术。

◆孕妈妈患有慢性或由怀孕导致的疾病。

◆产程迟滞，子宫口停止扩张，或胎宝宝停止在产道中继续下降刺激宫缩。

◆如前置胎盘、胎盘早期剥离、子宫破裂、前置血管等引起的出血会危及母子生命。

### ★剖宫产胎儿方面的手术指征

◆双胞胎和多胞胎。

◆胎儿畸形。

◆胎位异常，如臀围、横位等。

◆胎儿比例不均匀。如胎儿过大，胎儿过重或过小。

◆胎儿窘迫，胎心音发生变化，或胎儿缺氧，出现胎便。

◆子宫颈未全开而有脐带脱出。

## 准爸爸应该了解的产程护理知识

第一产程的护理：此时宫缩疼痛刚刚开始，产妇的精力还比较充沛，应该多与她进行语言交流。

第二产程的护理：多在产妇身边称赞与鼓励，使她增强信心。准爸爸要指导产妇配合宫缩屏气用力，对她的进步及时给予肯定和鼓励。宫缩间歇期，产妇应该坚持进行活动，如站立、走动、下蹲等。随时满足产妇的生理需要，如饮水、擦汗等。

第三产程的护理：当产妇分娩时，孩子爸爸通常不会守在身旁。所以这个时候就要靠妈妈自己努力了。

第四产程的护理：当胎儿娩出后，孕妇和新生儿会一同回到病房。此时的孕妇自觉腹内空空，产道如释重负，身心疲惫不堪，但内心充满了幸福及自豪："我终于顺利地把小宝贝带到这个世界了！"此时爸爸不仅要共同分享产妇的喜悦，同时还要协助产妇进食、饮水、排尿，尽早对新生儿进行早接触、早吸吮。

# 缓解分娩疼痛

## 缓解疼痛的正确站姿

### ★放松的姿势

放松腿部、肩部和颈部。此时，必须挺直脊椎，如图①。

### ★紧张的姿势

如果根据紧张与放松的差异反复训练正确的呼吸方法，就能缓解分娩时的痛症。在站立状态下用力伸直双腿，然后肩部和颈部用力，如图②。

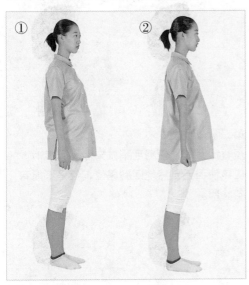

## 缓解疼痛的正确坐姿

### ★正确的姿势

即使短时间休息，也应该挺直后背，放松肩部。在上班的情况下，特别要注意坐姿，这样才能减轻身体压力，

如图①。

### ★错误的姿势

如果倾斜后背，就容易导致腰痛症状。孕妇以倾斜的姿势坐在椅子上面，只会加重身体负担，如图②。

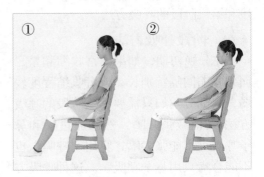

## 严重阵痛时的三阶段呼吸法

减轻分娩阵痛的方法很多，而且非常复杂，但是呼吸方法便于掌握，而且在子宫收缩时能集中精神，因此能轻松地摆脱剧烈的阵痛。为了掌握这种技巧，必须把阵痛当成诞生宝宝的重要过程。当然，呼吸方法不一定能彻底消除分娩时的痛症，只是提高忍痛的承受力，使孕妇顺利地克服分娩时的痛苦而已。另外，正确的呼吸方法能减轻孕妇的紧张感。

只要消除紧张情绪，静静地呼吸，在强烈的刺激下，孕妇也能做出非常沉着的反应。如果孕妇过于紧张，就不能正常地发挥功能，因此会影响子宫的收缩。

在实施呼吸法时，有些孕妇喜欢闭上眼睛全神贯注，或者慢慢地数数。在这种情况下，如果把注意力转移到屋内的物品，则更有助于呼吸法的练习。

下面分三个阶段详细地介绍基本呼吸方法，而这些呼吸方法与阵痛的程度有密切关系。阵痛程度具有一定的主观性，因此要选择适合自己的呼吸程度和时间。

如果初期的子宫收缩没有严重的痛症，就只需要第一阶段的呼吸方法。随着分娩第一期的结束，逐渐进入第二阶段和第三阶段的呼吸方法。

## ★第一阶段呼吸方法

在分娩初期，如果子宫收缩频繁，而且收缩间隔特别长，或者收缩程度较弱，大部分孕妇只需要第一阶段的呼吸方法。稍微张开嘴，然后通过嘴和鼻子呼吸（不能张大嘴，只用嘴呼吸，也不能合嘴只用鼻子呼吸）。这种呼吸方法不需要大量的呼吸量，因此容易持续呼吸。在吸气时，应该稍微加大力量，这样空气就能自然地进入肺部。如果吸气过强，吸入的空气就会很强。另外，如果"呼哧呼哧"地呼吸，就容易使子宫收缩产生紧张感。孕妇最好利用腹部上方，即下肋骨周围有规律地、柔和地呼吸。

## ★第二阶段呼吸方法

子宫的收缩逐渐强烈时，适合使用第二阶段呼吸方法。此时，必须按照收缩节奏控制呼吸速度。随着收缩节奏的加快，应该适当地加快呼吸速度，并逐渐摆脱第一阶段呼吸方法。如果子宫收缩消失，就应该慢慢地、深深地呼吸。

第二阶段呼吸方法能帮助孕妇顺利地度过不同的收缩期。

## ★第三阶段呼吸方法

第三阶段呼吸方法是强烈、短暂地呼吸。在这个阶段，子宫的收缩很强烈，收缩时间较长，而且非常痛苦，因此最好使用第三阶段呼吸方法。该呼吸

### 缓解阵痛的三阶段呼吸方法

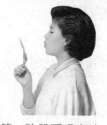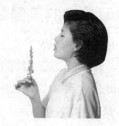

第一阶段呼吸方法
非常柔和地呼气，并勉强地吹动羽毛。请不要有意识地吸羽毛，应该自然地吸气。吸气时，羽毛不能偏向脸部。

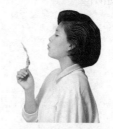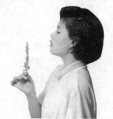

第二阶段呼吸方法
短暂地呼气，使羽毛稍微弯曲。吸气时，应该使羽毛自然地回到原位，但是不能弯向脸部。

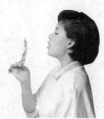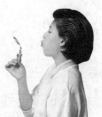

第三阶段呼吸方法
更强烈、短暂地呼气。呼哧呼哧的方式呼吸两次（左图），然后把嘴型变成"0"字形，并深呼吸两次（右图）。

方法是第二阶段呼吸方法的改进型，能适当地提高呼吸强度。首先轻轻地呼吸两次，然后快速、强烈地呼吸两次，这样空气就能柔和地进入肺部。换句话说，轻轻地呼吸两次后，再快速地呼吸两次。

## 有助分娩的按摩法

为了轻松地分娩，除了基础呼吸法以外，还可以练习各种辅助动作。最好是在丈夫或家人的帮助下进行这些动作。

### ★指压后背脊骨有助于分娩

在后背出现子宫收缩感的情况下，如果用力按摩脊椎下部，就能缓解疼痛。在实施这种方法时，必须用力按摩。如果使用指尖，效果会更好。按摩时，孕妇不能平躺，最好倾斜地侧卧，只有这样才能靠重力的作用把胎儿推到子宫颈管方向。

当后背或腹部出现收缩感时，可以采用用力指压后背的方法。

如果开始阵痛，就应该用力按摩后背下方的天骨部位（骨盆后的分界部位）。用力按摩后背的同时，如果抚摸下腹部，会有助于减轻疼痛。孕妇也能独自使用这种方法。如果子宫第一次收缩，就可以把一只手放在天骨部位，然后叠放另一只手，并靠墙而站，这样就能有效地缓解阵痛。

### ★如果阵痛强烈就轻轻地抚摸腹部

在子宫收缩非常严重的情况下，这种方法非常有效。下面详细地介绍两种按摩方法。

不管是平躺还是侧卧，孕妇、丈夫或其他保护者都可以实施第一种方法。

第一种方法是用一只手把下腹部分

一半，然后沿着半圆抚摸。

第二种方法是，利用双手从下腹部开始按摩到臀部，然后在腹部外侧周围

**有助于分娩的按摩**

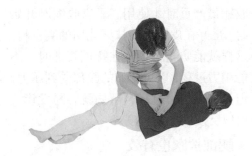

后背出现子宫收缩感时
如果用力按压后背下方的天骨部位，能有效地消除痛症。此时，孕妇不能平躺，必须倾斜地侧卧。只有这样，才能顺利地把胎儿向子宫颈管方向推动。

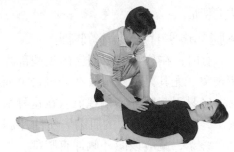

阵痛强烈时
沿着圆圈抚摸腹部，这样就能缓解痛症。一般情况下，孕妇也能独自完成此动作。

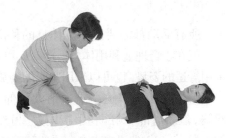

大腿附近出现子宫收缩感时
把一只手放在膝盖内侧，然后向大腿内侧用力按压到臀部，把手移到膝盖上面，然后反复地按摩。

画两个圆圈。此时，还可以向反方向按摩。这种办法孕妇在平躺状态下能独自完成。当孕妇的子宫收缩时，丈夫可以帮孕妇持续按摩腹部。

独自实施这种方法时，只有在子宫收缩最严重时才使用。子宫收缩刚开始时，最好在皮肤上涂抹婴儿用的爽身粉，这样就能防止摩擦。在抚摸腹部时，不能用力过猛，以免孕妇的腹部受到压力，但是如果用力过轻，孕妇就容易发痒。所以，要掌握好力度。

### ★腿部按摩也有效

子宫收缩出现在大腿附近时，以下方法比较有效。把一只手放在膝盖内侧，然后沿着大腿内侧用力按压到臀部。把手移到膝盖上面，然后反复地按摩。这个动作孕妇也能独自按摩，但最好是由丈夫帮忙。

### ★腿部痉挛时应该刺激脚趾

有时，在分娩第二期会出现腿部痉挛现象。尤其是把双腿放在分娩台上面时，容易引起腿部痉挛现象。在这种情况下，最好放松痉挛的肌肉。如果小腿部位痉挛，就应该向外侧伸直腿部。如果腿部前侧痉挛，就应该伸直腿部，并刺激脚趾。

## 合理利用体力

所有活动都需要能量。休息的秘诀就在于合理地利用体力。此时，可以采用舒适的姿势，也可以采用紧张的姿势。

为了便于理解这一点，请大家伸直双腿，然后肩部、颈部和手腕用力。另外，放松膝盖和肩部，同时放松颈部和手腕。

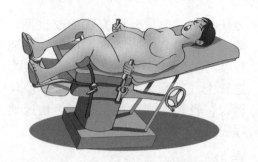

正确的用力。产妇双脚蹬在产床上，膝盖弯曲，后脚跟尽量靠近臀部。两手握紧产床把手，宫缩来临时深吸一口气，然后屏气，同时向下用力，力气用尽后再慢慢吐气。用力时要保持手、身体和脚原位不动，否则达不到预想的效果。宫缩结束时，放松肌肉，做几次深呼吸，为下次用力做准备。

此时，如果能感受到特殊肌肉的紧张或松弛状态，就能容易把握消除紧张的方法。疲倦和紧张只能加重分娩中的痛苦，而且严重地降低孕妇的控制能力。精神和肉体有密切的关系，因此身体越放松，精神就越能得到休息。

## 减轻分娩疼痛的心理方法

1. 相信自己会顺利分娩，保持良好的情绪，可提高对疼痛的耐受性。

2. 借助想象与暗示，在脑海中想象宫缩时子宫口在慢慢张开，阴道在扩张，胎儿渐渐下降，同时告诉自己："生产很顺利，很快就可以见到宝宝了。"

3. 有助于放松的方法有肌肉松弛训练、深呼吸、温水浴、按摩、改变体位等。

4. 看看喜欢的杂志、听音乐、跟家人交谈等，分散注意力，缓解疼痛。

5. 借助呻吟和呼气等发泄方法减轻疼痛。

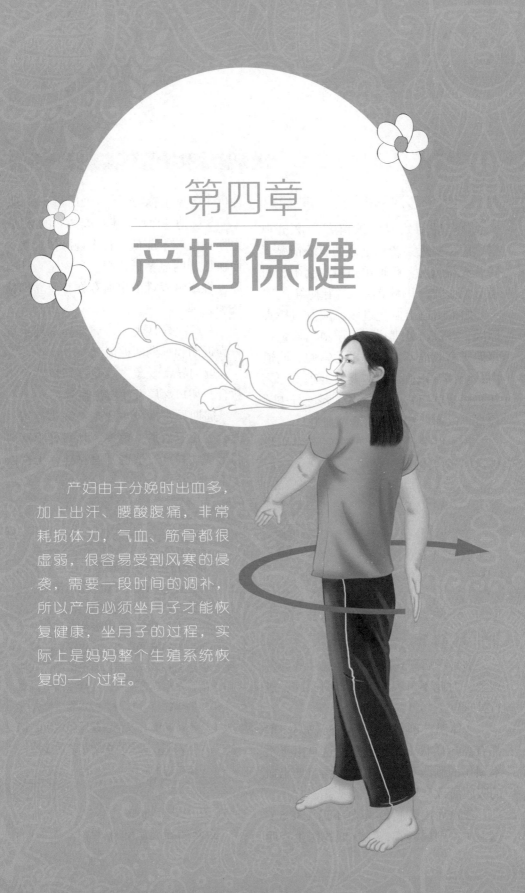

# 第四章
# 产妇保健

产妇由于分娩时出血多，加上出汗、腰酸腹痛，非常耗损体力，气血、筋骨都很虚弱，很容易受到风寒的侵袭，需要一段时间的调补，所以产后必须坐月子才能恢复健康，坐月子的过程，实际上是妈妈整个生殖系统恢复的一个过程。

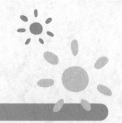

# 新妈妈生活护理指导

### 顺产后医生要观察产妇的哪些情况

顺产后新妈妈应该留在产房里观察，医生要观察产妇子宫的收缩情况、膀胱充盈情况、阴道出血量、会阴、阴道有无血肿，并测量血压、脉搏等。

如果阴道出血量过多，应及时检查原因，并进行处理；如果阴道出血量不多但子宫收缩不良，应考虑宫腔、阴道内是否存有积血，并应及时处理；如果新妈妈有肛门坠胀感，医生要进行相关检查，以确定有无阴道后壁血肿。

若无以上情况，2 小时后新妈妈将被送回病房休息。

### 剖宫产后产妇可能会出现的几种异常现象

剖宫产后新妈妈可能出现某些异常现象，对此不可大意，应查明原因，进行处理。

◆体温：剖宫产术后，新妈妈一般都有高热症状（38℃内），这是由于手术损伤的刺激和术后机体对伤口处出血的吸收所致，均属于正常现象。

若术后出现持续高热不退（38.5℃以上），则属异常，应立即找医生查明原因（多见于感染），并及时进行处理。

◆脉搏、血压：术后新妈妈的脉搏、血压均应较术前低，若出现脉搏加快，而血压却明显偏低，则应考虑是否还有原发性或继发性的出血存在，要立即检查和处理。

◆局部异常现象：局部异常现象可分为近期和远期两种情况。

近期异常现象主要是：切口感染不愈合，切口深层及浅层出血等。

远期异常现象主要是：线头存留、缝合处反复红肿、疼痛，切口处膜壁薄弱形成切口疝，腹腔器官粘连，子宫恢复不良等。

### 顺产应什么时候出院

顺产的新妈妈和新生儿，如一切正

常，在产后第 2 天或第 3 天就可以出院了；如果是做了会阴切开或有阴道裂伤做了缝合的产妇，就要等到伤口愈合后才能出院。通常情况下，产后 5 天左右新妈妈及家人就都可以带着宝宝出院了。

## 剖宫产什么时候出院

剖宫产需视身体恢复情况在医院住 5 ~ 8 天。如果新妈妈及家人要求提前出院，医生也认为可以出院，在产后 5 天左右就可以办理出院；1 周后到医院拆线，并检查术后恢复情况。现在剖宫产大多情况采取横切口，5 天就可以拆线，如果使用能吸收的线缝合或者应用手术拉链则不需要拆线，术后 3 天左右就可以出院。但新妈妈最好 1 周以后出院，有什么问题，可以及时得到医生护士的帮助，这样新妈妈和家人都比较放心。

## 产褥期应劳逸结合

产后 6 ~ 8 周是产褥期，俗称"月子"，在此期间，新妈妈要休养好身体，做到劳逸结合，合理安排作息时间。要有充分的休息时间，否则产妇会感觉疲倦、焦虑、精神抑郁，还会影响乳汁的分泌。产妇要保证每天有 10 个小时的睡眠时间，睡时要采取侧卧位，以利于子宫复原。

一般出院后两周内应以卧床休息为主，产后 8 小时可以在床上坐一会儿。

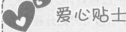

### 爱心贴士

这段日子对于新妈妈来说是非常重要的，所以新妈妈们一定要关爱自己，小心谨慎。而照顾新妈妈的家人，也要细心呵护，让新妈妈尽快恢复。

### 延伸链接

走出产褥期护理误区

◆ 误区一：产妇要避风

不少人以为风是"产后风"（指产褥热）的祸首。其实，产褥热是藏在新妈妈生殖器官里的致病菌在作怪，多源于消毒不严格的产前检查或新妈妈不注意产褥卫生等。另外，夏日里门窗紧闭，裹头扎腿还会引起新妈妈中暑，应尽量避免。

◆ 误区二：鸡蛋吃得越多越好

鸡蛋营养丰富，也容易消化，适合孕产妇食用，但并不代表吃得越多越好。新妈妈每天吃 2 ~ 3 个鸡蛋就已经足够了。

◆ 误区三：初乳不能喝

有的新妈妈认为初乳是"灰奶"，选择丢弃，不让宝宝吮吸，而事实上初乳营养价值很高，含有丰富的免疫抗体，丢掉很可惜。

如分娩顺利，产后 12 小时可以下床、上厕所。产后 24 小时可以随意活动，但要避免长时间站立、久蹲或做重活，以防子宫脱垂。

剖宫产的新妈妈产后 4 小时需要绝对卧床休息，第二天可以在床上活动或扶着床边走，第三、四天可以下床活动，以后逐渐增加。

第二周，若恢复情况良好，便可下床做一般的事情，第三周起大致可以恢复正常生活了。但由于要照顾宝宝，睡眠常常不足，因此还必须注意休息，不可太疲劳，要学会把握机会多睡一会儿。休息不一定都在床上，下午小睡时可在沙发、躺椅上放松放松自己。

## 产后自身保养

新妈妈应注意自身的保养。要保持愉快的心情，增强自身抵抗力；要保证有充足的睡眠；当然营养也要跟得上，还要注重营养的吸收。大致包括以下5个方面：

◆神养：新妈妈为了早日康复，应保持精神愉快，避免各种不良情绪刺激，不要生气，不要发怒，不要郁闷，不要受到惊吓。

◆身养：新妈妈要注意休息，以恢复妊娠和分娩对体力的消耗，以保养和恢复元气。

◆食养：新妈妈产后脾胃虚弱，必须注意饮食调理，更多进食富含高蛋白质的营养食物和多食用蔬菜、水果；身体虚弱者，还应适当搭配一些药膳，并要忌食过咸、过硬、生冷及辛辣刺激性食物。

◆讲究个人卫生：新妈妈必须注意个人卫生，保证身体清洁卫生，勤换洗衣服，防止感染疾病。

◆环境调适：要注意保持室内寒温适度，预防寒湿热的侵袭，并保持通风照阳，空气新鲜。

## 提高月子期间的睡眠质量

对于晚上要照顾宝宝的新妈妈来说，晚上睡一个好觉是一件很奢侈的事情。给宝宝喂奶、换尿布、哄睡等，导致了自己的睡眠质量下降。产妇不妨试试下面这些拥有助眠安神的小方法，以便提高睡眠质量。

提高睡眠质量的几个好方法：

◆安静入睡：有些妈妈想趁着宝宝睡着后多做一些家务，结果到了很晚的时候却一点儿睡意都没有了。妈妈们在睡觉前的30～60分钟里，应该做点儿能让自己放松的事，比如洗个澡、静静地读点儿书……

◆睡前小食：如果睡前想吃些点心，可以选择低脂肪食物，比如，蘸果酱的面包片，或就着牛奶吃些谷类食品。想喝点儿东西的话，菊花茶和蜂蜜都是天然的镇静佳品。但要注意的是，上床前的3个小时内不要吃得太多。

◆睡前莫锻炼：体育锻炼能够帮助你更好地入睡，提高睡眠质量。但锻炼也要讲究时间，如果锻炼时间与就寝时间太接近，会造成你过于兴奋，身体温度过高，以至于难以入睡。尽量把锻炼时间安排在白天。

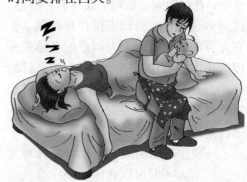

在保证母婴营养充足的前提条件之下，家庭中的每一个成员，都要积极帮产妇分担家务，保证产妇休息充分，体质健康不受到影响

### 延伸链接

小心睡不好带来的"后遗症"

澳大利亚的一份研究报告说，许多女性在她们的孩子出生后第一年出现的被认为是产后抑郁症的症状，可能只是缺乏睡眠的迹象。

## 产褥期如何招待来访者

新妈妈分娩是一件喜事，同时也会引起亲朋好友的关怀，于是产褥期内会有很多人来探望新妈妈和小宝宝，但是新妈妈正处于产后恢复期的时候，无力也无暇去招待他们，那怎么办呢？

新妈妈可以依旧穿着睡衣在床上坐着或躺着。当看到新妈妈穿着睡衣的时候，大多数人都考虑到新妈妈的身体还没有完全恢复，就不会逗留很长时间。

如果新妈妈不希望别人抱宝宝，不要不好意思拒绝。随时把医生的建议抬出来当"挡箭牌"，客人并不一定会生气和不理解。如果新妈妈不介意客人抱宝宝，可以请他们先清洗双手，这个请求是可以理解的。

还有不要把宝宝在客人中传来传去，因为来访者很可能将外界的致病菌传染给宝宝。像新妈妈一样，宝宝也需要时间去适应新环境。

## 注意坐月子健康家居环境

给新妈妈和宝宝创造一个舒适温馨的家居环境，一定要摒弃过去"捂月子"的习惯，让新妈妈和宝宝在空气新鲜、环境优雅、干净明亮的室内度过月子。

随着气候与居住环境的温、湿度变化，新妈妈穿着的服装与室内使用的电器设备，应做好适当的调整，室内温度为 25 ~ 26℃，湿度为 50% ~ 60%，夏天不要太热，冬天避免太冷，居室要保持恒温，有利于新妈妈康复。

白天尽量不要挂窗帘，尤其是比较厚、颜色比较深、花色比较暗的窗帘。长时间挂着窗帘避光会影响产妇心情，也不利于宝宝视觉发育，还不利于及时发现宝宝皮肤黄疸和其他情况。

## 新妈妈产后应注意个人卫生

产后个人卫生非常重要，有很多方面要特别注意。

◆ 注意个人卫生。洗漱等卫生习惯要坚持。特别要注意阴部护理，坚持每天清洗。避免过早用冷水，洗澡要用淋浴，每次时间应以短为好，洗头后应及时擦干。

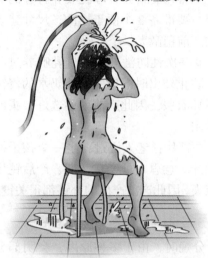

产妇在坐月子期间，下身会产生很多分泌物，很容易引起感染。同理，产妇的头发也会滋生很多有害菌，不利于自己和宝宝的健康。所以月子里的女人完全有必要勤洗澡、洗头发，以保持清洁，避免受到感染

◆ 产后排尿与排便卫生。产妇产后应尽早（产后 4 小时）自主排尿。若排尿困难，可试着用温开水冲洗阴部、热敷下腹部等方法促进排尿。产妇因活动少，肠蠕动减弱，易发生便秘，应早下床活动，多吃富含纤维素类食物，以预防便秘。

◆ 产后乳房护理。提倡母婴同室，使宝宝早接触、早吸吮乳房，建立泌乳反射。哺乳前，用温水将乳头洗净，在产褥期如出现乳房胀痛，可用热毛巾冷敷乳房并按摩，促使乳液畅通，必要时可用吸乳器将乳汁吸出。初产妇若出现乳头皲裂，可用少量乳汁涂在乳头和乳晕上，短时间暴露和干燥乳头，因为乳汁既具抑菌作用，又具促进修复表皮的作用。

## 坐月子期间都需要准备哪些用品

◆卫生巾：产后恶露的过程中非常需要，建议多买夜用型，日用型少量，卫生护垫少量。

◆哺乳文胸：有母乳喂养打算的妈妈至少要准备3个便于换洗，尺寸建议比临产前稍微大一个尺码。

◆一次性防溢乳垫：母乳喂养过程中，防止外出时漏奶。另外奶水的侵蚀易毁坏衣服，因此产前就要选好，买回家备用。

◆钙片：老人说过：生一个孩子掉一颗牙。意思是母亲在孕期、产后钙质的流失，因此产前产后的补钙都很关键。

## 产后会阴的护理

分娩时，由于多种原因，会阴部会造成不同程度的损伤，而且产后阴道内不断有恶露排出，因此产后会阴的护理非常重要。护理不当，还有可能引起生殖系统的感染。

为减轻疼痛，加快伤口愈合并防止感染，可对会阴部进行特殊护理：

◆每4～6小时更换一次卫生巾，以保持会阴部舒适。

◆每次大小便后，用清洗液（最好用医生推荐的消毒液）自会阴向肛门部冲洗清洁会阴部，以保持会阴清洁。注意清洗或擦洗方向是由前向后。

◆勤换内裤，内裤最好是纯棉宽松贴身的。换下的内裤清洗后用消毒液浸泡10分钟再洗净晒干。

## 新妈妈不宜用普通卫生巾

对于新妈妈来说，生产后发生的生理变化要比经期更加复杂：胎儿娩出的2～4周内，新妈妈需要应对大量恶露；产后会阴部会感觉疼痛和肿胀，如果在分娩时采用了侧切术，更会感觉伤口疼痛。

因此，新妈妈不宜用普通卫生巾，须用专用卫生巾，这是因为：普通卫生巾使用化纤制成，含黏合剂、荧光增白剂等化学成分，非常不适合产妇高度敏感的皮肤，易产生刺激，引起产妇感染；普通卫生巾吸水性一般，易侧漏、回流，无法应对产后大量恶露；使用过程中，卫生巾表面潮湿、闷热，不仅使产妇产生湿湿黏黏不舒服的感觉，产妇排出的恶露还含有适宜细菌迅速滋生的营养物质，对于产妇伤口的愈合极为不利。很多卫生巾为提高防水性能，加大制品的压层厚度，但是防水性能过高，透气、透湿性则差，很容易导致对皮肤的刺激，会引起痱子、红痒等问题，非常不适合产后女性使用。特别注意的是，很多品牌的卫生巾并非专门消毒，无法达到完全无菌状态的卫生标准。对于处于敏感时期的产妇来说，显然存在安全隐患。

可见，产后的新妈妈，在选择产后实用的卫生巾上，千万不能掉以轻心，最好使用专门给产妇用的卫生巾。

## 新妈妈如何洗澡

传统观念认为，产妇分娩时失血，分娩后大量出汗，气血两虚，因此不主张洗澡，其实产后是可以洗澡的，如果新妈妈身体健康，分娩顺利，完全休息好后，一般夏天产后3天就可以洗澡，冬季宜在产后1周以后洗，但是洗澡的次数应该要比正常人少。

但新妈妈由于气血虚弱，抵抗力差，所以洗澡应特别注意寒温得当，做到"冬防寒，夏防暑，春秋防风"。

沐浴后若头发未干，不要立即就睡，否则湿邪侵袭而致头痛等，饥饿时、饱食后不可洗，洗后应吃点儿东西，以补充耗损的气血。洗浴必须淋浴，不宜坐浴。洗浴次数可按季节安排，一般是每周2～3次，产后一个月内禁止盆浴。

### ★产后药水洗澡方

产后用药水洗澡对身体有帮助，下面推荐几种有用的洗澡配方：

### 桃皮柳枝方

**材料：** 桃树白皮150克，柳枝250克，用水洗净，煎水去渣洗浴。

**用法：** 先用清水洗净身上尘垢，再用药水遍体擦洗，若皮肤长疮疖者，宜先浸泡片刻再擦洗，洗毕，擦干即可，切忌用水清洗。

**功效：** 香身避秽，通利血脉，防风寒。

### 黄芪防风方

**材料：** 黄芪100克，防风50克，用水洗净，煎水去渣洗浴。

**用法：** 同上方。

**功效：** 实毛窍，固腠理，防风寒，止汗。产后汗多最宜。

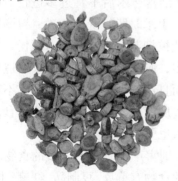

黄芪

### 竹叶桃白皮方

**材料：** 竹叶250克，桃树白皮150克，用水洗净，煎水去渣洗浴。

**用法：** 同上方。

**功效：** 香身除秽，通利血脉。治热疮疮毒，皮肤不健康者宜用。

### 新妈妈如何洗头

产后由于新妈妈很容易出汗，头发容易变脏，因此要经常洗头发，另一方面，产后新妈妈的激素水平下降，会脱落一些头发，如果没有及时清洗，头发中的污垢增多，就很容易致毛囊发炎，加重头发脱落的现象。

新妈妈在洗头发时，可以在洗澡时洗，也可以单独洗。要注意的是，洗头发的水要用温水，洗发过程中，要及时冲干净洗发液、护发素。洗完后马上用毛巾裹住擦干。

> **爱心贴士**
>
> 洗了头发后，可以喝些姜汤红糖水，祛风散寒。如果有了受风寒的症状，可以用陈艾叶煮水，也可以再加些透骨草，进行手足部位的熏蒸。

### 新妈妈如何刷牙

有人认为月子里新妈妈不能刷牙，这种做法是错误的。新妈妈在月子中的饮食多是高蛋白类、碳水化合物食物，吃饭的次数也会增加，如果不及时刷牙，很容易破坏牙齿，引起口臭和口腔溃疡。漱口刷牙可以将口腔中的食物残渣及其他酸性物质清除，保护牙齿和口腔。

新妈妈可以每天早晚各刷一次牙，刷牙时要用温水，牙刷选择毛刷。刷牙时要竖刷，即上牙应从上往下刷，下牙要从下往上刷，而且牙齿里面也要刷到。

饭后要漱口，中医主张产后3天内最好用指刷。方法是：将右手食指洗净，或用干净纱布缠食指，再将牙膏挤于指上，像使用牙刷样来回上下揩拭，然后用食指按摩牙龈数遍。在月子中，这种漱口方式能防止牙龈炎、牙齿松动、牙龈出血等也可采用药液漱口、盐水漱口等方法，如用陈皮6克（鲜者加倍）、细辛1克,加沸水浸泡,待温后去渣含漱,能治口臭及牙龈肿痛。

### 爱心贴士

饭后漱口后和晚上刷牙后就不要再吃东西，尤其不要吃甜食，若有吃夜宵的习惯，吃完夜宵后，要再刷1次牙。

## 产后头晕该如何护理

孕妈妈在怀孕期间很容易发生贫血，又加上生产过程中的出血，因此不少产妇产后都有不同程度的贫血，就会出现因贫血引起的头晕目眩。另外产后休息不好，加上产后身体虚弱、过度疲劳，也会产生头晕等症状。除此之外，孕期发生头晕的原因还有很多，如妊娠高血压综合征、自主神经功能紊乱、精神疲倦和心理因素等。家人应该多关心新妈妈，加强对新妈妈的护理，护理技巧如下：

### ★家人的护理技巧

◆先坐靠后起身。为安全起见，新妈妈第一次下床，应有家属或护理人员

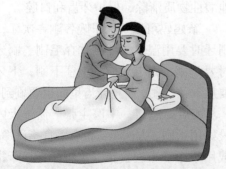

有产后头晕症状的产妇，身边要有家人陪伴。

陪伴协助，下床前先在床头坐5分钟，确定没有不舒服再起身。

◆先吃食物再下床。下床排便前，要先吃点儿东西才能恢复体力，以免昏倒在厕所。

◆先原地休息再回床上。万一新妈妈有头晕现象，要让她立刻坐下来，把头向前放低，在原地休息。给妈妈喝点儿热水，观察她的脸色，等到血色恢复了，再让她挪动回到床上。

◆厕所遇急摁警铃。厕所内有紧急呼唤灯或铃声，产妇如果有情况，家人要立刻通知医护人员。

## 剖宫产前后四不宜

◆剖宫产术前不宜进补人参。人参中含有人参苷，该物质具有心、兴奋等作用，用后会使产妇脑兴奋，影响手术的顺利进行。

◆剖宫产术后不宜多吃鱼类食品。据研究，鱼类食物中含有一种"EPA"的有机酸物质，有抑制血小板凝集的作用，妨碍术后的止血及伤口愈合。

◆剖宫产术后不宜过多进食。因为剖宫产手术时肠管受到刺激，胃肠道正常功能被抑制，肠蠕动相对减慢，如进食过多，肠道负担加重，不仅会造成便秘，而且产气增多，腹压增高，不利于康复。所以，术后6小时内应禁食，6小时后也要少进食。

◆剖宫产不宜食产气多的食物。产气多的食物有黄豆、豆制品、红薯、土豆、芋头等，食后易在腹内发酵，在肠道内产生大量气体而引发腹胀。

## 特殊新妈妈的护理

◆患有妊娠高血压综合征的新妈妈：

孕期有妊娠高血压综合征的孕妇，在分娩结束后，因水肿很快消失、血压下降、尿蛋白也会减少，显得较为轻松。但若不彻底治疗，则很可能演变成高血压或慢性肾炎，甚至发展成动脉硬化或脑出血。

◆患有精神疾病的新妈妈：产后精神病比较少见，约有10%的新妈妈会患此病。

患产后精神病的女性需要立即实施监护并由精神病学家进行治疗。这类女性需要服药以控制其症状，一旦开始发病就需要住院治疗。回家之后，由精神病专家进行医学监护并进一步进行精神治疗。

◆高龄新妈妈：对于高龄妈妈来说，坐月子中有很多需要注意的事情，因为高龄妈妈的身体确实是比年轻的妈妈要弱些，更要注意产后的保养。

◆产后42天都要静养：高龄妈妈在产后首先就是要注意静养。而且要在整个产褥期——42天中静养，而不仅仅是产后的前几天。所处的环境要安静、空气流通，同时不可过早负重或者操劳家务。由于大部分高龄妈妈都是采取剖宫产的生产方式，在手术后的第一天一定要保证卧床休息。在手术6小时后，为了促进瘀血下排，减少感染，防止出现盆腔静脉血栓炎和下肢静脉血栓炎，高龄妈妈还要注意多翻身。

◆产后宜温补不宜大补：高龄妈妈在产后都很虚弱，要注意通过饮食来进补，可以吃些补血的食物。但要注意不能吃红参等大补之物，以免虚不受补。桂圆、乌鸡等温补之物较适合高龄妈妈。此外，高龄妈妈要注意补充蛋白质，因其可帮助促进伤口愈合。

◆高龄妈妈易出现产后抑郁：从临床上来看，高龄妈妈的产后抑郁症的发病率要高于普通的新妈妈，产后体内激素变化可能是其中的因素。如果高龄妈妈出现了莫名哭泣、情绪低落等，家人一定要注意多加安慰，安抚高龄妈妈的情绪。

## 重视产后第一次排便

新妈妈第一次排尿比较困难，若第一次小便不能顺利进行会引起新妈妈小便不畅甚至是尿潴留。最好的解决办法就是产后6~8小时主动排尿，不要等到有尿意时才排尿。新妈妈第一次排尿最好在床上进行，若一切正常也可以去洗手间。大部分新妈妈只要用手按一下小腹下方或使用热水袋敷小腹就会产生尿意，通过这种辅助方式，新妈妈基本可以进行第一次排尿。

分娩后第一次大便也很重要，为防止产后便秘，新妈妈应该多喝水、吃稀饭、喝面条汤，不要吃易上火的食物，特别是做过侧切的新妈妈要多吃些蔬菜、水果，再多喝些水，小心预防便秘。一旦产生便秘就会影响伤口的愈合。也可采取食疗法，润肠通便，可以喝蜂蜜水、吃香蕉、空腹吃苹果。必要时，可在医生指导下服用果导片或用甘油栓、开塞露塞入肛门内，来治疗便秘。

## 剖宫产后如何排尿

剖宫产妇小便时虽然不会像自然分娩的产妇那样感到疼痛（除非在剖宫产前接受了外阴切开术），但是会在上厕所坐下时难以找到一个舒服的位置。剖宫产妇的导尿管将在手术后保留一两天使剖宫产妇不用下床排尿。但是大多数医院会鼓励产妇尽可能地走动一下，所以上厕所是一个最好的活动方式。医院的洗手间里有一边是有扶手的，这样可以帮助产妇自己坐下和起身。

## 热水泡脚有益无害

传统的民间坐月子观念认为新妈妈在月子期间不可洗脚，不可以光脚穿拖鞋，这一禁忌在东北地区尤为严重。

其实，这种坐月子观念在今天是比较陈旧的。以前由于东北地区气候寒冷，物质也不如现在丰富，新妈妈的抗寒能力较弱，为了防止得病，对新妈妈的要求比较多。但是现在新手妈妈的生活环境以及营养都比以前好很多，体质也更强，所以新手妈妈在坐月子期间是可以洗脚的，只要注意不要使用凉水就可以了。

新妈妈自产后 3～5 天，就应当每天晚上用热水泡脚 15～25 分钟，这样可以活跃神经末梢，调节自主神经和内分泌功能，也有利于血液循环，能起到强身壮体、加速身体复原的作用。尤其是产妇经历了分娩过程以后，已筋疲力尽，每天用热水泡泡脚还可以解乏，使全身舒服，对解除肌肉和神经疲劳大有好处。产妇在洗脚时还可以结合足疗按摩，不断地按摩足趾和脚心，可提高泡脚保健的功效。

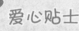

### 爱心贴士

新妈妈如果是在冬季或是春季有寒气的时候坐月子，穿着袜子再穿拖鞋可以帮助新手妈妈预防风寒。但若是夏天坐月子新妈妈觉得穿袜子不舒服可以不穿，只是注意不要让脚暴露在有风的地方，也不要光脚在地板上走动即可。

## 新妈妈应经常梳头

梳头可以去除头发中的污垢、灰尘，还可刺激头部穴道，按摩头皮，促进局部血液循环，提供头发生长所需的营养，起到防止脱发的作用。另外，梳头还能让人神清气爽，心情舒畅。

新妈妈梳头时避免使用新梳子，因为新梳子的刺一般比较尖，会刺痛头皮。可以用牛角梳，因为牛角梳除了齿钝外，还有一定的保健效果。梳头应早晚进行，不要等到头发很乱，甚至打结了才梳，这样容易损伤头发和头皮。如头发打结时，应先从发梢梳起，可用梳子蘸 75% 的酒精梳理。最好的方法是在产前把头发剪短，这样梳理起来会更方便。

## 产后不宜束腰紧腹

爱美是人之天性，不少年轻的新妈妈尤其关注自己的体形变化。正常剖宫产术后医生都会让新妈妈用腹带收紧腹部，这样可以减小腹部的张力，促进腹部伤口的愈合。但伤口拆线后新妈妈就不宜长时间用腹带裹腹。而许多新妈妈为了保持优美的体形，在宝宝生下来后，就将自己从胯部至腹部紧紧裹住，以至于弯腰都十分困难。其实这样做是不科学的。

产褥期裹腹，不仅无助于恢复腹壁

### 延伸链接

**为什么剖宫产术后要使用收腹带**

为了促进伤口愈合，剖宫产后 7 天内，一般要用腹带来包裹住腹部。但是腹部拆线后最好不要长时间使用腹带。另外，收腹带还可以用来举托内脏。

的紧张状态，反因腹压增加，而且产后盆底支持组织和韧带对生殖器官的支撑力下降，导致子宫下垂、子宫严重后倾后屈、阴道前后壁膨出等。因生殖器官正常位置的改变，使盆腔血液运行不畅，抵抗力下降，易引起盆腔炎、附件炎、盆腔瘀血综合征等各种妇科疾患，严更影响产妇健康。

由于妊娠的原因，孕妇机体代谢功能旺盛，除供给自身和胎儿所需外，还需蓄积5千克左右的脂肪分布于胸、腹、臀部，为妊娠晚期、分娩及哺乳期提供能量，而更多的是为哺乳准备的。这些脂肪并不会因为产褥期裹腹而消失。

要恢复体形，做产后锻炼相当重要，但最重要的是哺乳。研究发现，蓄积在臀股部的脂肪几乎是专为哺乳准备的，因此产后哺乳不但可促进子宫的复旧，还有助于恢复体形，且母乳喂养对新生儿的生长发育大有益处，岂不"一举三得"。

## 新妈妈产后不宜立即入睡

经过分娩，新手妈妈消耗了大量的体力和精力。因此，当宝宝顺利出生后，妈妈紧绷的弦就会松下来，接着，异常的疲倦就会不断袭来，使妈妈想马上睡一觉。

但医生建议，产后不宜立即入睡，应该半坐卧在床上闭目养神，将手掌放在上腹部向脐部按揉，在脐部停留片刻，再向下按揉小腹，停留时间比脐部稍长。按照这种方法反复按摩十余次，可帮助恶露下行，避免或减轻产后出血和产后腹痛，促进子宫尽快恢复。之后再闭上眼睛休息几小时后就可以熟睡了。

## 产后不宜长时间仰卧

分娩时，骨盆底的肌肉、筋膜过度伸展或撕裂，使支持子宫的力量减弱，子宫的活动度增大，加之固定子宫的韧带在孕期随着增大的子宫而逐渐松弛，因此，子宫在产后容易随着新妈妈姿势的变化而移位。

如果产后睡觉经常仰卧，这会使子宫后倾，导致恶露排出不畅，腰膝酸痛，日后容易发生抽经，经血量过多等症状。

为防止子宫向后或一侧倾倒，产后休息时要注意经常变换姿势。正确的做法是仰卧与侧卧交替，并从产后第2天开始俯卧，每天1～2次，每次15～20分钟。

产后2周采取胸膝卧位，促进子宫尽快复位。

## 新妈妈不宜睡席梦思床

虽然席梦思床很舒服，但对于新妈妈来说并不十分适合。有观察发现，个别新妈妈由于睡席梦思床而引起骶髂关节错位，耻骨联合分离，造成骨盆损伤。

女性在妊娠期和分娩时，会分泌一种激素，促使生殖道的韧带和身体关节松弛，使产道充分扩张，为胎宝宝娩出做好准备。分娩后，骨盆仍旧松弛，缺乏稳固性，如果这时新妈妈睡睡席梦思床，活动受限，如果想翻身或起身，腰部必须用尽全力，这样很容易损伤骨盆。

### 爱心贴士

新妈妈最好睡硬板床或较硬的弹簧床，这会令新妈妈睡得舒服，不会腰酸背痛，还可以消除疲劳。

## 产后要及时下地活动

早运动，早健康，是不二的真理。产后，新妈妈只要能够下床走动，哪怕就是在室内慢慢地走动一会儿，活动活动身体，对康复也很有益。

自然产的新妈妈，在产后第 1 天或是第 2 天就可以下床走路，失血较多、血压低以及剖宫产的妈妈，则要等情况稳定以后，在第 2 天或第 3 天再下床走动较佳，躺在床上过久反而容易有腰酸背痛现象。一般在产后可先做较温和的伸展运动及产后运动，等到坐完月子，也就是一个月到一个半月后，就可以进行强度较高的体能运动，如有氧运动。

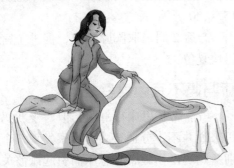

在伤口愈合得差不多时，产妇要偶尔下床走动走动，这样可以促进大肠的蠕动，有利于子宫及早复位，对于预防肠粘连、血栓性静脉炎也有一定的帮助。

### ♥♥ 爱心贴士

新妈妈在分娩之后，体内的凝血因子会增加，可以促进子宫的收缩和恢复，同时起到止血的作用。如果新妈妈总是躺着不动，容易因血流缓慢而导致血栓形成，从而造成下肢坏死和盆腔供血障碍。

## 产后应避免久蹲久站

产后尤其是坐月子期间，对于子宫的保护非常重要。正确的家居设计和家务安排，会有助于妈妈保持正确姿势，避免造成对子宫的损伤。

◆不要把热水瓶放在地上。应该放在茶几或矮柜上，因为热水瓶是妈妈在月子里经常要用的物品，频繁下蹲取热水瓶，易使子宫下垂及不易复位。

◆不要把宝宝的喂奶奶具放置在柜橱底层。应该把奶锅、奶瓶、刷子及常用厨具放置在柜橱的中上层，但也不能太高，以妈妈伸手拿到为佳。还应该在厨房内放置一把椅子，这样，妈妈在厨房内做家务事时就不会久站，能很方便地经常坐下去做，有利于子宫的复位。

◆不要把宝宝换洗衣物、尿布、湿纸巾及纸尿裤放在卧室橱柜的底层。最好放在专用于给宝宝换尿布的台子上，这样的台子通常有放置以上用品的抽屉，并且经常与婴儿床或摇篮相连，还有与之匹配的椅子，妈妈站着或坐下便可得到用品，在产妇给宝宝换尿布、衣服和洗澡时就不用总是频繁地弯腰，可避免引起腰痛，而且，台子的抽屉及侧柜里可放置宝宝换洗衣服和尿布，使产妇伸手即取到，无须经常下蹲或弯腰去做事情，有利于子宫尽快复位。

需要注意的是，妈妈决不可在把宝宝放在台子时离开，即使几秒钟也不可以。

◆不能经常弯腰从睡床、童车中抱起和放下宝宝。最好购买可以升降的童床和较高的童车，这样，每次从睡床或童车里往外抱宝宝和放宝宝时就不用弯腰幅度太大。

◆不要把宝宝的浴盆和洗浴用品放在浴室低处。把浴盆放在地上给宝宝洗澡，会使妈妈久蹲。应该把宝宝洗澡的浴盆放在换尿布的台子上或茶几上，并在旁放一把小凳子，妈妈应该坐在小凳子上给宝宝洗澡。洗浴用品应该放在浴室台架伸手可得到，或放在换尿布台的抽屉里。

◆不要经常弯腰扫地、拖地或蹲在地板上吸尘。

## 月子里的眼睛护理

生完宝宝后，有些新妈妈可能会突然感觉自己的视力下降了许多，同样距离，原来可以看得很清楚的物体，现在看上去却是非常模糊，这是怎么了？有的新妈妈还会感觉眼睛疼痛、干涩，新妈妈都会这样吗？视力还会恢复常态吗？这究竟是怎么回事呢？

这是因为产后新妈妈身体的各方面功能都非常虚弱，一般新妈妈都注重各种产后病的防护和治疗，但是常常忽略了眼睛的护理，其实眼睛的护理也非常重要。因为五脏虚损，精气不足，眼睛失去养分，不仅会影响眼的生长发育和生理功能受到障碍，所以眼睛会出现以上问题。那么，该怎么护理眼睛呢？

◆补充合理营养。应多吃富含维生素A的食品，因为维生素菜维持眼睛角膜正常，不使角膜干燥、退化以及增强

> ### ➤ 延伸链接
>
> **新妈妈适合戴隐形眼镜吗**
>
> 少数新妈妈会出现眼压下降、视野缩小等现象。隐形眼镜会阻隔角膜接触空气，新妈妈的角膜厚度已经增加，如果再戴隐形眼镜，将使角膜缺氧，使角膜发生损伤，引起敏感度下降。敏感度下降将给新妈妈带来视力减退、无故流泪等症状，增加戴隐形眼镜的不适。因此，最好不要戴隐形眼镜。

在无光中看物体的能力等作用。如果缺乏维生素A，会出现角膜干燥、怕光、流泪等现象。因此，可以多吃一些胡萝卜、瘦肉、扁豆、绿叶蔬菜等。

另外，还要少吃一些如葱、蒜、韭菜、胡椒、辣椒等对眼睛不利的食物。

◆要经常闭目养神。月子里，新妈妈需要更好地休息，白天在照料宝宝之余，要经常闭目养神。这样视力不会感到疲劳。

◆不要长时间看物。长时间看东西，如看书、看电视、VCD等都会损伤眼睛，一般目视1小时左右，就应该闭目休息一会儿，或远眺一下，以缓解目之疲劳，使眼睛的血气通畅。

◆注意用眼卫生。看书时眼睛与书的距离保持一尺，不要在光线暗弱及阳光直照下看书、写字，也不要用脏手揉眼，不要与家人合用洗漱用品。

## 产褥期不宜过性生活

分娩后6周内称产褥期。在此期间，产妇身体各个器官除乳房外将逐步恢复到孕前状态，特别是生殖器官。增大的子宫逐渐缩小，大约产后6周恢复到近似非孕期子宫大小；扩大的子宫颈口经两周左右逐渐关闭；子宫内膜约需产后3周再生修复；唯胎盘剥离处修复缓慢，约需产后6周方完全修复；阴道皱襞于产后3周开始复现，但盆底及阴道壁张力需更长时间才能恢复。

伴随着子宫的复旧、血窦的关闭及内膜的修复，产后有血液、坏死蜕膜等排物自阴道流出，称恶露。正常时血液成分逐日渐少，2周左右变为白色恶露，再持续1~2周开始干净。所以产褥期特别是产后1月内应忌性生活，以免引

起上行性感染。

总之，产后恢复性生活时间受产妇身体康复情况、恶露干净时间及会阴伤口愈合等情况的制约。难产、手术产、胎盘胎膜残留或并发感染时，机体康复慢、恶露持续时间长，在恶露干净之前，要绝对禁止性生活。

## 阴道松弛的纠正方法

已婚女性在未生育时，过性生活时，两性交合很紧贴，阴茎进入阴道时会带来令人愉悦的感觉。但女性在生育后阴道会变得很宽松，双方都会产生一种交合不够紧贴的感受。这种情形可能会影响性生活的和谐，造成丈夫的不满足及妻子的性压抑，甚至可能使夫妻关系破裂。因此，新妈妈可以通过一些锻炼来加强弹性的恢复，促进阴道变紧实。

◆屏住小便：在小便的过程中，有意识地屏住小便几秒钟，中断排尿，稍停后再继续排尿。如此反复，经过一段时间的锻炼后，可以提高阴道周围肌肉的张力。

◆提肛运动：在有便意的时候，屏住大便，并做提肛运动。经常反复，可以很好地锻炼盆腔肌肉。

◆收缩运动：仰卧，放松身体，将一个手指轻轻插入阴道，然后收缩阴道，夹紧阴道，持续3秒钟后放松，重复几次。

---

### 医生叮嘱

选择妇科整形手术，需要注意以下几点：

◆要到正规的大医院做手术。

◆术后要休息一星期，并注意会阴部的清洁。

◆一个月内禁止性生活。

---

时间可以逐渐加长。

◆其他运动：走路时，有意识地要绷紧大腿内侧及会阴部肌肉，然后放松。重复练习，比如学走模特步就是其中一项。

通过这些日常的锻炼，可以大大改善盆腔肌肉的张力和阴道周围肌肉，帮助阴道弹性的恢复，对性生活有所帮助。除了恢复性的锻炼，产妇还应该保证摄入必需的营养，以利于肌肉的恢复。此外，还可以通过手术纠正阴道松弛，这种手术称为阴道紧缩术。

## 轻松应对产后抑郁症

很多新妈妈对精神类疾病有着错误认识，再加上影视作品对精神类疾病的负面宣传，使得新妈妈很惧怕精神类疾病。其实完全没有必要害怕，虽然产后抑郁症普遍存在，但并不代表没有解决方法。新妈妈不妨试试下面的妙招，轻松应对产后抑郁症。

◆放松心绪。如果新妈妈只是产后忧郁，就让自己的心绪放松，等待着身体对激素水平变化的重新适应。

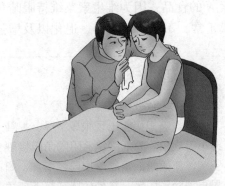

产妇的身体会在生产前后发生很大的变化。在生产之后 3～4 天之内，雌性激素会突然降低很多，与此相应的是，脑中的单胺氧化酶 A 含量会急剧增加，并且在第五天增加到高峰，这一天就是产妇情绪最低落的一天。

◆适度运动快乐心情。新妈妈可以做适量的家务劳动和体育锻炼，不再将注意力集中在宝宝或者烦心的事情上，这不仅能够转移注意力，更是可以使体内自动产生快乐元素，使妈妈的心情从内而外地快乐起来。

◆保持与外界的联系。新妈妈与宝宝共处固然是一件快乐的事，但如果彻底失去了与外界的联系，会很容易被那种与世隔绝的孤独感所淹没。

◆帮助与寻求帮助。一方面，新妈妈的家人不要只顾沉浸在增添宝宝的快乐中而忽略了新妈妈的心理变化。要多陪新妈妈说说话，及时告诉她育儿的经验，避免遇到突发事情时让新妈妈手足无措；另一方面，新妈妈自己要学会寻求丈夫、家人和朋友的帮助。要知道，在这个时候，大家都愿意帮助你！

◆换位思考，彼此理解。因为新添了小宝宝，新爸爸会感到压力很大，他们会更勤奋地工作，新妈妈要理解丈夫的辛苦和对家庭的奉献，不要认为只有自己"劳苦功高"。而丈夫也应该理解妻子产后身体的变化与照顾宝宝的辛苦，主动分担家务，不能全丢给妻子。夫妻之间要相互理解并且及时交流，不要把对彼此的不满放在心里。

◆自我心理调适。有了宝宝后，妈妈

### 医生叮嘱

"解铃还须系铃人"。产生抑郁情绪必然是因为新妈妈心理上有了一些解不开的结，心结能够自己解开那肯定是最好的了。新妈妈可以学习一些心理学知识和心理治疗技术，并学以致用，及时调整和改善自己的情绪，就可以解开心结，恢复心理健康。

的价值观会有所改变，对自己、对丈夫、对宝宝的期望值也会更接近实际，甚至对生活的看法也会变得更加实际，坦然接受这一切，有益于帮助妈妈摆脱消极情绪。做一些自己喜欢做的事情，如看杂志、听音乐等，在自己的爱好中忘记烦恼。

◆清淡而营养的产后饮食。吃营养丰富而又清淡的食物，享受被亲人照顾的感受，感谢一餐一饭的营养和爱心。

◆勇敢面对，科学治疗。许多新妈妈都不知道或害怕去看医生，她们害怕一旦接受治疗就会被迫与自己的宝宝分开，还有的人害怕服用药物，担心药物会通过乳汁进入孩子的身体影响孩子，因此贻误了病情。虽然药物可通过乳汁进入宝宝体内，但其含量极其低微，不会对孩子产生什么影响。所以，应及时就医，接受治疗。如果新妈妈的病情较严重，要及时就诊，获得系统的治疗。病情轻微，服用医生给的安定类药即可。

## 生育不留痕，祛除妊娠纹

怀孕期间出现的妊娠纹在产后会变成银白色。妊娠纹一经形成，如不及时进行有效的治疗，则驱之不散，很难消失，甚至会困扰新妈妈的一生，那么怎样才能尽快摆脱妊娠纹的纠缠呢？

◆适度运动。产后不要总赖在床上，而是要配合适当的运动，避免产后骤胖，让皮肤弹性纤维无所适从，给妊娠纹可乘之机。

◆合理饮食。避免过多摄入碳水化合物和过剩的热量，导致体重增长过多，要进行均衡的膳食。多吃富含蛋白质、维生素的食物，以增加皮肤弹性。

◆保持肌肤滋润。调理腹部肌肤的最佳时间为产后 1～6 个月，可以配合使用祛妊娠纹的产品，但一定要选择不影响哺乳的绿色产品。

◆洗澡加按摩。淋浴时水温不宜过高，可以用微凉于体温的水冲洗腹部，并轻轻按摩腹部皮肤，从而增强皮肤弹性。

◆及早进行康复治疗。一些医院可以利用专业设备配合按摩、离子导入等方法，作用于皮肤深层，刺激纤维组织再生，促进胶原蛋白合成，增强肌肤的弹性，以此赶走妊娠纹。同时可以收紧松弛的皮肤，改善皮肤的微循环，达到有效分解色素，使肌肤恢复原本光泽的效果。

## 产后开始锻炼的时间

曾经有学者建议学习欧美国家的习惯，废除坐月子，产后尽早运动，尽早恢复正常饮食，但从我国的传统习惯来看，仍需要有近一个月的休养时间，并提倡以科学合理的方法调整产后生活。产后的运动应是适当、循序渐进和动静交替的。

产后适当活动，进行体育锻炼，有利于促进子宫收缩及恢复，帮助腹部肌肉、盆底肌肉恢复张力，保持健康的形体，有利于身心健康。

产后 12 ~ 24 小时新妈妈就可以坐起，并下地做简单活动。分娩 24 小时后就可以锻炼。

根据自己的身体条件可做些俯卧运动、仰卧屈腿、仰卧起坐、仰卧抬腿、肛门及会阴部与臀部肌肉的收缩运动。

上述运动简单易行，可以根据自己

的能力决定运动时间和次数。注意不要过度劳累，开始做 15 分钟为宜，每天 1 ~ 2 次。

## 产后锻炼注意事项

产后新妈妈是特殊的人群，所以运动时要特别注意细节，只有正确的产后运动才会给新妈妈带来既苗条又健康的身体。

产后进行适当运动可以促进血液循环，增加热量消耗，防止早衰，恢复生育前原有的女性美。但要注意时间不可过长，运动量不可过大。

根据个人的体质情况逐渐延长时间，适当加大运动量，逐步由室内走向户外，运动形式可选择散步、快步走、保健操等，动作幅度不要太大，用力不要过猛，要循序渐进，量力而行。

采用剖宫产的新妈妈，应从拆线后开始运动。阴道或会阴有伤口的产妇，在伤口恢复以前避免进行影响盆底组织恢复的运动，应从轻微的活动开始，逐步进行运动。

自然分娩的新妈妈可以尝试双膝齐拢，摇动骨盆。如果新妈妈已适应了这种锻炼方式，再试着在户外缓慢行走，但是不要使自己心跳加速，只需感觉血液循环加快就行了。逐渐把散步的时间延长到 10 ~ 15 分钟，然后再延长到 30 分钟。

适合产后进行的健身运动有散步、脚踏车练习、游泳、运动量不很大的健身操等。运动前应当排空膀胱。腹直肌分离的产妇应带上收腹带后再进行运动。不要在饭前和饭后 1 小时内做。运动出汗后，要及时补充水分。每天早晚各做 1 次，至少持续两个月，时间由短渐长。

## 产后恢复局部曲线的运动

由于妊娠、分娩和产后哺乳，体形会发生显著的变化，表现为乳房肥大下垂，腹肌、臀肌增厚，全身皮肤弹性降落，昔日婀娜多姿的风姿被臃肿蠢笨的身躯所取代。新妈妈若在合适的时间合理地锻炼，不仅可以美容，对体形健美的恢复与心理健康均大有好处。

◆腹式呼吸运动

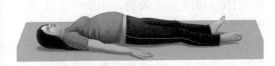

目的：收缩腹肌。

时间：自产后第一天开始。

方法：平躺，闭口，用鼻吸气使腹部凸起，再慢慢吐气并松弛腹部肌肉，重复 5~10 次。

◆头颈部运动

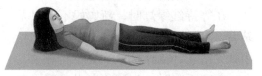

目的：收缩腹肌，使颈部和背部肌肉得到舒展。

时间：自产后第三天开始。

方法：平躺，头举起，试着用下巴靠近胸部，保持身体其他各部位不动，再慢慢回原位，重复 10 次。

◆会阴收缩运动

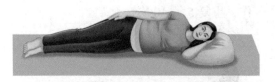

目的：收缩会阴部肌肉，促进血液循环及伤口愈合，减轻疼痛肿胀，改善尿失禁状况，并帮助缩小痔疮。

时间：自产后第八天开始。

方法：平卧或侧卧，吸气紧缩阴道及肛门周围肌肉，屏住气，持续 1~3 秒再慢慢放松吐气，重复 5 次。

◆胸部运动

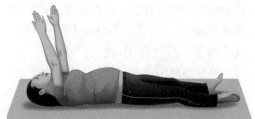

目的：使乳房恢复弹性，预防松弛下垂。

时间：产后第六天可开始。

方法：平躺，手平放两侧，将双手向前直举，双臂向左右伸直平放，然后上举至双掌相遇，再将双臂向下伸直平放，最后回前胸复原，重复 5 ~ 10 次。

◆腿部运动

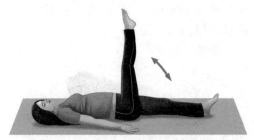

目的：促进子宫及腹肌收缩，并使腿部恢复较好曲线。

方法：平躺，举右腿使腿与身体呈直角，然后慢慢将腿放下，交替同样动作,重复 5 ~ 10 次。

◆阴道肌肉收缩运动

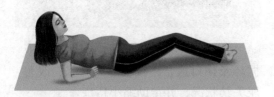

目的:使阴道肌肉收缩,预防子宫、膀胱、阴道下垂。

时间:产后第 14 天开始。

方法:平躺,双膝弯曲使小腿呈垂直,两脚打开与肩同宽,利用肩部及足部力量将臀部抬高成一个斜度,并将两膝并拢数 1、2、3 后再将腿打开,然后放下臀部,重复做 10 次。

◆腹部肌肉收缩运动(仰卧起坐运动)

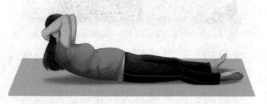

目的:增强腹肌力量,减少腹部赘肉。

时间:产后第 14 天开始。

方法:平躺,两手掌交叉托住脑后,用腰及腹部力量坐起,用手掌碰脚面两下后再慢慢躺下,重复做 5 ~ 10 次,待体力增强可增至 20 次。

◆腰部运动

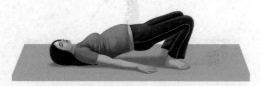

目的:每天做数次腰部运动,2~3 周后,可使腰身变细,并加强阴道挟附力和肛门括约肌舒缩,有恢复性感和防便秘的成效。

方法:仰卧床上,两手臂齐肩平放并支撑,使骨盆连同脊背、腰、大腿抬高,然后左右重复地扭摆腰肢,扭摆前先吸气,随着转动再呼气。

## 产后重塑体形要注意饮食

通常在怀孕期间准妈妈会增加 10~12 千克的体重,而分娩时和产后已经减去了 2/3。正常情况下,饮食控制会帮助新妈妈减去多余的体重。

若新妈妈处于哺乳,新妈妈的饮食不能太缺乏营养,因为哺乳需要足够的能量。但要注意千万不要发胖,发胖对哺乳没有任何益处,而且过后很难恢复体重。

假如新妈妈不哺乳,或今后也不再哺乳,以下建议会帮助新妈妈恢复怀孕前的体形和体重:最初,不要一下子改变饮食,保留在产前的饮食次数(三餐主食,两顿的附加餐),但是要降低每天能量的摄入,也就是说要少吃糖类、蛋糕类的食品,还要控制动物类脂肪、肥肉等摄入量。相反地,要多吃瘦肉、蛋、蔬菜、水果,尽量使饮食多样化。

## 新妈妈可随时进行的锻炼方式

产后锻炼不一定要拿出完整的时间,生活当中随时都可以进行锻炼。

在等待红绿灯时,新妈妈不要只是站着,可以做紧缩臀部的动作。打电话时,用脚尖站立,使腿部和臀部的肌肉绷紧。

宝宝睡着时,为避免发出声响,也可以踮着脚尖走路。拿着较重的物品时,可以伸屈手臂,锻炼臂部的肌肉。因为产后忙于换尿片及抱宝宝,总是弯腰,所以有机会要深呼吸,伸直背,挺直腰杆。

平时乘坐电梯时,尽量贴墙而立,将头、背、臀、脚跟贴紧墙壁伸直,这样做可以使新妈妈的身材保持挺拔。

## 产后抱婴儿姿势不对易导致产妇身材变形

有些女性经过一段时间的调养和锻炼，别的地方都如愿瘦了下来，偏偏小肚子却始终"高居不下"。仔细观察就会发现，这主要与这些妈妈抱宝宝的姿势有关。

怀孕中后期的时候，胎儿的重量把产妇向前牵拉，这时必须微微向后靠来保持平衡，而分娩之后，有些妈妈还是习惯性往后靠，尤其是抱宝宝的时候，不知不觉保持往后靠的姿势，这时宝宝其实是坐在妈妈的肚子上。这种情况下，小肚子当然只会越来越突出。

## 剖宫产后何时开始锻炼

剖宫产术后 10 天左右，如果身体恢复良好，可开始进行健身锻炼。方法如下：

仰卧，两腿交替举起，先与身体垂直，后慢慢放下来，两腿分别做 5 次。

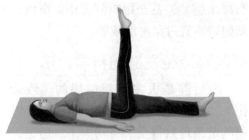

仰卧，两臂自然放在身体两侧，屈曲抬起右腿，并使大腿尽力靠近腹部，脚跟尽力靠近臀部，左右腿交替做，各做 5 次。

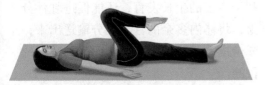

仰卧，两膝屈曲，两臂交叉合抱在胸前，后慢慢坐成半坐位，再恢复仰卧位。

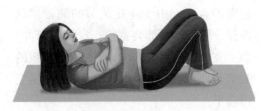

仰卧，两膝屈曲，两臂上举伸直，做仰卧起坐。

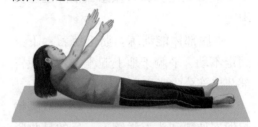

俯位，两腿屈向胸部，大腿与床垂直并抬起臀部，胸部与床贴紧，早晚各做 1 次，每次做时，从 2 ~ 3 分钟逐渐延长到 10 分钟。

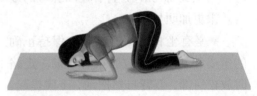

### 爱心贴士

新妈妈可以在护理人员的指导下进行产后锻炼，但是产后锻炼要等身体条件允许或有了时间和精力再说，可以与医护人员商量一下开始的时间。

## 产后皮肤松弛现象如何应对

妊娠之后，除了子宫变大之外，腹肌也会因为妊娠激素而一时肥大。再加上因为怀着胎儿和大量羊水而隆起的腹部，皮肤会因伸展而失去弹性，而且环抱着沉重腹部的腰围上，也会渐渐地附着多余的赘肉。

此外，受到妊娠激素的作用，关节会渐渐弛缓，由于连接关节的韧带柔软伸张，所以，腰部会宽松，脊柱会弯曲。为了支撑妊娠中沉重的身体，脚后跟的关节会收缩，脚也会变胖，脚底容易变得扁平。

面对腹部如此多的赘肉，新妈妈一定会烦恼无比。那么该怎么消除这些赘肉呢？

◆腹部体能训练。脐上练习：下身固定不动，平躺于地上起坐，旨在使胃部凸出部分收紧平坦。

脐下练习：上身固定不动，双脚抬起做屈伸腿和头上举练习，目的是收紧和减去整个下腹围。

腹外斜肌练习：完成上、下腹部练习后，再做各种腰部转体练习。这种练习作为辅助练习，使上下腹部练习的瘦身效果更加明显。

◆坐有坐相，站有站相。保持正确的坐姿和站姿对于收腹很有帮助。走路时放松肩部，双臂自然摆动，下腹提起，保持稍微紧张的状态。坐着时使下腹紧张起来，然后尽量把臀部深深坐到椅子上，使腰部和背部挺起来。

◆正确的喝水习惯。要想收腹，每

### 医生叮嘱

有的新妈妈产后立即束腹，这是不对的，非但无助于恢复腹壁的紧张状态，反而会增高腹压，造成产后盆底支持组织及韧带对生殖器官底支撑力下降，导致子宫下垂，严重后倾、后屈等。

天早上醒来做的第一件事应该是喝水，先喝下一大杯温开水，这样可以刺激肠胃蠕动，使内脏进入工作状态，及时排出体内垃圾，为新妈妈的"美腹计划"提速。

## 产后不宜过早过度减肥

怀孕后增加的体量包括增大的乳房、子宫和脂肪，这些重量在度过产褥期和哺乳期后会逐渐减少。

但有的新妈妈为尽早恢复体形而过早参加大运动量的运动，甚至节食减肥，反而适得其反。通常健美运动主要侧重于躯干和四肢的运动，在运动的过程中，腹肌紧张，腹压增加，使盆腔内的韧带、肌肉受到来自上方的压力，加剧了松弛的状态，容易造成子宫脱垂、尿失禁和排便困难。有的新妈妈为尽早恢复体形，在宝宝刚满月时就开始跑步，而且每顿饭只吃一点儿羹汤，并早早地束腰，虽然体重明显下降，但随后会出现头晕、头痛、失眠、小便失禁等疾病，精神状态越来越差，甚至影响到工作。所以，新妈妈不宜过早过度减肥。

## 新妈妈避免发胖的科学方法

产后胖是大多数新妈妈的"致命伤"。一旦造成产后肥胖，再想恢复以前的苗条可就得费一番功夫了。但是，在肥胖未到来时预防它，是可以取得事半功倍的效果的，新妈妈应尽力做到以下五点：

◆坚持母乳喂养。母乳喂养不但有利于宝宝的生长发育，还能促进乳汁分泌，将体内多余的营养成分输送出来，减少皮下脂肪的积蓄，从而达到减肥的目的。

◆睡眠要适中。睡眠过多是造成肥胖的原因之一。产褥期要养成按时起居的习惯，不要贪睡恋床。既要控制睡眠时间，又要保证睡眠质量。

◆要勤于活动。如无身体不适，顺产后两天即可下床做些轻微的活动，随着时间的推移，应逐步增加运动量。满月后，适当做些家务劳动。随着体力的恢复，每天应坚持做健美操，促进腹壁肌肉、盆底组织及韧带的恢复，还可调节人体新陈代谢的功能，消耗体内过多的脂肪。

◆坚持合理饮食，不要暴饮暴食。产后食物结构应以高蛋白、高维生素、低脂肪、低糖为主，荤素搭配，多吃新鲜水果和蔬菜。不要过度补充营养，以免造成脂肪堆积。不要过多吃甜食和高脂肪食物，可多吃瘦肉、豆制品、鱼、蛋、蔬菜、水果等，这样既能满足身体对蛋白质、矿物质、维生素的需要，又可防止肥胖。

## 产后应进行自我按摩

自我按摩是锻炼前的序曲，宜从产后第二天开始。新妈妈仰卧床上，在腹壁和子宫底部（约在肚脐下三寸处），用拇指进行按摩。在腹部两侧及中下部轻推按揉，沿结肠环走向进行按摩。每晚按摩一次，每次5～10分钟。

按摩可以刺激子宫肌收缩，促使子宫腔内恶露顺利排出，同时增加腹肌张力，刺激胃肠蠕动，预防内脏下垂，防止静脉血液的滞留。

## 哪些新妈妈不宜做体操

产后体操锻炼是新妈妈恢复体形的方式，但是，凡属下列情况的新妈妈不宜做体操锻炼：

◆新妈妈体虚发热者。

◆血压持续升高者。

◆贫血及有其他产后并发症者。

◆做剖宫产手术者。

◆会阴严重撕裂者。

◆产褥感染者。

◆有较严重心、肝、肺、肾疾病者。

## 产后健美操，轻轻松松恢复女性美

产后健美操可以有效地改善新妈妈的健康状况，对于清除身上的赘肉，腹部收缩，恢复体形有良好的功效。

产后健美操可在分娩1周后进行，同时要注意时间不可过长，运动量不可过大。以后可根据个人的体质情况逐渐延长时间，适量加大运动量，逐步由室内走向户外。

产后健美操的好处可谓一举多得，具体说来，做产后健美操的优点如下：

产后新妈妈的全身各器官尤其是生殖器官要恢复到孕前的状态，需要一段时间。除自然恢复外，产后康复体操可以加快机体生理功能恢复的进程。有利于恶露排出和子宫复旧。

产后健美操具体动作要领如下：

◆挺胸塌腰：新妈妈跪在床上，双手成直角支撑身体，吸气收腹弓腰，让上半身凸起来，坚持2～3秒钟，呼气塌腰，让上半身凹下去，如此可以收缩骨盆底肌，对产道的恢复很有帮助。

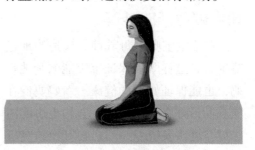

挺胸塌腰

◆跪起运动：新妈妈在床上或是地板上都可以做，首先，跪坐在自己的后退跟上，上身保持直立，注意绷紧臀部和腹部的肌肉，之后直立跪起。这样反复，可以增加臀部、腹部、大腿前部的肌肉紧实度。

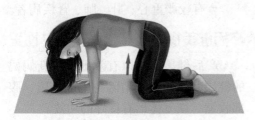

跪起运动

◆扭转上身：新妈妈直立于地上，双腿分开与肩同宽，尽量大幅度地扭转上身，双臂也可随着画圈摆动，向左向右交替进行。这样可以增强新妈妈腰背部的肌肉灵活性。

◆恢复腿形：这个动作要借助椅子、桌子等外在物体的帮助，新妈妈可以找一个宽敞的地方，扶住身旁的物体，将腿尽可能地向四面八方踢，这样可以增加下身髋关节的灵活程度，帮助重塑完美腿形。

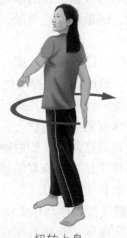

扭转上身

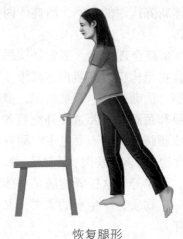

恢复腿形

# 新妈妈产后哺乳知识详解答

## 母乳喂养前的准备

在给宝宝喂养母乳前，应适当地进行准备，这样既能保证宝宝能顺利地吃奶，也能保证妈妈的健康。新妈妈们在哺乳前最好将双手洗净，并用毛巾蘸清水擦净乳头及乳晕，然后再开始给宝宝喂乳。哺乳时妈妈们最好选择吸汗、宽松的衣服，这样才方便。同时，用于擦乳房的毛巾、水盆要专用。另外，要备一个稍矮的椅子，供产妇哺乳时用。母婴用品要绝对分开使用，以免交叉感染。还要准备吸奶器，以备母乳过多，在婴儿吃饱后，吸出剩余乳汁，这更有利于乳汁分泌，并且不易患乳腺炎。

# 母乳喂养的姿势

母乳喂养虽然是世界上最自然的行为之一，但也需要进行练习。练习的第一步就是找到最适合的母乳喂养的姿势，下面是常见的几种抱孩子的方式，供大家参考。

## 1. 摇篮式

这是一种典型的哺乳姿势，它需要妈妈用臂弯托住宝宝的头部，坐在有扶手的椅子或床上（靠着枕头），把脚放在矮凳、咖啡桌或其他高些的平面上，以避免身体向宝宝倾斜。把宝宝放在大腿（或大腿上的枕头）上，让他可以侧面躺着，脸、腹部和膝盖都直接朝向妈妈。把宝宝下面的胳膊放到妈妈胳膊的下面。

如果宝宝吮吸妈妈的右侧乳房，就把他的头放在妈妈右臂的臂弯里，把前臂和手伸到宝宝后背，托住他的颈部、脊柱和臀部。让宝宝的膝盖顶在妈妈的身上或左胸下方。宝宝应该是水平的或以很小的角度平躺着。

摇篮式往往最适合顺产的足月婴儿。有些妈妈说这种姿势很难引导新生儿找到乳头，所以妈妈可能更愿意等到宝宝1个月左右颈部肌肉足够强壮之后，才采用这个姿势。若是剖宫产的妈妈，可能会觉得这种姿势对腹部造成的压力

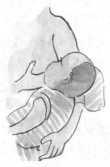

摇篮式往往最适合顺产的足月婴儿。

过大。

## 2. 交叉式

这种姿势也叫作交叉摇篮式，它与摇篮式的不同之处在于：宝宝的头部不是靠在妈妈的臂弯上，而是靠在妈妈的前臂上。如果妈妈用右侧乳房喂奶，就用左手和左臂抱住宝宝，使宝宝的胸腹部朝向妈妈。用手指托住宝宝头部后侧及耳朵下方，引导他找到乳头。

这种姿势可能更适合很小的宝宝和含乳头有困难的婴儿。

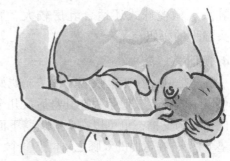

交叉摇篮式可能更适合很小的宝宝和含乳头有困难的婴儿。

## 3. 橄榄球式

"橄榄球式"又称为侧抱式，就是把宝宝夹在胳膊下面，与哺乳的乳房同一侧的胳膊，就像夹着一个橄榄球或手提包一样。首先，把宝宝放在体侧的胳膊下方，让宝宝面朝妈妈，鼻子到妈妈的乳头高度，宝宝双脚伸在妈妈的背后。把妈妈的胳膊放在大腿上（或身体一侧）的枕头上，用手托起宝宝的肩、颈和头部。另一只手呈 C 形托住乳房引导他找到乳头，这时候他的下巴会首先碰到乳头。不过，要小心，不要太用力地把宝宝推向妈妈的胸部，他会因为抗拒而向后仰头，顶着妈妈的手，妈妈要用前臂撑住宝宝的上背部。

剖宫产的妈妈会比较喜欢橄榄球

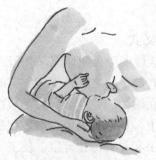

橄榄球式更适合剖宫产的妈妈。

式，因为可以避免宝宝压到其腹部。另外，如果宝宝很小或含奶头比较困难，这种姿势也可以让妈妈帮他找到乳头。橄榄球式还适合乳房较大、乳头扁平的妈妈。

### 4. 侧卧式

这是侧躺在床上喂奶的姿势。妈妈可以请先生或其他帮手在其身后放几个枕头作为支撑，也可以在头和肩膀下面垫个枕头，在弯曲的双膝之间再夹一个，其目的是要使后背和臀部在一条直线上。

让宝宝面朝妈妈，妈妈用身体下侧的胳膊搂住宝宝的头，把他抱近自己。或者也可以把身体下侧的胳膊枕在自己头下，以免碍事，而用身体上侧的胳膊扶着宝宝的头。如果宝宝还需要再高一些，离妈妈的乳房更近一点儿，可以用一个小枕头或叠起来的毯子把宝宝的头垫高。如果姿势正确，宝宝应该不费劲

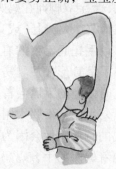

侧卧式适合剖宫产或分娩时出现过难产的妈妈。

就能够到妈妈的乳房，妈妈也不需要弓着身子才能让宝宝吃到奶。

如果妈妈是剖宫产或分娩时出现过难产，坐着不舒服，白天晚上都在床上喂奶，她可能会更愿意采用这种方式躺着喂养宝宝。

## 母乳喂养的 6 个小窍门

在母乳喂养中，不管新妈妈们采用哪种姿势给宝宝喂奶，有两点是最关键的，一是妈妈们要舒服，二是宝宝也要舒服。以下母乳喂养的 6 个小窍门，既能帮助你舒舒服服地喂奶，也能让宝宝舒舒服服地吃奶。

### 1. 妈妈要坐得舒服

选择一把舒适的、有扶手的椅子，再用枕头支撑好产妇的后背和胳膊。大多数沙发都不能提供足够的支撑，让产妇舒服地喂奶，所以得靠枕头的帮助。还可在脚下垫几个枕头，以免身体向宝宝倾斜，也可以把脚放在脚凳、咖啡桌或一摞书上。在大腿上放个枕头或叠起来的毯子，就不用弯腰了。无论产妇采用哪个姿势喂奶，都一定要把宝宝抱向自己的乳房，而不是用乳房去贴近宝宝。

### 2. 托好乳房

母乳喂养期间产妇的乳房会变得更大、更沉重。所以，在喂奶的时候可以用空着的那只手以 C 形（4 个手指托在乳房下面，大约在时针 9 点钟的位置，大拇指在上面 3 点钟的位置）或 V 形（把乳房托在分开的食指和中指之间）托住乳房。手指应距离乳头和乳晕至少 5 厘米，以免宝宝咬到妈妈的手指。

### 3. 固定好宝宝

让宝宝感到安全舒适，有助于他更

愉快有效地吃奶。用胳膊、手加上枕头或叠起来的毯子来支撑宝宝的头、颈、背和臀部，让它们保持在同一直线上。产妇可以把宝宝包裹起来，或把他的双臂轻轻固定在身体两侧，这样就能更轻松地给宝宝喂奶了。

### 4. 先放松，再喂奶

做几次深呼吸，闭上眼，冥想一些宁静的画面。右手边放一大杯水、牛奶或果汁，准备在喂奶的时候喝。别忘了，补充足够的水分能帮帮助妈妈分泌更多乳汁。

### 5. 经常变换姿势

尝试不同的喂奶姿势，有助于找到最舒服的姿势。很多妈妈发现避免乳管阻塞的最佳方法就是有规律地变换喂奶的姿势。因为每种姿势都会使乳头的不同部分承受压力，也可能会帮你避免乳头疼痛。每次喂奶轮流用不同的乳房先喂，妈妈的奶量会大大增加。

### 6. 正确地让宝宝停止吃奶

理想的状态是，当宝宝吃完一个或两个乳房里的奶时，他知道自己吃饱了，并主动把嘴从你的乳头松开。如果需要改变抱宝宝的姿势，让他换吃另一个乳房的奶，或者出于某些原因需要停止喂奶时，可以把手指轻轻伸进宝宝的嘴角里，当宝宝的嘴发出一声轻轻的"啪"后，就表明他停止吃奶了，这时你就可以把他抱开了。

## 掌握哺乳步骤的技巧图示

哺乳就是给宝宝喂奶，这不单单只是把宝宝往胸口一塞，任凭宝宝自行其是就万事大吉了。下面5个简单步骤可以让新妈妈们掌握哺乳的步骤。

（1）开始先把乳头放在宝宝的上嘴唇和鼻子之间（高于图片显示的位置），然后用乳头轻触宝宝的上嘴唇，刺激他把嘴张大。

（2）等宝宝张开嘴寻找乳房时，把他抱近乳房。注意不要反过来让妈妈的乳房去靠近他的嘴巴。

（3）确保宝宝嘴巴含住一大口乳晕，最好是乳晕下面的部分多含一些，上面的部分少含一些，而不要上下均等。

（4）宝宝的嘴唇应该在乳晕周围张得大大的。宝宝含乳头的最佳效果是，妈妈们不觉得疼，他也能吃到母乳（注意倾听宝宝吞咽的声音）。当宝宝满足地吃奶时，妈妈要把他抱紧。有可能妈妈还需要把乳房托住，特别是如果妈妈的乳房比较大的话。

（5）对新妈妈和宝宝来说，建立母乳喂养的习惯需要时间。如果有什么问题也别灰心，只要一起努力，母乳喂养对妈妈和宝宝都是件愉快的事。

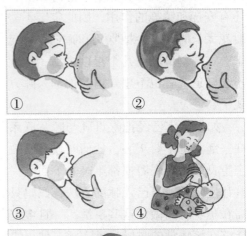

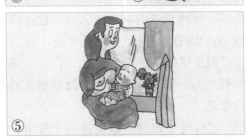

## 勿让宝宝吃着母乳入睡

让宝宝吃着母乳睡看起来似乎是健康的，而且简单轻松，对产妇和宝宝来说也都是令人愉快的睡前时光。但这种习惯却可能导致宝宝养成不良的睡眠习惯，并进而影响宝宝睡整觉的能力，因此切勿让宝宝吃着母乳睡觉。

所有的宝宝一晚上都要醒来很多次，如果你总是让宝宝吃着母乳入睡，那么他晚上每次醒来就都需要吃母乳才能再次入睡。不管宝宝是睡在小床上还是和大人睡在一起都是如此。虽然妈妈和宝宝一起睡，晚上给他喂奶可能更容易，但这也会增加你们两人夜里醒来的次数，也容易影响睡眠的质量。

吃母乳的宝宝比吃配方奶的宝宝需要更多的时间来养成睡整夜觉的习惯。这是因为母乳比配方奶更容易消化，所以宝宝在夜里饿得更快，醒得更频繁。其次，由于母乳喂养除了营养好以外，还有安抚和镇静的作用，因此宝宝不需要花太长时间就会把吃奶和睡觉联系起来。在吃着母乳睡几个星期之后，他就不会知道或者也不想知道其他的入睡方式了。

如果宝宝已经把吃母乳与睡觉联系在一起，也不要灰心，任何时候开始教宝宝良好的睡眠习惯都不晚。下面是一些让宝宝学习自己入睡的方法，妈妈只需在睡觉时间做好这些事情，一旦宝宝能够在该睡觉的时候自己入睡，他很快就能在半夜醒来时也靠自己重新入睡。

如果妈妈不想把吃母乳当作宝宝睡前程序的一部分，那么晚上就早点儿给他喂奶。

宝宝吃完奶后，给他讲一个故事，唱一首歌，或者给他最后换一次尿布。如果把喂奶和入睡的行为分离开来，即使只有几分钟时间，他也就不必非得吃着母乳睡了。

## 判断宝宝是否吃饱的方法

在宝宝刚出生的头一两周里，不太好判断宝宝是否吃饱了，特别是当宝宝不停地找奶吃，或吃完奶仍安静不下来的时候。等总是睡不醒的头一两天过去之后，宝宝就会经常显得很饿。由于母乳在一两个小时内就消化完了，所以宝宝很可能真的是饿了。

大多数新生宝宝在度过最初的三四天后，会每天需要吃 8 ~ 15 次奶。到第一周结束的时候，这个吃奶频率多半会稳定到每天 6 ~ 8 次。需要提醒你的是，只要你的宝宝想吃，就要给他吃，千万不要按照固定时间，卡着点儿给他喂奶。

在宝宝出生的头几天，测量体重往往不是一个判断宝宝是否吃饱的标准，因为新生儿的体重一般在头三天会比出生体重减轻 5% ~ 10%，不过，如果等到他出生 5 ~ 7 天后再称体重，你应该就能看出他开始长大了。

## 给双胞胎喂母乳的方法

在给宝宝喂奶时，可以用卷起来的毛巾或枕头支撑住宝宝，就能同时给两个宝宝喂奶。如果有条件，可以买一个 V 形的双胞胎专用哺乳枕，这种枕头表面大而结实，可以同时支撑两个宝宝，这样妈妈的双手就得以解放出来调整位置或给宝宝拍嗝。

借助枕头，还能改变母乳喂养的姿势，此时可以从"摇篮式"转换为"橄榄球式"，或者可以结合起来使用这两种方法。最好每次喂母乳时都换换乳房，特别是如果一个宝宝比较能吃的话。如果妈妈很难记住上一次谁吃了哪一边，不妨每天交换一次。定期两个宝宝来回换着吃有助于两边乳房均衡泌乳，减少乳管阻塞的可能。让宝宝轮换着吃奶，也能帮助他们的眼睛得到平等的锻炼和刺激。

如果双胞胎是早产儿，并且一个宝宝不得不在医院多待一些时间，妈妈可以在用一个乳房喂奶的同时，把另一个乳房的奶挤出来，以便保证乳汁分泌正常。

## 妈妈感冒后是否能哺乳

抗体是我们体内的免疫系统制造的一种蛋白质，能够帮助人体抵御疾病。妈妈感冒后之所以还能喂奶，是因为宝宝不仅不会因为母乳而传染感冒，而且还能够通过母乳获得抗体，增强自身的抗病能力，这也是为什么说母乳是0～6个月宝宝最佳食物的一个原因。

一般来说，在妈妈发现疾病症状之前，宝宝多半就已经接触到妈妈身上的病毒了。这时候如果继续让宝宝吃母乳，他就能够从妈妈的母乳中获得抗体，这比停止喂奶的好处要大，当然，如果情况比较严重，则需要视具体情况咨询医生意见。通常妈妈也不需要因为感冒而把母乳挤出来用奶瓶喂给宝宝，如果使用吸奶器、奶瓶等物品，宝宝接触病毒和细菌的机会，可能会比让他直接吃你的乳汁更大。此时妈妈可以在感冒时戴上口罩给宝宝喂奶，以防病毒通过唾液飞沫传染给宝宝。另外，抱宝宝和接触宝宝的用品之前，一定要先把手洗干净，而且无论何时，都不要直接对着宝宝打喷嚏。

值得注意的是，如果妈妈感冒后打算吃感冒药，就一定要先去看医生，并告诉他自己正在哺乳期，因为很多处方和非处方感冒药，包括中药在内，都会通过母乳影响宝宝，所以不能擅自用药。虽然大多数口服的药物只有少量能够进入母乳，对宝宝的影响不会很大，但也一定要向医生详细询问他所开的药物是否会对宝宝产生副作用，以便权衡到底该不该吃。

## 哺乳期胀奶怎么办

哺乳期的妈妈胀奶时，乳房会变得比平时硬挺，有胀痛和压痛，甚至还有发热的感觉，乳房表面看起来光滑、充盈，乳晕也变得坚挺而疼痛。为了解除妈妈胀奶的疼痛感，可以进行热敷或按摩来缓解胀奶的疼痛感。

### 1. 热敷

当妈妈胀奶疼痛时，可自行热敷乳房，使阻塞在乳腺中的乳块变得通畅，乳房循环也会变得通畅一些。但热敷时注意避开乳晕和乳头部位，因为这两处皮肤较嫩。热敷的温度也不宜过热，以免烫伤皮肤。

### 2. 按摩

热敷乳房后，即可按摩乳房。乳房按摩的方式有很多种，一般采用双手托住单边乳房，从乳房底部交替按摩至乳头，再将乳汁挤在容器中的方式。

## 哺乳期健康饮食的原则

产妇哺乳期的健康饮食需要考虑两个因素，一个是产妇的健康，一个是宝宝的健康。在哺乳期间，坚持健康的饮食对妈妈和宝宝的健康都是大有益处的。

## 1. 注意补铁

分娩之后，妈妈也许觉得自己不用像孕期那样补充铁质了，但很多健康指导专家都建议妈妈在哺乳期间继续服用铁质。另外，如果血液检查结果显示体内的铁含量偏低，医生可能也会为新妈妈推荐铁补充剂。

## 2. 要均衡进食

哺乳期间一定要注意饮食的均衡，虽然饮食不良不会影响到吃奶的宝宝，但会对产妇的身体带来影响。为了保证有足够的精力照顾宝宝，妈妈们要注意摄入充足的维生素和其他营养物质，多吃全麦及谷类食品、新鲜的蔬菜水果，以及富含蛋白质、钙和铁的食物。

## 3. 注意多喝水

在母乳喂养期间，妈妈的身体会流失很多水分。虽然这并不会影响乳汁的分泌，但仍然要尽量做到每天至少喝8杯水（每杯约250克），以保证体内水分充足。建议"渴了就喝"，也就是说，只要产妇感觉自己有需要，就随时喝水。但注意不要喝含咖啡因的饮料，因为这反而会让妈妈脱水。

## 4. 要慢慢节食

哺乳期可以节食，但一定不能太快。健康的低脂肪类饮食，再加上适度的运动可以帮助你逐渐降低体重，每周减重0.5～1千克最理想。如果妈妈的体重在短时间内急速下降，则会对宝宝造成伤害，因为那些通常储存于脂肪中的毒素会被释放出来，进入血液循环，最终提高乳汁中污染物的含量。如果在最初6周后，妈妈每周降低的体重超过1千克，就需要多补充一些热量了，也就是说要多吃一点儿了。最好计划用10个月到1年的时间来恢复到怀孕前的体重，毕竟这些重量也是慢慢长出来的。

## 哺乳期能否摄入咖啡因

哺乳期摄入咖啡因是否会伤害宝宝，要视摄入的咖啡因的量，因为咖啡因的确会进到妈妈的血液里，饮食中的一部分咖啡因也会因妈妈进食而出现在母乳里。如果妈妈一天摄入的咖啡因超过400毫克（大概是从4大杯咖啡中吸收的咖啡因量），就可能会伤害宝宝。因此，最好在哺乳期控制咖啡因的摄入量。

虽然一两杯咖啡、茶或可乐不太可能影响到宝宝，但多于这个量也许就会使产妇或宝宝变得急躁、神经质、不安和失眠了。如果想在哺乳期一天喝一两杯咖啡或茶，要有意识地尽量每天至少喝8杯水。如果咖啡因让宝宝不舒服，那妈妈就需要暂时戒掉，等断奶后再摄入咖啡因。

## 11种不宜哺乳的母亲

母乳是最为理想的婴儿食品。但是，在某些特殊情况下，不宜用母乳喂养。

## 1. 心脏疾患

心功能较差（Ⅲ、Ⅳ级）的产妇，因为产后心血管发生了很大变化，血液重新分配，乳房和内脏血液增多，心排出量增加，加重了心脏的负担，产妇往往难以适应，容易发生心力衰竭，故一般不宜喂奶。如果孕期及产后心功能均较好，可以喂奶。

## 2. 肾脏疾患

严重肾功能不全的产妇应忌母乳喂养，因为哺乳会加重肾脏负担。肾移植术后的母亲往往体质较差，即使肾功能正常，因长期服用免疫抑制剂可通过乳汁影响婴儿健康，故不可以喂奶。

### 3. 高血压病

高血压伴心、脑、肝、肾等重要脏器功能损害者，抗高血压的药物会进入乳汁对婴儿产生不良影响，同时利尿药物会减少甚至抑制乳汁的分泌。

### 4. 糖尿病

糖尿病伴严重脏器功能损害者、伴尿酮症者，如酮体进入乳汁会导致婴儿肝脏大，所以不易喂奶。但妊娠糖尿病完全可以喂奶，哺乳有抗糖尿病的作用，哺乳母亲的血糖会自然降低而无需增加胰岛素的用量。

### 5. 传染病

各种传染病的急性期，如各类肝炎的传染期、肺结核的传染期，不宜喂奶，以减少母体的消耗及新生儿的感染。

### 6. 精神疾患

需要药物治疗的严重的精神病及产后抑郁症的母亲，不宜母乳喂养。

### 7. 癫痫

生产后仍有癫痫发作的母亲，一方面抗癫痫药物对婴儿有不利影响；另一方面癫痫发作时婴儿安全得不到保障。

### 8. 遗传性代谢性疾病

患有遗传性代谢性疾病的母亲，如患苯丙酮尿症母亲的血液中含有较多的苯丙酮酸，可以进入乳汁，婴儿吃了这种奶，苯丙酮酸就会存在于体内，抑制了大脑的发育而导致智力低下，使原本已带有这种基因的婴儿变得更加愚笨，因此不要喂奶。

### 9. 产时或生产后有严重并发症

如生产出血过多身体虚弱，产后高热及严重的产褥感染等，可以暂时不喂，待身体好转后即可喂奶。

### 10. 甲状腺功能亢进

甲状腺功能亢进的母亲，如产后仍然需要继续服用抗甲状腺的药物，应该根据病情及服药种类、剂量，在医生指导下决定是否母乳喂养。

### 11. 性病

患性病的母亲，如淋病在产前未治愈，产后即使乳汁中无淋病双球菌，但通过密切接触也可以传染，所以暂时不宜母乳喂养，待治愈后再喂母乳。尚未治愈而又确实需要喂奶时，要注意严密消毒，特别要注意保护婴儿的眼睛和外阴部。梅毒可以通过胎盘及乳汁进行传播，不可哺乳，必须经过正规治疗后才可以哺乳。

## 哪些宝宝不可用母乳喂养

绝大多数的婴儿都能用母乳喂养，只有极少数的患某种先天性疾病的婴儿不宜用母乳喂养。

如患苯丙酮尿症的婴儿由于体内缺少苯丙氨酸羟化酶，不能使苯丙氨酸转为酪氨酸，而使得苯丙氨在体内堆积，

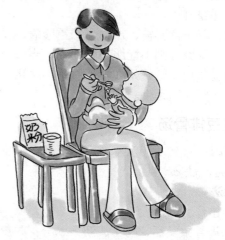

非母乳喂养的宝宝要注意给孩子补充水分。

严重干扰组织代谢，造成功能障碍，以致这类患儿智能落后，毛发和皮肤色素减退，头发发黄，尿及汗液有霉臭或鼠尿味。当确定小儿患这种病时应摄取低苯丙氨酸的饮食，虽然母乳中苯丙氨酸的含量较牛奶明显为低，但这些婴儿最好不吃母乳或仅吃少量母乳，而应摄入无苯丙氨酸的特制奶粉或低苯丙氨酸的水解蛋白质，再辅以奶糕及米粉、蔬菜

等，并应经常检测血中苯丙氨酸的浓度。

还有一种疾病叫乳糖不耐受症，是由于体内乳糖酶缺乏使乳糖不能消化吸收，表现为婴儿吃了母乳或牛奶后出现腹泻，长期腹泻则会影响到婴儿的生长发育，并导致免疫力低下及反复感染，这时小儿也应暂停母乳或其他奶制品的喂养，代之以不含乳糖的配方奶粉或大豆配方奶。

# 健康坐月子 4 周滋补食谱

## 第 1 周 代谢排毒

### 生化汤

**材料：** 当归 30 克，益母草 22.5 克，川芎、炮姜、炙甘草各 5.6 克，桃仁 3.75 克。

**做法：**

❶ 将当归、益母草、川芎、炮姜、炙甘草、桃仁加入 3 碗水，上火煮至 1 碗水后滤渣备用。

❷ 将 600 毫升水加入药渣，用小火煮至 1 碗水后滤汁备用。

❸ 将 2 种药渣混合在一起，分 2 次喝。

**功效：** 生化汤的最大作用在于帮助子宫和恶露排出。

**注：** 若子宫异常、出血、严重腹痛、发热、发炎，则不能服用生化汤。当归有润肠作用，新妈妈如发生腹泻。服用生化汤要咨询医生。

### 红豆排骨汤

**材料：** 排骨 100 克，红豆 40 克，陈皮 5 克，盐 2.5 克。

**做法：**

❶ 排骨、红豆、陈皮洗净。

❷ 排骨余烫后，捞出、沥干水分；陈皮泡软；红豆泡水 4 小时。

❸ 排骨、红豆、陈皮放入锅中，倒入适量水，以大火煮沸后转小火，再炖煮 1 小时。

❹ 最后加盐调味即可。

**功效：** 红豆含蛋白质、多种维生素与矿物质，具有利尿作用；排骨脂肪低，且富含钙与铁。此汤品能提供新妈妈所需能量，改善水肿。

### 山楂粥

**材料：** 山楂、大米各 200 克，白砂糖 30 克。

**做法：**

❶ 山楂用清水洗净，大米淘洗干净。

❷ 山楂去核后，和大米一起放入锅内，加水约 800 毫升，放火上煮。

❸ 粥煮稠后关火，放糖后即可食用。

**功效：** 此汤活血化瘀，健脾开胃，消食导滞。可促进子宫复旧，对内阴瘀血所致的产后恶露不尽及产后腹痛者有良好的食疗作用。

## 第 2 周 收缩内脏

### 红豆饭

**材料：** 红豆 100 克，大米 80 克。

**做法：**

❶ 将红豆用水淘净，然后浸泡 3 个小时，大米也淘洗干净。

❷ 在锅中放入红豆和大米，加水放入电饭煲煮熟即可。

**功效：**红豆可以达到补血消肿的功效，还可以避免热量过多产生肥胖。

## 芝麻山药饭

**材料：**黑芝麻 150 克，山药 50 克，大米 120 克，芹菜末少许。

**做法：**

❶ 黑芝麻、山药、大米、芹菜末洗净，沥干水分。

❷ 黑芝麻用干锅炒熟。

❸ 大米、山药、芝麻、芹菜末入锅；再加入 120 毫升的水，烹煮至熟。

❹ 将煮熟的大米、山药、芝麻、芹菜末取出后，略拌即可。

**功效：**芝麻可补肺气、益肝肾、润五脏、强筋骨、利大小便；山药能健脾胃、补气虚、益肾气。此饭食用有助产后肠胃功能修复。

## 红枣木耳瘦肉汤

**材料：**木耳 25 克，红枣 12 枚，猪瘦肉 250 克，盐 2.5 克。

**做法：**

❶ 猪瘦肉洗净，切片。

❷ 木耳浸软后，剪去蒂部；红枣去核，洗净。

❸ 将木耳、红枣、猪瘦肉放入煲内煮滚后，再改用小火煲 2 小时，下盐调味即可。

**功效：**产后虚劳贫血、血虚、会头晕。煲木耳红枣瘦肉汤，就可以增进食欲，兼且可以补血止血，对产后贫血、痔疮出血最有功效。

## 酒酿豆腐汤

**材料：**豆腐 200 克，红糖 50 克，酒酿 50 克。

**做法：**

❶ 将豆腐、红糖、酒酿放入锅中。

❷ 加 1 碗水，煮 20 分钟，盛出食用。

**功效：**这道菜可以养血活血，同时促进子宫复旧、恶露排出。

# 第 3、4 周 滋补进养

## 黑豆炖素排

**材料：**素排骨 20 克，黑豆 20 克，老姜 20 克。

**做法：**

❶ 黑豆洗净，老姜拍碎，素排骨泡开后挤干水分备用。

❷ 锅内放入黑豆、姜、米酒及 500 毫升的水，用小火煮至黑豆软化，再加入素排骨续煮 10 分钟即可。

**功效：**黑豆的含铁量比一般豆类高，还有丰富的钙、磷、维生素 $B_1$、维生素 $B_2$，对于体弱的新妈妈具有极佳的滋补功能。

## 麻油鸡

**材料：**老母鸡 1 只，老姜 10 克，米酒水 5000 毫升，麻油 15 克。

**做法：**

❶ 鸡去胆、鸡肚内膜与爪，鸡肉用米酒洗净，切成块状；老姜刷干净，连皮一起切成薄片。

❷ 锅置火上，入油烧热，下入老姜，转小火，爆香至姜片的两面均"皱"起来，呈褐色，但不焦黑。

❸ 转大火，将切块的全鸡放入锅中炒，直到鸡肉约七分熟。

❹ 将已备好的米酒水由锅的四周往中间淋，全部倒入后，盖锅煮，酒水滚后即转为小火，再煮上 30 ~ 40 分钟即可。

**功效：**麻油鸡可起到补身体，固元气的作用。

## 白汁牛肉

**材料：** 牛肉 85 克、土豆 15 克，姜片、葱丝各 5 克，植物油 20 克，盐 3 克，味精 2 克，料酒 15 克。

**做法：**

❶ 牛肉洗净，切成方块，用沸水焯烫约 1 分钟。

❷ 土豆去皮，洗净，切成块。

❸ 锅置火上，入倒油烧热，先放葱丝、

姜片炒香，再放牛肉翻炒 3 分钟，加水、盐、味精、料酒、土豆块，用小火续煮 30 分钟后即可。

**功效：** 牛肉具有补脾胃、益气血、除湿气、消水肿、强筋骨等作用，牛肉为发物，因而产妇食用有促进乳汁分泌的作用。白汁牛肉含有丰富的蛋白质和钙质，非常适合产后食用。

# 新妈妈的饮食调养

## 生完孩子当天吃什么

分娩是一项严重损耗体力的活动，因此产妇急需能量来补充营养。但产妇却又不能马上吃蛋、鱼、肉等营养价值高的食物，因为她的肠胃功能还很弱，尤其是剖腹产产妇，只能吃一些易消化的食物。这时候家人可为她准备一些流质或半流质食物，如糖水煮荷包蛋、蛋花汤、藕粉、羊肉枸杞粥、花生粥、红小豆粥、桂圆粥等。

产妇在分娩的过程中还会流失大量血液和津液，所以生完孩子还可以多喝一些红糖水，有助于补血补津。但要注意产后一周之后，产妇就不要喝红糖水了，红糖水有活血作用会使恶露的血量增多，造成产妇不知不觉中失血。

产妇若想吃点儿口感比较好的食物，可以在粥汤中加入少量麻油。麻油中有大量不饱和脂肪酸，一方面可以预防血管硬化，另一方面可以促使子宫的收缩，有助于产妇身体的及早康复。

经历了剖腹产的产妇，在术后还可以适当喝点儿萝卜汤，因为萝卜有排气的作用，产妇因麻醉作用没消除而导致

的胀气可以得到改善，而且肠道越早开始排气，产妇就能越早开始进食，间接促进产妇身体器官的恢复。

总之，分娩当天，由于肠胃功能没有得到恢复，产妇要以清淡的流质食物为主，不能急着补充营养。

## 产褥期的饮食原则

鉴于产褥期女人身体的特殊性，产妇的饮食必须遵循这些原则。

### ★清淡，不要太油腻

女人在产褥期卧床休息的时间比较多，如果吃了太油腻的食物，不但不容易消化，而且会堵塞乳腺管，导致奶汁在乳房中出不来，不利于宝宝的吸吮，新手妈妈乳房的胀痛感会加剧。所以产妇要常吃稀饭，喝一些营养滋补汤，如牛肉汤、排骨汤、猪蹄汤等，这些食物口感好，有助于增强产妇的食欲，而且可以促进乳汁的分泌。注意产妇在喝汤的时候一定将肉也吃了，因为汤的营养远远不及肉的营养价值高。

### ★多吃流质和半流质食物

在产褥期期间，产妇多吃流质和半

流质食物，如各种粥汤，这样不但可以减轻肠胃的负担，而且有助于排便，可有效预防产后便秘。

### ★粗细搭配，营养均衡

与妊娠期一样，女人在产褥期的饮食也要全面，既要多吃肉、蛋、奶、动物肝脏等营养价值高的食物，也要吃蔬菜、水果之类维生素含量丰富的食物，还要适当吃些粗粮杂粮以帮助肠胃的蠕动，营养全面，粗细搭配适宜，这样无论对产妇自己还是对嗷嗷待哺的宝宝都是必需的。

### ★适当吃些催乳的食物

产后头几天，常给产妇吃催乳的食物不但可以增加乳汁的分泌，满足宝宝的需要，而且能减轻产妇乳房的胀痛感，避免乳腺炎。常见具有催乳作用的食物有牛奶、豆浆、小米粥、鸡汤、肉汤、鱼汤、虾肉、猪蹄、花生、黄豆、黄花菜、鲤鱼、鲫鱼、墨鱼等，家人可配合菜谱每天给产妇做一些吃。

### ★忌食温燥、生冷、酸涩类食物

温燥类食物有辣椒、洋葱、韭菜、大蒜、胡椒、茴香等，这些食物有助内热的作用，产妇吃后容易上火，加重大便燥结的症状，而且还会影响母乳质量。

生冷类食物有梨、西瓜、黄瓜、茄子等，这类食物不易消化，容易损伤产妇脾胃，间接影响乳汁的分泌。生冷类食物还容易影响血液循环，致使瘀血滞留，使产妇产生腹痛，不利于恶露的排出。

酸涩收敛类食物有南瓜、莲子、柿子、芡实、乌梅等，这类食物容易阻滞血行，不利于产妇恶露的排出。

## 剖腹产的饮食注意事项

与顺产的产妇相比，剖腹产产妇经历了深度麻醉、开腹等治疗手段，身体受到的损伤更大，因此对食物的营养需求也更高，要注意的事项也更多。所以产妇在保证营养丰富、营养均衡的前提下，还要注意以下细节问题：

剖腹产之后6个小时之内，产妇应当平卧，不吃任何东西。因为此时麻醉药仍然抑制着胃肠的蠕动，勉强进食只会导致腹胀。产妇若感到饿，可以注射营养点滴，也可以先喝点儿有助于促进肠胃蠕动的萝卜汤。6个小时之后，产妇可以喝少量的流质食物，如粥、汤等，但不能喝牛奶和豆浆等胀气类食物。

剖腹产第二天，产妇通常已经排过气了，可以进食了，但由于肠胃功能仍然没有完全恢复，仍然不能吃鱼、肉、蛋等营养丰富的食物，只能吃一些稀粥，下一些薄面条，或者吃一些肝泥、肉末，喝点儿蛋羹，主食仍然是流质食物或半流质食物。为了保证充分的营养，产妇可以采取少吃多餐的形式，每天进餐四五次。

剖腹产第三天及以后，麻醉药的作用已经完全消除，产妇可以像正常产妇一样进食了，就可以按照一般产妇的饮食原则开始进食，全面补充，营养均衡。为了促进腹部伤口的愈合，产妇还可多吃一些蛋、肉、鱼汤等高蛋白质的食物。也可吃一些花生、猪蹄、鲤鱼等具有催乳作用的食物。家人在炖汤的时候注意汤水不能太油腻，否则不利于产妇的消化。

## 保持液体的摄入

临床实践表明，哺乳期的妇女经常会有口感、口渴或者便秘的症状。这不仅仅是因为液体转化为奶水喂给宝宝了，还因为女性在哺乳时会产生一种令人口干舌燥的激素，所以哺乳期女性要多喝水，补充足够的液体。

奶水是典型的液体，乳母每天至少给宝宝吃 500 ~ 600 毫升奶水，这些水分都来源于产妇。如果产妇摄入液体不足的话，不但自己的新陈代谢会受到影响，还会导致奶水的不足，影响宝宝的发育。所以妈妈平常在喂奶的时候，旁边最好放一杯水，避免体内液体不足。

研究表明，乳母每天至少要喝1500 毫升（约 6 大杯）液体，否则不足以维持母婴对水分的正常需求。需要说明的是：

（1）妈妈每天喝水最好不要超过2500 毫升，即不得超过 10 大杯，否则会降低奶水的质量，产妇自己也会因为体内水分太多而不舒服。

（2）哺乳宝宝所摄入的液体的来源，以粥、汤、白开水为宜，不能喝酒、咖啡、茶水。酒水进入母乳之后，不但味道会有所改变，宝宝吃了之后脾气还会变得暴躁，容易犯困，影响发育。咖啡和茶水中的咖啡因进入母乳之后，宝宝会感到很不舒服，容易发怒。因此在哺乳期间，妈妈最好不要喝饮料，如果想喝，也要等到喂奶之后，且每次只能喝一小杯，不宜过量。

## 产褥期饮食误区

受传统观念的影响，产妇在坐月子期间的饮食方法，有些其实是错误或者不科学的。

### ★误区一：产后要大补

产后滋补是没有错的，因为产妇需要更多的能量来恢复身体和哺乳，但却不宜大补，不能天天将人参、当归、黄芪等补血补气的药材煲入汤中给产妇喝。所谓"虚不受补"，产妇很可能吃了这类活血排瘀的食物之后便秘或者产后出血。只有产妇在恶露排干净之后且身体非常虚弱的情况下，才能借助中药材来补养身体。

### ★误区二：产后立即喝汤，多喝汤

少吃肉大家都知道产妇分娩之后只能吃流质或半流质食物，适当给产妇喂些汤喝是没错的，但却不能不讲究方法。在分娩之后产奶之前，产妇最好不要喝汤，否则会堵塞乳腺管，不利于乳汁的分泌，还容易导致产妇发热，因此只有等到乳腺管畅通之后，才能喝汤。

另外，汤中虽然含有很多营养，但却只占整个肉汤营养的 25%，远不及肉中的营养多，所以产妇在喝汤的同时一定也将肉吃掉。

### ★误区三：坐月子时不能吃蔬菜、水果

产妇要多吃温热性食物，少吃或不吃寒凉生冷类食物，但这并不能说明产妇不能吃蔬菜和水果，不能因为二者"水气大"就想当然地认为它们不利于产妇身体的健康。事实证明，不吃新鲜果蔬的产妇得产褥期便秘症的概率更高，况且新鲜果蔬还有补充维生素 C 和纤维素的作用，这些都是肉蛋奶等食物所无法满足的。实际上蔬菜经过加热烹饪之后未必就属于寒凉类食物，产妇若不敢轻易吃水果的话，至少也可在正餐不久吃半个，以后随着消化系统的增强再逐步增添进食水果的数量。

### ★误区四：产后一定要喝黄酒，或者煲汤时加入料酒

黄酒和料酒有活血化瘀的作用，有

助于产后恶露的排出，所以分娩后一周之内，产妇在膳食中可以适当加入一些料酒或黄酒。但却不能食用过量，更不能长时间食用，否则不但会让产妇上火，而且酒精还会通过乳汁影响到宝宝的发育，更会导致产妇恶露不绝，造成继发性失血。

## ★误区五：产妇要忌口

有的地区在坐月子的时候，还要求产妇忌口，这种说法是片面的。产妇忌口主要在于生冷寒凉、油炸食物、燥结等人体难以消化吸收的食物，其他食物则是不忌的。相反，为了实现营养均衡，产妇的饮食还应多样化，尽可能吃所有能吃的食物。

## 减少热量的摄入

大多数产妇都有急于恢复体形的渴望，因此在产后不久就开始雄心勃勃的减肥计划，在饮食中也尽量减少热量的摄入。

产后恢复体形既是出于对美的考虑，也是健康的需要，但产妇却不能操之过急。如果产褥期还没结束，或者宝宝尚不及半岁大，就强制性地让自己减少热量的摄入，不但不利于自己身体器官的康复，还会影响到奶水的分泌和奶水的质量，直接影响宝宝的健康发育。

一般来说，以母乳喂养的产妇若想实现减肥和营养双重目标，日常饮食中可以少吃一些脂肪含量高的食物，如奶酪、肥肉等，少吃甜食甜品，不吃煎炸食物，同时多吃维生素和矿物质含量丰富的食物，如各种新鲜果蔬；多喝牛奶、豆浆、酸奶等营养价值较高的食物，适当吃一些粗粮，如全麦面包，这样才能满足机体对各种营养元素的需求。

其实，恢复体形主要不是靠减少食物的摄入量，这是一种不健康的减肥方式。最健康的减肥方式是运动，产妇可以不用太大的运动量，只需每天推着宝宝的小车多走走，或者适当做一些塑身运动就可起到美体的作用。重塑体形不等于减肥，产妇只需将腰部和大腿的赘肉减掉就行了，比孕前稍微胖一点儿是正常的，这才是一个成熟少妇所应该具有的形象。

## 摒弃坐月子的旧观念

产妇坐月子是中国人的传统，在这期间，按照民间的说法，产妇有诸多的禁忌，而这些禁忌确有不科学的地方，此时新妈妈们更应该更新这些观念，遵循健康饮食的科学观念，来进行产后的饮食调养。

以下均为坐月子的一些旧观念，希望引起产妇们足够的注意，且注意摒弃。

### 1. 红枣桂圆能给产妇补血

分娩时大量出血和产后持续数周的恶露不断让"补血"成为产妇的必修功课。但传统认为的补血食物红枣桂圆不但不能补血，反而还会增加出血量，这不是危言耸听。因为桂圆和红枣都有活血作用，所以吃了反而会造成恶露淋漓不尽。此外，人们通常认为能补血的赤豆，也绝对不是补血佳品，因为赤豆有利水的作用，如果产妇有浮肿或乳汁郁积不畅，喝些赤豆汤倒是绝对不错的选择。补血即补铁，由动物肉类而来的铁质才应该是最适合的，吃红枣桂圆只会适得其反。

### 2. 早喝汤，早出奶

有的妈妈非常重视母乳喂养，唯恐奶水不足饿坏了宝宝，分娩后就迫不及待地开始喝汤，以为这样可以促进乳汁分泌。喝汤应该没错，却有点儿操之过急，因为分娩后3日内，乳汁分泌并不十分多，乳腺管也没有完全通畅，如果大量喝汤水，刺激了乳汁分泌，就会全部堵在乳腺管里，容易引起乳腺炎，这时应该让宝宝把乳腺管全部吮吸通畅，再配合不油腻的汤汤水水，乳汁就会源源不断了。

### 3. 月子里绝对不能吃水果

长一辈的人会在月子里给产妇定下许多"规矩"，比如不能让产妇吃生冷食物就是其中一条，据说如果吃了以后会经常牙痛。其实，水果是补充维生素和矿物质的重要途径，特别是像维生素C这种水溶性维生素，当煮熟了以后基本就流失了，只能生吃才可以补充。分娩后的几天产妇身体比较虚弱，胃肠道功能未恢复，可以不吃寒性的水果，如西瓜、梨，但过了这几天，水果还是一定要吃的，牙齿不好等口腔问题，和水果不一定完全有关。

### 4. 火腿长伤口，产后要多吃

火腿一直被认为有促进伤口愈合的作用，所以也经常出现在产妇的食谱中。但是，伤口的愈合和优质蛋白有关，只要是含蛋白质丰富的食物都能促进伤口愈合，而火腿是腌制品，其中含有的大量的食盐反而不利于伤口愈合，还会通过母乳加重宝宝的肾脏负担，另外，其所含大量的亚硝酸盐，不仅影响产妇的健康，还会随着妈妈的乳汁对宝宝造成危害。

### 5. 产后吃素，恢复苗条

年轻妈妈们都很注意保持苗条的身材，所以宝宝还在腹中时，因怕宝宝营养不够就拼命吃，等宝宝出生了就马上吃素，甚至不吃主食，恨不得马上恢复怀孕前的身材。其实，这两种做法都不对，怀孕时为了控制体重和宝宝的大小，并不能随便多吃，分娩后为了哺乳和自己的身体恢复，也不能少吃。而且刚生完孩子的这段时间内对饮食的要求比怀孕期间还要高，每怀孕一次，分娩后的体重就会比原先增加2.5千克，这应该是正常的，不可能一下子瘦下来，吃素或不吃主食反而会使营养结构失衡，不利于产后身体的恢复和乳汁的分泌，进而影响宝宝的生长发育。

## 催奶饮食的选择要因人而异

从中医的角度出发，产后催奶应根据不同体质进行饮食和药物调理。如鲫鱼汤、豆浆和牛奶等平性食物属于大众皆宜，而猪脚催奶就不是每个人都适宜的。这里推荐一些具有通乳功效的食材，如猪蹄、鲫鱼、章鱼、花生、黄花菜、花胶、木瓜等；通络的药材则有通草、漏芦、丝瓜络、王不留行等。这里我们针对不同体质的女性，对生产后的催奶饮食的注意点进行介绍。

◆气血两虚型：如平素体虚，或因产后大出血而奶水不足的新妈妈可用猪脚、鲫鱼煮汤，另可添加党参、北芪、当归、红枣等补气补血药材。

◆痰湿中阻型：肥胖、脾胃失调的产妇可多喝鲫鱼汤，少喝猪蹄汤和鸡汤。另外，可吃点儿陈皮、苍术、白术等具有健脾化湿功效的食材。

◆肝气郁滞型：平素性格内向或出现产后抑郁症的妈妈们，建议多泡玫瑰花、茉莉花、佛手等花茶，以舒缓情绪。另外，用鲫鱼、通草、丝瓜络煮汤，或猪蹄、漏芦煮汤，可达到疏肝理气通络的功效。

◆血瘀型：可喝生化汤，吃点儿猪脚姜（姜醋）、黄酒煮鸡、客家酿酒鸡等。还可用益母草煮鸡蛋或煮红枣水。

◆肾虚型：可进食麻油鸡、花胶炖鸡汤、米汤冲芝麻。

◆湿热型：可喝豆腐丝瓜汤等具有清热功效的汤水。

## 月子里应注意补钙

产后妈妈特别是哺乳的妈妈，每天大约需摄取 1200 毫克钙，才能使分泌的每升乳汁中含有 300 毫克以上的钙。乳汁分泌量越大，钙的需要量就越大。同时，哺乳的妈妈在产后体内雌激素水平较低，泌乳素水平较高，因此，在月经未复潮前骨骼更新钙的能力较差，乳汁中的钙往往会消耗过多身体中的钙。这时，如果不补充足量的钙就会引起妈妈腰酸背痛、腿脚抽筋、牙齿松动、骨质疏松等这样的"月子病"；还会导致

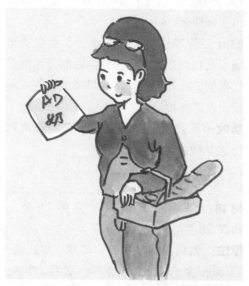

产后对钙的需求量大，因此月子期的妈妈应增加钙的补充。

婴儿发生佝偻病，影响牙齿萌出、体格生长和神经系统的发育。

根据日常饮食的习惯，产后的妈妈每天要喝奶至少 250 克，以补充乳汁中所需的 300 毫克的优质钙，妈妈们还可以适量饮用酸奶，以提高食欲。另外，月子里的妈妈每天还要多吃些豆类或豆制品，一般来讲吃 100 克左右豆制品，就可摄取 100 毫克的钙。同时，妈妈也可以根据自己的口味吃些乳酪、海米、芝麻或芝麻酱、西蓝花及羽衣甘蓝等，保证钙的摄取量至少达到 800毫克。由于食物中的钙含量不好确定，所以最好在医生指导下补充钙剂。需要注意的是，产后妈妈们补钙容易引起便秘，所以在选用补钙产品时首选带有山梨醇成分的，可有效润滑肠道，降低便秘发生率。妈妈也可以多去户外晒晒太阳，这样也会促进骨密度恢复，增加骨硬度。

## 催乳汤饮用注意事项

为了尽快下乳，许多产妇产后都有喝催乳汤的习惯。但是，产后什么时候开始喝这些"催乳汤"是有讲究的。产后喝催乳汤一般要掌握两点。

第一，要掌握乳腺的分泌规律。一般来说，初乳进入婴儿体内能使婴儿体内产生免疫球蛋白 A，从而保护婴儿免受细菌的侵害。但是，有的产妇不知道初乳有这些优点，认为它没有营养而挤掉，这是极为错误的。初乳的分泌量不很多，加之婴儿此时尚不会吮吸，所以好像无乳，可是若让婴儿反复吮吸，初乳就通了。大约在产后的第四天，乳腺才开始分泌真正的乳汁。

第二，注意产妇身体状况。若是身

体健壮、营养好，初乳分泌量较多的产妇，可适当推迟喝催乳汤的时间，喝的量也可相对减少，以免乳房过度充盈造成乳汁淤积而引起不适。如产妇各方面情况都比较差，就喝得早些，量也多些，但也要根据"耐受力"而定，以免增加胃肠的负担而出现消化不良，走向另一个极端。

此外，若为顺产的产妇，第一天比较疲劳，需要休息才能恢复体力，不要急于喝汤，若是剖宫产的产妇，下乳的食物可适当提前供给。

## 产后正确的进食顺序

产妇在进食的时候，最好按照一定的顺序进行，这样食物才能更好地被人体消化吸收，更有利于产妇身体的恢复。

正确的进餐顺序应为：汤—青菜—饭—肉，半小时后再进食水果。

饭前先喝汤。饭后喝汤的最大问题在于会冲淡食物消化所需要的胃酸。所以产妇吃饭时忌饭后喝汤，或一边吃饭，一边喝汤，或以汤泡饭吃，这样容易阻碍正常消化。米饭、面食、肉食等淀粉及含蛋白质成分的食物需要在胃里停留1～2小时，甚至更长的时间，所以要在喝汤后吃。

在各类食物中，水果的主要成分是果糖，无须通过胃来消化，而是直接进入小肠就被吸收。如果产妇进食时先吃饭菜，再吃水果，消化慢的淀粉、蛋白质就会阻塞消化快的水果。如果饭后马上吃甜食或水果，最大害处就是会中断、阻碍体内的消化过程。胃内腐烂的食物会被细菌分解，产生气体，形成肠胃疾病。

# 新妈妈哺乳食谱

## 花生猪蹄汤

**材料：** 猪蹄 1 只，通草 15 克，花生 50 克，葱、姜各少许。

**做法：**

❶ 猪蹄去毛洗净切成块，用热水烫煮去血腥。

❷ 将猪蹄放入锅中，加入通草、花生、葱、姜及少许盐，煮至猪脚烂熟，添加少许醋调味。

**功效：** 本方具有通乳的功效，用于治疗产妇乳汁稀薄或没有乳汁。

## 丝瓜鲫鱼汤

**材料：** 活鲫鱼 500 克，丝瓜 200 克，料酒、姜、葱各适量。

**做法：**

❶ 鲫鱼洗净、背上剖十字花刀。

❷ 将鱼略煎后，烹料酒，加清水、姜、葱等，小火焖炖 20 分钟。

❸ 丝瓜洗净切片，投入鱼汤，大火煮至汤呈乳白色后加盐，3 分钟后即可起锅。如根据口味和习惯，将丝瓜换成豆芽或通草，效果亦相仿。

**功效：** 具益气健脾、清热解毒、通调乳汁之功效。

## 清炖乌鸡

**材料：** 乌鸡肉 1000 克，党参 15 克，黄芪 25 克，枸杞子 15 克。

**做法：** 乌鸡肉洗净切碎，与葱、姜、盐、酒等一起拌匀，上铺党参、黄芪、枸杞子，隔水蒸 20 分钟即可。

**功效：** 主治产后虚弱，乳汁不足。

## 母鸡炖山药

**材料：**母鸡 1 只，黄芪 30 克，党参 15 克，山药 15 克，红枣 15 克，料酒 50 克。

**做法：**母鸡洗净，将黄芪、党参、山药、红枣，放入鸡肚，在药上浇料酒，隔水蒸熟。2 天内吃完。

**功效：**可用于脾胃虚弱而乳汁不足的产妇。

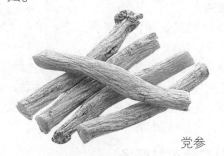

党参

## 鲫鱼西红柿煲柠檬

**材料：**鲫鱼 1 条，西红柿 1 个，柠檬 3 片，精盐 5 克。

**做法：**

❶ 将鲫鱼洗净斩块焯水冲净浮沫，西红柿洗净切片，柠檬洗净切片备用。

❷ 煲锅上火倒入水，下入鲫鱼、西红柿、柠檬，调入精盐煲至成熟即可。

**功效：**可用于乳汁分泌少的产妇。

## 荷兰豆煎藕饼

**材料：**莲藕 250 克，猪肉 200 克，荷兰豆 50 克，精盐 3 克，味精 1 克，白糖 3 克。

**做法：**

❶ 莲藕去皮，切成连刀块。

❷ 猪肉剁成末，拌入调味料；荷兰豆去筋，焯水。

❸ 将猪肉馅放入藕夹中，入锅煎至金黄色，装盘，再摆上荷兰豆即可。

## 南瓜虾皮汤

**材料：**南瓜 400 克，虾皮 20 克，食用油、盐、葱花、汤各适量。

**做法：**

❶ 南瓜洗净切块。

❷ 食油爆锅后，放入南瓜块稍炒，加盐、葱花、虾皮，再炒片刻。

❸ 添水煮成汤，即可吃瓜喝汤。

**功效：**可用于产妇乳汁稀薄量少或没有乳汁。

## 莲子枸杞煲猪肚

**材料：**熟猪肚 350 克，水发莲子、枸杞各适量，精盐 6 克。

**做法：**

❶ 将熟猪肚洗净、切片，水发莲子、枸杞洗净备用。

❷ 净锅上火倒入水，调入精盐，下入熟猪肚、水发莲子、枸杞煲至成熟即可。

**功效：**催乳发奶，既能养体，又能促进乳汁分泌。

# 产后常见不适食疗方

## 产后体虚

　　因分娩消耗了大量气力，往往很虚弱，经常体虚乏力，懒于活动，这是正常现象。为了使身体尽快恢复，新妈妈要注重补益血气，增强体力。

## 黄芪乌鸡汤

**材料：**乌鸡 1 只，黄芪 45 克，盐 3 克。

**做法：**

❶ 乌鸡去毛和内脏，留肝、肾，洗净；黄芪洗净，切片，放入乌鸡腹内。

❷ 将乌鸡放入砂锅内，加入适量水用大火煮开，再用小火炖烂，加盐调味即可。

**用法：** 每周 1~2 次，半年后即有良效。

## 百合鸡

**材料：** 母鸡 1 只，百合 50 克，盐 3 克，味精 1 克，姜片 5 克。

**做法：**

❶ 将鸡去内脏和毛，并将洗净的百合放入鸡腹内。

❷ 锅内放水，加入姜片、鸡，大火煮沸，转小火炖烂，加盐、味精调味即可。

## 产后出血

　　新妈妈如果过量食用富含维生素 C 的食物，可导致产后流血；由于子宫收缩无力而发生产后出血的新妈妈也很常见。可以很好地改善这一症状。

### 生地益母汤

**材料：** 黄酒 200 克，生地黄 6 克，益母草 10 克。

**做法：** 将黄酒、生地黄、益母草一起放瓷杯中，隔水蒸 20 分钟后服药汤。

**用法：** 每次温服 50 毫升，连服数天。

### 红糖煮鸡蛋

**材料：** 鸡蛋 2 个，红枣 10 枚，红糖适量。

**做法：** 将锅内水烧沸后打入鸡蛋，水再沸下红枣及红糖，小火煮 15 分钟即可。

**用法：** 每天食用。

### 百合当归猪肉

**材料：** 百合 30 克，当归 9 克，瘦猪肉 60 克。

**做法：** 将百合、当归、瘦猪肉一起入锅煮食。

## 产后疼痛

　　新妈妈在分娩时失血过多，导致身

体虚弱。如果新妈妈不重视饮食调养和保暖，常会使风邪侵入体内，导致产后疼痛。

### 归枣牛筋花生汤

**材料：** 牛蹄筋 100 克，花生米 100 克，大枣 20 枚，当归 5 克，植物油 15 克，盐 2 克。

**做法：**

❶ 牛蹄筋洗净，切成块；花生米、大枣洗净。

❷ 砂锅置火上，加适量清水，放入牛蹄筋、花生米、大枣、当归，用大火煮沸后，改用小火炖至牛筋烂熟、汤稠时，加入植物油、盐调味即可。

### 白芷菠菜羊肝汤

**材料：** 菠菜 250 克，羊肝 200 克，白芷末 2 克，香油、盐各 5 克，味精 2 克。

**做法：**

❶ 将菠菜择洗干净，切段；羊肝洗净，切片，放入碗中，加入白芷末、香油、盐，拌匀腌渍，备用。

❷ 锅置火上，加适量清水煮沸，放入羊肝、菠菜，煮熟时加入味精、盐调味即可。

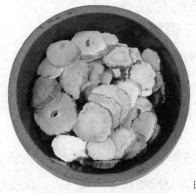

白芷

## 产后发热

　　产后发热常表现为分娩后突然或持续发热，与新妈妈的身体状况、卫生清洁度有关。新妈妈在分娩过程中损耗大量气血，如果不注意产褥期卫生，就很容易给病毒创造侵入的机会。有的新妈妈患有恶露不下，造成瘀血无法排出而化为内热，导致产后发热。出现这种情况时，新妈妈除了及时寻求医生的帮助外，还可以尝试食疗方法。

## 枸杞生姜排骨汤

**材料：** 猪排骨 450 克，枸杞 20 枚，姜片 15 克，大小茴香、花椒、盐各适量。

**做法：** 猪排骨切块，放入锅内，加水，与枸杞、姜片、大小茴香、花椒同炖至肉烂，加盐调味即可。

## 金银花蒲公英茶

**材料：** 蒲公英、金银花各 30 克，薄荷 10 克，白糖适量。

**做法：**
❶ 将蒲公英、金银花用水煮 20 分钟。
❷ 然后放入薄荷，再煮 5 分钟，取出汁水，放入白糖即可。

## 桃仁莲藕汤

**材料：** 桃仁 10 克，莲藕 250 克，盐 2 克。

**做法：**
❶ 莲藕洗净，切片；桃仁去皮尖打碎。
❷ 将打碎的桃仁、莲藕放锅内，加水 500 毫升共煮汤，加盐调味即可。

## 产后腹痛

产后，新妈妈往往因子宫复旧不全、恶露不下，而产生小腹坠胀、腹痛难耐等症状，应注重饮食调理。

## 当归生姜羊肉汤

**材料：** 羊肉 250 克，当归、生姜各 15 克。

**做法：**
❶ 羊肉洗净，切小块，用沸水余一下。
❷ 将羊肉和生姜当归一起放入砂锅中，

大火烧开后小火慢炖，至软烂后食用。

## 归参龙眼炖母鸡

**材料：** 当归 30 克，党参 35 克，龙眼肉（干）15 克，老母鸡 1 只，生姜、葱白各 5 克，料酒 10 克，盐 3 克。

**做法：** 先将母鸡剖肚去内脏洗净，当归、党参、龙眼肉入纱布纳入母鸡块与姜、葱、料酒放入砂锅中煮汤，加盐调味即可。

## 五味益母草蛋

**材料：** 当归 15 克，川芎 12 克，炮姜 3 克，田七粉 1 克，益母草 30 克，鸡蛋 2 个，料酒 10 克，盐 2 克，葱 5 克。

**做法：**
❶ 将当归、川芎、炮姜、益母草、田七粉全部装入纱布袋内，扎紧口，将药袋置于大砂锅内，加清水，用大火煮 20 分钟。
❷ 把鸡蛋外壳洗净，用清水泡 1 小时，再将鸡蛋连壳加入同煮。
❸ 蛋熟后剥壳，将鸡蛋及壳均留在药液中，加盐、料酒、葱，改小火再煮 20 分钟即可。用法：喝汤，吃蛋，每周 1 剂，汤分 2 ~ 3 次喝完。

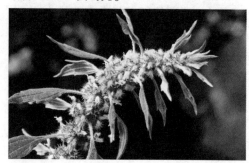

益母草

## 产后恶露不尽

产后血性恶露持续半月或 3 周以上，仍淋漓不断者，称为恶露不尽。如果迁延日久，出血不止，易于耗津伤血，损伤正气，致令体虚，而且寒、湿、热之邪，易于入侵细胞中，与瘀浊相合，发为病症，致令难治。除外胎盘、胎膜残留或其他病理情况，可辅以下食疗。

### 糖藕汁

**材料**：藕汁 100 克，糖 20 克。

**做法**：将糖兑入藕汁中，随时饮服。适用于血热所致盼产后恶露不尽。

### 益母草煮鸡蛋

**材料**：益母草 30 克，鸡蛋 2 个。

**做法**：将益母草加水煮 30 分钟，滤去药渣，打入鸡蛋 2 个，煮熟食用。

### 人参炖乌鸡

**材料**：人参 5 克，乌鸡 1 只，红枣 6 颗，盐适量。

**做法**：将人参浸软切片，装入鸡腹，与红枣同放入砂锅内，加盐隔水炖至鸡烂熟即可。

## 产后恶露不下

恶露不下是指分娩后，由于产后宫缩乏力，恶露停留于子宫不能排出很少。产后恶露不下可引起血晕、腹痛、发热等症状，应及时治疗。恶露不下可采用下列食疗方。

### 桃仁莲藕汤

**材料**：桃仁 10 克，莲藕 250 克，盐 2 克。

**做法**：将桃仁莲藕洗净，切成小段，加清水适量煮汤，加盐调味即可。

**用法**：饮汤食莲藕，连服 5 天。

### 木瓜生姜煲米醋

**材料**：木瓜约 500 克，生姜 30 克，米醋 500 克。

**做法**：木瓜、生姜加米醋，用砂锅煲好。

**用法**：每天服 1 次，连服 5 天。

### 芋头煲粥

**材料**：大米 50 克，芋头 250 克。

**做法**：大米洗净，芋头去皮，切成小块，加水煮粥。

**用法**：每天服 1 次，连服 5 天。

## 产后水肿

新妈妈出现下肢或全身水肿症状，称为产后水肿。一方面是因为子宫变大影响血液循环而引起水肿，另一方面受到黄体酮的影响，身体代谢水分的状况变差，也会出现水肿。为此，新妈妈尝试以下食疗方法，可辅助治疗产后水肿。

### 大豆鲤鱼汤

**材料**：鲤鱼 1 条，大豆 100 克，白术 20 克。

**做法**：

❶ 鲤鱼处理干净，大豆、白术洗净。

❷ 将大豆、白术放入砂锅加水与鲤鱼同煮，大火烧开，改小火慢煮至豆、鱼熟烂即可。

### 红小豆薏米姜汤

**材料**：红豆 50 克，薏米 50 克，老姜片 5 克，糖 2 克。

**做法**：

❶ 红豆和薏米用冷水浸泡 3 小时以上。

❷ 将老姜与红豆、薏米同煮，

❸ 大火煮开后转小火继续煮 40 分钟，待红小豆薏米煮熟软后，加糖调味即可。

### 桂圆粥

**材料**：桂圆肉 30 克，大米 50 克。

**做法**：

❶ 桂圆肉、大米淘洗干净。

❷ 将桂圆、大米放入锅中，加水适量，煮至米烂开花，粥汁黏稠时离火，搅匀即可。

**用法**：每日可食 1 ~ 2 次。

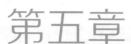

# 第五章

# 新生儿的生长
# 发育与保健

从出生到 28 天的宝宝，称为新生儿，很多爸爸妈妈由于经验不足，误把新生儿的某些正常生理现象当作疾病征兆，引起不必要的紧张。对新生儿进行全面正确的了解，才会找出合适自己宝宝的养育方式，这样做不仅有助于减轻焦虑，而且也有利于宝宝的健康成长。

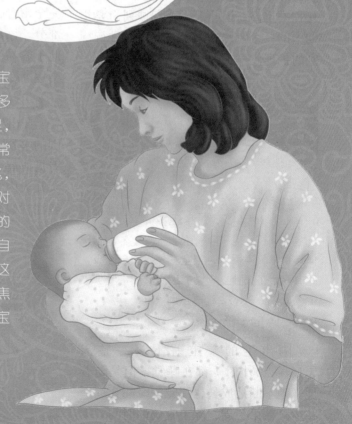

# 认识新生儿

## 新生儿的概念和特点

新生儿是指胎儿自娩出脐带结扎时开始至 28 天之前的婴儿。这时，新生儿的身长为 50 ~ 53 厘米，平均体重为 3 ~ 3.3 千克，平均头围达 35 厘米。在此期间，小儿脱离母体转而独立生存，所处的内外环境发生根本的变化，适应能力尚不完善，在生长发育和疾病方面具有非常明显的特殊性，且发病率高，死亡率也高，因此新生儿期被列为婴儿期中的一个特殊时期，需要对其进行特别的护理。

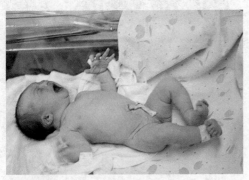

伴随着第一声哭声，宝宝在外界独自呼吸，同时开始了具独立个性的生命。

## 新生儿最初的模样

刚出生的宝宝差不多一整天（16 ~ 20 小时）都在睡觉，但是随着他／她不断地成长，睡觉的时间会逐渐减少。在第一周，除了吃奶的时间，宝宝几乎都在睡觉，睡觉时蜷缩着身体，非常类似于胎儿在子宫内的姿势。如果子宫内的位置异常，宝宝出生后也会以子宫内的姿势睡觉。在出生的头几天内，大部分婴儿都采取胎内的姿势睡觉。

### 1. 新生儿的头部

刚出生时，婴儿的头部占全身的三分之一，但是身长只有成年人的二十分之一。新生儿的最大特点之一就是头部大于身体。因为头顶上的五块头骨还未完全密合，因此能触摸到囟门和柔软的部分。该部位被厚厚的头皮覆盖着，因此不容易受伤，随着骨骼的成长，囟门会逐渐变小，一岁半左右时基本消失。

### 2. 新生儿的眼睛

在出生后 6 周之内新生儿看不清周围的事物，但是视力会逐渐好转，就能看见妈妈了。在出生 6 周之内或出生的头几天内，婴儿也会偶尔环顾四周，或者注视妈妈的脸。在这个时期，婴儿能

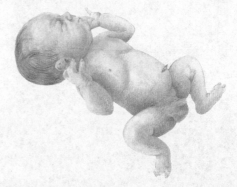

刚出生的婴儿全身布满皱纹，而且睁不开眼睛，但是只要过了一段时间，就会变得非常可爱。

看事物的焦距只有 20 ~ 25 厘米。这个距离相当于妈妈抱着婴儿时与婴儿之间的距离。如果抱起婴儿，婴儿就能与妈妈的眼睛对视。

### 3. 新生儿的头发

很多婴儿在胎内已长了头发。过一段时间，头发有可能变色，但是新生儿的头发大部分呈黑色，且头发的生长处于休息期，要到一周岁以后才能长出新头发。在这之前，胎内生长的头发就已全部脱落。

### 4. 新生儿的胸部

不管是男婴还是母婴，乳房都向外凸出，有时还会流出母乳，但是如果挤奶就容易感染。过了头几周，就能恢复正常状态。

### 5. 新生儿的手指甲与脚趾甲

刚出生的婴儿有手指甲与脚趾甲，因此有些人感到很诧异，其实这是正常的现象。

### 6. 新生儿的肚脐

婴儿出生后脐带要被剪断并要捆扎脐带残留的部分。脐带就像透明的果冻一样柔软，但是很快就会干瘪，几天后，脐带就会脱落。

## 新生儿的呼吸

由于呼吸中枢发育不成熟，肋间肌较弱，新生儿的呼吸运动主要依靠膈肌的上下升降来完成，常表现为呼吸表浅，呼吸节律不齐，即呼吸忽快忽慢。新生儿头两周呼吸较快，每分钟约40次以上，个别竟达到每分钟80次，尤其在睡眠时，呼吸的深度和节律呈不规则的周期性改变，甚至可出现呼吸暂停，同时伴有心率减慢，紧接着有呼吸次数增快，心率增快的情况发生。这是正常现象。

## 新生儿的睡眠

由于新生儿脑组织尚未发育完全，所以其神经系统的兴奋持续时间较短，容易因疲劳而入睡，且每天睡眠多达 16 ~ 20 小时。

国外有科学家研究指出，新生儿的睡眠可分三种状态。

一种是安静睡眠状态：这时的婴儿面部肌肉放松，双眼闭合，全身除偶尔的惊跳及轻微的嘴动以外，没有其他的活动，呼吸均匀，处于完全休息状态。

第二种是活动睡眠状态：这时婴儿的双眼通常是闭合的，眼睑有时颤动，经常可见眼球在眼睑下快速运动；手臂、腿和整个身体偶尔有些活动；脸上常有微笑、皱眉、努嘴、作怪相等表情；呼吸稍快且不规则。婴儿在睡醒前通常处于这种活动睡眠状态。

以上两种睡眠时间各占一半。

第三种是瞌睡状态：通常发生在入睡前或刚醒后，这时婴儿的双眼半睁半闭，眼睛闭合前眼球通常向上滚动，目光显得呆滞，反应变得迟钝，有时会有微笑、噘嘴、皱眉及轻度惊跳，婴儿处于这种睡眠状态时，要尽量保持安静的睡眠环境。

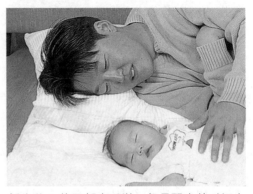

新生儿一整天都在睡觉，但是醒来的时间会越来越多。

## 新生儿的视觉

婴儿出生时对光就有反应，眼球呈无目的的运动。1个月的新生儿可注视物体或灯光，并且目光随着物体移动。过强的光线对婴儿的眼睛及神经系统有不良影响，因此新生儿房间的灯光要柔和，不要过亮，光线也不要直射新生儿的眼睛。需要外出时，眼部应有遮挡物，以免受到阳光刺激。

## 新生儿的听觉

刚出生的婴儿，耳鼓腔内还充满着黏性液体，妨碍声音的传导，随着液体的吸收和中耳腔内空气的充满，其听觉的灵敏性逐渐增强。新生儿睡醒后，妈妈可用轻柔和蔼的语言和他／她说话，也可以放一些柔美的音乐给他／她听，但音量要小，因为新生儿的神经系统尚未发育完善，大的响动可使其四肢抖动或惊跳，因此新生儿的房间内应避免嘈杂的声音，保持安静。

## 新生儿的触觉

新生儿的触觉很灵敏。轻轻触动其口唇便会出现吮吸动作，并转动头部。触其手心会立即紧紧握住。哭闹时将其抱起会马上安静下来。妈妈应当多抱抱婴儿，使其更多地享受母亲的爱抚。

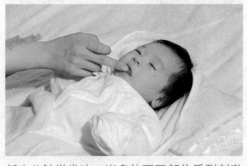

新生儿触觉发达，当身体不同部位受到刺激时会做出不同的反应。

## 新生儿的嗅觉和味觉

新生儿的嗅觉比较发达。刺激性强的气味会使他／她皱鼻、不愉快。新生儿还能辨别出妈妈身上的气味儿。新生儿的味觉也相当发达，能辨别出甜、苦、咸、酸等味道，如果吃惯了母乳再换牛奶，他会拒食，如果每次喝水都加果汁或白糖，以后再喂他白开水，他就不喝了。因此，从新生儿时期起，喂养婴儿就要注意不要用橘子汁代替白开水，牛奶也不要加糖过多，甜味过重，应按5% ~ 8%的比例加糖。

## 新生儿的小便

新生儿在出生过程中或出生后会立即排尿1次。90%的新生儿在出生后24小时内会排尿，如新生儿超过48小时仍无尿，须找原因。新生儿的尿液呈淡黄色且透明，但有时排出的尿会呈红褐色，稍混浊，这是因为尿中的尿酸盐结晶所致，2 ~ 3天后会消失。出生几天的新生儿因吃得少，加上皮肤和呼吸可蒸发水分，每日仅排尿3 ~ 4次。这时，应该让新生儿多吮吸母乳，或多喂些水，尿量就会多起来。

## 新生儿的大便

新生儿会在出生后的12小时之内，首次排出墨绿色大便，这是胎儿在子宫内形成的排泄物，称为胎便。胎儿可排这种大便两三天，以后逐渐过渡到正常新生儿大便。如果新生儿在出生后24小时内都没有排出胎便，就要及时看医生，以排除有肠道畸形的可能。

正常的新生儿大便，呈金黄色，黏稠，均匀，颗粒小，无特殊臭味。新生儿白天大便的次数是三四次。喂母乳的

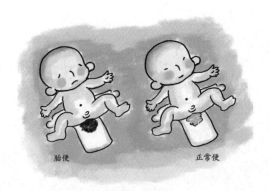

胎便　　　　　正常便

婴儿消化的情况比较好，大便的次数较多；吃奶粉的宝宝大便比较容易变硬或便秘，最好在两次喂奶间加喂少许开水，可以减少便秘的概率。

## 新生儿的血液循环

胎儿娩出，脐血管结扎，肺泡膨胀并通气，卵圆孔功能闭合，这些变化都使新生儿的血液循环进入了一种新的状态。诞生后最初几天，宝宝心脏有杂音，这完全有可能是新生儿动脉导管暂时没有关闭，血液流动发出的声音，父母不必担忧。新生儿心率波动范围较大，出生后 24 小时内，心率可能会在每分钟 85 ～ 145 次之间波动，许多新手爸妈常常因为宝宝脉跳快慢不均而心急火燎，这是不了解新生儿心率特点造成的。

新生儿血液多集中于躯干，四肢血液较少，所以宝宝四肢容易发冷，血管末梢容易出现青紫，因此要注意为新生儿宝宝肢体保温。

## 新生儿的皮肤

足月新生儿皮肤红润，皮下脂肪丰满。新生儿的皮肤有一层白色黏稠样的物质，称为胎儿皮脂，主要分布在面部和手部。皮脂具有保护作用，可在几天内被皮肤吸收，但如果皮脂过多地聚积于皮肤褶皱处，应给予清洗，以防对皮肤产生刺激。新生儿皮肤的屏障功能较差，病原微生物易通过皮肤进入血液，引起疾病，所以应加强皮肤的护理。

出生 3 ～ 5 天，胎脂去净后，可用温水给婴儿洗澡，但应选用无刺激性的香皂或专用洗澡液，洗完后必须用水完全冲去泡沫，并擦干皮肤。

## 新生儿体温特点

一般来说，新生儿在刚出生时体温在 37.6~37.8℃之间，出生半小时到 1 小时之后会下降 2~3℃，以后再慢慢回升至正常。

通常判断新生儿是否发热 通过摸宝宝额头就可以，如果要准确地给新生儿测量体温，方法主要有腋下测量、肛门内测量和口腔内测量三种。一般而言，宜采用腋下测量和肛门内测量。正常新生儿的肛温在 36.2~37.8℃之间，腋下温度在 36~37℃之间；新生儿肛温超过 37.8℃，腋温超过 37℃，即为发热。新生儿体温超过 40℃，可以引起惊厥发作，甚至造成脑损伤，应引起爸爸妈妈的高度重视。

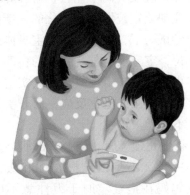

腋下测量

## 新生儿肠胃特点

新生儿消化道面积相对较大，肌层薄，能够适应较大量流质食物的消化吸收。新生儿出生后，吞咽功能已发育完善。吸吮母乳是新生儿的本能，不用教就会，所以妈妈只需准备充足的乳汁就可以了。出生两周内食管和胃的肌肉发育不全，尤其是胃的出口（幽门）比入口（贲门）肌肉发育好，这就是新生儿吃奶后容易溢乳的原因。新生儿的小肠吸收能力较好，肠蠕动较强，排便次数也多。

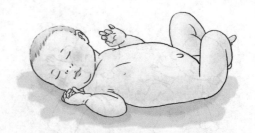

新生儿总是双拳紧握，四肢屈曲。

### ★问答

Q：给宝宝测体温时，注意些什么？

A：第一，给宝宝测量体温要等宝宝安静时再测；

第二，给宝宝测量体温时不应在刚吃完奶后，因为这个时段体温较高；

第三，不要在刚给宝宝洗完澡后测量体温，因为刚洗完澡宝宝体温较低；

第四，给新生儿测量体温的时间以5~10分钟为宜。

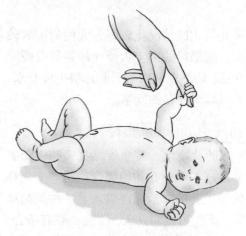

如果你触摸新生儿的手，你会感到宝宝的小手紧握着你的手指头。

## 新生儿体态姿势特点

清醒状态下的新生儿总是双拳紧握，四肢屈曲，显出警觉的样子。新生儿神经系统发育尚不完善，对外界刺激的反应缺乏定位性，是泛化的。新妈妈可以尝试一下，用手轻触宝宝身体的任何部位，宝宝反应都是一样的：四肢会突然由曲变直，出现抖动。其实这不过是宝宝对刺激的泛化反应，而非受到惊吓，不必紧张。

新生儿颈、肩、胸、背部肌肉发育尚不完善，不足以支撑脊柱和头部，爸爸妈妈在抱宝宝时千万注意不能竖着抱，必须用手把宝宝的头、背、臀部几点固定好，以免对新生儿脊柱造成损伤。

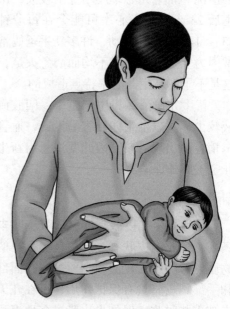

将新生儿面向下抱着

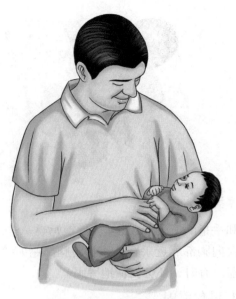

将新生儿抱于手臂中

## 新生儿的运动能力

新生儿出生后就具备了较强的运动能力，如果让他俯卧，他会慢慢地抬起头转向一侧，这时用手掌抵住他的脚，他还会做出爬行的样子。

新生儿有许多令人惊叹的运动本领。这种运动本领出生后还将在与父母的交往中继续发展。新生儿觉醒状态时的躯体运动，是宝宝和父母交往的一种方式。当父母和宝宝说话交流时，宝宝会出现与说话节奏相协调的运动，如转头、抬手、伸腿等。这些自发的动作虽然简单，但一点一滴都代表着宝宝身体的发展，所以常常使年轻的父母欣喜异常。

## 新生儿的语言能力

宝宝呱呱坠地的第一声啼哭，是他人生的第一个响亮音符。在生命的第一年里，宝宝的语言发展经过了三个阶段：第一阶段（0～3月），为简单发音阶段；第二阶段（4～8月），为连续发音阶段；

第三阶段（9～12月），为学话阶段。

宝宝1个月内偶尔会吐露 ei，ou 等声音，第2个月会发出 m～ma 声。宝宝的这种咿呀语，很多的时候并不是在模仿大人，他们这样做是为了听到他们自己的声音，他们还用不同的声音表示不同的情绪。咿呀语和真正的语言不同，它不需要去教，但父母可以通过微笑和鼓励增加宝宝咿咿呀呀的次数。

例如一个母亲同她3个月的孩子交谈："儿子今天好吗？你好吗？我很高兴，你呢？你现在想要什么？你的奶瓶？这是你想要的？好，它在这儿。"

在这个交谈中，母亲假定她的宝宝是有能力回答的。母亲问完后停顿一下，给她的小宝宝回答的机会，然后又接着说。母亲的这种交谈方式，向小宝宝表达了她的愿望，希望他们间彼此能够交谈。当小宝宝终于开始说话时，父母仍可继续这种方式。

## 新生儿特有的原始反射

新生儿的反射反应是指婴儿对某种刺激的反应。婴儿的任何反应都成为判断婴儿的神经和肌肉成熟度的宝贵数据。反射反应的种类达几十种，下面只介绍新生儿检查中常用的集中反射反应。一般情况下，婴儿是从这些原始反射反应开始，逐渐发展成复杂、协调、有意识的反应。

### 1. 握拳反射

如果轻轻地刺激婴儿的手掌，婴儿就会无意识地用力抓住对方的手指。如果拉动手指，婴儿的握力会愈来愈大，甚至能提起婴儿。脚趾的反应没有手指那样强烈，但是跟握拳反射一样，婴儿能缩紧所有的脚趾。研究结果表明，握

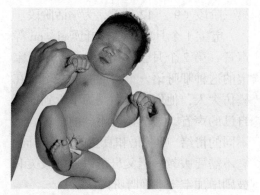

握拳反射

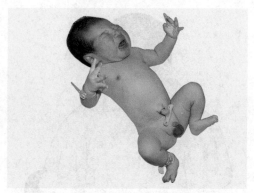

摩罗反射

拳反射与想抓住妈妈的欲望有密切的关系。一般情况下，婴儿能自由地调节握拳作用后，才能任意抓住事物。

和手指的情况下，婴儿就像抱妈妈一样，会向胸部靠近手臂，而且向胸部蜷缩膝盖。有时，还会拼命地哭闹。

## 2. 迈步反射

在一周岁之前，婴儿都不能走路，但是出生后即具有迈步反射能力。让婴儿站立在平整的地面上，然后向前倾斜上身，这样就能做出迈步的动作。另外，如果用脚背接触书桌边缘，就能像上台阶一样向书桌上面迈步。在悬空状态下，婴儿处于非常不安的状态，因此能踩住脚底下的东西。可以说，出生后，婴儿就开始寻找自己站得住脚的地方。

## 4. 觅食反射

觅食反射是饥饿时最容易出现的反射。如果轻轻地刺激婴儿嘴唇附近，婴儿就会自动向刺激方向扭头，然后伸出嘴唇。

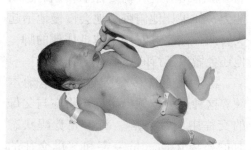

觅食反射

## 5. 起身反射

抓住婴儿的双手，然后轻轻地拉起，婴儿就无意中做出用力起身的动作。

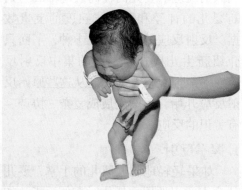

迈步反射

## 3. 摩罗反射

该反射是指婴儿保护自己的反射。如果触摸婴儿或抬起婴儿头部，婴儿就会做出特有的反应。在伸直双臂、双腿

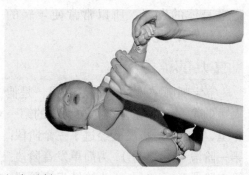

起身反射

# 新生儿的特有生理现象

## 新生儿溢乳

由于新生儿胃入口贲门肌发育还不完善，非常松弛，而胃的出口幽门很容易发生痉挛，加上食道较短，进入胃里的奶汁便不易通过紧张的幽门进入肠道，反而通过松弛的贲门反流回食道，溢入口中，并从小嘴巴里流出来，出现溢乳；另外，新生儿消化道神经调节功能尚未完善，这也是造成奶汁反流的原因。生理性溢乳不需要治疗，只要留意护理，一般随着月龄的增长，都会慢慢减轻直至消失。

溢乳的解决方法有以下几种：

◆在宝宝吃奶前提前换好尿布，如果喂奶后发现宝宝尿了或是拉了，也不要急于换尿布，要等宝宝熟睡后再轻轻调换，避免宝宝由于尿湿而大哭，引发溢乳。

◆每次喂的奶量要少，一般 30~50 毫升为宜。

◆若宝宝吃奶急的话，要恰当控制一下：如果奶水比较冲的话，妈妈要用手指轻轻夹住乳晕后部，保证奶水缓缓

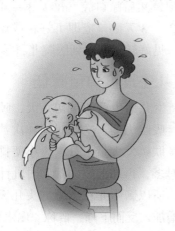

流出；如果是人工喂养，奶头孔不要太大。

◆要让宝宝含住乳晕，以免吸入过多的空气，更要避免宝宝吸空奶头。

◆使用空瓶时，要让奶汁充满奶嘴，以免宝宝吸入空气。

◆喂奶后要将宝宝竖起轻拍背部，让他打出嗝来，再缓缓放下，尽量不再挪动宝宝。

## 新生儿上皮珠、马牙和螳螂嘴

有的新生儿口腔硬腭上，可见一些白色小珠，医学上成为上皮珠。上皮珠是细胞脱落不完全所致，对宝宝没有任何影响，几天后就会自动消失，不必处理。

新生儿齿龈上也可能有白色小珠，看起来像刚刚萌出的小牙，即"马牙"。另外，新生儿双侧脸颊可能不对称，出现脂肪性隆起，俗称"螳螂嘴"。和上皮珠一样，马牙、螳螂嘴也不需要处理，数周后会自行消失的。

## 新生儿生理性黄疸

新生儿出生后 2 ~ 5 天会出现皮肤巩膜黄染现象，在 1 周内达到高峰，10 ~ 14 天后逐渐消退，早产儿或低体重儿巩膜黄染现象约持续一个月。巩膜黄染是由于新生儿肝功能发育尚不完善，出生后从母体接受的多余无用的红细胞破裂，胆红素郁积在血液中不能正常代谢所致，对新生儿的食欲和精神均无影响。在自然光线下肉眼观察时，全身皮肤呈淡黄色，白眼球微带黄色，医学上将其称为"生理性黄疸"。

## 新生儿假月经

部分女婴在出生后 5 ~ 7 天会从阴道流出少量血样分泌物，此称为"假月经"。这是由于孕妇妊娠后雌激素进入胎儿体内，胎儿的阴道及子宫内膜增生，而出生后雌激素的影响中断，增生的上皮及子宫内膜发生脱落所引起的。这些都属于正常生理现象，一般持续 1 ~ 3 天会自行消失。若出血量较多，或同时有其他部位的出血，则是异常现象，可能为新生儿出血症，需及时到医院诊治。

## 新生儿生理性乳腺增大

部分新生儿，无论是男孩还是女孩，会在出生后 3 ~ 5 天出现乳腺增大，并且有的还会分泌淡黄色乳汁样液体。这是由于母亲怀孕后期，体内的孕激素、催产素经过胎盘传递到婴儿体内，新生儿出生后体内的雌激素发生改变而引起，一般持续 1 ~ 2 周会自行消失，这属于一种生理现象，家长不必紧张。

## 新生儿鹅口疮

鹅口疮又称为"念珠菌症"，是一种由白色念珠菌引起的疾病。鹅口疮多累及全部口腔的唇、舌、牙跟及口腔黏膜。发病时先在舌面或口腔颊部黏膜出现白色点状物，以后逐渐增多并蔓延至牙床、上腭，并相互融合成白色大片状膜，形似奶块状，若用棉签蘸水轻轻擦拭则不如奶块容易擦去，如强行剥除白膜后，局部会出现潮红、粗糙，甚至出血，但很快又复生。患鹅口疮的小儿除口中可见白膜外，一般没有其他不舒服，也不发热，不流口水，睡觉吃奶均正常。

引起鹅口疮的原因很多，主要由于

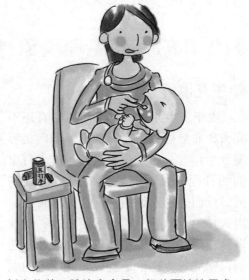

新生儿鹅口腔注意食具、奶头要清洗干净。

婴幼儿抵抗力低下，如营养不良、腹泻及长期用广谱抗生素等所致，也可通过污染上霉菌的食具、奶头、手等侵入口腔引致，故平时妈妈应注意喂养的清洁卫生，食具及奶头在喂奶前要清洗干净。

婴幼儿一旦出现鹅口疮，爸爸妈妈们可采用下列方法来进行处理。首先，可用 2% 的苏打水溶液少许，清洗口腔后，再用棉签蘸 1% 的甲紫涂在口腔中，每天 1 ~ 2 次。其次，可用制霉菌素片 1 片（每片 50 万单位）溶于 10 毫升冷开水中，然后涂口腔，每天 3 ~ 4 次。一般 2 ~ 3 天鹅口疮即可好转或痊愈，如仍未见好转，就应到医院儿科诊治。

## 新生儿生理性体重降低

新生儿出生后的最初几天，睡眠时间长，吸吮力弱，吃奶时间和次数少，肺和皮肤蒸发大量水分，大小便排泄量也相对多，再加上妈妈开始时乳汁分泌量少，所以新生儿在出生的头几天，体重不增加，反而下降，俗称"塌水膘"，这是正常生理现象。之后的几个月，新生儿体重会迅速增长。

## 新生儿脱水热

少数婴儿在出生 3 ~ 4 天后会因体内水分不足而引起发热。热度一般在 38 ~ 40℃。新生儿表现得烦躁不安，啼哭不止，常伴有面色红、皮肤潮红、口唇黏膜干燥等症状。只需及时补充水分，就可以在短时间内恢复。对个别超热（腋温 ≥ 40.5℃）或高热抽筋者，需急送附近医院，予以留观或住院，接受供氧和输液治疗。病情得到控制后，1 ~ 2 天就可恢复正常。

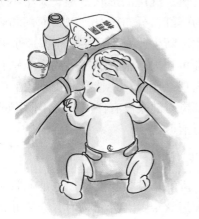

新生儿脱水热注意物理降温和观察孩子的表现，病情严重时及时就医。

## 新生儿生理性脱皮

新生儿出生两周左右，出现脱皮现象。好好的宝宝，一夜之间稚嫩的皮肤开始爆皮，紧接着开始脱皮，漂亮的宝宝好像涂了一层糨糊。这是新生儿皮肤的新陈代谢，旧的上皮细胞脱落，新的上皮细胞生成。出生时附着在新生儿皮肤上的胎脂，随着上皮细胞的脱落而脱落，这就形成了新生儿生理性脱皮的现象，不需要治疗。

有些新生儿在出生后几个月内出现脱发，多数是隐性脱发，即原本浓密黑亮的头发，逐渐变得绵细，色淡，稀疏；极少数是突发性脱发，几乎一夜之间就脱发了。新生儿生理性脱发，大多数会逐渐复原，属于正常现象，妈妈不要着急。目前医学对新生儿生理性脱发，还没有清晰的解释。

## 新生儿先锋头（产瘤）

经产道分娩的新生儿，头部受到产道的外力挤压，引发头皮水肿、瘀血、充血，颅骨出现部分重叠，头部高而尖，像个"先锋"，医生们称之为"先锋头"，也叫产瘤。剖宫产的新生儿，头部比较圆，没有明显的变形，所以就不存在先锋头了。产瘤是正常的生理现象，出生后数天就会慢慢转变过来。

## 新生儿呼吸时快时慢

新生儿胸腔小，气体交换量少，主要靠呼吸次数的增加，维持气体交换。新生儿正常的呼吸频率是每分钟 40~50 次。新生儿中枢神经系统的发育还不成熟，呼吸节律有时候不规则，特别是睡梦中，会出现呼吸快慢不均匀、屏气等现象，这些都是正常的。

## 新生儿青紫

如果新生儿出现皮肤青紫，并且这种青紫是成斑点状的蓝红色，分布不均，持续两个星期左右就渐渐消失，那么，很大程度上是得了新生儿血红细胞增多症。这种新生儿血红细胞增多症与分娩时新生儿的脐带切断较晚，使得过多的胎盘血流入新生儿体内有关。如果新生儿是未成熟儿或新生儿皮肤上有局部性的青紫，则可能是产妇分娩时，这一局部受到压迫所致。一般情况下，这种青紫可渐渐消失。另外，有些新生儿出现青紫与保暖不好有关：婴儿的局部皮肤受冻后，小动脉收缩，也会出现青紫，但这种青紫在保暖后可很快消失。

## 新生儿面部表情出怪象

新生儿会出现一些让妈妈难以理解的怪表情，如皱眉，咧嘴，空吮吸，咂嘴，屈鼻等，会认为这是宝宝"有问题"，其实这是新生儿的正常表情，与疾病无关。但是当宝宝长时间重复出现一种表情动作时，就应该及时看医生了，以排除抽搐的可能。

## 新生儿挣劲

细心的妈妈会发现，宝宝总是使劲，尤其是快醒的时候，有时憋得满脸通红，因此，担心宝宝是否有哪里不舒服。其实这是新生儿活动筋骨的一种运动，妈妈不必紧张。

## 新生儿惊吓

新生儿神经系统的发育尚未完善，神经管还没有被完全包裹住，当外界有刺激时，宝宝会突然一惊，或者哭闹。妈妈们为了避免宝宝受到"惊吓"，多把宝宝的肢体包裹上，使其睡得安稳些。但是要注意，长期包裹不利于宝宝的成长；当宝宝醒来时，就该打开包裹；一

定不要"蜡烛包"——把宝宝裹得直挺挺的，就像蜡烛一样。"蜡烛包"对宝宝的发育是有害的。

## 新生儿打嗝

新生儿吃得急或吃得哪里不对时，就会持续地打嗝，宝宝很不舒服。有效地解决方法是，妈妈用中指弹击宝宝足底，令其啼哭数声，哭声停止后，打嗝也就随之停止了。如果没有停止，可以重复上述方法。

## 新生儿皮肤红斑

新生儿出生头几天，就可能出现皮肤红斑。红斑的形状不一、大小不等，色为鲜红，分布全身，以头面部和躯干为主。新生儿有不适感，但是一般几天后即可消失，很少超过一周。个别新生儿出现红斑时，还伴有脱皮现象。新生儿红斑对健康没有任何威胁，不用处理，自行消退。

## 新生儿鼻塞、打喷嚏

新生儿鼻黏膜发达，毛细血管扩张且鼻道狭窄。有分泌物时，新生儿都会出现鼻塞。爸爸妈妈要学会为宝宝清理鼻道。新生儿洗澡或者换尿布时，受凉就会打喷嚏。这是身体的自我保护，不一定就是感冒。

# 新生儿喂养

## 珍惜宝贵的初乳

在妊娠期间，由于孕妇体内的激素变化，乳房会逐渐增大，而且在分娩之前就形成初乳。初乳是一种富含蛋白质的黄色液体。在母亲还没有乳汁分泌之

前的头几天，初乳不仅可以保证新生儿的营养需要，而且其中含有非常宝贵的抗体，还能帮助新生儿预防诸如脊髓灰质炎、流行性感冒和呼吸道感染等疾病。另外，初乳还附带有轻泻的作用，能帮

助婴儿及早排出胎粪，因此，一定要给新生儿喂初乳。

## 母乳喂养的好处

俗话说："金水、银水，不如妈妈的奶水。"母乳喂养不仅对婴儿身心的健康发展意义重大，而且也有利于母亲产后尽快恢复。

母乳，尤其是初乳，最适合新生儿生长发育的需要。它含有新生儿生长所需的全部营养成分。

母乳中含有促进大脑迅速发育的优质蛋白，必需的脂肪酸和乳酸，其中，在脑组织发育中起着重要作用的牛硫酸的含量也较高，所有说母乳是新生儿期大脑快速发育的物质保证。

母乳中含有大量抵抗病毒和细菌感染的免疫物质，可以增强新生儿的抵抗能力，母乳喂养的婴儿一般来说抗病能力较强，这是母乳所独有的好处。

母乳中含有帮助消化的酶，有利于新生儿对营养的消化吸收。

吃母乳的孩子，不会引起过敏反应，如湿疹。

母乳清洁无菌，温度适宜，经济方便，可根据婴儿的需要随时喂哺，可省去煮奶、热奶、消毒奶具等烦琐的家务。

母乳还可以在一定月龄内随着婴儿

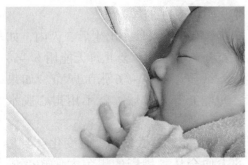

喂母乳是婴儿在子宫内通过妈妈的脐带摄取营养的延续。

的生长需要而相应变化其成分和数量，满足不同月龄婴儿生长发育之需。

在哺乳过程中，母子间肌肤密切接触，互相凝视，可以增进母子间的感情。母亲哺乳时对婴儿的爱抚动作，能使婴儿充分感受到母爱的温暖，从而获得心理的满足及安全感。母乳喂养不仅为孩子提供物质营养，还提供了一种必不可少的"精神营养"。

婴儿对乳房的吮吸刺激，能反射地促进催产素的分泌，有利于产后母亲子宫的收缩和恢复健康。

母乳喂养时间，母亲不易怀孕。有报道说，喂母乳的母亲比不喂母乳的母亲患乳腺癌的机会更少。

## 不要用奶瓶喂奶喂水

新妈妈在哺乳期哺育宝宝时，有时会出现一种比较反常的现象，宝宝虽然很饿，但是不愿吸吮妈妈的乳头，刚吸一两口就大哭不停。这是因为这些宝宝往往都使用过橡皮奶头。这种现象医学上称为"奶头错觉"。

因为用奶瓶喂养与妈妈哺乳宝宝口腔内的运动情况是不同的，用奶瓶喂养时，橡皮奶头较长，塞满了整个口腔，宝宝只需用上、下唇轻轻挤压橡皮奶头，不必动舌头，液体就会通过开口较大的橡皮奶头流入口内。

而吸吮妈妈乳头时，宝宝必须先伸出舌头，卷住乳头拉入自己的口腔内，使乳头和乳晕的大部分形成一个长乳头，然后用舌将长乳头顶向硬腭，用这种方法来挤压出积聚在乳晕下（乳窦中）的奶汁。

相比之下，橡皮奶头和人的乳头无论在形状、质地及吸吮过程中口腔内的动作都截然不同。吸吮橡皮奶头省力，容易得到乳汁；而乳房必须靠有力的吸吮刺激才能促进泌乳和喷乳（下奶）。如果宝宝拒绝吸吮妈妈的乳头，这样就严重地影响了母乳喂养的顺利进行。

因此，新妈妈一定要注意，不要用奶瓶或橡皮奶头给宝宝喂奶喂水。

## 新生儿洗完澡10分钟后再喂奶

洗澡后给宝宝喂一点儿白开水，不要马上喂奶，这对消化有好处。洗澡时，宝宝外周血管扩张，内脏血液供应相对减少，这时马上喂奶，会使血液马上向胃肠道转移，使皮肤血液减少，皮肤温度下降，宝宝会有冷感，甚至发抖，而消化道也不能马上有充足的血液供应，会因此影响消化功能。最好等洗澡后10分钟再开始喂奶。

## 母乳喂养的新生儿不需要另外喂水

母乳喂养的宝宝，有时候看上去小嘴有点儿干，性急的新妈妈会给他喂一些白开水。其实大可不必。宝宝口腔看上去有些干，是因为宝宝口腔的唾液分泌较少，就是俗话说的"口水少"，这是很正常的现象。就算是给他不停地喂水，他的口腔还会是干干的，所以不必特别另外喂水。

### 医生叮嘱

母乳喂养新观点认为，纯母乳喂养的宝宝，在4个月内不需要另外喂水。母乳中大部分是水分，可满足宝宝的需要。所以纯母乳喂养宝宝，用不着担心宝宝会缺乏水分，只要"按需喂养"就行了。

## 母乳较少时不要着急加奶粉

新生儿期，即使母乳较少也不要着急加奶粉，因为有的新妈妈就是下奶晚，甚至有的会在2个月后才真正下奶，只要多吮吸，并适当饮用些催乳汤汁，乳汁就会慢慢变得丰沛起来。如果不做些努力，急着加奶粉，母乳丰沛起来的可能性就几乎没有了。

另外，有些新妈妈的乳汁虽然较少，但是宝宝的食量更小，仍然吃不完。建议在这样的情况下，喂完奶后最好把剩余的乳汁挤出扔掉，以免给大脑一个错误的信号（就是宝宝吃不完），泌乳量减少。如果是这样，在宝宝满月后，食量增大了，母乳就可能就不够供应了。

### 爱心贴士

哺乳期的新妈妈要保持乳房的清洁卫生，每天要让宝宝吮吸乳头，吸完乳汁，如果乳汁比较充足，吸不完的话也要用吸奶器吸出来，避免积乳。

## 判断新生儿是否吃饱

喂母乳1个月之后，大部分妈妈都能知道婴儿是否吃饱了，但是出生后几周内，很难判断婴儿的吃奶情况。下面为第一次当妈妈的产妇介绍几种判断婴儿吃奶状态的方法。

◆检查排尿量：出生后3天内，如果充分地喂母乳，婴儿每天能用6~8张（纸质尿布4~6张）尿布。如果婴儿能充分地排尿，就不用担心脱水症状。

◆注意观察大便的颜色变化：婴儿的大便会从黏糊糊的黑色大便转变成绿色、褐色大便。如果母乳变成深乳

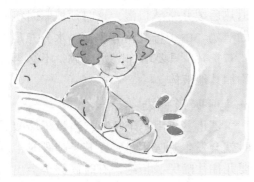

宝宝消化系统尚未发育完全，消化功能差，学会判断宝宝是否吃饱非常重要。

白色，婴儿的大便也会变成黄色。只要婴儿的大便呈黄色，就说明婴儿充分地吃奶了。

◆根据产妇的身体状态判断：喂母乳后，如果哺乳前较重的乳房变轻了，就说明婴儿充分地吃奶了。另外，如果哺乳后还流出母乳，就说明母乳的分泌正常。

## 每次哺乳时间多长为宜

正常情况下，给新生儿喂奶的时间是每侧乳房 10 分钟，两侧 20 分钟最佳。这是因为就一侧乳房喂奶 10 分钟来看，最初 2 分钟内新生儿可吃到总奶量的 50%；最初 4 分钟内可吃到总奶量的 80% ~ 90%；8 ~ 10 分钟后，乳汁分泌极少，故每次喂奶时间不宜超过 10 分钟。

虽然就新生儿从一侧乳房补充到的总奶量来说只需 4 分钟就够了，但后面的 6 分钟也是必需的。这是因为通过新生儿吸吮可刺激催乳素释放，增加下一次母亲的乳汁分泌量，而且可增加母婴之间的感情。此外，从心理学的角度来看，它还能满足新生儿在口欲期口唇吸吮的需求。

## 夜间喂奶应注意的问题

夜间喂奶是每个新妈妈们所必然面临的问题。由于宝宝在夜间对于母乳的需求，在其一天所需营养中占有相当大的比重，而且晚上妈妈体内泌乳素的产量非常大，所以，对于很多刚生产不久的新手妈妈来说，夜间喂养宝宝是件辛苦而又非常必要的事情。

但是，在给宝宝夜间喂奶时需要注意一些问题。首先，不要让宝宝整夜含着奶头，这样会造成宝宝不良的吃奶习惯，另外，在妈妈熟睡翻身的时候，乳房可能会盖住宝宝的鼻子，导致宝宝呼吸困难甚至窒息。其次，夜间给宝宝喂奶，很容易感冒，所以，在给宝宝喂奶前，要用条较厚的毛毯把宝宝裹好。最后，夜间要按需喂养宝宝，逐渐调整夜间授乳的次数，同时，在喂奶的时候，尽量把灯光调到最低程度，不要刺激宝宝。

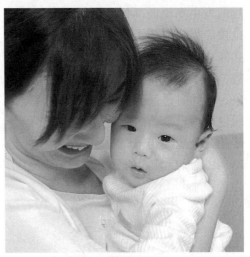

喂母乳不仅能使婴儿摄取丰富的营养，而且能在妈妈和婴儿之间建立亲密的纽带。

## 婴儿患病时如何进行母乳喂养

当婴儿生病时，家长除了对疾病本身关心和着急外，另一件关心的事一定是婴儿的喂养问题。生病后多数婴儿都会不思饮食，这时家长就会不知所措。专家建议婴儿患病时，只要宝宝想吃，就可以坚持用母乳喂养。

### ★腹泻

母乳喂养的婴儿患腹泻者较少，即使患有腹泻，其程度要比人工喂养者轻得多，痊愈也较快，体力恢复得较好。

婴儿患轻度腹泻时，应该坚持母乳喂养。如有轻度脱水现象时，在两次喂奶期间可添加糖盐水。只有在婴儿拒绝吃奶并伴有呕吐时，才可暂停母乳喂养12～24小时。但在此期间母亲必须把奶挤出来，以保持乳腺管的畅通。待婴儿能饮水时，即可恢复母乳喂养。

### ★发热

母乳喂养的婴儿由于不断从母乳中得到许多人工喂养儿所不能得到的免疫物质，所以受感染的机会相对减少，发热的发生率也低，程度也低，恢复健康也快。因此当孩子即使发热时也完全不必停止母乳喂养，反而应该增加哺乳次数。虽然发热时往往会出现婴儿拒奶现象，但此时是最需要补充液体的时候，所以作为母亲要耐心地、尽可能多给予婴儿充分地喂奶。同时须注意把余奶挤出，以使日后乳汁的分泌量不至于减少。

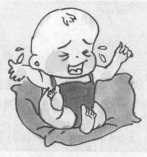

孩子生病后，最好不要与母亲分开，这样母乳喂养才容易坚持下去。

退热后婴儿常感口渴，这时须抓紧时机勤喂奶。由于母乳营养丰富，水分充足（87%），只要增加喂奶次数，不必再添加其他液体。

### ★上呼吸道感染

婴儿主要用鼻子呼吸，当鼻子堵塞时就会发生呼吸困难，尤其是哺乳时，婴儿往往啼哭、拒绝，有时候甚至会出现青紫症状。

引起上呼吸道感染最常见的原因是感冒。感冒时鼻黏膜分泌物增多，从而堵塞鼻腔而引致呼吸困难。这时，应将母乳50～100毫升挤在小碗中，隔水蒸5～10分钟（可闻到葱香味），凉后用小匙喂给婴儿有解毒通窍，治疗感冒、鼻塞的作用。

### ★肠绞痛

肠绞痛在乳儿中较多见，一般多发生在出生3个月以内的健康婴儿中。主要表现为：在特定的时期内无明显诱因的阵发性哭闹。一般多见于晚上，哭闹时两腿屈曲，轻度腹胀，并可听到较响的肠鸣音。新生儿肠绞痛不是一个很严重的问题，在婴儿出生3个月后会自然消失。一旦发生肠绞痛，父母应抱着婴儿做些活动，轻抚婴儿，使他安静下来。还可用手掌在孩子的腹部按顺时针方向慢慢地揉动，或用手指按揉肩胛区的天宗穴，以消除痉挛，帮助肠内气体排出。

## 不宜进行母乳喂养的情况

### ★宝宝方面的原因

（1）如果宝宝患有母乳性黄疸，应该暂停母乳48小时之后在进行喂养。

（2）患有乳糖不耐受综合征的宝宝不宜喂母乳。因为患此病的宝宝体内缺乏乳糖酶，乳糖不能被消化吸收，吃了母乳或牛乳后易出现腹泻。

（3）氨基酸代谢异常的宝宝不宜喂母乳。氨基酸的代谢关系到神经系统发育水平，尤其是宝宝智力发育水平。氨基酸代谢异常可引起多种疾病，比较常见的就是苯丙酮尿症。

### ★妈妈方面的原因

（1）处于细菌或病毒急性感染期的妈妈不宜母乳喂养，以免致病的细菌或病毒通过乳汁传给宝宝。

（2）正在进行放射性碘治疗的妈妈不宜母乳喂养。因为碘可以进入乳汁，对宝宝甲状腺的功能造成损伤。

（3）患慢性病需长期用药的妈妈不宜母乳喂养。因为药物可进入乳汁，对宝宝不利。

（4）患严重心脏病和心功能衰竭的妈妈不宜母乳喂养，以免病情恶化，危及生命。

（5）如果妈妈患有以下几种病时，也不宜母乳喂养。如：产后抑郁症、乳头疾病、严重的产后并发症、红斑狼疮、恶性肿瘤、严重肾脏疾病、肾功能不全以及严重精神病等。

## 掌握好哺乳的时间和量

### ★母乳喂养

对于刚出生的宝宝，喂奶的时间不用固定。妈妈可以按照"按需喂养"的原则，只要宝宝有饥饿的表现，如啼哭，或表现得更警觉、更活跃、小嘴不停地张合，四处寻找奶头时，就应该喂奶。

新生儿出生1~2周内吃奶的次数比较多，到了3~4周之后，宝宝吃奶的次数会明显减少，每天有7~8次，很多时候可以整个后半夜直接睡过去，5~6个小时都不吃奶。因此，吃奶的时间和次数应按照宝宝的需求而定，每个宝宝需求的情况都不太一样，随着慢慢喂养，妈妈自然会掌握一套自己宝宝的喂食规律。

### ★人工喂养

人工喂养与母乳喂养一样，也要按需喂养，第一次喂奶可以先冲30毫升左右，如果能吃完，第二次可以冲50~60毫升。到宝宝满月后，食量会增加到每顿90~110毫升，一天需要500~900毫升的配方奶。人工喂养的频率及判断宝宝是否吃饱的方式与母乳喂养的宝宝基本一致。

## 掌握好人工喂养的方法

### 1. 配方奶温度要适宜

配方奶的温度应以50~60℃为宜。在喂奶前，要检查一下奶的温度。

### 2. 检查奶的流速

喂奶前要提前检查好奶的流速，合适的流速应该是在瓶口向下时，牛奶能以连续的奶滴状流出。

### 3. 让奶瓶里进点儿空气

喂奶前应该要把奶瓶的盖子略微松开一点儿，以便空气进入瓶内，以补充吸出奶后的空间。否则奶瓶瓶内容易形成负压使瓶子变成扁形，让宝宝的吸吮也会变得非常费力。

### 4. 刺激宝宝吸吮奶嘴

在喂奶的时候，可以轻轻地触碰宝宝靠近妈妈一侧的脸蛋，诱发出宝宝的吸吮反射。当宝宝把头转向你的时候，顺势把奶嘴送入宝宝的嘴里。

### 5. 吃奶后立即拿开奶瓶

当宝宝吃过奶后，妈妈要轻缓且及时地移去奶瓶，以防宝宝吸入空气。

### 6. 保持安静舒适的环境

给宝宝喂奶时，一定要找一个安静、

舒适的地方坐下来，不要把宝宝水平放置，应该让其呈半坐姿势，这样才能保证宝宝的呼吸和吞咽安全，也不会呛着宝宝。

### 7. 喂奶时也要注重交流

喂奶的时候，妈妈要亲切注视着宝宝的眼睛和他的表情，不要只是静静地坐着，可以对着宝宝说说话、唱唱歌，或是发出一些能令宝宝感到舒服和高兴的声音，同时要保持亲切的微笑。另外吃完奶时可以轻拍宝宝的背部让宝宝打一打嗝。

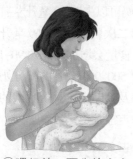

①喂奶前，要先给宝宝穿上围兜。让宝宝在你怀里呈斜躺的姿势，这样比较容易吞下奶。

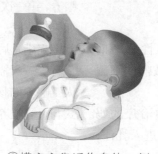

②摸宝宝靠近你身体一侧的脸颊，他应该会转过头并张开嘴巴。也可以在奶嘴上滴一滴奶，去接触宝宝的嘴唇，以促使他张嘴。

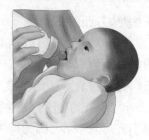

③奶嘴要倾斜着拿，要使奶嘴里充满奶而不是空气。如果奶瓶瘪下去了，可以在宝宝嘴里转动一下奶瓶，让空气再进入瓶内。

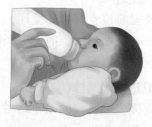

④当宝宝喝完一瓶奶的时候，一定要拿出奶瓶。如果宝宝还想吮吸，可以把你干净的小指放进宝宝嘴里，然后你就会感受到宝宝是否吃饱。

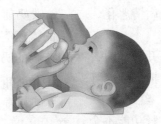

⑤如果宝宝喝完奶后，不让你拿走奶瓶，你可以用小指沿着奶嘴放到宝宝嘴巴里，这样宝宝就会放开奶嘴。

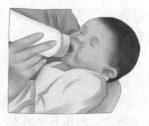

⑥宝宝在最初的一个月里，一天中大部分时间都在睡眠中度过。如果宝宝在喝奶的时候睡着了，可以轻轻转动一下奶嘴，宝宝又会继续吸吮了。

# 新生儿的日常护理

## 小心对待宝宝的囟门

婴儿囟门指婴儿出生时头顶有两块没有骨质的"天窗"，医学上称为"囟门"。一般情况下，婴儿头顶有两个囟门，位于头前部的叫前囟门，位于头后部的叫后囟门。前囟门于 1 ~ 1.5 岁时闭合；后囟门于生后 2 ~ 4 个月自然闭合。囟门是人体生长过程中的正常现象，用手触摸前囟门时有时会触到如脉搏一样的

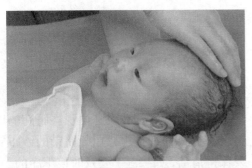

囟门是反映宝宝身体健康的一个重要窗口，妈妈要细心观察这个小窗口，并做好相关的护理工作。

搏动感，这是由于皮下血管搏动引起的。

很多人把新生儿囟门列为禁区，不摸不碰也不洗。其实，必要的保护是应该的，但是连清洗都不允许，反而会对新生儿健康有害。新生儿出生后，皮脂腺的分泌加上脱落的头皮屑，常在前后囟门部位形成结痂，若不及时洗掉反而会影响皮肤的新陈代谢，引发脂溢性皮炎，对新生儿健康不利。

正确的保护是要经常地清洗，清洗的动作要轻柔、敏捷，不可用手抓挠；要保证用具和水清洁卫生，水温和室温都要适宜。

婴儿囟门平时不可用手按压，也不可用硬物碰撞，以防碰破出血和感染。

## 不宜给新生儿刮眉

有些父母希望新生儿将来的眉毛长得更浓密，更好看，于是想给新生儿刮掉眉毛。这是不适当的，因为眉毛的主要功能是保护眼睛，防止尘埃进入，如果刮掉眉毛，短时间内会对眼睛形成威胁。其次，由于新生儿的皮肤非常娇嫩，刮眉毛时，好动的宝宝未必能安静地配合，稍有不慎就会伤及新生儿的皮肤。新生儿抵抗力弱，如果眉毛部位的皮肤受伤没有得到及时处理，很容易导致伤口感染溃烂，使周围的毛囊遭到破坏，

以后就不能再长眉毛了。再者，如果眉毛根部受到损伤，再生长时，就会改变其形态与位置，从而失去原来的自然美。况且，新生儿的眉毛一般在5个月左右就会自然脱落，重新长出新眉毛来，因此完全没有必要给宝宝刮眉毛。

## 新生儿眼睛、鼻腔的护理

### ★眼睛

在给宝宝滴眼药水时，爸爸妈妈要根据说明中的规定次数和用量来滴，同时还要注意滴眼药水的技巧。给宝宝滴的眼药水最好选择小儿专用的眼药水，一般医院会给刚出生的宝宝配一瓶适合新生儿的眼药水。在给宝宝滴眼药水之前，要先用卫生棉签沾上冷开水，将宝宝的眼屎清理干净。

在滴眼药水时，先把消毒棉棒平行

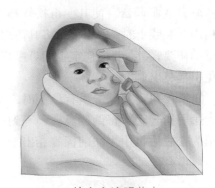

给宝宝滴眼药水

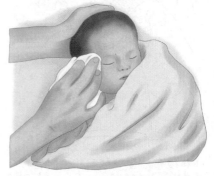

用浸过凉开水的棉花擦洗宝宝的眼睛

地横放在宝宝上眼睑接近眼睫毛的地方，轻轻地平行着上推宝宝的上眼皮，顺利地将宝宝的眼睑扒开，然后向其眼里滴入一滴眼药水。注意动作一定要轻柔迅速，滴完后要用棉花轻轻擦去流出的部分，保持宝宝面部的干燥洁净。

★ 鼻腔

爸爸妈妈平时就要注意做好宝宝的鼻腔护理。如果宝宝是由于感冒等情况导致鼻黏膜水肿引起的鼻塞，可以用湿毛巾热敷宝宝的鼻根部，就可以有效缓解鼻塞；如果发现宝宝有鼻涕的话，可以用柔软的毛巾或纱布沾湿捻成布捻后，轻轻放入宝宝的鼻道，再向反方向慢慢边转动边向外抽出，把鼻涕带出鼻道；如果是由于鼻腔分泌物造成的阻塞，可以用小棉棒将分泌物轻轻地卷拨出来；如果分泌物比较干燥的话，要先涂些软膏或眼药膏，使其变得松软和不再粘固在黏膜上时，再用棉棒将其拨出。注意动作要轻，不要损伤宝宝的鼻黏膜，以免引起鼻出血。

如果看到宝宝鼻子里有鼻痂时，可以先用手指轻轻揉挤两侧鼻翼，等到鼻痂稍为松脱后再用干净的棉签卷出来。

如果鼻痂不容易松脱的话，可以先向鼻腔里滴一滴生理盐水或凉开水，等到鼻痂变得润湿以后，就比较容易松脱了。

## 新生儿的脐带护理

新生儿出生后必须密切观察脐部的情况，每天仔细护理，包扎脐带的纱布要保持清洁，如果湿了要及时换干净的。要注意观察包扎脐带的纱布有无渗血现象。渗血较多时，应将脐带扎紧一些并要保持局部干燥；脐带没掉之前，注意不要随便打开纱布。

脐带脱落后，就可以给婴儿洗盆浴。洗澡后必须擦干婴儿身上的水分，并用70%的酒精擦拭肚脐，保持清洁和干燥。根部痂皮须待其自然脱落，若露出肉芽肿就可能妨碍创面愈合，可用5%～10%的硝酸银水或硝酸银棒点灼一下，再擦点儿消炎药膏。脐带根部发红或是脱落以后伤口总不愈合，脐部湿润流水，这常是脐炎的初期症状。这时可擦点儿1%的紫药水，以消毒纱布包扎。为了防止细菌感染，不能用手指摸婴儿的肚脐。若脐眼有些潮湿或血痂，可用牙签卷消毒棉蘸75%酒精擦拭，再覆盖消毒纱布。

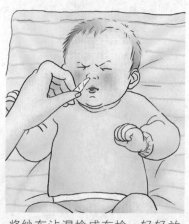

将纱布沾湿捻成布捻，轻轻放入宝宝的鼻道

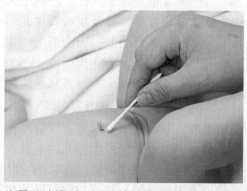

为婴儿洗澡后，要用棉签擦干肚脐的水分。此时，不能用力压肚脐。

# 新生儿的皮肤护理

宝宝刚生下来时皮肤结构尚未发育完全，不具备成人皮肤的许多功能，因此妈妈在照料时一定要细心护理，有时稍有不慎，便会惹出不少麻烦，给妈妈和宝宝的生活带来很大的烦恼。

◆脸部皮肤：新生儿经常吐口水及吐奶，平时应多用柔软湿润的毛巾，替新生儿擦净面颊，秋冬时更应该及时涂抹润肤膏，增强肌肤抵抗力，防止肌肤红肿或皲裂。

◆耳朵护理：耳朵内的污垢也采用棉签旋转的方法取出，但注意，限于较浅的部位，不能插进过深，防止损伤鼓膜和外耳道。

◆臀部护理：新生儿的臀部非常娇嫩，要注意及时更换尿片。更换尿片时最好用小儿柔润湿纸巾清洁臀部残留的尿渍、屎渍，然后涂上儿童专用的护臀霜。

◆身体和四肢：给宝宝更换衣服时，发现有薄而软的小皮屑脱落，这是皮肤干燥引起的。浴后在皮肤上涂一些润肤露，可防止皮肤皲裂、受损。夏季要让宝宝在通风和凉爽的地方进行活动，浴后在擦干的身上涂抹少许爽身粉，预防痱子。

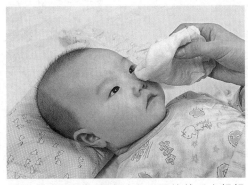

婴儿皮肤娇嫩，洗脸时应用柔软的毛巾轻轻擦洗。

# 新生儿的生殖器护理

男婴包皮往往较长，很可能会包住龟头，内侧由于经常排尿而湿度较大，容易隐藏脏物，同时还会形成一种白色的物质（称为包皮垢），具有致癌作用。因此，在为宝宝清洗生殖器时，需要特别注意对此处的清洗。清洗时动作要轻柔，将包皮往上轻推，露出尿道外口，用棉签蘸清水绕着龟头做环形擦洗。擦洗干净后再将包皮恢复原状。阴囊与肛门之间的部位叫会阴，这里也会积聚一些残留的尿液或是肛门排泄物，也须用棉签蘸清水擦洗干净。

在为女婴清洗生殖器时要将其阴唇分开，用棉签蘸清水由上至下轻轻擦洗。在清洗新生婴儿生殖器时忌用含药物成分的液体和皂类，以免引起外伤、刺激和过敏反应。

## 新生儿的指甲护理

新生儿的指甲长得非常快，有时一个星期要修剪两三次，为了防止新生儿抓伤自己或他人，应及时为其修剪。洗澡后指甲会变得软软的，此时也比较容易修剪。修剪时一定要牢牢抓住宝宝的手，可以用小指甲压着新生儿手指肉，并沿着指甲的自然线条进行修剪，不要剪得过深，以免刺伤手指。一旦刺伤皮肤，可以先用干净的棉签擦去血渍，再涂上消毒药膏。另外，为防止新生儿用手指划破皮肤，剪指甲时要剪成圆形，不留尖角，保证指甲边缘光滑。如果修剪后的指甲过于锋利，最好给婴儿戴上手套。

## 给新生儿洗澡

新生儿皮肤娇嫩，同时代谢旺盛，皮脂分泌多，勤洗澡可以避免细菌入侵，保

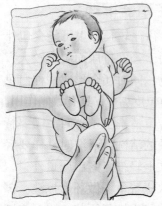

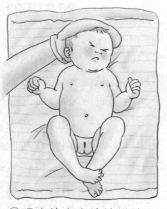

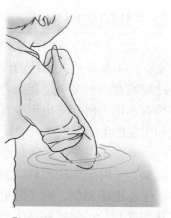

①解下宝宝的尿布，然后清洗宝宝的臀部。先用尿布的边角，然后用浸湿的棉布（从前向后擦）；给宝宝洗澡前要好好地清洗他的臀部，以免弄脏洗澡水。

②现在给宝宝涂沐浴液，先涂身体，然后是头发。建议你开始时用浴用手套（柔软、防滑）。当你熟练后，可以直接给宝宝涂沐浴液。不要怕给宝宝的头涂沐浴液，囟门没那么脆弱，它能承受正常的压力。

③将宝宝放入水中之前，请先洗净你沾满沐浴液的双手，用胳膊肘（皮肤的敏感处）测试水温。这样的测试并非没有用，它可以避免将宝宝放入过冷或过热的水中。

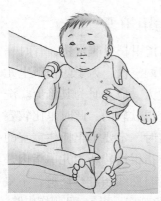

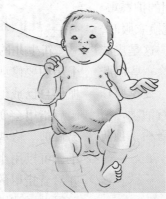

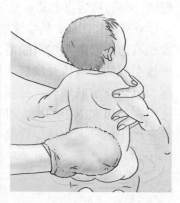

④将左手放在宝宝的脖子后，右手放在宝宝的脚踝处，抱起宝宝，然后把宝宝轻轻放入水中。如果宝宝有些紧张（通常每次更换位置时，宝宝都会出现紧张的情绪），可以和宝宝讲话，轻柔的话语和动作能让宝宝很快的平静下来。

⑤现在，用左手紧紧抱住孩子，用右手为他清洗，不要忘记头发和耳朵后部。将头发和耳朵后部放入手中片刻。当你觉得你已经习惯了抱住在水中的宝宝，而且他已经喜欢上洗澡时，就可以让宝宝在水中嬉戏一会儿。

⑥几天后，当你可以很熟练地抱住在水中的宝宝时，你可以让宝宝腹部贴在水中——宝宝通常都喜欢这种姿势。

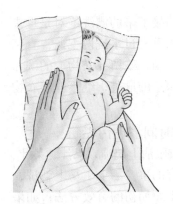 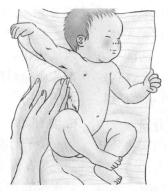 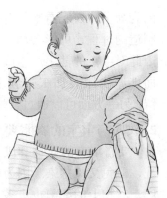

⑦用刚介绍的方法（图4）将宝宝从水中抱出，并把宝宝放在浴巾上。从头发开始，仔细将宝宝擦干，注意仔细擦干有褶皱的皮肤，尤其是胳膊下、腹股沟、大腿和膝盖等处的皮肤。

⑧可以通过无摩擦的轻拍宝宝的皮肤来使宝宝的皮肤变干。然后宝宝会为自己变干净了而感到高兴，可以让宝宝赤身随意动动。这也是给宝宝做抚触或让宝宝做"体操"的好时机。

⑨宝宝准备穿衣服了：先给宝宝穿上棉质长袖衫，然后是羊毛的。如果你用的是连体衣代替长袖衫，则要先固定好宝宝的尿布，然后再给宝宝穿上连体衣。最后，让宝宝趴着系上长袖衫背后的带子。

证宝宝健康。新生儿出生第一天即可开始用温水洗澡，一部分一部分洗，要使用无刺激性的肥皂、浴液，但洗后应该用清水彻底冲洗干净，防止残留皂液刺激皮肤。

给宝宝洗澡最好选在每天上午9~10点，吃奶前1小时到一个半小时之间的觉醒状态下。洗澡的时候要关上门窗，不能有对流风。

新生儿的皮肤表面留有少量的皮脂，可以起到滋润、保护皮肤的作用。所以每次洗澡后，只要用柔软的毛巾沾干宝宝皮肤上的水就可以，不要摩擦擦拭，避免将皮脂擦掉。注意如果脐带没有脱落的话，就不能把宝宝放到水中洗澡，以免脐带进水。

## 新生儿不宜与母亲同睡

有些母亲为了夜间喂养方便，或是出于对孩子的疼爱，总是喜欢和新生儿睡在一张床上。爱子之心可以理解，这种做法却有很多不合理和不科学的地方。首先，母亲与新生儿同睡一张床时，母亲会习惯性地紧靠在其身边，这样就会限制其睡眠时的空间，影响其正常的生长发育；其次，由于母亲和新生儿的距离很近，母亲呼出的气体会被新生儿吸入，这样会严重影响新生儿的健康；再次，母亲和新生儿同睡，容易使新生儿养成醒来就吃奶的坏习惯，从而影响新生儿的食欲和消化功能，更为严重的是，母亲的奶头有可能会堵塞新生儿的鼻孔，造成新生儿窒息而发生意外。因此，如果条件允许，最好为新生儿准备一张独立的小床。

## 新生儿衣物的清洗

新生儿的皮肤娇嫩，如果不注意对衣物的清洁与保存，就容易引发小儿皮肤发痒、红疹、脂溢性皮肤炎。正确清洗新生儿的衣物，需注意以下几点。

### 1. 新生儿的衣物买回来就要清洗

新购买的宝宝衣物一定要先清洗，

因为为了让衣服看来更鲜艳漂亮，衣服制造的过程，可能会加入苯或荧光制，因此对宝宝的健康产生威胁，清洗一方面能减少服装加工过程中的化学品残留，另一方面可以通过紫外线杀菌消毒。

### 2. 成人与宝宝的衣服要分开洗

要将宝宝的衣物和成人的衣物分开洗，避免交叉感染。因为成人活动范围广，衣物上的细菌也更多，同时洗涤细菌会传染到孩子衣服上。这些细菌可能对大人无所谓，但婴幼儿皮肤稚嫩，抵抗力差，稍不注意就会引发宝贝的皮肤问题，因此孩子的内衣最好用专门的盆单独手洗。

### 3. 用洗衣液清洁宝宝衣物

宝宝的贴身衣物直接接触宝宝娇嫩的皮肤，而洗衣粉含有磷、苯、铅等多种对人体有害的物质，长时间穿着留有这些有害物的衣物会使宝宝皮肤粗糙、发痒，甚至引起接触性皮炎、婴儿尿布疹等疾病。并且这些残留化学物还会损害衣物纤维，使宝宝柔软的衣物变硬。因此建议使用洗衣液代替洗衣粉来清洗宝宝衣物，因为使用洗衣液不仅能彻底清洁污渍而无残留，并且能减少衣物纤维的损害，从而保持宝宝衣物柔软。

### 4. 漂白剂要慎用

借助漂白剂使衣服显得干净的办法并不可取，因为它对宝宝皮肤极易产生刺激，漂白剂进入人体后，能和人体中的蛋白质迅速结合，不易排出体外。长期接触皮肤会使婴儿不舒服，甚至引起疹子、发痒等现象。

### 5. 要洗的不仅是表层污垢

洗净污渍，只是完成了洗涤程序的三分之一，而接下来的漂洗绝对是重头戏，要用清水反复过水洗两三遍，直到水清为止。否则，残留在衣物上的洗涤剂或肥皂对孩子的危害，绝不亚于衣物上的污垢。

### 6. 要在第一时间清理污垢

孩子的衣服沾上奶渍、果汁、菜汁、巧克力是常有的事。洒上了马上就洗，是保持衣物干净如初的有效方法；如果等一两天，脏物深入纤维，花上几倍的力气也难洗干净。另外，也可以把衣服用苏打水浸一段时间后，再用手搓，效果也不错。

### 7. 阳光是最好的消毒剂

阳光是天然的杀菌消毒剂，没有副作用，还不用经济投入。因此，享受阳光，衣物也不例外，宝宝衣服清洗后，可以放在阳光下晒一晒。衣物最佳的晾晒时间为早上十点到下午三点，如果连日阴雨，可将衣物晾到快干时，再热烘个十分钟的时间。天气不好时，晾过的衣服摸起来会凉凉的，建议在穿之前用吹风机吹一下，让衣服更为干爽。

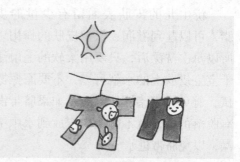

阳光能杀死残留在衣物里的细菌，同时能提高衣物的触感。

## 给新生儿正确穿脱衣裤

给宝宝穿衣脱衣是父母每日的必修

课。通常小宝宝不喜欢穿衣脱衣，他会四肢乱动，不予配合。妈妈在给宝宝穿脱衣服时，可先给宝宝一些预先的信号，先抚摸他的皮肤，和他轻轻说说话，与他交谈："宝宝，我们来穿上衣服"或"宝宝，我们来脱去衣服"等，使他心情愉快，身体放松。然后轻柔地开始给他穿脱衣服。

穿衣服时，让宝宝躺在床上，先将你的左手从衣服的袖口伸入袖笼，使衣袖缩在你的手上，右手握住婴儿的手臂递交给左手，然后右手放开婴儿的手臂，左手引导着婴儿的手从衣袖中出来，右手将衣袖拉上婴儿的手臂。脱衣服时，同样先用一只手在衣袖内固定婴儿的上臂，然后另一手拉下袖子。穿脱裤子的方法与上相同，也是需要一手在裤管内握住小腿，另一手拉上或脱下裤子。

## 正确包裹新生儿

优质的包裹是新生儿保温必要的装备。其实不当的包裹只会给新生儿带来很多不利的影响。很多家长喜欢把婴儿严严实实地包起来，外面再用布带子将新生儿捆起来，像一根蜡烛一样，俗称"蜡烛包"。这样抱起来是挺容易了，但是对新生儿来说有害无益。

新生儿离开母体后，四肢仍处于外展屈曲的状态，强行将新生儿下肢拉直，不仅妨碍其活动，也影响皮肤散热，汗液及粪便的污染也易引起皮肤感染。很多人认为将伸直的两下肢包起来，再结结实实地捆上带子，可以防止发生"罗圈腿"。其实"罗圈腿"发生的原因是体内缺乏维生素 D 和钙。相反地这样做会引起新生儿髋关节脱位。因此，应提倡让新生儿四肢处于自然放松的体位，

任其自由活动。新生儿如需包裹，应以保暖舒适、宽松舒适为原则。

## 新生儿发热的处理

新生儿发热时，不要轻易使用各种退热药物，应当以物理降温为主。

首先应调节婴儿居室的温暖，若室温高于 25℃，应设法降温，同时要减少或解开婴儿的衣服和包被，以便热量的散发。当新生儿体温超过 39℃时，可用温水擦浴前额、颈部、腋下、四肢和大腿根部，促进皮肤散热。有人主张新生儿不宜使用酒精擦浴，以防体温急剧下降，反而造成不良效果。

新生儿发热时，还应经常喂些白开水。如经上述处理仍不降温时，应及时送医院做进一步的检查治疗。

## 给新生儿测体温

父母要经常给宝宝量体温，使用体温计是最简单易行的方法。其中有一种儿童专用的液晶体温计，只需在宝宝的前额或颈部轻轻一压，保持 15 秒，液晶颜色停止变化，即可读取温度；此外，一些数字型的电子体温计也非常适合宝宝使用。可电子体温计也有一些不足之

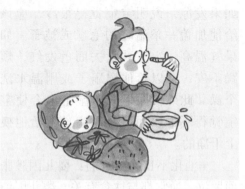

婴儿发热是最常见的现象。如果婴儿非常痛苦，就应该到医院就诊。

处，精确度不够高，有些用电池的体温计因电量过低，也会影响数据的阅读。

除电子体温计外，传统的水银玻璃体温计由于测量结果较准确，许多家庭还在使用。使用水银玻璃体温计前，先将读数甩到35℃以下，用75%的乙醇消毒。在量体温前，不要让宝宝剧烈活动，以免影响测量结果。

## 正确对待新生儿哭泣

哭对于新生儿的生存十分重要，对一个哭叫着的婴儿绝不能置之不理，随他去哭。婴儿哭泣的原因很多，大致有以下几种，有心的母亲只要仔细观察分辨，很快就会熟悉婴儿用哭声发出的种种信号。

◆饥饿是最普遍的原因：宝宝一哭，首先要检查一下他是否饿了，如果不是，再找其他原因。

◆寻求保护：婴儿哭泣只是想让你把他抱起来。这种寻求保护的需要对婴儿来说，几乎与吃奶一样必不可少，妈妈应尽量满足婴儿的这种需要，以使他有一种安全感。

◆不舒服：太热或太冷都会使婴儿哭泣。妈妈可用手摸摸宝宝的腹部，如果发凉，说明宝宝觉得很冷，应该给他加盖一条温暖的毛毯或被子。如果气温高，宝宝看上去面色发红，烦躁不安，可以给他扇扇子或用温水洗个澡。此外，如果尿布湿了也会使宝宝觉得不舒服而哭泣，应马上给他换上干净的。

◆消化不良和腹绞痛：婴儿因腹胀而哭泣，通常都与饮食有关。婴儿因消化不良而哭闹时，可试着喂些热水，或轻轻按摩婴儿的腹部。人工喂养的婴儿

要注意调整一下奶粉的配方。

◆感情发泄：和成人一样，婴儿也需要发泄他们的情感，他们一般也是以哭的方式进行。

此外，蚊虫叮咬、婴儿睡床上有异物，甚至母亲紧张、烦躁的情绪，都会引起婴儿啼哭。

## 拍照避免强光刺眼

新生儿出生后，父母或家人都想拍些照片作为纪念。由于室内光线较弱，有人便借助于电子闪光灯为新生儿拍照。

其实，这种做法是很不可取的，对新生儿的危害很大。因为新生儿对光的刺激非常敏感，而且新生儿的视觉系统还没有发育完全，对于较强光线的刺激还不能进行保护性的调节，所以，新生儿遇到直射的强光，如电子闪光灯的灯光等，可能会导致眼底视网膜和角膜灼伤，甚至有失明的危险。

## 新生儿易发生的意外事故

新生儿没有一点儿自卫能力，时刻需要成人的精心照料，稍有疏忽，就可能发生意外。但只要稍加注意，是完全可以避免的。

### 1. 防止窒息

最常见的新生儿窒息是妈妈搂着孩子睡觉，乳房压住了婴儿的口鼻造成窒息；或者是家长带新生儿外出或去医院看病时，用被子包得太严，密不透气，造成新生儿窒息；也可能婴儿仰卧吐出的奶呛进气管。以上几种情况均可引起窒息死亡。

### 2. 防止外伤

有宝宝的家庭最好不要养小动物，

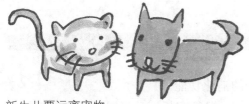

新生儿要远离宠物。

因为动物有可能会抓伤、咬伤宝宝，另外，动物的某些疾病也会传染给宝宝。

### 3.防止烫伤

新生儿的皮肤很娇嫩，对温度的适应能力较低。如果保暖使用的热水袋，由于疏忽瓶盖未拧紧，热水流出时就极易烫伤宝宝皮肤。或由于热水袋太烫、太近也会烫伤宝宝。所以，暖水器中的水温应小于60℃，暖水器外要包布。在给宝宝洗澡时，水温要合适，洗澡中途加热水时，应先抱出宝宝，调好温度再给宝宝洗澡。

## 新生儿尿布的使用

在给宝宝换尿布前，先要在宝宝下身铺一块大的换尿布垫，防止在换尿布期间宝宝突然撒尿或拉屎，把床单弄脏，并一手将宝宝屁股轻轻托起，一手撤出尿湿的尿布。把尿布外罩打

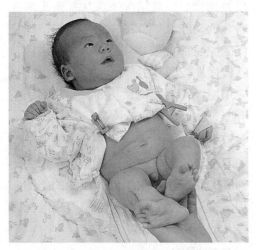

为了保护敏感的皮肤，最好选择透气性较好的尿布。

开，如男孩则把尿布多叠几层放在会阴前面，若女孩可在屁股下面多叠几层尿布，以增加特殊部位的吸湿性。把尿布前片折到宝宝肚子上，尿布的长度不要超过肚脐，再折上尿布兜粘好粘扣。穿戴完毕后，要检查调整腰部的粘扣是否合身，松紧以妈妈的两个手指能放进去为宜。再检查大腿根部尿布是否露出，松紧是否合适，太松会造成尿液侧漏。不过需要提醒的是，在给宝宝扎尿布时不宜过紧或过松，过紧不仅有碍宝宝活动，也影响宝宝的呼吸，过松粪便会外溢污染周围。

## 新生儿尿布的清洗

在洗尿布之前，最好用热水浸泡一段时间。为了彻底洗净尿布上的斑痕，要尽量马上洗尿布，而且每周用开水消毒两次。

沾有大便的尿布，首先要刮掉大便，然后再用热水清洗。洗尿布时，最好用香皂或婴儿专用洗涤剂彻底地搓洗大便痕迹，然后用开水消毒。

洗尿布时，如果使用香皂，必须彻底地冲洗干净。冲洗尿布的目的是为了彻底地洗掉残留在布料尿布里面的氨细菌。

为了提高尿布的触感，有些人使用纤维柔顺剂，但是纤维柔顺剂容易导致皮肤湿疹，因此要避免使用。

## 纸质尿布的处理

对于纸质尿布，也应该先抖掉大便，然后把沾有大小便的部分向内侧折叠，并用胶带固定。折叠得越小，垃圾量越少。

折叠好的纸质尿布，可以直接放入垃圾袋内。不过，最好用报纸再包裹一次，这样就能防止气味外泄。

# 新生儿体格锻炼

## 新生儿体格锻炼有助于生长发育

婴儿体质的好坏，不仅受先天因素的影响，而且受后天营养和锻炼的影响。体格锻炼是利用自然因素和体育、游戏活动来促进儿童生长发育，增进健康、增强体质的积极措施。

新生儿满月后可抱到户外接触新鲜空气，晒一下太阳。晒太阳时应避免直晒头部，避免强光刺眼，夏季出生后2~4周即可开始抱到户外，户外活动不仅有更多的机会接触大自然，并且机体不断受到自然因素的刺激，从而达到促进生长发育，预防佝偻病的目的。

## 如何进行体格锻炼

抱、逗、按、捏是婴儿健身简便易行的有效方法，对婴儿的身心健康有着良好的作用。

抱是传递母子感情信息、对婴儿最轻微得体的活动。当婴儿在哭闹不止的情况下，恰恰是最需要抱，从而得到精神安慰的时候。为了培养婴儿的感情思维，特别是在哭闹的特殊语言的要求下，不要挫伤幼儿心灵，应该多抱抱婴儿。

逗可以活跃气氛，丰富感情，是婴儿一种最好的娱乐方式。逗可以使婴儿高兴得手舞足蹈，使全身的活动量进一步加强，而且，对周围事物的反应也显得更加灵活敏锐。

按是指家长用手指对婴儿做轻微按摩。按不仅能增加胸背腹肌的锻炼，减少脂肪细胞的沉积，促进全身血液循环，还可以增强心肺活动量和肠胃的消化功能。

捏是家长用手指对婴儿进行捏揉，较按稍加用力，可以使全身和四肢肌肉更紧实。一般先从上肢至两下肢，再从两肩至胸腹，每行10~20次。在捏揉过程中，小儿胃激素的分泌和小肠的吸收功能均有改变，特别是对脾胃虚弱，消化功能不良的婴儿效果更加显著。

除了抱以外，逗、按、捏均不宜在进食当中或食后不久进行，以免食物呛入气管，时间一般应选择进食2小时后进行。操作手法要轻揉，不要过度用力，以让婴儿感到舒适为宜，并且不要让婴儿受凉，以防感冒。在逗戏婴儿时，笑态表情自然大方，不要做过多的挤眉、斜眼、歪嘴等怪诞不堪的动作，以避免婴儿模仿形成不良的病态习惯，将来不好纠正。

## 新生儿按摩

当妈妈和新生儿互相熟悉时，就可以做按摩。一般情况下，从抚摸头部或后背的动作开始，第一次按摩时，把身体的主要部位按摩几分钟。熟练之后，就慢慢地按摩其他部位。在按摩过程中，应该继续跟婴儿说话，如果婴儿感到不舒服，就应该停止按摩。

### ★抚摸头部

在盘腿的状态下，让婴儿靠着大腿仰卧，然后用一只手支撑婴儿的头部，用另一只手沿着顺时针方向柔和地抚摸婴儿的头部。

### ★按摩胸部

把左手放在婴儿的胸部上方，然后

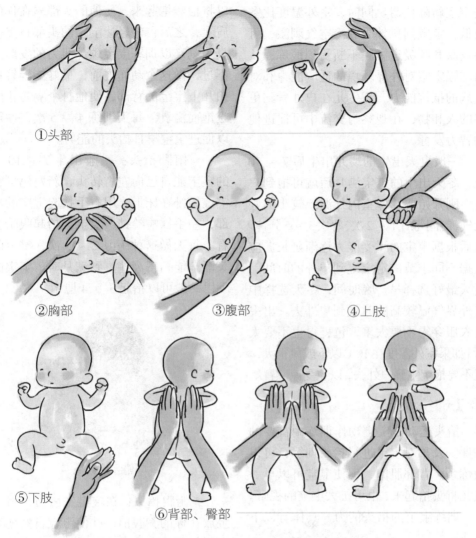

①头部

②胸部　　　③腹部　　　④上肢

⑤下肢

⑥背部、臀部

用手指沿着顺时针方向按摩胸部和肋骨。另外，上下活动支撑婴儿的腿部。

★ 肩部和手臂

　　用一只手轻轻地抬起婴儿，并用手臂抬起婴儿的头部、后背和臀部。用另一只手揉婴儿的肩部和手臂，然后上下活动抱婴儿的手臂。用同样的方法反复按摩4～5次。

★ 按摩后背

　　让婴儿趴在妈妈的手臂和大腿上面，然后用另一只手沿着顺时针方向轻

轻地抚摸婴儿的后背。此时，上下活动妈妈的腿部，并摇晃婴儿。

★ 按摩侧腰

　　用按摩后背的姿势上下摇晃婴儿，然后用手按摩婴儿的侧腰。沿着顺时针方向轻轻地抚摸后背，然后按摩连接脊椎和盆骨的部位，以及侧腰部位。在脐带完全脱离之前，不能触摸肚脐部位。

## 新生儿户外运动

　　抱新生儿到户外去，可以呼吸到新鲜空气。新鲜空气中氧气含量高，能促

进宝宝新陈代谢。同时，室外温度比室内低，宝宝到户外受到冷空气刺激，可使皮肤和呼吸道黏膜不断受到锻炼，从而增强宝宝对外界环境的适应能力和对疾病的抵抗能力。新生儿在户外看到更多的人和物，在观察与交流中可促进他的智力发育。

一般夏天出生的婴儿出生后 7 ~ 10 天，冬天出生的宝宝满月后就可抱到户外。刚开始要选择室内外温差较小的好天气，时间每日 1 ~ 2 次，每次 3 ~ 5 分钟。以后根据宝宝的耐受能力逐渐延长。应根据不同季节决定宝宝到户外的时间。夏天最好选择早、晚时间；冬天选择中午外界气温较高的时候到户外去。出去时衣服穿得不要太多，包裹得也不要太紧。如果室外温度在 10℃ 以下或风很大，就不要抱宝宝到户外去，以免受凉感冒。

## 抬头训练

抬头运动是宝宝动作训练中首要的一课。及早对宝宝进行抬头训练，可以锻炼颈、背部肌肉，促使宝宝可以早一点儿将头抬起来，也可扩大宝宝的视野。

训练宝宝的抬头能力，具体有以下方法：

◆竖抱抬头：给宝宝喂完奶后，可

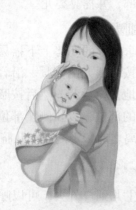

竖抱抬头

以将他竖抱起来，使他的头部靠在你的肩上，之后再轻轻让宝宝的头部自然立直片刻，以训练宝宝颈部肌力的发展。不过，做这个动作之前，最好能轻轻地拍几下宝宝的背部，使他打个嗝防止刚吃饱而溢乳。每天训练 4 ~ 5 次，便可以促进宝宝早日抬头的能力。

◆俯卧抬头：一般出生 7 ~ 10 天的宝宝能自己向左右转头，新妈妈可将宝宝俯卧在床上，用右手扶起宝宝的额部，左手摇响铃铛，宝宝会抬起眼睛去看。每天做这种练习 2 ~ 3 次，宝宝的头渐渐能抬得高些。到满月时，宝宝的下巴一般可以抬起 3 ~ 4 厘米。

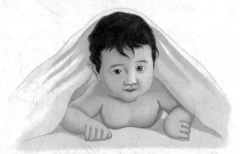

俯卧抬头

◆俯腹抬头：在宝宝空腹时，将宝宝放在你的胸腹前，并使宝宝自然地俯在你的腹部，然后用双手放在宝宝的背部按摩，逗引他抬头。也可以轻轻提着宝宝的小手，使他抬头。这种训练每天一两次即可，每次不要超过 5 分钟。

## 四肢运动

新生儿的小胳膊和小腿都处于自然弯曲状态，似乎还在保持着妈妈体内的样子。新妈妈可以训练宝宝做如下运动：

◆拉腕坐起：对宝宝进行拉腕坐起的练习，可以训练宝宝的颈肌、背肌力量，促进宝宝早日坐起。

将宝宝置于仰卧位，双手握住宝宝的手腕，轻轻地将宝宝拉起，宝宝的头一般是呈前倾和下垂的状态。当快满月时，每天可练习 2~3 次，有时宝宝的头可竖起片刻。这种运动可锻炼宝宝的颈部和背部肌力，促进宝宝的坐卧能力。

◆扭扭操：先让宝宝平躺着，握住宝宝双脚。再将左脚抬起，交叠于右脚上（此时宝宝的腰部应该微微扭转）。最后让宝宝恢复平躺，再换右脚交叠于左脚上，如此左右重复各 10 次。

## 精细动作能力

手不仅是动作器官，而且是智慧的来源。多动手，大脑才能聪明，切不可怕宝宝抓脸便给他戴上手套，或捆起来不让动。应当创造条件，在新生儿期就让宝宝充分地去抓、握，诱导宝宝的手指掌各个关节自由活动，使手掌打开，便于握物。

◆手的运动：新生儿的手一直呈握拳状。如果把东西放在他的手掌里，他会抓住。一旦有东西碰到他的小嘴，他立即就会做出吸吮的动作，还往往会将自己的小手放入口中吸吮。这时可以给他一个人工乳头或者帮助他寻找大拇

指。鼓励这种安慰行为。

◆抓握训练：把有柄的玩具塞在宝宝手中，让宝宝练习抓握；也可以用大人的手指触碰宝宝的手掌，让宝宝紧紧握住，在宝宝手中停留片刻后放开。

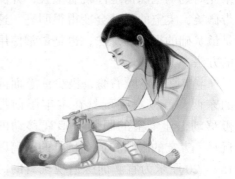

抓握训练

# 新生儿智能训练与早教

## 新生儿早期教育的必要性

早期教育必须从 0 岁开始，这是由婴儿发育的特殊性决定的。这些特殊性表现为大脑发育的可塑性。大脑的可塑性是大脑对环境的潜在适应能力，是人类终身具有的特性。年龄越小，可塑性越大。3 岁前，尤其是出生的第一年是大脑发育最迅速的时期，从 0 岁开始的外部刺激，将成为大脑发育的导向。早期形成的行为习惯，将编织在神经网络之中，而将来若改变已形成的习惯却要困难很多。

据国内外研究表明，孩子刚出生时大脑发育已经完成了 25%，而 5 岁时大

脑的发育将达到90%，因此，现在的家长特别注重孩子的早期教育。婴儿以上的特性也使0岁教育成为可能和必要。

在新生儿时期，可以锻炼宝宝的听觉、视觉、情绪反应，妈妈可以通过喂奶时的话语或对着新生儿唱歌，肢体动作的训练，良性的刺激等来开发新生儿大脑的潜能。

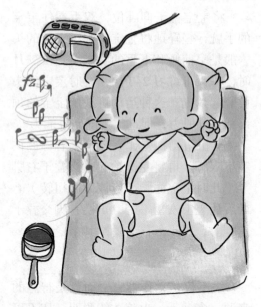

有节奏的、优美的乐曲会给婴儿安全感，但放音乐的时间不宜过长。

## 新生儿视觉能力训练

新生儿的视力虽弱，但他能看到周围的东西，甚至能记住复杂的图形，喜欢看鲜艳有动感的东西，所以家长这时要采取一些方法来锻炼宝宝的视觉能力。宝宝在吃奶时，可能会突然停下来，静静地看着妈妈，甚至忘记了吃奶，如果此时妈妈也深情地注视着宝宝，并面带微笑，宝宝的眼睛会变得很明亮。这是最基础的视觉训练法，也是最常使用的方法。

宝宝喜欢左顾右盼，极少注意面前的东西，可以拿些玩具在宝宝眼前慢慢移动，让宝宝的眼睛去追视移动的玩具。宝宝的眼睛和追视玩具的距离以15～20厘米为宜。训练追视玩具的时间不能过长，一般控制在每次1～2分钟，每天2～3次为宜。

除了用玩具训练宝宝学习追视外，还可以把自己的脸一会儿移向左，一会儿移向右，让宝宝追着你的脸看，这样不但可以训练宝宝左右转脸追视，还可以训练他仰起脸向上方的追视，而且也使宝宝的颈部得到了锻炼。

## 新生儿听觉能力训练

胎儿在妈妈体内就具有听的能力，并能感受声音的强弱、音调的高低和分辨声音的类型。因此，新生儿不仅具有听力，还具有声音的定向能力，能够分辨出发出声音的地方。所以，在新生儿期进行宝宝的听觉能力训练是切实可行的。

除自然存在的声音外，我们还可人为地给婴儿创造一个有声的世界。例如：给婴儿买些有声响的玩具—拨浪鼓、八音盒、会叫的鸭子等。

母亲和家人最好能和婴儿说话，亲热和温馨的话语，能让婴儿感觉到初步的感情交流。新妈妈可以和新生儿面对面地谈话，让他注视你的脸，慢慢移动头的位置，设法吸引新生儿视线追随你移动。

## 新生儿触觉能力训练

触觉是宝宝最早发展的能力之一，丰富的触觉刺激对智力与情绪发展都有着重要影响。爸爸妈妈应该多与宝宝接触，这样不但能增进亲子关系，更能为宝宝未来的成长和学习打下坚

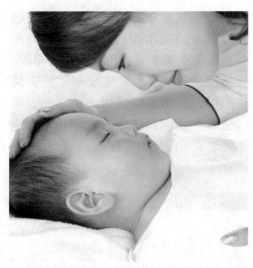

新生儿触觉灵敏，应从婴儿出生后就开始进行触觉训练。

实的基础。

越是年龄小的宝宝，越需要接受多样的触觉刺激。父母平时可以多给宝宝一些拥抱和触摸，一方面传递爱的信息，一方面增加宝宝的触觉刺激。还可以用不同材质的毛巾给宝宝洗澡，让宝宝接触多种材质的衣服、布料、寝具等，给宝宝不同材质的玩具玩。在大自然里有许多不同的触觉刺激，那是一般家庭环境所缺乏的，如草地、沙地、植物等。父母不妨多找机会带宝宝外出，充分接触大自然，这对触觉发展大有帮助。

## 新生儿语言能力训练

虽然这时的宝宝还没有说话的能力，但父母要经常和宝宝讲话，听到父母的声音，宝宝会感到舒适愉快。经常给孩子微笑的表情，注视孩子的眼睛。孩子发出咿呀的声音时，要给孩子积极的回应，还要经常让孩子适当地哭一哭。

宝宝啼哭时，父母要发出与其哭声相同的声音。这时宝宝会试着再发声，几次回声对答，宝宝喜欢上这种游戏似

的叫声，渐渐地学会了叫而不是哭。这时父母把口张大一点儿，用"啊"来诱导宝宝对答，对宝宝发出的第一个元音，家长要以肯定、赞扬的语气用回声给以巩固强化，并记录下来。

## 新生儿认知能力训练

有不少父母总以为新生儿除了吃、喝、拉、撒、睡之外什么也不懂，其实这种认识是错误的。为使开发新生儿的智力工作卓有成效，首要的一条就是要把宝宝当成懂事的大孩子。

当妈妈说话时，正在吃奶的宝宝会暂时停止吸吮，或减慢吸吮的速度。当爸爸逗宝宝时，宝宝会报以喜悦的表情，甚至微笑。这是宝宝与爸爸建立感情的本领。宝宝对父母及周围亲人的抚摸、拥抱和亲吻，都有积极的反应。但当宝宝听到妈妈说话时，别人再和他说话，他也不会理会其他人了。

在对新生儿的护理中，父母无论做什么，都要边做边对宝宝讲，不但讲实

> ### 延伸链接
> 认知能力训练游戏
>
> ●呼唤乳名。爸爸妈妈在宝宝的两侧。亲切地呼唤他的乳名，宝宝听到爸爸妈妈的声音后会出现注意的神情。如此经常呼唤宝宝的名字。就会使他慢慢熟悉家人的声音。
>
> ●声音在哪里。妈妈可以打开手机音乐，让手机发出声音。然后让宝宝去寻找声音的来源，在宝宝找到时妈妈可以说："原来是手机在响啊。通过这种有意识地让宝宝寻找声源的训练和语言的暗示。为宝宝以后认识声音打下基础。

际操作过程，还要讲你的感受和心得，语调轻缓，充满柔情。如当宝宝哭了的时候，你可以把宝宝抱起来，问宝宝是不是饿了，是不是尿了，或者是哪里不舒服了，然后根据你的判断，一边喂奶、换尿布或者按摩，一边对宝宝讲你正在为他所做的事。就是在

平常，你也要夸赞宝宝真是爸爸妈妈的好孩子，或用拥抱、亲吻、抚摸和对视等动作不断表示出你对他的喜爱。慢慢地，你就会发现宝宝似乎能听懂你的话，会用更加热切的动作和表情回应着你。而你所做的这一切，都能够促进宝宝的智力发育。

# 新生儿常见疾病

## 肚脐炎症

分娩时剪切的脐带留在婴儿的肚脐上，但是过几天就会脱落。一般情况下，脐带脱落的部位有很小的伤痕，但是很快就会痊愈。

如果脐带周围被细菌感染，肚脐会潮湿，而且流出分泌物。大多数能自然地恢复，但感染严重时就需要进行治疗。在日常生活中，必须保持肚脐周围的清洁，如果被细菌感染，最好到医院就诊。

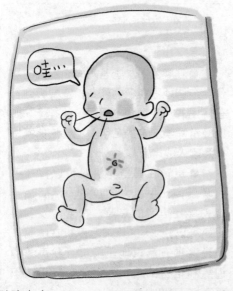

肚脐炎症

## 新生儿黄疸

50% 的新生儿出生后可出现黄疸，常常是因为婴儿肝脏不能快速代谢胆红素所致。黄疸首先出现在头部，随着胆红素水平升高，可扩展到全身。如果分娩时有产伤，婴儿可能会患上黄疸，因为大量血液在损伤处分解会形成更多胆红素。早产儿则是因为肝脏不成熟，容易出现黄疸。其他原因如感染、肝脏疾病、血型不相容等也会引起黄疸，但并不常见。

黄疸又分为生理性和病理性黄疸。生理性黄疸（即暂时性黄疸）在出生后 2~3 天出现，4~6 天达到高峰，7~10 天消退，早产儿黄疸持续时间较长，除有轻微食欲不振外，无其他临床症状。但个别早产儿血清胆红素过低也可发生胆红素脑病，对生理性黄疸应警惕以防对病理性黄疸的误诊或漏诊。

若生后 24 小时即出现黄疸，2~3 周仍不退，甚至继续加深加重，或消退后重复出现，或生后一周至数周内才开始出现黄疸，均为病理性黄疸。病理性黄疸严重时均可引起核黄疸（即胆红素脑），其愈后差，可造成神经系统损害，严重的可引起死亡。

黄疸可以用光纤疗法和酶诱导剂治疗，最新的治疗方法则是胆红素包裹法。需进行换血疗法时，应及时做好病室空气消毒，备齐血及各种药品、物品，严格操作规程。

## 新生儿硬肿症

新生儿硬肿症是一种综合征，由于寒冷损伤、感染或早产引起的皮肤和皮下脂肪变硬，常伴有低体温，甚至出现多器官功能损害，其中寒冷损伤最多见，以皮下脂肪硬化和水肿为特征。

新生儿硬肿症多发生在寒冷季节，但由于早产、感染等因素引起者亦可见于夏季。绝大多数发生于出生后不久或生后 7 ~ 10 天内。

## 新生儿败血症

新生儿败血症多在出生后 1 ~ 2 周发病，是一种严重的全身性感染性疾病。此病主要是因细菌侵入血液循环后繁殖并产生毒素引起，常并发肺炎、脑膜炎，危及新生儿生命。造成新生儿败血症的原因很多，如果家长粗心大意，往往被忽视。病情严重时常是肺炎、脐炎、脓疱疹等多方面的感染同时存在，出现发热持续时间较长或体温不升、面色灰白、精神萎靡、吃奶不好、皮肤黄疸加重或两周后尚不消退以及腹胀等症状。目前对新生儿败血症的治疗比较有效，如无综合征，治疗效果比较好，不会留下后遗症。

## 新生儿肺炎

新生儿肺炎是临床常见病，四季均易发生，以冬春季为多。如治疗不彻底，易反复发作，影响孩子发育。小儿肺炎临床表现为发热、咳嗽、呼吸困难，也有不发热而咳喘重者。根据致病原因可分为吸入性肺炎和感染性肺炎。

新生儿在患肺炎后，多出现拒乳、拒食现象，因此要注意为患儿补充营养，保证摄入足够的热能及蛋白质等。要注意多给新生儿喂水，以弥补机体脱失的水分。特别是在喂奶的时候更要注意。由于患儿容易出现呛奶、溢奶现象，所以要控制吃奶速度，不要采取平卧方式喂奶。同时喂奶不要过饱，喂奶之后不要过度摇晃婴儿。

## 新生儿便秘

喂母乳的健康婴儿一周排便一次。婴儿大便坚硬，排便困难，或者排便次数很少的情况称为便秘。如果排出坚硬的大便，婴儿就会很疼痛，而且偶尔导致肛裂、出血等症状。

目前还没有发现导致便秘的真正原因，但是在以下情况下，容易出现便秘症状。比如，母乳的摄取量不足，或者因呕吐等原因大量地损失水分。另外，先天性巨大结肠是直肠下部局部闭锁的疾病，这种病也是导致便秘的主要原因之一。

如果出现便秘症状，就应该找出根本原因。如果找不出便秘的原因，新生儿首先要补充足够的水分。比如，给婴儿喂白糖水，或者单独喂蔬菜汁、果汁。另外，可以使用专治便秘的药。

## 新生儿湿疹

新生儿，特别是人工喂养者，易在面部、颈部、四肢，甚至是全身出现颗粒状红色丘疹，表面伴有渗液，即为新生儿湿疹。湿疹十分瘙痒，会致使新生儿吵闹不安。

湿疹在出生后 10 ~ 15 天即可出现，以 2 ~ 3 个月的宝宝最严重。病因多与遗传或过敏有关，患湿疹的宝宝，长大后可能对某些食物过敏，如鱼、虾等，家长要留心观察。

一般不严重的湿疹，可不做特别的治疗，只要注意保持宝宝皮肤清洁——只用清水清洗就可以了。如果宝宝的湿疹比较严重，父母可用硼酸水湿敷。

## 新生儿尿布疹

婴儿的下半身经常跟被尿液和其他排泄物弄湿的尿布接触，因此婴儿的柔软皮肤容易受到刺激。

由于受尿液的主要成分氨的影响，婴儿的皮肤容易出现被称为氨皮肤病的发疹。另外，洗尿布时，如果不把洗涤剂冲洗干净，就容易刺激皮肤，一般情况下，由于白色念珠菌感染，容易导致被称为"脂溢性皮炎"的皮肤炎症。

为了防止皮肤发疹，必须经常更换尿布，然后涂抹保护婴儿皮肤的护肤霜。如果出现发疹症状，最好去掉尿布，然后在清爽的空气下晾干皮肤。

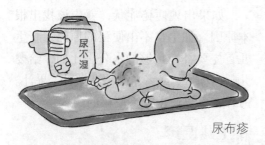

尿布疹

## 新生儿尿酸梗塞

有的新生儿在出生后的 2 ~ 5 天，出现排尿前啼哭，尿布上出现砖红色渍，这是由尿液中尿酸过多沉积所致。只要多饮水，使尿液稀薄，很快尿液的颜色会恢复正常，但要注意与血尿鉴别。

## 腹泻

新生儿腹泻一般是由单纯性消化不良和细菌感染造成的肠炎。

消化不良可能与气候变化、受惊和变换居住环境有关。但是如果新生儿的大便次数多，黄色、有蛋花汤样，并伴有血丝和黏液，虽然宝宝并未进食很多奶，但是有腥臭味，排便时哭闹、烦躁不安。这类的腹泻，大多数是一种致病性大肠杆菌引起的，是新生儿时期比较常见的腹泻，需要加用消炎药和消化药来治疗。

如果大便中水分很多，便水分离，次数达 10 次以上，有臭味，应考虑宝宝患了腹泻，要及时到医院化验大便。

## 腹胀

正常的新生儿，尤其是早产儿，在喂奶后常可见到轻度或较明显的腹部隆起，有时还有溢乳，但宝宝安静，腹部柔软，摸不到肿块，排便正常，生长发育良好，这是通常所说的"生理性腹胀"，是由于新生儿腹壁肌肉薄，张力低下，且消化道产气较多所致，是正常状况。

但如果新生儿腹胀时，腹壁较硬，常伴有频繁呕吐、不吃奶、腹壁发亮、发红，偶有小血管显露、可摸到肿块，有的还伴有黄疸，解白色大便、血便、柏油样大便，发热等症状，同时宝宝的精神状态很差，这种情况就要引起注意了。腹胀多从出生后 2 周左右开始，到 3 个月左右消失，且常会在同一时间发生疼痛，一般以下午至晚上十点之间最为常见。

如果宝宝出现腹胀，新妈妈可以用小暖水袋给宝宝捂一下，但要把握好温度；可以从肚脐开始，按顺时针方向螺旋向外按摩，以促进肠胃蠕动，帮助消化；或是抱起来轻轻拍拍他的背部。还可以用少量的薄荷油轻轻擦拭宝宝的腹部，帮助排气；或用棉花棒沾凡士林后轻轻扩大肛门以助排气或排便。

要预防新生儿腹胀，母乳喂养的妈妈要尽量少吃红薯等产气较多的食物，另外注意采取正确的哺乳方式，每次哺乳后，抱起婴儿，轻轻拍打其背部；及时安抚宝宝焦躁的情绪，尽可能避免宝宝在吃奶中或吃奶后哭闹，防止空气进入宝宝的胃部，造成胀气。

## 新生儿化脑

新生儿化脑有败血症继发所致，早期症状与败血症相似，如反应差、拒乳少吃、体温不升等，减出现呕吐、嗜睡、惊厥。注意的是新生儿惊厥表现不典型，多表现呼吸暂停、面色发紫，有时口角或小手、小脚抖动，不仔细观察，极易疏忽。晚期前囟门隆起、四肢僵直。腰椎穿刺有确诊价值。本病病情危重，并发症多，应送医院抢救治疗。

## 低血糖

新生儿低血糖症是新生儿期常见病、多发生于早产儿、足月小样儿、糖尿病母亲婴儿及新生儿缺氧窒息、硬肿症、感染败血症等。大多数低血糖者无临床症状，少数可出现喂养困难、嗜睡、青紫、哭声异常、颤抖、震颤、甚至惊厥等非特异性症状，经静脉注射葡萄糖后上述症状消失，血糖恢复正常，称"症状性低血糖"。

低血糖持续或反复发作可引起严重的中枢神经病变，临床上出现智力低下、脑瘫等神经系统后遗症，有些营养不易被吸收的新生儿直至长大后也依然会持续这些症状。不管有无症状，低血糖者均应及时治疗。

## 发热

新生儿体温超过正常称为发热，常见原因有：当夏天气温炎热，可伴随环境温度而升高；若体液摄入量太少，会产生脱水热；此外，如有感染或服用某些药物时也可引起发热。平时可用体温计放在腋下、口腔或肛门检查宝宝是否发烧。正常腋温是 36～37℃，肛温是 36.5～37.5℃。若超过上述温度，就叫发热。

新生儿发热，不可随便使用退热药，若体温不超过 38℃，无需服药，要注意观察；若因室内太热，衣着过厚散热不良，应使室内通风换气，在通风时要给宝宝盖好被子。室温应保持在 18～25℃之间，适当减少衣被，宝宝的体温便随外界温度降低而下降。若属脱水热，可多喂温开水，或葡萄糖水。当体温超过 38℃，要做物理降温，可将冰袋、冷水袋置于宝宝的前额、枕部，亦可用酒精擦浴，温水擦浴等办法辅助治疗。若宝宝发热且伴有嗜睡、惊厥等症状，或发热持续不退，应及时去医院诊治。

## 先天性髋关节脱位

先天性髋关节脱位是指新生儿在出生时就有股骨头从髋关节臼滑出的疾病。此病的发病率女宝宝高于男宝宝，左侧多于右侧，单侧脱位多于双侧脱位。一般认为该病和遗传有一定的关系，也与母亲的内分泌和臀位产有关。分娩前母体大量分泌雌激素，使胎儿的髋关节韧带处于极度松弛的状态，一旦受外力（如臀位产）就可能导致髋关节脱位。

此病和外伤不同，没有疼痛感，而

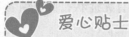
且在宝宝未能走路前又不容易看出异常，因此，不容易被大人发现，但发现较晚将会错过治疗的最佳时期。其实，先天性髋关节脱位的最早表现是患肢的外展、外旋受限，即将患侧的髋部屈曲至90°，外展下肢不能平置于床上。如果是单侧脱位，还可见到患侧的下皮纹不对称、加深或数目增多。因此，如在宝宝学走路前见到这样的症状就应带孩子到医院进行检查。

## 颅内出血

新生儿颅内出血是一种常见的脑损伤，由产伤和缺氧引起，常见症状为：过度兴奋、淡漠、嗜睡、昏迷、斜视、眼球上转困难、惊厥、呼吸增快或缓慢、瞳孔对光反应不良等，其他还出现黄疸和贫血。

大多宝宝是出生后才会出现症状，也可能出生后数天症状明显，但是治疗后恢复效果较差。为此，要注意预防工作，包括及时发现高危妊娠，预防早产，减少难产所致产伤和窒息。

## 脐疝

父母在护理新生儿脐部时，需要特别注意防止脐疝发生，它是新生儿的常见病，多见于未足月的早产儿。发生脐疝的时候，宝宝脐带脱落后，在肚脐处会有一个向外突出的圆形肿块，大小不一，小的如黄豆大小，大的可像核桃。当宝宝平卧且安静时，肿块消失，而在直立、哭闹、咳嗽、排便时肿块又突出。用手指压迫突出部，肿块很容易回复到腹腔内，有时还可以听到"咕噜噜"的声音；如果把手指伸入脐孔，可以很清楚地摸到脐疝的边缘。

如果脐疝较大的话，为了加快其愈合，可以取一条宽为4～5厘米的松紧带，在其中心处用布固定半只乒乓球，球的凸面对准脐孔，使肠子不再突出，松紧带两头用可调节长短的扣子固定。压力应保持在既能保证肠子不再突出，而又不影响呼吸和吃奶为准。使用后每2～3小时检查一次，以防止皮肤擦伤。

## 宝宝眼屎多，不是上火

有的新生儿眼屎多或流泪的表现，家长通常认为是患儿"上火"所致，其实这是先天泪道发育障碍或新生儿结膜炎的炎性分泌物所致。

新生儿的泪腺极小，约1个月后才具有分泌功能，故新生儿哭而无泪。泪道排出泪水的功能要在新生儿出生后几周甚至几个月才完成。

先天性鼻泪管闭塞新生儿临床常见症状是溢泪，多数发生在出生后10天或稍后时间，在泌泪功能充分发育后开始有流泪，有时伴有不同的结膜炎，有黏液或脓性分泌物，表明已有感染。如有上述症状，家长应及时带孩子就诊，根据不同的情况做处理，应用按摩疗法，每天2～3次。如有分泌物存在，应用抗生素眼药水点眼、鼻泪管治疗。

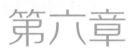

# 第六章
# 婴儿生长
# 发育与保健

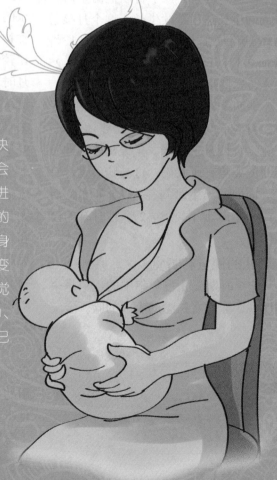

满月以后的宝宝开始快速成长，细心的爸爸妈妈会发现，宝宝几乎每天都在进步，都会带给父母一些新的惊喜。不仅宝宝的体重、身高、头围、胸围等在飞速变化，宝宝的视觉能力、听觉能力、语言能力、嗅觉能力、运动能力等各方面能力也已经悄悄地开始发育了。

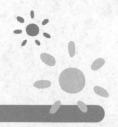

# 1~3个月婴儿

## 生长发育特点

### 1个月宝宝的发育特点

1个月宝宝的发育特点及有关的知识已在第五章新生部分详述，此处不赘。

### 2个月宝宝的发育特点

#### 1. 身体外观和生长特点

在这个月内，孩子将以他出生后第一周的生长速度继续生长。这个月孩子的体重将增加0.7~0.9千克，身长将增加2.5~4.0厘米；头围将增加1.25厘米，这些都是平均值。

满两个月时，男婴体重平均5.2千克，身长平均58.1厘米；女婴体重4.7千克，身长56.8厘米。宝宝出生时四肢屈曲的姿势有所放松，这与脑的发育有关。前囟门出生时斜径为2.5厘米，后囟门出生时很小，1~2个月时有的已经闭合。

#### 2. 婴儿的视觉和听觉

这个时期婴儿视觉集中的现象越来越明显，喜欢看熟悉的大人的脸。宝宝

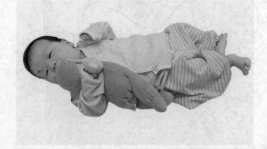

这个时期，婴儿对外部刺激没有具体的反应，但是五感的功能已经开始形成。

眼睛清澈了，眼球的转动灵活了，哭泣时眼泪也多了，不仅能注视静止的物体，还能追随物体而转移视线，注意力集中的时间也逐渐延长。

正像孩子生来喜欢人类面孔的程度超过其他图案一样，相对于其他声音，婴儿更喜欢人类的声音。他尤其喜欢母亲的声音，因为他将母亲的声音与温暖、食物和舒适联系在一起。一般来说婴儿比较喜欢高音调的妇女的声音。在一个月时，即使妈妈在其他房间，他也可以辨认出其声音，当妈妈跟他说话时，他会感到安全、舒适和愉快。

#### 3. 婴儿的语言发展

在第2个月期间，你会听到孩子喜欢重复某些元音（啊、啊、哦、哦），尤其是你一直与他用清楚、简单的词汇和句子交谈时。另外，孩子发起脾气来哭声也会比平时大得多。这些都是宝宝与父母沟通的一种方式，父母应对此做出相应的反应。

#### 4. 婴儿的运动能力

在这一个月，孩子身体的许多运动仍然是反射性的，例如，每次转头时采用的是防御体位（强直性颈反射），并且听到噪声或感到下落时，会伸开手臂（摩罗反射）。另外，宝宝俯卧在床上时，头部可以向上举数秒，面部与床呈45度角，双腿屈曲。直着抱时头已能短时竖起，头的转动更随意。仰卧时身体

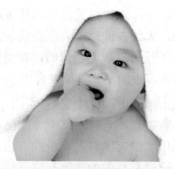

婴儿吮吸手指是非常自然的成长行为，同时能锻炼嘴和手指的肌肉。

会呈半控制的随意运动。还会吮吸手指，用小脚踢东西。

### 5. 婴儿情绪和早期社交发展

这个月内，孩子每天将花费更多的时间观察他周围的人并聆听他们的谈话。他明白他们会喂养他，使他高兴，给他安慰并让他舒服。当看到周围人笑时他会感到舒心，他似乎本能地知道他自己也会微笑，而他咧嘴笑或做鬼脸的动作和表情将变为真正地对愉快和友善的表达。

此时，婴儿开始会表现悲痛、激动、喜悦等情绪了，而且他可以通过吸吮使自己安静下来。在宝宝情绪很好时，可以对着他做出各种面部表情，使宝宝逐渐学会模仿面部动作或微笑。要有敏锐的感觉和对待宝宝最初的情绪体验，尽量细心和耐心地与宝宝打交道。

## 3 个月宝宝的发育特点

### 1. 身体外观和生长特点

3 个月时孩子头上的囟门外观仍然开放而扁平，孩子看起来有点儿圆胖，但当他更加主动地使用手和脚时，肌肉就开始发育，脂肪将逐渐消失。满三个月时，身长较初生时增长约四分之一，体重已比初生时增加了 1 倍，男宝宝体重平均为 6.0 千克，身长平均 61.1 厘米，头围约 41.0 厘米；女宝宝体重平均为 5.4 千克，身长平均为 59.5 厘米，头围 40.0 厘米。

### 2. 婴儿的视觉和听觉

此时孩子的视觉会出现戏剧性的变化，这时孩子的眼睛更加协调，两只眼睛可以同时运动并聚焦。且这么大的孩子就已经认识奶瓶了，一看到大人拿着它就知道要给自己喂奶或喂水了，会非常安静地等待着。

在宝宝卧床的上方距离眼睛 20 ~ 30 厘米处，挂上 2 ~ 3 种色彩鲜艳（最好是纯正的红、绿、蓝色）的玩具，如环、铃或球类。在婴儿面前触动或摇摆这些玩具，以引起他的兴趣。在婴儿集中注意力后，将玩具边摇边移动（水平方向 180 度，垂直方向 90 度），使婴儿的视线追随玩具移动的方向。

此时婴儿已具有一定的辨别方向的能力，头能顺着响声转动 180 度。无论宝宝躺着或被抱着，家长都应在孩子身旁的不同方向用说话声、玩具声逗他转头寻找声音来源。

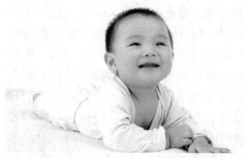

宝宝逐渐能看到周围事物，而且看到妈妈就会微笑。

### 3. 婴儿的语言发展

这个时期，宝宝语言也有了一定的发展：逗他时会非常高兴并发出欢快的笑声；当看到妈妈时，脸上会露出甜美的微笑，嘴里还会不断地发出咿呀的学语声；能发的音增多，且能发出清晰的元音，如啊、噢、呜等，似乎在向妈妈说着知心话。这个时候和宝宝面对面时，要让他看着你的嘴形，重复发这些单音，让他模仿。

### 4. 婴儿的运动能力

在这个月内，摩罗反射及踏步反射将逐渐消失，而且孩子曾有过的大部分反射都将在 2 ~ 3 个月达到高峰并开始消失。反射消失后，他可能暂时缺乏活动，但他的动作将更加细致，而且有目的，将稳定地朝成熟的方向发展。到这个月末时，他甚至可以用腿从前面向后面踢自己。会仔细看自己的小手，双手握在一起放在胸前玩。但这时他的手眼不协调，显得笨拙，常常够不到玩具。

手的动作发育也被称之为精细动作的发育。大约在此时随着握持反射的消失，孩子开始出现无意识的抓握动作，这就标志着手的动作开始发育了。

### 5. 婴儿情绪和早期社交发展

到第 3 个月末时，孩子可能已经学会掌握用"微笑"与人交谈的方法，有时他会通过有目的的微笑与你进行"交流"，并且咯咯笑以引起你的注意。在其他时间，他会躺着等待，观察你的反应直到你开始微笑，然后他也以喜悦的笑容作为回应。他的整个身体将参与这种对话：他的手张开，一只或两只手臂上举，而且上下肢可以随你说话的音调进行有节奏的运动。他也模仿你的面部运动，你说话时他会张开嘴巴，并睁开眼睛；如果你伸出舌头，他也会做同样的动作。

# 饮食与喂养

## 母乳喂养最少要坚持 4 个月

4 个月前的宝宝消化能力弱，免疫能力低，母乳好消化又含有大量的免疫因子，吃母乳比较好。而且宝宝在吮吸母乳的时候比吃奶粉用力，肺部、头颈部力量都能得到强化锻炼，对身体发育有促进作用。另外，出生后的前几个月是建立亲子依恋的关键时期，母乳喂养可以大大增多母子的交流时间，对亲子关系的建立有好处。所以在 4 个月之前尽量给宝宝喂母乳。

母乳不够时，妈妈可以多喝些催乳汤水，多给乳房做按摩，多让宝宝吮吸，多休息等。如果用尽方法母乳仍然不够，而且宝宝出现了绿色便和体重下降的情况，可以尝试添加奶粉。但奶粉只能作为辅助，母乳不但不能彻底断掉，还应该作为主要食物。此阶段的宝宝母乳即使不够，欠缺量也不是很多，不可能顿顿吃不饱，所以不要加太多奶粉，每天一顿就基本够了。

## 母乳不足时要添加奶粉

母乳不够时可添加奶粉。添加奶粉有两种方法，一种是补授法，一种是代授法。补授法是先喂母乳，不足时用奶粉喂养。代授法是在某一顿或两顿里完全喂奶粉，其他时间喂母乳。

补授法在同一顿里让宝宝吃两种乳类，容易引起消化功能紊乱。而且这种方法会让宝宝形成习惯，不好好吃母乳，专门等着后面的奶粉，因为奶粉更容易吮吸。所以这种方法不建议应用。推荐的方法是代授法，停哺1~2顿母乳，在某一顿或两顿里单纯喂奶粉。采用代授法的妈妈注意不要让母乳空闲太长时间，因为乳房太长时间得不到刺激，泌乳量会变少。因此添加奶粉最好在两顿母乳之间。如果一天加一顿奶粉，可以在下午4~5点的时候喂适量奶粉；一天加两顿可以在下午2~3点和临睡前加奶粉。

### 爱心贴士

如果宝宝吃了奶粉后不肯吃母乳了，可以先将母乳挤出来用奶瓶喂，也可以先断掉奶粉，只供应母乳，诱导宝宝重新吮吸母乳。

## 人工喂养时一定要补充水分

人体的重量大部分是水分，年龄越小，体内水分比例越高。满1个月的宝宝体内水分约占体重的75%，早产儿占80%左右，成人占60%。由于宝宝体表面积较大，每分钟呼吸次数多，使水分蒸发量较多，而他们的肾脏为排泄代谢产物所需的液量也较多。

因此，宝宝按每千克体重计算，所需液体较多，宝宝每天需要液体量为每千克体重120~150毫升。

人工喂养大多数是用配方奶，从配方奶的成分来说，所含矿物质即钙、磷、钾、氯等要比母乳中大3倍之多，这些矿物质吸收到体内后，为了保证体内矿物质的供需平衡，就要求肾脏排泄多余的矿物质。而宝宝的肾脏功能还没有发育成熟，换句话说，要让肾脏排出多余矿物质，就需要一定量的水分才能保证完成任务。水分不足，肾脏就完不成任务，如果勉强完成，就会使肾脏受损。

所以，除了喂奶，千万不要忘记喂水，用配方奶喂养者或炎热夏季出生的宝宝，尤其要注意喂水，但喂水也不要过量，以免使宝宝心脏、肾脏增加负担。一般来说，母乳喂养的宝宝，在4个月以内只需少量喂一些水或果汁，而人工喂养的宝宝则应在两次喂奶之间喂一次水。到了炎热的夏季，宝宝最容易渴，除了喂奶外，还应多给一些水喝，使宝宝获得充足的水分。

## 注意给早产儿补铁

贫血会影响宝宝体格生长和智力发育，尤其对脑细胞发育的影响是不可逆的。由于早产儿从母体中接受的铁的分量少，6周之后就容易发生贫血。所以早产儿应从6周时就要补铁，以防贫血的发生。

首先，应尽量保证母乳喂养，因为早产儿妈妈所分泌的母乳在营养成分上与足月儿妈妈所分泌的母乳有所不同，它更适合未成熟儿生长之所需；如果由于某些特殊原因无法进行母乳喂养的话，应选用早产儿乳特制奶粉，因为这种奶粉在制备时已考虑到早产儿的特点并在某些营养素上给予了强化。还可以在医生的指导下，服用铁剂来补充，并严格遵照医嘱服用。但是铁剂不宜长时间服用，等到宝宝再大2个多月可以吃辅食的时候，应还是从食物中补充，这样才是最安全的。

## 混合喂养的方法

混合喂养是在确定母乳不足的情况

下，以其他乳类或代乳品来补充喂养婴儿的方法。混合喂养虽然不如母乳喂养好，但在一定程度上能保证母亲的乳房按时受到婴儿吸吮的刺激，从而维持乳汁的正常分泌，使婴儿每天能吃到 2～3 次母乳，对婴儿的健康仍然有很多好处。

混合喂养每次补充其他乳类的数量应根据母乳缺少的程度来定。喂养方法有两种。一种是先喂母乳，接着补喂一定数量的牛奶或有机奶粉，这叫补授法，适用于 6 个月以前的婴儿。其特点是，婴儿先吸吮母乳，使母亲乳房按时受到刺激，保持乳汁的分泌。另一种是一次喂母乳，一次喂牛奶或奶粉，轮换间隔喂食，这种叫代授法，适合于 6 个月以后的婴儿。这种喂法容易使母乳减少，逐渐地用牛奶、奶粉、稀饭、烂面条代授，可培养孩子的咀嚼习惯，为以后断奶做好准备。混合喂养不论采取哪种方法，每天一定要让婴儿定时吸吮母乳，补授或代授的奶量及食物量要足，并且要注意卫生，注意食品安全，母乳以外的替代品的选择要慎重。

## 奶粉的选择方法

现在购买奶粉途径很多，如超市、商场，还有很多物流送货，都要留好发票、出库单等凭据，并要检查奶粉的生产日期、保质期等。在打开奶粉包装盖或剪开袋时，尽量在一个月内吃完，同时要观察奶粉的外观、性状、干湿、有无结块、杂质等，也要注意奶粉的溶解度、是否粘瓶等。

配方奶粉是以母乳为标准，对牛奶进行全面改造，使其最大限度地接近母乳，符合宝宝消化吸收和营养需要的奶粉，是供给婴儿生长与发育所需要之一种人工食品。被用来当作母乳的替作品，或是无法母乳哺育时使用。为婴儿选择合适的奶粉，需注意以下几点：

### 1. 了解成分和奶源

配方奶粉中最重要的就是其中的组成成分，成分之间量的比例是多少等，都需要专家严格按照规定配制。所以选择奶粉的时候，最好选择专门配制婴儿奶粉的厂家。

### 2. 生产日期和保质期

奶粉的包装上都会标注有制造日期和保存期限，家长应仔细查看，避免购进过期变质的产品。

### 3. 有无变质，冲调性

袋装奶粉的鉴别方法则是用手去捏，如手感凹凸不平，并有不规则大小块状物则该产品为变质产品；质量好的奶粉冲调性好，冲后无结块，液体呈乳白色，奶香味浓。而质量差或乳成分很低的奶粉冲调性差，即所谓的冲不开，品尝奶香味差甚至无奶的味道，或有香

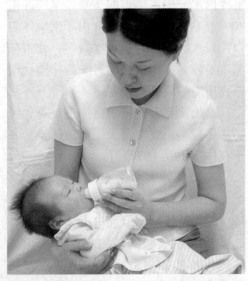

婴幼儿期是妈妈和婴儿身体接触的最重要时期。

精调香的香味。淀粉含量较高的产品冲后呈糊糊状。

### 4. 按宝宝的年龄选择

消费者在选择产品时要根据婴幼儿的年龄段来选择产品，0～6个月的婴儿可选用婴儿配方乳粉Ⅱ或1段婴儿配方奶粉。6～12个月的婴儿可选用婴儿配方乳粉Ⅰ或2段婴儿配方奶粉。12个月以上至36个月的幼儿可选用3段婴幼儿配方乳粉、助长奶粉等产品。如婴幼儿对动物蛋白有过敏反应，应选择全植物蛋白的婴幼儿配方奶粉。

### 5. 越接近母乳成分的越好

母乳中的蛋白质有27%是α-乳清蛋白，而牛奶中的α-乳清蛋白仅占全部蛋白质的4%。α-乳清蛋白能提供最接近母乳的氨基酸组合，提高蛋白质的生物利用度，降低蛋白质总量，从而有效减轻肾脏负担。同时，α-乳清蛋白还含有调节睡眠的神经递质，有助于婴儿睡眠，促进大脑发育。选购配方奶时最好选α乳清蛋白含量较接近母乳的配方奶粉。

### 6. 按宝宝的健康需要选择

早产儿消化系统的发育较顺产儿差，可选早产儿奶粉，待体重发育至正常（大于2500克）才可更换成婴儿配方奶粉；对缺乏乳糖酶的宝宝、患有慢性腹泻导致肠黏膜表层乳糖酶流失的宝宝、有哮喘和皮肤疾病的宝宝，可选择脱敏奶粉，又称为黄豆配方奶粉；患有急性或长期慢性腹泻或短肠症的宝宝，由于肠道黏膜受损，多种消化酶缺乏，可用水解蛋白配方奶粉；缺铁的孩子，可补充高铁奶粉。这些选择，最好在临床营养医生指导下进行。

## 喂奶粉时的卫生要求

### 1. 总体卫生要求

母乳非常干净，而且婴儿在进食母乳时能吸收母乳内的抗体，因此能防止细菌感染。但是人工哺乳的婴儿抵抗疾病的能力较差，因此要经常把奶瓶和奶嘴消毒。喂奶粉时，要特别注意卫生，而且妈妈要清洁双手。不干净的棉毛巾容易传染病菌，因此洗手后最好使用卫生纸巾。

### 2. 加强对奶瓶与奶嘴的清洗与消毒

为了喝奶粉的婴儿健康，必须掌握彻底地消毒喂乳工具的方法。清洗消毒方法比较烦琐，因此刚开始很难做好，但是很快就能熟悉。

奶瓶与奶嘴的清洗方法：喂奶粉后，在消毒之前，必须用凉水彻底地清洗奶瓶和奶嘴。因为奶瓶和奶嘴的奶粉残渣适合细菌的繁殖，而且妨碍消毒，因此容易导致细菌感染。

一般情况下，要用流动的凉水清洗奶嘴。而且为了彻底清除奶嘴上面的残渣，必须从奶嘴外侧开始清洗，然后用同样的方法再清洗奶瓶里面。如果用热水清洗，奶粉就会凝固在奶瓶表面，因此要用凉水清洗。

奶瓶与奶嘴的消毒方法：热汤消毒是传统的消毒方法。具体做法是：在锅内倒满水，然后烧开，最后放入奶瓶和奶嘴消毒几秒钟。现在也有很多家庭用这种方法消毒哺乳工具。

另外，还可以选用电磁波消毒器和电器消毒器。

具体操作方法是：把清洗好的奶瓶和奶嘴放入电磁波消毒器内，然后用电磁波消毒一段时间，就能结束消毒；如

### 消毒奶瓶的方法

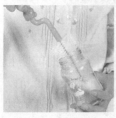
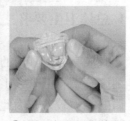

①为了彻底清除奶瓶内的残渣,必须用洗涤剂和刷子彻底地清洗每个部位。

②利用洗涤剂和小刷子擦拭奶嘴外侧,然后翻过来清洗内侧。最后用流动的水充分地冲洗奶瓶和奶嘴。此时,如果用凉水冲洗,就能彻底消除奶粉残渣和洗涤液成分。

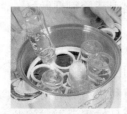
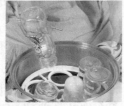

③在奶瓶消毒器内倒入凉水,然后把擦干净的奶瓶倒挂在消毒器上面,同时把奶嘴和瓶盖也放入消毒器内。

④用100℃以上的开水消毒5分钟左右,然后用消毒钳子拿出奶瓶和奶嘴。

果是电气消毒器,放入需要消毒的哺乳工具后,只要插上电就能消毒,因此非常方便。

## 冲奶粉的注意事项

为宝宝冲奶粉,看似是很简单的事,实际上藏着大学问。不少新手爸妈,贪方便、图省事,会想出一些怪招出来,其实这对宝宝健康是很不好的。下面我们来看看一些冲奶粉的要领。

必须正确地控制奶粉量,而且要彻底地消毒奶瓶。使用浓缩奶粉或牛奶喂养婴儿时,每次必须保持相同的量,正确地控制奶粉量,因此要按照商品说明书的要求用开水冲奶粉,而且要彻底地消毒奶瓶,因为不管用什么方法冲奶粉,只要被极少数病毒感染,就容易导致婴儿患上严重的疾病。

其次,为了防止细菌繁殖,要采取瞬间冷却或加热的方法。如果多备几个奶瓶,就能节约时间。这样可以一次多准备几顿的牛奶,然后以快速冷冻的方法在冰箱内保存。如果临近哺乳时间,就用开水加热冷藏的牛奶。

此外,牛奶必须采取瞬间冷却或加热的方法。如果婴儿还小,就应该购买小奶瓶,然后放在阴凉的地方保存。

### 冲奶粉的方法

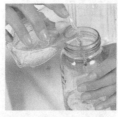
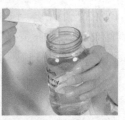

①在冲奶粉之前,应该准备好开水。把温度降低到50℃左右(滴在手背时会感觉到温热),然后按照奶瓶上面的刻度倒入一定量的开水。

②冲奶粉时,必须使用规定的勺子。用奶粉勺正确地控制奶粉量。

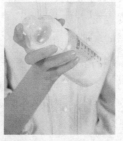

③安装奶嘴后盖上奶瓶盖,并上下充分地摇晃。牛奶很容易发霉,因此不能在常温下保存。一般应放在冰箱内保管,然后加热后食用。

## 如何调节喂奶粉的量

很多妈妈担心，喂奶粉会不会导致肥胖症。喂奶粉不一定都会导致肥胖症，但是如果宝宝摄取的量过多，就容易导致肥胖症。

很多妈妈不遵循奶粉公司对用量的规定，按照自己的想法任意喂奶，这样就会导致严重的后果。持续高温或宝宝发热的情况下，如果过多地喂奶粉，婴儿的肾脏就不能正常地排泄盐分，因此婴儿的体重会急剧增加。为了延长婴儿的睡眠时间，有些妈妈在奶粉里添加谷物粉，而这种方法却容易导致婴儿肥胖症。

所以喂奶粉时，必须控制好喂奶粉的时间间隔，以及每次喂奶粉的量。

## 注意奶嘴口的大小

喂牛奶时不能让婴儿过于疲劳，因此要倒立奶瓶，观察奶嘴是否滴出牛奶。在静静地倒立奶瓶时，最好每 2~3 秒滴下 1 滴牛奶。如果滴下的速度过快，就说明奶嘴孔过大。相反，如果牛奶滴下的速度过慢，就说明奶嘴孔过小或被堵塞了。如果普通食量的婴儿喝完一瓶牛奶需要 20 分钟以上，就说明奶嘴孔过小。

只有牛奶浓度和奶嘴孔的大小相匹配，才容易吸吮瓶里的奶。市面上销售的奶嘴不容易堵塞，但是奶嘴孔很小。如果购买的奶嘴孔过小，可在钢针的一端插木塞，然后抓住木塞烧红钢针的另一端，用烧红的钢针扩大奶嘴孔。

## 让婴儿打嗝的方法

喂奶后，必须让婴儿打嗝（理由详见第五章有关的内容），下面介绍 3 种打嗝的方法。

把婴儿放在妈妈的大腿上面，然后

**让婴儿打嗝的方法**

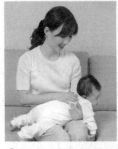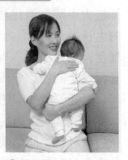

①把婴儿放在妈妈的大腿上面，然后轻轻地拍打婴儿的后背。该方法比较适合新生儿。

②抱起婴儿，使婴儿的头部位于妈妈的肩部上面，然后轻轻地拍打婴儿的后背。适合新生儿或稍微大的婴儿。

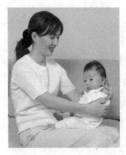

③把婴儿放在膝盖上面，然后用双手分别支撑婴儿的头部和后背，同时轻轻地拍打后背。婴儿能独自支撑头部时，可以使用该方法。

轻轻地拍打婴儿的后背。该方法比较适合新生儿。

抱起婴儿，使婴儿的头部位于妈妈的肩部上面，然后轻轻地拍打婴儿的后背。适合新生儿或稍微大一点儿的婴儿。

把婴儿放在膝盖上面，然后用双手分别支撑婴儿的头部和后背，同时轻轻地拍打后背。婴儿能独自支撑头部时，可以使用该方法。

## 妈妈上班时婴儿的喂养方法

一般来说，宝宝出生 1~3 个月后，妈妈就可以开始准备回去工作了。上班后，妈妈就不便按时给宝宝哺乳了，需要进行混合喂养。这个时期宝宝体内从母体中带来的一些免疫物质正在不断消耗、减少，若过早中断母乳喂养会导致抵抗力下降，消化功能紊乱，影响宝宝的生长发育。而且此时宝宝正需要添加辅食，如果喂养不当，很容易使宝宝的肠胃发生问题，导致宝宝消化不良、腹泻、呕吐等各种问题。

这个时候正确的喂养方法，一般是在两次母乳之间加喂一次牛奶或其他代乳品。最好的办法是，只要条件允许，妈妈在上班时仍按哺乳时间将乳汁挤出，或用吸奶器将乳汁吸空，以保证下次乳汁能充分地分泌。吸出的乳汁在可能的情况下，用消毒过的清洁奶瓶放置在冰箱里或阴凉处存放起来，回家后用温水煮热后仍可喂哺宝宝。

即使上班后，妈妈每天至少也应泌乳3次（包括喂奶和挤奶），因为如果一天只喂奶一两次，乳房得不到充分的刺激，母乳分泌量就会越来越少，不利于延长母乳喂养的时间。总之，要尽量减少牛奶或其他代乳品的喂养次数，尽最大努力坚持母乳喂养。

# 日常护理

## 适合婴儿的居室环境

1~3个月的宝宝身体器官发育不完善，适应外界环境的能力很差，但宝宝对外界的任何事物都感兴趣。如何根据这些特点布置好宝宝周围的环境呢？

首先，婴儿居室应该采光充足，通风良好，空气新鲜，环境安静，温度适宜。宝宝的居室要经常彻底清扫，床上用品也要经常洗换。

其次，1~3个月的宝宝喜欢看人，尤其喜欢看鲜艳的颜色。家长可在宝宝的小床周围放置一两件带有色彩的玩具，在墙上挂带有人脸或图案的彩色画片。玩具和图画要经常变换，以吸引宝宝的注视。

另外，为了促进宝宝听觉的发展，家长必须注意创造良好的环境。例如：创造一个时而十分安静、时而又有悦耳音乐的环境，让宝宝感到安全舒适；创造一个有语言的环境，为发展宝宝的语言能力打下基础。应当让宝宝习惯于听语言，将来逐渐学会分辨语言，说出语言；创造一个没有噪声的环境，这对宝宝神经系统的正常发育非常有好处。因为噪声会使宝宝感到惊恐不安，甚至损害宝宝的听力。

## 给婴儿洗脸和洗手

随着宝宝的生长，小手开始喜欢到处乱抓，加之宝宝新陈代谢旺盛，容易出汗，有时还把手放到嘴里，因此宝宝需要经常洗脸、洗手。

首先，给宝宝洗手时动作要轻柔。因为这时的宝宝皮下血管丰富，而且皮肤细嫩，所以妈妈在给宝宝洗脸、洗手时，动作一定要轻柔，否则容易使宝宝的皮肤受到损伤甚至发炎。

其次，要准备专用洁具。为宝宝洗脸、洗手，一定要准备专用的小毛巾，专用的脸盆在使用前一定要用开水烫一下。洗脸、洗手的水温度不要太热，只要和宝宝的体温相近就行了。

此外，要注意顺序和方法。给宝宝洗脸、洗手时，一般顺序是先洗脸，再洗手。妈妈或爸爸可用左臂把宝宝抱在怀里，或直接让宝宝平卧在床上，右手用洗脸毛巾蘸水轻轻擦洗，也可两人协助，一个人抱住宝宝，另一个人给宝宝洗。洗脸时注意不要把水弄到宝宝的耳朵里，洗完后要用洗脸毛巾轻轻蘸去宝宝脸上的水，不能用力擦。由于宝宝喜欢握紧拳头，因此洗手时妈妈或爸爸要先把宝宝的手轻轻扒开，手心手背都要洗到，洗干净后再用毛巾擦干。一般来讲，此期间的宝宝洗脸不要用肥皂，洗手时可以适当用一些婴儿香皂。洗脸毛巾最好放到太阳下晒干，可以借太阳光来消毒。

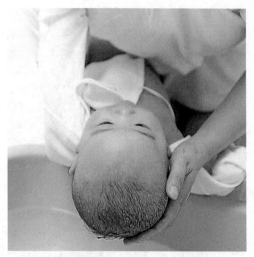

很多宝宝不喜欢洗头发，妈妈要善于引导，分散孩子的注意力。

## 给婴儿洗头和理发

给宝宝洗头一般每天一次，在洗澡前进行。可根据季节适当调整，如在炎热的夏天，宝宝出汗多，可在每次洗澡时都洗一下头，但不用每次都用洗发水，只用清水淋洗一下就可以了。在寒冷的冬季可2～3天洗一次。宝宝洗头宜选用婴儿专用洗发水或婴儿专用肥皂。

洗头时，父母可把婴儿挟在腋下，用手托着婴儿的头部，然后用另外一只手为婴儿轻轻洗头。注意不要让水流到婴儿的眼睛及耳朵里面。洗完之后赶紧用干的软毛巾擦干头上的水分。

给宝宝理发可不是一件容易的事，因为宝宝的颅骨较软，头皮柔嫩，理发时宝宝也不懂得配合，稍有不慎就可能弄伤宝宝的头皮。由于宝宝对细菌或病毒的感染抵抗力低，头皮的自卫能力不强，所以宝宝的头皮受伤之后，常会导致头皮发炎或形成毛囊炎，甚至影响头发的生长。

宝宝第一次理发，理发师的理发技艺和理发工具尤为重要。妈妈们一定要注意选择理发师，应了解理发师是否有经验，是否通过健康检查，是否受过婴儿理发、医疗双重培训，是否使用婴儿专用理发工具并在理发前已进行严格消毒。

## 给婴儿剪手指甲和脚趾甲

手指甲和脚趾甲是容易藏污纳垢的地方，而且手指甲太长，容易抓伤脸或眼睛等部位，所以要经常修剪，每周都剪1~2次。

剪手指甲和脚趾甲的时候要注意安全。醒着的宝宝动作多，小手、小脚一刻不停地挥舞，不方便修剪，可以在他睡着后再做。修剪时最好用专用的指甲刀，另外要给肘部找一个支撑点，以保持稳定，以免失控伤到宝宝。然后，一手抓着要修剪的手，将要剪的手指分出来，另一手拿着指甲刀修剪。指甲要尽量修剪成圆弧形。剪完之后，用指抚摸一下是否光滑。如果不光滑，要继续磨一下，直到光滑为止。

如果不慎伤了手指或脚趾，需及时

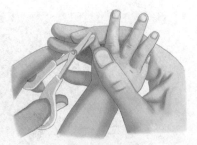

剪手指甲

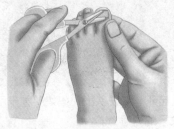

剪脚指甲

用消毒纱布或棉球按压伤口止血。止血以后，再用消毒棉球蘸碘酊给伤口周围消毒，用创可贴包扎好就可以了。

## 给婴儿穿脱衣服

通常小宝宝不喜欢穿衣脱衣，他会四肢乱动，不予配合。妈妈在给宝宝穿脱衣服时，可先给宝宝一些预先的信号，先抚摸他的皮肤，和他轻轻说说话，与他交谈，"宝宝，我们来穿上衣服，或宝宝，我们来脱去衣服"等，使他心情愉快，身体放松。然后轻柔地开始给他穿脱衣服。

穿衣服时，让宝宝躺在床上，先将自己的左手从衣的袖口伸入袖笼，使衣袖缩在自己的手上，右手握住宝宝的手臂递交给左手，然后右手放开宝宝的手臂，左手引导着宝宝的手从衣袖中出来，右手将衣袖拉上婴儿的手臂。脱衣服时，同样先用一手在衣袖内固定宝宝的上臂，然后另一手拉下袖子。

穿脱裤子的方法与上类同，也是需要一手在裤管内握住小腿，另一手拉上或脱下裤子。

## 坚持每天给宝宝洗澡

洗澡对宝宝来说好处很多，不仅可以清洁皮肤，促进全身血液循环，保证皮肤健康，提高宝宝对环境的适应能力，还可以全面检查宝宝皮肤有无异常，同时能按摩和活动全身。

这个阶段的宝宝，可以把他完全放在浴盆中洗澡了，但要注意水的深度和温度，洗澡以清水最好。此外，即使是宝宝专用的沐浴产品也不是绝对安全、无刺激的，故用量宜少不宜多，也不能直接涂在宝宝身上或小毛巾上，正确的做法是直接滴入备好的清水中，稀释了再用。

洗澡时间不宜过长，一般在 10 分钟左右。时间长了，宝宝会因体力消耗过多而感到疲倦。如果冬天洗澡的时间较长，要不间断地加热水以保持水温，以免宝宝着凉。洗完后用干浴巾包好宝宝上身，将他抱出澡盆，让浴巾吸干体表水分。切记不要用浴巾用力擦搓宝宝的皮肤。洗完 10 分钟后，给宝宝喂一些温水或奶，以补充丢失的水分。

## 防止婴儿睡偏头

婴儿出生后，头颅都是正常对称的，但由于婴儿的骨质很软，骨骼发育又快，受到外力时容易变形。如果长时间朝同一个方向睡，受压一侧的枕骨就会变得扁平，出现头颅不对称的现象，最终导致头形不正而影响美观。

随着月龄的增长，婴儿的头部逐渐增大，而且头盖骨也愈来愈坚硬。在这个时期将决定婴儿的头部形状，因此要特别注意。

为了防止宝宝睡偏头，妈妈要尽可

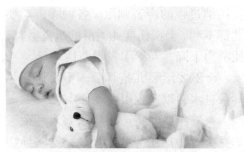

婴儿的头骨又软又嫩，要想得到漂亮的头部形状，最好经常改变睡眠时头部方向。

能地哄着他，使他能够适应朝着相反的方向睡，也可以使相反一侧的光线亮一些，或者放一些小玩具，这样时间长了，宝宝就会习惯于朝着任何一个方向睡觉了。另外，宝宝睡觉习惯于面向妈妈，喂奶时也要把头转向妈妈一侧，因此，妈妈应该经常和宝宝调换位置，这样，宝宝就不会总是把头转向固定的一侧了。

## 应对婴儿夜醒、夜哭的办法

有些宝宝在夜间会醒来多次，醒来后还啼哭不止，或者每次醒来必须吃奶，弄得妈妈和宝宝都睡不好，这些习惯都是平时惯出来的，家长可以尝试以下几种办法去慢慢调整宝宝的生活习惯。

督促宝宝有规律地睡眠。大多数宝宝睡不好都是因为习惯不好，没有形成生物钟，就不会形成有规律的睡眠习惯。

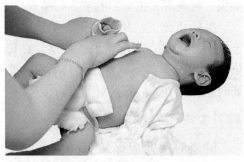

当婴儿哭闹时，可以用换尿布、改变姿势等方法稳定婴儿的情绪。

结果导致他们的醒和睡是不分白天和黑夜的。

养成良好的午睡习惯。宝宝是否午睡与晚上的睡眠质量有很大关系。不但夜间睡眠影响着午睡，同样，午睡时间过长或者睡得过晚也都不利于晚上顺利入睡。

宝宝夜哭时妈妈不要立刻抱起或者喂奶，可以用其他办法拖延一段时间，让宝宝安静下来，这样可以减少喂奶的次数。在白天应该让宝宝吃饱、玩好。另外，对于吃配方奶粉的宝宝，可以用加水稀释的办法慢慢戒掉宝宝夜间吃奶的习惯。

## 保护婴儿的眼睛

宝宝的眼睛十分娇嫩、敏感，极易受到各种侵害，如温度、强光、尘土、细菌以及异物等。因此需要大人小心保护。

◆平时要讲究用眼卫生，防止感染性疾病。宝宝要有自己的专用脸盆和毛巾，每次洗脸时应先洗眼睛，眼睛若有分泌物时，用消毒棉球或毛巾去擦眼睛。

◆要防止异物飞入眼内。宝宝在洗完澡用爽身粉时，要避免爽身粉进入眼睛，还要防止尘沙、小虫等进入眼睛。一旦异物入眼，不要用手揉擦，要用干净的棉球蘸温水冲洗眼睛。

◆要防止强烈的阳光或灯光直射宝宝的眼睛。宝宝降生于世，从黑暗的子宫环境来到了光明的世界，已发生了巨大的变化，对光要有逐步适用的过程。因此，宝宝到户外活动不要选择中午太阳直射时，要戴太阳帽。家中的灯光要柔和。

◆要防止锐物刺伤眼睛。给宝宝玩一些圆钝的、较软的玩具，不要给宝宝玩棍棒类玩具，以免刺伤眼睛。

◆多给宝宝看色彩鲜明（黄、红色）的玩具。经常调换颜色，多到外界看大自然的风光，有助于提高宝宝的视力。发现眼睛疾患，如结膜炎、角膜炎、倒睫、先天性无虹膜及白化病等，要及时去医院就诊。

◆不要给宝宝看电视。电视开着时，显像管会发出一定量的X线，尤其是彩电，宝宝对X线特别敏感，如果大人抱着宝宝看电视，使宝宝吸收过多的X线，宝宝则会出现乏力、食欲不振、营养不良、白细胞减少、发育迟缓等现象。

## 保护婴儿的听力

听觉功能，是说话发展的条件。因而，保护好宝宝听力是特别重要的。为此，必须对以下方面加以注重：

◆慎用下列药物。链霉素、庆大霉素、卡那霉素、妥布霉素、小诺米星、巴龙霉素、新霉素等氨基苷类药物，这些药物有较强的耳毒性，可引起听神经的损害。

◆避免发生疾病。麻疹、流脑、乙脑、中耳炎等疾病都可能损伤婴儿的听觉器官，造成听力障碍。因而，要按时接种预防这些流行病的疫苗，医治急性呼吸道疾病。

◆防止噪声。婴儿听觉器官尚未发育完全，外耳道短、窄，耳膜很薄，不

医生叮嘱

在使用这类药物时，宝宝如出现烦躁、恶心、呕吐、站立不稳等异常现象，应立即停药。

宜接纳过强的声音刺激。各种噪声对婴儿都不利，会损伤婴儿柔滑的听觉器官，使听力下降，乃至引发噪声性耳聋。

◆不要给婴儿挖耳朵。不要让婴儿耳朵进水，以避免引发耳部疾患。

◆避免婴儿将微小物品塞入耳朵。如豆类、小珠子等塞入耳朵，这些异物容易造成外耳道黏膜的毁伤，如果出现此类问题，应当去病院诊治，万万别掏挖，以避免毁伤耳膜耳鼓，引发感染。

除上述保护措施外，还要为宝宝创造一个安静、和谐、悦耳的声响环境，对宝宝说话时，声音要轻而柔和。让宝宝听一些愉快的音乐，有助于宝宝的听力发展。

## 保护婴儿的嗓音

宝宝降生后便会发出声音，第一次发出的是哭声，它伴随着宝宝生命的开始，也是宝宝健康的一个标志。两三个月的宝宝会发出"咿咿啊啊"的声音，继而出现喊声，喊出"妈妈，爸爸"等声音。

为了保护宝宝的嗓音，首先要正确对待宝宝的哭。哭是宝宝的一种运动，也是一种需要的表达方式，但也不能让宝宝长时间地哭，长时间地哭或喊叫会造成声带的边缘变粗、变厚而致嗓音沙哑。呼吸道疾病，如上感（上呼吸道感染）、咽炎、喉炎等，也会影响宝宝的嗓音。

为防止此类疾病的发生，应经常给宝宝多饮开水，多吃水果、蔬菜。在传染病易发的季节，不要去公共场所，必要时服用菊花水、板蓝根等预防传染病。

## 婴儿输液时的护理要领

输液时婴儿应保持头高足低的姿势，这样有助于输液的顺利进行。

开始输液时孩子往往哭闹不停，这

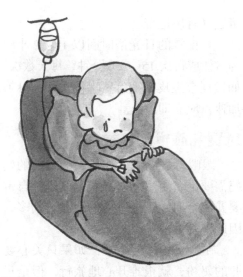

输液时，家长不能任意调整输液速度，要随时观察宝宝的状态。

时妈妈应注意不要让孩子乱动，以防止针头脱落或针头移到血管外，将液体漏入皮下。

输液中液体如不滴，应注意输液器下端管内是否有回血，如果有，可能为压力低，应提高吊瓶的高度；也可调节输液夹而增加滴速；再不滴时请护士处理。

观察输液的速度，一般每分钟不超过 20 滴，肺炎、心脏衰竭、营养不良患者以每分钟 8 ~ 10 滴为宜。

输液中应观察是否有输液反应。在输液过程中，如出现发抖、怕冷、面色苍白、四肢发凉、皮肤有花纹，继之发热症状，应即刻报告医护人员，进行及时处理。

输液完毕，不管针眼处有无血肿，都不要用手去揉，应用无菌棉球或棉签按压几分钟，以免针眼处出血。

## 婴儿睡觉时不宜戴手套

宝宝出生后指甲也开始慢慢生长，但是宝宝很容易把自己的脸抓伤，有些妈妈就给宝宝戴上手套，戴手套看上去好像可以保护新生婴儿的皮肤，但从婴儿发育的角度看，这种做法直接束缚了孩子的双手，使手指活动受到限制，不利于触觉发育。

毛巾手套或用其他棉织品做的手套，如里面的线头脱落，很容易缠住孩子的手指，影响手指局部的血液循环，如果发现不及时，有可能引起新生儿手指坏死而造成严重后果。

## 不宜经常触碰婴儿的脸颊

看到婴儿粉嫩光滑的脸蛋，谁都忍不住想亲一亲、摸一摸，殊不知这样会刺激孩子尚未发育成熟的腮腺神经，导致其不停地流口水（不同于长牙时的流口水）。如果擦洗、清洁不及时，口水流过的地方还会起湿疹，会令宝宝很难受。因此父母应从自己做起，避免频繁触碰孩子的脸颊。可用轻点孩子额头、下颌的方式来表达你的喜爱之情。

## 认识婴儿的大便

通过婴儿的大便能判断哺乳的方式是否正确。妈妈要多多关注宝宝的大便情况。

喂母乳的婴儿和喂奶粉的婴儿不同：喂母乳时，婴儿的大便会有特殊的颜色，而且带有独特的香味。另外，几乎没有任何变化。但是喂奶粉的婴儿的大便呈淡淡的草绿色而且比较干燥，气味不同。

如果大便较硬，最好喂水或果汁：喂奶粉的婴儿大便比较硬，而且经常出现排便困难等症状。天气暖和时，如果大便较硬，最好给宝宝喂一些凉开水或淡淡的果汁。

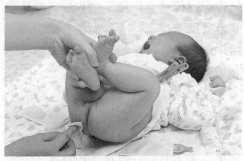

通过婴儿的大便能判断哺乳的方式是否正确。如果大便坚硬，最好喂凉开水。

## 婴儿晒太阳应注意的事项

孩子满月以后，即可常抱出户外晒太阳。时间以上午 9 ~ 10 点为宜，此时阳光中的红外线强，紫外线偏弱，可以促进新陈代谢；下午 4 ~ 5 点时紫外线中的 X 光束成分多，可以促进肠道对钙、磷的吸收，增强体质，促进骨骼正常钙化。

◆晒太阳时，应尽量暴露皮肤，让宝宝躺在床垫上，先晒背部，再晒两侧，最后晒胸部及腹部。开始时，每侧晒 1 分钟，以后逐渐延长。不要隔着玻璃晒太阳。有的妈妈怕宝宝受风，常隔着玻璃让宝宝晒太阳，岂不知玻璃可将阳光中 50% ~ 70% 的紫外线给阻拦在外，故而降低了日光浴的功效。如要避风，

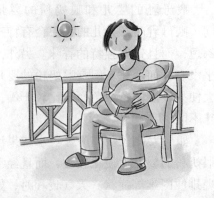

宝宝晒太阳每天以 1~2 小时为宜。

可选择背风地带。

◆正常的日光浴时间以 1 ~ 2 小时为宜。或每次 15 ~ 30 分钟，每天数次。如发现宝宝皮肤变红，出汗过多，脉搏加速，应立即停止。

## 携婴儿旅行的注意事项

跟喂母乳的妈妈相比，喂奶粉的妈妈需要准备更多的物品。尤其是独自带婴儿旅行时，需要准备的物品特别多，因此极其烦琐。

在喂奶粉的情况下，如果只关心婴儿的奶粉，就很难开心地旅行，但是只要制订好计划，尽量减少不必要的行李，只准备不可缺少的用品，就能达到开心旅行的目的。不要因为准备过程烦琐就放弃旅行，只要制订好旅行计划，就能顺利地去旅行。而且旅行一两次后，就能熟悉跟婴儿一起去旅行的注意事项。

需要提醒大家注意的是，到高气温地区或饮用水不清洁的地区旅行时，特别要注意卫生。旅行地的病毒不一定比居住地的病毒强烈，但是在旅行中，婴儿的抵抗力会有所下降，因此容易被细菌感染，因此不要忘记带杀菌工具。

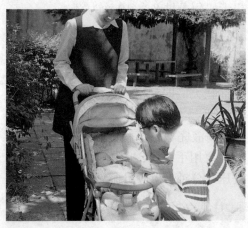

在旅行过程中，为了让婴儿很好地适应陌生的环境，必须更加细心地看护。

# 异常情况

## 吐奶

大多数宝宝在 2~3 个月吐奶的情况都会好转，但不免还会有些宝宝依然会大口吐奶。

宝宝出现吐奶的原因，一是给宝宝喂的奶多了，引起吐奶。一般食量大的宝宝更会发生吐奶，而且大便次数也增多，体重增加很快。

出现这种吐奶时，妈妈应适当减少宝宝的奶量，增加每天吃奶的次数，即少食多餐，吐奶情况一般就会好转。

还有一种可能是，妈妈在给宝宝喂完奶后，立即就把宝宝放躺下，或是给宝宝洗澡、逗宝宝玩、令宝宝情绪激动，这些都会引起宝宝吐奶。只要在给宝宝喂完奶后，拍完嗝再让宝宝躺下休息，不要急着逗宝宝，让宝宝保持安静，就不会吐奶了。

如果上述方法都无效的话，那么就要观察宝宝其他方面是否正常。如果宝宝的体重增加正常、精神状况很好、不哭不闹、大便也正常，就不必担心。因为这种生理性的吐奶有时会持续到 3 个多月，甚至少数宝宝还会持续到 5 个月。如果宝宝吐出的奶流到耳朵里的话，应立即用柔软的棉布擦干净，以免损伤宝宝的耳朵，引起外耳炎。

## 消化不良

宝宝肠胃功能比较脆弱，奶粉配比不当、喂食量不当都可能导致其消化不良。发生消化不良的宝宝有的有便秘现象，有的大便发绿，还有的宝宝口中还会出现异味。

当宝宝消化不良时，应先找出导致其消化不良的原因，然后才能对症解决。可以通过观察宝宝的大便性状找出原因：如果宝宝大便的臭味明显，则表示蛋白消化不良，这时应适当减少奶量或将奶冲稀；如果宝宝大便中多泡沫，则表示碳水化合物消化不良，此时应减少甚至停止喂食淀粉类的食物；如果宝宝大便外观呈奶油状，则显示脂肪消化不良，应减少油脂类食物的摄入。

如果上述方法都不能改善宝宝消化

### ➡ 延伸链接

**宝宝大便溏稀、发绿，是患肠炎了吗**

1~3 个月的宝宝大便夹杂着奶瓣或发绿、发稀，大便次数也可能会增加到每日 6~7 次，只要宝宝吃得很好，腹部不胀，大便中没有过多的水分或便水分离的现象，就不用担心。

如果宝宝大便稀少而绿，每次吃奶间隔时间缩短，好像总吃不饱似的，这可能是母乳不足了。但不要轻易添加奶粉，每天在同一时间测体重，记录每天体重增加值。如果每日体重增加少于 20 克，或一周体重增加少于 100 克，再试着添加一次奶粉。观察宝宝是否变得安静，距离下次吃奶时间是否延长了，如果是的话，每天添一次奶粉，一周后测体重，如果增加了 100 克以上，甚至达到 150~200 克，证明是母乳不足导致大便溏稀、发绿。如果大便常规检查有异常，医生诊断患有肠炎，再遵医嘱服用药物。

不良的情况，可以给宝宝服用妈咪爱、乳酸菌素片（乳酸菌颗粒）、健儿消食口服液、复合维生素 B 等。另外，需要注意的是，如果宝宝的大便次数多，小便就会发黄，要特别注意补充水分。

## 积痰

有的宝宝从出生后半个月就出现积痰的现象了，1 个多月的宝宝有积痰时，主要症状是胸部呼噜呼噜的发响，较严重的当大人抱起他的时候手部都能感觉到他胸部呼噜呼噜的震动。而到了 3 个月以后，宝宝常常会随着咳嗽，把吃进去的奶全部吐出来，在夜里更常见，一旦发生这种情况，父母往往就容易慌了手脚。

宝宝容易积痰大多都是体质的问题，多数爱积痰的宝宝都是渗出性体质、体型较胖、平时爱出汗、有婴儿湿疹、容易过敏、大便也较稀。对于这样的宝宝，控制体重、加强锻炼、增强身体抵抗力是减轻积痰问题的有效方式，只要

> ### 延伸链接
>
> **婴儿积痰会引起哮喘吗**
>
> 很多父母都担心宝宝长时间积痰会引起哮喘。实际上，几乎所有的积痰的宝宝，随着渐渐长大症状都会大大减轻甚至完全消失，只有极少部分缺乏锻炼的宝宝，才会在长大后仍然有哮喘。因此，不要把容易积痰的宝宝当成病人，只要宝宝很精神，也不发热，经常发笑，吃奶也很好，就要完全按健康的宝宝去照料他们，平时也不要给宝宝穿得太多，天气晴好的时候尽量多做室外空气浴，以锻炼肌肉和支气管的抵抗力。

这种现象没有妨碍到宝宝的日常生活，宝宝的精神依然很好，吃奶也好，体重也相应增加，就不需要特别护理。如果宝宝因为咳嗽一道把吃过的牛奶全吐出来的话，只要他还想吃，就可以继续给他吃。为了防止夜里吐奶，可以适当减少晚上的奶量。

由于洗澡会使血液的循环加快，导致支气管分泌旺盛，可能会加重积痰程度。所以如果发现宝宝积痰比较多的时候，就应减少洗澡的次数。

## 经常哭闹的宝宝

虽然不赞成总是抱着宝宝，以免养成抱癖，但总是让宝宝躺着啼哭不去管他也是不好的。尽管无论哭得多厉害都不会使大脑受损，或者引起痉挛，但是哭闹时腹部过于用力，会引起疝气（脐疝或腹股沟疝气）。

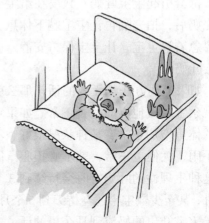

宝宝哭闹有多种原因，有些是生理性的，有些是病理性的，只要仔细观察都能找到哭闹的原因。

此外，剧烈的啼哭会让没有经验的爸爸妈妈感到恐慌、沮丧，因此，常常采取来回摇动宝宝的办法安抚宝宝，但这是非常危险的一种行为。因为宝宝此

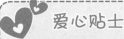

**爱心贴士**

当宝宝哭闹时，千万不要来回摇晃宝宝，可以让宝宝俯卧在肩膀上抚慰走动，细声细语的说话或唱歌，也可以用热水袋敷下宝宝的腹部。如果所有的安慰都无效、并且哭闹得让人无法忍受时，也可以先走开一会儿，因为宝宝的心理很难琢磨，有的时候他哭也可能是想唤起大人的注意，当发现大人不在身边了，他也许就会觉得无趣而主动安静下来了。

时的颈部肌肉无力，头部较大，剧烈持续的摇动会对其头部产生很大的冲击力，发生所谓"摇动婴儿综合征"，造成脑出血、脑水肿、视网膜出血和破裂等，导致严重的后果。

## 忽闪忽现的疹子

1~2月的宝宝如果突然间出现精神萎靡不振、吃奶量减少的话，有时候全身就会发出又红又小的疹子。这种疹子既像痱子，又像6个月后经常出现的突发性皮疹，但与二者又有一定的区别。这种疹子会在不知不觉中完全消失，多数情况下1天内就会消失，而痱子却不会在这么短的时间消失；突然性皮疹多在宝宝6个月以后出现，而这种疹子是在1~2月出现，并且出疹子时宝宝并不发热。

这种忽闪忽现的疹子在1~2月大的宝宝身上常会出现，但究竟是由什么原

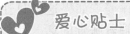

**爱心贴士**

当知道可能发生这种现象以后，爸爸妈妈若真遇到时就不必恐慌担心，也不用怕宝宝是得了麻疹，因为这个月龄的宝宝是不会得麻疹的。

因引起的，目前尚不清楚，就目前观测也不会对宝宝造成很大影响。

## 吃奶时间缩短

宝宝满月之后，胃容量开始增大，胃口越来越好，吸吮能力有所提高，吸吮速度越来越快，加上此时妈妈的乳汁分泌开始多了起来，抱着宝宝吃奶的姿势也更加熟练，所以满月后的宝宝吃奶时间比新生儿有所减少。

有的妈妈一看宝宝每次吃奶的时间缩短了，就担心是不是奶水不足或是宝宝生病了。检查奶水是否不足，可以通过每天体重检测来确定，如果宝宝的每天体重增长都在正常范围内，且宝宝在不吃奶的时候不哭不闹，精神十足的话，那么就表示母乳足够宝宝所需；反之则提示母乳不足，应适当增加奶粉。如果宝宝是因为生病而导致吸收能力减弱，那么他肯定还会有其他不正常的表现，细心观察宝宝的状况就不难发现其中的异常。

## 睡眠不踏实

有的宝宝满月后睡得可能没有以前踏实了，睡觉时会出现各种各样的表情动作，有时还会哭两声，甚至突然惊醒。这是因为宝宝随着宝宝看、听、嗅等感知能力的增强，对外界的刺激感应更明显所造成的，任何环境中的微小动静都可能被宝宝察觉到，进而表现得不踏实。

再有，满月后的宝宝开始会做梦了，这也会令他在睡眠中出现躁动。但这些都不会影响到宝宝的睡眠质量，因为他所有的动作都是在睡眠过程里进行的，换句话说，宝宝此时仍然处于睡眠之中，所以并无大碍。

如果宝宝在睡觉中突然惊醒、哭闹的话，妈妈只要轻轻拍他几下，宝宝就

会很快地再次入睡。如果不停地哭闹，妈妈就要过去安慰一下，握着他的小手轻轻放到他的腹部摇一摇，处在迷糊状态的宝宝会很快地睡去。

## 用手抓脸是怎么回事

满月后的宝宝常常会用手抓脸，如果宝宝指甲长的话，就会把自己的脸抓破；即使没有抓破，也会抓出一道道红印。这是由宝宝在这一时期的活动特点造成的，最好的办法是把宝宝的指甲剪短并磨圆钝。

有的爸爸妈妈为了防止宝宝把脸抓破就给宝宝戴上手套，或给宝宝穿袖子很长的衣服。虽然这不会使宝宝出现手指缺血的危险，但会影响宝宝手的运动能力，这种方法是不可取的。因为宝宝的小手被手套挡住了，他看不到自己的小手，就不能有意识地锻炼，从而导致运动能力发展迟滞，影响智力发育。

手在大脑发育中占有很重要的位置，手部的神经肌肉活动可向脑提供刺激，从而促进宝宝的智力发展。用手抓东西是宝宝的本能，也是宝宝初步感受事物的最基本的动作。

## 夜啼

尽管夜啼在宝宝的各个月龄中都会发生，有些较早的可能在出生 2~3 周后就开始了，但大多数有夜啼习惯的宝宝都是从 3 个月突然开始的。一旦开始夜啼，宝宝往往就哭个没完没了，而且面部涨得通红，刚开始的时候难免会把爸爸妈妈吓一跳，以为宝宝是生病了。

有些夜啼是一种不好的习惯，也有些是某些疾病的信号。当宝宝在某天突然发生夜啼时，爸爸妈妈就可以检查看看宝宝有没有其他异常的症状。如果宝

宝不发热，就可知道不是中耳炎、淋巴结炎之类的炎症；如果宝宝是连续不断地哭的话，就知道不是肠套叠，因为患肠套叠的宝宝虽然也是哭得很厉害，但哭法与夜啼不一样，是每隔 5 分钟左右哭一阵，而且一吃奶就吐。

比较好哄的宝宝只要在他夜啼的时候，妈妈把他抱起来轻轻地晃两下，或是轻轻地拍拍、抚摸几下背部，他就可以沉沉地睡去；比较难哄的宝宝可能怎么抱着哄都不管用，这时不妨把他放到婴儿车里走上几圈，他就能很快停止哭闹了。

用爱抚来缓解宝宝的焦虑和孤独感，是应对夜啼唯一有效的办法。所以就需要爸爸妈妈有充分的耐心和良好的情绪。如果爸爸妈妈带着急躁、生气、愤怒、抱怨、焦虑等不良情绪哄宝宝的话，这种消极的情绪会被宝宝充分感知到，进而使宝宝本来已经很糟糕的情绪更加糟糕，也会让他哭得更厉害。

## 斜颈

满月后的宝宝头还不结实，还没有能力变换自己的睡姿。如果这时只让宝宝的头朝一侧躺着睡觉的话，就会使宝宝的头部变形或者凹陷，造成头型不正。头型不正经过纠正后可自然恢复，但如果宝宝的头持续偏向一侧，变换头的方向也不起作用的话，就应

考虑斜颈的可能。

斜颈是指以头向患侧斜、前倾及面部变形为特点的畸形，是由于颈部胸锁乳突肌受压，血管受压缺血，患侧胸锁乳突肌的动脉管腔均栓塞不通，而致肌肉发育不良，或肌肉出现水肿、炎症使肌细胞退化，产生纤维变性，最终为结缔组织所代替，而造成挛缩所致。检查斜颈除了上述特征外，有时还可在患处摸到梭状肿物。

如果怀疑是斜颈，应立即去医院进行诊断，轻度的斜颈可以通过物理方法来纠正，斜颈的治疗越早越好，如果延误的话就会造成婴幼儿畸形。

对斜颈患儿的治疗，在出生后两周即可开始。主要通过被动牵拉进行矫正，即将患儿的头倾向健侧使健侧耳垂向肩部靠近，进行与畸形相反的方向运动。矫正的手法要轻柔，同时还要对肿物进行按摩，每次牵拉15~20次，一日4~6次。对于1岁以上的患儿，则需进行手术治疗，且术后仍要继续矫正及保持头颈部正常姿势，才能收到良好的治疗效果。

## 常吃手指

这段时期的宝宝把手指头或整个小手放到嘴里吃是很正常的事，是智力发育的一种现象，这代表着宝宝运动能力的又一发展，同时也是一个认知世界的过程，爸爸妈妈不必过多干涉和纠正，也不用担心宝宝形成吃手的坏习惯。

随着宝宝的慢慢长大、各种能力的发展提高，吃手的现象会逐渐消失。但也有很多的宝宝到了半岁甚至一两岁的时候还吃手，这个时候爸爸妈妈就要注意纠正了，因为吃手不仅是一个不好的

习惯，而且还很不卫生，会使手上的细菌进入宝宝的身体，从而引起宝宝口腔、肠胃等疾病。

## 经常流眼泪

如果发现2个多月的宝宝不哭的时候也总是流眼泪，眼睛里总是泪汪汪的，甚至特别是一只眼睛有眼泪，一只眼睛没有眼泪时，那就是异常的情况。这种情况多数是由于先天性泪道阻塞造成的。先天性泪道阻塞是婴幼儿的常见病，是由于胎儿时期鼻泪管末端的薄膜没有破裂、宫内感染造成泪道受刺激形成狭窄粘连或鼻泪管部先天性畸形所造成的。如果诊治不及时的话，会导致泪囊炎症急性发作并向周围扩张，而泪囊的长时间扩张则会使泪囊壁失去弹力，即使泪道恢复通畅也无法抑制溢泪症状，或是形成永久的瘢痕的泪道闭塞，导致结膜和角膜炎症，引起角膜溃疡，发展为眼内炎。所以，一旦发生这种症状的话，就应及早进行疏通泪道的治疗，避免并发症发生。

如果确诊为泪道阻塞，首先可以采取保守治疗，在家里给宝宝点眼药水，并配合鼻部进行按摩。如果宝宝眼睛里面有脓性分泌物的话，爸爸妈妈可以用十指指腹按在宝宝的鼻根及眼睛内眦中间的部位，往眼睛的方向挤压到有脓液从眼角流出来，然后擦去脓液即可。

如果症状无法缓解的话，就要到医生进行药物加压冲洗或是泪道探通术治

### 爱心贴士

爸爸妈妈要特别注意做好宝宝眼睛局部的日常清洁卫生，避免感染，同时还要防止宝宝感冒。

疗。做完探通手术后，爸爸妈妈要根据医生的嘱托定期给宝宝点药水，按摩泪囊区域。由于部分宝宝因为膜的厚度比较厚，通过探通后仍有闭塞的可能，按摩能防止其不再粘连闭塞。

## 肠鸣

2~3月时，宝宝肚子里有时会发出"咕噜咕噜"的声音，就是肠鸣声。肠管是空腔脏器，当蠕动时，其中的气体和液体被挤压、肠间隙之间腹腔液与气体之间揉擦都会使肠管发出这种声音。一般情况下偶尔能够听见，当宝宝腹胀或患肠炎、肠功能紊乱时，听到的响声更明显，也更频繁，应在医生的指导下进行治疗。

## 胃叫

胃和肠管一样属于空腔脏器，当胃内容物排空以后，胃部就会由贲门向幽门方向蠕动收缩。当胃部存在的液体和气体在胃壁剧烈收缩的情况下，就会被挤捏揉压，从而发出叽里咕噜的声音。当宝宝胃里出现这种声音时，很可能是表示他饿了，但是在胃胀气和消化不良的时候，也同样可能出现这样的声音，就应在医生的指导下进行治疗。

## 关节弹响声

宝宝的韧带比较薄弱，关节窝较浅。关节周围韧带松弛，骨质较软，长骨端部有软骨板，当主关节屈伸的时候，关节处就会出现弹响声。这种声音随着宝宝逐渐长大、韧带逐渐变结实和肌肉逐渐的发达，会自动消失。有些成年人，当挤压关节或是关节活动不正常时，也会发出这种声音，一般情况下如无特殊症状，这就是正常的现象。但需要注意的是，如果当膝关节伸屈发出响声并伴有膝部疼痛的话，就应排除先天盘状半月板的问题；若髋关节出现关节弹响声的话，则应排除先天髋关节脱位的问题。

## 黄疸还没消退

宝宝如果到了满月黄疸仍不消退，大多数都是母乳性黄疸，但要排除是否有溶血、肝炎、胆道闭锁、其他地方的感染引起。可以先试停母乳3天，观察看黄疸能否减轻或是退下来。如果黄疸依旧如常的话，建议最好到检查血胆红素、肝功、母婴血型，以便明确黄疸的种类，并积极对症治疗。

## 婴儿厌食配方奶

3个月左右的宝宝本来很喜欢喝配方奶，但从某天开始突然变得不爱喝了，这时父母非常担心，千方百计想让宝宝喝，可是越着急宝宝越不喝，最后宝宝一看到奶瓶就烦得直哭。在这种情况下，妈妈的做法应该是：首先改换奶粉，不行的话再将奶粉浓度调稀一点儿，如果还不喝可把奶凉凉点儿再喂，或将橡皮奶嘴换一换。

厌食奶粉的宝宝大概是因为2个月左右时，喝了较多的浓度较高的奶粉。厌食配方奶不是什么疾病，而是宝宝的身体功能不适应奶粉的一种反应。

### 爱心贴士

厌食配方奶的宝宝每当喝配方奶时非常难受，而其余时间却很精神，这是因为这样的宝宝即便不太喝配方奶，身体内也有充分的储备。只要宝宝精神状态好，就可以坚持洗澡或抱到外面进行空气浴。

长期过量喂配方奶的宝宝，肝脏及肾脏非常疲惫，最后导致"罢工"，以厌食配方奶的方式体现出来。这时妈妈应该做的是：让宝宝的肝脏和肾脏得到充分的休息，不可再继续给宝宝喂他不喜欢吃的奶粉，应多补充些果汁和水，直到宝宝能重新开始喝奶粉为止。妈妈不必担心宝宝因厌食奶粉而饿坏。通常经过 10 天或半个月的细心照料，宝宝会再度喜欢上奶粉的。因为宝宝自己会根据自身的消化能力进食，从而使肝脏及肾脏得到充分的休息。

## 婴儿发热时

2 ～ 3 个月的宝宝很少发热。夏天天气炎热，如果妈妈长时间抱宝宝，容易引起宝宝体温升高。这时应将宝宝放置于凉爽的地方，枕上冰枕或喝点儿凉的果汁，过两三个小时就可恢复正常。冬天也有因加热过度导致宝宝体温升高的，如将电脚炉设置在"强热"档上放进宝宝被窝，宝宝的身体就会发热。

这个月龄的宝宝不会染上伴有发热的传染病（麻疹、流行性腮腺炎等）。

> **➡ 延伸链接**
>
> 宝宝发热时哭闹得厉害，应想到是中耳炎。但这种发热多在夜里，被叫醒看病的医生能否对耳朵进行认真检查值得考虑。很可能诊断为感冒，然后注射一针抗生素就了事。从结果来看，这种治疗对中耳炎也是有效的。但多数人采取的措施是，先给宝宝冷敷头部，然后等着第 2 天早上去医院。可往往在早上起来后看到从痛侧的耳朵里流出了透明的分泌物，这时才知道是中耳炎。不过，此时去医院耳鼻喉科看医生还来得及，治疗三四天后，穿孔的鼓膜就能完全愈合。

在全家人都得感冒的情况下，如果宝宝出现一般的发热就应推测是感冒。偶尔也有颌下淋巴结化脓导致发热的宝宝。这种情况一看便会知道，宝宝颌下淋巴结肿大，摸上去很痛。这时应立即看医生，尽早用抗生素。只要早期发现、早期治疗，不用手术切除也可治愈。

# 能力训练

## 多与婴儿说话

宝宝出生后 2~3 个月是语言发展的自发发音阶段，是宝宝学习说话的准备阶段。说话是一种情感交流的重要手段，对宝宝说话也是和他进行情感交流。大人应多和宝宝说话，用亲切的表情，愉快、柔和的声音对宝宝说话，诱发他良好的情绪，引逗他自发地发声。如 2~3 个月的宝宝，大人可用"呃、啊"之声来与其应答，并且要表现得愉快，说话者的声调、态度都能使宝宝产生安全感，利于宝宝情感健康。

## 挑选婴儿喜欢的玩具

宝宝到了第 3 个月，已经能够抓住带把的玩具了，但对目标的把握还不准确。可以给宝宝准备一些各种质地、各种色彩、便于抓握的玩具，如摇铃、小皮球、金属小圆盒、不倒翁、小方块积木、小勺、吹塑或橡皮动物、绒球或毛线球等，但宝宝可能会在晃动玩具时把玩具打到脸上，所以在选择玩具时要注意玩具的质地和硬度。

针对宝宝能够对周围环境发生兴趣的特点，可以准备一些颜色鲜艳、图案丰富、容易抓握、能发出不同响声的玩具，如拨浪鼓、哗铃棒、小闹钟、八音盒、可捏响的塑料玩具、软布球、小木块、手镯、脚环、未使用过的颜色鲜艳的小袜子和小丝巾等给宝宝玩。或是买一些带拉线的玩具，最好是一拉线就会动或发出响声的玩具，让宝宝学会拉动拉线使玩具发出响声，刺激宝宝玩耍的兴趣。由于宝宝很容易把玩具放到嘴里，所以应注意玩具的干净卫生，最好能定期消消毒。

另外，宝宝同一时期玩的玩具不能太多，一般3~5件足够。玩具多，诱惑就多，反而让他无法集中注意力。

### 爱心贴士

由于宝宝爱将玩具放在口中，加之宝宝抵抗力低下，所以，不要给宝宝玩一些不易消毒或带有绒毛的玩具。

## 婴儿运动能力训练

初生至3个月是宝宝从对世界一无所知到感知世界、从缺乏运动能力到初步尝试控制四肢的起始阶段。适度进行运动训练，能帮助他们增强体质、发展心智。

抬头：婴儿2个月时，可以在俯卧位抬头呈45度，到3个月时能用双手支撑着挺起头和胸部，上举到90度。抬头训练可以锻炼颈肌、背肌和胸肌的发育。训练宝宝做抬头动作时，拿一个他喜欢的玩具在宝宝面前晃动，当他注

意到玩具时，再将玩具慢慢抬高，促使婴儿抬起头。

转头：妈妈应学会把孩子面朝前，背靠自己胸腹抱孩子的姿势。宝宝头颈部由于靠在妈妈身上，比较容易竖起头。此时爸爸可在婴儿左右，用玩具逗引他，婴儿会随着玩具出现的方向左右转头寻找。这种抱姿为宝宝直视周围环境提供了更多的机会。每次可练习5分钟左右。

当宝宝俯卧位练习抬头的同时，匍匐反射依然存在，双下肢仍然会交替做蹬的姿势。这时成人要用手顶住宝宝的足底，给他一点儿蹬的力量。这样做有利于促进身体各部分动作协调，促进小儿大脑感觉统合正常发展。

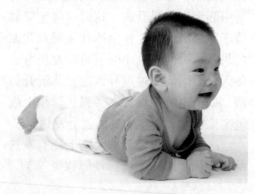

如果婴儿能控制颈部，在俯卧状态下，就能做出爬行动作。

## 婴儿视觉刺激训练

一个多月孩子对鲜艳的色彩已有较强的"视觉捕捉力"了，这时可在婴儿的摇篮上悬挂可移动的鲜红色或鲜黄色的玩具，妈妈隔一定时间去摇动一下纸花和气球，以刺激起孩子的注意力和兴趣。这时候应注意悬挂的物体不要长时间地固定在一个地方，以防婴儿发生对视或斜视。

大人也可将婴儿竖抱起，在房间布

置比较鲜艳的大图片及脸谱，边让婴儿看边与其说话，以训练婴儿的视觉感知能力。

## 婴儿触觉能力训练

触觉是宝宝最早发展的能力之一，丰富的触觉刺激对智力与情绪发展都有着重要影响。爸爸妈妈应该多与宝宝接触，这样不但能增进亲子关系，更能为宝宝未来的成长和学习打下坚实的基础。

宝宝最喜欢紧贴父母的身体，享受父母的拥抱，轻轻依偎着会给宝宝带来幸福感和安全感，能让哭闹的宝宝逐渐安静下来。让宝宝停止啼哭的最好办法就是，妈妈温暖的手轻轻抚摸他的面部、腹部或背部。即使孩子不哭闹，父母也应学会用温柔的抚摸来表达自己对宝宝的爱护和关怀，坚持给宝宝做抚触训练有利于宝宝的身心健康。

另外，还可以用不同材质的毛巾给宝宝洗澡，让宝宝接触多种材质的衣服、布料、寝具等，也可以给宝宝不同材质的玩具玩。还有就是，在大自然里能得到许多不同的触觉刺激，那是一般家庭环境所缺乏的，如草地、沙地、植物等。父母不妨多找机会带宝宝外出，让其充分接触大自然，这对触觉发展大有帮助。

## 婴儿听觉刺激训练

胎儿在后期时听觉已经有所发展，新生儿刚出生时就可以听到声音，但不懂得辨别声音，而3个月的宝宝经常会发出笑声或喃喃自语，会将头转向声音来源，这都是听觉发展的表现。由于婴儿听力的发展存在个体差异，所以父母可以对婴儿进行一定的刺激锻炼。

给婴儿喂奶时，可以播放优美悦耳的轻音乐，使孩子产生最初的乐感和节奏感。妈妈可以每天给婴儿哼唱摇篮曲，或是反复播放一段优美的乐曲，声音不要太大，这样不仅有利于婴儿入眠，而且能够使婴儿的听觉得到训练。孩子醒着时，父母可用较缓慢的速度、柔和的声调讲话给孩子听，内容要丰富，比如说："你睡好了吗？饿不饿？想不想吃奶？"通过这种亲子间的情感和语言交流，让婴儿感受到父母之爱，同时使其听力得到启蒙训练。亲子间的交流和笑声，还能让婴儿很快地识别爸爸和妈妈的声音。

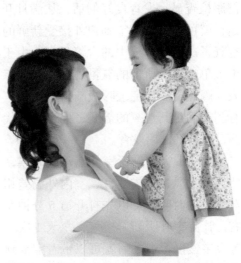

如果经常亲切地跟婴儿说话，或者表达妈妈的感情，就有助于婴儿的大脑发育。

## 婴儿语言刺激练习

出生1~2个月，婴儿的反应并不明显，但是只要积极地跟婴儿说话，并仔细观察，就发现婴儿在聆听妈妈的话。如果不是因为肚子饿或弄湿尿布哭闹，就可以利用跟婴儿说话的方式让婴儿平静下来。另外，最好看着婴儿，同时抓住他的双手亲切地说话。在这种情况下，婴儿会伸直腿部，或者抬起头部，努力做出相应的反应。

出生2~3个月后，大部分婴儿能发

出"咿呀"声音，其实在这之前，婴儿就能用语言表达自己的意愿。当妈妈跟婴儿说话时，婴儿就能通过手脚的活动、表情做出相应的反应。很多人认为，只有婴儿说出"爸爸，妈妈"才算开始说话，但是婴儿学说话的过程并不是瞬间完行的。其实，只有通过跟周围人的反复"对话"，婴儿才能逐渐掌握语言。

# 体格锻炼

## 户外活动

为了宝宝的健康，爸爸妈妈就要让宝宝多接触户外的新鲜空气。如果宝宝健康检查显示发育良好的话，从满月开始，就可以带着宝宝到户外接受新鲜的空气了。新鲜空气中的含氧量高，由于宝宝单位体重所需的氧量远远超过成年人，因此，多让宝宝呼吸新鲜的空气，有利于满足其对氧的需要，促进新陈代谢，保证其健康发育。

在刚带宝宝进行室外活动的时候，要选择无风、气候适宜、室内外温差相对较小的时间，可以先打开窗5分钟左右，让宝宝呼吸新鲜空气，每天1次。等宝宝慢慢习惯之后就可以带着宝宝到外面走走，每次在户外待几分钟，以后逐渐增加到每次十几分钟，由每天的1次活动增加到2~3次，以后随着宝宝的年龄增大再不断增加。

### 爱心贴士

外出的时间，夏季可适当延长早、晚在户外的时间，中午11：00～下午3：00最好不要去户外活动。冬季可适当缩短午睡时间，利用阳光充足、室外温度较高的下午时间到户外玩耍。

## 日光浴

日光浴可促进宝宝的血液循环。阳光中的紫外线照射皮肤，可促使皮肤合成维生素D，促进钙质吸收，可以预防和治疗佝偻病。日光浴对宝宝身体的作用强于空气浴，进行日光浴时必须注意宝宝的反应，在开始日光浴前可先进行空气浴7~10天，待小儿适应户外环境后再进行。

根据宝宝的身体情况，一般可从出生后2个月左右开始日光浴。开始时可在气温高于20℃时进行，在风和日丽的天气里，每天最好是在上午9~11点或下午3~5点，抱宝宝出去晒太阳。尽量让宝宝少穿衣服。开始先晒手和脸，每日1~2次，每次5~10分钟。以后逐渐让宝宝身体更多的部分暴露在外面晒太阳，时间逐渐延长至每日1小时。

给宝宝进行日光浴时应注意以下几点：

◆不要让阳光直射在宝宝头部和脸部，要戴上帽子遮阳，特别要保护眼睛。

◆在室内做日光浴时，不能隔着玻璃窗，必须打开窗户照晒。但是，当阳光强烈时，应注意不要灼伤宝宝皮肤。

◆日光浴后要用干毛巾或纱布擦干宝宝身上的汗渍，换件内衣。还要注意

### 爱心贴士

当宝宝进行日光浴锻炼时，如果出现精神不振、食欲减退、脉搏增快等异常现象，就应立即停止日光浴。

补充些果汁或白开水等。天气不好和宝宝生病时要停止日光浴，中间停顿时应恢复2~3天，待宝宝身体习惯后再开始。

## 婴儿体操

满月以后，宝宝的动作渐渐多了起来，可以在爸爸妈妈的帮助下做一些简单的肢体运动，此时可以给宝宝做婴儿体操了。

婴儿体操分为被动操和被主动操，给宝宝做体操，应根据其月龄及体质循序渐进。刚过满月宝宝的体操主要在爸爸妈妈帮助之下的被动操。宝宝妈妈可以借助按摩操，锻炼宝宝腿部伸展的能力、手臂肌肉的力量等。一般来说，给宝宝做操的时间可以安排在上午喂完奶30分钟以后，如果宝宝的情绪不好的话，也可以推迟到下午再做。

做体操时应保证室温不低于20℃，还要有良好的通风条件。如果给宝宝做抚触操的话，因为宝宝要裸露身体所以室温以28℃左右为宜，较小的宝宝还可在操作台旁放上取暖器，但要谨慎操作小心烤伤宝宝。做体操时宝宝的穿戴只要不影响肢体的灵活性即可，一般冷天穿毛衣毛裤。还要播放优美柔和的背景音乐，营造一个温馨的氛围。

给宝宝做体操不仅是宝宝的一种身心锻炼，还是一种很好的亲子游戏，所以在做操时，爸爸妈妈保持轻松愉快的心情。爸爸妈妈最好的做法是在做操的过程中，亲切温和、面带微笑地与宝宝边说边做，即便宝宝听不懂，也要以自身的愉快情绪感染宝宝，激发宝宝的积极情绪，以促进其认知能力的发展，有利于大脑的发育与成熟。

另外，在给宝宝做体操时，爸爸妈妈还要注意掌握好体操的锻炼强度。因为

婴儿操会使宝宝的呼吸和脉搏加快，在一般情况下做完操恢复常态的时间大约需要2分钟，如果不能恢复就说明运动量过大，每节体操的次数就应减半，以后再根据宝宝的体能状况逐渐增加次数。

## 婴儿被动操

满月后的宝宝应在爸爸妈妈的帮助下做被动体操，主要锻炼胸、臂肌肉、肩关节、膝、股、肘关节及其韧带的功能，让宝宝熟悉四肢运动，同时借以按摩体操促进手臂肌肉和脚腿肌肉的肌力。

★**预备姿势**

宝宝仰卧，妈妈双手握住宝宝的双手，把拇指放在宝宝手掌内，让宝宝握拳。

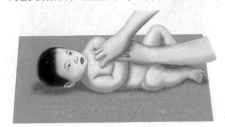

★**第一节：扩胸运动**

（1）两臂胸前交叉。

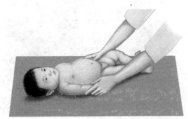

（2）两臂左右分开。

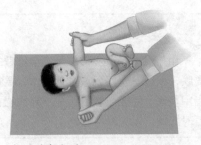

（3）同（1）。

（4）还原。

★第二节：屈肘运动

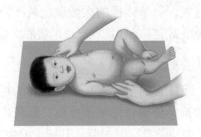

（1）向上弯曲左臂肘关节。

（2）还原。

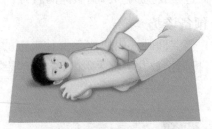

（3）向上弯曲右臂肘关节。

（4）还原。

★第三节：肩关节运动

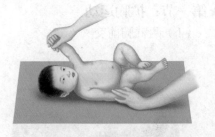

（1）握住宝宝左手由内向外做圆形的旋转肩关节动作。

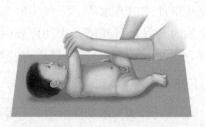

（2）握住宝宝右手做与左手相同的动作。

★第四节：上肢运动

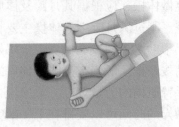

（1）双手向外展平。

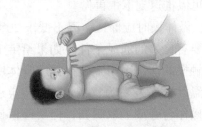

（2）双手前平举，掌心相对，距离与肩同宽。

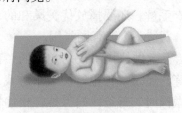

（3）双手胸前交叉。

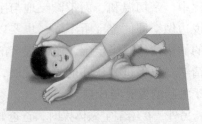

（4）双手向上举过头，掌心向上，

动作轻柔。

（5）还原。

### ★第五节：伸屈趾、踝关节

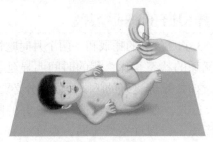

（1）屈伸左侧5个趾关节，反复4次，右侧相同。

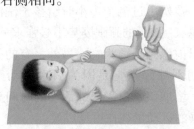

（2）屈伸右侧踝关节，反复4次，右侧相同。

### ★第六节：下肢伸屈运动

双手握住宝宝两下腿，交替伸展膝关节，做踏车样动作。

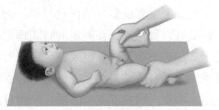

（1）左腿屈缩到腹部。

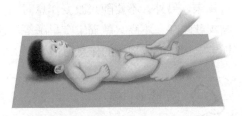

（2）伸直。

（3）右腿同左。

### ★第七节：举腿运动

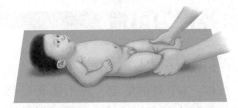

两腿伸直平放，大人两手掌心向下，握住宝宝两膝关节。

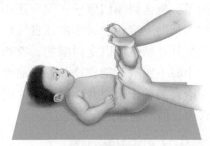

（1）将两腿伸直上举90°。

（2）还原；

（3）重复2次。

### ★第八节：翻身运动

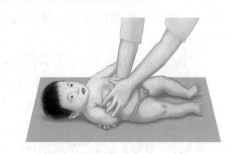

宝宝仰卧，大人一手扶宝宝胸部，一手垫于宝宝背部。

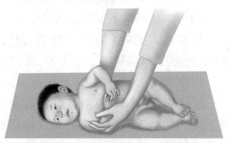

（1）帮助从仰卧转体为侧卧。

（2）或从侧卧到俯卧再转为仰卧。

# 培养行为习惯

## 培养良好的饮食习惯

1～3个月的宝宝，还不能靠自己的力量建立起良好的饮食习惯。但是饮食教育从宝宝出生的那一刻起，就应该开始了。爸爸妈妈们应该在宝宝还小的时候，帮助宝宝建立科学的饮食习惯。从2个月开始就可以定时喂奶，喂奶前半个小时不要喂其他食物。喂奶前可以先用语言和动作逗婴儿，以引起他进食的兴趣，但不能强迫宝宝进食。

## 培养宝宝的排便习惯

在满月后就可以为宝宝把大小便了。首先要摸清婴儿每天排大便的时间、排便前的异常表现，再选择合适的把便时间，如早晨起床后，晚上入睡前，或吃饭前，有意识地加以训练，使其每天能定时排便。

一般从2个月开始定时进行排便的训练，通常婴儿吃完奶或喝完水约10分钟就可以把一次尿，以后每隔1～1.5个小时再把次尿。每次把尿的时间不宜太久，否则婴儿会不舒服，甚至产生反感情绪。

3个月以上的婴儿要大便时有明显的"征兆"，如发呆、扭腰、小脸憋得红红的等，这时应赶快把大小便。首先要放好便盆，把宝宝抱成排便的姿势，并用"嘘嘘"声诱导宝宝排小便，用"嗯嗯"声排大便。

经过一段时间训练后，婴儿就会慢慢适应，并能逐渐形成按时排尿排便的习惯。另外，为避免尿床，夜间应该至少把1～2次，把尿的时间应相对固定，形成规律。

## 培养良好的睡眠习惯

3个月孩子的睡眠和一两个月时吃饱了就睡的状态相比，醒的时间明显延长了。这时，培养良好的睡眠习惯十分必要。

首先，要给孩子创造一个良好的睡眠环境，应保证空气流通，温度适宜。其次要保证孩子定时作息。睡前可有一些准备程序。睡前一个多小时应喂饱孩子，喂奶后过半个多小时给孩子洗澡、换睡衣。孩子的睡眠姿势不必强求一致，应以他感到舒适为宜。另外，有的孩子夜间不好好睡觉是因为白天活动太少了，增加孩子白天户外活动的时间和被动操的运动量往往可见成效。

## 培养良好的作息习惯

任何习惯都是条件反射。一件事按照一定的要求持之以恒地做下去，久而久之就形成了习惯，所以培养宝宝的作息习惯贵在坚持。

想让宝宝养成良好的作息习惯，爸爸妈妈最好以身作则，在固定的时间睡觉、起床。如果不能早睡，也要在宝宝的入睡时间停止所有活动，给宝宝创造出睡觉的氛围，不要一面要求宝宝去睡，一面自己玩得不亦乐乎；宝宝醒来后，自己也不能再赖床。另外，不要随兴改变作息时间，高兴就晚睡，不高兴就逼宝宝早睡等。这样宝宝很难形成规律的作息习惯。

> **医生叮嘱**
>
> 3个月前的宝宝尽量仰睡，等头部会转动后再随意采取睡姿。

# 4～6个月婴儿

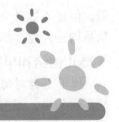

## 生长发育特点

### 4个月宝宝的发育特点

这个时期宝宝的增长速度开始稍缓于前3个月。

#### ★身体外观和生长特点

孩子到第4个月末时，后囟门将闭合；头看起来仍然较大，这是因为头部的生长速度比身体其他部位快，这十分正常；他的身体发育很快可以赶上。这个时期宝宝的增长速度开始稍缓于前3个月。

到满四个月时：男婴体重平均6.7千克，身长平均63.7厘米，头围约42.1厘米；女婴体重平均6.0千克，身长平均62.0厘米，头围约41.2厘米。

#### ★婴儿的视觉

此时宝宝已经能够跟踪在他面前半周视野内运动的任何物体；同时眼睛的协调能力也可以使他在跟踪靠近和远离他的物体时视野加深。视线变灵活，能从一个物体转移到另外一个物体；头眼协调能力好，两眼随移动的物体从一侧到另一侧，移动180度，能追视物体，如小球从手中滑落掉在地上，他会用眼睛去寻找。

#### ★婴儿的听觉和语言发展

这个时期的孩子在语言发育和感情交流上进步较快。高兴时，会大声笑，笑声清脆悦耳。当有人与他讲话时，他会发出咯咯咕咕的声音，好像在跟你对话。对自己的声音感兴趣，可发出一些单音节，而且不停地重复。能发出高声调的喊叫或发出好听的声音。咿呀作语的声调变长。

#### ★婴儿的运动能力

这个月，宝宝可以用肘部支撑抬起头部和胸部，根据自己的意愿向四周观看。

你会察觉到孩子会自主地屈曲和伸直腿，随后他会尝试弯曲自己的膝盖，并发现自己可以跳。竖抱时头稳定；扶着腋下可以站片刻；在爸爸妈妈的帮助下，宝宝会从平躺的姿势转为趴的姿势。

能将自己的衣服、小被子抓住不放；会摇动并注视手中的拨浪鼓；手眼协调动作开始出现；平躺时，抬头会看到自己的小脚。

趴着时，会伸直腿并可轻轻抬起屁

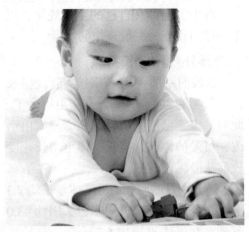

如果看到活动或喜欢的事物，宝宝就努力伸手去抓。

股，但还不能独立坐稳。对小床周围的物品均感兴趣，都要抓一抓、碰一碰。

## ★婴儿情绪和早期社交发展

孩子不会对每个人都非常友好，他最喜欢父母，到第四个月时则会喜欢其他小朋友。如果他有哥哥姐姐，当他们与他说话时，你会看到他非常高兴。听到街上或电视中有儿童的声音会扭头寻找。随着孩子长大，他对儿童的喜欢度也会增加。相比之下，对陌生人他只会好奇地看一眼或微笑一下。

他可能已经学会用手舞足蹈和其他的动作表示愉快的心情；开始出现恐惧或不愉快的情绪。会躺在床上自己咿咿呀呀地玩儿。有时候宝宝的动作会突然停下来了，眼珠也不再四处乱看，而是只盯着一个地方，过了一会儿又恢复了正常。

抱着宝贝坐在镜子对面，让宝贝面向镜子，然后轻敲玻璃，吸引宝贝注意镜子中自己的影像，他能明确地注视自己的身影，对着镜中的自己微笑并与他"说话"。

## 5 个月宝宝的发育特点

每个宝宝都有自己的生长规律，以下标准值仅作为一般规律的参考。

### ★身体外观和生长特点

这段时期的婴儿，眉眼等五官也"长开了"，脸色红润而光滑，变得更可爱了。此时的宝宝已逐渐成熟起来，显露出活泼、可爱的体态，身长、体重增长速度较前减慢。

满五个月的时候：男婴体重平均 7.3 千克，身长平均 65.9 厘米，头围约 43.0 厘米。女婴体重平均 6.7 千克，身长平均 64.1 厘米，头围约 42.1 厘米。

## ★婴儿的视觉

婴儿五个月时才能辨别红色、蓝色和黄色之间的差异。如果孩子喜欢红色或蓝色，不要感到吃惊，这些颜色似乎是这个年龄段孩子最喜欢的颜色。

这时，孩子的视力范围可以达到几米远，而且将继续扩展。他的眼球能上下左右移动，注意一些小东西，如桌上的小点心；当他看见母亲时，眼睛会紧跟着母亲的身影移动。

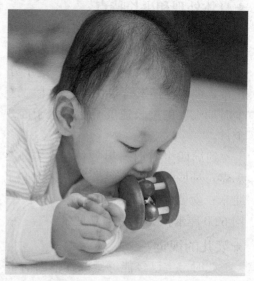

如果能用玩具适当地刺激婴儿，将有助于他的成长发育。

## ★婴儿的听觉和语言发展

当宝宝啼哭的时候，如果放一段音乐，正哭的宝宝会停止啼哭，扭头寻找发出音乐的地方，并集中注意力倾听。听到柔和动听的曲子时，宝宝会发出咯咯的笑声。看熟悉的人或物时会主动发音；听到叫自己的名字会注视并微笑；开始发 g、h、l 等音。这时候的宝宝，学会的语音越来越丰富，还试图通过吹气、咿咿呀呀、尖叫、笑等方式来"说话"。

## ★婴儿的运动能力

现在婴儿将接受一个重大的挑战——坐起。随着他背部和颈部肌肉力量的逐渐增强，以及头、颈和躯干的平衡发育，他将开始迈出"坐起"这一小步。

首先他要学习在俯卧时抬起头并保持姿势，你可以让他趴着，胳膊朝前放，然后在他前方放置一个铃铛或者醒目的玩具吸引他的注意力，诱导他保持头部向上并看着你。趴在床上可用双手撑起全身，扶成坐的姿势，能够独自坐一会儿，但有时两手还需要在前方支撑着。

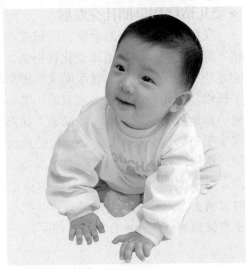

在坐着，双手撑地的状态下，能抬头凝视前方。

## ★婴儿情绪和早期社交发展

5个月大的宝宝听到母亲或熟悉的人说话的声音就高兴，不仅仅是微笑，有时还会大声笑。此时的宝宝是一个快乐的、令人喜爱的小人儿。微笑现在已经随时在其脸上可见了，而且，除非宝宝生病或不舒服，否则，每天长时间展现的愉悦微笑都会点亮你和他的生活。这一时期是巩固宝宝与父母之间亲密关系的时期。

# 6个月宝宝的发育特点

6个月的孩子，在身体外观、语言、运动、认识等方面都有明显的发展。

## ★身体外观和生长特点

这个阶段的孩子，体格进一步发育，神经系统日趋成熟。此时的宝宝差不多已经开始长乳牙了，常是最先长出两颗下中切牙（下门牙），然后长出上中切牙（上门牙），再长出上侧切牙。

满六个月时：男婴体重平均7.8千克，身长平均67.8厘米，头围约44.1厘米；女婴体重平均7.2千克，身长平均65.9厘米，头围约43.0厘米，出牙两颗（由于个体发育不同，在10个月内出牙都属于正常现象）。

## ★婴儿的语言发展

现在的宝宝，只要不是在睡觉，嘴里就一刻不停地"说着话"，尽管爸爸妈妈听不懂宝宝在说什么，但还是能够感觉出宝宝所表达的意思。如宝宝会一边摆弄着手里的玩具，一边嘴里发出"喀……哒……妈"等声音，好像自己跟自己在说着什么似的。

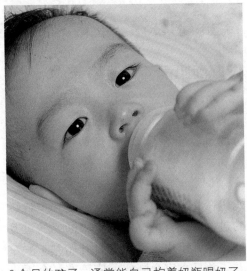

6个月的孩子，通常能自己抱着奶瓶喝奶了。

## ★婴儿的运动能力

此时的婴儿俯卧时，能用肘支撑着将胸抬起，但腹部还是靠着床面。仰卧时喜欢把两腿伸直举高。随着头部颈肌发育的成熟，这个年龄的孩子的头能稳稳当当地竖起来了，他们不愿意家长横抱着，喜欢大人把他们竖起来抱。一旦孩子挺起胸部，你就可以帮助他"实践"坐起的动作了。

## ★婴儿的认知能力发展

此时婴儿已能在镜子中发现自己，并喜欢与这个新伙伴聊天，而且照镜子时会笑，会用手摸镜中人。另外，婴儿已知道自己的名字，听到叫他的名字会有反应。

这个阶段，宝宝处在"发现"阶段。随着认知能力的发育，他很快会发现一些物品，例如铃铛和钥匙串，在摇动时会发出有趣的声音。当他将一些物品扔在桌上或丢到地板上时，可能启动一连串的听觉反应，包括：喜悦的表情、呻吟或者导致物件重现或者重新消失的其他反应。他开始故意丢弃物品，让你帮

他拣起。这时你可千万不要不耐烦，因为这是他学习因果关系并通过自己的能力影响环境的重要时期。

现在，宝宝变得越来越好动，对这个世界充满了好奇心。这个阶段是宝宝自尊心形成的非常时期，所以父母要引起足够的关注，对宝宝适时给予鼓励，从而使宝宝建立起良好的自信心。当他想做一些危险的事情或者干扰家庭成员休息的事情时，你必须加以约束，然而这时候你处理这个问题最有效的方法是用玩具或其他活动使孩子分心。

## ★婴儿情绪和早期社交发展

现在的宝宝高兴时会笑，受惊或心情不好时会哭，而且情绪变化特别快，刚才还哭得极其投入，转眼间又笑得忘乎所以。当妈妈离开时，宝宝的小嘴一扁一扁地似乎想哭，或者哭起来。如果宝宝手里的玩具被夺走，就会惊恐地大哭，仿佛被人伤害了似的。

当宝宝听到妈妈温柔亲切的话语时，就会张开小嘴咯咯地笑着，并把小手聚拢到胸前一张一合地像是拍手。

# 饮食与喂养

## 做好断奶前的过渡工作

对幼小的宝宝来说，断奶是十分困难的，妈妈应该在正式断奶之前做好充分的过渡准备工作，了解最佳的断奶时间和方式，这样可以帮助宝宝顺利断奶。

◆给宝宝一个断奶过渡期：首先，妈妈在心理上要把断奶看成是一个自然的过程。正常情况下，宝宝断奶的过渡期是从宝宝出生后4个月开始到1岁左右，并且在完全断奶前应该有一个逐步

过渡的准备阶段，也就是逐步添加辅食的过程。

◆做好过渡期的饮食搭配：宝宝由液体食物（单纯母乳）喂养为主向固体食物喂养为主过渡的生长发育时期为换乳期。在换乳期内乳类（母乳＋配方奶）仍是供应能量的主要来源，泥糊状食物是必须添加的食物是基本的过渡载体。换乳并不是换掉一切乳品和乳制品，换乳期长达8～9个月，需要完成向其他

爱心贴士

在给宝宝食具消毒的同时，妈妈也应保证自己的卫生。

奶的转换和完成从学吃泥糊状食物到成人固体食物的过渡。

◆选择合适的时机：必须选择宝宝身体状况良好时断奶，否则会影响宝宝的健康。因为断母乳，改吃奶粉和辅食后，宝宝的消化功能需要有一个适应过程。此时宝宝的抵抗力有可能略有下降，因此断奶要考虑宝宝的身体状况，生病期间更不宜断奶。此外，要选择气候适宜的季节，避免在夏季炎热时断奶，因为夏季宝宝本来就容易发生胃肠功能紊乱，此时断奶更容易加重这种情况。

## 添加辅食的时机

一般从 4 ~ 6 个月开始就可以给宝宝添加辅食了，但每个宝宝的生长发育情况不一样，存在着个体差异，因此添加辅食的时间也不能一概而论。父母可以通过以下几点来判断是否开始给孩子添加辅食了。

体重：婴儿体重需要达到出生时的2 倍，至少达到 6 千克。

发育：宝宝能控制头部和上半身，能够扶着或靠着坐，胸能挺起来，头能竖起来，宝宝可以通过转头、前倾、后仰等来表示想吃或不想吃，这样就不会发生强迫喂食的情况。

吃不饱：宝宝经常半夜哭闹，或者睡眠时间越来越短，每天喂养次数增加，但宝宝仍处于饥饿状态，一会儿就哭，一会儿就想吃。当宝宝在 6 个月前后出现生长加速期时，是开始添加辅食的最佳时机。

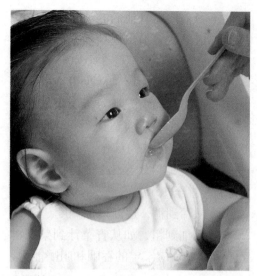

在喂辅食前，一定要先让宝宝尝下味道，给他适应的时间。

行为：如别人在宝宝旁边吃饭时，宝宝会感兴趣，可能还会来抓勺子，抢筷子。如果宝宝将手或玩具往嘴里塞，说明宝宝对吃饭有了兴趣。

吃东西：如果当父母舀起食物放进宝宝嘴里时，宝宝会尝试着舔进嘴里并咽下，宝宝笑着，显得很高兴、很好吃的样子，说明宝宝对吃东西有兴趣，这时就可以放心给宝宝喂食了。如果宝宝将食物吐出，把头转开或推开父母的手，说明宝宝不愿吃也不想吃。父母一定不能勉强，隔几天再试试。

## 开始进食泥糊状食物

宝宝出生后 4 ~ 6 个月时，单纯母乳喂养已经开始不能满足宝宝生长发育需要，在 6 个月时再也不能满足其营养需求。对这一阶段的宝宝而言，牙质和消化器官还没有成熟，咀嚼功能尚不完善，用液体食物无法提供足够的营养，用固体食物喂养宝宝又无法接受，只能选用泥糊状食物喂养。

由于宝宝每吃一种新食物，都可能

有些不习惯，而且他们的消化和吸收功能尚未成熟，容易出现功能紊乱。因此添加泥糊状辅食要遵循3个原则：

◆要按一定顺序，从少量渐进。添加米、面类食品可先从每天1次加起，每次1~2小勺；宝宝适应后可增至2~3次。蛋黄开始只吃1/4个，三四天后没有不良反应，可增至1/3个，再渐增至1/2个，直至1个。

◆从稀到稠，逐渐增加稠度。

◆从细到粗，如从青菜汁到菜泥再到碎菜，以适应宝宝的吞咽和咀嚼能力。

## 添加辅食的原则与方法

辅食分两大类，一类是在平常成人饮食中，经过加工制作而成的婴儿辅食。比如用榨汁机搅拌，用汤勺挤压等家庭简单制作的辅食类，鸡蛋、豆腐、薯类、鱼肉、猪肉等都是上好的选料。另一类则可选择现成的辅食，如婴幼儿营养米粉。

从4~6个月开始，宝宝因大量营养需求而必须添加辅食，但是此时宝宝的消化系统尚未发育完全，如果辅食添加不当容易造成消化系统紊乱，因此在辅食添加方面需要掌握一定的原则和方法。

由于宝宝在此阶段的摄食量差别较大，因此要根据宝宝的自身特点掌握喂食量，辅食添加也应如此。添加辅食要循序渐进，由少到多，由稀到稠，由软到硬，由一种到多种。开始时可先加泥糊样食物，每次只能添加一种食物，还要观察3~7天，待宝宝习惯后再加另一种食物，如果孩子拒绝饮食就不要勉强，过几天后可再试一次。每添加新的食物时，要观察宝宝的大便性质有无异

常变化，如有异常要暂缓添加。最好在哺乳前给宝宝添加辅食，饥饿中的宝宝更容易接受新食物，当宝宝生病或天气炎热时，也不宜添加辅食。

每次给宝宝添加新的食品时，一天只能喂一次，而且量不要大。另外，在宝宝快要长牙或正在长牙时，父母可把食物的颗粒逐渐做得粗大一点儿，这样有利于促进宝宝牙齿的生长，并锻炼宝宝的咀嚼能力。

千万不要在婴儿烦躁不安时尝试添加断奶食物。通常，婴儿的情绪在哺乳后比较好，这个时候是添加食物的好时机。另外，也可以在婴儿两次吃奶间喂断奶食物。

刚开始喂的食物应稀一些，呈半流质状态，为以后吃固态食物做准备。应用勺子喂，不要把断奶食物放在奶瓶里让婴儿吮吸，对婴儿来说，"吞咽"与"吮吸"是截然不同的两件事。吞咽断奶食物的过程是一个逐渐学习和适应的过程。这个过程，婴儿可能会出现一些现象，如吐出食物、流口水等。因此，每种食物刚开始喂的时候，要少一些，先从1~2勺开始，等到婴儿想多吃一些时再增加喂的量，一般一个星期左右婴儿就可以度过适应期了。婴儿的摄取量每天都在变化，因此只要隔几周少量地增加断奶食品的摄取量，就能自然地减少哺乳量。在这个时期，婴儿只能吃果汁或非常稀薄的断奶食品，因此需要通过母乳或奶粉补充所需的营养。

## 巧妙应对添加辅食的各种难题

添加辅食时总是有各种各样的问题，爸爸妈妈都要认真对待。

◆过敏：吃辅食过敏，要马上停

止添加这种辅食，过一段时间后再少量尝试。

◆吐出不吃：刚开始添加辅食时，出于自我保护的意识，宝宝会用舌头将辅食顶出来。这时可以改变喂食的方式，直接将辅食放在宝宝的嘴角，让辅食自然流入喉咙，让他慢慢习惯。

◆不吃奶：有些宝宝吃了辅食后就不愿意再吃奶，但是奶类才是此阶段主要的营养来源，所以要想办法让他进食些奶类。可以把奶加到辅食里，或在他正饿的时候喂些。

◆不吃辅食：宝宝不吃辅食是因为他对辅食还没有发生兴趣，可以过几天再尝试；或者当着宝宝面吃东西，引起他的食欲。当宝宝看见别人吃东西而咂巴嘴的时候，喂辅食的时机就到了。

◆挑食、偏食：1岁以下的宝宝挑食、偏食没有多大影响，因为辅食还不是营养的主要来源。宝宝不吃的东西可以换一个做法或者与他喜欢的食物混合喂食。

## 蛋黄的添加方法

婴儿出生3～4个月后，体内贮存的铁已基本耗尽，仅喂母乳或牛奶已满足不了婴儿生长发育的需要。因此从4个月开始需要添加一些含铁丰富的食物，而鸡蛋黄是比较理想的食品之一，它不仅含铁多，还含有小儿需要的其他各种营养素，比较容易消化，添加起来也十分方便。

取熟鸡蛋黄四分之一个，用小勺碾碎，直接加入煮沸的牛奶中，反复搅拌，牛奶稍凉后喂哺婴儿。或者取四分之一生鸡蛋黄加入牛奶和肉汤各一大勺，混合均匀后，用小火蒸至凝固，稍后用小勺喂给婴儿。

给婴儿添加鸡蛋黄要循序渐进，注意观察婴儿食用后的表现，可先试喂四分之一个蛋黄，3～4天后，如果孩子消化很好，大便正常，无过敏现象，可加喂到二分之一个，再观察一段时间无不适情况，即可增加到1个。

## 淀粉类食物的添加方法

宝宝在3个月后唾液腺逐渐发育完全，唾液量显著增加，富含淀粉酶，因而满4个月起婴儿即可食用米糊或面糊等食物，即使乳量充足，仍应添加淀粉食品以补充能量，并培养婴儿用匙进食半固体食物的习惯。初食时，可将营养米粉调成糊状，开始较稀，逐渐加稠，要先喂一汤匙，逐渐增至3～4汤匙，每日2次。自5～6个月起，乳牙逐渐萌出，可改食烂粥或烂面。一般先喂大米制品，因其比小麦制品较少引起婴儿过敏。6个月以前的婴儿应以乳汁为主食，可在哺乳后添喂少量米糊，以不影响母乳量为标准。

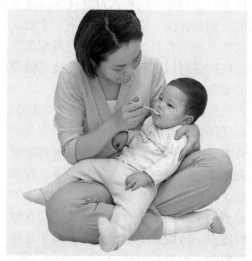

随着年龄的增长，断奶食品的摄取量会逐渐增多，因此授乳量逐渐减少。

## 米粉与米汤的添加方法

刚开始添加米粉时 1 ~ 2 勺即可，需用水调和均匀，不宜过稀或过稠。婴儿米粉的添加应该循序渐进，有一个从少到多，从稀到稠的过程，这个时候奶粉还是主食的。

米汤汤味香甜，含有丰富的蛋白质、脂肪、碳水化合物及钙、磷、铁、维生素 C、维生素 B 等，能促进宝宝消化系统的发育，也为宝宝添加粥、米粉等淀粉辅食打下良好基础。做法是将锅内水烧开后，放入淘洗干净的大米，煮开后再用文火煮成烂粥，取上层米汤即可食用。

## 蔬菜与水果的添加方法

在辅食添加初期，当宝宝能熟练地吃米粉等谷物食品后，就可以尝试提供其他新的辅食，如蔬菜和果汁。妈妈需要谨记的是：必须先让宝宝尝试蔬菜，然后才是水果。

孩子天性喜欢甜食，如先吃水果，孩子就可能不爱吃蔬菜。刚开始可以提供 1 ~ 2 勺单一品种的过滤蔬菜或蔬菜泥，例如青菜、南瓜、胡萝卜、土豆。这些食物不容易让宝宝产生过敏反应。这些蔬菜可以煮熟后做泥，便捷又健康的婴儿食品。

食物的量渐渐增加至每次 2 ~ 4 勺，每天两次，具体的数量要取决于婴儿的胃口，不要硬喂。妈妈可以试着将蔬菜和水果混合，例如苹果和胡萝卜，或香蕉。根据婴儿的食欲，逐渐增加餐次和每餐的量。到 6 个月时，婴儿仍应在继续吃母乳或配方乳的基础上，每天吃两餐谷物、水果和蔬菜。

## 鱼泥与肝泥的添加方法

鱼泥的制作：鱼类营养丰富，鱼肉纤维细嫩，最适合婴幼儿食用。婴儿到了 4 个月以后，就可以吃鱼泥了。做鱼泥的方法很简单，把鱼放少量盐花以后清蒸，蒸的时间为 8 ~ 10 分钟，然后取去长骨，把鱼肉撕裂，用匙研碎，拌进米糊或稀饭里，不仅营养丰富，而且美味可口，可以增加食欲，消化吸收率在 95% 左右。

肝泥的制作：猪肝含铁十分丰富，还有核黄素和胡萝卜素及烟酸。婴儿到 6 个月以后，可以吃猪肝。猪肝泥的做法常有两种：一种方法是把猪肝煮得嫩一点儿，切成薄片，用匙研碎，拌入米糊或稀饭中；另一种方法是煮粥的时候，把猪肝切开，在剖面上用刀刮，稀饭在滚开时，把猪肝一点点地刮下去，随着温度上升，肝泥也就煮熟了。

## 自制辅食时的注意事项

天然新鲜：给宝宝吃的水果、蔬菜要天然新鲜。做的时候一定要煮熟，避免发生感染，密切注意是否会引起宝宝过敏反应。

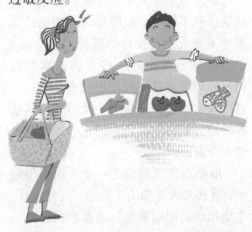

父母在家为婴儿准备辅食，应注意食材的新鲜卫生。

清洁卫生：在制作辅食时要注意双手、器具的卫生。蔬菜水果要彻底清洗干净，以避免有残存的农药。尤其是制作果汁时，如果采用有果皮的水果，如香蕉、柳丁、苹果、梨等，要先将果皮清洗干净，避免果皮上的不洁物污染果肉。

营养均衡：选用各种不同的食物，让宝宝可从不同的食品中摄取各种不同的营养素。同时食物多变，还可以避免宝宝吃腻。

## 妈妈不宜嚼食喂宝宝

许多父母怕婴儿嚼不烂食物，吃下去不易消化，就自己先嚼烂后再给宝宝吃，有的甚至嘴对嘴喂，有的则用手指头把嚼烂的食物抹在宝宝嘴里，这样做是很不卫生的。因为大人的口腔里常带有病菌，很容易把病菌带入宝宝的嘴里，大人抵抗力较强，一般带菌不会发生疾病，而婴儿抵抗力非常弱，很容易传染上疾病。因此，婴儿不能嚼或不能嚼烂的食物最好煮烂、切碎，用小匙喂给婴儿吃。

# 日常护理

## 需加强对婴儿的照顾

这个阶段的婴儿，白天醒着的时间增多，而且宝宝已经可以自己翻身，手会到处摸来摸去，还会放到嘴里去。脚会踢来踢去，晚上还会蹬被子。这时的宝宝极其好动。因此父母要加强对宝宝的照顾。

随着宝宝运动能力的增强，父母可以给孩子进行一定的训练，但是要注意玩具和环境的安全，并要注意玩具和婴儿用品的消毒。不要把危险物品放在宝宝能触摸到的地方。在饮食方面，要开始逐渐给宝宝添加辅食，也需要注意食品的安全和卫生。

一般在宝宝3个月之后，很多妈妈都要上班了，所以就必须要请新的看护者或者家人来照顾宝宝。但是宝宝却在这个时期学会认生了，尤其是近6个月时，很多宝宝对陌生人开始躲避，怕医生、护士和保育人员，也怕新来的保姆。遇到这种情况，会将脸扑向妈妈怀中，表现出害怕或者哭闹的情绪，但是能记得住生活在一起的熟人，如爷爷、奶奶及有来往的亲戚。所以妈妈如在此阶段要上班，就应及早安排，早请保姆或家人来，慢慢与宝宝接触，待保姆和宝宝熟悉之后，妈妈才能上班。

## 婴儿居室环境

4~6个月的宝宝的房间要安静、清洁、阳光充足、空气清新，以利宝宝呼吸更多的新鲜空气。要经常开窗通气，但不要将宝宝放在风口处。

冬季室温以18~22℃为宜。如室内生炉火，注意装好烟筒和风斗，婴儿床不要离炉火太近。应经常用湿墩布擦地以保持室内一定的湿度。

室内可先擦地后扫地，防止尘土飞扬，被宝宝吸入。婴儿床的附近可以贴挂一些色彩鲜艳的图片和玩具以利宝宝视力、智力的发展。尽量创造优美良

**爱心贴士**

不要把床放在与门窗相对的地方，避免"穿堂风"使宝宝受风寒。

好的环境，保证宝宝健康地生长。

## 出乳牙期的口腔护理

有些父母认为乳牙迟早要换成恒牙，因而忽视对婴儿乳牙的保护。这种认识是错误的。如果婴儿很小乳牙就坏掉了，与换牙期间隔的时间就会变长，这样会对婴儿产生一些不利的影响。首先，会影响婴儿咀嚼，其次，可导致婴儿消化不良，造成营养不良和生长发育障碍。还会影响语言能力。

乳牙萌出是正常的生理现象，多数婴儿没有特别的不适，但可出现局部牙龈发白或稍有充血红肿症状。不过，即使出现这些现象，也不必为此担心，因为这些表现都是暂时性的，在牙齿萌出后就会好转或消失。

宝宝出牙期，应注意以下几个方面：

在每次哺乳、喂食物后、每天晚上，应由母亲用纱布缠在手指上帮助小儿擦洗牙龈和刚刚露出的小牙。牙齿萌出后，可继续用这种方法对萌出的乳牙从唇面（牙齿的外侧）到舌面（牙齿的里面）轻轻擦洗、对牙龈轻轻按摩。

每次进食后都要给孩子喂点儿温开水，或在每天晚餐后用2%的苏打水清洗口腔，防止细菌繁殖而发生口腔感染。

可给小儿吃些较硬的食物，如苹果、梨、面包干、饼干等，既可锻炼牙齿又可增加营养。

不要给小孩含橡皮奶头作安慰，以免造成牙齿错位。

小孩喜欢吃手指，应注意清洗小孩的手。

## 宝宝口水多时的处理

在孩子出牙时，流口水会很明显，这是正常的。随着婴儿牙齿出齐，学会吞咽，流口水的现象会逐渐消失。如果孩子没有疾病，只是口水多，就不必治疗，这种情况会随着孩子年龄的增长而改善。

如果孩子流口水过多，可给其戴上质地柔软、吸水性强的棉布围嘴，并经常换洗，使之保持干燥清洁。要及时用细软的布擦干孩子的下巴，注意不要用发硬的毛巾擦嘴，以免下巴发红，破溃发炎。

## 食物过敏时的症状及护理

食物过敏最容易发生在婴幼儿身上，常造成父母喂养的困扰。食物过敏后人体各系统的常见表现不同。

反映在消化道里的过敏就是：腹痛、腹胀、恶心、呕吐、黏液状腹泻、便秘、肠道出血、口咽部痒等。

反映在皮肤上则是：荨麻疹、风疹、湿疹、红斑、瘙痒、皮肤干燥、眼皮肿胀等。

还有可能引发呼吸道的异常：流鼻涕、打喷嚏、鼻塞、气喘等，严重时，宝宝甚至会休克。

反映在神经系统上是：暴躁、焦虑、夜晚醒来、啼哭、肌肉及关节酸痛、过于好动等。这些征兆比较细微，不容易被察觉。

母乳喂养的宝宝过敏发生率都比较低，但是如果发现宝宝有过敏，并且在进行母乳喂养，那么就应当改变妈妈的饮食，少吃过敏源，如牛奶蛋白、贝类、花生等。哺乳期间避免食用过敏的食物，如带壳海鲜、牛奶、蛋等，并且每天服用1500毫克的钙元素，以补充牛奶的摄取。

配方奶粉喂养的宝宝，如果发现有

对牛奶蛋白过敏的风险，那么用普通牛奶配方奶粉喂养的时候，就会出现过敏症状。建议这种情况下应当选用含益生元组合的深度水解蛋白配方粉进行喂养。

另外，给婴儿添加辅食要掌握由一种到多种、由少到多、由细到粗、由稀到稠的原则。每次添加的新食物，应为单一食物，少量开始，以便观察婴儿胃肠道的耐受性和接受能力，及时发现与新添加食物有关的症状，这样可以发现婴儿有无食物过敏现象，减少一次进食多种食物可能带来的不良后果。

## 宝宝枕秃的处理

小婴儿的枕部，也就是脑袋跟枕头接触的地方，若出现一圈头发稀少或没有头发的现象叫枕秃。

客观原因：宝宝大部分时间都是躺在床上，脑袋跟枕头接触的地方容易发热出汗使头部皮肤发痒，而因为新生儿还不能用手抓，也无法用言语表达自己的痒，所以宝宝通常会通过左右摇晃头部的动作，来"对付"自己后脑勺因出汗而发痒的问题。由于经常摩擦，枕部头发就会被磨掉而发生枕秃。此外，如果枕头太硬，也会引起枕秃现象。宝宝经常喜欢把脑袋偏向右边，所以右边一侧的头发明显比左边少，因此如果宝宝经常一侧睡觉，也容易发生单侧枕秃。

如果出于客观原因造成枕秃，需要注意：

◆加强护理。给宝宝选择透气、高度和柔软度适中的枕头，随时关注宝宝的枕部，发现有潮气，要及时更换枕头，以保证宝宝头部的干爽。

◆调整温度。注意保持适当的室温，温度太高引起出汗，会让宝宝感到很不舒服，同时很容易引起感冒等其他疾病的发生。

◆生理原因：引起枕秃的原因是多方面，可能是妈妈孕期营养摄入不够，也可能是枕头太硬，甚至是缺钙或者佝偻病的前兆，不过大部分的枕秃往往是因为生理性多汗，头部与枕头经常摩擦而形成的。

如果出于生理原因造成枕秃，需要及时地给宝宝进行血钙检查，看是否有缺钙的症状。遵照医嘱，有的放矢地进行补钙，千万不要盲目补钙。补钙的方式有很多，比如：

◆晒太阳。这是最天然的一种补钙方法，每天带宝宝到户外晒晒太阳，经紫外线的照射可以使人体自身合成维生素 D。

◆补钙剂。如果遇到不适合外出的季节，可以根据医嘱，额外给宝宝补充适量的钙剂，以满足身体需要。

◆食补。对于已经开始接触辅食的宝宝来说，通过各种食物来补钙，不仅有益于身体健康，同时也让宝宝有机会尝试更多的食物。

## 出现积食时的护理

积食在婴儿时期很常见，主要的症状有呕吐、食欲不振、腹泻、便秘、腹胀、腹痛，出现便血，还会伴随出现睡眠不安、口中有酸腐味等症状。当小孩出现积食表现时，应该多喝水，促进食物消化，吃一些帮助消化的药物。同时让宝宝多做运动，也可以促进消化，尤其是晚餐过后不要马上睡觉，否则食物堆积在胃里，睡眠之后胃肠功能减弱，就很

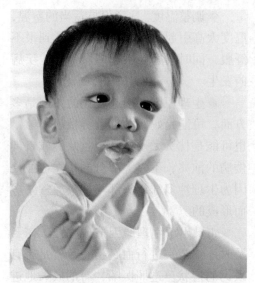

妈妈不要强迫婴儿吃你认定的辅食和奶量，这有可能会使婴儿积食，甚至腹泻。

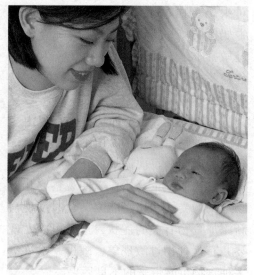

要想解决宝宝蹬被子的问题，就必须找出宝宝蹬被子的原因，并采取相应的改进措施。

容易造成消化不良，引起积食。另外，家长还可以用新鲜的山楂切块煮汤后给宝宝服用，可缓解积食的症状。

## 防止宝宝蹬被子

许多爸爸妈妈都为宝宝蹬被子而发愁。为了防止宝宝因蹬被子而着凉，爸爸妈妈往往会夜间多次起身"查岗"，其实，宝宝蹬被子有很多原因，如被子太厚、睡得不舒服、患有疾病等，父母应找出原因并采取相应的对策才行。

首先，睡眠时被子不要盖得太厚，尽量少穿衣裤，更不要以衣代被。否则，机体内多余的热量散发困难，孩子闷热难受，出汗较多，他就不得不采取"行动"把被子踢开。目前衣料种类繁多，一些家长喜欢用化纤面料给孩子做衣服，这是不科学的，因为化纤类衣料透气性差，不利于机体散热。我们主张用柔软透气吸湿性好的棉织物给孩子做衣服，被子也应选用轻而不厚的。其次，在睡前不要过分逗弄孩子，不要恐吓小孩，白天也不要让他玩得过于疲劳。否则，孩子睡着后，大脑皮质的个别区域还保持着兴奋状态，极易发生踢被、讲梦话等睡眠不安的情况。再则，要培养良好的睡眠姿势。

## 不宜让婴儿久坐

当婴儿刚刚学会坐的时候，大人往往希望婴儿多坐一会儿。但是，值得注意的是，让婴儿久坐对婴儿的生长发育是有害的。因为婴儿骨骼硬度小，韧性大，容易弯曲变形。加上体内起固定骨关节作用的韧带、肌肉比较薄弱，尤其是患佝偻病的小儿。如果让孩子坐得太久，无形中就增加了脊柱承受的压力，很容易引起脊柱侧弯或驼背畸形。

因此，不宜让孩子过早地学坐，也不宜让孩子过久地坐，应鼓励孩子练习爬行，使全身，尤其是四肢的肌肉得到锻炼。

## 不宜让婴儿太早学走路

学走路是每个孩子必经的阶段，不少父母在育儿的过程中，希望自己的孩子早走路，于是就过早地让孩子学站立、学走路，其实这种做法是错误的。

由于婴儿发育刚刚开始，身体各组织十分薄弱，骨骼柔韧性强而坚硬度差，在外力作用下虽不易断折，但容易弯曲、变形。如果让小孩过早地学站立、学走路，就会因下肢、脊柱骨质柔软脆弱而难以承受超负荷的体重，不仅容易疲劳，还可使骨骼弯曲、变形，出现类似佝偻病样的"O"形腿或"X"形腿。在行走时，为了防止跌倒，小孩两大腿需扩大角度分得更开，才能求得平衡，这就使得身体的重心影响了正常的步态，时间一长，便会形成八字步，即在行走时，呈现左右摇摆的姿势。

由此可见，让小孩过早站立、过早学走路，都不利于小孩骨骼的正常发育。因此，应遵循孩子运动发育的规律，并根据发育的状况，尽量不过早让孩子站立和走路，而一般应该在孩子出生11个月以后，再让其学走路为宜。

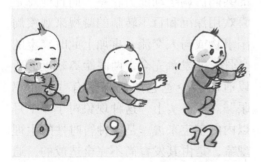

大多数孩子是从6个月开始独立坐起来，9个月开始学爬，12个月前后开始学走。

## 不要抛摇婴儿

有些爸爸妈妈喜欢抱着宝宝，用力地摇晃或向空中抛扔。也有的为了哄宝宝入睡，将宝宝仰卧在自己的双腿上颠颤，或放在摇篮里用力地摇晃。有时又抱着宝宝边走边颠。大人还认为这是让宝宝乖乖入睡和不哭闹的好办法。这些做法对宝宝的健康极为不利，甚至会导致严重后果。这是因为，宝宝的大脑发展比较早，所以头部的分量相对比较重，而颈部肌肉却比较松软，抛扔时宝宝的头部容易受到较强的震动，使脑部受到伤害，这对宝宝的智力发育很不利。另外，大幅度地抛扔或摇晃宝宝，也容易导致其他严重后果，把宝宝抛扔上去却没有接住的惨剧也是有的。因此千万不要抛扔宝宝了。

## 不要和宝宝半夜玩耍

有些爸爸妈妈看见宝宝半夜醒了，怕宝宝哭闹就赶忙把他抱起来哄，全力陪着他玩，这样久而久之就养成了宝宝半夜起来要爸爸妈妈陪玩的习惯。当这种不好的习惯形成之后，爸爸妈妈再不依着宝宝的习惯来，那么宝宝就会大哭大闹，一来二去就变成了闹夜的宝宝，此时再想纠正的话，就要费一番苦功夫了。

所以，如果宝宝在夜里醒来不哭不闹、睁着眼睛自己玩的话，爸爸妈妈可以不予理睬；如果宝宝哼哼唧唧的要找人的话，爸爸妈妈也不要开灯、不要说话，也不要轻易把他抱起来，只要轻轻摸摸、拍拍他，让他有充分的安全感就可以了。对于夜里常常醒来的宝宝，爸爸妈妈应该让他白天少睡一会儿，多带他到户外走走、多和他玩玩、做做锻炼，这样宝宝到了晚上就能睡得比较好了。

# 异常情况

## 感冒

这段时期宝宝出现鼻塞、打喷嚏等症状时，大概是从爸爸或妈妈那里传染上了感冒。不过，6个月之前的宝宝感冒时是不会有高热的，一般在37℃左右。虽然小太爱喝奶，但不是一点儿不喝。感冒初期会流出水状的清鼻涕，三四天后变为发黄的浓鼻涕，然后慢慢开始好转。

感冒是病毒性疾病的总称，所以感冒也有各种各样的类型。抗生素一般用于中耳炎和肺炎的预防，对感冒是不起作用的。爸爸或妈妈一方得了感冒，两三天后宝宝也出现感冒的症状，这时可以断定感冒已传染给了宝宝。宝宝即使得了感冒，可吃奶、活动都很正常，又不腹泻，这种情况下，只要给宝宝穿得暖和些，感冒自然会好起来。如果宝宝实在不想喝奶，可喂些果汁，在夏天弄凉以后吃会更好一些。流鼻涕期间，要尽量控制入浴。已经开始吃断乳食物的宝宝，只要愿意吃就可以像平时一样喂下去。

## 夜间哭闹

4~6个月的宝宝夜啼闹夜的很多，多数都是闹着玩，只有当以前从来不闹的宝宝突然在夜里大声哭闹，或是闹的方式很反常，才有可能是某些疾病所致。

这段时间的宝宝已经形成了一定的睡眠习惯，所以要调整这个睡眠习惯，还得要循序渐进。当宝宝夜里醒来哭闹的时候，爸爸妈妈可以用柔和的、很轻的语调跟他说话，让他感觉到安全和关心，最好不要开灯。如果宝宝提出想去房间外的话也尽量不要满足他。因为要是每次都满足宝宝那种不合理的要求，逐渐会变成习惯。

从医学和心理学的角度上讲，哭首先是表达一种生理和心理需要。对没有自立能力的宝宝来说，哭是他们特有的语言，是他们饥渴、尿湿、想睡或不舒服时向父母发出的信号。依赖父母是孩子的天性，特别是未满6个月的宝宝，更需要有人陪伴。当他发现身边没人时，就会用哭来表达自己的不满。对于宝宝的哭闹父母应当尽量回应，最好的方式是大人从始至终保持镇静，用温柔的抚摸和轻声的话语使宝宝逐渐放松，继而平静下来。

## 斜视

宝宝在出生最初几个月内，调节眼球活动的一些肌肉发育还不完善，双眼的共同协调运动能力较差，而且他总是喜欢用深沉和目不转睛的凝视来观察周围事物或与人交流，再加上此时宝宝的鼻骨未能发育完全，两眼距离较近，所以有时会令爸爸妈妈感觉有些"斗鸡眼"。但事实上，这种现象对于4个月以内的宝宝来说，是一种暂时性的生理现象，是由其发育尚不完全造成的，通常随着宝宝未来几个月双眼共同注视能力的提高，自然就会消失。

如果爸爸妈妈还是不放心的话，可以准备一把手电筒，宝宝仰卧在光线较暗的地方，然后在距宝宝双眼大约50

厘米的正前方用小手电筒照射双眼。如果光点同时落在宝宝的瞳孔中央，就说明宝宝没有斜视，或者为假性斜视；如果光点一个落在瞳孔中央，另一个落在瞳孔的内侧或外侧，就可以判定为斜视，应及时去医院诊治。

如果经检查发现宝宝在 4 个月时已有斜视，可以试着用以下简单方法调节：

◆内斜：爸爸妈妈可以在较远的位置与宝宝说话，或在稍远的正视范围内挂些色彩鲜艳的玩具，并让宝宝多看些会动的东西。

◆外斜：经常转换大人与宝宝间的视觉，让宝宝调换睡觉方向，并采取和调节内斜相反的方法；也可以让宝宝先注视一个目标物体，再将此目标由远而近直至鼻尖，反复练习，以助于增强宝宝双眼的聚合能力。

当然，造成宝宝斜视的原因有时并非是单一的，如经过 4 ~ 6 个月的调节仍无效时，就应当去医院治疗。2 岁以前是婴幼儿视力发育的关键期。如果治疗及时的话，就能很好地起到纠正眼位、提高视力的作用。因此，治疗斜视越早越好。爸爸妈妈还要从以下几点预防宝宝斜视：

◆婴儿床上方的玩具应多角度悬挂，尽量不要让宝宝长时间注视近距离及同一方向的物品。

◆经常变换宝宝睡眠的体位，使光线投射的方向经常改变，避免宝宝的眼球经常只转向一侧造成斜视。

◆不要长时间把宝宝放在摇篮里，爸爸妈妈应该不时地将宝宝抱起来走动，扩大宝宝的视野范围，促使其四处观看，从而增加眼球的转动，增强眼肌和神经的协调能力，避免产生斜视。

## 暑热症

暑热症多发于 4~8 个月的宝宝，但 2 ~ 3 个月的宝宝有时也会发病，1 周岁过后就几乎没有了。

7 ~ 8 月期间气温高、湿度大，是暑热症的多发季节。这种病的主要症状是发热，既不咳嗽、流鼻涕，也不腹泻，宝宝的精神也可以，相对来说出汗要比平时少一些。食欲有些减退，但还不至于一点儿奶粉也不喝。

这种病发热时，一般从半夜开始至清晨持续高热达 38 ~ 39℃（有时可达 40℃），到了中午开始下降，下午就恢复到正常体温。这种发热方式在炎热的天气里一直持续。如果宝宝所处的环境没有改变，这种发热甚至可持续 1 个月。然而一进入 9 月份，这种持续高热就会自然好转。

暑热症由于是炎热造成的疾病，因此，只要把宝宝换到稍凉快的地方，病情就会改善，把室温调到比室外温度低 4℃或 5℃，就可以使患暑热症的病儿治愈。

宝宝发热时如果出汗多，要及时补充水分，果汁或白开水都可以，冷却到 10℃左右后再喂。奶粉也要调配得比以前稀一些，如果宝宝愿意喝稍凉一些的配方奶，可将配方奶凉凉至 10℃左右。断乳食品只要宝宝喜欢吃可继续喂下去。因傍晚时热要退下来，这时给宝宝洗澡比较适宜。

## 体重增加缓慢

婴儿期宝宝每个月体重并不一定是规律增加的，有的宝宝可能在这个月体重增长不多，到了下个月猛长，这种现象也常见。所以爸爸妈妈不要看到宝宝在某个月体重增长得比较慢，就心急火燎地给宝宝猛补特补或四处求医问药，这是没必要的。如果宝宝平时饮食规律、精神良好、大便正常、能吃能睡，就没有什么问题。

宝宝的食量也会影响到他的体重，食量小的宝宝体重自然就可能比同月龄食量大的宝宝要轻一些。不过食量小的宝宝只是体重轻而已，其他方面都正常，并且平时多半不会大哭大闹，夜里也不哭，能一直睡到天亮。

宝宝的体重和遗传也有一定关系，如果爸爸或妈妈本身就较瘦小的话，那么宝宝可能体重也会偏轻。对于这样的宝宝，按照食量小的宝宝去抚养就可以了，只要宝宝一直很精神，运动功能也好，就不必过多补充各种营养。

## 发热

4~5个月的宝宝一般不会患发热很严重的病，多数发热是由中耳炎、颌下淋巴结化脓、肛门口长"疖子"所引起的。这种发热是化脓引起的，化脓处会出现疼痛，所以如果发现发热的宝宝好像是由于疼痛而哭闹时，就应注意观察上述几个地方。但是中耳炎的症状是无法用肉眼看到的，所以爸爸妈妈应留心观察宝宝的举动，如果发现宝宝总用手抓挠疼痛一侧的耳朵，并且耳孔潮湿的话，那么就应该想到是中耳炎。

如果是感冒引起的发热，通常不会温度太高，一般都在37.5℃左右，伴有鼻塞、流鼻涕、咳嗽等症状；如果是突然性发疹引起的发热，热度通常也不高，并且很快会消退；如果是夏季不明原因的持续发热的话，那么就应想到是夏季热病。

宝宝的前囟门在1岁半之前还未完全闭合，如果宝宝发热了，爸爸妈妈可以在宝宝睡着以后，用手心捂在其前囟门处直到宝宝微微出汗，这时宝宝鼻子通了，呼吸匀称了，温度也下降了，然后可以叫醒宝宝，多喂他一些温开水或红糖水。

宝宝发热时最好用物理方法降温，物理降温最好的办法是用温水擦浴。不过在给宝宝用温水擦浴时也要注意，如果宝宝在擦浴过程中有手脚发凉、全身发抖、口唇发紫等所谓寒冷反应，就要立即停止，必须先用退烧药物，降低设定温度，这时再辅助物理散热，体温才会真正降下来。

一般情况下，如果发热体温不高于38.5℃，就尽量不要吃退烧药；如果是有过高热惊厥史的宝宝，最好也是体温到了38℃以上再吃退烧药。另外退烧药不能混着吃，否则可能使药效重叠，导致烧退得太猛太急，体温速降至36℃以下，这必然又会产生新的问题。

## 突然哭叫

如果以前不爱哭的宝宝突然间的大哭大闹，并伴有持续性腹痛症状的话，就应该想到是肠套叠。如果发现宝宝的哭声是每隔4~5分钟后就反复一次，并总是把伸着的双腿弯曲到肚子上的话，甚至有吐奶、面色苍白症状的话，就更应想到是肠套叠。这是婴幼儿急症，必须尽快到医院抢救治疗，否则会有生命危险。

当然，并不是说宝宝一大哭大闹就是肠套叠，只要宝宝是连续不断的哭，或只是突然哭一次，给他吃奶时他能吃得很好，给他玩具、抱着他看看外面环境他就能止住哭声的话，那么就不是肠套叠。这时应考虑是不是发生了肠堵塞。肠堵塞最常见的是肠绞窄，多数是由腹股沟疝气引起。爸爸妈妈可以打开尿布看看宝宝生殖器的侧面，如果肿得厉害、变硬的话，就可以确定是肠绞窄。如果平时有疝气的宝宝突然哭闹，还应该看看肚脐。

阵发性的肠绞痛也会令宝宝突然大声哭闹。肠绞痛是由于婴儿肠壁平滑肌阵阵强烈收缩或肠胀气引起的疼痛，哭时面部渐红、口周苍白、腹部胀而紧张、双腿向上蜷起、双足发凉、双手紧握，抱哄、喂奶都不能缓解，直到宝宝哭到力竭、排气或排便而止。肠绞痛与肠套叠症状明显不同的是：宝宝不会有呕吐症状，而且面部是发红而不是发白，并且哭闹的时间很有规律，如固定在每天晚上或是下午的某段时间内哭泣，一旦排气或是排便了以后哭闹就能立即停止。

如果宝宝是在发热的同时并有突然大声哭闹的话，那么大都是中耳炎或外耳炎，能看到耳朵较湿润、有液体从耳朵里流出或是一侧的耳孔肿得堵住了。

## 眼睛异常

婴幼儿的眼睛问题主要有两大类，一类是功能低常，一类是眼病。功能低常是发育问题，多数是在内因或外因的作用下过早地停止了发育，从而引发永久性损害。如果早期发现并做到及时干预的话，绝大多数会都随着年龄的增长而不断发育完善。眼病则是指发生于眼睛的疾病，种类很多，影响较大的主要有先天性与遗传性眼病、屈光异常和急性眼病。如果发现宝宝眼睛有如下异常

表现，就应引起重视：

◆ "蓝眼"：医学上称为"蓝巩膜"，它是临床上许多疾病的重要症状，其中最主要的是成骨不全。由于巩膜胶原纤维发育不全，使巩膜半透明，透露葡萄膜而显蓝色。成骨不全是一种遗传性疾病，骨脆、耳聋、蓝巩膜是其三大基本症状。

◆ "绿眼"：多为先天性青光眼，也叫发育性青光眼，是由于胎儿期房角组织发育异常，使房水排出受阻、眼压升高的一种致盲性眼病。一般患儿在出生时症状不明显，但常常怕光、流泪、眼睑痉挛、眼球大，之后逐渐出现视力下降、眼球发绿、角膜混浊、视神经萎缩等症状。

◆ "白蒙眼"：为先天性白内障，表现为黑色瞳孔内有许多白色斑点，甚至整个瞳孔呈弥漫性白色混浊，是胎儿的晶状体在发育过程中受到障碍，或在婴儿发育过程中晶状体变混浊所造成的。

◆ "猫眼"：很可能是视网膜母细胞瘤的早期症状，这是一种遗传性的恶性肿瘤，患儿的瞳孔不是常人的黑褐色，而是像猫的瞳孔一样呈黄白色。

◆ "望天眼"：为先天性上眼睑下垂，表现为上眼睑不能正常抬起，平视物体时只能采取仰头姿势。此病多与遗传有关，由动眼神经或提上肌发育不良引起。

◆ 眼睛不能注视目标：多为视神经萎缩或某些先天性严重眼病，完全不能注视目标的话表明眼睛看不见，即没有

**爱心贴士**

爸爸妈妈要及时发现孩子眼睛的不寻常情况，及早诊断治疗。

视力；不能准确注视目标或看不见小的物品，则表明眼睛视力较差。

◆歪头眯眼：如果宝宝看东西总是歪着头、眯起眼的话，则表明可能有斜视或散光等问题。

◆白天夜晚视物有差别：如果一到晚上或是进入较暗的环境里，宝宝就看不清东西、无法注视目标的话，就有夜盲症的可能。

◆眼裂大小不等：正常的宝宝眼裂大小相同或相近，如果差别过大的话则表示可能有先天性眼病。

◆眼白发红：表示结膜充血，是有炎症的表现。

◆瞳孔对光无反应：瞳孔对光反射情况。正常情况下，当面对强光时瞳孔可见明显缩小，若无反应或缩小勉强的话，就表明有眼疾发生。

◆眼屎突然增多：提示可能有炎症、泪道堵塞等问题。

## 消化不良

5~6个月的宝宝由于开始正式添加辅食，所以大便可能会变稀、发绿，次数也会比以前多，有些在大便里还会出现奶瓣，于是就会有妈妈认为宝宝这是消化不良了。其实，这一时期所谓的消化不良多数都是婴儿腹泻，主要是由细菌病毒感染引起和饮食不当引起的。此时宝宝患恶性腹泻的不多见，但家人小题大做地带着宝宝到医院化验吃药打针的却有的是，使宝宝遭受不必要的痛苦。

如果是由细菌引起的腹泻，主要是辅食制作过程中消毒不彻底，从而使当中的细菌进入宝宝体内所导致的，只要给予适量的抗生素就能解决问题；如果是病毒引起的腹泻，就要注意补充丢失

### 医生叮嘱

5~6个月的宝宝还会因为不添加辅食而引起腹泻。随着宝宝月龄的增加，乳类食品已经不能够满足宝宝的日常需要的，有些宝宝在这个月还会出现乳糖或牛奶蛋白不耐受的情况，而乳量不足和乳糖不耐受都会造成宝宝的肠蠕动增强，从而排出又稀又绿的大便，大便的次数也开始增多。所以，如果一直没添加辅食的宝宝出现这种情况时，可以试着增添辅食，情况就有可能会好转。

的水和电解质，病毒造成的腹泻并不会持续很长时间，而且可以自然痊愈。

如果是由于新添加的辅食引起的腹泻，宝宝通常没有什么异常表现，既不发热，精神也很好，而且还是和从前一样爱喝牛奶和其他辅食，只是大便的性状与以前不同。如果不看宝宝的全部情况，只因为大便形状改变了就盲目认为是消化不良，又注射、又停食是完全没必要的，只要给宝宝吃些助消化药并暂停添加那种辅食就可以了。

## 持续性的咳嗽

这种持续性的咳嗽多发在秋冬季节，平时不怎么咳嗽的宝宝可能在夜里睡觉或早上起床之后会连续咳嗽一阵，如果是夜里的话，还有可能把晚上吃的奶粉都吐出来。但是宝宝白天却十分正常，精神十足，并且食量也没有减退的迹象。如果是以前一直爱积痰咳嗽的宝宝，爸爸妈妈就不会太担心，但若宝宝是刚刚出现这种现象的话，爸爸妈妈未免就会担心宝宝是不是生病了。

婴儿期的这种咳嗽多半是由体质造

成的，宝宝的喉咙和气管里也总是呼噜呼噜的，仿佛有痰一样。只要宝宝平时不发热、没有异常表现，进食和大便都正常的话，妈妈就不用担心，也没有必要带着宝宝到医院去吃药打针，只要平时注意加强锻炼，多进行户外活动，多晒晒太阳，改善体质，随着宝宝渐渐长大，这种情况就会好转。

如果宝宝在一段时间里咳嗽严重、但除了咳嗽之外没有任何不适症状的话，爸爸妈妈就应该多给宝宝喂水，减少洗澡的次数，以避免积痰加重。如果非要洗澡不可的话，也尽量不要在晚上洗，最好是把洗澡的时间放在下午。平时多带宝宝进行室外运动，用室外空气锻炼皮肤和气管的黏膜，是减少积痰的分泌和缓解咳嗽的最好办法。

## 舌苔增厚

舌苔变厚主要是丝状乳头角化上皮持续生长而不脱落所造成的。以乳类食品为主的宝宝舌面都会有轻微发白或发黄，只要宝宝吃奶好、大便正常的话，这就是正常现象，爸爸妈妈不必担心。

如果宝宝患有某些疾病，也可引起舌苔增厚，如感冒发热、胃炎、消化道功能紊乱等，都是引起舌苔增厚的主要原因。如果舌苔出现偏厚或者发白等情况，而身体无其他不适症状的话，一般就是上火的表现，这种情况还通常还会

伴有口腔异味甚至口臭；如果舌苔在增厚同时发黄的话，就可能是胃肠方面的疾病或是出现某些炎症。

如果宝宝在舌苔增厚的同时，一并出现食欲下降、消瘦或是发热等症状，最好是及时就医。

## 夏季头疮

每年将近夏末时，有的宝宝头上会长出脓疮。长脓疮的原因有两种：一种是从其他宝宝身上传染来的；另一种是由于挠破了痱子后引起化脓菌感染造成的。不同的宝宝形成的脓疮差别很大，有的宝宝只长出三四个，而严重的宝宝则满头都是，密密麻麻的。一般到了情况比较严重的时候，宝宝可能还会会出现38℃左右的发热症状，且化脓的脓疱，稍微碰一下就很疼。如果宝宝在睡觉的时候翻身碰到脓疱就会被痛醒，然后哭个不止。

为避免这种现象的发生，在宝宝开始起痱子时，爸爸妈妈就要经常给宝宝剪指甲、勤换枕巾以保持清洁，防止宝宝抓挠，这样就能防止转成脓疙瘩。如果已经出现脓疙瘩时，只要及时治疗，就不会发展到十分严重的地步。所以，一旦爸爸妈妈发现宝宝头上有脓疮生成，哪怕只有一个，也要尽早进行治疗。

青霉素对宝宝夏季头疮的早期治疗非常有效，一般在就诊时要具体看脓疱的状况选择去外科还是去儿科就诊。如果脓疱有一部分已经化脓而且变软的话，就必须去外科将其切开。当脓疱痊愈以后，有的宝宝在耳后、脑后部可能会留有几个淋巴结肿块，但这种情况很少见，而且这些肿块不疼痛，也极少化脓，自己会慢慢变小直到吸收痊愈的。

需要注意的是，这种病属于化脓菌感染，应注意不要传染给其他的宝宝。

## 麻疹

6个月以前的宝宝如果得了麻疹，多数都是被患有麻疹的宝宝传染上的，由于此时的宝宝还带有从母体中得来的抵抗力，所以即使得了麻疹，也能很快痊愈。

从被传染到发病一般都是10天左右的潜伏期，如果身体里抗体比较强的话，潜伏期就有可能会更长，有些会等到被传染后20天才出疹子。

5个多月的宝宝如果出了麻疹，在出麻疹前不会有打喷嚏、咳嗽、长眼屎等明显症状，只是体温会稍高于37℃，紧接着在颈上、前胸、后背处就会发出稀稀拉拉像被蚊子咬了一样的红点。如果宝宝的抗体比较少的话，发热的时间就会稍长一些，大概能持续一天半左右，疹子也出得比较多，但发病时不会因为咳嗽而十分痛苦，也不会诱发肺炎等并发症。

## 不会翻身

大多数的宝宝在满5个月左右的时候就应经能够翻身自如了，甚至有些宝宝早在3~4个月大的时候就开始努力翻身，能从仰卧位翻到侧卧位，再从侧卧位翻到俯卧位，唯独不会从俯卧位翻回侧卧位或仰卧位。

如果宝宝到了快6个月的时候还不会翻身，那么首先就要考虑到护理的问题。如果宝宝这个月是在冬天的话，那么有可能是因为穿得多导致宝宝负重过重而影响活动，难以翻身；如果宝宝在新生儿时期用了蜡烛包，盖被子的时候两边被枕头压着，同样也会阻碍宝宝的自由活动而造成其学习翻身较晚；还有一种可能，就是家人没有对宝宝进行翻身的训练或是训练的次数不够。

对于还不会翻身的宝宝，这一时期应加强翻身训练，不过在训练之前要给宝宝穿得少一点儿。训练的过程很简单，可以从教宝宝右侧翻身开始，将宝宝的头部偏向右侧，然后一手托住宝宝的左肩，一手托住宝宝的臀部，轻轻施力，使其自然右卧。当宝宝学会从俯卧转向右侧卧之后，可以进一步训练宝宝从右侧卧转向俯卧：用一只手托住宝宝的前胸，另一只手轻轻推宝宝的背部，令其俯卧。如果宝宝俯卧的时候右侧上肢压在了身下，就轻轻地帮他从身下抽出来。呈俯卧位的宝宝头部会主动抬起来，这时就可以趁势再让宝宝用双手或前臂撑起前胸。以此方法训练几次，宝宝就能翻身自如了。

### 医生叮嘱

5~6个月的宝宝患上麻疹不需要采取特殊治疗，只要控制洗澡次数，防止宝宝受凉就可以了。由于麻疹有传染性，一旦感染了6个月以上的宝宝，就会患上普通麻疹，所以患了麻疹后要暂停户外活动。麻疹有终生的免疫力，只要患过一次，那么以后就不会再患了。

### 医生叮嘱

如果训练多次，宝宝依然还是不会翻身的话，那么最好带宝宝去医院做个检查，排除运动功能障碍的可能。一般来说，运动功能障碍不会仅仅是翻身运动落后，往往是多种运动能力都比同龄的宝宝落后许多。

# 能力训练

## 婴儿爬行练习

爬行对婴儿的智能发展和健康有着重大作用。因为爬行是一种很好的肌肉锻炼方法，他是一种全身协调动作，对中枢神经有良好的刺激，还能扩大孩子的接触面和认识范围，有利于智能发展。

婴儿6个月以后，应经常让他俯卧，在他面前放个玩具逗引他，使他有一个向前爬的意识。开始时他不会爬，父母可用手顶住他的脚，促使他的脚向后用力蹬，这样他就能向前挪动一点儿。在开始学习爬行时，首先要求婴儿的双臂及肩部要有一定的支撑力，没有支撑力就不能爬行。随后他的双臂和肩能够调换重心，在他向前爬时，身体的重心能从一侧上肢移至另一侧。其次，要求婴儿的腿应缩到腹部下面，这时我们看到的婴儿是手和膝盖着床，这时的爬才能叫真正的爬。当婴儿手膝着床爬有困难时，父母可用两手轻轻托起孩子的胸脯和肚子，帮助他的手和膝盖着床，然后再向前稍微送一下，让他有一个爬的感觉。不断地练习俯卧，反复锻炼双臂、双腿的力量及重心的移动，婴儿很快就能学会爬。

训练小婴儿爬行，就等于训练他全身运动的协调性和灵活性。随着爬的能力的进展，婴儿就能转到跪、转移重心和站立阶段，然后很快就能学会行走了。

## 手部肌肉能力训练

在肢体活动中，宝宝最先注意到的就是自己的手，从刚出生时的无意识抓握，到后来有意识的拿取，充分反映出宝宝智力体能的发育过程以及发育的程度。爸爸妈妈可根据宝宝的发育特点，对宝宝进行手部肌肉能力的训练。

手部肌肉能力训练主要包括够取比较小的物体、扔掉再拿和倒手等内容。训练够取物体时，爸爸妈妈可以让宝宝坐着，在他面前放一些色彩鲜艳的玩具，边告诉宝宝各种玩具的名称，边引导宝宝自己伸手去抓握。开始训练时，所选择的玩具要逐渐从大到小，距离要逐渐从近到远，让宝宝努力够取小的物体，最好从满手抓逐步过渡到用拇指和食指捏取，以锻炼手指灵活性和手指肌肉的力量。

在此基础上，还可以在给宝宝一些能抓住的东西，如小积木、小塑料玩具等小玩具之后，继续给宝宝手里递另外的玩具，训练宝宝放下一件，再接过一件的能力，或是有意识地将玩具从一只手传到另一只手的能力。

如果宝宝能做得很好的话，可以继续试着将宝宝不喜欢的玩具递过去，让宝宝练习推开的动作，还可以将宝宝喜欢的玩具从他手中拿过来再扔到宝宝身边，让宝宝练习拣东西的动作，以此来锻炼宝宝手部肌肉的力量。

## 直立练习

6个月左右的宝宝，扶站时，腿已能支持住身体的大部分重量，这时候可让其练习直立，每次练习1分钟左右，每天可练习1~2次。这既锻炼他下肢的肌肉力量，为以后独站、行走做准备，同时又是小儿欢乐情绪的体验。刚开始练习时，大人呈坐位，将两手放在小儿的腋下，让小儿站直在大人的双腿上，开始小儿站立的时间不长，久之即可较长时间站立。

## 视听能力发展

父母要不断地更新视觉刺激，以扩大宝宝的视野。教宝宝认识、观看周围的生活用品、自然景象，可激发宝宝的好奇心，发展宝宝的观察力。还可利用图片、玩具培养宝宝的观察力，并与实物进行比较。

在听觉训练方面，可以锻炼宝宝辨别声响的不同。将同一物体放入不同制品的盒中，让孩子听听声响有何不同，以发展小儿听觉的灵活性。还可以培养宝宝对音乐的感知能力。要以轻柔、节奏鲜明的轻音乐为主，节奏要有快有慢，有强有弱，让宝宝听不同旋律、音色、音调、节奏的音乐，提高对音乐的感知能力。家长可握着宝宝的两手教宝宝合

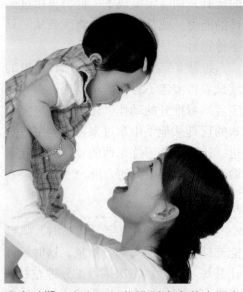

这个时期，宝宝已经能辨别声音的来源和方向。

着音乐学习拍手，也可边唱歌边教孩子舞动手臂。这些活动既可培养宝宝的音乐节奏感，发展孩子的动作，还可激发宝宝积极的情绪，促进亲子交流。

另外，还可以让宝宝敲打一些不易敲碎的物体，引导小儿注意分辨不同物体敲打发出的不同声响，以提高小儿对声音的识别能力，发展对物体的认识能力。

## 记忆力练习

宝宝从一出生就具有了形成记忆的能力，在那个阶段各种信息以一种自动的、无意识的形式进入婴儿的记忆中，而且只能存留很短的时间。到了4个月以后，宝宝的大脑皮层发育得更加成熟，这是他能够有意识地存储并回忆一些信息，最明显的表现就是，他只需看一眼，就知道某个东西是他所熟悉的，而某个东西是陌生的，并能对此迅速做出反应。

训练宝宝的记忆力有很多方法，例如，可以抱着宝宝坐在桌边的椅子上，把他喜欢的多种玩具放在桌子上，拿出其中一件，让他摸摸并跟他谈论这个玩具，然后让宝宝背向玩具。如果宝宝懂得转过头去并主动找出刚刚所拿的玩具的话，就把玩具给他玩一玩，并多多鼓励他。

如果宝宝趴在地上玩的话，可以先把一种玩具放在他面前，引起他的注意

### 爱心贴士

孩子会运用自己的五大感官来认识周围的环境，最常见的是把东西放进嘴巴，而家长一般会害怕东西不干净，把物品拿开。其实，我们不要阻止孩子去探索。只有不断地探索，才能加强他们的记忆力。

后再把玩具放到他身边别的地方，如手边、脚边或腿边，然后问问宝宝"玩具去哪了"，引导宝宝扭动着身子去寻找玩具。如果宝宝一开始不知所措的话，爸爸妈妈可以先耐心引导，帮助他找到玩具，以此来增强宝宝的信心。

## 语言能力训练

4～6个月的宝宝是连续发音阶段，能发的音明显增多。此时，千万不要以为宝宝还不会说话就不和他交流，因为这段时间语言技巧基础的培养是非常重要的。

◆ 模仿妈妈发音：妈妈与宝宝面对面，用愉快的语调与表情发出"啊啊""呜呜""喔喔""爸爸""妈妈"等重复音节，逗引宝宝注视你的口形，每发一个重复音节应停顿一下，给宝宝模仿的机会。也可抱宝宝到穿衣镜前，让他看着你的口形和自己的口形，练习模仿发音。

◆ 学说话：这个时期的宝宝虽然还不会说话，但他常常会发出"a，ma，p，ba，o，e"等音，有时像在自言自语，有时又像在跟父母"说话"。即使小宝宝还不会说这些词，父母也一定要对此做出反应，和宝宝一应一答地对话，以提高宝宝说话的积极性。

◆ 叫名字：用相同的语调叫宝宝的名字和其他人的名字，看是否在叫到宝宝的名字时他能转过头来，露出笑容，如果表现出此情况则表示他领会了叫自己名字的含义。

## 社交能力的培养

培养孩子的社交能力，首先，可以教孩子认识自我。将孩子抱坐在镜子前，对镜中孩子的影像说话，引他注视镜中

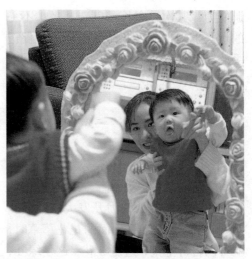

照镜子时，最好跟镜子里的人说话，或者跟镜子里的人一起玩捉迷藏。

的自己和家长及相应的动作，促进孩子自我意识的形成。

其次，家长和孩子说话，不仅要有意识地给予不同的语调，还应结合不同的面部表情，如笑、怒、淡漠等，训练小儿分辨面部表情的能力，使他对不同的语调、不同的表情有不同的反应，并逐渐学会正确地表露自己的感受。

再次，与小儿一起玩捉迷藏游戏，既锻炼小儿感知的能力，培养小儿的注意力和反应的灵活性，还能促进了小儿与成人间的交往，激发小儿产生愉快的情绪。

家长应注意不误时机地把一些陌生的客人，尤其是小朋友介绍给宝宝，让他逐渐适应与生人接近。

## 手部动作训练

宝宝4个月后，手的活动范围就扩大了，家长可以给孩子一定的锻炼，训练手部的灵活性。如伸手够物，通过这一动作来延伸小儿的视觉活动范围，使小儿感觉距离、理解距离，发展手眼协

调能力。其次，家长可以选择大小不一的玩具，来训练小儿的抓握能力，促进手的灵活性和协调性。另外，通过游戏来教孩子玩不同玩法的玩具，如摇晃、捏、触碰、敲打、掀、推、扔、取等，使他从游戏中学到手的各种技能。

# 体格训练

## 户外活动

户外活动可以开阔宝宝的眼界，增长见识，对宝宝的智力开发大有益处。例如，在带着宝宝看外面的花花草草时，就可以告诉宝宝，这是红花，这是绿叶，并拉着宝宝的小手让他感受一下，这样可以使宝宝将他看到的、摸到的、闻到的，经过大脑进行整合，进而实现对自然界中的事物的全方位深层次感受。

**爱心贴士**

如果用婴儿车带着宝宝出去的话，要检查好婴儿车的安全，不要在婴儿车的车把上挂重物，以防在重力的作用下使婴儿车向后仰，给宝宝造成危险。

## 擦浴

擦浴是用最温和的水锻炼，适合于体弱儿及 6 个月以上的宝宝。在擦浴之前最好有 2 ～ 4 周干擦的准备阶段，可从 5 个月开始用柔软的干毛巾轻轻摩擦全身，到发红为止，必须手法轻柔。防止擦伤皮肤。

6 ～ 12 个月宝宝擦浴时室温需保持在 18~20℃，水温从 34 ～ 35℃ 开始，以后逐渐降低水温至 26℃左右。先用毛巾浸入温水，拧半干，然后在宝宝的四肢做向心性擦浴，擦完再用干毛巾擦至皮肤微红。这样做可使皮肤和黏膜得到锻炼，增强体质，预防感冒。

## 训练排大小便

使宝宝养成定时排便的习惯，有利于宝宝的消化、排泄功能规律化。

6 个月的宝宝可以用便盆"把大便"，无论坐便盆还是"把大便"，大人都可以发出"嗯嗯……"的声音，同时叫他的名字说"使劲……"。经过几次训练，大人的语言和声音作为排便的信号，可以形成一种条件反射。同样，大人可用"嘘……"声训练宝宝小便。一般早起后排大便，喂水或喂奶后 15~20 分钟排小便，醒来后排小便。

## 吞咽和咀嚼训练

吸吮是宝宝从出生就具有的本能，但学会咬一小块食物、嚼碎并吞咽下去，还需要后天的训练和培养。一般来讲，当宝宝 4 个月大时，就要开始有意识地添加少量半流质食物，如米糊、蛋黄泥等，以此来训练宝宝的吞咽能力。

刚开始给宝宝喂半流质的食物时，宝宝由于还不会咀嚼和吞咽，所以大多数都会发生用舌头将食物顶出或吐出来的现象。即使是把食物吃了进去，也不能做到将食物从舌面运动到舌后，然后吞咽下去，因此会整吞整咽。另外由于动作不协调，还可能会出现干呕的现象。

这些都是很正常的，因为之前宝宝习惯了吸吮，尚未形成与吞咽动作有关在进行吞咽和咀嚼训练时，由于不同的宝宝有着不同的适应性的心理素质差异，所以有的宝宝只要经过数次试喂即可适应，而有的宝宝则需要 1~2 个月才能学会。所以，在让宝宝学习吞咽和咀嚼时，爸爸妈妈一定要有足够的耐心。

的条件反射。妈妈可以在喂食的时候，将食物放到宝宝的舌头后方，这样宝宝就会通过舌头的前后蠕动配合做出吸吮和吞咽的动作，逐步适应吞咽。只要经过一个阶段的训练，宝宝都能逐步克服上面所说的现象，形成与吞咽的协同动作有关的条件反射。

有些宝宝到了快 6 个月的时候就有乳牙萌出，这时就可以加上咀嚼训练，以促进牙齿的萌发。

训练咀嚼能力可以从在泥糊状食物里添加少量的小块固体食物开始，随着宝宝的适应再慢慢添加固体食物的量，让宝宝自己抓着吃固体食物，学习在嘴里移动食物，培养宝宝对食物和进食的兴趣。另外，还可给用一些专门用来磨牙的小零食来辅助训练。在刚开始训练的时候，妈妈可以先示范给宝宝看如何咀嚼食物，或是用语言提示宝宝用牙齿咬东西。

## 婴儿被动操

4 ~ 6 个月的宝宝做婴儿被动操重点放在练习翻身和起坐，操作时动作要轻柔而有节律，可配上音乐。

◆准备活动。宝宝仰卧，大人两手轻轻地从上而下按宝宝全身，并亲切、轻柔地对宝宝说话，使他情绪愉快，肌肉放松。

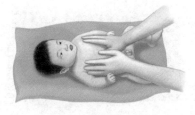

◆第一节：扩胸运动。大人双手握住宝宝的手腕，大拇指放在宝宝手心里，使宝宝握拳，做扩胸样运动。

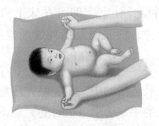

◆第二节：伸展运动。拉宝宝两臂在胸前平举，掌心相对，然后轻拉宝宝两臂经胸前上举，使手背贴床。

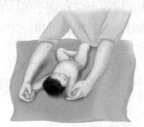

◆第三节：屈腿运动。宝宝仰卧，大人双手握住宝宝脚腕使宝宝两腿伸直、屈曲。

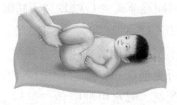

◆第四节：举腿运动。宝宝仰卧，

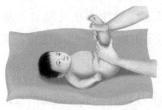

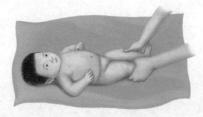

两腿自然伸直，大人扶住宝宝膝部做直腿抬高样动作。

◆第五节：整理运动。扶宝宝四肢轻轻抖动，让宝宝仰卧在床上自由活动1~2分钟，使肌肉及精神逐渐放松。

## 手部肌肉能力训练

在肢体活动中，宝宝最先注意到的就是自己的手，从刚出生时的无意识抓握，到后来有意识的拿取，充分反映出宝宝智力体能的发育过程以及发育的程度。

手部肌肉能力训练主要包括够取比较小的物体、扔掉再拿和倒手等内容。训练够取物体时，爸爸妈妈可以让宝宝坐着，

在他面前放一些色彩鲜艳的玩具，边告诉宝宝各种玩具的名称，边引导宝宝自己伸手去抓握。开始训练时，所选择的玩具要逐渐从大到小，距离要逐渐从近到远，让宝宝努力够取小的物体，最好从满手抓逐步过渡到用拇指和食指捏取，以锻炼手指灵活性和手指肌肉的力量。

在此基础上，还可以在给宝宝一些能抓住的东西，如小积木、小塑料玩具等小玩具之后，继续给宝宝手里递另外的玩具，训练宝宝放下一件，再接过一件的能力，或是有意识地将玩具从一只手传到另一只手的能力。

如果宝宝能做得很好的话，可以继续试着将宝宝不喜欢的玩具递过去，让宝宝练习推开的动作，还可以将宝宝喜欢的玩具从他手中拿过来再扔到宝宝身边，让宝宝练习拣东西的动作，以此来锻炼宝宝手部肌肉的力量。

# 培养行为习惯

## 规律的睡眠习惯

如前所述，应从小培养宝宝有规律地作息的习惯。4个月后可将宝宝白天的睡眠时间逐渐减少1次，即白天睡眠3～4次，每次1.5～2小时。夜间如宝宝不醒，尽量不要惊动他。如果宝宝醒了，尿布湿了可更换尿布，或给他把尿，宝宝若需要吮奶、喝水可喂喂他，但尽量不要和他说话，不要逗引他，让他尽快转入睡眠状态。要注意小儿睡觉的姿势，经常让宝宝更换头位，以防宝宝把头睡偏。

## 训练宝宝定时排便的习惯

4个月以后，宝宝的生活逐渐变得有

规律，基本上能够定时睡觉，定时饮食，大小便间隔时间变长，妈妈可以试着给宝宝把大小便，让宝宝形成条件反射，为培养宝宝良好的大小便习惯打下基础。

父母可以按照孩子自己的排便习惯，先摸清孩子排便的大约时间，与前几个月的方法一样，若发现婴儿有脸红、瞪眼、凝视等神态时，便可抱到便盆前，用嘴发出"嗯、嗯"的声音对婴儿形成作为条件反射，每天应固定一个时间进行，久而久之婴儿就会形成条件反射，到时间就会大便。便后用温水轻轻洗洗，保持卫生。

宝宝排尿也是如此，如果宝宝定时

定量吃奶，且只在洗浴后才喝果汁，而且一般排尿时间间隔较长，则定时排尿成功率较高。爸爸妈妈在训练宝宝排便时一定要耐心细致、持之以恒，进行多次尝试。每隔一段时间把一次尿，每天早上或晚上把一次大便，让宝宝形成条件反射，逐渐形成良好的排便习惯。排便时要专心，不要让宝宝同时做游戏或做其他事情。

## 建立良好的亲子依恋关系

建立良好的亲子依恋关系对孩子将来的心理健康和行为起着不可忽视的作用。所以，父母需要牢牢把握好依恋关系形成和发展的关键期，与宝宝建立良好的依恋关系。

当宝宝与妈妈建立良好的依恋关系时，他会认为人与人是能够互相信任，互相帮助的。当孩子长大后，他们同样会与其他人建立这种良好健康的关系，会用父母对待他的方式来对待其他人，会显示出更友好的合作态度，受到更多人的欢迎。父母在平时应增加与宝宝亲密接触的机会。即使是短暂的爱抚、拥抱、亲吻都可以让宝宝感受到你的爱。

父母需要对宝宝付出相当多的关注、照料和教导。当宝宝烦躁不安、哭闹不止时，父母要及时调控自己的情绪，表现出足够的宽容与耐心。有些家长对宝宝时而热情时而冷淡，随自己的情绪而定。这会使宝宝感到无所适从，久而久之会对父母缺乏信任。

## 纠正婴儿吮手指的不良习惯

虽然婴儿吮吸手指是种正常现象，但是也要注意不能让婴幼儿频繁地吮吸手指，这样不但影响手指和口腔的发育，而且还会感染各种寄生虫病。根据临床观察，婴幼儿手指甲缝里虫卵的阳性检出率为30%左右，婴儿通过吸吮指头不但会不知不觉地感染上寄生虫病，而且还能导致反复感染难以治愈。因此，应戒除婴儿频繁吮吸手指的习惯。另外，当宝宝将有危险或不干净的东西放入嘴里时，成人应立即制止，用严肃的口气对小儿说"不行"，并将放入口的物品取走。宝宝会从成人的行为、表情和语调中，逐渐理解什么可进食，什么不可以放入口中。

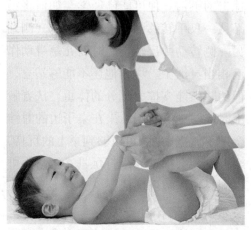

父母需要把握好建立亲子依恋关系的关键时期，增强与宝宝的情感。

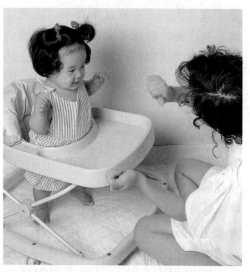

拿宝宝喜欢的玩具或食物吸引宝宝注意力，避免宝宝频繁吮吸手指。

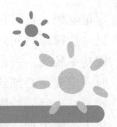

# 7～9个月婴儿

## 生长发育特点

### 7个月宝宝的发育特点

这个时期的宝宝，身体发育开始趋于平缓。

**★身体外观和生长特点**

这个时期，如果宝宝下面中间的两个门牙还没有长出，这个月也许就会长出来了。如果已经长出来，上面当中的两个门牙也许就快萌出了。

满7个月时，男婴体重平均8.3千克，身长平均69.5厘米，头围约44.5厘米；女婴体重平均7.7千克，身长平均67.6厘米，头围约43.5厘米。

**★婴儿的语言发展**

此时家长参与孩子的语言发育过程更加重要，这时他开始主动模仿说话声，在开始学习下一个音节之前，他会整天或几天一直重复这个音节。能熟练地寻找声源，听懂不同语气、语调表达的不同意义。现在他对你发出的声音的反应更加敏锐，并尝试跟着你说话，因此要像教他叫"爸爸"和"妈妈"一样，耐心地教他一些简单的音节和诸如"猫""狗""热""冷""走""去"等词汇。尽管至少还需要1年以上的时间，你才能听懂他咿呀的语言，但周岁以前孩子就能很好地理解你说的一些词汇。

**★婴儿的运动能力**

如果你把宝宝扶成坐直的姿势，他将不需要用手支持而仍然可以保持坐姿。孩子从卧位发展到坐位是动作发育

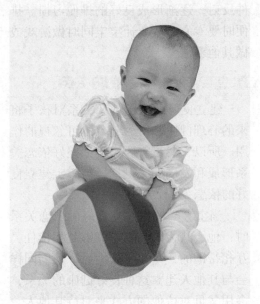

这时的宝宝能独自坐稳，因此能利用容易抓的玩具做游戏。

的一大进步。当他从这个新的起点观察世界时，他会发现用手可以做很多令人惊奇的事情。他可能已经学会如何将物品从一只手转移到另一只手，从一侧到另一侧转动并反转。此时婴儿翻身动作已相当灵活了。尽管他还不能够站立，但两腿已能支撑大部分的体重。扶着腋下时能够上下跳跃，坐在桌子边的时候会用手抓挠桌面，可以够到桌上的玩具，会撕纸，会摇动和敲打玩具，两只手可以同时抓住两个玩具。

**★婴儿情绪和社交发展**

此时的孩子已经能够区别亲人和陌生人，看见看护自己的亲人会高兴，

从镜子里看见自己会微笑，如果和他玩藏猫儿的游戏，他会很感兴趣。这时的宝宝会用不同的方式表示自己的情绪，如用哭、笑来表示喜欢和不喜欢。这个时期的宝宝能有意识地较长时间注意感兴趣的事物，不过宝宝仍有分离焦虑的情绪。

### ★ 婴儿的认知发展

此时的宝宝，玩具丢了会找，能认出熟悉的事物。对自己的名字有反应。能跟妈妈打招呼，会自己吃饼干，出现认生的行为，对许多东西表现出害怕的样子。能够理解简单的词义，懂得大人用语言和表情表示的表扬和批评；能记住 3～4 个离别一星期的熟人；会用声音和动作表示要大小便。

## 8 个月宝宝的发育特点

8 个月的宝宝从自身发育来讲，已进入一个新的阶段。

### ★ 身体外观和生长特点

男宝宝体重平均 8.8 千克，身高平均

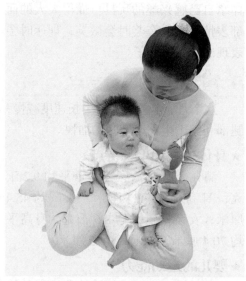

虽然宝宝还不会说话，但是应该反复地教他不同的问候语。

71.0 厘米，头围约 45.1 厘米；女宝宝体重平均 8.2 千克，身高平均 69.1 厘米，头围约 44.1 厘米。男宝宝胸围平均为 44.9 厘米左右；女宝宝平均为 43.7 厘米左右。

### ★ 婴儿的语言发展

这一阶段的婴儿，明显地变得活跃了，能发的音明显地增多了。当他吃饱睡足情绪好时，常常会主动发音，发出的声音不再是简单的韵母声"a""e"了，而出现了声母音"pa""ba"等。还有一个特点是能够将声母和韵母音连续发出，出现了连续音节，如"a-ba-ba""da-da-da"等，所以也称这年龄阶段的孩子的语言发育处在重复连续音节阶段。

除了发音之外，孩子在理解成人的语言上也有了明显的进步。他已能把母亲说话的声音和其他人的声音区别开来，可以区别成人的不同的语气，如大人在夸奖他时，他能表示出愉快的情绪，听到大人在责怪他时，表示出懊丧的情绪。

此时婴儿还能"听懂"成人的一些话，并能做出相应的反应。如成人说"爸爸呢"，婴儿会将头转向父亲；对婴儿说"再见"，他就会做出招手的动作，表明婴儿已能进行一些简单的言语交流。能发出各种单音节的音，会对着他的玩具说话。能发出"大大、妈妈"等双唇音，能模仿咳嗽声、舌头"喀喀"声或咂舌声。

孩子还能对熟人以不同的方式发音，如对熟悉的人发出声音的力量和高兴情况与陌生人相比有明显的区别。他也会用 1～2 种动作表示语言。

### ★ 婴儿的运动能力

此时孩子可以在没有支撑的情况下坐起，而且坐得很稳，可独坐几分钟，还可以一边坐一边玩，还会左右自如地转动上身也不会倾倒。尽管他仍然不时向前倾，但几乎能用手臂支撑身体了。

因为现在他已经可以随意翻身，一不留神他就会翻动，可由俯卧位翻成仰卧位，或由仰卧翻成俯卧位，所以在任何时候都不要让孩子独处。

此时的宝宝已经达到新的发育里程碑——爬。刚开始的时候宝宝爬有三个阶段，有的孩子向后倒着爬，有的孩子原地打转，还有的是匍匐向前，这都是爬的一个过程。等宝宝的四肢协调得非常好以后，他就可以立起来手膝爬了，而且头颈抬起，胸腹部离开床面，可在床上爬来爬去。

此时他也许非常喜欢听"唰唰"的翻书声和撕纸声，不论有没有出牙，都会吃小饼干，能做出咀嚼的动作。

### ★婴儿情绪和社交发展

如果对孩子十分友善地谈话，他会很高兴；如果你训斥他，他会哭。从这点来说，此时的孩子已经开始能理解别

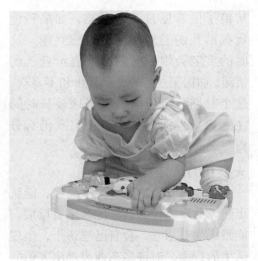

这个阶段，孩子已经不满足普通的玩具，喜欢会发生声音的玩具。

人的感情了。而且喜欢让大人抱，当大人站在孩子面前，伸开双手招呼孩子时，孩子会发出微笑，并伸手表示要抱。

### ★婴儿的认知发展

此时的孩子对周围的一切充满好奇，但注意力难以持续，很容易从一个活动转入另一个活动。对镜子中的自己有拍打、亲吻和微笑的举动，会移动身体拿自己感兴趣的玩具。懂得大人的面部表情，大人夸奖时会微笑，训斥时会表现出委屈的样子。

## 9个月宝宝的发育特点

这个月，宝宝头部的生长速度减慢，腿部和躯干生长速度开始加快。

### ★身体外观和生长特点

满九个月时，男婴体重平均9.2千克，身高平均72.3厘米，头围约45.4厘米；女婴体重平均8.6千克，身高平均70.4厘米，头围约44.5厘米。

### ★婴儿的运动能力

这个月，宝宝已经能扶着周围的物体站立。

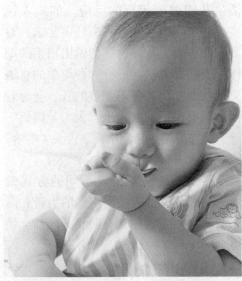

宝宝能认识喜欢的食物，并能自己动手拿着吃。

扶立时背、髋、腿能伸直，挽扶着能站立片刻，能抓住栏杆从坐位站起，能够扶物站立，双脚横向跨步。也能从坐位主动地躺下变为卧位，而不再被动地倒下。

由原来的手膝爬行过渡到熟练地手足爬行，由不协调到协调，可以随意改变方向，甚至爬高。

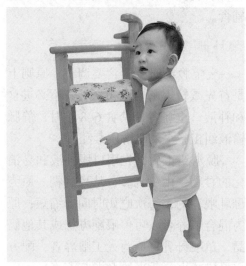

这个月，宝宝已经能扶着周围的物体站立。

## ★婴儿的语言发展

现在他能够理解更多的语言，与你的交流具有了新的意义。在他不能说出很多词汇或者任何单词以前，他可以理解的单词可能比你想象的多。此时尽可能与孩子说话，告诉他周围发生的事情，要让你的语言简单而特别，这样可增加孩子的理解能力。

无论你给他翻阅图书还是与他交谈，都要给孩子充足的参与时间。比如向孩子提问并等待孩子的反应，或者让孩子自己引导。此时他也许已经能用简单的语言回答问题；会做 3 ~ 4 种表示语言的动作；对不同的声音有不同的反应，当听到"不"或"不动"的声音时能暂时停止手中的活动；知道自己的名字，听到妈妈说自己名字时就停止活动，并能连续模仿发声。听到熟悉的声音时，能跟着哼唱；能说一个字并以动作表示，如说"不"时摆手，"这、那"时用手指着东西。

## ★婴儿情绪和社交发展

之前一段时期，宝宝是坦率、可爱的，而且和你相处得非常好；到这个时候，她也许会变得紧张执着，而且在不熟悉的环境和人面前容易害怕。宝宝行为模式之所以发生巨大变化，是因为他有生以来第一次学会了区分陌生人与熟悉的环境。

宝宝对妈妈更加依恋，这是分离焦虑的表现。当妈妈走出他的视野时，他知道妈妈就在某个地方，但没有与他在一起，这样会导致他更加紧张。情感分离焦虑通常在 10~18 个月期间达到高峰，在 1 岁半以后慢慢消失。妈妈不要抱怨宝宝具有占有欲，应努力给予宝宝更多的关心和好心情。因为妈妈的行动可以教会宝宝如何表达爱并得到爱，这是宝宝在未来许多年赖以生存的感情基础。

## ★婴儿的认知发展

此时的宝宝也许已经学会随着音乐有节奏地摇晃，能够认识五官；能够认识一些图片上的物品，例如他可以从一大堆图片中找出他熟悉的几张。

有意识地模仿一些动作，如：喝水、拿勺子在水中搅等。可能他已经知道大人在谈论自己，懂得害羞；会配合穿衣。会与大人一起做游戏，如大人将自己的脸藏在纸后面，然后露出来让孩子看见，孩子会高兴，而且主动参与游戏，在大人上次露面的地方等待着大人再次露面。

# 饮食与喂养

## 断奶过渡后期的喂养

断奶的具体月龄无硬性规定，通常在1岁左右，但必须要有一个过渡阶段，在此期间应逐渐减少哺乳次数，增加辅食，否则容易引起婴儿不适，并导致摄入量锐减，消化不良，甚至营养不良。7～8个月母乳乳汁明显减少，所以8～9个月后可以考虑断奶。

这个时期，可开始培养宝宝独立吃饭的能力。同时，宝宝辅食的添加应该多样化，食物的颜色和形状是刺激婴儿兴趣的重要因素，因此要特别注意。妈妈最好自己在家为宝宝做断奶食品。这个时期，婴儿逐渐喜欢跟家人坐在餐桌前吃饭，但是要避免油炸食品和过于刺激的食品以及黄豆、洋葱等不容易消化的食品。另外，喂断奶食品时，应该适当给婴儿补充水分。

## 掌握好辅食的量

宝宝的胃很小，爸爸妈妈觉得宝宝吃得太少，其实只是错觉。如果总是强迫宝宝多吃，会增加他的消化负担，很容易造成消化不良。因此，掌握宝宝的食量，最重要的是不要过量。

一般在断奶第1天只需添加1匙谷类食物，如婴儿米粉即可。然后每2天增加1匙，到第6天，就可以喂3匙婴儿米粉加1匙菜泥或果泥了。菜泥或果泥可以隔3天增加1匙，到了第10天，宝宝就可以吃5匙婴儿米粉加2匙果泥或菜泥，再加1匙肉泥或者豆腐泥了。这样慢慢增加食量和种类

给宝宝肠胃充足的适应时间，一般可以顺利过渡。

如果宝宝辅食吃得不好，很容易营养不良，爸爸妈妈要多想些办法，变换花样、变换口味等，设法让宝宝喜欢上辅食。

## 婴儿腹泻时应如何喂养

宝宝腹泻时，饮食要调整，原则上是首先减轻胃肠道负担，轻者不必进食和补液；重症者可禁食6～8小时，静脉输液纠正脱水及电解质紊乱。

脱水纠正后，先用口服补液和易消化的食物，由少到多，从稀到稠。原为母乳喂养的，每次吃奶时间要缩短；原为混合喂养者，可停喂配方奶或其他奶品，单喂母乳；原为人工喂养者，配方奶量应减少，适当加水或米汤。

婴儿腹泻经治疗，病情逐渐好转，大便每日2~3次，水分减少，身体基本恢复正常时，再逐渐添加辅食，以免再次导致腹泻。一般需1~2周才能恢复到原来的位置。

## 必须要喂白开水

宝宝喜欢甜味，喝惯了果汁、配方奶、咸淡适中的菜水、菜汁，对白开水就不感兴趣了。6个月以前，宝宝的吸吮欲望比较强，放到嘴里的奶瓶会很自然地去吸吮，尽管白开水没有什么味道，但是却能满足吸吮的欲望。6个月以后，宝宝天生的吸吮欲望减退，对于吸吮已经有更具体的目的了，那就是喝他喜欢喝的东西。所以，宝宝不喜欢喝白开水

是很自然的。

任何饮料都不能代替水，6个月后母乳喂养儿每天应喝30～80毫升白开水，配方奶喂养儿应喝100～150毫升水。用奶瓶喝水是比较省事的，帮助宝宝养成用奶瓶喝水的习惯。宝宝喜欢自己做事，把喝水的任务交给宝宝自己，妈妈在一旁看着，宝宝会喝下不少的水。这个方法很有效。妈妈不要怕宝宝自己拿不好奶瓶。不用担心，你只要在一旁看着，不会出什么问题的。

## 给予磨牙的食物

出牙期的宝宝牙龈会很痒，因此，他们总是喜欢咬一些硬的东西来缓解这种不适感，帮助他的小乳牙萌出。目前有很多专为婴儿设计的磨牙玩具，如牙胶、练齿器、固齿器等，但爸爸妈妈会发现，宝宝在用磨牙玩具磨牙时特别不老实，总是咬一咬就随手扔到一边了，等到他再想起来磨牙时，磨牙玩具上已经沾满了口水和灰尘，一般擦拭很难保证卫生，而次次消毒又太麻烦。

其实，食物是宝宝最好的磨牙工具。可以给他一些手指饼干、面包干、烤馒头片等食物，让他自己拿着吃。刚开始时，宝宝往往是用唾液把食物泡软后再咽下去，几天后就会用牙龈磨碎食物并尝试咀嚼了，因此也就达到了磨牙的效果。

妈妈可以把新鲜的苹果、黄瓜、胡萝卜或西芹切成手指粗细的小长条给宝宝，这些食物清凉脆甜，还能补充维生素，可谓磨牙的最佳选择。还可以把买回来的地瓜干放在刚煮熟的米饭上面焖一焖，焖得又香又软时再给宝宝，也是

不错的磨牙选择。磨牙饼干、手指饼干或其他长条形饼干既可以满足宝宝咬的欲望，又能让他练习自己拿着东西吃，一举两得。不过要注意的是，不能选择口味太重的饼干，以免破坏宝宝的味觉培养。

## 婴儿挑食时的喂养

宝宝在七八个月时，对食物会表现出暂时的喜好或厌恶情绪。妈妈不必对这一现象过于紧张，以致采取强制态度，造成宝宝的抵触情绪。宝宝对于新的食物，一般要经过舔、勉强接受、吐出、再喂、吞等过程，反复多次才能接受。父母应耐心、少量、多次地喂食，并给予宝宝更多的鼓励和赞扬。

孩子的模仿能力强，对食物的喜好容易受家庭的影响。作为父母，更应以身作则，不挑食，不暴饮暴食，不过分吃零食。同时，要给宝宝营造一个开心宽松的进食气氛，进食期间避免玩耍、

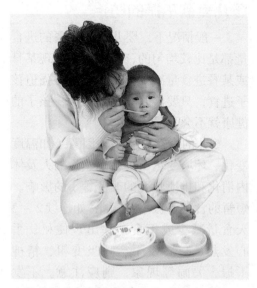

大部分婴儿只想吃特定食品，拒绝某些食品。在这种情况下，妈妈的态度非常重要。

看电视等不良习惯。

另外，父母应该不断地调整食物的色、香、味、形，以诱发宝宝的食欲，对食物保持良好的兴奋性，使宝宝乐于接受新的食物。

## 婴儿营养不良的表现及治疗

营养不良是由于营养供应不足、不合理喂养、不良饮食习惯及精神、心理因素所致，另外，因食物吸收利用障碍等引起的慢性疾病也会引起婴儿营养不良。

婴儿营养不良的表现为体重减轻，皮下脂肪减少、变薄。一般的，腹部皮下脂肪先减少，继之是躯干、臀部、四肢，最后是两颊脂肪消失而使婴儿看起来似老人，皮肤则干燥、苍白松弛，肌肉发育不良，肌张力低。轻者常烦躁哭闹；重者反应迟钝，消化功能紊乱，可出现便秘或腹泻。

在治疗上，轻者可通过调节饮食促其恢复，重者应送医院进行治疗。

## 婴儿食欲不振的防治

一般情况下，婴儿每日每餐的进食量都是比较均匀的，但也可能出现某日或某餐进食量减少的现象。不可强迫孩子进食，只要给予充足的水分，孩子的健康就不会受损。

婴儿的食欲可受多种因素（如温度变化、环境变化、接触不熟悉的人及体内消化和排泄状况的改变等）的影响。短暂的食欲不振不是病兆，如连续2～3天食量减少或拒食，并出现便秘、手心发热、口唇发干、呼吸变粗、精神不振、哭闹等现象，则应注意。不发热者，可给孩子助消化的中药和双歧杆菌等菌群调节剂，也可多喂开水（可加果汁、菜汁）。

待婴儿积食消除，消化通畅，便会很快恢复正常的食欲。如无好转，应去医院做进一步的检查治疗。

## 不宜只让婴儿喝鱼汤和肉汤

宝宝长到七八个月时，就已经能吃一些鱼肉、肉末、肝末等食物，但不少父母仍只给宝宝喝汤，不让吃肉。这样做主要是父母低估了宝宝的消化能力，认为宝宝还没有能力去咀嚼和消化食物。也有的父母认为汤的味道鲜美，营养都在汤里面，其实这些看法都是错误的，这样做只会限制宝宝摄取更多的营养。

用鱼、鸡或猪等动物性食物煨汤，确实有一些营养成分溶解在汤内，它们是少量的氨基酸、肌酸，肉精、钙等，增加了汤的鲜味，但大部分的精华，像蛋白质、脂肪、无机盐都还留在肉内。肉类食物主要的营养成分是蛋白质，蛋白质遇热后会变性凝固，绝大部分都在肉里，只有少部分可溶性蛋白质跑到汤里去了。

科学而经济的喂养方法，应该是在补充肉类食物时，即让婴儿喝汤又要让其吃肉。因为鲜肉汤中的氨基酸可以刺激胃液分泌，增进食欲，帮助婴儿消化；而肉中丰富的蛋白质等更能提供婴儿所需的营养。尤其这些都是优质蛋白质，能促进宝宝的生长发育，使肌肉长得结实，免疫力增强，可以减少各种疾病的发生，保证宝宝健康成长。

# 日常护理

## 从入睡状态看婴儿的健康

宝宝的健康状况或疾病的潜伏与发作，都可以从宝宝的睡眠状态中观察得到。宝宝正常的睡眠是安静入睡，呼吸平衡，头部略潮，时有微汗，面目舒展，里面有微笑的表情。

如果宝宝出现下列睡眠异常现象，常常是某些疾病的潜伏或发病的征兆。

◆睡眠不实，时而哭闹乱动，不能沉睡。

◆全身干涩发烫，呼吸急促，脉搏正常者快（新生儿140次/分，婴儿120次/分）。

◆睡后不安宁，头部大汗，湿了枕头，出现痛苦表情；睡时抓耳挠腮，四肢不时抖动，有时惊叫。

经常仔细观察宝宝睡眠可以及时了解宝宝的健康状况，早期发现病症，及时排除或就医诊治。某些宝宝睡眠的异常现象是宝宝白天过度兴奋或暴饮暴食而致。如宝宝入睡时突然滚动或哭闹，则可能是排尿的表示，对这些现象应针对性处理。

每个宝宝都有自己的睡眠规律和睡眠表现，应具体情况具体对待。要为宝宝创造良好的睡眠环境并养成良好的睡眠习惯。

## 婴儿出牙期的营养保健

婴儿在6个月以前没有牙齿，吃奶时靠牙床含住母亲乳头。到6个月左右，婴儿开始出牙，出牙是牙齿发育和婴儿生长发育过程中的一个重要阶段。

婴儿出牙时一般无特别不适，但个别婴儿可出现突然哭闹不安，咬母亲乳头，咬手指或用手在将要出牙的部位乱抓乱划，口水增多等症状，这可能与牙龈轻度发炎有关。此时，母亲要耐心护理，分散婴儿的注意力，不要让他用手或筷子去抓划牙龈。若孩子自己咬破或抓破牙龈，可在牙龈上涂少量甲紫药水，一般不需服药。

婴儿出牙与给婴儿添加辅助食品的时间几乎一致，婴儿易出现腹泻等消化道症状，这可能是出牙的反应，也可能是抗拒某种辅食的表现，可以先暂停添加，观察一段时间就可知道原因。

家长应给婴儿多吃些蔬菜、果条，这样不但有利于改掉其吮手指或吮奶瓶嘴的不良习惯，而且还使牙龈和牙齿得到良好的刺激，减少出牙带来的痛痒，对牙齿的萌出和牙齿功能的发挥都有好处。另外，进食一些点心或饼干可以锻炼婴儿的咀嚼能力，促进牙齿的萌出和坚固，但同时也容易在口腔中残留渣滓，成为龋齿的诱因，因此在食后最好给婴儿些凉开水或淡盐水饮服代替漱口。

## 纠正牙齿发育期的不良习惯

在孩子生长发育期间，许多不良的口腔习惯能直接影响到牙齿的正常排列和上下颌骨的正常发育，从而严重影响孩子面部的美观。因此在婴儿期应及时纠正这些不良习惯。

◆咬物：一些孩子在玩耍时，爱咬物体，如袖口、衣角、手帕等，这样在经常用来咬物的牙弓位置上易形成局部小开牙畸形（即上下牙之间不能咬合，中间留有空隙）。

◆偏侧咀嚼：一些婴儿在咀嚼食物时，常常固定在一侧，这种一侧偏用一侧废用的习惯形成后，易造成单侧咀嚼肌肥大，而废用侧因缺乏咀嚼功能刺激，使局部肌肉发育受阻，从而使面部两侧发育不对称，造成偏脸或歪脸现象。

◆吮指：婴儿一般从 3 ～ 4 个月开始，常有吮指习惯，一般在 2 岁左右逐渐消失。由于手指经常被含在上下牙弓之间，牙齿受到压力，使牙齿往正常方向长出时受阻，而形成局部小开牙。同时由于经常做吸吮动作，两颊收缩使牙弓变窄，形成上前牙前突或开唇露齿等不正常的牙颌畸形。

◆张口呼吸：张口呼吸时上颌骨及牙弓易受到颊部肌肉的压迫，会限制颌骨的正常发育，使牙弓变得狭窄，前牙相挤排列不下引起咬合紊乱，严重的还可出现下颌前伸，下牙盖过上牙的情况，即俗称的"兜齿""瘪嘴"。

◆偏侧睡眠：这种睡姿易使颌面一侧长期承受固定的压力，造成不同程度的颌骨及牙齿畸形，两侧面颊不对称等情况。

◆下颌前伸：即将下巴不断地向前伸着玩，可形成前牙反颌，俗称"地包天"。

含空奶头：一些婴儿喜欢含空奶头睡觉或躺着吸奶，这样奶瓶易压迫上颌骨，而婴儿的下颌骨则不断地向前吮奶，长期反复地保持如此动作，可使上颌骨受压，下颌骨过度前伸，形成下颌骨前突的畸形。

## 宝宝在家发生抽风时的护理

小儿抽风是婴幼儿的一种常见病，据有关专家统计，发病率是成人的 10 ～ 15 倍。这是因为婴幼儿的大脑发育不完善，即使较弱的刺激也能引起大脑运动神经元异常放电，从而导致抽风。小儿抽风的原因很多，常见于发高热时，称高热惊厥。此外，小儿得肺炎、脑膜炎、脑炎或发生颅脑外伤、癫痫、缺钙等疾病，也都是发生抽风的常见原因。

当孩子发生抽风时，家长首先应立即将孩子放在床上或木板上，把头偏向一侧，以免痰液或呕吐物吸入呼吸道而致窒息。然后，解开婴儿衣领，保持其呼吸道通畅，用手帕缠住竹筷或匙柄后置于上下门齿之间，以免其咬伤舌头，用手指甲重按婴儿人中穴，以达到止抽的目的，如有条件还可针刺合谷、涌泉等穴位。

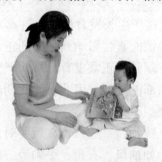

如果长出乳牙，婴儿就喜欢经常把东西放入嘴里咬。

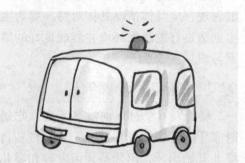

对于抽风严重的婴儿，应尽快到医院就诊，以免耽误治疗。

如婴儿抽风时还伴有高热，应积极采取降温措施，可根据客观条件选用不同的方法。如家中有冰箱的，可将冰块装入塑料袋内放置在小儿额部、枕部、腋下、腹股沟等大血管经过处；家中备有酒精的，可加等量温水稀释酒精配成30%浓度的酒精，轻擦皮肤、四肢及腋下、腹股沟处以助散热；家中如有退热药如阿司匹林、布洛芬制剂等要根据说明书给小儿服用。

## 夏季患外耳道疖肿的护理

外耳道疖肿是外耳道皮肤急性局限性化脓性病变。外耳道疖肿，又称局限性外耳道炎，发生于外耳道软骨部，是耳科常见病之一。在炎热的夏天因出汗较多、洗澡不当或因泪水进入外耳道等原因可致婴儿外耳道疖肿。

一旦外耳道皮肤发炎，化脓形成疖肿，随疖肿的加重，外耳道皮下的脓液会渐增多，其产生的压力会直接压迫在耳道骨壁上，由于此处神经对痛觉尤为敏感，所以婴儿感到特别疼痛，且在张口、咀嚼时疼痛加重。哺乳期患儿往往有拒乳、抓耳、摇头、夜间哭闹不能入眠等表现。若外耳道疖肿明显肿胀，睡眠时压迫患侧耳朵，婴儿会因疼痛加剧而哭闹。

发生疖肿时应用抗生素控制感染，用氯霉素、甘油滴耳液或1%～3%酚甘油滴耳，每日3次。若外耳道有分泌物，必须用3%双氧水洗净后再用氯霉素或酚甘油滴入。若疖肿有波动，应到医院进行手术，切开排脓。

## 爬行阶段的注意事项

爬行可以促进宝宝身体的生长发育，训练宝宝身体的协调能力，对学习走路有很大帮助。看到孩子会爬了，又学会了新的本领，父母的喜悦心情无法比拟，但此时更应提醒父母要注意婴儿爬行时的安全和卫生。

◆爬行的准备：爬行的地方必须软硬适中，摩擦力不可过大或过小，避免使用有很多小拼块的软垫，以防宝宝误食。可以把被褥拿掉，让宝宝直接在床垫上爬。

◆爬行的安全：不要让宝宝离开自己的视线，更不要让宝宝独自爬行；要特别注意宝宝周围的环境应当没有坚硬、锐利的物品，不要让他嘴里含着东西爬行；家具的尖角要用海绵包起来或套上护垫；药品不要放在宝宝能抓到的地方；不要让宝宝靠近电源和插座；如果让宝宝在床上爬行，一定要做好防御措施，以免掉下床。

◆爬行的卫生：时常清洁、消毒地板和地垫等物品，不要让宝宝用爬脏的小手直接拿东西吃。

◆爬行的乐趣：为了增加宝宝爬行的乐趣，可以拿一些宝宝喜欢的玩具放在前面吸引宝宝来拿。会动的玩具，如汽车、球类等对已经能熟练爬行的宝宝更具吸引力，宝宝喜欢追逐这些玩具，这样可以让宝宝更多地练习爬行。当宝宝爬到终点时，父母要适时地给予鼓励。

## 防止婴儿摔倒

生活中不管你有多细心，宝宝都可能会在不经意间摔倒。身体受伤，这种伤痛很难避免，而妈妈们能做的就是将宝宝摔伤的次数降到最低。

防止宝宝摔倒的最好办法就是给他开放的空间。把房间收拾干净，将所有危险物品拿开，把宝宝能搬动、爬得上的桌椅藏起来，最好不要靠窗摆放。带宝宝出去玩时，一定要避开人多、车多的地方，以免被突如其来的行人和车辆撞倒。婴儿行走的路面要平坦，最好是草地或土地。宝宝玩耍时应避开剧烈运动和超前运动，另外，父母需为宝宝选择舒适合脚的鞋子。

宝宝摔伤了，首先要检查皮肤有无裂口出血，有无骨折的征象。如果宝宝轻度摔伤，比如擦破了点儿皮或流一点点血，妈妈不要惊慌。这时你需要用清水清洗伤口，直至洗干净为止，然后可以涂上一点儿碘酒或碘氟消毒。一旦宝宝磕掉了牙或摔得鲜血直流，最好不要耽误时间，应赶紧把孩子送往医院，给予及时的治疗。

## 定期带宝宝进行健康体检

孩子的身体发育是不是正常，是否存在不健康的因素，应该怎样做才能提高健康水平，这些都是父母十分关注的

问题。因此，带宝宝去做定期健康体检是非常必要的。除了对宝宝大动作发育、乳牙、视力、听力等测试外，还要进行血液检查，这是因为宝宝6个月之后，由母体储备的铁质已基本消耗殆尽。平时父母要注意观察宝宝的面色、口唇、皮肤黏膜是否红润或苍白。在及时添加营养辅食时，可选购一些营养米粉，同时还需在医生的指导下补充铁剂，以免发生缺铁性贫血。

在健康体检中还需要检测宝宝的动作发育情况，其中包括观察宝宝是否会翻身，是否会坐稳；检测视力看其双眼是否对红、黄颜色的物品和玩具能注视和追随。检测听力时，观察宝宝的头部和眼睛是否能转向并环视和寻找发音声源。

另外，还需对宝宝的智能发育做出评估，并从保健医生处得到科学育儿的知识指导，以促进宝宝长得更健康。

# 异常情况

## 抽搐

有些宝宝在发生高热的时候，突然就抽搐起来，这时候的宝宝突然全身紧张，继而哆哆嗦嗦地颤抖，两目上视，白睛暴露，眼球固定，叫也没反应，

### 医生叮嘱

抽搐是神经敏感的宝宝，对体温的突然上升而发生的反应。平时肝火旺盛的宝宝、爱哭的宝宝、夜里哭闹的宝宝易发抽搐。因为是由高热引起，所以热降下来就没事了。

摇晃也恢复不过来，宝宝好像换了个人似的。

抽搐持续的时间有1~2分钟的，也有10分钟左右。

这种抽搐是高热的一种反应，叫作"热性抽搐"。有只发作1次就不再发的，也有在1个小时之内就反复发作2~3次的。如果量体温，宝宝的体温一般都超过39℃。不过也有抽搐时宝宝不发热，而后半个小时体温才超过39℃的。

## 腹泻

7个月以后的宝宝随着辅食添加种

类渐渐增多，胃肠功能也得到了有效的锻炼，因此这个时候很少会因为辅食喂养不当引起腹泻。如果是因为吃得太多引起腹泻的话，宝宝既不发热，也很精神，能在排出的大便中看到没能消化的食物残渣，这时只要适当减少喂养量，就能解决这个问题。

如果是夏天宝宝出现腹泻、精神不好、食欲不振，并且发热到37℃以上的话，可以怀疑是由细菌引起的痢疾，应尽快去看医生。如果家里有其他人也患有痢疾的话，就更要抓紧时间治疗，以防传染性菌痢。

如果冬天宝宝出现腹泻，多数是由病毒引起的，同时可能还会出现呕吐的症状，这种因为病毒引起的腹泻只要及时补充水分，就能缓解症状，不需要为了止泻就给宝宝停食或去医院打针吃药。

## 便秘

7~8个月的宝宝通常每天有1~2次大便，呈细条状或是黏稠的稀便，但如果宝宝2~3天甚至4~5天才大便一次，并且大便干硬，就可能为便秘。

这个月龄宝宝的便秘诱因很多，如挑食、偏食，活动过少，排便不规律或是患有营养不良、佝偻病等致使肠功能紊乱的疾病，对待不同原因造成的便秘，解决的方法也不尽相同。如果宝宝是因为挑食、偏食造成的便秘，就要在辅食中多添加蔬菜、水果，平时要多给宝宝饮水，还要适当吃些脂肪类的食物；如果是因为活动过少引起的便秘，就要加强宝宝日常的活动锻炼；如果是由于排便不规律造成的便秘，应加强宝宝的排便训练，让宝宝每天早上坐在便盆上排便，帮助宝宝形成按时大便的习惯；如果是因为某些疾病引起的肠功能紊乱进而造成便秘，那么就要及时治疗这些疾病，以改善便秘的症状。

如果宝宝是经常性便秘，可以每天早晨给宝宝喝一杯白开水以增加肠蠕动，或是适当服用一些含有正常菌群的药物以改善便秘。如果宝宝几天不解大便而难受哭闹时，可以切一小长条肥皂，蘸些水用手搓成圆柱形，塞入肛门，也可以用小拇指戴上橡皮手套后涂些凡士林或液状石蜡伸入宝宝肛门，或用市售开塞露进行通便，但这种方法尽量少用，以免宝宝对此形成依赖。如果宝宝在便秘同时伴有腹胀、呕吐等症状，就有先天性巨结肠、肠梗阻等可能，应及时就医诊断。

## 婴儿"哮喘"

婴幼儿时期的哮喘多数是由于呼吸道病毒感染所造成的，极少见由过敏引起的。随着宝宝慢慢长大，抵抗力增加，病毒感染减少，哮喘发作就能逐渐停止；但也有一些患儿，特别是有哮喘家族史及湿疹的患儿，就有可能会逐渐出现过敏性哮喘。

如果属于有哮喘家族史及湿疹等的哮喘，就应及早到医院根据建议治疗护理。但这时候大多数的"哮喘"都并不是真正意义上的哮喘，而是积痰引起的

### 医生叮嘱

积痰严重的宝宝平时应注意饮食，要多喂些白开水，只要室外的空气质量条件较好的话，就带宝宝多到户外进行活动，对提高宝宝呼吸道的抵抗力特别有效。

痰鸣和胸部、喉咙里呼噜呼噜的声音。有这些现象的宝宝大多较胖，是体质问题，不需要打针注射治疗，只要平时注意护理、加强锻炼就可以了。

有的宝宝在气温急剧下降的时候特别容易积痰，所以这个时候尽量不要给宝宝洗澡，以免加重喘鸣。如果晚上特别难受的时候，也可以吃些医生许可的药物，但不能长期服用，也不能使用喷雾之类的吸药，因为这些吸药及时能起到作用，但还有着类似麻药的中毒作用，对心脏也会有影响。

## 婴儿的坠落

7～9个月的宝宝从高处摔下来也是比较常见的，最多的就是从大床上摔下来，或是翻过婴儿床的栏杆头朝下的跌下来。这种1米以内的坠落虽然会让宝宝立即哇哇大哭，但多数都不会有什么严重的问题，也不会留下什么后遗症。

如果宝宝坠落后立即哇哇大哭，且哭声洪亮有力，哭一会儿自己就能停止，又能像以前一样玩耍、吃东西的话，就没什么问题，爸爸妈妈不需要太担心，注意观察宝宝就行了。比较麻烦的是宝宝坠落后不哭不闹，面容呆滞，或是暂时性的失去知觉，这时就需要马上带着宝宝到医院做进一步的检查。如果宝宝坠落后出现呕吐的话，也应立即抱到医院请医生诊治。

由于婴儿头重脚轻，所以一旦坠落，多半都是脑袋首当其冲被撞个大包，这是由于头骨外部血管受伤引起出血所造成的肿块。这个时候千万不能揉肿块，否则会令出血更为严重，应用冷敷的方式来加快瘀血的散去。如果头皮被蹭破

有轻微出血的话，可以涂抹一些红药水，并注意做好创伤局部的护理就可以了。如果宝宝外伤出血比较严重的话，就不能自行处理，则需要到医院请医生帮忙处理。

## 不出牙

大多数宝宝到了这个阶段，都能萌出 2~4 颗乳牙了，有些出牙早的宝宝甚至能长出 6 颗乳牙，但也有的宝宝此时的乳牙还依然是"犹抱琵琶半遮面"，迟迟不肯出现。

婴儿出牙的早晚有很大的个人差异，一般来讲，女宝宝比男宝宝牙齿钙化、萌出的时间要早，营养良好、身高体重较高的宝宝比营养差、身高体重较轻的宝宝牙齿萌出早。另外，牙齿萌出的早晚与种族、环境、气候、疾病等都有着密切关系。宝宝的乳牙早在胎儿期时就已经长出了牙龈，只是没有破床而出，长牙是迟早的事。也有的宝宝可能迟迟不长牙，但突然有一天，牙齿就像雨后春笋般冒了出来，所以此时的宝宝不长牙，爸爸妈妈可以耐心等待一段时间，没有必要视为异常，一周岁之后才出牙的宝宝也是有的。

为了促使宝宝的牙齿尽快长出来，可以多给宝宝吃点儿有咀嚼性的东西，例如磨牙棒、饼干、面包等。

### 爱心贴士

婴幼儿的长牙周期都不尽相同，虽说应在约 6 个月时长出第一颗牙齿，不过就乳牙而言，出牙的时间差距在半年之内都算正常，而恒牙萌出时间的合理差距甚至可延长至 1 年。所以，爸爸妈妈没有必要过度担心。

## 爱咬指甲

这个阶段的宝宝直接咬指甲是比较少见的，多数都是由吮吸手指变成了啃指甲，这种行为和乳牙的萌出有关。不对宝宝进行任何干预是不对的，但也不能采取强硬的措施硬性干涉。最好的办法是转移宝宝的注意力，给他手里递些玩具，把他的手拿出来拉拉拍拍，都是比较不错的办法。

指甲和指甲缝是细菌滋生的场所，虫卵在指缝中可存活多天。宝宝在咬指甲时，无疑会在不知不觉中把大量病菌带入口腔和体内，导致口腔或牙齿感染，严重的还会引发消化道传染病，如细菌性痢疾、肠道寄生虫病如蛔虫病、蛲虫病等。

对于平时爱吮吸手指和咬指甲的宝宝，应注意做好手部的清洁卫生，勤给宝宝剪指甲，以免宝宝将手上的细菌带入口腔。当把宝宝的手从嘴里拿出来的时候，要把手上和嘴角的口水擦洗干净，以免长时间口水的堆积使手指或嘴角的皮肤发白溃烂。

### 🩺 医生叮嘱

一般来说，周岁以上到学龄前后的宝宝咬指甲可能与缺锌或是某些心理问题有关，但这个阶段的宝宝咬指甲通常和这些是没什么关系的，只要合理转移宝宝的注意力，基本上随着宝宝的成长，这种行为就会消失。

## 用手指抠嘴

宝宝吮吸手指的动作在8个月开始"升级"，演变为用手指抠嘴，严重时甚至会引起干呕，如果刚吃完奶的话很可能会把奶抠出来。可即使宝宝抠嘴抠到了干呕、吐奶，往往过不了几分钟后又会重蹈覆辙，继续抠，让爸爸妈妈很是头疼。

抠嘴是这一月龄宝宝的一个特征，过了这短时间都会好，但是抠嘴既不卫生，也会影响宝宝的发育，因此爸爸妈妈还是应当予以纠正。这个月的宝宝之所以爱抠嘴，有2方面的原因：

◆ 手的活动能力增强了，可以自由支配自己的手指。

◆ 出牙导致牙床不舒服，于是宝宝就总是试图把手指伸到嘴里去抠，希望能缓解出牙的不适。

当明白了宝宝为什么抠嘴，爸爸妈妈就知道如何去解决了。

◆ 平时可以多给宝宝一些方便咀嚼的食物，让他磨磨小乳牙，以促进牙齿的生长，缓解牙床的不适，或是用冷纱布帮宝宝在牙床处冷敷，也能起到舒缓的作用。

◆ 当看到宝宝抠嘴的时候，可以轻轻地把他的手从嘴里拿出来，给他点别的东西让他拿在手里，转移他的注意力。

◆ 也可以轻轻地拍打一下他的小手，严肃地告诉他"不"，但不能严厉地打骂，否则会令宝宝恐惧大哭，也起不到任何积极有效的作用。

## 烂嘴角

宝宝经常会在口角一侧或双侧先出现湿白，有些小疱，渐渐地转为糜烂，并有渗血结痂，也就是我们平时所说的"烂嘴角"。"烂嘴角"即为口角糜烂，患上此症的宝宝常常会因为疼痛而苦恼，尤其是在吃饭的时候。

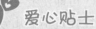 

之所以会发生口角糜烂，是因为宝宝体内缺乏维生素 $B_2$。如果在缺乏维生素 $B_2$ 的同时受到了霉菌感染，那么就容易患上传染性口角炎。还有些口角糜烂是由口角疱疹引起的，患儿开始口角皮肤有痒感，继而发红有灼热感。可发生多个小水疱，疱破后结痂，待痂皮脱落后自然痊愈。

患上口角糜烂之后，可以口服或注射维生素 $B_2$，在患处局部也可以涂抹一些紫药水，或是用消毒的淡盐水棉球轻轻擦净口角，待干燥后把维生素 $B_2$ 粉末粘敷在病变区域，每天早、中、晚临睡前各涂一次。如果宝宝得了口角疱疹的话，可以在医生指导下吃一点儿抗病毒的药。

对于口角糜烂的宝宝，要特别注意做好日常的护理工作。

◆要经常保持口角和口腔的清洁，避免过硬过热的食物刺激口角糜烂的地方。

◆多吃容易消化的富含维生素 $B_2$ 的流质或半流质。

◆保持食品餐具的清洁卫生。

◆不要让宝宝用舌头去舔糜烂的口角，这样会加重糜烂的程度，还会把沾在口角上的病菌带入口中。

## 不会爬

爬行可以促进宝宝四肢和躯体的协调平衡能力，使全身肌肉得到锻炼；还可以促进宝宝感知觉及深度知觉的发展，有助于增进宝宝的理解判断力。绝大多数宝宝在 8 个月都会用四肢向前爬了，但也有的宝宝还依然使用肚子匍匐向前，不懂得用四肢向前爬，或是还依然向后爬，再或者就是把腿收起来，屁股翘着利用上身向前拱着走。

对于宝宝这些奇奇怪怪的爬行问题，爸爸妈妈只要坚持耐心训练，帮助宝宝做好四肢的协调运动，宝宝慢慢就能学会爬行。不能因为宝宝不会爬就认为宝宝比较笨或是运动能力发育落后，只要宝宝懂得协调身体的两侧，就没有什么问题。可以继续加强爬行训练，在宝宝可以触及的范围内放置一些引诱宝宝向前的玩具，鼓励宝宝前行，不能因为宝宝不会爬就总是将他抱在手上，这样就剥夺了宝宝自己玩耍、爬行的机会。

## 头发稀黄

有的宝宝刚出生的时候头发又浓又黑，但是慢慢地就开始变得又稀又黄了，做爸爸妈妈的未免开始担心宝宝是不是营养不良或是缺少某些微量元素了。

宝宝在 1 岁以内头发稀黄属生理现象，一般来说不是疾病。宝宝刚出生

## 医生叮嘱

如果是因为营养问题造成的头发稀黄，可以在日常饮食中增加一些含铁、锌、钙多的食物，如牛奶及奶制品、豆类、蔬菜、虾皮等钙量较高的食物。

以往有些老人认为宝宝头发突然变得稀黄，剃秃了养一养就能好起来，但事实上，这种做法非但可能达不到将头发养黑养亮的效果，还可能造成外伤。当宝宝的头皮受伤以后，由于对疾病抵抗力较低，很容易使细菌侵入头皮，引起头皮炎或毛囊炎，从而影响头发的正常生长。

时的发质与妈妈怀孕时的营养有很大关系，而出生后的发质与自身营养、遗传和护理都有关系。如果出生后营养不足，体内缺锌、缺钙的话，就会使头发质量下降，但7个月以上的宝宝由于缺乏营养而致使头发发黄的还很少见。如果爸爸妈妈一方头发质量就不好的话，那么宝宝的头发质量也就有可能不太好。

判断宝宝是否是由于营养不良引起的头发稀黄很简单，如果宝宝的头发不但发黄发稀，还缺少光泽、像干草一样的话，就说明可能是营养摄取不足；但如果宝宝的头发除了比较黄之外，有光泽又柔顺的话，那就不是营养不良。

## 小腿发弯

随着月龄的增长和能力的发展，有的宝宝渐渐出现了小腿发弯的现象。当发现宝宝的小腿发弯时，多数爸爸妈妈都会担心宝宝是不是有O形腿、X形腿，但其实7～9个月的宝宝，小腿出现弯曲不一定都是患病的表现，

有些是正常的。

1岁以内的宝宝，其两条小腿看上去常显弯曲，是因为小腿内侧的一根长骨（即胫骨）所附着的肌肉较外侧的要薄，所以乍看上去，宝宝的两条小腿就有点儿弯曲感，这其实是一种错觉。

此外，这个月龄的宝宝由于刚刚开始学站，两腿还不能很好地承受自己的身体重量，所以暂时也会出现小腿弯曲，一般到2~3岁即能恢复正常。这种正常的小腿弯曲在X线片上是看不出佝偻病的表现的，所以爸爸妈妈如通过医生的检查发现无异常的话，可以照常对宝宝进行站立的训练，还可以帮助宝宝向前迈几步，但注意时间不能过长，一般一天2~3次，一次几分钟即可。

不正常的小腿弯曲即佝偻病，是由于缺钙而使骨质疏松、软化所引起的。患有佝偻病的宝宝在站立的时候，由于下肢不能负重，就会出现小腿弯曲，也就是平时所说的O形腿、X形腿。佝偻病O形腿患儿小腿的弯曲程度比正常现象的弯曲要严重，检查时若将两踝关节并拢，两膝关节往往分开不能并拢，两膝之间的空隙超过3厘米。而X形腿则是两膝关节并拢而踝关节不能并拢，两踝之间距离在3厘米以上。X线片上不仅仅小腿骨弯曲，还有其他佝偻病的特征表现。

## 爱心贴士

一般这个阶段的宝宝患佝偻病的情况还是比较少见，多数宝宝的小腿弯曲都是发育过程中的正常现象，爸爸妈妈没有必要盲目担心。

# 能力训练

## 开始学习迈步

学走路是每个宝宝的必经阶段，7～9个月的宝宝能在大人的扶持下站立，并能迈步向前走几步。

大人可以站在宝宝的后方扶住其腋下，或在前面搀着他的双手向前迈步，练习走。宝宝拉着大人的手走，同自己独立走完全不同，即使拉着他走得很好，可是让自己走就不行了，拉手走只能用于练习迈步。待时机成熟时，设法创造一个引导孩子独立迈步的环境，如让孩子靠墙站好，大人退后两步，伸开双手鼓励孩子，叫他"走过来找妈妈"。当孩子第一次迈步时，大人需要向前迎一下，避免他第一次尝试时摔倒。

婴儿开始学迈步时，不要给他穿袜子，因为他可能会因此滑倒，身体很难保持平衡；每次训练前要让他排尿，撤掉尿布，以减轻下半身的负担；选择一个孩子摔倒了也不会受伤的地方，特别要将四周的环境布置一下，要把有棱角的东西都拿开。父母还应注意每天练习的时间不宜过长。

## 婴儿语言训练

宝宝开始咿呀学语标志着宝宝的发音进入新的阶段，意味着宝宝开始学习说话了。这时爸爸妈妈应该着手对宝宝进行发音训练。

孩子在这一阶段里发出的语音比前一阶段更加复杂多样化。他学会了发更多的声母音，如w、n、t、d等。这个时期，

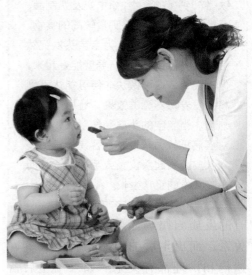

宝宝已经能理解语言的含义，并能做出准确的判断。

父母平时在对孩子说话时，一定要配合一定的动作，并且同样的话一定要配合同样的动作。如果能这样坚持下来的话，那么孩子将会很快学会说话。比如，你可以指着墙上的灯对孩子说："看灯，这是灯。"或者伸出你的双臂说："要起来吗？"孩子正是通过反复地听你说话和看你的手势来学习语言的。

父母应该多和喃喃发音的婴儿说话、交谈，训练他知道自己的名字、身体的部位及"欢迎""再见"等简单词汇的含义，让婴儿观察说话时的不同口形，为说话打下基础。

## 手的精细动作练习

七八个月的宝宝已经能很熟练地做一些精细的小动作，为了培养这方面的能力，父母可以和宝宝玩一些小游戏。

如扔球游戏，可以锻炼宝宝扔掷东西的技能。还可以教孩子用拇指和食指相对捏取像玉米花、黄豆等东西，锻炼手指的灵活性。

此外，要多给孩子练习的机会，如拿个小塑料瓶，告诉宝宝把豆豆拣到瓶里，先做示范，再让宝宝学着做。平时，可拿个大盒子，让宝宝自己收拾玩具，将其拿出来和放进去，训练宝宝眼、手、脑的协调性。

## 适合婴儿的游戏与玩具

玩具是游戏必不可少的东西，玩具可以发展婴儿的动作、语言，并使他们心情愉快，也能培养婴儿对美的感受能力。根据此阶段婴儿智能发展的特点，可给7~9个月的婴儿提供下列玩具：动物玩具，它是婴儿最喜欢的玩具，是婴儿生活中最贴近的、最熟悉的形象，可以使婴儿认识动物的名称。生活用品，如小碗、小勺、小桌椅等，可以使婴儿认识物品的名称、用途。运动性玩具，可发展婴儿动作及感觉、知觉和运动感，如软球、摇铃、套环等。还可购置一些彩色积木、小汽车等，一次给婴儿的玩具不必太多，两三样即可，但要经常更换，以提高婴儿的兴趣。

经常和婴儿一起玩游戏，可以使婴儿情绪愉快，和大人建立良好的感情，有利于接受教育。大人与婴儿做游戏的内容多种多样，如运动性游戏：把球扔进盆里，捡回来交给婴儿再扔。此阶段的婴儿自我意识加强，可以有意识地支配手的动作，并对手和手臂的活动感兴趣，他要试验自己的力量，喜欢通过扔东西来表现自己。可提供彩球、乒乓球等让婴儿练习。

## 训练宝宝自己喝水的能力

训练宝宝自己用杯子喝水，可以锻炼宝宝的手部肌肉，发展其手眼协调能力。这阶段的宝宝大多不愿意使用杯子，因为以前一直用奶瓶，他已经习惯了，所以会抗拒用杯子喝奶、喝水。即使这样，父母仍然要教导宝宝使用杯子。

首先要给宝宝准备一个不易摔碎的塑料杯。尤其是带吸嘴且有两个手柄的练习杯不但易于抓握，还能满足宝宝半吸半喝的饮水方式。

其次，应选择吸嘴倾斜的杯子，这样水才能缓缓流出，以免呛着宝宝。

另外，要选择颜色鲜艳、形状可爱的杯子。这样可以让宝宝拿着杯子玩一会儿，待宝宝对杯子熟悉后，再放入水。接着将杯子放到宝宝的嘴唇边，然后倾斜杯子，将杯口轻轻放在宝宝的下嘴唇上，让杯里的水刚好能触到宝宝的嘴唇。如果宝宝愿意自己拿着杯子喝，就让宝宝两手端着杯子，成人帮助他往嘴里送。要注意的是，让宝宝一口一口慢慢地喝，千万不能一次给宝宝杯里放过多的水，以免呛着宝宝。如果宝宝对使用杯子显

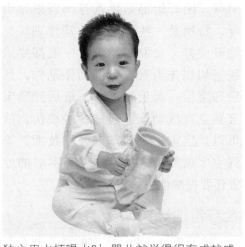

独立用水杯喝水时，婴儿就觉得很有成就感。

示出强烈的抗拒性，爸爸妈妈就不要继续训练宝宝使用杯子了。如果宝宝顺利喝下了杯子里的水，爸爸妈妈要表示鼓励、赞许。

## 模仿力的培养

宝宝从出生的那一刻起就已具备模仿的能力，8~9个月大的宝宝更爱模仿大人的动作。爸爸妈妈可以根据宝宝的特点，多给宝宝做好的影响和示范，让宝宝尽快地学习更多的动作和技能。

最典型的模仿训练就是语言的模仿，从模仿中学习语言表达，是人类学习语言的重要方式之一。平时爸爸妈妈可以发出各种声音，并配合表情、肢体动作，让宝宝从中学习并模仿声量、高低或节奏的变化。比如模仿各种动物的声音给宝宝听，让宝宝了解同一种声音在不同状况下也会有所不同。在引导宝宝模仿着大人学说话的时候，请尽量让宝宝看清楚大人的口型，并通过声调和表情的变化来刺激宝宝集中注意力。

动作模仿也是比较常见的模仿训练。当宝宝在练习某种技巧或游戏的时候，刚开始都需要爸爸妈妈来做引导，特别是一些有难度的动作训练，如开关灯、拿取物品等，一般都要求爸爸妈妈先当着宝宝的面做动作，然后和宝宝一起重复动作，最后鼓励宝宝独立完成动作。通过这种模仿，就可以让宝宝很快地掌握各种技能，等到宝宝做熟了之后，如果有不对的地方还要提醒他去修正。

## 全方位训练综合能力

对于7~9个月宝宝的潜能开发，依然是要在游戏中进行，让宝宝在玩耍的同时学习，不可揠苗助长，让宝宝接受过多的超前教育。很多适合这个月龄宝宝的游戏，都能够同时发展宝宝多种的能力。

◆**听讲故事**：听讲故事是宝宝发展语言能力和理解事物能力的好办法，宝宝会在倾听中学会交流、理解和记忆。随着宝宝渐渐长大，他就能随着爸爸妈妈的提问，用手指去指图中的事物回答问题，这非常有利于宝宝思考力的进步。

每晚在宝宝睡觉之前，爸爸或妈妈可以给宝宝讲个故事，用一本有彩图、情节和一两句话的故事书给宝宝朗读。刚开始的时候，可以把着宝宝的小手边读边指图中的事物，这时宝宝的表情也会随着书中的情节发生变化，时而着急，时而舒缓。可以反复地给宝宝念讲一个故事可以，声音越来越小，直至宝宝完全入睡。

◆**手语示意**：这个阶段的宝宝，已经能够用双手拱起，上下运动，表示"谢谢"；小手摇摇，表示"再见"。每个宝宝的模仿动作表达意思的方式有所不同，但不断练习、重复就能学会。如"鼓掌""握手""不""好"等。在平时的日常生活中，可以鼓励宝宝多用手语表示语言，多教给宝宝怎么样表示谢谢、怎么样表示不客气等，这样就能够让宝宝学习用动作表示自己的语言、意愿和情绪，引起宝宝同人交往的愿望。

◆**传物游戏**：让宝宝练习把东西递给指定的人，可以锻炼宝宝手部的动作技能，同时还能让他知道，把自己的东西递给别人自己还会得到另一样新东西，从而初步建立起交换的概念，还能让宝宝学会分享。

爸爸妈妈可以拿一件宝宝最喜欢的

玩具，然后告诉宝宝"把你手中的玩具给妈妈，妈妈就把新的玩具给你"，这样宝宝会很乐意用自己手里的玩具换另一件自己喜欢的玩具。或是全家人围在一起，把玩具小车给宝宝，让宝宝递给爸爸；把小球给宝宝，让宝宝传给妈妈；把布娃娃给宝宝，让宝宝丢给奶奶，依此类推。如果宝宝做对了，就抱起来亲亲，或是给一些小点心当鼓励。

◆敲打铃鼓：妈妈用手指敲打手鼓或者用棍子敲打空罐头盒发出响亮的声音，会引起宝宝的兴趣，并学着用手或用棍子去敲打。这些声音是宝宝喜欢听的，用不同的动作使不同的玩具发出声音，如果在玩小鼓时配上音乐，宝宝可以按节拍同妈妈一起敲打。通过敲敲打打可锻炼手的技巧，宝宝要用手或小棍敲中鼓面才能发出声音。宝宝通过听音乐可以改进自己打鼓的技巧，使手、眼、耳互相协调而使技巧进步。

对于这个月宝宝的潜能开发，依然是要在游戏中进行，让宝宝在玩耍的同时学习，不可揠苗助长，让宝宝接受过多的超前教育。很多适合这个月龄宝宝的游戏，都能够同时发展宝宝多种的能力。

# 培养行为习惯

## 培养良好的饮食习惯

从婴儿时期，就应该让宝宝养成良好的进餐习惯，只有好的进餐习惯，才能保证宝宝的进食营养，身体才会健康。

◆按时进餐：宝宝一天的进餐次数、进餐时间要有规律，到该吃饭的时间，

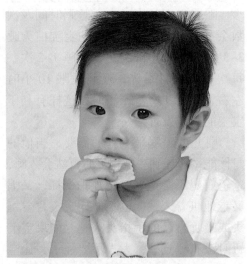

随着宝宝独立性的形成，必须鼓励婴儿独立吃饭。

就应喂他吃饭，吃得好时就应表扬他，如果不想吃，也不要强迫他吃。长时间坚持下去，就能养成定时进餐的习惯。

◆培养饮食卫生习惯：每天在餐前，都要引导宝宝洗手、洗脸等，培养宝宝养成清洁卫生的习惯。另外，吃饭时不要让孩子玩，大人不要和宝宝逗笑，不要让他哭闹，不要分散他的注意力，更不能让他边吃边玩。

◆锻炼宝宝使用餐具的能力：训练宝宝自己握奶瓶喝水、喝奶，自己用手拿饼干吃，训练正确的握匙姿势，为其以后独立进餐做准备。

◆避免挑食和偏食：每餐饭、菜、鱼、肉、水果搭配好，鼓励宝宝多吃些种类，并且要细细咀嚼，饭前不让他吃零食和喝水，以免影响其食欲和消化能力。

## 训练宝宝咀嚼的习惯

宝宝从一出生后，就有寻觅乳头及吸吮的本能，一旦吸入母乳之后，宝

宝就会进行吞咽奶水的反射动作，而且随着月龄的增加，吞咽能力会越来越协调且有进步。但是咀嚼能力的完成，是需要舌头、口腔、牙齿、脸部肌肉、嘴唇等配合，才能顺利将口腔里的食物磨碎或咬碎，进而吃下肚子的，所以咀嚼能力对婴儿的发育非常重要，练习咀嚼有利于肠胃功能发育，有利于唾液腺分泌，从而提高消化酶活性，促进消化吸收。

大约到了7个月大，宝宝也开始长牙了，此时期宝宝咀嚼及吞咽的能力会较前一个阶段更有进步。宝宝会尝试以牙床进行上下咀嚼食物的动作，而且，宝宝主动进食的欲望也会增强，有时看到别人在吃东西，他也会做出想要尝一尝的表情。

妈妈可以提供给宝宝一些需要咀嚼的食物，以培养宝宝的咀嚼能力，并能促进牙齿的萌发。如果宝宝已长牙，也要提供给宝宝一些自己手拿的食物，例如水果条或小吐司。

## 宝宝卫生习惯的培养

应该从小就养成孩子自己动手的良好习惯，尤其是良好的卫生习惯，这样做有利于孩子身心的健康成长，也可减

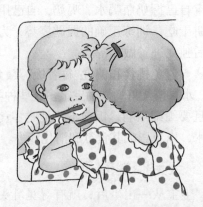

一岁半之后宝宝宜开始练习刷牙以预防龋齿。

少孩子疾病的发生。要让孩子养成早晚洗手洗脸的习惯，还要教育孩子饭前、便后主动洗手，弄脏手、脸后要随时洗净。要经常洗澡，勤换衣服，保持头发整洁，定期剪指甲。家长应勤督促、多指导，多用语言鼓励孩子，使孩子逐渐养成良好的卫生习惯。

## 培养婴儿良好的排便习惯

进入8个月的宝宝已经能单独稳坐，因此从8个月开始，在前几个月训练的基础上，可根据宝宝大便习惯，训练他定时坐盆大便。坐盆的时间不能太长。开始只是培养习惯，一般孩子不习惯，一坐盆就打挺，这时不要太勉强，但每天都要坚持让孩子坐坐。另外，坐便器最好放在一个固定的地方，掌握小儿排便规律后，令其坐盆的时间也宜相对固定，这样多次训练，便可成功。便盆周围要注意清洁，每次必须洗净。此外，切忌养成在便盆上喂食婴儿和让其玩耍的不良习惯。

## 培养入睡的好习惯

随着宝宝长大，白天睡眠时间及次数会逐渐减少。7~9个月的宝宝白天睡2~3次，上午睡1次，下午睡1~2次，每次1~2小时不等，夜间睡眠10小时左右，共计14 ~ 15小时，这样有利于宝宝的身体发育。

婴儿的睡眠是生理的需要，当他的身体能量消耗到一定程度时自然会入睡，爸爸妈妈不必抱着宝宝连拍带摇，又唱又走地哄着入睡。也不能让宝宝含着奶头或吸吮自己的手指头入睡。如果宝宝暂时没有睡觉感，大人不要强求，让宝宝自己躺在床上，保持安静，不要逗他，也不要抱他，过一会儿，宝宝就会自己

入睡。同时宝宝睡觉前应避免剧烈活动或玩得太兴奋，以免妨碍宝宝入睡。

## 培养宝宝与陌生人相处的习惯

宝宝认生是他情感发展的第一个重要里程碑。宝宝可能会变得很黏人，只要碰到新面孔，他就会感到焦虑不安，如果有陌生人突然接近他，宝宝可能还会哭起来。所以，妈妈如果碰到这样的情况，不用感到奇怪，这是宝宝正常的表现。

在宝宝 3～4 个月以前还不懂得认生的时候，妈妈可以有意识地带宝宝走出家门，以帮助宝宝尽早适应他可能接

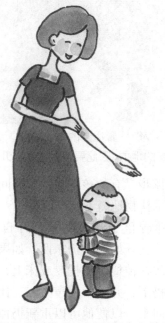

宝宝对妈妈的过分依恋不利于身心的发展，应引导宝宝与其他人多接触。

触到的各种社会环境。另外，妈妈可以尝试着让其他家庭成员多抱抱宝宝，在他们抱的时候妈妈可以暂时离开一会儿，让宝宝慢慢熟悉除爸爸妈妈之外的陌生人。注意千万不要强迫宝宝，违背他的意愿让他与陌生人接触，应让宝宝先和其他人熟悉起来，再安排他们单独相处。

## 禁止婴儿做的事情

随着宝宝的手脚能自由地活动，就会做出各种各样的"淘气"事儿。在宝宝看来，"什么都想做"，是为了验证自己的能力。对于宝宝的一些不良行为爸爸妈妈应及时纠正并禁止，因为此阶段宝宝可以感受大人的态度并对语言有了初步理解。宝宝喜欢把东西往口中塞、咬，应及时制止，凡是有危险的物品一定要远离宝宝，并禁止宝宝去抓。可让宝宝用手试摸烫的杯子后立即移开，以后凡是看到冒气的碗和杯子，他自己就知道躲开，不敢去碰。

如果宝宝偶尔打了人，爸爸妈妈立即笑了，还让他打，就会埋下打人的祸根。因为爸爸妈妈的笑对宝宝是一种鼓励，宝宝在爸爸妈妈的鼓励下形成了习惯，以后不管见谁都打。所以，在他打人时，爸爸妈妈应给他不高兴的脸色看，及时禁止。错误的行为不能得到强化，以后会逐渐消失。

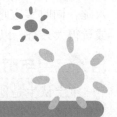

# 10 ~ 12 个月婴儿

## 生长发育特点

### 10 个月宝宝的发育特点

这个时期，孩子们身体发展的不平衡更为显著了。

**★身体外观和生长特点**

这个月孩子的身长会继续增加，给人的印象是变瘦了。男婴的体重平均9.5千克，身高平均73.6厘米，头围约45.8厘米；女婴体重平均8.9千克，身高平均71.8厘米，头围约44.8厘米。男婴胸围为45.97厘米，女婴为45.15厘米。

**★婴儿的语言发展**

此时的宝宝也许已经会叫妈妈、爸爸，能够主动地用动作表示语言。有些孩子周岁时已经学会 2 ~ 3 个词汇，但可能性更大的是，孩子周岁时所说的话是一些快而不清楚的声音。

在他说话时，你反应越强烈就越能刺激孩子进行语言交流。婴儿若开始能模仿别人的声音，并要求成人有应答，就进入了说话萌芽阶段。另外，在成人的语言和动作引导下，他还能模仿成人拍手，做挥手再见和摇头等动作。

**★婴儿的运动能力**

此时的宝宝能够独自站立片刻，能迅速爬行，大人牵着手会走；这年龄阶段也是向直立行走过渡的时期，一旦孩子会独坐后，他就不再老老实实地坐着了，就想站起来了。

孩子可以拉着栏杆从卧位或者座位上站起来，双手拉着妈妈或者扶着东西

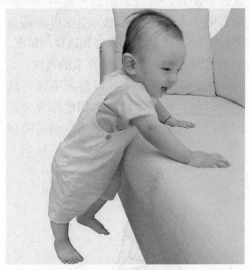

婴儿不仅能扶着周围的事物站立，而且能爬到较高的地方，因此要特别注意婴儿的行为。

蹒跚挪步。有的孩子在这段时间已经学会一手扶物地蹲下捡东西。

随着孩子学会随意打开自己的手指，他会开始喜欢扔东西。如果你将小玩具放在他椅子的托盘或床上，他会将东西扔下，并随后大声喊叫，让别人帮他捡回来，以便他可以重新扔掉。如果你向孩子滚去一个大球，起初他只是随机乱拍，随后他就会拍打，并可以使球朝你的方向滚过去。

**★婴儿情绪和社交发展**

随着时间的推移，孩子的自我概念变得更加成熟，如见陌生人和与你分离时几乎没有障碍，他自己也将变得更加自信。喜欢被表扬，喜欢主动亲近小朋友。以前你可能在他舒服时指望他能听

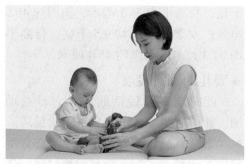

在这个时期，用眼睛看、用耳朵听、用手触摸的实际体验非常重要。

话，但是现在通常难以办到，他将以自己的方式表达需求。

当他变得更加活跃时，你会发现你经常要说"不"，以警告他远离不应该接触的东西。但是即使他可以理解词汇以后，他也可能根据自己的意愿行事，父母必须认识到这仅仅是强力反抗将要来临的前奏。

在这个阶段，孩子可能会表现出害怕他以前学步时曾经适应的物品或情况的现象。比如在这个时期，婴儿害怕黑暗、打雷和吸尘器的声音很常见。

## ★婴儿的认知发展

此时的宝宝能够认识常见的人和物。他开始观察物体的属性，从观察中他会得到关于形状、构造和大小的概念，甚至他开始理解某些东西可以食用，而其他的东西则不能，尽管这时他仍然将所有的东西放入口中，但只是为了尝试。

遇到感兴趣的玩具，他会试图拆开看看里面的结构，体积较大的，知道要用两只手去拿，并能准确找到存放食物或玩具的地方。此时宝宝的生活已经很规律了，每天会定时大便，心里也有一个小算盘，明白早晨吃完早饭后可以去小区的公园里溜达。

# 11个月宝宝的发育特点

这个月，宝宝的身心发展可能会有突飞猛进的变化。

## ★身体外观和生长特点

满11月时男婴的体重平均9.9千克，身高平均74.9厘米，头围约46.1厘米；女婴体重平均9.2千克，身高平均73.1厘米，头围约45.1厘米。

## ★婴儿的语言发展

此时的宝宝，能准确理解简单词语的意思。在大人的提醒下会喊爸爸、妈妈。会叫奶奶、姑、姨等；会做一些表示词义的动作，如竖起手指表示自己1岁；能模仿大人的声音说话，说一些简单的词。可正确模仿音调的变化，并开始发出单词的声音。能很好地说出一些难懂的话，对简单的问题能用眼睛看、用手指的方法做出回答，如问他"小猫在哪里"，孩子能用眼睛看着或用手指着猫。喜欢发出"咯咯""嘶嘶"等有趣的声音，笑声也更响亮，并喜欢反复说会说的字。能听懂3～4个字组成的一句话。

## ★婴儿的运动能力

宝宝已经能牵着家长的一只手走路了，并能扶着推车向前或转弯走。还会穿裤子时伸腿，用脚蹬去鞋袜。还可以平稳地坐着玩耍，能毫不费力地坐到矮椅子上，能扶着家具迈步走。

这时勺子对孩子有了特殊的意义，他不仅可以将其用作敲鼓的鼓槌，还可以自己用勺子往嘴里送食品。

## ★婴儿情绪和社交发展

此时的宝宝已经能执行大人提出的简单要求。会用面部表情、简单的语言和动作与成人交流。这时期的孩子能试

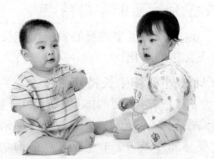

通过和同龄小朋友的交往，能培养婴儿的社会性。

着给别人玩具玩，心情也开始受妈妈的情绪影响。喜欢和成人交往，并模仿成人的举动。

在不断的实践中，他会有成功的愉悦感；当受到限制、遇到"困难"时，仍然以发脾气、哭闹的形式发泄因受挫而产生的不满和痛苦。在这个阶段，孩子与人交往的能力不断增强。

### ★ 婴儿的认知发展

此时的宝宝已经能指出身体的一些部位；不愿意母亲抱别人，有初步的自我意识。喜欢摆弄玩具，对感兴趣的事物能长时间地观察，知道常见物品的名称并会表示。此外，孩子能仔细观察大人无意间做出的一些动作，头能直接转向声源，也是词语——动作条件反射形成的快速期。

这时期的孩子懂得选择玩具，逐步建立了时间、空间、因果关系，如看见母亲倒水入盆就等待洗澡，喜欢反复扔东西拾等。

## 12 个月宝宝的发育特点

12 个月大的宝宝即将进入幼儿期，步入成长的另一个阶段。

### ★ 身体外观和生长特点

满 12 个月时，男婴体重平均 10.2千克，身高平均 76.1 厘米，头围约 46.5厘米；女婴体重平均 9.5 千克，身高平均 74.3 厘米，头围约 45.4 厘米。

### ★ 婴儿的语言发展

此时宝宝对说话的注意力日益增加。能够对简单的语言要求做出反应。对"不"有反应。会利用简单的姿势例如摇头代替"不"。会利用惊叹词，例如"oh-oh"。喜欢尝试模仿词汇。

这时虽然孩子说话较少，但能用单词表达自己的愿望和要求，并开始用语言与人交流。已能模仿和说出一些词语，所发出的一定的"音"开始有一定的具体意义，这是这个阶段孩子语言发音的特点。

孩子常常用一个单词表达自己的意思，如"外外"，根据情况，可能是表达"我要出去"或"妈妈出去了"；"饭饭"可能是指"我要吃东西或吃饭"的意思。

### ★ 婴儿的运动能力

此时的宝宝能够站起、坐下，绕着家具走的行动更加敏捷。不必扶，自己站稳能独自走几步。站着时，能弯下腰

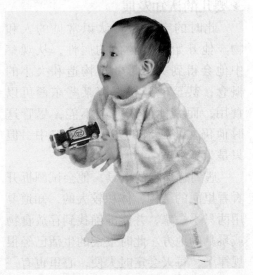

有些婴儿学会爬行，有些婴儿开始走路，可见婴儿的表现千差万别。

去捡东西，也会试着爬到一些矮的家具上去。

有的宝宝已经可以自己走路了，尽管还不太稳，但对走路的兴趣很浓，这一变化使孩子的眼界豁然开阔。

### ★ 婴儿情绪和社交发展

开始对小朋友感兴趣，愿意与小朋友接近、玩游戏。自我意识增强，开始要自己吃饭，自己拿着杯子喝水。可以识别许多熟悉的人、地点和物体的名字，有的宝宝可以用招手表示"再见"，用作揖表示"谢谢"。会摇头，但往往还不会点头。

现在一般很听话，愿意听大人指令帮你拿东西，以求得赞许，对亲人特别是对妈妈的依恋也增强了。

### ★ 婴儿的认知发展

此时孩子仍然非常爱动。在孩子周岁时，他将逐渐知道所有的东西不仅有名字，而且也有不同的功用。你会观察到他将这种新的认知行为与游戏融合，产生一种新的迷恋。例如，他不再将一个玩具电话作为一个用来咀嚼、敲打的有趣玩具，当看见你打电话时，将模仿

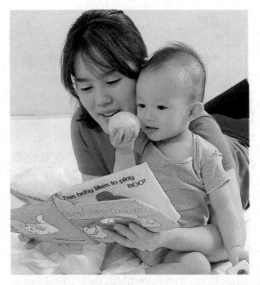

经常和孩子一起看画册，可以锻炼孩子的认知和理解能力。

你的动作。

此时他也许已经会随儿歌做表演动作。能完成大人提出的简单要求。不做成人不喜欢或禁止的事。隐约知道物品的位置，当物体不在原来的位置时，他会到处寻找。

已经具备了看书的能力，可以认识图画、颜色，指出图中所要找的动物、人物。当然，这需要妈妈的指导和协助。

# 饮食与喂养

## 断奶应注意的问题

◆ 白天必须让婴儿吃饱：刚开始断奶时，最好在白天喂断奶食品，而且要在喂奶粉或喂母乳之前，即在婴儿处于饥饿状态下喂断奶食品。如果早上肚子饿，可以在早上喂断奶食品。有些妈妈认为，只要让婴儿吃饱，晚上他就会沉睡。如果晚上喂断奶食品，因为要消化食物，婴儿就睡不好觉。

而且晚上妈妈也比较忙，因此最好在白天喂断奶食品。

◆ 逐渐增加断奶食品的量：开始断奶1周后，在喂奶粉或喂母乳前，最好喂4小勺断奶食品，而在早上只喂断奶食品，早餐，最好选择谷类、牛奶和蛋黄。从第二周开始，可以喂蔬菜或果汁，但是不能突然增加断奶食品的量，必须慢慢地增加。

**爱心贴士**

断奶后，宝宝容易产生被抛弃的焦虑感，所以妈妈要在断奶阶段多跟宝宝玩耍，多陪伴宝宝，减少宝宝的焦虑。

◆合理安排吃断奶食品的时间：大部分婴儿不喜欢在深夜或清晨吃断奶食品，但是在这个时期，婴儿每天都能吃三次断奶食品。夜间最好不要喂断奶食品。婴儿不吃饭直接就睡觉的情况下，只要安稳地睡觉，就不用叫醒他吃断奶食品。另外，如果婴儿睡懒觉，就可以取消早餐，但是婴儿想吃时，随时都要喂断奶食品。不喂断奶食品时，必须保证每天的牛奶摄取量。

## 断乳后的营养保持

断奶后宝宝营养的接续容易出问题，因为断奶而出现营养不良的宝宝比例不小。妈妈要注意以下两点：

首先，断奶指的是断母乳，而不是所有奶类。相反地，其他奶类应该适当增加，首选仍然是配方奶。每天都要保证有500毫升以上的奶类摄入，可分为2～3顿，安排在早起后、晚上睡觉前或下午3点左右。

其次，宝宝的辅食营养要尽量丰富而全面，一日三餐与大人同步，另外在每两顿饭之间安排点心。开始时每天的主食要保证100克左右，以后随着年龄增加；蔬菜以绿叶菜为主，初期每天总量50~75克为宜，可逐渐增加到100克左右；豆制品每天25克左右，以豆腐和豆腐干为主；肉、鱼、脏腑类每天控制在50~75克，不同品种轮换食用；油、糖一般每种每天控制在10～20克即可。

## 根据季节给宝宝添加辅食

一年四季，气候各有不同，有春暖、夏热、秋燥、冬寒之特点，宝宝的饮食也要根据季节的轮换而进行适当调整。

春季，气候由寒转暖，万物复生，是传染病和咽喉疾病易发季节，在饮食上应清温平淡，主食可选用大米、小米、红小豆等，牛肉、羊肉、鸡肉等副食品不宜过多。春季蔬菜品种增多，除应多选择绿叶蔬菜如小白菜、油菜、菠菜等外，还应给宝宝吃些萝卜汁、生拌萝卜丝等。这样不仅能清热，而且可以利咽喉，预防传染病。

夏季，气候炎热，体内水分蒸发较多，加之易食生冷食物，胃肠功能较差，此时不仅要注意饮食卫生，而且要少食油腻食物，可多吃些瘦肉、鱼类、豆制品、咸蛋、酸奶等高蛋白食物，还可多食新鲜蔬菜和瓜果。

秋季，气候干燥，也是瓜果旺季，宜食生津食品，可多给宝宝吃些梨，以防治秋燥。还要注意饮食品种多样化，不要过于吃生冷的食物。

冬季，气候寒冷，膳食要有足够的热能，可多食些牛肉、羊肉等厚味食物。避免食用西瓜等寒冷食物，同时要多吃些绿叶蔬菜和柑橘等。

## 婴儿应少吃冷饮

在炎热的夏天，吃适量的冰棍、雪糕等冷饮，能起到防暑降温的作用。但是过量的话，就不利于身体健康。婴儿的胃肠道正处于发育阶段，胃黏膜比较娇嫩，过量食入冷饮可损伤胃黏膜，容易患胃肠疾病。另外，由于寒冷的刺激，可使胃黏膜血管收缩，胃液分泌减少，引起食欲下降和消化不良，因此，婴儿应少吃冷饮。

## 对待半夜要吃奶的宝宝

对于半夜醒来哭闹着吃奶的宝宝，让他停止哭闹马上入睡是主要的目的，如果吃奶能达到这个目的的话，那就不妨给他吃，没有什么问题。如果硬是采取不予理睬的态度的话，除了会令宝宝形成习惯性夜啼的毛病、影响睡眠质量之外，对宝宝的心理发展也会造成一定的负面影响。

所以，如果宝宝晚上依然醒来要求吃奶的话，完全可以在夜里给他喂一次奶。随着宝宝慢慢长大，这种习惯总会得到改善的。

## 注意动物蛋白的补充

这段时期的宝宝正处于生长发育期，对蛋白质的需求量相对要高于成年人，因此要供给足够的优质蛋白，以保证宝宝的成长所需。

最好的优质蛋白仍然是动物性蛋白，以鸡蛋、鱼的蛋白质最好，其次是鸡、鸭肉，接下来是牛、羊肉，最后是猪肉。虽然植物蛋白如大豆蛋白也属于优质蛋白，但却不如动物蛋白容易被宝宝吸收。1 岁的宝宝每天需要蛋白质 35~40 克，等同于进食 400 ~ 500 毫升奶制品、1 个鸡蛋和 30 克瘦肉的总量。为了保证宝宝食物的多样化，可以每周吃 1~2 次鱼、虾，2 次豆制品，平时也可以将鸡、鸭、牛、猪肉变换着吃，让宝宝在摄入营养的同时，充分享受进食的乐趣。

## 水果的给法

1 岁以前的宝宝吃水果有三种方法：一是喝新鲜果汁，选择新鲜、成熟的水果，如柑橘、西瓜、苹果、梨等，用水洗净后去掉果皮，把果肉切成小块，或直接捣碎放入碗中，然后用汤匙背挤压果汁或者用消毒纱布挤出果汁，也可用榨汁机取果汁。二是煮水果，将水果用刀切成小块，放入沸水中，盖上锅盖，煮 3~5 分钟即可。三是挖果泥，适合 4~5 月大的婴儿，先将水果洗净，然后用小匙刮成泥状。最好随吃随刮，以免氧化变色，也可避免污染。

快满 1 岁大的宝宝可以吃多种水果，但要注意水果必须洗净、去皮，吃葡萄、樱桃等小而圆的水果要特别小心，防止发生呛噎、窒息危险。由于此时宝宝的消化系统的功能还不够成熟，所以吃水果的时候也要注意选择种类及控制数量，避免宝宝出现不适症状。一般来说，苹果、梨、香蕉、橘子、西瓜等比较适合宝宝吃。但无论什么水果，一天都不能吃得太多，而且种类也不要太多，一般以 1~2 种为宜。

由于水果含糖比较多，奶前或餐前食用会影响正餐进食量，所以给宝宝吃水果最好安排在喂奶或进餐以后。

## 宝宝不宜多喝饮料

不少家长认为，市场出售的饮料味道甜美，夏季饮用方便，又富含营养，就把它作为婴儿的水分补给品，甚至作为牛奶替代品食用。这不仅会造成婴儿食欲减退、厌恶牛奶，影响正常饮食，还会使糖分摄入过多而产生虚胖，而且饮料中所含有的人工色素和香精，也不利于婴儿的生长发育。

婴儿每天需要一定量的水分供应，尤其在炎热的天气，出汗较多，水和维生素 C、维生素 B 丢失较多，可以用适

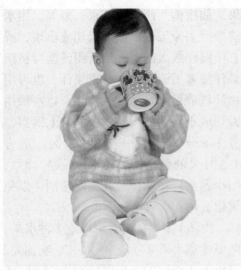

经常喝饮料不利于生长发育，婴儿以喝白开水为宜。

量的牛奶、豆浆和天然果汁补充。果汁又以西红柿和西瓜汁为佳，能清热解暑。饮用时将熟透的新鲜西瓜切成小块，剔除西瓜子后，放入洁净纱布中挤汁。做西红柿汁则需先将西红柿洗净，放入开水中烫泡一下，取出剥去皮，切成块状，然后放纱布中挤汁，喂时可加少量白糖调味。

夏季婴儿以喝白开水为宜，水经过煮沸后，所含的氯含量减少了一半以上，但所含的微量元素几乎不变，水的各种理化性质都很接近人体细胞内的生理水。这些特性，使它很容易通过细胞膜，加速乳酸代谢，解除人体疲劳。

## 不宜吃过多的巧克力

宝宝不宜食用过多巧克力，这是因为巧克力含脂肪多，不含能刺激胃肠正常蠕动的纤维素，因此影响胃肠道的消化吸收功能。

其次，巧克力中含有使神经系统兴奋的物质，会使婴儿不易入睡、哭闹不安。此外，巧克力易引发蛀牙，并使肠道气体增多而导致腹痛。因此，婴幼儿不宜过多吃巧克力。

# 日常护理

## 如何给宝宝喂药

宝宝在出生后不久，就已具备辨味能力了，他们喜欢吃甜的东西，而对苦、辣、涩等味道会做出皱眉、吐舌的动作，甚至会哭闹而拒绝下咽，因此给宝宝喂药是件令家长头疼的事情。

给 0 ~ 1 岁的婴儿喂药的方法是：如果药是液体的，需要用勺子和滴管喂，而且一定要给喂药工具消毒。使用滴管时，要把婴儿抱在肘窝中，使其头部稍微抬高一些，把需要喂的药吸到滴管中，然后把滴管插入婴儿口中，轻轻挤压橡皮囊。另外，吃药时不要让婴儿平躺着，

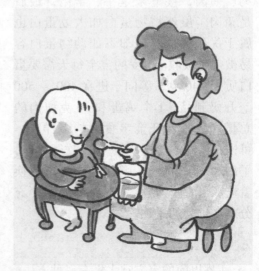

给宝宝喂药是一件困难的事，家长应掌握合适的方法。

那样吞咽比较困难。用勺子时，把婴儿放在膝上，轻轻扒开嘴，把勺子尖放在下唇上，慢慢抬起勺子柄，使药物留入口中，速度与婴儿吞咽速度一样。

如是片剂可用两个勺子将其捣碎。若婴儿不喜欢药物的味道，可以将药溶于少量的糖水里，先喂糖水或奶，然后趁机将已溶于糖水的药喂入，再继续喂些糖水或奶。不管婴儿怎样啼哭，一定要保持镇定的情绪坚持让婴儿把药吃完。

对于已经懂事的孩子应讲明道理，耐心说服，并采用表扬鼓励或其他奖励的方法，使宝宝自觉自愿地服药。

## 掌握婴儿的肥胖度

10个月以后，如宝宝特别胖，应引起爸爸妈妈的注意，需10天称一次重，如每天体重增长大于20克，则属于过胖。下面为1岁以内的宝宝标准体重简易测量方法：

◆ 1~6个月宝宝体重（千克）= 足月数 *0.6+3

◆ 7~12个月宝宝体重（千克）= 足月数 *0.5+3

◆ 宝宝肥胖度 = 宝宝体重 / 标准体重 *100−100

其结果在20克以上可能为肥胖，低于20克为正常体重。

一般宝宝体重高于20克，尚不可以定为肥胖儿，低年龄宝宝的体重发育比较快，待学会走路后，身体发育趋于稳定后，才可以判断是否肥胖。

## 乳牙龋齿的预防

预防龋齿，应从宝宝开始。婴儿在7个月左右就长了第一颗乳牙，有的较早至三四个月，有的晚到九十个月，都无须惊讶担心。到满1岁前，一般可长出6～8颗乳牙。

保护婴儿乳牙要注意下列几点：

首先，长牙期应多补充钙和磷（乳和乳酪）、维生素D（鱼肝油和日光）、维生素C（柑、橘、生西红柿、卷心菜或其他绿色蔬果），其他如维生素A或维生素B族也应注意补充。

其次，控制甜食，食物中如需加糖最好使用未经精制的红糖或果糖，睡前饮些开水，并使用婴儿刷清洁口腔乳牙，刷时应由牙龈上下刷，不要左右横刷，以免釉质受损，产生龋齿。

第三，纠正吸吮手指及口含食品入睡等不良习惯。

另外，婴幼儿食物要多样化，以提供牙齿发育所需的丰富营养物质，还要注意多咀嚼粗纤维性食物，如蔬菜、水果、豆角、瘦肉等，咀嚼时这些食物中的纤维能摩擦牙面，去掉牙面上附着的菌斑。

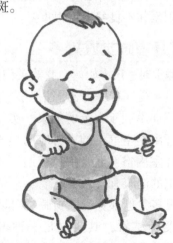

● 如果在饮用水里滴入几滴氟素，就能预防龋齿。

## 婴儿口腔溃疡的护理

口腔溃疡是指口腔黏膜表面发生的局限性破损。发生口腔溃疡时，进食会使疼痛加重，使婴儿不敢吃东西，使父母看到后万分焦急。引起口腔溃疡的因素是多方面的，有全身性的，如睡眠不足、发热、疲劳、消化不良、便秘和腹泻等，也有局部性的原因，如由先天齿、新生牙所造成的舌系带两侧的溃疡，吸吮拇指、橡胶奶头、玩具而造成的上腭黏膜溃疡，由于咬舌、唇、颊等软组织引起的所谓"自伤性溃疡"。

溃疡开始发生时，大部分为小红点或小水泡，以后破裂成溃疡。溃疡周围会红肿充血，中央则微微凹陷，可有灰白色或黄白色膜状物。溃疡的愈合需有个过程，一般需要 7 ~ 10 天恢复，在这期间父母需要给婴儿吃一些清淡的食物，不要让婴儿吃过烫或刺激性食物，以免加剧疼痛。不过可以在婴儿吃饭前用 1% 普鲁卡因液涂在溃疡面上，以减轻婴幼儿吃饭时的疼痛。对溃疡的治疗，除局部应用抗感染药物外，去除疾病的刺激因素和不良习惯也很重要。

## 宝宝开窗睡觉好处多

睡觉时，很多妈妈总喜欢关门闭窗，以免宝宝受寒着凉，结果往往事与愿违，这样反而不利于宝宝的健康。实际上，开窗睡眠是空气浴的一种应用形式，它能够让室内空气经常保持流通、新鲜，对宝宝的健康有益无害。

很多父母都觉得关窗睡觉可以避免宝宝受凉感冒，其实这是一种很不好的习惯。因为紧闭的房间空气非常混浊，氧气含量很低，二氧化碳却很高。婴幼儿正处于生长发育最佳时期，新陈代谢旺盛，每天所需的氧气比成人多，所以应尽量为宝宝创造空气新鲜的生活环境。

开窗睡觉可以让宝宝呼吸新鲜空气，刺激呼吸道黏膜，增强呼吸道的抗病能力，宝宝反而不易患伤风感冒。同时，开窗睡觉是锻炼宝宝的一种方式，因为面部皮肤和上呼吸道黏膜经过较低温度及微弱气流刺激后，可以促进血液循环和新陈代谢，增强体温调节功能。

## 不宜给孩子常开空调

许多爸爸妈妈为了给宝宝一个良好的生活环境，在盛暑、寒冬内几乎天天开着空调。这样做的确能使室温保持如春般的舒适，但却将新鲜空气拒之门外，同时混浊空气也排不出去。虽然也有些爸爸妈妈也意识到要定时开窗、开门换换气，但还是不能够解决根本问题，相应地还可能带来不轻不重的空调病，因此，建议爸爸妈妈平时最好少用空调，让宝宝适应大自然的气候变化。

## 婴儿入睡后打鼾的护理

宝宝的正常呼吸应是平稳、安静且无声的，所以当婴儿睡觉时若呼吸出声，自然会引起父母特别的关注。

通常，当睡眠姿势不好时易打鼾，譬如面部朝上而使舌头根部向后倒，半阻塞了咽喉处的呼吸通道，以致气流进出鼻腔、口咽和喉咙时，附近黏膜或肌肉产生振动就会发出鼾声。而孩子长期打鼾，最常见的原因则是扁桃体和增殖腺肥大，其他的原因包括鼻子敏感和患了鼻窦炎。体胖也是主因之一。另外，孩子长期打鼾与父母遗传也有一定关系，长期打鼾的孩子，父母常是鼻子敏感或鼻窦炎患者。

宝宝打鼾的处理方法：首先让孩子保持睡姿舒适，对于打鼾的宝宝可尝试着让其头侧着睡，或趴着睡，这样舌头不至过度后垂阻挡呼吸通道。如果鼻口咽腔处的腺状体增生或是扁桃体明显肥大，宝宝打鼾严重，甚至影响睡眠质量和孩子的健康，可考虑手术割除。当试用上述方法不见效时，要及时找医生仔细检查，看鼻腔、咽喉或下颌骨部位有无异常。

## 不要让宝宝形成"八字脚"

"八字脚"就是指在走路时两脚分开像"八字"，是一种足部骨骼畸形，分为"内八字脚"和"外八字脚"两种。造成"八字脚"的原因是婴儿过早地独自站立和学走。因婴儿足部骨骼尚无力支撑身体的全部重量，从而导致婴儿站立时双足呈外撇或内对的不正确姿势。

为防止出现"八字脚"，不要让婴儿过早地学站立或行走，可用学步车或由大人牵着手辅助学站、学走，每次时间不宜过长。如已形成"八字脚"，应及早进行纠正练习，在训练时家长可在孩子背后，将两手放在孩子的双腋下，让孩子沿着一条较宽的直线行走，且行走时要注意使孩子膝盖的方向始终向前，使孩子的脚离开地面时持重点在脚趾上，屈膝向前迈步时让两膝之间有一个轻微的碰擦过程。每天练习 2 次，只要反复练习，久之便可纠正"八字脚"姿势。

## 宝宝开口说话晚不必惊慌

婴儿说话的早晚因人而异，通常婴儿 1 岁时会发简单的音，如会叫"爸爸""妈妈""奶奶""吃饭"和"猫猫"等。但也有的孩子在这个年龄阶段不会说话，甚至到了 1 岁半仍很少讲话，可是不久突然会说话了，并且一下子会说许多话，这都属于正常。

孩子对词语的理解力应该说在出生后的第一年就已经开始了。婴儿在 5 ~ 6 个月时，如唤其名字就会回头注视；7 ~ 9 个月的婴儿叫其名字就会做出寻找反应，大人叫婴儿做各种动作（如欢迎、再见）时，他都能听懂并会做，这些都是婴儿对语言理解的表现做出的反映。而婴儿语言的发展是从听懂大人的语言开始的，听懂语言是开口说话的准备。若 1 岁左右的孩子能听懂大人的语言，能做出相应的反应，并会发出声音及说简单的词，这就可以放心，他能学会说话的，只是迟早的问题。

影响语言发育的因素，除婴儿的听觉器官和语言器官外，还有外在的因素，所以大人要积极为婴儿的听和说创造条件，在照看孩子时多和孩子讲话、唱歌、讲故事，这都会促进婴儿对语言的理解，促使其开口说话。

特别需要提醒的是，许多对孩子过分关注的妈妈，凭着母爱的本能和敏感

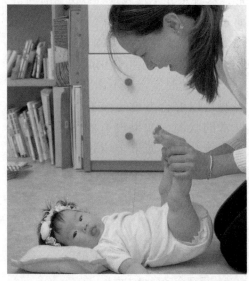

妈妈应创造各种机会和宝宝说话，并积极地对宝宝"咿呀"的声音做出反应。

性，总是在宝宝还没说出需要什么东西之前就抢先去满足孩子的愿望。当孩子发现不用说话也能满足自己的需要时，他也就懒得说话了。这种过度保护型的教养方式，让孩子失去了许多开口说话的机会，其结果是孩子开口说话晚，表达能力差。这是许多"爱心"妈妈应该注意的。

## 异常情况

### 还没出牙

快到1岁的宝宝还不出牙，爸爸妈妈也不必盲目给宝宝补钙或是带着宝宝到医院去拍片子检查。牙齿的萌出与遗传和营养有关，发育较慢的宝宝出牙时间就晚，如早产儿、先天性营养不良的宝宝和人工喂养的宝宝，就有可能在这个时候依然不出牙。

但是，如果宝宝到了1岁半的时候还不出牙，就要注意查找原因了。最常见的是佝偻病，这种病除了迟迟不出牙以外，还能看到明显的身体异常，如骨骼弯曲、头部形状异常等。除此之外，还有一种罕见的疾病—先天性无牙畸形，这种患儿不仅表现在缺牙或无牙，而且还有其他器官的发育异常，如毛发稀疏、皮肤干燥、无汗腺等。另外，口腔中的一些肿瘤也可能引起出牙不利。

如果此时宝宝还不出牙，建议爸爸妈妈可以综合考虑宝宝有无其他发育异常的状况，如果没有的话不妨再耐心等待几周。如果宝宝过了周岁生日

之后，还迟迟不见出牙，也可以到医院就诊，这样不仅大人放心，对宝宝也比较好。

### 嗓子过敏

有的爸爸妈妈会发现，只要给宝宝稍硬一点儿的食物或是没有吃习惯的食物时，宝宝总会吐出来，而给他比较软的糊状食物时，宝宝就能吃得很好。有些爸爸妈妈就以为这是宝宝在挑食，但如果宝宝总是这样的话，就有可能是嗓子过敏。

嗓子过敏是天生的，这样的宝宝一般在刚出生时喝奶很容易呛着，两三个月大的时候喝果汁也很容易呛到。只要身体其他部位没有异常，这种过敏就不需要治疗，随着宝宝渐渐长大就会自行好转，也有的宝宝可能很难痊愈，但这也不会影响宝宝的日常生活。

### 爱心贴士

只要宝宝非常健康、运动功能良好，爸爸妈妈就不用太过担心，只要注意合理、及时地添加泥糊状食品，多晒太阳，就能保证今后牙齿依次长出来。

### 医生叮嘱

对于嗓子天生过敏的宝宝，喂食的时候应该有充分的耐心，可以逐渐一点点地给宝宝吃，让宝宝慢慢地习惯接受，可以把较硬的食物切碎混在汤里喂给宝宝。爸爸妈妈不必担心，只要合理喂养的话，宝宝一定能像正常婴儿那样进食，也不会发生营养不良的问题。

# 鼻子出血

外伤是导致鼻出血的最常见原因，除此之外，天气干燥、上火、鼻腔异物等也会导致鼻黏膜干燥或破坏，造成鼻出血。再有，某些全身性的疾病，如急性传染病、血液病、维生素 C 和维生素 K 缺乏等也同样可能造成鼻出血。

当发现宝宝鼻子出血以后，应立即根据出血量的多少采取不同的止血措施。当出血量较少的时候，可以运用指压止血法，方法是让宝宝采取坐位，然后用拇指和食指紧紧地压住宝宝的两侧鼻翼，压向鼻中隔部，暂时让宝宝用嘴呼吸，同时在宝宝前额部敷上冷水毛巾，在止血的时候，还要安慰宝宝不要哭闹，张大嘴呼吸，头不要过分后仰，以免血液流入喉中。一般来说，按压 5~10 分钟就可以止住出血。

如果出血量较多的话，只用指压止血的办法可能一时间就无法止住出血了，这时可以改用压迫填塞法来止血。止血的时候，将脱脂棉卷成像鼻孔粗细的条状，然后堵住出血的鼻腔。填堵的时候要填的紧一些，否则达不到止血的目的。

如果上述办法不能奏效的话，就需要立即送往医院止血，止血之后还需要查明出血原因，并对症做进一步相应的治疗。

# 顽固湿疹

随着乳类食品摄入的减少、多种不同食物的增加，大多数宝宝在婴儿时期的湿疹到了快周岁的时候基本就都能痊愈了。也有些宝宝到这时候，湿疹仍然不好，并且从最初的面部转移到了耳后、手足、肢体关节屈侧及身体的其他部位，变成苔藓状湿疹。

这种顽固性湿疹不愈的宝宝，多数都是过敏体质，当吃了某些致使过敏的食品之后，湿疹会明显加重。多数含蛋白质的食物都可能会引起易过敏宝宝皮肤过敏而发生湿疹，如牛奶、鸡蛋、鱼、肉、虾米、螃蟹等。另外，灰尘、羽毛、蚕丝以及动物的皮屑、植物的花粉等，也能使某些易过敏的宝宝发生湿疹。

除了过敏体质以外，缺乏维生素也会造成湿疹不愈。此外，宝宝穿得太厚、吃得过饱、室内温度太高等也都可使顽固不愈的湿疹进一步加重。

关于湿疹的治疗，目前还没有一种药物可以根治，尤其是外用药，一般只能控制和缓解症状而已。如果宝宝此时湿疹仍然不愈，应首先到医院，请医生诊断出具体原因，然后视情况决定治疗的方式。

当宝宝得了湿疹后，除了用药物治疗、忌用毛织物和化纤织物之外，如果宝宝还吃母乳的话，妈妈要多注意自己的饮食。少喝牛奶、鲫鱼汤、鲜虾、螃蟹等诱发性食物，多吃豆制品，如豆浆等清热食物。不吃刺激性食物，如蒜、葱、辣椒等，以免刺激性物质进入乳汁，加剧宝宝的湿疹。此外，给宝宝的辅食

## 医生叮嘱

当湿疹发作严重时，可以适当用激素药膏缓解不适感，但不要长期使用，以免产生依赖性。平时不要用过热的水给宝宝洗手、洗脸或洗澡，尽量选择温和的皂液，不能使用碱性太强的皂液。还要勤给宝宝剪指甲、清洁双手，以免宝宝过分搔抓湿疹部位引起破皮、感染等。

要避免易引发过敏的食物。

## 厌食

厌食是指较长期的食欲减低或消失的现象，婴儿厌食有病理性和非病理性两种。病理性的厌食主要是因为某些局部或全身疾病影响了消化系统的正常功能，使胃肠平滑肌的张力降低，消化液的分泌减少，酶的活动减低所造成的。再有一种，是由于中枢神经系统受人体内外环境各种刺激的影响，使消化功能的调节失去平衡而造成的厌食。

比较容易引起厌食的疾病有：

◆器质性疾病，如常见的消化系统中的肝炎、胃窦炎、十二指肠球部溃疡等。

◆缺锌导致食欲降低所造成的厌食。

◆长期使用某些药物，如红霉素等造成的食欲减退以及厌食。

◆口腔疾病如口腔炎等，使宝宝进食时比较痛苦，进而造成厌食。

实际上，由于疾病造成的厌食是比较少见的，而由不良的饮食习惯和喂养方式造成的非病理性厌食是占绝大多数的。

当宝宝出现厌食现象时，先要排除疾病的可能，确定无任何疾病之后，就要从喂养方式和饮食习惯上找原因。只要做到及时改变不良的生活习惯，如控制零食的摄入，饮食有节制，不偏食、不挑食，合理搭配摄入的食物等，厌食的现象就能逐渐好转。另外，宝宝的食欲与其精神状态密切相关，所以要为宝宝创造一个安静的就餐环境，固定宝宝的吃饭场所，吃饭的时候不要去逗宝宝，不要去分散他的注意力，让他认认真真地吃饭。

可在医生指导下，给厌食的宝宝适当服用调理脾胃、促进消化吸收的药物，但不要盲目乱服药和保健品，更不要一看到宝宝厌食就急忙补锌，否则有可能会适得其反。

另外，炎热的夏天往往会令宝宝食欲减退，体重出现暂时的不增加或稍有下降，也就是出现了所谓的"苦夏"。这种季节性的食欲减退是正常的现象，只要宝宝精神状态良好、无任何异常反应的话，爸爸妈妈就不需要过多担心。

## 咳嗽

平时爱积痰的宝宝，只要气温下降的时候，胸口就常会发出呼噜呼噜的痰鸣声，而且不少在早上刚起床或是临睡前出现一阵咳嗽，夜里的咳嗽有时候还会把晚上吃的东西吐出来。这种咳嗽不是病，是宝宝自身的体质问题，只有依靠加强日常锻炼、改善体质、增强机体免疫力来缓解。

没有积痰毛病的宝宝咳嗽，多数情况都是伴随着感冒而发生的，有的时候感冒已经好了，但还要持续咳嗽1~2周，有些服用咳嗽药水可以缓解，有些则没什么效果。如果宝宝除了咳嗽以外，没有什么其他不适的症状，精神状态和食欲都很好，那就没什么问题，只要多给宝宝喝水，补充含维生素C丰富的水果和适量的蔬菜，一般经过一段时间后都能自行好转。如果宝宝在咳嗽时，能听

### 医生叮嘱

对于咳嗽，爸爸妈妈一定要鉴别是何种原因引起的，再对症处理，而不能一听到咳嗽，马上就认为是感冒、肺炎，做出盲目治疗。

见气管呼噜呼噜的，或是感觉宝宝好像总是喘不上气的话，就有可能是并发了婴儿气管炎或婴儿肺炎，最好是到医院看看。

对于咳嗽的宝宝，平时可以多给喝些温热的饮料，如温开水、温牛奶、米汤等，使宝宝黏痰变得稀薄，缓解呼吸道黏膜的紧张状态，促进痰液咳出。也可以给宝宝喝鲜果汁，但果汁应选刺激性较小的苹果汁和梨汁等，不宜喝橙汁、西柚汁等柑橘类的果汁。

如果宝宝的咳嗽不止，爸爸妈妈就应加强对宝宝的护理：

◆ 将室内环境调整在温度 20℃ 左右，湿度 60%～65%，然后抱着宝宝在充满蒸汽的浴室里坐 5 分钟，让宝宝多吸入一些潮湿的水蒸气，这有助于帮助宝宝清除肺部的黏液，平息咳嗽。

◆ 如宝宝总是在夜里咳嗽厉害的话，晚餐要吃些清淡的食物，不要吃太多，饭后也不要立即让宝宝睡觉。

◆ 睡觉的时候，要将宝宝的头部抬高，还要经常调换睡的位置，最好是左右侧轮换着睡，有利于呼吸道分泌物的排出。

## 耳后淋巴结肿大

如果发现宝宝耳后或脑袋后面有小豆般大小的筋疙瘩，抚摸按压的时候宝宝并没有感觉疼痛不适，就应该是淋巴结肿大。耳后的淋巴结肿大有的在双侧，也有的在单侧，可能是由于蚊子叮咬、头上长痱子引起的，也有可能是急性化脓性扁桃体炎、反复感冒，以及一些少见的疾病如淋巴结核、恶性肿瘤淋巴结转移等引起的，但此时像后者的情况还比较少见，多数都是由于蚊虫叮咬和痱子引起的。

这种筋疙瘩在夏天宝宝长痱子后最为多见，由于长了痱子后宝宝感觉特别痒，就总会用手指去抓挠。当宝宝用手指抓挠的时候，藏在指甲里的细菌就可通过挠破的皮肤侵入人体，淋巴结就会主动抵抗病菌侵害身体，因此发生肿大。这种淋巴结的肿大通常不会因为化脓而穿破，不需要特别处理，它会在不知不觉中自然吸收。

也有些时候，这种肿大的淋巴结要过很长时间才能消失，但也不需要特殊治疗。少数可见化脓时周围皮肤发红，一按就痛，或是数量增大、肿块变大，当出现上述情况时，就要到医院请医生治疗了。

## 轮状病毒腹泻

秋冬季节宝宝出现腹泻，要警惕轮状病毒腹泻。轮状病毒腹泻是由轮状病毒引起的，婴儿感染后一般出现以急性胃肠炎为主的临床症状，即水样腹泻，伴有发热、呕吐和腹痛，腹泻物多为白色米汤样或黄绿色蛋花样稀水便，有恶臭，严重者可因脱水及肺炎、中毒性心肌炎等并发症导致死亡。

轮状病毒腹泻多发于 6 个月到 5 岁的宝宝，以 1 岁半以下的尤为常见。这种腹泻具有很强的传染性，主要经类——口途径传播，也可经呼吸道传播，宝宝可通过接触被污染的手和玩具等物品而感染。由于腹泻严重且伴有脱水和电解质紊乱以及毒性代谢产物的释放增加，若患儿没能及时治疗或治疗方法不正确的话，可引发消化道外感染、鹅口疮、中毒性肝炎、营养不良和维生素缺乏以及急性肾衰竭等并发症。严重时还有可能因为脱水致死。

目前对轮状病毒腹泻的治疗主要采取对症治疗，纠正脱水，维持电解质平衡，预防并发症的出现。当宝宝患病后，需要及时要调节饮食，多喝盐糖水补充丢失的电解质和水分，症状较轻的话不必禁食，只需减少哺乳次数，缩短哺乳时间；而患病较重的话则要禁食6~24小时，进食必须由少到多，由稀到稠，避免油腻食物。

轮状病毒疫苗的免疫接种对象为2个月以上的儿童，主要为6个月至3岁的婴幼儿。接种方式为口服，免疫程序为每次一剂，每年免疫一次。发热、患严重疾病、胃肠疾患、严重营养不良、有免疫缺陷和接受免疫抑制剂治疗者不要接种或暂缓接种。

## 嘴唇干裂

这个阶段的宝宝嘴唇比较容易出现干燥，特别是赶上秋冬季节就更常见。除了有补水量不够、饮食不均衡等原因之外，这个月的宝宝口水分泌较多，加上总爱啃手指头，口水长时间刺激嘴唇及周围皮肤，就会使嘴唇出现不适。吃饭后没有清洁嘴唇，尤其是吃完偏酸或偏咸的食物后不及时清洗，也同样会刺激嘴唇及周围皮肤而出现炎症。

如果发现宝宝总是用舌头去舔嘴唇的话，就要特别注意。因为此时说明宝宝的嘴唇干了，要注意多给宝宝喝水，以及补充新鲜的水果和蔬菜。

如果嘴唇已经干裂起皮的话，千万不要随意用手去撕，否则会令皮肤损伤更严重。可以用干净的纱布或手绢蘸上温水，给宝宝湿敷嘴唇，等脱皮处的皮肤完全软化后再轻轻揭去或小心地用剪刀剪掉，然后涂抹上润唇膏，也可以涂抹香油或金霉素眼膏。

以下方法可以预防宝宝嘴唇干裂：

◆保证宝宝的饮食均衡，多喝水，多吃新鲜水果和蔬菜，特别要重视维生素B族的摄入，需要的时候可在医生的指导下适当口服补充维生素B族。

◆宝宝吃晚饭后要及时用温水将宝宝嘴唇及口周皮肤清洗干净，避免残留的菜汤或果汁对嘴唇和皮肤的刺激。

◆纠正宝宝吸吮手指和舔嘴唇的不良习惯，平时可以给宝宝涂抹些润唇膏。

# 培养行为习惯

## 纠正宝宝偏食的习惯

偏食是一种不良的摄食习惯，开始多发生在幼儿及儿童时期。偏食可导致某些营养素摄入不足或过剩，影响宝宝的生长发育和身体健康。预防宝宝偏食、挑食，首先应从家长做起，即家长自己首先不应该偏食，身教和言教并重，并且身教重于言教。为了发挥身教的作用，哪怕是家长平时不喜欢吃的食物，也要带头吃，以培养孩子吃的兴趣。

父母可以用一些故事或小游戏来刺激宝宝吃东西，也可以改变制作食物的方式，饭菜要常变花样，上下餐之间不要重样，让宝宝更有食欲。必要时应适度放权，让宝宝按自己的需要选择食物。给宝宝尽可能提供健康、丰富的食物，创造宽松、积极的进餐环境，在他们过

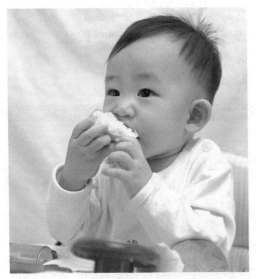

应该给宝宝准备各种食品，让宝宝熟悉新的味道和感觉，这样能防止宝宝养成偏食习惯。

于偏食时给予提醒。

## 训练宝宝独自吃饭的习惯

随着独立性的加强和活动量的增加，婴儿对食物的摄取量也会逐渐增多。从出生 6 个月开始，大部分婴儿都喜欢独自吃饭。在这种情况下，应该鼓励婴

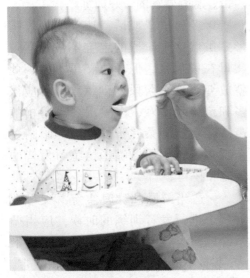

坐在椅子上吃饭时，必须牢固地固定椅子，防止婴儿从椅子上掉下来。

儿独立吃饭的行为。因为婴儿独自吃饭，容易弄脏周围环境和衣服，因此最好在地板上铺上报纸或塑料布，这样就容易打扫卫生。

出生 6 ~ 7 个月的婴儿虽然没长出牙齿，但是能做出咀嚼食物的动作，因为他要更柔和地捣碎第一次接触的断奶食品，所以就必须这样做。

在这个时期，婴儿能掌握嚼食物的方法。如果错过合适的食品，就容易失去让其得到锻炼的决定性时机和最敏感的机会，今后易形成不良的饮食习惯。

此外，随着独立性的加强，婴儿对断奶食品的认识和兴趣也会逐渐增强，因此他会经常用心看妈妈加工断奶食品的过程，而且还未到就餐时间，也会高兴地呱呱叫。

## 不迁就不合理要求

随着孩子身心的发展，知识经验的增多，尤其是语言的发展使孩子逐渐能够表达自己的愿望和要求。但有时家长经常会碰到孩子提出一些不合理的要求，比如拿剪刀玩、碰电器等，一旦被拒绝，他们往往会以哭闹相要挟。遇到这种情况，家长要冷静处理，说清楚拒绝他的理由并想办法转移孩子的注意力，使他在不知不觉中放弃原来的行为或愿望。

对许多父母来说，最难的其实还是将"不"的态度坚持到底。父母看孩子那样哭闹实在是不忍心，于是就满足了他的不合理要求。大哭大闹往往是孩子逼迫大人"就范"的主要手段。如果大人总是迁就他，孩子一哭就满足他的任何要求，就会使他认为只要一发脾气，

一切都会如愿以偿。以后遇到类似情况，他更会变本加厉，愈闹愈凶，养成难以纠正的任性、不讲理的坏习惯。因此，父母要坚定地拒绝孩子的不合理要求，慢慢使孩子懂得哪些事是该做，哪些事是不该做的。

# 能力训练

## 宝宝个性的培养

想要孩子具有良好的个性，要从小培养。不同家庭的教育方式，会导致宝宝的不同个性。

如果这时父母对孩子的行为方式过分纵容妥协，就会慢慢导致孩子的个性骄横任性。10~12个月的婴儿喜欢模仿，为了使婴儿形成良好的个性，大人的榜样作用非常重要，父母本身要加强自身修养，树立良好性格的典范，并为孩子创造一个良好的家庭环境。

家庭教育要注意方式方法。在一个和谐的家庭中应注意说理，善于引导，对于好的行为要加以强化，如点头微笑、拍手叫好等；不好的行为要严肃制止，让孩子学会自制、忍耐。

大人要多让婴儿与外界接触，克服"怕生"的情绪。从小要培养礼貌行为，如有食物让婴儿分给别人吃，学会表示感谢等。大人良好的榜样、家庭和睦的气氛是形成婴儿良好个性的必要条件。

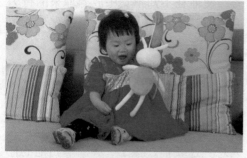

这个时期，婴儿的自我主张很强烈，并且比较倔强。

## 宝宝语言训练

10~12个月是宝宝咿呀学语的黄金时段，能听懂故事、回答问题和学动物声音。10个月大的宝宝通常第一个说的词是"爸爸"或者"妈妈"。除此之外，还知道家里人的称呼、物品的名称、动物的叫声。所以爸爸妈妈应该把握好这个黄金时段，给宝宝适当的训练。

◆重视模仿，协调多种器官：模仿是孩子语言发育的一个重要阶段，必须靠听觉、视觉、语言运动系统协调活动，因此，让孩子看着色彩斑斓的音乐书，触摸发音键，再听听音乐书的动物发音，确实是宝宝协调运用眼、手、唇、舌、声带、脑等器官的最好训练。

◆多和孩子谈话，让宝宝观察嘴形：虽然这个阶段的宝宝不一定懂得父母在说什么，但各位父母不能因此就放弃了这个阶段的训练。父母应该多和宝宝玩游戏，多发出各种各样的声音，宝宝耳朵在听的同时，眼睛也在观察爸爸妈妈的嘴形，练习发音的气流和技巧。

◆适当鼓励和称赞宝宝：父母在陪孩子进行发音训练的时候，应当循循善诱，当宝宝发音不准或者发音不清，甚至不愿说的时候，不要责备宝宝，应该适当鼓励宝宝，或者暂时停止训练，分散宝宝的注意力，隔一段时间再继续训练。当宝宝表现非常活跃的时候，应该称赞宝宝，让宝宝爱上这个训练。

## 认知能力训练

这个阶段是婴儿的认知能力提高的重要时期，要让婴儿多看、多听，接触各种物体，通过自己主动运动的探索去认识这个奇妙的世界和自我。好奇心是婴儿认知发展的动力。对于孩子的好奇心，千万不能被"不能动、不能拿"给压抑了，只要没有危险，不会损坏重要的东西都可以让孩子玩，甚至可以准备一个日用品的抽屉，允许孩子将物体玩和扔。10~12月的婴儿有了初步的记忆能力，能在帮助下调整自己的注意指向，你可以引导他共同注意某人、某物或某活动，通过共同注意，使他认识更多的周围人和事，学习有关的知识和经验。此外，寻找藏起来的物体或藏猫猫是这年龄感兴趣玩不腻的游戏，也是增强记忆力的好方法。

除了在日常生活中不断引导小儿观察事物，扩大孩子的视野外，可培养孩子对图片、文字的兴趣，培养孩子对书籍的爱好。教孩子认识实物，可把几种东西或几张图片放在一起让小儿挑选、指认，同时教孩子模仿说出名称来。也可以在婴儿经常接触的东西上标些文字，当婴儿接触到这些东西时，就引导他注意上面的字，增加他对文字的注意力和接触机会。

外出时，可经常提醒他注意遇到的字如广告招牌、街道名称等。应尽早让婴儿接触书本，培养孩子对文字的注意力。教孩子识字应在快乐的游戏气氛中自然而然地进行，而不应该给孩子施加压力，硬性规定必须每日记多少字，以免造成孩子抵触心理。

## 社交能力训练

此时，婴儿已经有一定的活动能力，对周围世界有了更广泛的兴趣，有与人交往的社会需求和强烈的好奇心。因此，家长每天也应当抽出一定时间和孩子一起游戏，进行情感交流。一个乐观向上，充满爱心的家庭气氛，会使孩子幸福开朗，乐于与人交往。家长还应经常带孩子外出活动，让孩子多接触丰富多彩的大自然，接触社会，从中观察学习与人交往的经验，在孩子与人交往过程中，应继续培养文明礼貌的举止、言语。

在日常生活中引导孩子主动发音和模仿发音，积极为婴儿创造良好的语言环境。让孩子学习用"叔叔""阿姨""哥哥""姐姐"等称呼周围熟悉的人。如

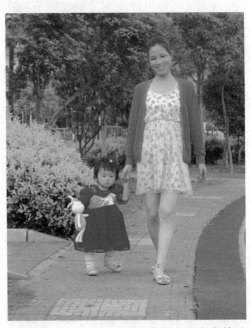

在日常生活中，最好带婴儿到小朋友多的地方，尽量给婴儿提高学习和享受的机会。

成人问"这是什么？"让小儿回答。鼓励小儿模仿父母的表情和声音，当模仿成功时，亲亲他，并做出十分高兴的表情鼓励他。

## 训练宝宝走路

宝宝在 11 个月左右，就可以借助实物或在大人的搀扶下走动了，12 个月后，在大人的保护下就能够独自迈出两三步了。但此时宝宝的腿部力量、各部位动作的协调能力还较差，会经常摔倒。因此，家长应对宝宝进行适当的训练。

刚开始时，婴儿害怕离开固定的家具站起来，可以由家长牵着双手学走。家长可站在婴儿前面，双手牵着婴儿后退着走，让婴儿朝前走；也可以让婴儿在前面，家长站在婴儿后面牵着双手二人向前走。双手牵着婴儿走几回之后，就可以试着放一只手，再牵着婴儿朝前走。另外，父母可以在宝宝对面蹲下（距离以伸手能相触为宜），让宝宝在这段距离内自己独自行走。还可以让宝宝靠墙站立，父母站在距宝宝不远处用玩具逗引他走过来。

在这个阶段，父母要给宝宝以鼓励和保护，尽量创造条件使宝宝有较多的行走机会，这不仅可以提高宝宝行走动作的熟练程度，还能扩大宝宝对外界事物的认识范围。

## 手脑灵活性的培养

此时宝宝的手眼协调有了很大的提高，拇指和食指的配合也越来越灵活。他能熟练地捏起小豆子，并喜欢尝试把豆子放入小瓶里；能把包玩具的纸打开，拿到玩具；能拿着蜡笔在纸上戳戳点点，并"嗯嗯啊啊"地让大人

来看他画出的笔道。要培养宝宝的手脑灵活性，不妨在家里和宝宝做些这方面的亲子游戏。

可以在家里的走廊弄一个类似保龄球滚道的通道，然后在一边放置 6 个空水瓶，并且准备好一个小球。先给宝宝做示范，把小球顺着通道扔过去，砸翻水瓶，然后让宝宝自己来玩，每次推倒瓶子之后，要和宝宝一起，把所有的瓶子再摆好。还可以在摆瓶子的时候，教宝宝数数"一、二、三"。

搭积木、套圈等也是很好的培养手脑灵活性的游戏。这么大的宝宝，可以根据不同需要选择一些发展能力的益智玩具，这对宝宝的成长有着非常大的帮助。

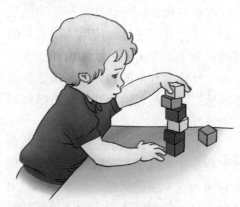

搭积木可以训练孩子的手脑协调性和手的灵活性。

## 借助工具进行早教

1 岁以下的宝宝认识事物、学习知识需要通过看、听、摸等直观感觉进行，还不具备逻辑思维、抽象思维等能力，所以教学最好借助工具进行。单纯的教材是没有什么效果的，反而让宝宝厌烦。早教工具可以是日常生活中经常用到的东西，也可以是专门购买的益智玩具。

◆日用品早教：日常用品色彩丰富，造型各异，爸爸妈妈可以教宝宝认识这些物品的颜色、形状、功能等。这些早教可以随时进行。自己做什么，用到了什么东西，这个东西怎么用，有什么效果，都可以用惊喜、夸张的语气跟宝宝说，让他发生兴趣，进而记住，然后对更多的东西产生好奇。

◆益智玩具早教：市场上有很多儿童早教玩具，爸爸妈妈都可以购买。购买的时候要注意，玩具要适合宝宝的年龄。小于或超越宝宝年龄，宝宝都玩得不起劲，早教效果也就微乎其微了。益智玩具的玩法，宝宝未必能一下子就明白，爸爸妈妈谨记不要买回来丢给宝宝让他自己玩，而是要耐心示范，让他学会玩法，这样才能更有效。

## 不要打击宝宝的探索欲

从会爬以后，宝宝就很不安分，一刻也不停顿地玩遍每一个角落，任何东西都喜欢看一看、碰一碰、咬一咬，这是宝宝的好奇心和探索欲的表现。当然，宝宝的探索难免会给他带来一些危险，爸爸妈妈出于安全考虑，总是习惯于阻止，只要宝宝伸手就喝止。这样会让宝宝越来越胆怯，失去探索的欲望。爸爸妈妈不应阻止宝宝，但可以想办法保证安全。首先消除重大安全隐患，给宝宝可以接触到的电源装上防护罩，风扇、暖气等加上围栏，冰箱门加上安全扣等。先一步想到可能发生的危险，做好保护，就可以放手让宝宝去冒险了。

对宝宝感兴趣的事物，爸爸妈妈应该适当给予讲解，虽然宝宝不懂，但他感觉求知和探索欲望得到了尊重，就会保持这种探索欲和求知欲但爸爸妈妈要明白的是，知识不全靠机械的记忆，知识更多的是在实践中发现获得。

## 给宝宝读点儿图画书

10个月后的宝宝看的能力大大增强，是该给宝宝准备一些好看的图画书了。这时的宝宝大多数都喜欢色彩鲜艳的大块图案，图画书在此时不仅能够迎合宝宝的喜欢，还能借此来提高宝宝的认知力、记忆力和思维能力。

爸爸妈妈根据这个月龄宝宝的特点，尽量选择单张图画简单、清晰的图画书，最好是选择实物类的图画。可以给宝宝准备一些认识蔬菜、水果、人物或其他生活用品之类的图画书，每天带着宝宝认1~2种，并把图片上的东西和实物联系起来，比如教宝宝认识图画书上"苹果"的时候，就可以拿着一个苹果给宝宝看看、抓着玩玩，这样可以提高宝宝的理解力和记忆力。由于此时宝宝的能力水平有限，所以一次最多不宜让宝宝识记超过2件以上的物品，否则会使宝宝发生记忆混淆。这么大的宝宝集中注意力的时间很有限，所以应当遵从宝宝的喜好和心情变化，适可而止，以免宝宝看烦。

每次给宝宝看新的图画之前，要先给宝宝看看之前一天看过的图片，以加深宝宝的印象。只有这样的不断重复，才会让宝宝记住所学所看的东西。再有，在给宝宝讲述物品名称的时候，名称一定要从头到尾保持固定和准确，以免宝宝产生混乱或错误的印象。

# 宝宝营养食谱（0~3 岁宝宝喂养）

## 黄豆粥

**材料：**煮熟的黄豆 1 大勺，水 1.5 杯，白米 1 大勺。

**做法：**

❶ 用豆浆机打磨煮熟的黄豆。

❷ 用豆浆煮白米，然后均匀地搅拌，并慢慢地加热。

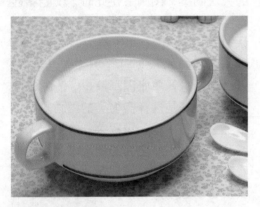

## 奶酪马铃薯

**材料：**马铃薯 1/4 个，奶酪 1/2 片。

**做法：**

❶ 煮熟 1/4 个去皮的马铃薯。

❷ 均匀地剁碎 1/2 片奶酪，洒在捣碎的马铃薯上面，并放入微波炉内加热。

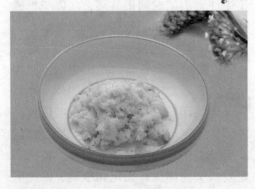

## 蔬菜肉粥

**材料：**白米 2 大勺，牛肉 20 克，南瓜

20 克，胡萝卜 20 克，水、香油若干。

**做法：**

❶ 均匀地剁碎清洗的牛肉、胡萝卜和南瓜。

❷ 先炒熟牛肉，然后添加用水浸泡的白米。

❸ 炒熟牛肉和白米后，添加 1/3 杯水、南瓜和胡萝卜，然后用温火熬粥。

❹ 在蔬菜肉粥内添加 1/2 小勺味噌，然后继续加热。

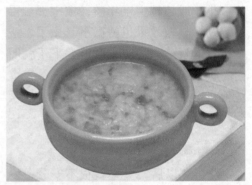

## 菠菜鸡蛋糕

**材料：**菠菜 10 克，牛奶 1/8 杯，面粉 1/2 大勺，鸡蛋 1/4 个，牛油、奶酪若干。

**做法：**

❶ 菠菜洗净，切碎。

❷ 将牛奶、面粉、蛋黄搅匀，放入锅中熬汤，煮开后放菠菜、蛋清。

❸ 炒锅内涂牛油，倒入熬好的汤，并在 180℃的微波炉内烘烤 10 分钟。

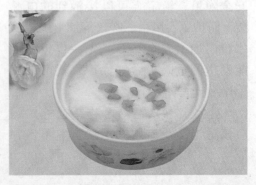

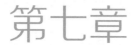

# 第七章
# 1~3岁幼儿生
# 长发育与保健

1~3岁是幼儿成长的关键时期，这一时期对孩子进行智力开发和习惯养成的训练是必要的，本章详细讲述了1~3岁幼儿的生长发育特征、饮食指导、护理方法、智力体能训练。抓住孩子生长发育的关键期，成功挖掘孩子的多元潜能，培养高情商、高智高的优秀宝宝。

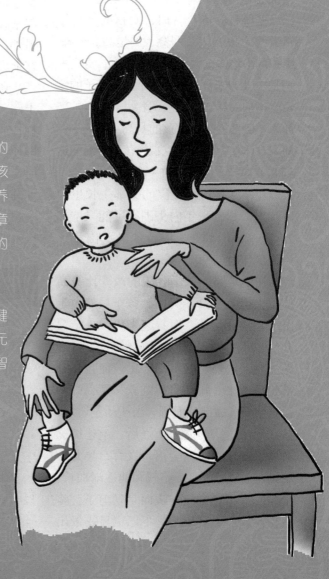

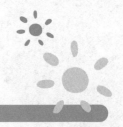

# 1~2 岁幼儿

## 身体发育特征

### 身体发育

在宝宝将要 1 周岁时，他的身高和体重会稳定增加，但不如最初几个月增长那么快。比如在 4 个月左右时月体重增加 1.8 千克的婴儿，在第 2 年的体重增加总量可能只有 1.4 ~ 2.3 千克。

据统计，15 个月时，女孩的平均体重大约是 10.2 千克，身高大约是 77.8 厘米；男孩的平均体重大约是 10.9 千克，身高平均是 79.4 厘米。以后每 3 个月，孩子的体重会增加大约 0.7 千克，身高增加大约 2.5 厘米。到 2 岁时，女孩的身高大约是 86.5 厘米，体重为 11.9 千克；男孩的身高能达到 87.6 厘米，体重大约为 12.6 千克。

在第 2 年内，宝宝的头部生长也会特别慢。尽管一年内头围有可能只增加 2.5 厘米，但到 2 岁时，他的头围将达到他成年时的 90%。

初学走路的孩子容貌的改变比身高体重大得多。12 个月时，孩子虽然会走路或会说几句话，但看起来仍像一个婴儿。头部和腹部仍然是身体的最大部位。站立时，腹部仍然突出，比较而言，臀部仍然很小，腿和胳膊既软又短，好像没有肌肉，面部软而圆。当活动量增加，孩子迈步走路的能力增强后，上述情况会发生变化：肌肉会逐步发育，婴儿时期的脂肪逐渐减少，胳膊和腿逐渐加长，走路时脚不再扭向一边而是朝前了。脸变得比以前更有棱角，下巴也显露了出

来。2 岁生日时，孩子外貌很少遗留有婴儿的痕迹。

### 运动发育

孩子周岁的时候就能比较自如地独自走路了。但这个时期的宝宝只能维持直立体位，因此宝宝虽然走得快，但跑起来腿显得很僵硬，稍向前倾就会跌倒。另外，宝宝还能爬台阶，能面向大椅子爬上去，然后转身坐下。

到 2 岁时，宝宝就可以自己自如地走路、跑步了，能双脚跳，还可以不扶栏杆或其他东西，自己上下楼梯。此外，即使不需父母示范，当听到踢球的命令时，宝宝也会主动起脚踢球，且能取到球并举过肩，并向大人方向抛球。

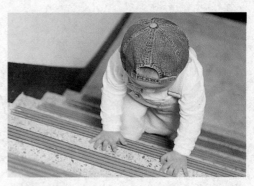

宝宝已能独立走路，身体动作更加灵活，甚至能爬楼梯。

### 语言发育

在这段时间，宝宝正在按计划发展它的语言和理解能力。虽然孩子之间有着很大的差别，但大部分孩子在 2 周岁时，

至少都能说50个单词并能使用短语。有些孩子即使听力和智力都正常，但2岁前也只会说几句话。无论孩子何时开始讲话，他最初说的几个词汇都可能包括家庭成员的名字、最喜欢的东西以及他身体部位的名称。也许只有父母亲或其他家人才能听懂他说什么，因为他常常省略或者改变词语的发音。例如，他可能会正确地发出第一个辅音（b，d，t）或元音（a，e，i，o，u），但会漏掉单词的词尾。或他用自己可以发出的声音来代替像"d"或"b"这类比较困难的发音。

当宝宝2周岁的时候，他的发音就比较清楚了，并能说出完整的句子，语言表达的能力更强了，并有能力与家长进行交互式对话了。这个时期，可以教孩子学习简单的儿歌和童谣。

## 认知能力

这个年龄段孩子的主要学习方式是模仿。现在，他真正地学会了梳头，拿起电话咿呀学语，能够转动玩具汽车的轮子并朝前或向后拉。开始时，他只是一个人玩耍，但逐渐会与其他伙伴一起玩。女孩会给玩具娃娃梳头发，拿着书本给你"读"。2岁以前孩子对捉迷藏的游戏非常感兴趣，在物体离开他视野很长一段时间后，他仍能记得物体藏在了哪里。如果把他正在玩的球或者饼干藏起来，你也许完全忘了这件事，但是他不会忘记。当他懂得捉迷藏时，就更理解你的离开意味着什么了，他知道你总是要回来的。

这个时期宝宝已经学会分辨一些颜色，能区分物品的大小，并能对物品进行简单的分类。宝宝还会学着大人的样子抢着去做一些事情，虽然宝宝已经明白某些事情的行事方式，但在他自身的感官发育

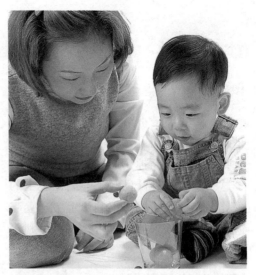

平时跟宝宝说话时，要说清物品的名称，把物品按类别归类。

成熟前，他仍需要父母的安全保护。

## 情绪和社交发展能力

宝宝刚周岁就开始懂得，需要别人的时候要主动求助；当接受别人给的东西的时候，会表达谢意；会主动和其他人分享自己的玩具和物品。

宝宝在整个第2年期间，有时非常的独立，有时又强烈地依附你，这种情况通常摇摆不定。他的情绪似乎一会儿一变，有时在突然变得激动之前，似乎好多天都显得成熟而独立。有些人称这个时期为"第一青春期"。这些反映了孩子成长并离开你的混合情绪绝对正常。当孩子需要你的时候，给予他关注和保护是帮他恢复镇静的最好方法。

2岁期间，初学走路的孩子对外界、朋友以及所熟悉的人或事会形成非常特别的印象。因为他处于中心地位，而你在离他很近的地方，所以他十分关心发生了什么与他有关的事。他知道其他人的存在，并对他非常感兴趣，但是他并不知道他们的想法和感觉。

# 饮食指导

## 没有断奶的宝宝应断奶

断奶并不是不给宝宝吃奶，断奶只是意味着不再以乳汁为主要营养来源，意味着要逐渐断掉奶瓶和奶嘴。因为到了这一阶段，乳汁已经不能满足宝宝的营养需求，不断奶将不利于宝宝建立起适应其生长需求的饮食习惯，更不利于宝宝身心的发展。

## 断乳后的营养保持

幼儿断乳后，应该用代乳品及其他食品来取代母乳。这是一个循序渐进的过程，从流质到糊状，再到软一点儿的固体食物，最后到米饭，每一个时期都要先熟悉之后再慢慢过渡。断乳后，幼儿每天需要的热量是 1100 ～ 1200 千卡（成年人一天需要的热量是 2000 千卡），妈妈可以根据食物的热量信息来调配幼儿的饮食。

断乳后幼儿每日进食 4 ～ 5 次，早餐可供应配方奶或豆浆、鸡蛋等；中午可为吃软一些的饭、鱼肉、青菜，再加鸡蛋虾皮汤；午前可给些水果，如香蕉、苹果片、鸭梨片等；午后为饼干及糖水等；晚餐可进食瘦肉、碎菜面等；每日菜谱尽量做到轮换翻新，注意荤素搭配。

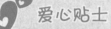

### 爱心贴士

断奶期间宝宝食欲时好时坏是非常正常的事情，不必担心。有时出现的拒食现象是宝宝的正常生理保护手段。就像成人有时也会因消化不好自然地不想吃饭一样。

### ➡➡ 延伸链接

**水果的吃法**

这个阶段的宝宝吃水果的时候，只要把皮削了切成片就可以，宝宝也很喜欢咀嚼果肉的感觉，不喜欢妈妈弄碎的水果。而且最好给宝宝喂当季的水果，既便宜又新鲜美味。

在吃带籽类水果的时候，例如，西瓜、葡萄，要事先除去籽。而对于宝宝来说，苹果太硬了，宝宝的咀嚼能力还没有发达到可以独立吃苹果的阶段，所以妈妈要把苹果切成薄片再喂给宝宝。宝宝在这个时候可以吃草莓、梨、桃。

在宝宝健康的时候，吃了番茄、胡萝卜、西瓜等后大便中就会有些原样排出似的东西，这并不是消化不良，爸爸妈妈们不必担心。

幼儿断乳后不能全部食用谷类食品，主食是粥、软一些的米饭、面条、馄饨、包子等，副食可包括鱼、瘦肉、肝类、蛋类、虾皮、豆制品及各种蔬菜等。主粮为大米、面粉，每日约需 100克，豆制品每日 25 克左右，鸡蛋每日 1个，蒸、炖、煮、炒都可以；肉、鱼每日 50 ～ 75 克，逐渐增加到 100 克；豆浆或牛乳，从 500 毫升逐渐减少到 250毫升；水果可根据幼儿的口味来，不要强制他吃水果。

## 要鼓励宝宝自己进食

宝宝饮食的不良习惯形成有很多原因，但很大程度上是因为爸爸妈妈没有科学地喂养宝宝。如有些宝宝 1 岁多就能自己拿勺熟练地吃饭了，而有些宝宝快上幼儿园了，还都不会自己吃饭。而这个责任不在宝宝而在于爸爸妈妈。所以，抓住培养宝宝饮食好习惯的时机和父母的态度很重要。

鼓励宝宝自己进食，爸爸妈妈应遵循如下两个原则。

◆循序渐进，把握黄金期。宝宝多大的时候能够自己吃饭，很大程度上取决于大人。只有自己放开了手，宝宝才有机会去学习。爸爸妈妈在适当的时机下，循序渐进地训练宝宝自己握奶瓶喝水、喝奶，自己用勺、筷、碗进餐，熟悉每一件餐具的用途，逐步养成自己进餐的习惯。同时，对宝宝来说，感到"我能自己吃"是很重要的。你需要鼓励他，这是他走向独立的第一步。

◆因势利导，尊重宝宝的意愿。当然，也不要太把这件事情当作一回事，好像过了这个年龄的宝宝就学不会自己吃饭了。以因势利导为原则，不必因为宝宝的进步不快而着急，万不可强迫宝宝，否则就会产生一系列不良的心理问题。爸爸妈妈要善于营造就餐时的快乐气氛，让宝宝在自己的意愿下，逐步学习独立进餐。

## 教会宝宝使用勺子吃饭

吃饭是每天都要做的事情，太复杂的用具对于1岁的宝宝来说，暂时还学不会，但是使用勺子吃饭是宝宝在这年龄应该学会的事情，这也有利于培养宝宝的独立性。

爸爸妈妈在教宝宝使用勺子吃饭的时候，一定不可心急，要循序渐进地、耐心地教导。

宝宝在最初使用勺子时，爸爸妈妈可以为宝宝选用造型可爱的卡通勺子，以引起宝宝的兴趣，这样宝宝就不会排斥使用勺子。宝宝可能会把勺子当成一个玩具，这样就可以一面学习，一面玩耍。

在吃饭的时候，为宝宝准备一个专用的碗和勺子，妈妈不要一味地教宝宝使用勺子，要在宝宝的碗里放入宝宝喜欢吃的食物，让他们自己练习着使用。可能第一次宝宝握勺子的姿势不正确，比如全手握勺、用勺的反面盛饭，这时爸爸妈妈不要斥责宝宝，而要做一个正确的示范，用勺子盛上一些食物喂宝宝，多次反复训练，然后让宝宝自己练习。

刚开始学吃饭的时候，宝宝可能不会太配合，总会把东西撒到地上，或者扔掉勺子，用手抓。这个时候，爸爸妈妈不要批评宝宝，而是要多鼓励，耐心教宝宝学拿勺子。一旦拿对了，爸爸妈妈要及时表扬，让他意识到勺子是用来吃饭的，这样才能帮助宝宝早早学会自己用勺子吃饭。

## 零食怎么给

宝宝喜欢吃的零食莫过于糖果、加入各种营养和口味的牛奶。如果让宝宝自己拿糖吃，他们可能一天到晚都会拿了吃。如果每天给他定量，他也会吃完之后马上要。宝宝小时候喜欢吃糖也是身体需要，但爸爸妈妈不要拿糖果当作奖赏品，让宝宝对糖果有格外的偏好。

薯片、虾条、雪饼等这些膨化食品，甜甜咸咸的，很多宝宝都喜欢这种味道，但高糖、高盐是这些小食品的一个共同特点，一方面，高糖会引起宝宝的肥胖和龋齿，而高盐会增加儿童的肾脏负担，对心血管系统存在着潜在的不良影响；另一方面，有些食品还采用了食品添加剂、防腐剂、香精、味精等，这些都是经化学方法合成的，对孩子肝脏解毒能力和肾脏排泄功能都可能产生一些影响。如果宝宝开始吃饭的时候不是很有食欲，爸爸妈妈不要拿味道重的零食来替补，这样会更加破坏宝宝的胃口。

对于一些比较胖的宝宝，选择低糖、高纤维素、高维生素的零食，比如说水果，如小番茄、猕猴桃等含糖量低的水果。对一些瘦弱的宝宝，选择零食可能选择谷类的饼干，或者为了消化，糖葫芦、山楂片也是好的选择。

## 偏食的应对

如果宝宝此时表现出一些饮食偏好，例如，不喜欢吃青菜叶，或者不爱吃苹果，妈妈可以把青菜叶切细了煮在粥里，或者做成馅饼给宝宝吃；水果方面，可以让宝宝自由选择，在量上要控制，不能让宝宝吃太多。

造成偏食的原因，可能与宝宝天生的味蕾感觉有关，也可能是生活中的细节造成的。例如父母的示范作用，第一次吃某种食物时的感受等，都会影响到宝宝日后的饮食习惯。如果宝宝身体健康，精神状况也不差，可以允许宝宝"偏食"，只要不是某种加工过的零食就可以。

## 断奶也可以喝奶

幼儿的整个生长发育阶段都不要离开奶粉，奶粉中有丰富的营养，也便于吸收，宝宝断奶以后也可以一直坚持喝。每天400～600毫升，可以分成好几顿来喝。如果宝宝对新鲜的奶粉有点儿过敏，可以煮好之后再给宝宝喝。不爱喝奶粉的宝宝，可以给他吃奶片，或者是用酸奶代替。

## 一天三餐保持规律的节奏

宝宝的早、中、晚三餐到了这个时期已经类似大人的进餐节奏了，这时如果宝宝还没有固定的用餐时间，并不需要勉强改变，但可以慢慢地配合家人进食的时间。所以这时最重要的是，爸爸妈妈的作息也应尽量规律，不吃早餐或晚餐吃得太饱都会对宝宝造成不良的影响。因工作关系而较晚吃晚餐的爸爸妈妈，最好将宝宝的晚餐时间单独提前。

## 降低餐桌的高度

如果宝宝对一起用餐很有兴趣，喜欢和爸爸妈妈一起吃饭，这时候最好是换一张矮一点儿的餐桌，让宝宝坐着和大人一起用餐。这样一个小细节是对宝宝积极性的鼓励，要知道，很多教育都是从餐桌上开始的。

当然这么大的宝宝还不能安静地坐在那里吃饭，但这不是异常表现。因为宝宝注意力集中时间很短，通常情况下在10分钟左右。食欲好、食量大、能吃的宝宝，能够坐在那里吃饭，一旦吃饱了，就会到处跑。食欲不是很好，食量小的宝宝，几乎不能安静地坐在那里好好吃饭。因为这么大的宝宝，对于他不感兴趣的事情，几分钟的集中注意力都没有，甚至1分钟也不停歇。帮助宝宝养成坐下来集中时间吃饭的习惯，最好的方法是让宝宝坐在专门的吃饭椅上，以免宝宝乱跑。爸爸妈妈永远不给宝宝边走边吃的机会，任何人都不要追着喂他吃饭。

## 培养幼儿良好的饮食习惯

由于幼儿年龄的差异，以及消化器官功能的不同，在食物的种类、质量、喂养方法、每天进食的次数和间隔时间上也相应有差异，但饮食做到定时、定量则是对孩子基本的要求。对于幼儿而言，因为食物在他们胃里消化的时间为3～4小时，所以一般两餐相隔时间以4小时左右为宜。随着年龄增长，进餐次数可相应减少，3岁以上的幼儿进食次数可逐渐与成年人一样。

进食之前，不要让幼儿做剧烈的活动，要让他们保持平静而愉快的就餐情绪，且不宜让其多吃零食。进食时，注意力要集中，不要逗引幼儿大笑，也不要惹小儿哭闹，更不宜让幼儿边吃边玩。当孩子不认真吃饭时，要循循诱导，不要训斥、恐吓、、""心情舒畅，能使幼儿对食物产生兴趣和好感，从而引起他旺盛的食欲，促进消化腺的分泌。同时，进食不要过急，要细细咀嚼，以促进消化腺的分泌；这样有利于食物的消化和吸收。另外，要注意避免幼儿偏食

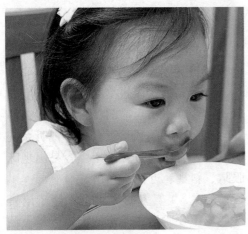

家长应培养宝宝咀嚼的习惯，这样有利于食物的消化与吸收。

和择食；训练孩子吃各种食物，以摄入多方面的营养。

父母还要教育孩子使用自己的茶杯、碗筷，进食前要洗手，饭后要漱口，吃饭时不能用手去抓碗碟里的菜吃；不吃掉在地上的东西，不吃不洁净的食物和水果。此外，为了培养幼儿的独立生活能力，待孩子到1岁后，就可以把小勺给他，让他锻炼自己吃饭；2岁的时候，孩子的手腕部已有力量拿碗，这时可让他尽量自己端碗，养成自己吃饭的习惯。

## 幼儿不宜进食过量

不要给婴幼儿吃得太多，否则会造成婴幼儿伤食，使消化功能紊乱，加重消化器官和大脑控制消化吸收的胃肠神经及食欲中枢的负担，这样会使大脑皮质的语言、记忆、思维等中枢神经智能活动处于抑制状态。

## 儿童宜食的健脑食品

每个家长都希望自己的孩子聪明伶俐，所以市场上一些健脑益智的保健食品很受家长青睐，但是专家指出，过多食用这些食品会适得其反，造成一些孩子内分泌紊乱，出现早熟等现象。其实我们平时吃的食物许多都具有健脑作用，只要在安排孩子膳食时科学搭配就可以取得很好的效果，而且不必担心有副作用。

**鲜鱼：**鲜鱼含有丰富的钙、蛋白质和不饱和脂肪酸，可分解胆固醇，使脑血管通畅，是儿童健脑的最佳食物。

**蛋黄：**蛋黄含有蛋碱和卵磷脂等脑细胞发育所必需的营养物质，儿童多吃些蛋黄能给大脑带来更多活力。

**牛奶：**牛奶含有丰富的钙和蛋白质，可以给大脑提供所需的营养，增强大脑

活力。

木耳：木耳含有脂肪、蛋白质以及矿物质和维生素等营养成分，是补脑健脑的佳品。

大豆：大豆含有卵磷脂和丰富的蛋白质等营养物质，儿童每天吃一定数量的大豆或大豆制品，能增强大脑的记忆力。

杏子：杏子含有丰富的维生素 A 和维生素 C，可以改善血液循环，保证大脑供血充分，从而增强大脑的记忆力。

此外，小米、玉米、胡萝卜、栗子、海带、花生、洋葱和动物的脑等都是比较理想的儿童健脑食物。

## 宝宝需要的固齿食物

对宝宝的乳牙照护不仅仅只是在口腔清洁等方面，营养也是很重要的。长牙时，给宝宝补充必要的"固齿食物"，也能帮助宝宝拥有一口漂亮坚固的小牙齿。

宝宝乳牙的发育与全身组织器官的发育不尽相同，但是，乳牙和它们一样，在成长过程中也需要多种营养素。矿物质中的钙、磷，其他如镁、氟、蛋白质的作用都是不可缺少的。虾仁、骨头、海带、肉、鱼、豆类和奶制品中都含有丰富的矿物质。

维生素 A、维生素 C、维生素 D 可以维护牙龈组织的健康，补充牙釉质形成所需的维生素，也可以让宝宝多吃一些新鲜蔬菜和水果，另外，日光浴也可以帮助宝宝补充维生素 D。

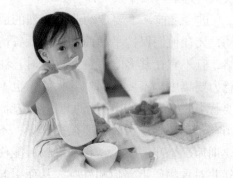

妈妈要了解宝宝进入幼儿期的饮食特点，为宝宝合理安排膳食。

# 护理方法

## 不要过早地让宝宝接触电脑和电视

有的爸爸妈妈实在不知道给宝宝玩什么，当宝宝哭闹不停的时候，发现让宝宝看电视能变得安静，为了不让宝宝哭闹就总让他们看电视、玩电脑。还觉得这是一种认识世界的好办法。其实这样做的危害也很大。

首先，电视节目虽然满足了宝宝视听觉的新鲜感，但是电视不仅不能促进宝宝感知觉的发展，还容易产生损害。

宝宝的视觉和听觉系统正在不断发育中，还非常稚嫩，调节功能不完善，而电视节目的图像、色彩、明暗变化非常快、声音高低大小也交替变化，宝宝在对这些变换做出反应时，视听功能容易产生疲劳，时间长了就会损害视听系统的发育。看电视过久的宝宝容易出现眯眼睛、斜视、近视等问题。

其次，1 岁多的宝宝也正处于语言发展的重要阶段，儿童的词语数量大约从一岁半起出现骤然增长，这个阶段宝宝应该得到更多的语言交流机会。电视里的人物对话也是吸引宝宝的因素之一，但是电视只能看，不能跟宝宝对话、给宝宝反馈，所以看一般的电视节目并不能起到教育宝宝、开发智力的作用，如果宝宝习惯了电视里说话的声音，他会对现实当中的语言对话丧失兴趣，久而久之，会影响语言功能和个性的发展。

此外，1 岁多宝宝已经能够爬、能够走，此时父母应该给宝宝更多的时间来锻炼他们新学到的技能。而看电视的时候，宝宝往往坐着一动不动，十分不利于宝宝动作技能的发展。

## 读懂宝宝的身体语言

1 岁多的宝宝还不是很能说话，但是他们的语言并不贫乏，他们可以通过表情、动作和情绪等来传达自己的意思，也就是我们要说的身体语言。如果爸爸妈妈能够读懂宝宝的身体语言，也就不会在宝宝哭闹的时候手足无措，或者在宝宝生气的时候不明就里。

有时候宝宝的行为是有格外的意味的，例如有一个小孩，他想要拔掉花盆中的花，爸爸严厉地禁止他的这种行为，抓住宝宝的手，严肃地看着他，对他说"不行"。这是一个非常明确的否定信号。宝宝把手缩回去了，看着爸爸，然后向爸爸伸出手臂，这个动作其实是在试验，爸爸是否会讨厌他。爸爸该怎么做呢？当然是毫不迟疑地抱起他，用这种身体语言回应宝宝："我依然爱你。"

身体语言与宝宝的年龄是相对应的，不管宝宝是只能躺着的，还是能坐起来、爬或站立和走路，他们都可以用自己身体语言还和爸爸妈妈对话。

明亮的眼睛，飞扬的眉毛，随着物体而转动的眼睛，跟着视线活动的头，这些动作说明他是个乐于交往的、清醒着的宝宝；无神的眼睛，只关注自身的视线，反应微弱则可以推断出宝宝此刻缺少交流、感觉不舒服或者无聊；头微微抬起并随眼睛转动，可以理解为想要探索事物和世界，头和脖子的灵活是清醒的重要标志。

头的转向和朝前看标志着要求休息、要求结束游戏、要求中断交流或者要求重新交往的愿望。耷拉着脑袋表示他此刻有点儿疲倦。如果伸直脑袋则表示："我在这儿呢！谁来跟我一起玩？"

向一个人或某一个物体伸出手显而易见是表达想要有所互动或者与之交往的意愿；手攥成拳头是愤怒、想要争斗的表现，胀气、便秘、尿湿了和冷了也可能引起手攥成拳头。

如果宝宝的整个手腕都下垂着，这明确地表示：我不想动，不感兴趣了，这个动作的潜台词一般是感到忧虑，不舒服，不满意，但也可能是太累了，想要休息。如果整条手臂都下垂着贴着身体，那是他累了，想睡觉了。如果宝宝蹬脚，可能是身体的疼痛或者内心的压力造成的，他在试图把伤害踢开。

此外，宝宝的身体语言还有很多，有时候疾病也会通过身体语言表达出来，需要爸爸妈妈细致的观察和及时的反馈。

## 化解宝宝的陌生感

当宝宝接触到新事物、新环境的时候，他们可能会躲在爸爸妈妈的身后、身体紧张、收缩，眼神变得警惕等。这些身体动作是在告诉爸爸妈妈：我有点儿害怕，我感到不安全。很多宝宝第一次见到生人的时候会哭闹，如果爸爸妈妈把宝宝交给别人来带，他们就会哭得很伤心，像是被抛弃了一样。如果一岁多的宝宝很认生，在新的环境中无法适应，这与他们的年龄是相符的，因为这个年龄段的宝宝会很依赖爸爸妈妈。不过，也并不是没有办法化解他们的陌生感。

例如，搬了新家之后，可以带着宝宝到每个房间看看，尽量让他们看到一个全新的，充满乐趣的环境。如果宝宝开始有了自己的房间，可以一开始的时候陪他们睡，等到开始熟悉了，爸爸妈妈再和宝宝分开睡觉。

如果想要把宝宝交给他不熟悉的长辈来看管，最好先让宝宝和对方玩一玩互动的游戏，让宝宝在游戏中能够降低防卫，增加亲近感。

如果宝宝总是表现得胆小，那么爸爸妈妈一定不要强调"不要这么胆小"，而应鼓励他"没关系，去和别人玩吧，你们会很高兴的"。用正面的信息来引导宝宝，可以让宝宝更有自信一些。

如果宝宝身边的朋友很少，平时总是只和父母在一起，他们可能会表现得很怕人。但这并不是什么很大的问题，多给一点儿时间之后，宝宝就能和别的伙伴打成一片了。

## 帮助宝宝建立良好的睡眠习惯

妈妈如果以为宝宝到了1岁半左右，晚上的入睡也相对容易了，那可就错了。这个时期的宝宝越发喜欢对妈妈撒娇了。即使白天已不再跟妈妈撒娇的宝宝，到了晚上也会缠着妈妈。

因此，入睡前，宝宝想让妈妈在身边的话，妈妈就应该高兴地满足宝宝，让宝宝安心、快速地进入梦乡。在母子同睡一室的情况下，这样做才是自然的。

如果洗澡能使宝宝快点儿入睡的话，就给宝宝洗完澡再让他睡。入睡前吮吸手指的宝宝较多，但是，如果一开始陪着宝宝睡的妈妈就握着宝宝的手是可以预防的。这多半是由于强迫宝宝自己睡觉而养成的毛病。而一旦吮吸手指成癖，妈妈也不必紧张，只要躺在宝宝身边陪着宝宝，宝宝就能很快入睡，因而吮吸手指的时间也就变短了。

宝宝如果睡午觉，晚上入睡的时间就会相应地推迟。睡了午觉的当天晚上，最好不要让宝宝睡得太早。在被子里躺着不能入睡，时间一长，宝宝就会或是吮指，或是嚼被角儿。因此，最好是在宝宝到了特别困的时候才让他上床睡觉。

不少宝宝睡前离不开奶瓶，如果对宝宝来说那是个最简单的入睡方法的话，可以继续让他抱着奶瓶入睡。如果是白天奶喝得很多、饭也吃得不少的宝宝，为了防止他发胖，要减少白天的牛奶量。

## 培养宝宝感知大小便的习惯

宝宝开始吃米饭和面条了，自然他们的排便也就更有规律了，这时候训练宝宝上厕所是最好的。但是，上厕所也是因人而异的，有的人很早就能自控，而有的人需要很长的时间来学会自己上厕所。排便训练在温暖季节比较容易进行，宝宝需要大小便时能告诉妈妈，脱裤子也很方便。太冷的时候，宝宝的尿会增多，可能会尿裤子。

训练宝宝上厕所，可以从便盆开始。现在有专门为宝宝设计的便盆，妈妈可以让宝宝自己选一个便盆，在没有便意的时候坐在上面熟悉一下，不要害怕。

等到要便便的时候，妈妈带着宝宝去便盆那里，帮助他坐下来。

如果宝宝不小心尿床了，或者把便便弄到裤子上了，妈妈们不要烦躁地批评宝宝，本来他们自己也会有一种失败感，妈妈要安慰宝宝，告诉他以后要提早一点儿和妈妈说，或者"嘘"一下表示要便便。

宝宝上厕所、刷牙、洗澡等等，都是慢慢训练过来。妈妈一定要有耐心，相信宝宝很快就能自控，自信的宝宝能更早学会自控排便，而自卑、胆小的宝宝的控制能力会差一些。

## 培养宝宝讲究卫生的习惯

此期要培养宝宝讲究卫生的习惯，需要注意以下几方面：饭前饭后教宝宝洗手、擦嘴。起床后、睡觉前以及进食后让宝宝先用温开水漱漱口，再喝点儿水，妈妈须重视做好幼儿的口腔保健工作，妈妈可用消过毒或煮沸的纱布，蘸一下洁净的温开水轻轻擦拭宝宝口腔两侧内的黏膜、牙床及已萌出的牙齿，坚持每次饭后、睡前各一次。吃水果前教宝宝把水果洗干净。排便后要给宝宝清洗肛门。

### 爱心贴士

给宝宝洗澡时，妈妈可根据宝宝的理解力很自然地向他解释他身体的各个部位和功能，引导宝宝学会正确了解并对待自己的身体。

## 幼儿牙齿的保护

2岁的宝宝乳牙已经长得差不多了，上下长好12～16颗牙时，就可以开始用牙刷刷牙了，这个时候关键是要让宝

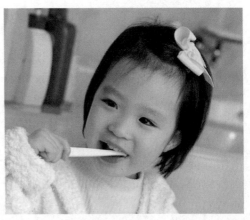
宝宝的牙齿健康要从小抓起，培养宝宝良好卫生习惯。

宝保持口腔清洁和养成刷牙的好习惯。

学会使用牙刷之前，首先要先学会漱口。漱口能够漱掉口腔中部分食物残渣，是保持口腔清洁的简便易行的方法之一。将水含在口内闭口，然后鼓动两腮，使口中的水与牙齿、牙龈及口腔黏膜表面充分接触，利用水的力道反复来回冲洗口腔内的各个部位。可以先做给孩子看，让孩子边学边漱，逐步掌握。

幼儿学习刷牙时，应选择合适的牙刷和牙膏，妈妈们可以先让宝宝拿着小牙刷放在嘴里当棒棒糖玩，让他觉得刷牙很好玩。在宝宝有兴致时，妈妈再借机教宝宝刷牙。宝宝刷牙时，妈妈应坐在宝宝身后，宝宝背靠于妈妈身上，头轻微后仰，使妈妈能直视牙齿的每一个区域。注意将宝宝头部偏45度角，以防口水哽在喉头。

## 教会宝宝擤鼻涕

1岁半到2岁的宝宝生活自理能力还很差，对流出的鼻涕不知如何处理，有的宝宝就用衣服袖子一抹，弄得到处都是，有的宝宝鼻涕多了使劲一吸，咽到肚子里，这是很不卫生的，影响身体

健康。因此，教会宝宝正确的擤鼻涕方法是很有必要的。

日常生活中最常见的一种错误擤鼻方法就是捏住两个鼻孔用力擤，这样做不卫生，容易把带有细菌的鼻涕通过咽鼓管（即鼻耳之间的通道）到中耳腔内，引起中耳炎，使宝宝听力减退，严重时由中耳炎引起脑脓肿而危及生命。因此爸爸妈妈一定要纠正宝宝这种不正确的擤鼻涕方法。

正确的擤鼻涕方法是要教宝宝用手绢或卫生纸盖住鼻孔，两个鼻孔分别轻轻地擤，即先按住一侧鼻翼，擤另一侧鼻腔里的鼻涕，然后再用同样的方法擤另一侧鼻孔。

## 不要给宝宝掏耳朵

耳朵里的耳屎又叫耵聍，对耳膜有保护作用，它能防止异物及小虫直接侵犯耳膜，另外，耵聍含有油脂，能保护外耳道的皮肤。在正常情况下，干的耵聍形成的小块耳屎，可以随着开口说话、咀嚼以及头部的活动而自行掉到耳外。因此，耳朵里的耵聍就不需要我们去清理了。

有少数小孩耵聍腺分泌旺盛，其外耳道相对狭长，肌肉较松弛，咀嚼东西时颌关节的力量不够，平时耵聍不易被排出。若再常用带有细菌的手指去掏挖耳道，损伤外耳道皮肤造成炎症时，耵聍就会增多。有的家长为清除小孩耳内较多的耵聍，常用发夹、火柴棒、掏耳勺等掏挖孩子耳朵，这样非常危险，容易损伤外耳道皮肤，引起外耳道发炎或疖肿。经常刺激外耳道皮肤，使皮肤瘀血，反而使耵聍分泌增多。如果掏挖耳朵过深，孩子不配合，挣扎或刺激外耳

道可引发咳嗽反射，伤及鼓膜，发生慢性炎症或造成鼓膜穿孔。

发现孩子耵聍多，家长必须慎重。可用棉签轻拭耳道内的耵聍，若难以取出，应在医生指导下，先向耳内滴几滴香油或一般的滴耳油取出，或由医院五官科医生取出。

## 让幼儿学会自己穿脱衣物

宝宝1岁多时，就喜欢自己穿脱衣服和鞋子了，你可以为宝宝准备较容易穿脱的衣服和鞋子，然后耐心的、多重复几次的教宝宝。逐步培养宝宝穿戴衣物的能力。可先学戴帽、脱帽、脱鞋、脱袜脱去简单的内衣、内裤和上衣、再学穿鞋、穿袜子、自己穿裤子，逐渐培养起自我服务的能力。

在教宝宝做这些事情时，要给宝宝仔细讲解每一个动作，如脱衣，要先把着宝宝的一只手在背后，使宝宝的另一只手拉住此只手的袖子往下拉即可。如1岁以后的宝宝会抓起帽子戴在头上，但还要2个月后才能戴正。宝宝在学穿鞋时一开始可能分不清左右，大人要反复示范，一定要仔细、耐心、循序渐进地教，这样才能达到预期的效果。

 延伸链接

**宝宝的鞋子的选购**

最好给宝宝选购稍大且平底的方口或高腰鞋，这样的鞋子，适合于此期的宝宝穿着，因为宝宝正处于发育旺盛的时期，一旦鞋子嫌小不能穿就应马上换新鞋。到了2岁左右，不穿高腰鞋也行。可穿普通的球鞋等。

## 尊重但不溺爱放纵

从幼儿期开始，宝宝就在逐渐了解自己在爸爸妈妈心目中的位置，怎样做会得到赞许，怎样做会被责骂等。这些心理活动会指导着他们的言行，形成日后说话做事的习惯。一个人长大之后要能对自己负责，必须有自尊心、自信心。而这些是需要宝宝从小在爸爸妈妈的教育下形成的。哪怕是幼儿期的宝宝，也应该得到一份同等的尊重。例如可以有自己选择的权利，可以表的自己意愿，当他在说话的时候有人认真地听，而这些细节很多爸爸妈妈都容易忽视掉。

要知道，我们不仅是在养育宝宝，更是在教育宝宝，这就需要爸爸妈妈重视除了宝宝身体健康之外的东西——心灵上的健康。

一颗健康的心灵是在尊重和信任中成长的，但这不是毫无原则的信任，当宝宝做了影响他们的事情，或者从道德来说不允许的时候的时候，爸爸妈妈是不能让步的。如果从1岁多开始宝宝就可以为所欲为，将来他很难学会自觉和自控。

## 让宝宝开始穿满裆裤

对小宝宝来说，穿开裆裤确实方便省事。但宝宝活泼好动，穿开裆裤会使宝宝的会阴部、臀部暴露在外，极易造成被锐器扎伤或被火、开水烫伤等阴部外伤，还容易使婴幼儿感染上蛲虫症。由于生理原因，穿开裆裤会使女宝宝外阴部被感染，患上尿道炎、膀胱炎、泌尿系统感染等，而男宝宝则容易玩弄生殖器而养成不良习惯。还有，穿开裆裤冬天容易受凉，夏天容易被蚊虫叮咬。

宝宝穿开裆裤时间太长，还会养成大小便无规律和随地大小便的不卫生习惯。

鉴于以上可能存在的隐患，宝宝到了1岁半的时候就应该要穿满裆裤，而且此时已经可以逐渐训练宝宝的排便习惯。

让宝宝穿满裆短裤可以从夏天开始。到冬季时，给宝宝在里边穿开裆棉毛裤，外面套一条满裆裤，大小便时只脱外面的裤子就行了。对于宝宝来说，尿湿裤子是难免的，家长一定要有耐心，多鼓励、少责骂，逐渐培养宝宝进行大小便的自理。

## 宝宝夜间尿床的处理

幼儿夜间尿床的确让所有的父母都头疼，但父母不应责备幼儿，而应通过合理的生活习惯去预防。在睡前1小时内最好不要吃流质食物或喝太多的水，临睡前应排尽小便。父母还要掌握好幼儿可能尿尿的规律，及时叫醒他。一般幼儿入睡后2小时左右为第一次尿尿时间，以后大概为间隔4小时左右，甚至更长。

对于幼儿尿床，父母一定不可操之过急，特别是一开始时，幼儿可能不配合，所以应把握好时间，逐步防止幼儿尿床。

## 宝宝夜惊和梦游的处理

夜惊表现为夜间突然大喊大叫，躁动不安，面部表现为恐惧和紧张，意识蒙眬，持续1~2分钟后继续入睡，醒时遗忘或只有片断记忆。当白天过分兴奋或疲劳、晚上看恐怖的电视或电影或受到爸爸妈妈责骂而心情不愉快时易引起发作。

梦游是指在睡眠中突然下地走动，或突然坐起，宝宝睁眼意识恍惚、动作笨拙、行走摇晃，发作时间5~30分钟，醒时对发作完全不知。

夜间梦游大多随年龄增长而自然消失，一般无需治疗。发作频繁者，可服镇静剂，如安定等。需要注意的是少数夜惊可能是癫痫的早期症状。另外，频繁发作梦游可能是宝宝偏头痛的表现之一，如同时存在其他神经系统症状时应到医院进一步检查。

## 宝宝咬人怎么办

1岁半以前的宝宝咬人，可能是想要表达什么想法，但是自己说不清，或者是下意识地什么都咬，可包括人。但是1岁半以后，宝宝能知道哪些可以吃哪些不能吃，也不再把什么东西往嘴里送了。如果宝宝这个时候咬人，爸爸妈妈可以表现出很痛的样子，告诉他这样不对，宝宝会收敛这种行为。

如果宝宝总是以咬人为乐，怎么说也不听，爸爸妈妈可以问问他假设被别人咬了是什么感受，让宝宝从别人的角度来考虑，他能意识自己这样做是不对的。也有的宝宝看到别的宝宝咬人，就跟着学，爸爸妈妈这时候要告诉他这样做不对。

如果宝宝是在和爸爸妈妈闹着玩，那么爸爸妈妈就主动提出来玩一个有趣的游戏，来分散宝宝的注意力。

## 宝宝喜欢大喊大叫怎么办

很多人最怕带着宝宝在公共场合的时候，他突然大喊大叫。这个时候给他讲道理是没有用的，纵容他或者迁就他又会养成坏习惯，怎么办才好呢？其实，宝宝喜欢大喊大叫，爸爸妈妈最需要注意的是他第一次出现这种情况的时候怎样来处理。

如果是在家里，宝宝高兴的时候大喊大叫，爸爸妈妈可以用玩别的游戏的方式来转移他的注意力，不要让他觉得大喊大叫可以引起爸爸妈妈的注意很好玩。

如果是在公众场合，宝宝第一次因为发脾气的大喊大叫，爸爸妈妈要用眼神告诉他这样做很不好。宝宝对爸爸妈妈的眼神是很敏感的。如果宝宝对爸爸妈妈制止的目光没有反应，你可以用平静的语气告诉他："你打扰到别人了，大家都在看你。"大部分宝宝会停止哭闹的。

## 不要频繁更换保姆

双职工家庭会聘请保姆来照顾宝宝的日常起居，但找到一个好保姆是一件需要运气的事情。不爱干净、做事不麻利、普通话不标准、长相不体面……很多原因都会让追求完美的妈妈们看不惯保姆，因此会经常换人。

找一个好保姆来带宝宝很重要，但因为找不到合适的人就频繁换保姆却是不好的。这个时期的宝宝还比较黏人，而保姆又是他最亲密的人，和保姆稳定的情感是对缺少爸爸妈妈关爱的一种补偿。宝宝熟悉一个新面孔需要一段时间，而刚等他熟悉之后就换掉保姆，宝宝就会有不安定感。如果遇到宝宝很喜欢的保姆，爸爸妈妈强行换掉也会伤害宝宝的感情。如果对保姆不是很满意，不如妈妈们自己带宝宝，这样很多问题就消失了。

### 爱心贴士

第一次雇用保姆的时候，最好就一次选择到位，尽量不要中途更换。即使是有迫不得已的原因，不得不更换保姆，也要在原来的保姆要离开的时候，多照顾宝宝的情绪，帮助他排解因分离而产生的焦虑。

## 多让幼儿到户外活动

1岁婴幼儿四肢运动能力的发育非常快，15个月能够走得很稳，18个月时开始学跑，喜欢爬楼梯，21个月时能够快速地往前跑。为了婴儿的身心健康，从1岁开始就可以让他们多到户外活动，应保证每天有2个小时以上的户外运动时间。此时婴儿最喜欢做的户外运动有追皮球、扶杆走路、拉玩具跑、推小车等。多到户外运动，既可以保证婴儿活动范围的扩大，同时也能锻炼婴儿的身体各部位，促进婴儿的身心健康发展。

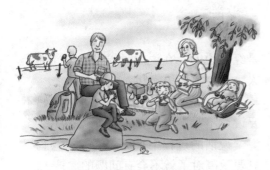

多带孩子到户外活动有益于孩子身心健康发展。

## 让宝宝远离意外事故

1岁半到2岁之间的宝宝能够走和跑了，但有些平衡能力还不是很强，所以经常会摔倒、跌倒。加上宝宝可以搬椅子往高处爬了，这个时候宝宝行动的安全隐患也多了，爸爸妈妈要格外注意。

带着宝宝外出时，有车辆的地方要牵着宝宝的手，让宝宝走在内侧。宝宝跑上街有可能会迷路，有时候跟着别的宝宝出去玩水，可能会掉到河里，爸爸妈妈要跟着，不能疏忽大意。厨房也是多事之地，正在做饭的妈妈不要离开烧着的火和开水。装过饮料的瓶子，最好不要用来装酒精和汽油，防止宝宝在家自己找了喝进肚里。

> **爱心贴士**
>
> 爸爸妈妈在生活中，要有意识地告诉宝宝哪些地方是危险的，以让宝宝学会主动远离危险。

# 智力体能训练

## 建立宝宝的好奇心和求知欲

一个身体健康的1岁多宝宝，好奇心是非常强烈的，他们从什么都要往嘴里送的婴儿阶段走向用手去感知的幼儿阶段，因此他们会用手摸任何摸得着的东西，把手指伸进小孔中，想要看看玩具里面有些什么东西等。这一阶段的好奇心是不用刻意去培养，如果一个宝宝对什么都没有兴趣，精神状态不佳，那么爸爸妈妈要带着宝宝去医院看看是不是身体不舒服，或者心理上有压力。

有的宝宝虽然好奇心很强烈，但是也十分胆小。遇到新事物的时候会害怕，不敢去碰一下。这时候需要父母去鼓励他，并给他示范。例如，摸摸动物，和新朋友握握手等，宝宝会在多次演习之后自己学会。

## 培养宝宝的词汇语言

对1岁多的宝宝来说，说话就意味着说词汇。因为这时候他们的语言能力还限于讲自己把想要表达的句子中的词说出来的程度。例如，要吃苹果，可能就只能说"苹果"或者"果果"，因此，爸爸妈妈可以在和宝宝对话的过程中，主要用词语来表达意思，而不是用"这个""那个"。对宝宝说"来尝尝这个"，最好用"来尝尝菠萝"替代。明确的指向一方面可以帮助宝宝理解所说的东西，另一方面也可以增加宝宝的词汇量。

有的父母担心词汇太复杂，或者宝宝无法发出那个音节，就会先帮宝宝缩减一下。例如，把"漂亮的衣服"说成"漂漂"，其实这是没有必要的。爸爸妈妈用准确的语言和宝宝对话，能让他们尽早地学会很多词语。

总体来说，扩大宝宝的词汇量是很有必要的。如果父母感觉自己的词汇很有限，可以借助童书中的故事来帮助宝宝接触新词汇，无论是外国的童书翻译版本还是我们自己的童书都可以。

## 人称代词的理解训练

"你""我""他""你们""我们""他们""大家""这""那"等，是我们常用的代词。宝宝的理解能力和领悟能力是在不断的实践中增加的，因此，我们在训练宝宝的人生代词理解能力时，不用专门进行，可以在使用的时候强调一下指向。

"你吃饱了吗？""把我们的遥控器拿过来。""这是爸爸的东西，他不喜欢别人动他的东西。"这样的话我们

是经常说的，在说的时候可以指向那个人，让宝宝把语言和人物联系起来。

如果宝宝用错了代词，爸爸妈妈不要说"不是'我'，是'你'……"宝宝学说话的过程中难免出错，爸爸妈妈只要示范对了就不会有问题的。

## 培养宝宝的沟通能力

幼儿的表达不是很完整，如果要确定宝宝的意思，就需要爸爸妈妈来用引导性的发问，启发宝宝把一句话说完。例如，宝宝说"水"，爸爸妈妈可以问他："宝宝口渴想要喝水吗？"这样说不仅可以确定宝宝是想要喝水还是想要玩水，还可以帮助他知道应该怎样表达自己的意识。而这正是沟通能力的提升。

除了语言上的沟通之外，爸爸妈妈还可以用表情和动作与宝宝沟通。例如，微笑着点点头，神情严肃的摇头，这些细节可以帮助宝宝提高情商，敏锐地察觉到别人情绪的变化。"OK"的动作，"不要"的动作也是一种沟通，还有画图来表达一天的心情等等，都是亲子沟

通的有效工具，也为亲子生活增添了更多的浪漫和美好的回忆。

## 视觉训练

婴儿起初看东西的时候，也不能很准确地估计自己与看到的物体之间的距离。例如，在他们的婴儿床上面挂一个风铃，他们会伸手去抓，但是总也抓不到。随着年龄的增加，宝宝们的经验也在增加，他们会移动自己的位置，来控制好看到的和自己的行动之间的配合度。不过在宝宝几个月的时候，很容易成为对眼，这是他们在调整看东西的距离，等到他们熟练之后，就不会有对眼的现象了。

1岁多的宝宝能够清楚地感应三维立体空间，如果爸爸妈妈觉得宝宝在看东西方面不是很灵活，可以和宝宝做一些锻炼视觉的游戏。例如用玩具飞机的飞行来锻炼眼珠的灵活度，和宝宝一起看星星月亮或者飞机、去空阔的地方眺望远处等，对宝宝的视觉建立有帮助。

## 联想记忆的能力

记忆能力和联想能力是一对相辅相成的好朋友，联想有助于记忆，而记忆又会刺激我们做更多地联想。比如说宝宝读过有关鸭子的儿歌，下一次遇到鸭子的时候，就会提醒宝宝那个儿歌。

训练宝宝的联想记忆的能力时，需要爸爸妈妈做一些特别的配合。例如记数字的时候，2像鹅，如果宝宝没想起来，爸爸妈妈就指一指带有鹅的图片，让他根据形象来回忆。宝宝看的书大多色彩鲜艳，形象生动，当爸爸妈妈要和宝宝说一样东西的时候，可以说："就是龟兔赛跑的故事里面那个红颜色的什么来着……"，宝宝也会跟着想一想。

等到宝宝开始学习知识的时候，联想记忆的能力就更加重要了。死记硬背会伤害宝宝的积极性，而联想则可以把记忆变得简单。也正因为如此，宝宝在"胡思乱想"的时候，爸爸妈妈不要批评他，多一些鼓励和引导，让他的想象无拘无束，加入到宝宝的想象中去，这样也是扩展联想能力的方式。

## 看图识字的能力

帮助宝宝认识东西的图画书则是看图识字，一一对应的一种关系的极致。一般图画书都会画一个飞机，然后下面写下汉字"飞机"，当宝宝在看到飞机的图片时，就能读书来下面的两

### ➡ 延伸链接

**和宝宝一起看图讲故事**

适宜2岁左右的宝宝看的图片书渐渐多了，但是大部分都是引自国外的，有一些可能对中国的小宝宝来说有点儿理解难度，需要爸爸妈妈讲解。

给宝宝讲图画书上的故事，并不是想象中那么简单。因为宝宝的理解能力可能会没有爸爸妈妈想的那么好，有时候爸爸妈妈讲了半天宝宝还是不知所云。

为了避免这种情况，爸爸妈妈要在讲解的过程注意宝宝的反应，用他生活中用得到的语言来讲故事。

讲故事的时候和宝宝一起面朝着图片，让宝宝坐在你的怀里听故事、看图。如果要训练宝宝的听力，可以让宝宝坐在对面听自己讲，然后请宝宝复述。

讲故事就是简单的情感交流，爸爸妈妈不要抱着强烈的教育目的，要宝宝记住三字经中的典故，这样会增加故事的难度，让宝宝心理上有负担，喜欢听故事的宝宝也变得不热心了。

个汉字了。

等到宝宝掌握了图与文字的关系之后，还可以进行这样的训练——捂住图片，让宝宝看文字；或者捂住文字，让宝宝看图片。这样一来，文字和图片的关联性就强化了。

有些图画书的图片是表示情节的，而文字不能一一对应图片中的信息，这时候就是在锻炼宝宝的理解能力。就像《爷爷一定有办法》那本书中，宝宝可以看着图片的变化来知道后面发生了什么故事，这时候理解能力就提前了，爸爸妈妈就不要强求他一一地念出来下面的文字。

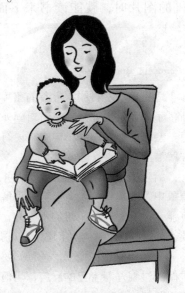

看图识字的能力最终是为了帮助宝宝阅读。保护宝宝的阅读兴趣则是进行这种训练的前提。

## 平衡能力的训练

一个人长大之后的平衡感和小时候的训练是分不开的，而小时候的平衡感训练是从"头"开始的。可以说，抬头是我们一生当中进行的第一个具有革命意义的动作，那意味着我们已经开始感

### 延伸链接

**"追逐"游戏**

在亲子互动中，最简单但是对孩子来说最有趣的游戏之一就是追逐。宝宝在前面跑，爸爸妈妈或者长辈在后面追，口中说"我快要追到你啦……"或者是假装成大灰狼等，在后面追赶宝宝，宝宝会乐得哈哈大笑，喜欢一遍一遍地重复这个游戏。有时候宝宝会故意等父母，好让他们赶上来，继续游戏。

追逐游戏不仅能够增加亲子情感，还可以锻炼幼儿的平衡能力和走路的速度。不过，这个游戏一定要在安全的地方进行。

受到平衡了，没有平衡，人类至今都无法行走。

人的平衡感是否有天生的强弱呢？事实上未出生的宝宝在孕期的第 5 个月时，耳朵里面精密的平衡系统就已经发育成熟，一出生就能正常工作了。只是出生后我们的脖子还没有力气，不能完成各种动作，但我们的平衡感是有的。

帮助幼儿锻炼平衡能力，可以从日常的生活中去寻找一些机会。例如端水杯的时候，走路的时候，还有玩耍的时候，都可以有意识地训练宝宝。

常见的方法有：爸爸跷起二郎腿，让宝宝坐在翘起的那只腿上面，然后扶着宝宝的双手，开始晃动腿，让宝宝用双手来控制平衡，当然父亲的双手是不能离开的。或者让宝宝端着一盆水走路，尽量不要弄撒盆中的水；或者是让宝宝用头顶住布娃娃等轻一点儿的东西，看看能走几步。和宝宝玩投球的游戏，选择一些轻柔的皮球，投给宝宝让他接住，在接球的动作中，宝宝也会自动地谐调身体各部位的平衡。

## 主动获取信息的能力

很多父母觉得宝宝太胆小，什么都不敢做。其实父母没有认识到宝宝胆小的根本原因，是因为自己掌握的信息太少，对对方不了解。让宝宝学会主动去掌握信息，是一种积极的处事态度，对他今后的人生都有很好的影响。

例如，认识新朋友的时候，爸爸妈妈可以鼓励宝宝接触对方："你好""我是小宝"，这样简单的句子，宝宝可以跟着爸爸妈妈说。这就是一种积极认识别人，掌握信息的方式。

有时候宝宝会对打字机、复印机、电冰箱很感兴趣，想要一探究竟，甚至做一些破坏行为，其实，破坏行为本身就是一种积极了解对方的方式。

"去看看吧""我们来闻一闻""他刚刚是怎么做的"？这样的启发性的话语会让宝宝积极地去观察生活，研究他了解的事情。

## 与同伴的交往能力

2岁左右的宝宝与同龄宝宝交往的能力比较差，因为这个时候大家都是一种以自己我为中心的状态，不愿意和别人分享。但这也不是说2岁左右的宝宝就不会有朋友，如果生活在一个稳定的小区，经常见到一些熟悉的面孔，宝宝们会不知不觉打成一片，矛盾是在所难免的，不管是谁的宝宝出现了的不礼貌的行为，爸爸妈妈都要出面制止。不要以为别人的宝宝骂人，自己的宝宝听话就不会学坏，宝宝们之间是会相互模仿的。

如果宝宝是因为胆小而不敢与同伴交往，妈妈们在一开始的时候需要帮助他们一起玩，在中间担当"协调者"的角色。幼儿园的老师就是这样的角色，其实他们也并没有特别神奇的办法，就是鼓励宝宝们在一起玩，出现问题的时候马上解决。一般来说，在家里自信的宝宝，出去容易交到新朋友。比较内秀的宝宝在交往上会比较被动。

## 协调力的训练

如果妈妈是瑜伽爱好者，可以带着宝宝一起做瑜伽。瑜伽是一种很好的训练肢体平衡的运动方式。另外，小区里面常见的健身器材中，有很多也是全身调动、手脚并用的。爸爸妈妈可以带着宝宝去玩一玩。

很多音乐小神童都是从一两岁开始学习乐器的，而乐器最大的好处就是可以训练手、脚、脑之间的协调性。如果有条件也可以让宝宝去学一学乐器，但不要抱着发现一个音乐天才的功利想法来做。

绘画也是一种协调能力训练的方式，如果宝宝不爱画画，可以让他从涂颜色开始。一般的宝宝都喜欢涂颜色。宝宝可以根据参考图的颜色来涂上相应的颜色，这是一种手与眼的配合。此外，练习翻书、模仿动物等，也是在训练宝宝的协调能力。

此外，让宝宝自己学习穿衣服和脱衣服也是很好的一种方式。

## 给予宝宝独自玩耍的空间

给宝宝一个独立玩耍的空间，也是指的给宝宝安排一个独立玩耍的小角落。这个时候已经可以给他一个小书架，让他自己看书了。书架注意要放在地面上，和宝宝差不多高就可以，这样方面他拿取书本，也不会有倒下的危险。

如果是全职妈妈，建议自己也看一

些生活书或者喜欢的小说，给宝宝一个时间去自己玩，自己思考。全天和妈妈都不分开也未必是很好的事情，人的思考能力也是在单独玩耍的时候产生的。如果妈妈实在太爱宝宝了，不想看他一个人孤零零地玩，那么要克制自己掌握宝宝的每一秒的欲望。要知道，宝宝有时候会有比我们期待更好的表现。

## 培养宝宝对简单物体的认知能力

如果宝宝能说出一些日常用品的名字，说明他们对事物的认知能力是不错的。1岁的宝宝知道什么不能往嘴里喂，这说明他们在"吃"上面的认知能力也有了提升。有的宝宝能明白爸爸妈妈的话的意思，例如，让他拿苹果、弯腰等，但是无法用语言来说明，或者无法开口叫人，这不是认知能力的问题，也不一定是说话能力的问题，而很可能与情绪、心理有关。

认知能力其实和扩大宝宝的词汇量、帮助宝宝学会沟通是一体的，在告诉宝宝什么是什么，应该怎样表达自己的感受的时候，也就同时提高了宝宝的认知能力。

## 放手让宝宝去探索

无论在家还是在外，宝宝对空间有所探索的时候，爸爸妈妈都不要以成人的借口去阻止，比如厨房不安全、抽屉里有重要物品、垃圾桶不卫生……因为爸爸妈妈可以在之前就做好防护措施。比如把危险物品、贵重物品放在宝宝够不到的地方，玩后及时洗手、洗澡等。

当宝宝做出某种尝试时，只要不是危险的和损害别人利益的，爸爸妈妈就应该鼓励，并且提供机会让宝宝大胆尝

试。要让宝宝明白，谁都有失败的时候。这样，宝宝每次尝试做一件事情时，他得到的都是奖励而不是反击数落，他当然会很有自信，乐意一而再再而三地努力去做自己还不会做的事情了。

## 培养宝宝对不同物体的区分能力

1岁多的宝宝对上下左右前后是有概念的，对东西的大小、软硬、厚薄等也有反映，只是有的宝宝不能准确地说明。所以爸爸妈妈在和宝宝交流的过程中，除了用名词来告诉宝宝新事物之外，还可以增加一些定语、状语和形容词，来帮助宝宝区分不同的事物。

爸爸妈妈可以和宝宝玩一些具有区分事物的能力的小游戏，例如"找一找大娃娃在哪里""把红色的糖果和蓝色的糖果分开来"等，帮助宝宝去有意识地区分不同的东西。等到宝宝3岁以后，还可以叫他区别男性和女性，但1岁的宝宝对性别的认知能力不是很强，父母不要做过高的期待。

## 模仿力的培养

幼儿很多能力都是通过模仿而获得的，可以说爸爸妈妈要做的不是培养宝宝模仿能力，而是激活宝宝模仿的兴趣来。

这里又要提到故事书的作用。一般有插图的故事书都会画上各种动物、小朋友等，这时候父母可以在讲故事时加入一些动作，例如，大象、鸭子、飞机等，这也需要家长发挥想象力，在家长的感染下，宝宝也会跟着模仿起来的。

在扮演图书中的故事的时候，爸爸妈妈和宝宝可以轮流来扮演不同的角色，比如说动物大会相关的故事，可以今天宝宝扮演大象，明天宝宝扮演鸭子，这样就能增加他模仿的机会。有时候爸

爸还可以模仿动物的叫声，让宝宝猜猜是什么样的动物。不过这种模仿能力是基于宝宝对被模仿者本身有一定的了解基础之上的。

## 声音感知力的培养

藏猫猫的游戏其实是一种将声音与位置结合起来的游戏。"猜猜我在哪里啊"，当爸爸妈妈这样说的时候，宝宝就会自觉根据音量的大小和强弱来辨别隐藏者大致的位置。所以爸爸妈妈在和宝宝玩这个游戏的时候，要发出一些声音来，既可以降低宝宝寻找的难度，也可以让宝宝根据声音来判断位置，让游戏变得更有趣。

让宝宝听不同风格的音乐也能增强宝宝对声音的感知力。很多名曲都有不同乐器的演奏版本，例如肖邦的离别曲就有很多版本。有条件的话可以都找来听一听，弦乐和打击乐给人的感觉是不同的。

很多宝宝喜欢听八音盒的声音，叮叮咚咚像泉水滴下，很有质感。还可以播放儿歌、古典音乐、歌剧和流行音乐等不同风格的曲子。这里不要指望宝宝天赋异禀，表现出独特的音乐品位，只是让他听一听，感受一下，对他的声音感知力会是一种不用的刺激。

## 培养宝宝的自我意识

宝宝在1岁半左右时，自我意识会自然地萌芽。而且宝宝会相当慎重地去维护这种自我意识。此时的宝宝最无法忍受别人对这种"自我意识"的无视、压迫或否定。而2岁正是"自我意识"萌芽的最高峰，过了2岁半对事情就开始会有可以接受和不能接受的区分。在此阶段之前，"不行！""不可以！"

这些话都会伤害到宝宝的心灵，让宝宝的反抗心和攻击性增强，如果不小心的话，很有可能会变成长大后江山易改本性难移的遗憾。

要培养宝宝的自我意识，可以让宝宝从照镜子开始。例如，问他"眼睛在哪里""头发在哪里"等，让宝宝指出来；当宝宝面对镜子的时候，让他看到自己的衣服的颜色、裤子的颜色、鞋子的颜色。如果想要宝宝知道性别，可以说："我看到镜子里面有一个小男孩/小女孩，不知道他是谁啊？"用这样的方式来帮助宝宝建立自我意识。还可以让宝宝做各种各样的表情，看到表情的变化。

## 教幼儿学唱儿歌

1岁的婴儿正处于口语发育的关键时期，父母应随时随地充分利用机会多和婴儿说话。其中教婴儿唱儿歌就是培养婴幼儿语言能力、模仿能力以及理解能力的好方法。此时，婴儿的语言能力还不够发达，在选择儿歌时，要选择那些词语简单、节奏感强、具有叠音的简单儿歌，如"小花猫，喵喵喵；大黄狗，汪汪汪……"另外，还可以把日常生活中的小事编成儿歌教婴幼儿唱，如穿衣歌、洗手歌等。为了保护婴幼儿的视力，每次学习的时间不要过长，控制在10分钟以内最好。

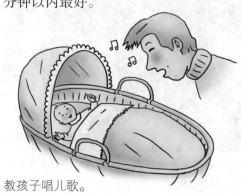

教孩子唱儿歌。

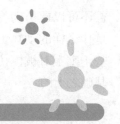

# 2~3岁幼儿

## 身体发育特征

### 身体发育

正常男孩3周岁时的发育标准为：身长平均为91.7～95.38厘米，体重平均为13.13～14.53千克，头围为48.8～50.1厘米，胸围为50.2～53.54厘米。

正常女孩3周岁时的发育标准为：身长平均为91.3～92.77厘米，体重平均为12.55～14.13千克，头围为48.7～49.8厘米，胸围为49.5～52.2厘米。这一时期的幼儿有20颗乳牙。

### 运动发育

这时期的幼儿，能够双脚站立并跳起，落地时不会跌倒。可以协调好身体同时完成两个动作。开始会做一些简单的家务，如摆放和收拾碗筷等。虽然还不能很轻松地使用剪刀，但是很喜欢用剪刀剪纸。很喜欢做有节奏的动作。

孩子喜欢不停地活动，跑、踢、跳、蹬，精力旺盛。家长应尽量提供安全、

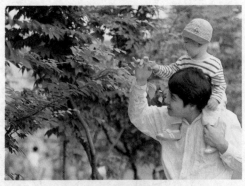

家长应经常带孩子去户外活动，同时还可以进行日光浴。

宽敞的场地。可以让他到户外活动，在院子里、公园或公共幼儿活动场所玩；玩踢球时，孩子能掌握踢球的方向，跑着追球显得更稳更协调；上下台阶的练习不可缺少，每天少乘1～2层电梯留出时间给孩子练习；孩子喜欢骑小自行车。

### 语言能力

2～3岁的孩子不仅能听懂你的大部分语言，而且会说较完整的句子；会用一些形容词，甚至还会说出较复杂的句子；20～30个月是幼儿掌握基本语法和句法的关键期，也是语言发展爆炸期；孩子到3岁时，已基本上掌握了母语的语法规则系统。语言飞速发展和大脑发育有关。要用正常语句和孩子说话，不要用儿语，提问题要具体。

### 认知能力

孩子两岁以后，除了通过感知和操作活动认知世界外，现在多了一些思考成分；孩子对时间、空间与颜色的知觉开始清晰，理解数字的含义；父母是他最爱模仿的榜样，所以说，身教重于言教，父母要做好榜样。此时孩子的记忆能力增强，有时会将母亲找不到的钥匙从床边玩具盆内找出来，使妈妈惊喜。会背几首儿歌，还能知道天气变化，白天和晚上的区别。注意力持续时间为10～20分钟。在这时间内，可以要求

孩子学习更多的东西；2～3岁孩子不能分辨幻觉和真实。

## 情绪和社交发展能力

2～3岁的孩子学会自私，经常拒绝与别人分享玩具，只关心自己的需要，不理解他人的感受，这是正常发展的过程，父母不必担心，他们会很快度过这个阶段；这年龄的孩子仍然依恋着家长，你要离开时，他会哭泣或发怒，所以，你离开他之前，最好的安慰策略是告诉他你会很快回来，并且在你回来后，要表扬他，在你离开后他非常乖。

让孩子做力所能及的事情，不要怕孩子把事情弄糟，鼓励重新再做。锻炼耐受挫折，努力坚持的性格；对孩子生活自理能力的培养、生活自理能力的培养对独生子女尤为重要。教小儿用语言表示大小便，白天能自己坐盆或上厕所，学会自己脱衣服、袜子、鞋子，以后学会穿衣，穿鞋子。培养卫生习惯，饭前、便后洗手。每天学会自己洗脸、洗脚、

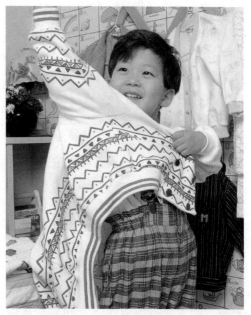

锻炼宝宝做力所能及的事情，能培养宝宝的生活自理能力。

刷牙、解系纽扣、拉拉链，均可使手的动作更灵活。这年龄段孩子喜欢模仿做家务，家长千万不要怕添乱而打击孩子的积极性，要有意识培养孩子为自己和家人服务的好习惯。

# 饮食指导

## 宜摄入足量脂肪

很多家长担心孩子将来肥胖，就有意不让孩子摄取脂肪，在婴儿时期就开始使用脱脂奶粉，一直到幼儿时期还在刻意地减少膳食中的植物油等。事实上，婴幼儿对脂肪的需求量相对较高，其膳食中脂肪供给能量占总能量的百分比明显高于学龄儿童及成人。

1~3岁幼儿的生长发育虽不如婴儿迅速，但仍比年长儿快。为满足这时期幼儿快速生长发育的需要，对热能的需

求相对较高。脂肪可以提供人体活动所需的热量、调节体温、促进维生素的吸收，其中的脂肪酸还是婴幼儿大脑发育所必需的营养物质。脂肪分为动物性脂肪和植物性脂肪：植物性脂肪主要来自植物油，动物性脂肪主要来自肉类。在幼儿早期，每天需要脂肪30～40克，可满足其生长发育的需要。

## 重视幼儿的早餐

早餐是一天中的第一顿饭，也是重要的一餐，对幼儿的身体健康具有重要

的影响。许多研究表明，不吃早餐和早餐营养质量不高的孩子，其逻辑思维、创造性思维和身体发育等方面均会受到严重影响。

在有的家庭，由于生活习惯的缘故，父母不仅自己不重视早餐，对幼儿的早餐也往往不重视，这种习惯不利于小儿的健康生长和发育。因为早餐在小儿的营养素中，应该占一天所需营养物质全部的三分之一以上，而且早餐不仅应当有糖类—馒头、面条、粥等，还应该有牛奶或鸡蛋等高蛋白质的食物。具有足够热量和蛋白质的早餐，才是幼儿最需要的早餐，因为上午幼儿的体能消耗量最高，前天晚饭所摄入的营养素已基本消耗完，故应及时补充各种营养素。如果小儿吃得少和营养差，那么全日所需要的营养素必然受到影响，时间长了，就会造成幼儿营养不良，生长发育迟缓。

## 正确对待幼儿食欲不振的问题

食欲是健康的指针，当出现食欲不振或食欲减退的症状时，证明宝宝健康出现了威胁。可以从最简单的几方面去改善。

首先，要加强宝宝身体锻炼，不要

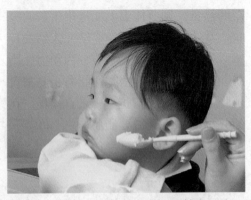

婴幼儿时期添加辅食过晚或添加辅食不当，偏食或吃零食，都会使幼儿食欲不振。

过度限制宝宝活动的时间和场地，否则宝宝身体得不到锻炼会让病菌有机可乘；还有一个原因是如果运动量太少，机体能量消耗量过少，缺乏饥饿感，宝宝也会不想进食。

其次，即便是疼惜宝宝，也要让孩子养成定时用餐的习惯，而且不让孩子在餐前吃零食，以免影响正餐的食欲。研究表明，宝宝一见到过多的食物便会失去胃口，因此少量多餐可能比较易被接受，而且可以逐渐增加食物的量。

第三，千万别强迫宝宝进食。强迫进食，甚至采取打骂等过激手段，会造成宝宝心理压抑，食欲反而下降。

第四，可变换菜色来吸引宝宝的注意力。宝宝是很容易"喜新厌旧"的，所以一定要加强食物的口味以及菜式的变化。可在菜肴中添加水果，例如菠萝、杧果等食材，亦有开胃的作用。

第五，可使用较可爱，或是宝宝喜欢、自己挑选的餐具，将会增进宝宝用餐的兴趣。要培养宝宝正确的饮食习惯，以循序渐进的方式，纠正宝宝爱吃零食、喝冰凉饮料的坏习惯，并以身作则，尽量让全家人一起享受用餐的乐趣。

## 培养宝宝细嚼慢咽的习惯

婴幼儿吃饭时应咀嚼得慢一些，一方面可使胃肠充分分泌各种消化液，对食物进行完全的消化吸收，而且还能够使食物形成食团后很方便地进入到胃肠里，这种磨碎的混合物容易被胃消化，从而相应地减轻了胃肠道的负担。

另一方面，饭菜在口里多嚼一嚼，能使食物跟唾液（口水）充分拌匀，唾液中的消化酶能帮助食物进行初步的消化，使吃下去的东西消化得更好些，吸收利用得更多些。同时，充分咀嚼食物，还有利于幼儿颌骨的发育，增加牙齿和牙周的抵抗力，并能使幼儿感到被咀嚼食物的甜味，从而增加食欲。

如果小儿吃饭速度太快，饭菜尚未嚼烂就吞咽下去，就会让胃花很大的力量去"捣碎"食物，而且还因消化液未充分分泌而使食物消化不全，再加上由于口水掺和不进食物，酶的作用未能发挥，也影响了食物的消化，就有可能造成消化不良和引发胃肠道各种疾病。

另外，有些特别的食物，如油炸花生、炒蚕豆等，只能靠牙齿才能嚼碎，胃根本无法消化，有部分孩子吃什么拉什么就是这个道理。因此幼儿吃饭要细慢嚼咽，一般每顿饭需用时间20分钟左右，这样才有利于健康。

## 饮食需粗细粮搭配均衡

幼儿是指1~3周岁的小儿，这是小儿发育最快的年龄段之一。在这阶段，合理、平衡的膳食对他们是十分重要的。合理的营养是健康的物质基础，而平衡的膳食是合理营养的唯一途径。在平衡膳食中，粗细粮搭配十分重要，可又往往被一些家长所忽视，由于有些家长没有吃粗粮的习惯，孩子也很少吃到粗粮。

在婴幼儿的饮食中合理、适量地加入粗粮，可以弥补细粮中某些营养成分缺乏的不足，从而实现婴幼儿营养均衡全面。细粮的成分主要是淀粉、蛋白质、脂肪，维生素的含量相对较少，这是因为粮食加工得越精细，在加工的过程中维生素、无机盐和微量元素的损失就会越大，就会越容易导致营养缺乏症。比如维生素 $B_1$ 缺乏时，可以引起脚气病，婴幼儿会出现头痛、失眠等症状，严重

时还会出现多发性神经炎，导致全身浮肿、表情淡漠等。

幼儿良好的饮食习惯应包括各种营养食品的合理搭配，其中粗粮是不可或缺的，所以，在幼儿饮食中搭配一点儿粗粮，不仅关系到他们现在的成长，还影响到孩子以后的健康。

## 培养宝宝按时吃饭的习惯

有的爸爸妈妈过于迁就宝宝，想什么时候吃饭就让他什么时候吃饭。这种吃法一方面会增加爸爸妈妈的负担，另一方面还会使宝宝形成不良的饮食规律。所以，爸爸妈妈要做到定时开饭。

让宝宝按时吃饭后，还要注意宝宝的运动量。宝宝一般都很好动，但有时也需要爸爸妈妈对宝宝的运动有所限制，过量的运动会让宝宝迅速地疲乏和饥饿，从而打乱正常的睡眠和吃饭时间。

## 根据宝宝的喜好调节饮食

这个时期的宝宝喜欢吃偏干的食品，所以为了增进宝宝食欲，可以按照宝宝的口味和喜好调整饮食，但也不要让宝宝饮食过量。这个时候，爸爸妈妈可以让宝宝吃一些刺激性辣味的食品了，比如做菜的时候可以放一些辣椒。辣味食品有健脑的作用。但是吃辣的东西也要适量，否则会影响宝宝的味觉，而且还会让宝宝食欲缺乏，容易偏食。

## 给宝宝吃些猪肝

这段时期是宝宝的快速发育期，其对各种营养素的需求都相对较高。含有较丰富蛋白质和铁、维生素 A 等营养物质的猪肝，由于具有较好的吸收性，一直是宝宝辅食的佳选，3岁以下的宝宝每月应食用猪肝75克。

但是猪肝有些腥味，宝宝不太喜欢吃，这就需要在烹调上下点儿功夫。比如，将生肝横剖开，或剥去外皮，用刀刮下如酱样的肝泥，加油炒熟，放盐、料酒、葱、姜、蒜、糖拌匀，放粥内喂食；或是将肝煮熟，去筋剁成细泥状，拌油、盐、糖、葱、姜、蒜汁调味后，放进面里做成面食。

### 常给宝宝吃些紫菜

紫菜的营养价值很高，含蛋白质、维生素、叶绿素、叶黄素、红藻素、粗纤维、胆碱以及多种氨基酸等营养成分。紫菜的含碘量也相当高，碘是一种人体必需的微量元素。

常给宝宝吃些紫菜，对宝宝身体很有好处，可以使血浆里胆固醇的含量大为降低，对防止动脉硬化、降低血压有

一定的疗效。另外，经常吃紫菜还可以预防淋巴结核、气管炎、脚气病和甲状腺肿大等疾病。

吃紫菜的方法有很多，最常见的方法是做各种紫菜汤。例如紫菜肉片汤、紫菜青菜汤、紫菜黄瓜汤等。

### 给宝宝多吃些芝麻酱

芝麻酱营养丰富，所含的脂肪、维生素 E、矿物质等都是儿童成长必需的，其所含蛋白比瘦肉还高；含钙量更是仅次于虾皮。所以，经常给宝宝吃点儿芝麻酱，对预防佝偻病以及促进骨骼、牙齿的发育大有益处。

芝麻酱可以做糖包的馅，可以烙芝麻酱火烧、糖饼，做花卷，也可以拌凉菜。如果宝宝喜欢吃，用芝麻酱拌上白糖每日吃几小匙也很好。

# 培养教育

### 开始练习刷牙

幼儿的口腔跟成人一样，是消化道和呼吸道的入口，此时他的饮食结构已经和成人接近，同样会存在许多细菌，口腔内的温度又适合细菌的繁殖，因此，白嫩的乳牙更容易受到腐蚀破坏，口腔健康也就受到了严峻的考验。父母要知道，每刷一次牙可以减少口腔中 70% ~ 80% 的细菌。另外，刷牙还有按摩牙龈、促进血液循环，进而增强抗病能力的作用。

幼儿开始刷牙后，牙具和成人一样，

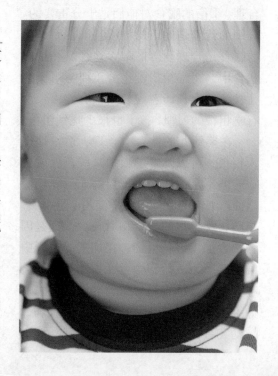

应该培养宝宝饭后刷牙的习惯。如果把牙刷当成玩具，婴儿就容易熟悉牙刷，而且容易掌握刷牙的方法。

也包括牙刷、牙膏和牙杯，其中的关键是选择牙刷和牙膏。由于幼儿的口腔黏膜丰富而且娇嫩，因此要选用刷头较小、刷毛较软，并且刷毛端经过特殊磨制处理过的牙刷。牙刷的尺寸可以根据婴幼儿的年龄及口腔的大小来选择。牙刷的使用时间最长不应超过3个月，满了3个月就应及时更换。而且，幼儿患了感冒和口腔疾病时，要对牙刷及时进行消毒和更换，以免造成病菌感染和扩散。

## 让幼儿学习使用筷子

有些父母为了省事，不及时训练幼儿使用筷子，让幼儿一直用汤匙直至入学，这种做法并不科学。幼儿最好在2~3岁时学习使用筷子，这样一方面可以让幼儿享受用筷子进餐的乐趣，另一方面对幼儿的智力发育也有好处。幼儿拿筷子的姿势有个逐渐改进的过程，父母开始不必强求婴幼儿一定要按照自己用筷子的姿势，可以让幼儿自己去摸索。随着年龄的增长，幼儿拿筷子的姿势会越来越准确，可以夹取的食物也会

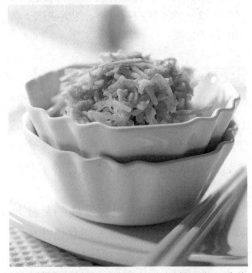

使用筷子能帮助孩子提高协调性和精细动作能力，还可以鼓励孩子去尝试新食物。

越来越大。

## 让宝宝自己的事自己做

凡是宝宝还做不好的事情，不管什么都替宝宝做好，这种思想如果不改变，就无法教会宝宝自己的事情自己做。爸爸妈妈的大胆旁观与忍耐才能培养宝宝的自立。如果让宝宝以为无论什么事，爸爸妈妈都能给自己做好的话，就会妨碍宝宝独立性格的培养。

因此要让宝宝自己的事情自己做，并提供机会让他决定一些事情，比如穿衣服给他两件衣服，让他自己选择喜欢的；出去玩可以让他选择玩的地方。平时他要自己做事情，尽量不要拒绝，如果要拒绝，需要告诉他原因，并对他的这种热情给予肯定。

### 爱心贴士

2~3岁的宝宝动作协调性较差，做事笨手笨脚，甚至给爸爸妈妈带来麻烦，但是从不会到会总要有个学习过程，爸爸妈妈要有耐心，反复示教，切不可斥责、打骂宝宝。

## 幼儿生活自理能力训练

对2~3周岁的幼儿生活自理能力的训练有如下几点。

◆睡眠：训练宝宝按时睡觉，进卧室时保持安静，主动上床，以正确的姿势入睡，醒后不吵闹，也不去影响别人睡觉。睡前学会自己解开衣服的纽扣，学习脱简单的衣裤，并将脱下的鞋袜放在固定的地方，起床后知道穿衣的顺序，并会配合成人穿衣裤。

◆饮食：培养宝宝以端正的姿势坐在固定的位置上安静地进餐，养成进餐

的良好习惯。要求小儿做到不挑食，不将食物吐在地上，注意衣服及桌面的整洁。训练宝宝正确地使用餐具，独立地吃完自己的一份食物，食毕会主动放好餐具和椅子，并用餐巾擦嘴和脸。

◆大小便：培养宝宝每天定时定点坐盆大便的习惯，不在坐盆上玩玩具、吃东西、看图书，会主动地去小便，不将尿撒在便盆外面。训练女孩坐盆小便，男孩站着小便。自己学着穿宽松带裤子。

◆清洁：养成宝宝每日洗手、洗脸、洗脚、漱口及定期洗头、洗澡、理发、剪手指甲、脚指甲的好习惯。注意保持自己的手、脸及衣服的清洁和保持环境的清洁整齐，不乱扔果皮纸屑。训练宝宝自己擦肥皂，用水冲洗，再用毛巾将手擦干的洗手习惯；学会使用手帕擦鼻涕，擦后会将手帕放在口袋里。学会漱口，每日早、晚及饭后漱口以保持口腔清洁。

## 培养宝宝良好的性格

性格贯穿于人的一生，它的形成、发展是一个长期的过程。在2岁前，生活环境和教养方式会给它涂上一层底色，这层最初的色彩甚至会影响到孩子以后一生的性格色彩。因此，父母要格外重视婴幼儿的性格培养。

首先，建立一个快乐恬静的家庭生活环境是至关重要的。家庭成员之间要和睦体贴，环境布置应当整洁美观，生活用品放在固定位置，以便让婴幼儿在温馨的家庭环境中茁壮、健康地成长。其次，要培养婴幼儿生活有规律，养成良好的习惯。婴幼儿要按时起居，按时进餐。最后，家长对婴儿的态度要一致，正确的态度是平静、和蔼、亲切、鼓励，

同时要树立起正确的权威，宠爱与溺爱都不利于婴幼儿良好性格的形成。

## 耐心对待宝宝的"为什么"

幼儿对周围环境、事物有着强烈的好奇心，他会对所有的事情提出"为什么"。面对千奇百怪的问题，甚至有时成人都无法回答，会觉得自己学识不够渊博。其实提问是幼儿早期学习的重要环节，幼儿的好奇心促使他对学习充满热情，是幼儿求知欲望的强烈体现，并能增进幼儿的智力发展，所以，父母和老师应尽力、尽可能回答幼儿的问题，切忌对其置之不理或粗暴训斥。

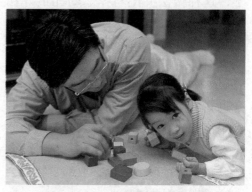

父母对孩子的问题应答得当，能促进孩子智力的健康发展。

## 语言表达能力的培养

在孩子的早期教育内容中，语言教育是重点之一。语言是人们交流思想的工具，是思维的基础。对婴幼儿来说，语言还是认识世界、接受教育的工具，是发展智力的前提。

2～3岁是口头语言发展的最佳年龄，家长在生活中要格外注意抓住机会培养宝宝的语言能力。同时又因宝宝的注意和记忆能力的发展，家长可教宝宝背一些易懂易记的古诗，三字的儿歌，

以及哼唱一些简单的歌谣。这些都将进一步发展宝宝的语言能力，同时又增长知识，给他们带来乐趣。

随着年龄的增长，孩子越来越多地接触外界环境，父母应及时抓住大好的时机，扩大孩子知识面，提高表达能力，一边认识事物，一边训练如何表达。可以带孩子到公园，教他说：树木、花草、鸟儿，也可以逐渐有意识地使用形容词，比如：绿色的叶、红色的花。让孩子来描述所见所闻。

父母在教孩子的过程中要注意多教、多说。针对在这个年龄期的孩子的表达能力尚不完善，常说些半句话，或重复，词汇量仍然不够多的特点，家长每次说话一定注意用完整的一句话或几句话表达，尽量多用词汇，并不断重复这些词汇，使孩子有模仿的榜样，以利于表达能力的提高。

## 早期音乐教育

早期音乐启蒙教育对宝宝非常重要。因为宝宝一出生，就开始以听觉、视觉、触觉、味觉和嗅觉来探索世界，其中以听觉器官发育得最早，而音乐与听觉器官的关系又最为密切，因此，音乐自然地被称为幼儿生活中不可缺少的好伙伴。

要多给宝宝听听乐曲，妈妈不要以为宝宝不懂而放弃，其实宝宝对音乐的感受能力比大人强。妈妈可以固定在宝宝用餐或睡觉时放音乐，而且要坚持反复地选择一些健康、有艺术欣赏价值、且适合宝宝年龄特征的童谣、儿歌、现代或古典音乐等；有这些音乐陪伴宝宝睡觉、进食和活动，宝宝就会在成长过程中自觉或不自觉地像学会运用语言一

样地迷上音乐，形成良好的音乐修养。

音乐能够作用于人脑中的生物节律，从而自然地对人的整个机体产生影响。多听音乐还能够促进宝宝的听觉发育，妈妈可以给宝宝多哼唱一些歌曲，也可以用各种声响玩具逗宝宝。要注意的是声音要柔和、欢快，不要离宝宝太近，也不要太响，以免刺激宝宝，惊吓宝宝。

## 培养宝宝对画画的兴趣

两到三岁的小宝宝已经可以动手使用绘画工具"涂鸦"了。学习画画可以让宝宝熟悉色彩，陶冶性情，同时，宝宝对各种绘画工具的使用还可以锻炼宝宝的手眼协调能力，值得提倡。

对于两三岁的宝宝，不应要求他能画出什么，只要他拿起作画工具，根据自己的感受，自由发挥，在纸上涂鸦就行。只需要让宝宝养成爱动笔的习惯，让他们觉得这种游戏好玩又有趣就可以了。其次，可以采用多种绘画方式，激发宝宝的兴趣。这时的宝宝做事情都是三分钟热度，如果只用油画棒作画，时间一长宝宝就会失去兴趣，应通过手工与绘画相结合的形式，让宝宝保持持久

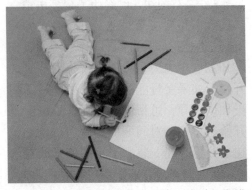

幼儿2岁以后就开始会使用笔，此时儿童进入了发展书写、绘画能力的关键时期。

一点儿的兴趣。另外，家长可以让幼儿通过游戏掌握绘画技能，通过游戏激发他们画画的兴趣。

## 在游戏中成长

游戏是婴幼儿生活的重要组成部分，对儿童的身心发展有着至关重要的意义。它不仅能让宝宝乐在其中，更是早教的一个过程，对宝宝的语言理解和表达能力都有很大的促进作用，可以培养宝宝的自我意识和判断能力。因此，父母应该鼓励孩子玩游戏，并积极参与到游戏中去。

婴幼儿在玩游戏的时候，如果家长参与进去，能提高婴幼儿玩游戏的兴趣，学到更多的东西。在参与游戏中，家长应注意以平等的态度参与婴幼儿的游戏，跟婴幼儿一起玩，一起乐。当婴幼儿遇到困难时，家长应在一边启发并鼓励婴幼儿克服困难。不过，有的家长看到婴幼儿拼图拼不出来时，就替婴幼儿拼，这样的做法是不对的，因为这样就不能达到锻炼婴幼儿思维能力的目的。当然，给婴幼儿做适当的示范还是可以的。

## 锻炼幼儿的创造力

3岁左右的幼儿已经历了很多事情，这些经历将会成为对他们进行教育的基础。这也是我们常讲的对非智力因素（如求知欲、想象力、毅力、观察力等）的开发，如果父母能利用生活中的经历积极加以引导，可帮助幼儿在3岁以前就开始获得一种对问题的理解力。例如，让幼儿将小船、装满了水的瓶子放在水中，让他们知道有的东西可以浮在水面，有的会沉入水底。从这些游戏中，父母可以更多地了解自己孩子的思维。

## 教育宝宝时家庭成员的态度要一致

家庭成员对宝宝教育的态度不一致时家庭教育中的普遍现象。例如：宝宝做错了事，爸爸批评宝宝，妈妈竭力为宝宝辩护，奶奶、爷爷抱过孙子责怪儿子。类似这种场面时家庭教育的大忌。管教宝宝，如果全家意见不一致，宝宝就无所适从，不明是非，不讲道理。有时夫妻两人持不同意见，当着宝宝的面互相指责，一方面有损爸爸妈妈的威信，再则容易使宝宝产生逆反心理。

因此，对宝宝的教育，爸爸妈妈互相支持，即使一方处理不妥当，也要等宝宝不在场时，双方交换意见，统一教育方法后再由对方自己去纠正处理。否则不仅损害爸爸妈妈的威信，还会造成孩子无法辨别是非，无所适从。孩子年龄小，分辨不清怎样做是对的，怎样做是错的。有时会导致宝宝有恃无恐而任性的坏脾气。宝宝有时也会从成人的矛盾中钻空子，发展成与假话、两面性、察言观色、欺软怕硬的不良性格。

教子的一致性是家庭教育的基本原则之一，一家人应经常探讨如何正确教

### 医生叮嘱

爸爸妈妈是宝宝最可信赖的人，爸爸妈妈的言行、举止往往是宝宝的行为准则和楷模，因此，爸爸妈妈的思想品德和行为习惯，对宝宝的发育成长有很大的影响作用。为此，做家长的要努力提高自身素质，为宝宝做出榜样，把言教与身教统一起来，搞好家庭教育，使宝宝从小养成高尚的思想品德和良好的行为习惯。

育宝宝，把教育态度、教育方法及对宝宝的要求统一到正确的轨道上，默契配合，同心协力，使宝宝向着健康的方向发展。

## 要尊重宝宝

不少爸爸妈妈只知道爱宝宝，却不懂得尊重宝宝，宝宝也有自己的需要和兴趣，他们应该受到正确的教育，更应该受到尊重。让宝宝从小受到尊重，他才会产生自尊心，才会懂得尊重别人。怎样才算尊重宝宝呢？

◆爸爸妈妈与宝宝之间要有民主气氛。对宝宝态度和蔼可亲，不可粗暴训斥或打骂宝宝。宝宝帮爸爸妈妈做事情，爸爸妈妈也要说"谢谢"。爸爸妈妈错怪了宝宝或对宝宝过分粗暴，事后应该向宝宝道歉。

◆从小就和宝宝讲道理。如"吃饭吃得好，身体长得快"。给宝宝洗手时讲"爱清洁的宝宝。小手都要洗干净"。有时宝宝听不懂大人讲的道理，却养成了听大人讲道理的好习惯。

◆爸爸妈妈要学会"安民告示"。当宝宝专心致志玩沙土堆小山的游戏时，妈妈一把拉进屋让他洗手吃饭；当宝宝看电视看得出神时，爸爸把电视关掉要他睡觉，这些做法都可能引起宝宝的不满和抗议。爸爸妈妈学会"安民告示"，提醒宝宝"再玩一会儿就要洗手吃饭了""这个节目看完后就要睡觉了"。宝宝可能要讨价还价，如"再等会儿""再看一个"，这时爸爸妈妈也可以通融。由于宝宝有了心理准备，就会愉快地接受大人的要求。

◆不要在众人面前议论、指责宝宝。不少爸爸妈妈在别人面前说"我的宝宝脾气特犟，不听话"，等等，这样有意无意地强化了宝宝的不良行为，伤害了宝宝的自尊心。

## 启发宝宝的观察力

宝宝在成长过程中会逐渐对周围世界产生兴趣，对水、火、风、雪、动物和植物等均会感到新奇，总是去观察和体验。他们有时把纸船放进水中，看它如何浸透了水沉下去，有时将买来的玩具拆开看个究竟。爸爸妈妈应珍视宝宝这种旺盛的求知欲，经常鼓励他们用心观察，培养他们观察事物的兴趣和习惯。

但2~3岁的宝宝往往不能自觉地、有目的地进行观察，爸爸妈妈要因势利导。比如，看到小鹿和大象就问，他们什么地方长得一样，什么地方长得不一样；看到不同的花，让宝宝注意各种花的颜色，花瓣的形态是不是相同，让他们有意识、有目的、自觉地观察。宝宝的观察缺乏系统性、独立性，爸爸妈妈要告诉宝宝先看什么，后看什么，引导他们由部分到整体、由粗到细、由表及里地进行观察。

宝宝观察事物，主要依靠各种感觉器官，即用眼看、耳听、鼻闻、嘴尝、手摸。如观察花朵，知道这朵花是红的；闻一闻，知道这花是香的；摸一摸，知道花很柔软。

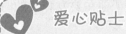

**爱心贴士**

宝宝本身就是一个独立的个体，有自己的思想，自己的人格和尊严，他们都希望爸爸妈妈能够给予他们尊重和平等。爸爸妈妈只有和宝宝站在同一水平线上，宝宝才有可能感受到平等和尊重。

## 培养宝宝的合作精神

这个时期的宝宝主要还是和家人接触，有一些上了幼儿园或者托班可以和同龄宝宝接触了，但"交际圈"还是很简单的。由于2岁的宝宝正处于形成自我意识的阶段，难免有自私、发脾气、极端和依赖大人的情况，这时候给他们讲道理会比较困难，要培养合作意识，也就只能从生活细节中下手。

例如和宝宝一起上街，可以请宝宝帮忙提着轻一点儿的东西，并鼓励他做得好，让他觉得能帮忙做事情是一件很快乐的事情。家里来了客人，请宝宝拿出水果来招待别人，对方通常都会说"你真乖""谢谢"这样的话，对宝宝积极做事情是有激励作用的。

如果宝宝特别不愿意将自己的东西让给别人，爸爸妈妈不要在这个时候强制拿走他的东西。等到事情过去，宝宝的情绪稳定之后，爸爸妈妈可以和他谈谈这个事情，告诉他不要再这样做。

## 培养宝宝的模仿力

2岁多宝宝的父母都会感慨，宝宝的模仿能力实在太强了。一般去医院看到医生给病人打针，宝宝们回家之

### 爱心贴士

有的宝宝看到别的婴儿期宝宝吃奶，他们会掀起自己的衣服给布娃娃或者动物"喂奶"，要不要阻止这种行为呢？或许在我们成年人看来，这样做不是很文雅，但小宝宝其实就是在简单的模仿而已，没有别的意思，爸爸妈妈没有必要批评他。很多宝宝都经历过学妈妈哺乳的时期，过了这个时期就好了，有时候可能只会学一次就没有兴趣了。

后都能准确地模仿出推注射器、用棉签消毒、打针和按住针扎的地方这一系列的动作。看到爸爸刮胡子，男宝宝一般都会很感兴趣，学着刮自己的脸，所以，家里有一个超级模仿秀时，除了骄傲和惊讶之外，爸爸妈妈也要开始注意自己的言行了，因为宝宝正在观察你！

如果宝宝的模仿能力不是很强，对新事物也没有表现出很大的兴趣，那么爸爸妈妈可以引导宝宝开始模仿。如果在床上模仿大象走路，和宝宝看完画册之后，可以和他一起模仿其中的动物、人物和对话。生活中还有很多可以模仿的地方，比如公交车报站、开车、超市结账等，爸爸妈妈可以带着小孩一起做游戏，来完成这些事情。

## 培养宝宝的情绪控制力

人的性格叛逆期有两个，一个是2岁时，一个是16岁时。16岁青春期父母都能理解，而2岁也和"青春期"一样，是宝宝成长中的一个转型时期。这时候的宝宝时而高兴时而暴躁，有时候一定要一样东西，有时候又特别排斥一样东西，显得"不讲道理"。其实这些都是正常的。

爸爸妈妈一方面要认识到这个事期的宝宝难以控制情绪是正常的，多一些理解和耐心，另一方面要帮助宝宝学会控制自己的情绪，帮他在要发脾气的时候转移注意力。

当宝宝发脾气时，爸爸妈妈也会跟着很烦躁，因此控制好自己的情绪，是帮助宝宝改善脾气的第一步。深呼吸几次，告诉自己"这是两岁宝宝的正常情况"，这样会将心中的火气压

**爱心贴士**

无论宝宝处于何种情况下，爸爸妈妈都要试着从宝宝的角度来思考问题。你要知道，他能看到的视野比你低1米多，他能知道的事情比你少二三十年，不要一方面把他当成小宝贝一样宠他，一方面又期待他能够像个成年人一样成熟懂事。

下去很多。

当你已经感觉到宝宝开始浮躁不安时，就用他有兴趣的事物吸引他，转移即将爆发的情绪。譬如"妈妈今天听到一个好听的故事，快点儿过来，妈妈讲给你听"！或"妈妈有一颗很好吃的糖，要给一个乖宝宝吃"！宝宝有喜欢的卡通人物，爸爸妈妈可以拿来吸引他，甚至假装生气、哭泣或者开心，来排解他的情绪。

如果宝宝在闹脾气时带点儿试探性质，那么爸爸妈妈越是表现得在乎，他越有可能得寸进尺。所以，在不涉及安全也不会很影响他人的情况下，就让宝宝闹个够，等他安静下来后，再去处理。美国家庭通常习惯把突然发脾气的宝宝放到另一个房间里，等他冷静之后再像没有发生什么一样继续玩，不过这样做要考虑到实行的安全性，不能让宝宝关在小黑屋子里面感到害怕。

## 培养宝宝的认知能力

2岁半的宝宝大多能进行颜色命名，但正确率不高。他们这时候已经有自己喜欢的颜色了，红、黄、绿、橙、蓝等鲜明的颜色都很受这个年龄段宝宝的欢迎。

80%的宝宝能用语言表达出物体大

**爱心贴士**

这个阶段的宝宝模仿能力很强，所以爸爸妈妈在这个时候，就不要再把宝宝当成什么都不懂的小不点了，要做好爸爸妈妈的表率工作。

小的感觉，也能从大小不等的东西中找到自己想要的。但2岁多的宝宝对时间还没有明确的概念，他们可能知道有关时间的词语，但不能正确地运用。一些刚刚教会的东西，隔几十天或几个月再看，还能回忆起来。

这个年龄段的宝宝的认知能力已经大大提高了，他们开始熟悉周围的环境，能够知道左右，对方位也有了感觉，并且知道常见物品的用途。如果宝宝还不能达到上述水平，爸爸妈妈可以有意识地帮助宝宝提高。比如给他购买一些颜色不同的玩具，给宝宝的小房间里布置不同颜色的装饰物品；可以悬挂一些小物品，在不同的层次安放各种装饰物，也可以自己画一些小汽车、飞机等和宝宝一起认。

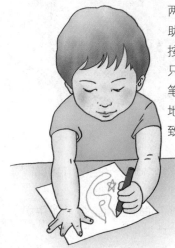

两只手互相帮助——一只手按住纸，另一只手握住蜡笔，他会连续地画出一个大致的圆。

## 培养宝宝独立思考的能力

对于一个 2 岁宝宝来说，他还不太可能思考自己是谁，为什么来到这里这样的抽象问题，生活中钥匙开锁、电饭锅煮米等现象更让他们着迷。他们可能不停地开冰箱门，想知道里面有什么，但凡他们可以触碰的地方他们都想去按一按，想看看接下来会发生什么就是他们最大的思考点。

这个时候，爸爸妈妈可以通过一些日常用具的使用，让宝宝知道几样东西之间的联系。电与照明、煮饭、保温、洗衣服都是有关联的，火与炒菜、火灾等也有关系。通过这种从一个点发散到很多事物的联想和认识，可以帮助宝宝建立丰富的思考空间。他们会想出比我们预想的要神奇的念头。另外，爸爸妈妈可以带着宝宝一起到处走一走，让他们对新鲜的事物产生浓厚的兴趣。

# 宝宝营养食谱

## 牛肉营养汤

**材料:** 牛肉 25 克,胡萝卜 1/10 个,香菇、豌豆、肉汤、淀粉若干。

**做法:**

❶ 把牛肉,1/10 个胡萝卜和 1/2 个香菇切成丝。

❷ 用肉汤煮熟上述材料。

❸ 煮一段时间后,添加 1 小勺豌豆,然后用淀粉勾芡。

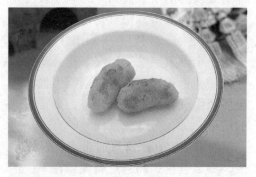

后在蒸锅内蒸熟。

## 核桃仁粥

**材料:** 核桃 100 克,米 50 克,白糖 5 克。

**做法:**

❶ 将核桃拍碎,取肉备用。

❷ 将核桃肉洗净,米洗净泡发。

❸ 核桃仁与米加水,用旺火烧开,再转用小火熬煮成稀粥,调入白糖即可。

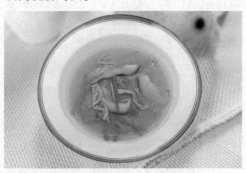

## 鲜鱼肉肠

**材料:** 白肉鲜鱼 30 克,牛奶、淀粉若干。

**做法:**

❶ 用粉碎机捣碎白肉鲜鱼,然后跟牛奶、淀粉一起均匀地搅拌。

❷ 把调好味的鲜鱼肉揉成肉肠形状,然

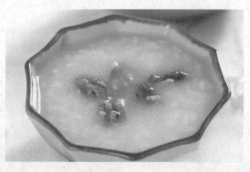

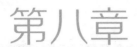

# 第八章

## 婴幼儿健康与安全

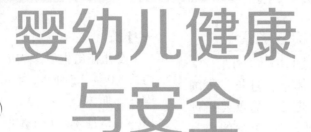

现代的爸爸妈妈普遍缺乏护理孩子的经验，在养育孩子的过程中，一些人为和非人为的因素就会对孩子造成意外伤害。宝宝还小，危险多来自于爸爸妈妈的疏忽，防撞伤、防烫伤、防溺水等都是家长必做的功课。

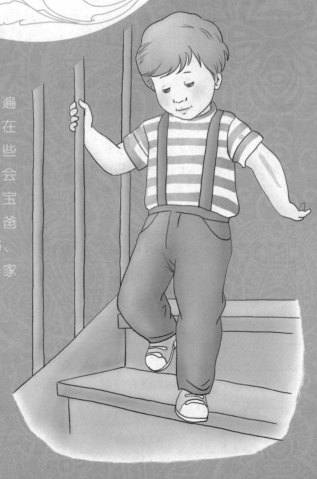

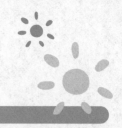

# 体检和疫苗接种

## 婴幼儿常规体检三要素

对于1个月到3岁的婴幼儿，常规体检的项目包括体重、身长、头围，这三项被视为婴儿发育的重要指标，也是婴幼儿体检时必不可少的内容，父母可通过这些指标来大致判断宝宝的健康状况。

### ★体重

新出生的孩子的正常体重为2.5～4.0千克。出生后头3个月婴儿体重增加最快，每月增750～900克；头6个月平均每月增重600克左右；7～12个月平均每月增重500克，1岁时体重约为出生时体重的3倍。健康婴儿的体重无论增长或减少均不应超过正常体重的10%，超过20%就是肥胖症，低于平均指标15%以上，应考虑营养不良或其他原因，须尽早去医院检查。

### ★身长

婴儿在出生后头3个月身长每月平均长3.0～3.5厘米，4～6个月每月平均长2厘米，7～12个月每月平均长1.0～1.5厘米。在1岁时约增加半个身长。小儿在1岁内生长最快，如喂养不当，耽误了生长，就不容易赶上同龄儿了。

### ★头围

1岁以内是一生中头颅发育最快的时期。测量头围的方法是用塑料软尺从头后部后脑勺突出的部位绕到前额眼眉上边。小儿生后头6个月头围增加6～10厘米，1岁时共增加10～12厘米。头围的增长，标志着脑和颅骨的发育程度。

下面用具体的数字，以表格的形式来直观地展现出男孩和女孩在0～3岁的体重、身长、头围三项常规指标，方便爸爸妈妈们对照查看。

### 男孩0～3岁成长表

| 月（年龄） | 体重（千克）（平均值） | 身长（厘米）（平均值） | 头围（厘米）（平均值） |
|---|---|---|---|
| 初生 | 2.5～4.2（3.3） | 46.2～54.8（50.5） | 31.9～36.7（34.3） |
| 1月 | 3.0～5.6（4.3） | 49.9～59.2（54.6） | 35.5～40.7（38.1） |
| 2月 | 3.6～6.7（5.2） | 53.2～62.9（58.1） | 37.1～42.3（39.7） |
| 3月 | 4.2～7.6（6.0） | 56.1～66.1（61.1） | 38.4～43.6（41.0） |
| 4月 | 4.8～8.4（6.7） | 58.6～68.7（63.7） | 39.7～44.5（42.1） |
| 5月 | 5.4～9.1（7.3） | 60.8～71.0（65.9） | 40.6～45.4（43.0） |
| 6月 | 6.0～9.7（7.8） | 62.8～72.9（67.8） | 41.5～46.7（44.1） |

| 月（年龄） | 体重（千克）（平均值） | 身长（厘米）（平均值） | 头围（厘米）（平均值） |
|---|---|---|---|
| 7 月 | 6.5 ~ 10.2（8.3） | 64.5 ~ 74.5（69.5） | 42.0 ~ 47.0（44.5） |
| 8 月 | 7.0 ~ 10.7（8.8） | 66.0 ~ 76.0（71.0） | 42.5 ~ 47.7（45.1） |
| 9 月 | 7.4 ~ 11.1（9.2） | 67.4 ~ 77.3（72.3） | 42.7 ~ 48.1（45.4） |
| 10 月 | 7.7 ~ 11.5（9.5） | 68.7 ~ 78.6（73.6） | 43.0 ~ 48.6（45.8） |
| 11 月 | 8.0 ~ 11.9（9.9） | 69.9 ~ 79.9（74.9） | 43.4 ~ 48.8（46.1） |
| 12 月 | 8.2 ~ 12.2（10.2） | 71.0 ~ 81.2（76.1） | 43.9 ~ 49.1（46.5） |
| 15 月 | 8.8 ~ 13.1（10.9） | 74.1 ~ 84.8（79.4） | 44.5 ~ 49.7（47.1） |
| 18 月 | 9.3 ~ 13.8（11.5） | 76.7 ~ 88.1（82.4） | 45.2 ~ 50.0（47.6） |
| 21 月 | 9.7 ~ 14.4（12.0） | 79.1 ~ 91.2（85.1） | 45.5 ~ 50.7（48.1） |
| 24 月 | 10.1 ~ 15.0（12.6） | 81.3 ~ 94.0（87.6） | 46.0 ~ 50.8（48.4） |
| 2.5 岁 | 10.9 ~ 16.2（13.7） | 85.8 ~ 98.7（92.3） | 46.6 ~ 51.4（49.0） |
| 3 岁 | 11.8 ~ 17.5（14.7） | 89.9 ~ 103.2（96.5） | 47.0 ~ 51.8（49.4） |

## 女孩 0 ~ 3 岁成长表

| 月（年龄） | 体重（千克）（平均值） | 身长（厘米）（平均值） | 头围（厘米）（平均值） |
|---|---|---|---|
| 初生 | 2.3 ~ 3.9（3.2） | 45.8 ~ 53.9（49.9） | 31.5 ~ 36.3（33.9） |
| 1 月 | 2.9 ~ 5.0（4.0） | 49.2 ~ 57.9（53.5） | 35.0 ~ 39.8（37.4） |
| 2 月 | 3.4 ~ 6.0（4.7） | 52.2 ~ 61.3（56.8） | 36.5 ~ 41.3（38.9） |
| 3 月 | 4.0 ~ 6.9（5.4） | 54.9 ~ 64.2（59.5） | 37.7 ~ 42.5（40.1） |
| 4 月 | 4.6 ~ 7.6（6.0） | 57.2 ~ 66.8（62.0） | 38.8 ~ 43.6（41.2） |
| 5 月 | 5.1 ~ 8.3（6.7） | 59.2 ~ 69.0（64.1） | 39.7 ~ 44.5（42.1） |
| 6 月 | 5.6 ~ 8.9（7.2） | 61.0 ~ 70.9（65.9） | 40.4 ~ 45.6（43.0） |
| 7 月 | 6.0 ~ 9.5（7.7） | 62.5 ~ 72.6（67.6） | 41.0 ~ 46.1（43.5） |
| 8 月 | 6.4 ~ 10.0（8.2） | 64.0 ~ 74.2（69.1） | 41.5 ~ 46.7（44.1） |
| 9 月 | 6.7 ~ 10.4（8.6） | 65.3 ~ 75.6（70.4） | 42.0 ~ 47.0（44.5） |
| 10 月 | 7.0 ~ 10.8（8.9） | 66.6 ~ 77.0（71.8） | 42.4 ~ 47.2（44.8） |
| 11 月 | 7.3 ~ 11.2（9.2） | 67.8 ~ 78.3（73.1） | 42.7 ~ 47.5（45.1） |
| 12 月 | 7.6 ~ 11.5（9.5） | 69.0 ~ 79.6（74.3） | 43.0 ~ 47.8（45.4） |

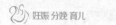

| 月（年龄） | 体重（千克）（平均值） | 身长（厘米）（平均值） | 头围（厘米）（平均值） |
|---|---|---|---|
| 15 月 | 8.1 ～ 12.3（10.2） | 72.2 ～ 83.3（77.8） | 43.6 ～ 48.4（46.0） |
| 18 月 | 8.6 ～ 13.0（10.8） | 75.1 ～ 86.7（80.9） | 44.1 ～ 48.9（46.5） |
| 21 月 | 9.1 ～ 13.6（11.4） | 77.8 ～ 89.8（83.8） | 44.5 ～ 49.3（46.9） |
| 24 月 | 9.6 ～ 14.3（11.9） | 80.3 ～ 92.6（86.5） | 45.0 ～ 49.8（47.4） |
| 2.5 岁 | 10.5 ～ 15.7（12.9） | 84.9 ～ 97.7（91.3） | 45.6 ～ 50.4（48.0） |
| 3 岁 | 11.3 ～ 17.0（13.9） | 88.8 ～ 102.3（95.6） | 46.2 ～ 50.6（48.4） |

## 婴幼儿定期健康检查

除了体重、身长、头围这些标准外，婴幼儿在不同时期应进行多次体检，以确保宝宝的成长状态是健康的。现在城市已经普遍设立了儿童保健卡，在 0 ～ 3 岁需要进行 8 次体检。如果在养育宝宝的过程中你有些什么疑惑或担心时，还可拨打社区儿童体检科的电话，请儿童保健医生做专业的分析和判断，这样不仅能对孩子的营养保健有个及时的指导，还能及早发现病症，予以治疗。

### 1. 第一次体检

当婴儿出生第 42 天时，可进行第一次体检。此时要检查宝宝的视力是否能注视较大的物体，双眼是否很容易追随手电筒光单方向运动。肢体方面，宝宝的小胳膊、小腿是否喜呈屈曲状态，

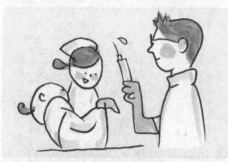

父母要带着婴幼儿定时进行体检，积极预防各种疾病，确保孩子的健康成长。

两只小手握着拳。

此外需注意，宝宝从出生后第 15 天就可以开始服用鱼肝油和钙片，易溶于水的钙剂吸收效果较好，要注意选择，并在医生指导下服用。宝宝满月后可以抱出去晒太阳，让皮肤内的维生素 D 源转变成维生素 D，促进钙的吸收。

### 2. 第二次体检

当宝宝 4 个月大时，可进行第二次体检。此时要检查宝宝能否支撑住自己的头部；俯卧时，能否把头抬起并和肩胛成 90 度；扶立时两腿能否支撑身体。双眼能否追随运动的笔杆，而且头部亦能随之转动。听到声音时，这个时期的宝宝会表现出注意倾听的表情，人们跟他谈话时会试图转向谈话者。由于宝宝的唾液腺正在发育，所以经常有口水流出嘴外。

4 个月的孩子从母体带来的微量元素铁已经消耗掉，如果日常食物不注意铁的摄入，就容易出现贫血，要给孩子多吃蛋黄、猪肝汤、肝泥等含铁丰富的食品。但不能服用铁剂药物，这时的孩子要继续补钙和维生素 D，而且要添加新鲜菜汁、果泥等补充容易缺乏的维生素 C。他们的食物要尽量少加盐，以免

增加孩子肝、肾的负担。

### 3. 第三次体检

当宝宝 6 个月时，可进行第三次体检。此时要检查宝宝的动作发育。这个时期宝宝会翻身，已经会坐，但还坐不太稳。会伸手拿自己想要的东西，并塞入自己口中。视力方法，身体能随头和眼转动，对鲜艳的目标和玩具，可注视约半分钟。听力方面，检查是否能注意并环视寻找新的声音来源，并能转向发出声音的地方。同时，6 个月的孩子有些可能长了两颗牙，有些还没长牙，要多给孩子一些稍硬的固体食物，如面包干、饼干等练练习咀嚼能力，磨磨牙床，促进牙齿生长。由于出牙的刺激，唾液分泌增多，流口水的现象会继续并加重，有些孩子还会出现咬奶头现象。

6 个月之后，由母体得来的造血物质基本用尽，若补充不及时，就易发生贫血。须分析贫血的原因，是饮食原因还是疾病造成的，尽早纠正。在家时，注意观察孩子面色、口唇、皮肤黏膜是否苍白，如是，应考虑到贫血，并到医院做进一步检查。同时，6 个月以后的孩子，钙的需要量越来越大，缺钙会形成夜间睡眠不稳，多汗，枕秃等症状。较严重的还会出现方颅，肋骨外翻。应让孩子每天都有户外活动的时间，同时继续服用钙片和维生素 AD 滴丸。

### 4. 第四次体检

当宝宝 9 个月时，可进行第四次体检。此时可观察宝宝能否坐得很稳，能由卧位坐起而后再躺下，能够灵活地前后爬，扶着栏杆能站立。双手会灵活地敲积木。拇指和食指能协调地拿起小东西。视力方法，能注视画面上单一的线条。视力约 0.1。小儿乳牙的萌出时间，大部分在 6～8 个月，小儿乳牙数量的计算公式为：月龄减去 4～6，此时要注意保护牙齿。而骨骼方法，每天让孩子外出坚持户外活动，接受紫外线照射，促使皮肤制造维生素 D，同时还应继续服用钙片和维生素 AD 滴丸。最好检查一下体内的微量元素，此时孩子易缺钙、缺锌。缺锌的孩子一般食欲不好，免疫力低下，易生病。

### 5. 第五次体检

当宝宝 1 周岁时，可进行第五次体检。此时孩子能自己站起来，能扶着东西行走，能手足并用爬台阶；能用蜡笔在纸上戳出点或道道。视力方法，可拿着父母的手指指鼻、头发或眼睛，大多会抚弄玩具或注视近物。喊他时能转身或抬头。牙齿方面，按照公式计算，应出 6～8 颗牙齿。乳牙萌出时间最晚不应超过一周岁。如果孩子出牙过晚或出牙顺序颠倒，就要寻找原因，它可能是由缺钙引起的，也可能是甲状腺功能低下所致。

### 6. 第六次体检

孩子在 1～2 岁，体检变为每半年一次，到第六次体检的时候，孩子已经 18 个月了。此时可观察孩子是否能够控制自己的大便，在白天也能控制小便。如果尿湿了裤子孩子会主动示意。动作发育方面：能够独立行走，会倒退走，会跑，但有时还会摔倒；能扶着栏杆一级一级上台阶，下台阶时，会往后爬或用臀部着地坐着下。此时应注意保护孩子的视力，尽量不让孩子看电视，避免斜视。会听懂简单的话，并按你的要求做。这时，孩子还须检查血红蛋白，看是否存在贫血情况。

这时候的孩子会有一些特殊的问题

引起医生的关注，医生可能会在这次体检的时候提醒你。同时还要预防蛔虫症，1岁半的孩子，自己能够吃东西、喝水，但还没有养成良好的卫生习惯，很容易感染蛔虫症。应查一下大便，看是否有虫卵。还要观察孩子的肘部是否有脱位，因为1岁半的孩子活泼而好动，但其肘关节囊及肘部韧带松弛薄弱，在突然用力牵拉时易造成桡骨头半脱位。家长在给孩子穿衣服时，教训孩子时，应避免过猛的牵拉动作。

### 7. 第七次体检

孩子两周岁时，可再次进行体检，此时孩子能走得很稳，还能跑，能够自己单独上下楼梯。能把珠子串起来，会用蜡笔在纸上画圆圈和直线。大小便完全能够控制。乳牙20颗已出齐，此时要注意保护牙齿。掌握了300个左右的词汇，会说简单的句子。如果孩子到2岁仍不能流利地说话，要到医院去做听力筛查。

### 8. 第八次体检

孩子三周岁时，要能随意控制身体的平衡，完成蹦跳、踢球、越障碍、走S线等动作，能用剪刀、筷子、勺子，会折纸、捏彩泥。此时视力达到0.5，已达到与成人近似的精确程度。此时应给宝宝进行一次视力检查，我国大约3%的儿童有弱视现象，孩子和家长一般难以发现。在3岁时如能发现，4岁以前治疗效果最好，5～6岁仍能治疗，12岁以上就不可能治疗了。这些体检医生还会检查是否有龋齿，牙龈是否有炎症。

## 常见的预防接种疫苗

不同的疫苗可以用于针对不同的疾病，目前我国进行免疫接种的有卡介苗、

脊髓灰质炎疫苗、百白破三联疫苗、麻疹疫苗、甲肝疫苗、乙肝疫苗、乙脑疫苗、流脑疫苗。

### 1. 卡介苗

该疫苗采用无毒牛型结核杆菌制成，安全有效。卡介苗自从1921年应用至今已有70多年的历史，无数经验证明，卡介苗接种后可降低结核病的患病率和死亡率，如接种质量高，一次接种的保护力可达10～15年。卡介苗在一般婴儿出生后即可接种，如果出生时没接种，可在2个月内接种。2个月以上的婴儿，在接种前要做结核菌素试验，检查一下是否感染过结核，如试验阳性即可接种卡介苗。在3岁、7岁及12岁时，如结核试验阴性，应进行复种。

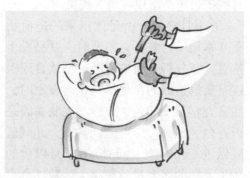

卡介苗一般在婴儿出生后即可接种，如果出生时没接种，可在2个月内接种。

### 2. 百白破三联疫苗

百白破三联疫苗即百白破制剂，该制剂是将百日咳菌苗，精制白喉类毒素及精制破伤风类毒素混合制成，注射该制剂可同时预防百日咳、白喉和破伤风。这三种疾病可严重威胁小儿的健康与生命，接种百白破三联疫苗，能提高婴幼儿对这几种疾病的抵抗能力。接种一般是在婴儿出生满3个月时进行，初种必须注射3针，每次间隔4～6周，孩子

1 岁半到 2 岁时再复种 1 次。

### 3. 脊髓灰质炎疫苗

脊髓灰质炎疫苗又称"脊灰糖丸"，是一种口服疫苗制剂，白色颗粒状糖丸，接种安全。婴儿出生后按计划服用糖丸，可有效地预防脊髓灰质炎，也就是我们常说的小儿麻痹症。现在服用的均是白色三价混合疫苗，出生后满 2 月初服，以后每隔 1 月服两次，连服两次，4 岁加强 1 次。

值得注意的是，"脊灰糖丸"是一种活病毒，切忌用热开水融化或混入其他饮料中服用，应用温开水化开或吞服，以免将糖丸中的活病毒烫死而失去作用，同时，糖丸在发放后要立即服用，不要放置太久，以免失效。

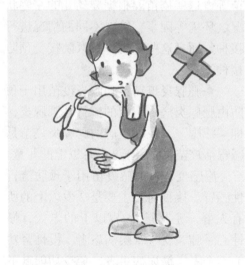

不能用热水冲服脊灰糖丸。

### 4. 麻疹疫苗

麻疹疫苗是一种减毒活疫苗，接种反应较轻微，免疫持久性良好，婴儿出生后按期接种，可以预防麻疹。由于 6 个月以内婴儿有从母体获得的抗体，所以 6 个月内婴儿一般不会得麻疹。如 6 个月以内注射麻疹疫苗，反而会中

和婴儿体内的抗体，达不到预期效果，所以第一次接种应在婴儿满 8 个月时，当宝宝到 2 岁、7 岁、12 岁时再进行复种。

### 5. 甲肝疫苗

甲肝疫苗用于预防甲型肝炎。将对人无害，具有良好免疫原性的甲型肝炎病毒减毒株接种于人二倍体细胞，培养后经抽提和纯化溶于含氨基酸的盐平衡溶液，用于预防甲型病毒性肝炎。我国生产的减毒活疫苗免疫效果良好，接种后至少可获得 4 年以上的持续保护。1 岁以上的易感者均可接种。

### 6. 乙肝疫苗

婴幼儿接种乙肝疫苗时为避免局部肿痛，可改成肌肉注射。

乙肝疫苗用以预防乙型肝炎。目前我国使用的主要有乙型肝炎血源疫苗和乙肝基因工程疫苗两种，适用于所有可能感染乙肝者。乙型肝炎血源疫苗系由无症状乙型肝炎表面抗原（HBsAg）携带者血浆提取的 HBsAg 经纯化灭活及加佐剂吸附后制成，这种新一代乙肝疫苗具有安全、高效等优点。由于我国是乙肝的高发国家，人群中乙肝病毒表面抗原阳性率达 10% 以上，这是一个严重的公共卫生问题，注射乙肝疫苗是控制该病的最有效措施之一，所以我国近来已开始将此疫苗纳入计划免疫中，新生儿均应在出生后 24 小时内接种乙肝疫苗，有条件的健康成人也应尽可能注射该疫苗。目前乙肝疫苗已纳入免疫接种程序，0、1、6 个月各注射 1 次，每 3 ~ 5 年加强注射 1 次。乙肝疫苗已在某些地区开始接种，能有效地防止乙肝的发生及流行。

值得注意的是，在给婴幼儿接种乙肝疫苗时，为了避免局部的肿痛，此时可将疫苗改成肌肉注射，以减轻婴幼儿接种乙肝疫苗时的肿痛，当然，疫苗的效果也就要比普通的皮下注射效果相对减弱。

### 7. 乙脑疫苗

乙脑疫苗用于预防流行性乙型脑炎（简称乙脑）。将流行性乙型脑炎病毒感染地鼠肾细胞，培育后收获病毒液冻干制成减毒活疫苗，用于预防流行性乙型脑炎。其中灭活乙脑疫苗的接种对象为乙脑流行地区 6 个月以上到 10 岁以下儿童，以及由非疫区进入疫区者，而减毒活疫苗则用于 1 岁以上儿童。由于流行性乙型脑炎在我国流行较广，因此目前我国已将此疫苗纳入了计划免疫程序之中，对所有健康儿童均予以接种。

### 8. 流脑疫苗

国内目前应用的是用 A 群脑膜炎球菌荚膜多糖制成的疫苗，用于预防 A 群脑膜炎球菌引起的流行性脑脊髓膜炎，接种对象为 6 个月至 15 周岁的儿童和少年。

婴幼儿接种流脑疫苗后，大多都会出现不同的身体反应，有些宝宝一般会

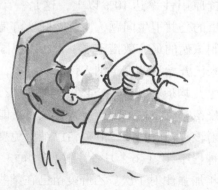

对于接种流脑疫苗后出现发热的婴幼儿，可以物理降温，并多给宝宝喂些水。

出现针头注射处红肿、疼痛并伴有轻微发热的症状，这属于正常反应。偶有短暂低热，局部稍有压痛感，一般可自行缓解。偶有皮疹，血管性水肿和过敏性休克发生率随接种次数增多而增加。一般发生在注射后 10 ～ 30 分钟，很少有超过 24 小时者。流脑疫苗不是对每个婴幼儿都有不良反应，如果有，一般都是低热，极少数为高热。如果宝宝是低热，爸爸妈妈们不必担心，只能用物理降温，如用冰块敷或用冷毛巾降温，千万不能用药，反应过了就没事了。

### 9. 其他常见的疫苗

值得注意的是，除了上诉这些疫苗外，常见的疫苗还有腮腺炎疫苗、流感疫苗、肺炎疫苗、狂犬疫苗、出血热疫苗等，这些疫苗要根据婴幼儿的家庭状况、环境等因素，针对不同的情况进行接种，而且这些都需要在医院接受预防接种。

◆腮腺炎疫苗：腮腺炎疫苗用于预防由腮腺炎病毒引起的流行性腮腺炎，即"痄腮"。我国生产的腮腺炎疫苗是减毒活疫苗，可用于 8 个月以上的儿童。

流感疫苗：流感疫苗用于预防流行性感冒。接种对象主要是 2 岁以上的所有人群，尤其是 65 岁以上的老人，慢性心、肺、支气管疾病患者，慢性肾功能不全者，糖尿病患者，免疫功能低下者，镰状细胞贫血症患者等。

◆肺炎疫苗：肺炎疫苗用于预防肺炎球菌性疾病，如肺炎等。目前国内应用的均为进口疫苗，其效果十分肯定。应当接种此类疫苗的人有老年人、2 岁以上的儿童、慢性病患者、有免疫缺陷者、艾滋病感染者以及酗酒和长期吸烟者等。

◆狂犬疫苗：狂犬疫苗用于狂犬病的预防。狂犬病是致死率达 100% 的烈性传染病，及时、全程接种疫苗是预防此病的重要措施之一。与任何可疑动物或狂犬病人有过密切接触史的人，如被动物（包括外表健康动物）咬伤、抓伤、破损皮肤或黏膜被动物舔过等，都应该尽可能早地接种狂犬疫苗。另外，被动物咬伤机会较大或其他有可能接触到狂犬病毒的人则应提前进行预防接种。

◆出血热疫苗：出血热疫苗用于预防流行性出血热。分为单价疫苗和双价疫苗两种，前者可分别预防家鼠型出血热或野鼠型出血热，后者则对此两型出血热均有预防作用。出血热疫区 10 ~ 70 岁的人都应接种此疫苗。疫区的林业工人、水利工地民工、野外宿营人员等人员则更应接种。

## 八种常规疫苗的接种禁忌

疫苗的接种是有一定的前提的，若是有些宝宝身体出现了一些特殊情况，此时就表示不适合接种这些疫苗了，每种疫苗所含抗原不同，接种的禁忌也有所不同。

### ★卡介苗禁忌

早产的宝宝、低出生体重的宝宝（出生体重小于 2500 克）、难产的宝宝应该慎种。正在患发热、腹泻、严重皮肤病的宝宝应缓种。有结核病，急性传染病，心、肾疾患，免疫功能不全的宝宝禁种。

### ★脊髓灰质炎三价混合疫苗禁忌

服苗前一周有腹泻症状的宝宝，或一天腹泻超过 4 次者，发热、患急性病的宝宝，应该暂缓接种。有免疫缺陷症的宝宝，正在使用免疫抑制剂（如激素）的宝宝禁用。对牛奶过敏的宝宝可服液体疫苗。

### ★百白破疫苗禁忌

患发热、急性病或慢性病急性发作期的宝宝应缓种。患中枢神经系统疾病（如癫痫），有抽风史的宝宝，属严重过敏体质的宝宝禁用。

### ★麻疹疫苗禁忌

患过麻疹的宝宝不必接种。正在发热或有活动性结核的宝宝，有过敏史（特别是对鸡蛋过敏）的宝宝禁用。注射丙种球蛋白的宝宝，间隔一个月后才可接种。

### ★甲肝疫苗禁忌

患发热、正在急性病或慢性病发作期的宝宝应缓种。有免疫缺陷，正在接受免疫抑制剂治疗的宝宝，属过敏体质的宝宝禁用。

### ★乙肝疫苗禁忌

患有肝炎、发热、急性感染、慢性严重疾病和属于过敏体质的宝宝禁用。

### ★乙型脑炎疫苗禁忌

患发热，处于急性病或慢性病发作期的宝宝应缓种。有脑或神经系统疾患，属于过敏体质的宝宝禁种。

### ★流行性脑脊髓膜炎疫苗禁忌

有脑及神经系统疾患（癫痫、癔症、脑炎后遗症、抽搐等），属过敏体质，患严重心、肾疾病，活动性结核病的宝宝禁用。患发热、急性疾病的宝宝可缓种。

## 预防接种后的注意事项

疫苗作为生物制品，对人体来说是异性物质，婴幼儿在接种后往往会出现一些生理或病理反应，家长对此类反应应正确掌握，妥善处理，保证疫苗产生最佳的免疫效果。

预防接种会有两种反应。一种是一般接种反应，这是由于制品本身所引起的反应，有可能是局部反应，也有可能是全身反应。一般来说，由于生物制品引起的接种反应轻微，时间也比较短，大概在一到两天就会消失，因此父母不必太担心，也不需要做任何处理。另一种是异常反应，异常反应发生的原因跟个人的体质有很大的关系，一般表现为晕厥、过敏性休克、过敏性皮疹、接种疫苗后全身感染等。属过敏体质的宝宝容易发生异常反应，父母应该多加注意，在注射之前和医生说明。

接种完疫苗，一定要留在医院观察20分钟，以防出现严重的过敏反应；注射疫苗后的三天内洗澡时要避免注射部位被污染，以防止继发感染；防止受凉和剧烈活动；脊髓灰质炎减毒活疫苗应用凉开水溶解后服下或直接吞服，服药前后1小时内避免过热饮食摄入，保证减毒活疫苗发生效应。

接种卡介苗后2～3周，局部可逐渐出现红肿、脓疱或溃疡，3周后结痂，形成小疤痕。如果反应较重，可形成脓肿，则应速去医院处理，但忌切开排脓，否则切口不易愈合。

注射疫苗后，个别孩子在24小时内体温会有所升高，可给孩子多喝些开水，以促进体内代谢产物的排泄与降温，切莫随意使用抗生素类药物，若有高热或其他异常反应，则应及时请医生诊治；注射完流感疫苗后，很多孩子会出现低热、头痛、乏力等症状，个别的还会伴有皮疹、恶心、呕吐、腹泻等。但这些都属于正常现象，家长不用担心，1～2天后反应就会自然消失。

当局部反应较重时，可用干净毛巾做热敷，每天4～5次，每次10～15分钟；对较重的全身反应则可以在医生指导下用一点儿药。如果接种后出现的局部反应不能在短时间内消退，就应尽快去医院诊治，否则很可能危及生命。

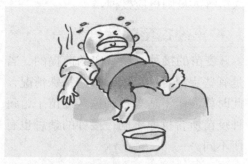

婴幼儿接种后应注意护理，局部反应较重时可用干净毛巾热敷。

# 婴幼儿家庭用药常识

## 婴幼儿家庭用药守则

宝宝身体功能较差，对药物耐受性也差，用药时尽量遵守能不用药就不用、能用轻药不用重药的原则，以免加重身体负担。

◆能不用药尽量不用，能用轻药不用重药。如果宝宝病症初起，情况不严重，完全可以不用药，让宝宝多喝水、多休息，观察2～3天后，如果症状未减轻，再用药不迟。很少生病或以前生病并没有用过重药的宝宝完全没有必要用重药，只要对症，稍微有效果的药都可以让宝宝痊愈。

◆用法用量精准。药物的使用次数、频率、用量都要严格遵医嘱，不要擅自改变。多或少都不好，多容易引起中毒，少则治不了病。

◆尽量不自行用药。同样的症状隐藏的病因并不一定相同，所以爸爸妈妈不要看表面现象自行购药给宝宝用。若用只能少量用一些药量较小的非处方药，而且其不良反应要有详细说明和表述。如果是处方药，一律不要自行使用，即使是宝宝上次治同样的病剩下的也不要用。

◆不要给宝宝随意滥用成人药。婴幼儿的肝、肾、神经等器官、组织发育不完善，很容易受到损害或发生中毒反应。婴幼儿更应慎之又慎。如阿司匹林类解热镇痛药适于成人应用，若给宝宝应用则不易掌握用量，一旦过量，会因出汗过多而造成虚脱。

◆不要给孩子滥用补药。不少父母在盼望自己的宝宝长得健康的心理驱使下，购买一些营养保健品给宝宝吃，如蜂王浆、花粉、鳖制剂、脑黄金等等，甚至连一些药品也当作补品服用，如鱼肝油、钙片、维生素、锌制剂、赖氨酸等都当成补剂来用。如此滥用保健品的危害很大。上海曾有报道，在儿童早熟门诊中，25%是滥用补药造成的假性早熟，甚至有的女童5岁就出现了月经来潮。

## 如何计算小儿用药剂量

由于小儿的体重、身高、体表面积等均随年龄增加而改变，不同年龄儿童用药剂量差别很大。小儿药物剂量计算方法很多，包括根据体重、体表面积计

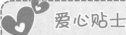

**爱心贴士**

小儿用药量计算方法虽然不难，但由于疾病不同、体质不同，每个人对药物的敏感性不同，也有个体差异，故应请医生决定用药量，按照医嘱用药应是最安全的。

算；或以年龄估算等方法。我国儿科多采用前两种方法计算。

◆按体重计算：小儿一天的用药量＝小儿每千克体重的用药剂量 × 体重（千克）

然后再按药品和病情的要求分成数次服用。

也可按下面的公式计算：

小儿用量＝成人用量 × 小儿体重（千克）／成人体重（50或60千克）

◆按体表面积计算：这是一种广为推荐的方法，一般认为此方法的科学性强，既适合于成人又适合于各年龄组的儿童。不论年龄大小可按一个标准准确给药。此法的缺点是计算方法复杂，首先要知道用药者的体表面积大小，还得知道每平方米体表面积的用药量。

60千克体重的成人体表面积按$1.70m^2$计算。

小儿体表面积计算公式为：

体表面积（m2）：$0.0061 \times$ 身高（cm）$+0.0128 \times$ 体重（kg）$-0.1529$

小儿每日药用量＝成人每日药用量 × 小儿体表面积 ÷1.7

注意：公式中体重最好是实测体重。如不能实测，则按体重（kg）＝年龄 ×2+7估算。

◆按年龄计算：

| 年龄 | 剂量 |
|------|------|
| 出生~1个月 | 成人剂量的1/18~1/14 |
| 2~6个月 | 成人剂量的1/14~1/7 |
| 7个月~1岁 | 成人剂量的1/7~1/5 |
| 1~2岁 | 成人剂量的1/5~1/4 |
| 2~4岁 | 成人剂量的1/4~1/3 |
| 4~6岁 | 成人剂量的1/3~2/5 |

## 药物的常用量、极量是什么意思

药物的不同用量会起到不同的效果，所谓用量就是用药的分量。剂量太小，达不到体内的有效浓度，起不到治疗作用，这种小剂量就称为"无效量"。

当剂量增加到出现最佳治疗作用时，这个剂量就叫作治疗量，即"常用量"，也就是通常治病时所需的分量。常用量是指临床常用的有效剂量范围，在此范围内既可获得良好的疗效而又较安全。

在常用量的基础上再增加剂量，直加至即将出现中毒反应为止，这个量就称为"最大治疗量"，也就是"极量"。

用药超过极量时，就会引起中毒反应，这就是"中毒量"。规定了极量的药物主要是那些作用强烈、毒性较大的药物，药物一般不得超过极量使用。

## 购买、使用儿童非处方药（OTC）的注意事项

大家知道"是药三分毒"，非处方药的安全性不是绝对的，是相对处方药面言的，它们毕竟是药品而不是食品，因此，在使用时仍然要十分谨慎，切实

| 药物种类 | 药物名称 | 使用方法及注意事项 |
|---------|---------|------------------|
| 退热药 | 小儿苯巴比妥、小儿退热栓、百服宁、泰诺、泰诺林、柴胡饮、小儿退热口服液等 | 严格按照说明使用。<br>1.不要随便加剂量或缩短时间间隔；2.不要几种退热药一起用；3.孩子发热到38.5℃就要用药，不要等到已经高热才用药；4.三天后仍发热，要看医生。 |
| 止咳药 | 儿童清肺口服液、小儿咳喘灵冲剂、小儿咳喘灵口服液、小儿黄龙咳喘冲剂、蜜炼川贝糖浆、蛇胆川贝液等 | 按照说明书使用即可。1.应先确定引起咳嗽的疾病，从根本上治疗；2.咳嗽初起时不要着急止咳，应该先排痰，以免痰液难以排出，咳嗽久治不愈；3.治疗效果不好时，要及时看医生。 |
| 止泻药 | 十六角蒙脱石（蒙脱石散、思密达）、鞣酸蛋白、参苓白术散、小儿泻速停等 | 按照说明使用。细菌性腹泻应使用抗生素，病毒性腹泻可使用抗病毒药，生理性腹泻应注意饮食状况。<br>1.腹泻时要注意补液，以免脱水；2.不是细菌感染所致腹泻，不要用抗生素。 |
| 感冒药 | 复方金银花冲剂、利咽解毒冲剂、复方感冒灵、维C银翘片、小儿速效感冒片 | 按照说明使用。如果症状严重，持续高热，要及时看医生。 |

注意以下几点。

◆正确选用有统一标志的非处方药，一般应选用好的品牌。我国所有的药品都有药品批准文号，没有批准文号的药品是伪劣产品，不能购买。看清要购买的是药品还是保健品。包装内要有药品说明书。若缺项，应拒绝购买。认真查看药物的有效期，超出和快到有效期的不要购买。

◆判断疾病，正确购药。应根据症状，对疾病做出明确判断，仔细阅读药品外包装或说明书，了解其适应证、注意事项及不良反应，做到防患于未然。

◆避免联合用药。有些药物一起用会对身体产生极大的副作用，有些成分相同、药效相同的药尽量不要重复服用。如需同时服用几种药物，应咨询专业的医师。尤其婴幼儿服药种类不宜过多，以免药物在体内相互作用而产生毒副作用或降低药物的疗效。

◆检查药品包装有无破损并索取凭证。购买的药品包装应完好无损，购买后应要求开具发票，写清药名等内容，并将其妥善保存，以防不测。

◆严格按照说明书用药。爸爸妈妈应按孩子的年龄、体重计算好每次的用药剂量，不得擅自增加剂量、增加次数和超时使用，若有疑问必须向医师或药师咨询。

◆用药后爸爸妈妈一定注意观察孩子的变化。若用药后不见效，或孩子有病情加重迹象，甚至出现副作用，如皮疹、瘙痒、高热、哮喘，以及其他异常现象，应立即停药，去医院诊治。

## 怎样计算用药的时间间隔

用药的时间间隔也就是每两次用药之间的间隔时间，如果没有特殊规定，

一般的均分给药法，也就是大家非常熟悉的一日1次、一日2次、一日3次、一日4次等。

◆一日1次就是每两次用药的时间间隔为24小时。

◆一日2次就是每两次用药的时间间隔为12小时。一般我们都是早晚各一次，如果早晨8点时用了药，第二次用药就应在晚8点左右。两次用药应间隔12小时。

◆一日3次就是每两次用药的时间间隔为8小时。一般我们都认为是早中晚各一次。其实早上8点用了第一次，中午12点用第二次，晚上6~7点用药第三次，这样就会使第一次与第二次、第二次与第三次用药时间间隔缩短了，而第三次与次日第一次的用药时间间隔又拉长到了14小时，这样做显然是不正确的。正确的计算方法应是，如果早上6点时吃了第一次，那么第二次用药时间就应在中午2点，第三次用药应在晚上睡前10点左右。这样每两次用药时间间隔都是8小时。可以保证血液中药物的浓度能维持相对稳定，使药物发挥最佳疗效。

◆一日4次就是每两次用药的时间间隔为6小时。如果早上6点用了第一次，加上6小时，就是中午12点该第二次用药，以此类推下午6点再用第三次，晚上12点就要用第四次。切不可在白天6点、11点、16点、21点各用一次，而最后一次用药与第二天早上用药间隔拉大到9小时。

## 怎样解读医嘱上的服药时间

医生在处方上常会注明不同的服药时间，例如：空腹服、饭前服、饭时服、

饭后服、睡前服、必要时服药等。爸爸妈妈对这些服药时间的含意和必要性并不是很清楚。因为不同的疾病、不同的药物在服药时间上的要求不尽相同，只有正确按照医嘱服药，才能使药物的疗效充分地发挥，最大限度地减小药物对身体的毒副反应，有利于促进疾病的尽早康复。

◆空腹服：是指在清晨或饭前1小时没有任何饮食，或饭后2小时没有任何饮食时服药。这时药物能被身体迅速吸收、充分利用。一些本身无刺激性的药，宜在饭前空腹时服用，如诺氟沙星，利用空腹服，1~2小时后即可达到治疗的血药浓度。

◆饭前服：指饭前30~60分钟服药。此时胃中基本无食物，适合用在胃内吸收并作用于胃壁又对胃无刺激性的药物。小肠吸收的药这时在胃的排空快，可使药物迅速到达小肠，例如，助消化药物如干酵母、胃蛋白酶、鸡内金等。

◆饭时服：吃饭时同时服用。有些药物对肠胃刺激较大，与饭同食可减少对胃黏膜的刺激，如布洛芬等。

◆饭后服：指饭后15~30分钟服用，绝大多数药可在饭后服，尤其是刺激性药物更应饭后服，药物被食物稀释可减少对胃肠道的不良刺激。需要饭后服用的药物有环丙沙星、红霉素、吲哚美辛（消炎痛）、阿司匹林、鱼肝油口服剂等。

◆睡前服：睡前15~30分钟服用，有些药物服用后会产生嗜睡，如氯苯那敏（扑尔敏）等，适宜睡前服用；治疗便秘的药物（酚酞）和缓泻、驱虫药，也需临睡前服用。

◆晨服：早晨起床后服用。

◆必要时服药：指有病症时或必要时服用，病症消失后停服。如退热止痛药在发热时或疼痛时服用，抗晕车药在乘车、乘船前服用。

## 婴幼儿喂药的技巧

婴幼儿服药不同于成年人，其吞咽能力差，又不懂事，喂药时很难与大人配合。所以喂药是一项细致的事，为了让宝宝服下药物，爸爸妈妈应掌握一些喂药技巧，根据宝宝的年龄，灵活运用。

1～3个月的宝宝吮吸能力强，吞咽动作不够熟练，喂药时应特别仔细。为了防止呛咳，可将宝宝的头和肩部适当抬高。先用拇指轻压宝宝的下唇，使其张口。有时抚摸宝宝的面颊，也会使他们张口。然后将药液吸入滴管或橡皮奶头内，利用婴儿吮吸的本能让他喝下药液。服完药后再喂些水，尽量让他将口中的余药全部咽下。如果宝宝不肯咽下，可用两指轻捏小儿双颊，帮助其吞咽。服药后勿忘将宝宝抱起，轻拍背部，以排出胃内空气。

4～12个月的宝宝，可让其斜坐在父母腿上，不要让宝宝的头部过于后仰。先喂一口白开水润润口。喂药时若宝宝不肯张口，可轻捏宝宝的下颌，将药液从他的嘴角旁倒入，待药液全部咽下后再把药杯（匙）拿开，以防宝宝把尚未下咽的药液吐出。

有些宝宝已能识别物品，当认出是药物拒绝服用时，爸爸妈妈应给宝宝讲明药物的作用是治疗疾病，不吃药会耽搁疾病导致严重的后果。这对3岁左右的宝宝尤为重要。这样做能使他们理解药物与疾病的关系，并积极参与药物治疗。

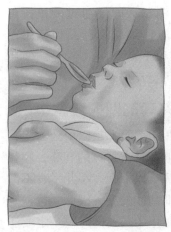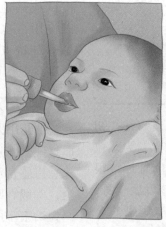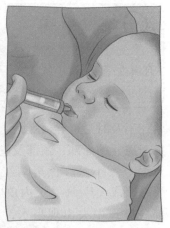

**药匙**

配好药液，抱住宝宝，使宝宝不能扭动。拿起盛了部分药液的药匙放在宝宝嘴巴下，让宝宝把药液吮吸进嘴巴里。如此重复，直至把药液喂完。

**药物滴管**

配好药液，用滴管吸取一部分药液，把滴管放入宝宝口腔里，将药物挤进宝宝嘴里。如此重复，直至把药液滴完。

**注射器**

配好药液，把准确剂量的药液吸入注射器。抱起宝宝，把注射器的接口管放在宝宝下嘴唇上，稍微倾斜，然后轻压注射器底部，将药液喂进宝宝口中。

## 小儿的药物过敏症状有哪些

药物过敏反应分即刻反应和迟缓反应。

药物过敏即刻反应指在用药后瞬间出现症状，比如注射青霉素后，皮试中即可发生胸闷、心慌、气短、面色发青、大汗淋漓、手足冰凉，甚至脉细弱以至休克。这种药物反应较严重，不及时抢救，可造成小儿死亡。

迟缓反应是指在用药数日后出现皮疹且疹型不一，有固定型药疹、猩红热样皮疹、荨麻疹、麻疹样皮疹等，重者可有剥脱性皮炎。

小儿药物过敏性皮疹的症状主要有以下几种。

◆ 固定性红斑型：发于嘴周围皮肤，肛门处及外生殖器部位也很常见。皮疹形态特殊，易于识别。特点为鲜红色或紫红色水肿性红斑，呈圆形或椭圆形，界限清楚。阿司匹林、APC、阿鲁片、复方新诺明等易引起此类药疹。

◆ 红斑性发疹型：表现为全身性，对称性分布大量鲜红鸡皮样小疙瘩，或粟粒大小的红色斑片，形成似猩红热式麻疹，伴轻度中度发热。此类药疹以青霉素类药物最常见，如氨苄西林，安必林等。

◆ 荨麻疹型：表现为全身性大小不等的风团，扁平高起，形态不规则，伴有明显的瘙痒，部分患儿有发热乏力，关节痛及腹痛等全身症状。引起小儿等麻疹常见药物力青霉素、痢长、破伤风抗毒素及狂犬疫苗等。

◆ 大疱表皮松解型：为药疹中最严重的一型，也是小儿最严重的皮肤病之一。一般起病急，进展快，病情严重，父母应注意，宝宝在服用中药期间，凡属生冷、油腻、腥臭等不易消化，或有特殊刺激性的食物，都应忌口。

治疗不及时常可导致死亡。皮疹往往初发于患儿的面部、颈部及胸部，为粟粒至绿豆大小深红色至暗红色斑片，很快融合成大片。1~2天内皮疹发展全身，部分红斑中央出现小水，本病患儿全身中毒症状严重，伴有高热、嗜睡及心肝、肾等内脏伤害。患大疱表皮松解型药疹的小儿，若抢救治疗不及时，可因继发感染所引起的败血症、肺炎、肾衰或脑出血而死亡。此型药疹较常见的致敏药物为阿尼利定（安痛定）、鲁米娜等。

## 家长要做好过敏药物记录

◆爸爸妈妈应有药物过敏反应的意识和常识，在初次或再次应用同一种药物期间，若发现宝宝出现不明原因的发热、皮疹伴痒感，或有突然发生的胸闷、心悸、头晕、出冷汗、恶心、呕吐等现象时，爸爸妈妈应及时考虑药物过敏反应并请医生做出诊断和治疗。

◆宝宝如果曾有对某种药物的过敏史，爸爸妈妈每次就诊必须主动把药物过敏史告知医生，以免复发。

◆爸爸妈妈不要抱着侥幸心理再次使用过敏药物。该致敏性可能持续很久，直至伴随终生；若不慎再次用药，可使以往的症状重现甚至更严重，使用次数越多，可能反应越重。过敏与用药量的多少无关，即使药量很少也会导致过敏。某些药物，如青霉素，使用此类药物，切不可嫌麻烦，需做

皮试或其他测试；即使通过测试，可以慢用，也应仔细阅读药品说明书，了解其特点和不良反应的情况，使用中注意观察可疑反应。

## 幼儿服用丸药的四大注意事项

小儿用丸药一般都是以中药为主，而这些药一般都具有特殊的气味，颗粒大、口感苦涩难以下咽。小儿发育不健全，一般吞咽功能较差，因此，爸爸妈妈在给宝宝服用中药丸的时候一定要注意以下几个方面。

◆注意中成丸药与西药的搭配。如果中成丸药和西药配合应用治疗，服用时应特别注意，中西药物无论先服用哪种药品，两者之间最好间隔开30分钟。

◆服用丸药前先检查。中药丸剂一般以蜂蜜制作为多，在给孩子服用前，应仔细检查丸药是否生虫、发霉，一旦发现变质就不要服用。

◆勿以茶水或饮料送服。在给宝宝服丸药时，要注意不要用茶水或可口可乐等饮料送服。茶叶水中含有咖啡因，具有兴奋的作用，服用后容易兴奋不易入睡，而不利于宝宝休息和病症的恢复。茶叶水中含有鞣酸类的物质，和丸剂同时服用，易形成络合物不利宝宝胃肠道的吸收及排泄，特别是患有胃肠道疾病时，更不益于病症的恢复。

◆小儿用丸药应揉碎后服用。婴幼儿发育不健全，一般吞咽功能较差。服用丸药时，爸爸妈妈应该把丸药揉碎，用温开水在小勺中溶化成汤液给宝宝喂服。如遇到宝宝服丸药呕吐时，爸爸妈妈不要性急，可休息片刻，在药液里加点儿白糖水和少量的生姜汁搅匀后再喂

服。这样可以起到止呕、调节药味的作用。对于大一点儿的宝宝，可将丸药揉成小颗粒，裹上一点儿白糖再用温开水送服，或者装入糯米纸或胶囊内，以清除丸药的异味。

# 婴幼儿家庭常用护理方法

## 体温测量

宝宝吃饭、喝开水、运动、哭闹，或者室温过高，穿着太多、盖被太厚，体温均会有所增高。因此应在宝宝安静、用饭后或运动后30分钟测量体温。宝宝身体较小，体温计的前端常会滑出，在腋下、口腔测体温时，爸爸妈妈要按住宝宝再量，但不能用手捏着体温计给宝宝量体温。测完体温要用冷水及肥皂清洁体温计或用75%酒精消毒，擦干后插入套中存放。切勿用热水冲洗，以免损坏。

如果病儿上肢有疾患或过于消瘦可采用肛门测温。把体温计水银端涂少许油类润滑，病儿侧屈膝，然后缓慢地将水银端插入肛门2~3厘米深，并用手轻扶体温计上端，以防脱落折断刺伤肛门，3分钟后取出，用软纸擦干净，查看度数。

> ### 医生叮嘱
> 给宝宝测量体温时，最好多测一两次。如果两次测量值相差太大，建议进行第三次测量，如果测量值相差不大，则以体温高的一次为准。

## 心率、脉搏的测量

正常情况下，脉率和心率是一致的。运动及情绪激动时脉搏增快，而休息、睡眠时脉搏减慢。脉搏的频率还受年龄和性别影响，一般女孩比男孩快，年龄越小脉率越快，每分钟新生儿为120~140次，婴儿为100~120次，幼儿为90~100次。

测量脉搏时常用浅表的大动脉，最方便的是靠拇指侧手腕处的桡动脉，其次是靠近外耳道与耳郭的颞动脉或颈部两侧的颈动脉。

测量脉搏时应该用食指、中指、无名指并排按在动脉上，压力大小以摸到搏动为准，每次测量1分钟，并且一定在宝宝安静的状态下进行。

## 呼吸的测量

幼儿的呼吸为每分钟23~30次。呼吸快慢和深浅度受疾病、药物及有毒物质的影响，如发热、缺氧时呼吸增快；颅内压增高或某些药物中毒时呼吸减慢。

测量呼吸应在宝宝安静时进行，最好不让宝宝发觉，以免影响结果。观察宝宝腹部的起伏，一起一伏为一呼一吸，为一次呼吸。如宝宝呼吸表浅，不易计数，可用轻棉线放在其鼻孔处，观察棉线被吹动的次数即为呼吸的次数。除观察呼吸次数外，还要观察呼吸是否规律、深浅度如何、有无气味、有无鼻翼扇动或发绀等。

## 温水擦浴

温水擦浴是通过温水擦浴全身皮肤的方法给发热宝宝降低体温。即32~34℃温水进行擦浴，这样可以很快将宝宝的皮肤温度传导发散。同时，皮肤接受冷刺激后，可使毛细血管收缩，继而又扩张，擦浴时又可用按摩手法刺激血管被动扩张，因而更促进了热的发散。

温水擦浴前可在宝宝头部放置一个冰袋，这样既有助于降温，又可防止由于擦浴时表皮血管收缩，血液集中到头部引起充血。

擦浴时用力要均匀，不可过度用力，并轻轻按摩以促进血管扩张。擦至腋窝、腹股沟等血管丰富处停留时间应稍长些，以助散热。四肢及背部各擦浴 3 ~ 5 分钟即可。胸前部、腹部、后颈等部位对冷的刺激较敏感，不宜擦浴。擦浴后用大毛巾将宝宝包好，让患儿舒适平卧，并多饮温开水。

**医生叮嘱**

在擦浴过程中，如果发现宝宝出现寒战、面色苍白、脉搏或呼吸异常时，要立即停止操作。

## 冷热湿敷

宝宝有些小毛病在需要及时处理又来不及上医院时，可采用冷热湿敷。

### ★冷敷法

冷敷可使血管收缩，对局部有止疼、止血、防止炎症及化脓灶扩散的作用。扭挫伤早期应用短时间的冷敷，可以防止皮下出血或肿胀。同时冷敷还有降温和镇静的作用。

冷湿敷法：将小毛巾或棉布折叠成数层，放在冰水或冷水中浸湿，也可放冰箱中冰冻数秒，拧至半干，以不滴水为准，敷于局部，最好两块以上交替使用。每隔 2 ~ 3 分钟更换一次，连续做 15 ~ 30 分钟。用于降温时，除局部冷敷外，还可以在腋下、颈部、大腿根部同时应用。若宝宝出现寒战、皮肤发花则应及时停止冷敷。

**医生叮嘱**

除冰袋外，还有冰囊、冰枕，若冰袋、冰囊、冰枕都没有，可用塑料袋装水冰冻后替代。

### ★热敷法

热敷法可使患部保温，促进血液循环。为了促进注射后的药物吸收或减轻非急性化脓、外伤、腹部痉挛疼痛等，都可使用热敷。

湿热敷法为：可先用塑料布或毛巾垫在需热敷部位的下面，以保护床单。露出患部，涂以少量凡士林或食用油，再盖一块纱布或薄布，将毛巾或纱布（数片重叠）在 60~70 度的热水中浸湿，拧干后放在患处，然后盖上毛巾或棉被，可加以固定，以保护湿度，约 5 分钟更换一次。眼部、鼻部疖肿可用热水杯熏蒸，效果也不错。

热敷法注意事项：急性腹痛未确认前不宜热敷，因热敷虽能减轻疼痛，但易掩盖病情，影响诊治。脏器内出血也不应热敷，以免血管扩张，加重出血。

**医生叮嘱**

给肢体麻痹、瘫痪、水肿、血液循环不良或昏迷的病儿使用热水袋时，水温应低于 50℃。无热水袋时可用葡萄糖输液替代。

## 酒精擦浴

酒精易于挥发，使用酒精进行擦浴，能较快地使全身的热量发散，有较好的散热降温作用，是一种简易、安全有效的降温方法，常用于高热的患儿。

用70%酒精或白酒加水稀释一倍备用，将门窗关好，擦浴前先放一只冰袋或冷敷布于头部，既可协助降温，又可防止擦浴时由于体表血管收缩，血液集中头部引起头部充血。用纱布或软手绢浸蘸酒精后，擦颈部两侧至手背，再从双侧腋下至手心，接着自颈后向下擦背部，然后擦双下肢，从髋部经腿外侧擦至足背，从大腿根内侧擦至足心，从大腿后侧经膝后擦至足根，上下肢及后背各擦3~5分钟，腋下、肘部、大腿根部及膝后大血管处应多擦些时间，以提高散热效果。

擦浴时力量要均匀，一手擦拭，另一手轻轻按摩，以促进血管扩张，加速散热，擦至皮肤微红为止。擦浴时要避免过多暴露病儿身体，以免受凉。前胸、腹部对冷的刺激比较敏感，不宜用酒精擦浴，以免引起心跳减慢、腹泻等不良反应。在擦浴过程中，如发现病儿有寒战、面色苍白、脉搏细弱等异常情况，要立即停止擦浴，并适当予以保暖。

> **医生叮嘱**
>
> 如用40%~50%酒精进行擦浴，禁用部位为：胸前区、腹部、颈后，因可引起反射性的心率减慢、腹泻等不良作用。

## 眼、耳、鼻用药

当宝宝患上眼、鼻、耳病症时，医生会开具出合适的药以促使宝宝尽快痊愈，而顺利给宝宝滴用眼、鼻、耳药往往会成为新手爸妈最大的难题。为宝宝滴眼、鼻、耳药的工作需要父母双方共同配合来完成，这里，我们教爸爸妈妈一些正确用药的方法。

◆眼内用药：对合作的宝宝可取坐位，其头向后仰，眼向上看，父母用左手将宝宝下眼睑向下方牵拉，右手持滴管或眼药瓶，将药液滴入眼内，然后轻提上睑，使药液弥撒于眼内，用干棉球擦干流出的药水，宝宝闭眼2分钟，如滴阿托品药物，应用棉球压迫内侧眼角（泪囊处）片刻，以免药物流入鼻腔，引起不良反应。对不合作的宝宝，应取平卧位，一人将头与手扶持好，另一人操作，操作时动作要轻，对外伤、手术后和角膜溃疡的宝宝尤为重要。滴药时防止将药液直接滴在角膜上，滴管应距离眼2厘米，勿使滴管触及睫毛、眼睑，以防污染药液。滴混悬液时，应摇匀后再滴。为宝宝涂眼药膏也需采取这种体位。

◆耳内用药：滴药之前应将宝宝胳膊、腿固定好，让其侧卧于床上或抱在怀中，左手夹住头部，右手抱住宝宝的躯干和双手，两腿夹住宝宝的双腿，宝宝极不配合时，可用长条巾将其上肢及上半身裹紧，将头部用双手固定，一只手将耳道拉直，另一只手滴药入耳内。每次2~3滴，待药液流入后，可用手指轻轻按压耳屏，促进药液进入鼓膜内。滴药后侧卧一会儿，不要马上让宝宝站起来，待药液慢慢渗入后再活动。

在滴药前，尽量使药液温度与体温相近，过冷时要稍加温，以免滴入后出现恶心、呕吐等不良反应。滴管或药瓶不可触及外耳道壁，以免污染。

◆鼻内用药：鼻腔内用药是治疗鼻

## 医生叮嘱

在给宝宝滴用眼、鼻、耳药之前，妈妈应先洗净双手，并核对药液的名称、用药时间，谨防因为误滴其他药品或用药过量而对宝宝的健康造成伤害。药液在使用前应充分摇晃。滴用药水的瓶口、滴管口不要碰到宝宝的眼、鼻、耳部，以免伤害到宝宝或污染药液、影响疗效。冬季滴药前，须注意药液不宜过冷，以免刺激宝宝引起眩晕、恶心、呕吐等不良反应。

腔内疾病，特别是鼻腔炎症的主要措施。由于解剖关系，宝宝立位时无法滴药，必须取坐位或仰卧位，使鼻腔向上，使鼻腔变成自上而下的方向，便于药液流入。滴药前首先要清除鼻腔内分泌物，动作要轻柔，避免损伤鼻黏膜。滴药时用手指轻轻推起鼻尖部使鼻腔暴露更充分。药瓶口不要直接接触鼻腔，以免细菌污染药液，最好距鼻孔1～2厘米，以便使药液与鼻黏膜充分接触，滴完后不要立即抬头或站立，要静坐3～5分钟，特别是患鼻窦炎的宝宝更应多待会儿，以使药液到达鼻窦。

## 口腔护理

口腔内的温度、湿度和残留的食物残渣适合微生物生长和繁殖，尤其在宝宝患病时，由于机体抵抗力弱，饮水、饮食少，唾液分泌少，容易引起口腔炎症，使口腔黏膜发生溃烂，产生口臭，影响宝宝的食欲和消化功能，还可导致鹅口疮、龋齿等其他口腔疾病，所以，做好宝宝的口腔护理工作非常重要。

做护理前应洗净双手，让宝宝侧卧，用毛巾或布单围在颈下或枕头上，防止沾湿衣服和枕头，用镊子夹住被淡盐水、温开水或1%～3%苏打水浸湿的棉球，先擦两颊内部及齿龈外面，再擦齿龈内面、咬合面及舌部，每擦一个部位，至少换一次棉球。切勿触及咽部，以免引起宝宝恶心。如果宝宝不张嘴，可用拇指、食指捏宝宝的两颊部，必要时可用压舌板或勺柄协助撑开。擦洗之后，用毛巾擦净面部及口角，口唇干燥者涂以植物油。有口腔溃疡者清洗更要彻底，并根据情况涂以制霉菌素或冰硼散等。

## 家庭怎样消毒

消毒可破坏病原体的生命力，切断传播；杀菌是指完全杀死细菌，一般情况下这二者都称消毒。

◆日光暴晒：日光可以杀菌，且必须直接在日光下暴晒，才能取得杀菌效力。日光越强，照射时间越长，杀菌效果越好。日光暴晒常用于书籍、床垫、被褥、毛毯及衣服等物品的消毒。暴晒时应经常将被晒物翻动，使物品各面都能与日光直接接触，一般在日光下暴晒4～6小时可达到消毒目的。

◆通风：通风虽不能杀灭微生物，但可在短时间内使室内外空气交换，减少室内的有害微生物。可开门、窗或气窗换气，也可用换气扇通风。居室应定时通风换气，通风时间一般每次不少于30分钟。

◆煮沸法：煮沸法经济方便，将水烧开后，煮沸10～15分钟可杀死无芽孢的细菌，可用于食具、毛巾、手帕等不怕湿且耐高温的物品的消毒灭菌。

◆高压蒸汽灭菌法：利用高压锅内

的高压和高热进行灭菌。此法杀菌力强，是最有效的物理灭菌法。待高压锅上汽后，加阀再蒸 15 分钟，适合消毒棉花、敷料等物品。

# 婴幼儿常见问题与应对方法

## 哭闹

宝宝哭闹是一种正常现象，即使是身体完全健康的新生儿每天哭闹的时间也会有 1 ~ 3 个小时。因为这么小的宝宝什么也干不了，完全依赖别人给他们提供食物、温暖和安抚，哭是宝宝表达自己需要的一种方式。随着宝宝逐渐长大，当他慢慢学会用其他方式（比如用眼神、微笑或发出声音）和大人交流后，用哭闹来表达需求的次数自然就会减少。不过在此之前，要想知道宝宝哭闹的原因，的确需要经过一段时间的不断摸索和尝试。以下是宝宝哭闹的六种常见原因和应对方法，若是遇到宝宝哭闹的情况，不妨按照下面的方法来解决宝宝哭闹的问题。

### ★宝宝饿了

饥饿是新生儿哭闹最常见的原因。宝宝越小，哭闹的原因越有可能是因为肚子饿。不过宝宝出生后的头一两天是例外，因为那时候有些宝宝确实是吃得少。而且，宝宝的胃很小，吃不了太多。如果宝宝哭闹，就试试给他喂奶，因为他很可能是饿了。他也许不会马上不哭，但只要他想吃，就让他一直吃，等他吃饱了，就不会再闹了。如果宝宝吃饱了还是哭，那有可能是因为他还有别的要求。

### ★宝宝需要换衣服或换尿布

如果宝宝的衣服太紧或尿布脏了，他们一般都会非常敏感地闹起来。有的

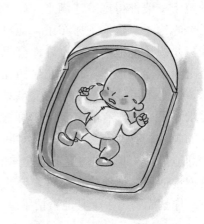

婴幼儿大部分的情况不是由于疾病，而是因为弄湿尿布或肚子饿了才哭闹。

宝宝如果需要换尿布，他会马上让你知道，特别是当他的皮肤已经受刺激时。但也有宝宝尿布脏了好像也不在乎，还觉得挺暖和、挺舒服的。不管你的宝宝属于哪一种类型，尿布脏不脏很容易检查出来，你也可能趁机发现尿布包是否得太紧或者是不是宝宝的衣服让他感觉不舒服了。

### ★宝宝感到太热或太冷

有些宝宝换完尿布或者洗完澡后，不习惯皮肤光光的感觉，而愿意被暖暖和和地包起来。如果你的宝宝也是如此，你很快就能掌握该怎么给他快速换好尿布，好让他安静下来了。不过，也要注意别给他穿多了，以免宝宝过热。原则上，宝宝需要比你多穿一件。宝宝的手脚通常都会稍微凉一些，所以要知道宝宝是冷是热，你应该摸他的肚子。宝宝

的房间温度最好保持在18℃。

## ★宝宝想要你抱

有些宝宝就是想让大人多抱抱。大一点儿的孩子可能只要看到你在房间或听到你的声音就觉得很安心,但小一点儿的宝宝一般都得抱着才满足。如果宝宝已经吃饱了,也换了尿布了,他再哭可能只是想让你抱抱他。也许你会担心总是抱宝宝会把他惯坏,但在最初几个月里,这是不可能的。不同的宝宝对抱的需求也不一样。有的宝宝可能总是需要你的关注,有的宝宝却能很长时间自己安静地待着。如果你的宝宝想让你抱,那就抱抱他吧。把他放在前置式婴儿背包里,你就能腾出手干其他事情了。

## ★宝宝想睡觉

刚出生的宝宝不能一下子接受太多刺激,比如光线、声音、被人抱来抱去等。很多父母都发现,家里来人后,宝宝哭闹的时间就比平常多。如果你发现宝宝哭闹并没有什么特别的理由,那可能就是他想通过哭来表达"我受够了!"。如果你能把他带到安静的地方,慢慢减少对他的刺激,他可能会先哭一会儿,但最终会睡着的。

## ★宝宝身体不舒服

如果你刚喂完宝宝,也没有发现什么让他不舒服的地方(宝宝可能会因为一些很细小的东西而不舒服,比如一根头发缠在他的脚趾上了,或者衣服上的标签扎他了等),但是他还是哭时,你可以量一量他的体温,看他是不是病了。

宝宝生病后的哭声跟饿了或者烦了时的哭声不一样,可能更急或更尖。同样地,如果一个平常总哭的宝宝突然变得异常安静,那也说明他可能有问题,

此时也需要带宝宝去医院就医。很多宝宝都会一阵阵地烦躁不安,很难安抚,这种情况可能会持续几分钟,也可能会持续几个小时,变成肠绞痛那种大闹。患肠绞痛时宝宝每周至少3天,每天至少要哭闹3个小时。很多家长都觉得有肠绞痛的宝宝很难安抚。不过虽然没有什么特效方法,但肠绞痛的持续时间一般不超过3个月。

## 腹泻

由于小宝宝生长发育特别迅速,身体需要的营养及热能较多,但脾胃却虚弱,因此腹泻是比较常见的问题。以下几种情况多是轻度非细菌感染性腹泻的表现,妈妈们不要过于担心,只要根据宝宝的实际情况找到原因,合理调整饮食,恰当护理,好好调整,宝宝在2~3周内自然会恢复。

偏食淀粉或糖类食物过多时,可使肠腔中食物增加发酵,产生的大便呈深棕色的水样便,并带有泡沫。父母可适当调整宝宝的饮食,减少淀粉或糖类食物的摄入。

一旦出现水样的便便,应提防轮状病毒性腹泻,又称秋季腹泻,是一种好发于秋季的感染性肠炎,绝大多数患儿是因为感染了轮状病毒后才发病的。此病是一种自限疾病,病程3~8天,主要治疗方法是补液和抗病毒以及对症治疗。

注意气候变化,及时增减衣服,注意腹部的保暖。每次便便后,都要用温水清洗宝宝的肛周,勤换尿布,及时处理粪便并洗手消毒,以免重复感染。同时加强体格锻炼,预防感冒、肺炎、中耳炎等疾病。

如果是在母乳转换配方奶粉的过程中出现情况，应注意观察喂食配方奶粉婴儿的大便，通常呈糊状或条状软便，颜色有黄色，也有绿色。一般来说，每一个宝宝便便的情况都不太一样，只要宝宝的饮食、生活起居正常，生长发育一直很好，父母不必为宝宝排便的次数、形状及颜色太过于操心。

转奶的过程应该循序渐进，切忌速战速决。一般转奶需要 2 周的时间，第一次转奶应从每天的中间餐数开始，然后每隔几天增加一次转奶的餐数，直到完全转为新的奶粉。考虑到宝宝的体质各不相同，转奶的步骤也可因人而异，酌情调整。

喂养应定时、定量。按时逐步增添辅食，但不宜过早、过多添加淀粉类或脂肪类食物，也不宜突然改变辅食的种类。可以给宝宝加喂些苹果汁和胡萝卜水，以达到收敛肠道内过多水分的目的。

## 眼屎多

婴幼儿的眼屎多一般因为婴幼儿鼻泪管阻塞，眼泪流不到鼻腔，引发细菌感染所致，大多数会自然痊愈，因此妈妈们不必过于担心，只需给宝宝把眼屎清理掉即可。此时，妈妈需先用流动的清水将手洗净，将消毒棉球在温开水或淡盐水中浸湿，并将多余的水分挤掉（以不往下滴水为宜）。如果睫毛上黏着较多分泌物时，可用消毒棉球先湿敷一会儿，再换湿棉球从眼内侧向眼外侧轻轻擦拭。一次用一个棉球，用过的就不能再用，直到擦干净为止。

需要注意的是，婴幼儿眼屎过多也有可能是由一些疾病引起的，如果发现宝宝不哭而眼泪很多，而且还喜欢用手揉眼睛的话，就有可能是患了结膜炎，最好是带孩子去医院检查一下。

## 呕吐

宝宝呕吐的原因有很多，根据宝宝呕吐原因采取相应的措施，能更有效地缓解和防止宝宝呕吐，下面是几种最常见的引起宝宝呕吐的原因和能够采取的相应措施。

### 1. 喂食问题引起宝宝呕吐

如果是在出生后的前几个月里，宝宝出现呕吐的情况，很可能是由于不很严重的喂食问题造成的，如喂食过量、不消化，或对母乳或配方奶里的蛋白质过敏等。要判断宝宝是呕吐还是吐奶（宝宝吐奶也是常发生的情况），只要记住宝宝吐奶时，只会有极少量的奶顺着宝宝的下巴流出来，而宝宝呕吐时吐出来的液体要多很多就可辨别。同时，宝宝也可能会被呕吐吓住，多半会哭起来。

此时就需要爸爸妈妈们注意了：喂奶后多给宝宝拍嗝，每次喂的量少一点儿。另外，在宝宝进食后半小时内，不要让他剧烈活动，帮助他保持身体竖直，以帮助消化。此时可以将宝宝竖着抱，如果家里有婴儿汽车座椅或后背式婴儿背包，也可以让宝宝坐在里面，这些方法都能缓解和预防宝宝呕吐。

### 2. 胃食管反流引起宝宝呕吐

如果宝宝在其他方面都很健康，但是吃过东西后会马上呕吐，或找不出原因地发生呕吐，那么这很可能是胃食管反流造成的。如果宝宝的食管和胃之间的肌肉没有正常发挥作用，就会使胃里的食物向上返涌到咽喉处，造成胃食管反流。虽然宝宝不会表达，但是他也可能会感到腹部难受，或咽喉和胸部有烧灼感或不适感。胃食管反流这个问题很可能到宝宝周岁时，就会自动消失，因为那时候宝宝胃食管部位的肌肉已经发育得强壮有力，宝宝呕吐的现象就不容易发生了。

对于很小的宝宝，你可以试着在宝宝进食后30分钟内，让他保持半直立的姿势。可以竖抱着宝宝，也可以把他放在婴儿汽车座椅或后背式婴儿背包里。如果家里有婴儿汽车座椅，宝宝也可以在里面半躺着睡觉。但要记住，让宝宝保持完全直立会给他的胃造成压力，使他再次呕吐。也不要在宝宝吃过东西后，立刻把他放在腿上颠，或让宝宝太活跃，那样也容易造成宝宝呕吐。有些宝宝趴着（俯卧）或面向左侧躺在抬起30度的床上时，胃食管反流呕吐就会减少，但是尝试这个方法之前，请先征求医生的意见，因为俯卧的睡姿会增加婴儿猝死综合征（简称SIDS）的风险，所以你一定要先认真考虑这个方法的利弊，然后再决定是否可以用来解决宝宝呕吐的问题。

如果宝宝满1岁以后，胃食管反流现象还没有消退，就应该带宝宝去看儿科医生。持续的反流呕吐会导致宝宝体重减轻、脱水和其他健康问题，所以儿

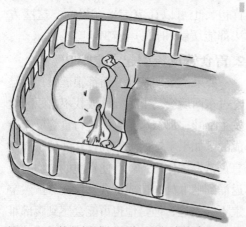

新生儿睡觉宜侧卧，以免溢乳时被呛。

科医生可能会建议施行手术治疗。

### 3. 胃肠病菌引起宝宝呕吐

宝宝到几个月大的时候，胃肠病菌就是最有可能引起宝宝呕吐的原因了，尤其是如果宝宝白天去托婴机构，或家里有大孩子会把新病菌带到家里时，那就更容易出现这种情况。你一定要坚持让家里所有人在上厕所后，或给宝宝换尿布之后，把手彻底洗干净，以防止病菌的扩散传播。同时，也要尽量保证宝宝双手的清洁卫生。宝宝感染胃肠病菌后，除了呕吐以外，还可能会出现腹泻、食欲下降和发热等症状。

### 4. 感冒或其他呼吸道感染引起宝宝呕吐

因呼吸道感染导致鼻塞也可能引起宝宝呕吐，因为宝宝容易被鼻涕堵塞产生恶心的感觉。此时就需要爸爸妈妈们用吸鼻器清除宝宝的鼻涕，尽量不要让宝宝鼻腔里积存黏液。你还可以问问医生是不是能够用治疗鼻塞的药物来减少宝宝分泌的鼻涕。

### 5. 过度哭泣或咳嗽引起宝宝呕吐

时间过长的哭泣或咳嗽也可能会让宝宝作呕，造成宝宝呕吐。虽然因长时间哭泣而引起宝宝呕吐的情况，会让你和宝宝都不好受，但事实上这对宝宝的身体并不会造成什么伤害。如果宝宝呕吐确实是这样引起的，只要尽快把宝宝的呕吐物清理干净，放回床上去就可以了。注意不要小题大做，因为如果你在宝宝呕吐后过多地安抚他，这会让宝宝觉得他可以通过这个方法来让你对他百依百顺。只要宝宝在其他方面都健康，爸爸妈妈们就不用为哭泣引起的宝宝呕吐而担心。

# 打嗝

一般打嗝多为良性自限性打嗝，没有成人那种难受感，一会儿就会好，当然，对婴幼儿打嗝也应该以预防为主。婴幼儿在啼哭气郁之时不宜进食，吃奶时要有正确的姿势体位。吃母乳的新生儿，如母乳很充足，进食时，应避免使乳汁流得过快；人工喂养的小儿，进食时也要避免急、快、冰、烫，吮吸时要少吞慢咽。新生儿在打嗝时可用玩具引逗或放送轻柔的音乐以转移其情致，减少打嗝的频率。

婴幼儿打嗝多由三方面原因引起。一是由于护理不当，外感风寒，寒热之气逆而不顺；二是由于乳食不当，若乳食不节制，或过食生冷奶水或过服寒凉药物则气滞不行，脾胃功能减弱、气机升降失常而使胃气上逆动膈而诱发打嗝；三是由于进食过急或惊哭之后进食，一时哽噎也可诱发打嗝。

平素若无其他疾病而突然打嗝，嗝声高亢有力而连续，一般是受寒凉所致，可给其喝点儿热水，同时胸腹部覆盖棉暖衣被，冬季还可在衣被外置一热水袋保温，有时即可不治而愈。若发作时间较长或发作频繁，亦可在开水中泡少量橘皮（橘皮有舒畅气机、化胃浊、理脾气的作用），待水温适宜时饮用，寒凉适宜则嗝自止。若由于乳食停滞不化或不思乳食，打嗝时可闻到不消化的酸腐异味，可用消食导滞的方法，如轻柔按摩胸腹部以引气下行或饮服山楂水通气通便（山楂味酸，消食健胃，增加消化酶的分泌），食消气顺，则嗝自止。

# 厌食

厌食、偏食是小儿时期的一种常见病症，如果不及时调整，会导致宝宝发育迟缓，体质下降，影响宝宝的生长发育。导致宝宝厌食挑食的原因主要有以下几点。

宝宝的味觉、嗅觉在6个月到1岁这一阶段最灵敏，因此这段时间是添加辅助食品的最佳时机。如果错过则会影响宝宝味觉和嗅觉的形成和发育，造成断奶困难，使宝宝丧失从流食—半流食—固体食物的适应过程，导致典型的厌食症。所以父母应在这段时期内适当给宝宝添加辅助食品。

宝宝偏食、厌食，往往受家人尤其妈妈的影响。家人对待食物的态度很容易使宝宝先入为主地排斥某些食物，如果给宝宝制作的食物缺乏调剂，也会让宝宝倒胃口，以后再也不吃这种食物。所以在给宝宝准备食物的时候，需要注意调剂和搭配，可以多花心思在菜色变化上。在饮食均衡的条件下，父母可以多种类的食物取代平日所吃的单纯的米饭、面条。如有时以马铃薯当成主菜，再配上一些蔬菜，也能让宝宝进食一顿既营养又丰盛的餐点。而对于大一点儿的幼儿，可选购他喜爱的餐具。孩子都喜欢拥有属于自己的东西，替孩子买一些图案可爱的餐具，可提高孩子用餐的

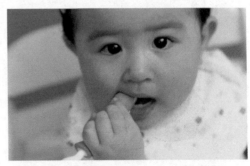

厌食、偏食是小儿时期的一种常见病症，会导致宝宝发育迟缓，应及时调整。

欲望；如能与孩子一起选购更能达到好效果。

## 红屁股

宝宝的臀部长有一种鲜红的红斑，医学上称为"尿布皮炎"。其特点是红斑的边缘与正常皮肤分界清楚，多长在与尿布接触的部位，重者可发生丘疹、水疱、糜烂，如感染了细菌，还可有脓疱、脓苔。这种情况，民间则称之为"红屁股"。

产生"红屁股"的原因有很多种，如尿布上的肥皂没有漂洗干净，刺激皮肤引起反应；尿布脏了未及时更换，大便或尿液中的细菌分解尿素，产生氨，这是一种碱性物质，对皮肤有很大的刺激性，婴儿腹泻时，大便中含有的酸质对皮肤刺激也可引致尿布皮炎；同时还要注意，霉菌也可能引起的霉菌性皮炎，从而形成"红屁股"。

预防宝宝"红屁股"，需要注意勤换尿布，尿布的材料应用一些细软、无色、吸湿力强的棉布。而且，清洗尿布时一定要将肥皂或洗衣粉洗净，最好能将洗过的尿布用开水烫一下，然后在太阳下晒干，这样可以消毒。如果是冬天或阴雨天，则可用火烤干。在垫尿布时不要用塑料布包，以免透气不好引发尿

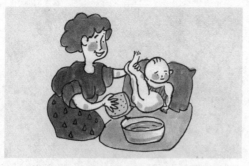

要预防婴幼儿红屁股就要用清水洗净臀部，揩干并保持干燥。

布皮炎。塑料布垫只可铺在床上或棉垫下。同时孩子大便后要用清水洗净臀部，轻轻揩干，扑粉，保持干燥。天气温暖而孩子又无病时，可适当将其臀部暴露在空气中，每天 1～2 小时，这样，即保持了臀部的干燥，又能防止尿布皮炎的发生。

## 耳朵渗液

耳孔入口处是皮肤，里面是黏膜。此部位常有分泌物，分泌物较多时称为"湿耳"，用棉花棒擦拭时常粘有黄色黏液状物，经常患湿疹的孩子这一现象更明显。可用湿疹膏涂在外耳道，湿疹痊愈，渗液自然减少。如流出脓性分泌物，并且伴有发热、烦躁、耳朵疼痛，应立即去医院。还需要父母注意的是，在给宝宝洗澡、洗头时不要让水流进耳孔，要保持清洁，不要乱挖耳孔。

## 蛲虫

蛲虫，亦称屁股虫或线虫，是人类(尤其在幼儿和学龄前幼儿中)肠内常见的寄生虫，常寄生于大肠内，有时见于小肠、胃或消化道更高部位内。蛲虫在皮肤上爬动引起痒觉，瘙痒时虫卵黏在指甲缝，后被吞下，然后入肠。生活周期 15~43 天。

蛲虫的成虫寄生于肠道可造成肠黏膜损伤。轻度感染无明显症状，重度感染可引起营养不良和代谢紊乱。雌虫在肛管、肛周、会阴处移行、产卵，刺激局部皮肤，引起肛门瘙痒，皮肤搔破可继发炎症。患者常表现为烦躁不安、失眠、食欲减退、夜间磨牙、消瘦。婴幼儿患者常表现为夜间反复哭吵，睡不安宁。长期反复感染，会

影响幼儿身心健康。

要预防蛲虫病，爸爸妈妈做好宝宝的卫生护理很重要。

◆ 让宝宝养成良好的卫生习惯，做到饭前、便后勤洗手；勤剪指甲；改正吮吸手指的坏习惯。

◆ 不让宝宝饮用生水，不吃生冷的蔬菜、肉类等。

◆ 保持居室内的清洁卫生，经常清洗宝宝的餐具、玩具等。

◆ 为宝宝勤换衣裤。衣裤、被单应用开水烫洗。

◆ 被褥要经常晾晒，以杀灭虫卵。

◆ 给宝宝穿满裆裤，防止其用手指接触肛门。

◆ 每天早晨用肥皂和温水为宝宝清洗肛门周围的皮肤。

### ➔ 延伸链接

**宝宝如果得了蛲虫病该如何治疗**

两岁以下的宝宝应当去医院让医生开适量处方药。大一点儿的宝宝可以去药店买常规的驱虫药。通常蛲虫病不会对宝宝的日常活动造成影响，所以可以正常上课玩耍。

## 蛔虫

蛔虫病是幼儿的常见疾病之一，是由蛔虫寄生于人体所引起。宝宝感染蛔虫病后，常表现为吃得多，但容易饥饿，长不胖。有些患儿有偏食、异食表现，如爱吃石灰、泥土或报纸等；经常出现不明原因的腹痛、腹泻，逐渐消瘦；夜间睡眠不安，哭闹、磨牙、流口水等。这就需要爸爸妈妈仔细观察宝宝，以便早发现，早治疗。

对于幼儿蛔虫病，应以预防为主。

方法是阻止虫卵进入人体。蛔虫寄生在人体内一般多在 1 ~ 2 年内即死亡，也就是说，如果感染了蛔虫病，不经任何治疗，只要做到不再重复感染，过 1 ~ 2 年虫体可自行排出。蛔虫病虽经有效的治疗，但如果不注意卫生，虫卵再次进入人体，两个月后在肠道内又会发育为成虫。因此预防初次感染和再次感染是非常重要的。教育宝宝养成良好的卫生习惯，饭前便后要洗手，要常剪指甲，不吮手指头。另外还要消灭苍蝇、蟑螂，做好粪便和水源管理。

### 🩺 医生叮嘱

爸爸妈妈如果发现宝宝晚上睡觉时磨牙、睡眠不安，时有脐周疼痛和上腹部不适、食欲不振、恶心等症状。应考虑是否有蛔虫，可到医院检查大便，如果从大便中查到蛔虫卵或发现排出成虫就可确诊。

## 疳积

很多小宝宝在春夏季都会出现疳积，最明显的表现就是厌食，在 1 到 5 岁幼儿中较为常见，多由营养失衡造成，这与年轻妈妈缺乏喂养知识，盲目地给宝宝加强营养有关。主要有厌食、全身虚弱、消瘦面黄、发枯等表现。

"乳贵有时，食贵有节"，宝宝绝不是吃得越多就长得越快越好。不少爸爸妈妈生怕宝宝吃不饱，就像填鸭一样喂哺饮食尚不能自节的婴幼儿，殊不知，这样会损伤脾胃之气，耗伤气血津液，导致消化功能紊乱，产生病理上的脾气虚损而发生"疳积"之症。

因此消除宝宝"疳积"的方法就是不随便给宝宝增加营养，除了要听从医生的饮食安排之外，有以下三点要注意：

◆在喂养方面，应注意遵循先稀后干，先素后荤，先少后多，先软后硬的原则。

◆如果宝宝胃口不好，就不要硬给宝宝进食。更不要威逼利诱让他吃，这样会更令宝宝厌恶进食。正确的做法是少吃，让宝宝的肠胃得到休息，让受损的脾胃得到恢复。

◆饭前不给宝宝零食。不能为了让宝宝吃东西便投其所好让他多吃某种食物，造成宝宝偏食。饭前拒绝给宝宝吃零食让宝宝有饥饿感，他才会主动吃饭。

只要坚持正确的喂养方法，患"疳积"的宝宝很快就会恢复的。

## 乳牙生"虫"

平时经常可以见到2~3岁的宝宝就长了多颗龋齿。很多爸爸妈妈认为乳牙坏了不要紧，反正宝宝到了6岁就会换新牙。这种观念是十分错误的。

乳牙是幼儿的咀嚼器官，咀嚼的功能可刺激和促进颌骨、牙列的发育。颌骨和牙列的正常发育，对将来恒牙的健康和排列整齐是很重要的。恒牙胚在乳牙根下方发育，如乳牙经常发炎，就会影响在它下方的恒牙胚的发育，可使恒牙胚发育障碍，甚至坏死，将来恒牙数

缺少。如乳牙保护不好，过早丧失，可致使恒牙错位萌出或恒牙未发育好而过早萌出。

治疗龋齿就是将龋洞充填，俗称"补牙"。它可以停止龋病的发展，恢复牙齿的咀嚼功能。

## 腹痛

宝宝腹痛可由多种疾病引起，但多见于腹部炎症、肠痉挛、肠套叠、肠扭转、蛔虫等。

◆腹痛、拒按、下肢屈曲，多为炎症或器质性病变所致，应立即送医院。

◆如下腹坠痛、发热、脓血便，多为菌痢，应去医院。

◆部分宝宝大便干燥、发硬，也可致左下腹痛。要督促宝宝定时大便，多喝水，多吃水果和蔬菜。

◆幼儿期最常见的腹痛为肠痉挛，表现为阵发性、无规律痛，脐周明显，触摸腹部柔软，无明显压痛或肌肉萎缩，无包块，如分散宝宝的注意力多

能缓解。可用热敷或腹部按摩的方法缓解症状，并嘱咐宝宝饭前饭后注意休息，进食时精力集中，避免边说边吃、边看电视边吃以及边跑边吃，疼痛明显时可用解痉药。

不论哪种腹痛，不能自行缓解时，爸爸妈妈应带宝宝到医院进行检查诊治，不要延误，以免病情加重。

## 打喷嚏、流涕、鼻塞

有些宝宝动不动就打喷嚏、流涕、鼻塞，使全家人手忙脚乱，甚至会兴师动众，去医院、吃药，这就大可不必。因为小儿鼻腔非常狭窄，鼻旁窦尚未发育，且鼻黏膜血管丰富敏感，加上自身免疫力较差，会经常出现上述症状，大人大可不必惊慌。

如果宝宝只是打喷嚏、流涕，感冒程度不重，没有发热，可用热敷的方式治疗。把拧干的热毛巾敷到宝宝的鼻子到口的部分，鼻黏膜湿润后，宝宝就会感到舒服，或让他喝温开水或热牛奶，过一会儿鼻子就会通畅。如流鼻涕时间较长，超过一个星期以上，或鼻涕由清变成黄色时，要去找医生诊查。

另一种情形是过敏体质的宝宝所引起的过敏性鼻炎，表现为打喷嚏、流涕、鼻塞等，也不必担心，待宝宝稍长大，

**医生叮嘱**

爸爸妈妈外出回家，抱宝宝以前一定要洗手，家人感冒时要戴口罩，并做些简易可行的室内消毒或隔离。另外家中要备一些感冒药，爸爸妈妈常学一些简单的育儿保健知识，最好有一名能经常联系上的儿科医生给予咨询和指导，不用动不动就去医院。

体质渐强后会自然痊愈。

宝宝鼻塞会引起呼吸困难，张口呼吸，甚至拒乳、烦躁，遇到这种情况除热敷外，可滴1滴0.5%呋麻液。

## 体重异常

宝宝出生后，体重增加速度会很快。如体重增长速度减慢或下降，则应怀疑疾病的影响，如腹泻、营养不良、发热、贫血等症状或疾病。作为爸爸妈妈，对宝宝吃、玩、睡和精神状况，经常注意观察。可用考谱指数判断3岁以下宝宝的肥胖程度（考谱指数=体重（千克）/身高（厘米）×10）

| 考谱指数 | 20以上 | 18~20 | 15~18 | 13~15 | 13以下 |
|---|---|---|---|---|---|
| 肥胖程度 | 太胖 | 胖 | 正常 | 瘦 | 太瘦 |

对于肥胖儿除防止偏食、零食或甜食太多以外，应多做运动，尤其是集体活动，防止发生自卑心理。平时少穿些衣服，做做按摩，但绝不可因此降低宝宝的饭量。

只有考谱指数未达13时，才算是瘦。处理的方法应查清原因，分别对待。如是病症所致，应去医院查明原因，治疗疾病；如是喂养不当所致，应调整饮食，加强营养；如为体质性消瘦，爸爸妈妈不应勉强让其增胖，采取强行喂食，反

**医生叮嘱**

虽然宝宝食量少、消瘦，只要身体健康就可以。此外，不妨增加运动量，如户外游戏、日光浴、按摩、推拿等来促进全身新陈代谢，调整生活节奏，增加宝宝的食欲。

而会造成食欲不振。

## 偏食、挑食

偏食、挑食、厌食是当前独生子女中最常见的现象，主要表现：只挑几种食物吃，不吃其他食物，久之食欲日渐减退，甚至拒食。由于进食的种类和食量过少，常引起营养素的不足，不仅影响小儿生长发育，还会患营养素缺乏性疾病如：佝偻病、贫血、反复呼吸道感染等，宝宝瘦弱矮小、体重低；少吃或不吃蔬菜者，还经常腹痛和便秘。

每个宝宝的偏食各有不同，如果对某些食物感到厌恶，只要以其他食品代替，就不会令人困扰，如果厌恶鱼，却喜欢肉、蛋、牛奶，在蛋白营养上就不会构成问题。

其实很多食物被拒绝，都是因为烹调方法不当。爸爸妈妈不妨学习烹调技艺，把食物切得小一点儿，适合宝宝取食；把食物做得更美味更漂亮，把食物搭配得五彩斑斓，用更漂亮的餐具盛放。只要食物足够可爱，宝宝通常都乐于接受。

下面介绍几种厌恶食品的烹调方法：

◆厌恶蔬菜：蔬菜有纤维，不利于味觉，宝宝大都厌恶，尤其是胡萝卜类蔬菜。

烹调法：把蔬菜切细，加蛋、豆腐，做成肉丸，让宝宝感觉不出蔬菜的味道即可。此外也可擦碎胡萝卜和苹果汁混在一起。借着烹调法即可矫正厌恶蔬菜的情形。还可把蔬菜和肉一起煮烂，亦可用咖喱加以变化。

代替食品：即使厌恶某种特定的蔬菜，只要喜欢其他蔬菜就不必担心。代替的食品有水果，大部分的宝宝都是喜欢水果，所以利用起来十分方便。

◆厌恶肉：肉质坚硬，难以咀嚼，或是油脂多，味道特殊，这些都是令宝宝讨厌的原因。

烹调法：消除腥味的方法和鱼相同，可用咖喱、番茄酱来改变味道，也可炸或红烧炖熟。肉质太细会令宝宝厌恶，此时可切碎添加马铃薯或南瓜泥，再与豆腐、蒸蛋混合，这样可让宝宝欣然接受。把食物混在宝宝喜欢的食品中，这样就会在不知不觉中进食。厌恶牛肉、猪肉、鸡肉，可把肉绞碎或切细，再进行烹调。

代替食品：鱼和肉都是蛋白质，可以蛋或豆制品作为代替食品。大部分的宝宝都喜欢蛋，可用蒸蛋、荷包蛋方式补给。

◆厌恶鱼：鱼所具有的腥味及鱼刺，最令宝宝厌恶，尤其当鱼刺卡在喉咙时，会使宝宝再也不肯吃鱼。

烹调法：添加番茄酱或咖喱，可以消除腥味。此外在蒸熟的鱼上，加点儿沙拉，也是一种好方法。除去腥味的方法，还可采用炸的烹调法。

代替食品：不吃鱼时，千万不可勉强，可以其他食品代替。鱼是蛋白食品，只要补给其他蛋白食品即可，例如鸡肉、猪肉。

◆厌恶奶粉：奶粉的膻味会令一部分宝宝生厌。烹调时只要除去奶粉的膻味就会食用，方法十分简单，可在奶粉中添加鱼或鸡肉、马铃薯、胡萝卜、葱等蔬菜，然后一起煮熟。以这种方法烹出来的味道，都会令宝宝喜欢。有时只要在奶粉中添加少许的糖，即可食用，此外也可在奶粉中加入打碎的草莓或切细的香蕉。

代替食品：奶油、乳酪、酸乳酪。

# 婴幼儿常见疾病

## 传染性疾病

### 水痘

水痘是由水痘带状疱疹病毒初次感染引起的急性传染病，多见于1~10岁的儿童，潜伏期2~3周，冬、春两季多发。

#### ★主要症状

水痘起病较急，有发热、头痛、全身倦怠等前驱症状。在发病24小时内可出现皮疹，迅即变为米粒至豌豆大的圆形紧张水疱，周围明显红晕，有水疱的中央呈脐窝状。大概2~3天后水疱干涸结痂，痂脱而愈，不留疤痕。因结痂处皮肤发痒，宝宝常因挠抓破溃而造成皮肤感染。

#### ★防治与护理

◆得了水痘的宝宝应早期隔离，直到全部皮疹结痂为止。与水痘患者接触过的宝宝，应隔离观察3周。

◆该病无特效治疗，主要是对症处理及预防皮肤继发感染，保持清洁避免瘙痒并防止继发感染。

◆局部治疗以止痒和防止感染为主，可外搽甲紫溶液。继发感染全身症状严重时，可用抗生素。

◆忌用皮质类固醇激素，以防止水痘泛发和加重。积极隔离病人，防止传染。

◆对于抵抗力低下者，可肌注丙种球蛋白，连续3天。

### 麻疹

麻疹是由麻疹病毒引起的急性出疹性呼吸道传染病，潜伏期多为10~11天，亦有短至1周或长达3周的情况。一年四季均可发病，但晚春最多。6个月以内的宝宝因从胎盘得到母亲抗体，具有被动免疫力，患病者很少。未出过麻疹及未接种过麻疹疫苗的孩子为易感儿，受传染的机会很大，出过一次麻疹后可获永久性免疫。

#### ★主要症状

◆出诊前期。一般3～4天，主要为发热、咳嗽、流涕、怕光、流泪等症状，起病第2～3天出麻疹黏膜斑，此斑位于口腔黏膜第一对磨牙处，为针尖大小的白点，周围有红晕，因前驱期不易与普通感冒区别，因此麻疹黏膜斑是早期诊断的主要依据，但不典型患儿也可不出现此斑。

◆发疹期。起病第4～5天出现皮疹，呈不规则的红色斑丘疹，由耳后及脸部一直扩展到胸、腹、四肢。咳嗽严重的话，甚至会发展为支气管炎、肺炎，大部分家长一直到宝宝皮肤出疹子后才发现他患了麻疹。

◆皮疹消退期。皮疹按照出疹顺序消退，体温下降，其他症状减轻。皮疹呈糠麸样脱屑，并留下棕色的色素斑，2～3周后消退。

#### ★防治与护理

◆早诊断，早隔离，预防发生并发症。

◆麻疹患者一般需要卧床休息，房内保持适当的温度和湿度，有畏光症状时房内光线要柔和；给予容易消化的富有营养的食物，补充足量水分；保持皮

## 医生叮嘱

在病程中，除容易并发气管、支气管炎、肺炎外，还容易并发麻疹脑炎、亚急性硬化性全脑炎等症，需要积极配合医生治疗。

肤、黏膜清洁。

◆在出现高热时可用小量退热药；烦躁可适当给予苯巴比妥等镇静剂；剧咳时用镇咳祛痰剂；继发细菌感染可给抗生素。麻疹患儿对维生素 A 的需求量很大，需要大量补充维生素 A。

## 风疹

风疹是由风疹病毒引起的急性传染病。6 个月至学龄前儿童易感性高，冬春季发病者多。在风疹患儿出疹前 6 天到出疹后 2 天这段时间内，均可排出病毒，可通过口、鼻及眼的分泌物直接传给其他孩子，也可经呼吸道飞沫传播。得过一次风疹后可获得终身免疫。

### ★主要症状

当正常小儿与风疹病人接触后，一般经过 10 ~ 21 天出现发热，体温高达 38℃，咳嗽、流涕、打喷嚏、食欲不佳。1 ~ 2 天后开始出疹，出疹的顺序先是面颊，而后波及躯干、四肢，一天出齐。皮疹通常是浅红色、稍隆起，细小均匀，疹形较麻疹稍整齐，疹间有正常皮肤，面部、四肢皮疹较躯干多，经过 4 ~ 5 天后皮疹开始消退，同时全身症状减轻。

### ★防治与护理

◆发现风疹病儿，应立即隔离，隔离至出疹后 5 天。

◆风疹流行期间，不带易感幼儿去公共场所，避免与风疹患儿接触。

◆宝宝得风疹后，应卧床休息，避免直接吹风，防止受凉后复感新邪，加重病情。

◆发热期间，多饮水。饮食宜清淡和容易消化，不吃煎炸与油腻之物。

◆不让宝宝挠破皮肤，引起感染。

## 流行性腮腺炎

流行性腮腺炎，简称流腮，也称"痄腮"，是由腮腺炎病毒所致，并可侵犯各种腺组织或神经系统及肝、肾、心脏、关节等器官，严重者可并发脑膜炎、睾丸炎、卵巢炎、胰腺炎等。多发于冬、春两季，多见于 2 岁以上宝宝。

### ★主要症状

流行性腮腺炎起病大多较急，无前驱症状。有发热、畏寒、头痛、咽痛、食欲不佳、恶心、呕吐、全身疼痛、哭闹不安等。患病 1 ~ 2 天后，一侧或双侧腮腺肿大。局部皮肤表面发热、不红、疼痛明显，张口吃东西时加重。2 ~ 3 天后症状突出，体温可达 39 ~ 40℃，在上颌第二臼齿旁颊部黏膜上，可看到肿大的腮腺管口，无脓性分泌物排出。7 ~ 14 天痊愈。

### ★防治与护理

本病预防可接种疫苗，目前尚无特效疗法，一般抗生素和磺胺药物无效。主要给予充分的水、足量的进食、卧床休息，常采用中西医结合方法对症处理。

◆对症处理：注意口腔清洁，饮食以流质或软食为宜，避免酸性食物，保证液体摄入量。也可用青黛散、仙人掌等清热解毒药调醋外敷。还可用板蓝根 60 ~ 90 克水煎服或银翘散加大青叶 15 克水煎服。必要时内服索米痛片、阿司匹林等解热镇痛药。

◆加强隔离：隔离至腮腺肿胀完全消退后一周，保持居室通风，病儿衣被、污染物要消毒。

◆有并发症时应及早送医院治疗。

## 幼儿急疹

幼儿急疹为常见发疹性疾病。发病年龄在2岁以内，常见于6个月至1岁的宝宝。潜伏期是7～17天，平均10天左右。以春、秋两季多见。

### ★主要症状

幼儿急疹临床上以"突起发热，热退出疹"为特点，先是持续3～4天发高热，体温在39～40℃，高热早期可能伴有惊厥，病人可有轻微流涕、咳嗽、眼睑水肿、眼结膜炎，在发热期间有食欲较差、恶心、呕吐、轻泻或便秘等症状，咽部轻度充血，枕部、颈部及耳后淋巴结肿大，体温持续3～5天后骤退，热退时出现大小不一的淡红色斑疹或斑丘疹，压之褪色，初起于躯干，很快波及全身，腰部和臀部较多，皮疹在1～2天即迅速消退，没有脱屑，没有色素沉着。

### ★防治与护理

一般能顺利痊愈，不需特殊处理。主要是对症处理，如退热、镇静、加强营养、多饮水等。

### 医生叮嘱

幼儿急疹不像麻疹、水痘那样广泛传染，是相对安全的传染性疾病，家中成员被传染的机会不大，所以不必恐慌，只要注意隔离，避免交叉感染即可。幼儿急疹对婴幼儿健康并没什么影响，出过一次后将终身免疫。

## 流行性乙型脑炎

流行性乙型脑炎是由乙型脑炎病毒引起、由蚊虫传播的急性传染病，主要侵犯中枢神经系统。又称日本乙型脑炎。主要分布在亚洲远东和东南亚地区，多见于夏秋季，潜伏10～15天。

### ★主要症状

症状为发热、头痛、呕吐，不久之后发生惊厥而意识不清，2周左右热退而痊愈，严重者数天内死亡。不过有1/3左右的患儿留下脑性麻痹、痉挛、性格变化等后遗症。

### ★防治与护理

◆发病后立即送医院治疗，治疗原则为把好三关，即高热、惊厥和呼吸衰竭的救治。

◆防止蚊子叮咬。

◆保护易感者。可在流行前按乙脑疫苗的规定进行疫苗接种；满1岁时注射基础免疫疫苗2针，2岁、6岁、10岁各1针。另外，灭蚊也是预防本病的重要措施。

## 百日咳

百日咳是由百日咳杆菌引起的小儿急性呼吸道传染病，多见于5岁以下的小儿。病人是主要的传染源，通过咳嗽时带出的飞沫传播。冬春两季发病较多，患过百日咳后，有持久免疫力，再次发病者少见。

### ★主要症状

发病最初与一般感冒咳嗽相似，并伴流涕、喷嚏、轻微发热。感冒症状消失后，咳嗽日渐加重，夜重昼轻，特别是痉咳发作为阵发性、成串的、紧接不断地咳嗽，连续10声以上，有鸡鸣样回声，直至吐出黏稠分泌物为止，咳嗽发作时泪涕交流、面红耳赤、两眼鼓出等。

　　发作间歇时，患儿如常，胸部检查常无阳性体征。体检可见：面部水肿、眼结膜充血、舌下系带溃疡等。

### ★防治与护理

　　◆加强护理：尽量减少诱发咳嗽的因素，如避免过度兴奋的游戏，尽量少去人多的场合，一次进食不可过多，气温变化容易引起刺激，所以到了傍晚，应待在屋内。咳嗽发作时，可轻拍宝宝背部，不使其吞下呕吐物。由于病程长，体力消耗多，容易导致营养不良，应尽量摄取营养价值高、易消化的食品，充分补足维生素。

　　◆抗生素治疗：以红霉素为主，或用复方新诺明，疗程 7 ～ 10 天。对早期病儿有效，不过到了痉咳期，效果较差。病情较重时可用免疫球蛋白 1 毫升肌注，隔日 1 次，接连注射 3 次，可收到较好的效果。

　　◆定时接种百日咳疫苗：尤其是在百日咳流行期，对已做基础免疫的儿童，应加强注射百白破三联针 1 次，但对于已处于潜伏期的儿童不应加强接种，以免加重病情。

### 痢疾

　　痢疾为急性肠道传染病之一，常见病为细菌性痢疾。细菌性痢疾是一种由痢疾杆菌引起的传染性疾病，潜伏期长短不一，最短的数小时，最长的 8 天，多数为 2 ～ 3 天。一般全年都可发生，夏秋季多发，主要通过被细菌污染的食物、苍蝇和菌痢病人密切接触等途径传播，过度疲劳、受凉、暴饮暴食都有利于菌痢的发生。

### ★主要症状

　　发热、腹痛、大便有黏液或脓血，重者发病急，很快出现中毒性休克、呼吸衰竭、抽搐昏迷等，而消化道症状不甚明显，易造成误诊误治。

### ★防治与护理

　　◆隔离患儿，卧床休息；对大便进行消毒处理，可以大便 1 份，漂白粉 1/4 份，放在痰盂里搅匀后加盖 2 小时再倒掉。

　　◆如果患儿大便有里急后重现象，可让其将大便解在尿布上，不要求坐起在痰盂里解便，以防止肛门直肠脱垂。每次大便后用温水洗净臀部，并用 5% 鞣酸软膏涂于肛门周围的皮肤上。

　　◆若患儿呕吐频繁，可给予静脉补液。

　　◆饮食要清淡易消化，如麦片粥、蒸蛋。

　　◆床单被褥经常暴晒，杀除细菌。

### 流脑

　　流脑，即"流行性脑脊髓膜炎"的简称，是由脑膜炎球菌引起的一种急性传染病，冬春季节较为多见。脑膜炎双球菌隐藏于患者或带菌者的鼻咽分泌物中，主要通过咳嗽、打喷嚏、说话等由飞沫直接从空气传播，进入呼吸道而引起感染。

### ★主要症状

　　◆初期：上呼吸道感染期。发生流

脑时，在病情发展初期为上呼吸道感染期，患儿会出现一些类似伤风感冒的症状，如咽痛、鼻塞、流涕、咳嗽和轻微的发热等。

◆第二期：败血症期。当细菌进入血中并进行繁殖时，就会出现第二期也就是败血症期的表现。患儿表现为持续高热、面色灰白、精神萎靡，在臀部、肩部等受压部位出现出血性皮疹，鲜红或暗紫色，大小不一，小的为针尖，大的呈斑片状，严重的出血疹可以迅速扩散到全身，发生坏死。

◆第三期：脑膜炎期。宝宝出现剧烈的头痛、呕吐、抽搐和颈强直等异常情况。

### ★防治与护理

由于引起流脑的脑膜炎双球菌，对特定的抗生素有较强的敏感性，所以，对大多数患儿来说，经过积极的磺胺类和青霉素类药物的抗感染和对症治疗，患儿可以在1周后痊愈。少数严重患儿可以继发硬膜下积液、脑积水等症。年龄小，昏迷程度深、时间长、皮肤出血点广泛和反复发生抽搐者，往往危及生命，或留有脑性瘫痪等后遗症。

对许多婴幼儿来说，患了流脑后，病情变化迅速，症状可能不典型或分期不明显，严重者还会有生命危险。所以，做好流脑的预防工作就显得尤为重要。

◆保持室内空气新鲜清洁，常晒被褥，可以杀死环境中的病原菌。脑膜炎双球菌对干燥、湿热、寒冷和一般消毒剂极为敏感，在小于37℃或高于50℃的环境均容易死亡。

◆在流脑流行季节，尽量不要让宝宝到拥挤的公共场所去，以免增加感染机会。另外，一旦发现宝宝有不明原因

的高热，出血点或头痛、呕吐、抽搐等情况时，应立即送医院就诊。

◆及时隔离患儿，对与流脑患者有密切接触的易感者和可疑者要及时正确地服用磺胺类药物，进行预防性服药。小儿要按时进行预防接种，这也是防止流脑发生的重要措施。

## 小儿结核

小儿结核病是结核杆菌引起的一种较常见的结核病，因感染结核菌所致。主要通过呼吸道传播。全身各个脏器均可受累，以原发性肺结核最常见。小儿结核病人咳嗽时喷出的飞沫中带有结核菌，或带菌痰液干燥后随尘埃飞扬在空气中。易感儿随呼吸将带菌的飞沫或尘埃吸入，便感染上了结核菌，并发生原发性肺结核病。

### ★主要症状

初期症状多不明显，或仅有发热、轻咳、食欲减退、乏力，易误诊为上呼吸道感染或消化不良，多数患病宝宝有长期不规则低热，下午明显并有夜间盗汗、不思饮食、消瘦、兴奋、咳嗽等症状，有时颈部可触及成串的淋巴结，X线拍片提示两肺门阴影增大，有时肝稍大。

### ★防治与护理

◆改善环境卫生，积极预防其他呼吸道传染病。若宝宝与活动性肺结核病人有密切接触史或以前未接种过卡介苗而结核菌素试验阳性的小儿，可用异烟肼预防性服药，连服6个月以上。

◆以综合治疗为主，坚持早用药、联合用药、长期服药，保证休息，加强营养，保证室内空气新鲜，适当进行户外活动，避免感冒。

◆在医生指导下服用抗结核药。

◆避免和患结核病的宝宝接触。

◆对处于高度过敏状态的患儿，须与结核排菌者严格隔离，采取严密的消毒隔离措施，以免重复感染结核菌，并及时用钙剂脱敏和给大量的维生素 C 做辅助治疗。

◆积极接种卡介苗。

## 肠道寄生虫感染

蛔虫病是最常见的小儿肠道寄生虫病。蛔虫卵主要是通过手和食物进入人体内。宝宝的指甲缝中很容易藏有蛔虫卵，极易造成感染。

### ★主要症状

◆胆道蛔虫症：表现为剑突下突然发生阵发性绞痛或钻顶痛，可放射至背部及右肩部，难于忍受，极度不安。常伴有恶心及呕吐。腹壁软，仅疼痛发作时腹壁轻度痉挛，剑突下明显的局限性压痛。当进入胆道的蛔虫退到小肠后，则症状突然消失。

◆蛔虫性肠梗阻：多见于小儿，患儿有阵发性腹痛、恶心、呕吐、腹壁软，可扪及大小不等粗麻绳样索状物。如不及时治疗，可发展为完全性肠梗阻。

◆其他：伤寒或少数胃、十二指肠溃疡病患者感染蛔虫后，蛔虫可穿破病变处肠胃壁引起穿孔，产生弥漫性腹膜炎。蛔虫向上逆行时可由鼻孔、口腔排出，或钻入耳咽管而引起耳鼓膜穿孔，并由外耳道排虫。偶尔蛔虫可到达喉或

### 医生叮嘱

2岁以内的宝宝不能服驱虫药，因为此时宝宝的肝、肾功能尚不完善，服驱虫药会损害肝、肾等器官的健康发育。

气管，引起窒息。

### ★防治与护理

◆教育宝宝养成良好的卫生习惯，饭前、便后洗手，玩具定时清洗；要勤剪指甲，平时不要咬指甲；不喝生水，不要随地大便。

◆调整饮食，合理喂养，给予高蛋白、高热量、高维生素、易消化食物。瓜果蔬菜要彻底洗净，水果要洗净削皮，生吃番茄要洗后沸水烫去皮再吃。

◆消灭苍蝇、蟑螂，不吃被它们叮爬过的食物。

◆定期查大便，必要时服驱虫药，进行排虫治疗。驱虫药均应在夜间睡前服用。

## 婴幼儿口腔疾病

### 口角炎

口角炎俗称烂嘴角，又叫"燕口疮"或"口丫疮"。春冬气候干燥，嘴唇上皮脂分泌减少，很容易引发嘴唇干裂，因此春冬两季此病的诱发率很高。如果宝宝饮食搭配不均衡或是常流口水，也极易患此病。此外，小儿患慢性腹泻痢疾时也会有可能引发口角炎。

### ★主要症状

表现为口角双侧对称性湿白糜烂，重则有裂口。往往同时有唇炎或舌炎，唇部干燥、裂口、舌部充血、光滑，有时有灼热感。

### ★防治与护理

小儿患口角炎不易愈合，且复发率较高，家长要引起注意，调整饮食结构，改正宝宝的不良习惯。

◆让宝宝多吃蔬菜、水果，补充维

生素 C，多吃些乳制品、动物内脏、绿叶蔬菜、水果等富含维生素 $B_2$ 的食物。

◆改正宝宝挑食、偏食的坏毛病，平时多喝水，常吃梨、荸荠等生津滋阴的食物。

◆如果患者的情况比较严重，可以在患处涂抹小檗碱软膏或是1%的甲紫。还可用 10% 的金银花中药煎剂湿敷。

## 鹅口疮

鹅口疮是一种由白色念珠菌感染导致的疾病。好发于患有消化不良、身体虚弱、营养不良及长期大量使用抗生素或激素的婴幼儿。疮口处用药儿日后症状就会消失，但它的复发率相当高，家长一定要延长用药时间。

### ★主要症状

患鹅口疮的患者口腔黏膜、颊黏膜、舌面上会出现一片片白色凝乳状的物体。患病初期口腔内会出现白色点状或是小片的白屑状物体，过后面积会加大，逐渐融合成一大片，严重时还会蔓延到咽喉。

### ★防治与护理

◆喂奶用具要消毒，用完洗净，煮沸 15 分钟备用。授乳的妈妈一定要注意乳头的清洁，也不要用手摸奶头，以免细菌在喂食的过程中进入到宝宝口

中。宝宝用具如毛巾、手绢等要消毒。

◆口腔黏膜局部涂 1％ 甲紫 1～2次／日或 50 万单位制霉菌素溶液涂抹 2～3次／日〔50 万单位制霉菌素 1 片加 20 毫升蒸馏水或溶于鱼肝油中〕。

◆营养不良或消化不良时要及时治疗。

## 地图舌

地图舌表现为舌背面有不规则的圆形红斑，边缘呈黄白色稍凸起，形如地图。是一种诱因不明的疾病。好发于体弱儿或消化不良、食欲不振的宝宝，患病时没有明显的疼痛感。"地图"的位置和形态有可能在一夜间发生改变，也有可能数周都无变化，病症消失后有再发的可能性。对身体健康没有大的影响，舌头活动自如，味觉也不会受到影响。

### ★防治与护理

因为地图舌的病因不清楚，因此对它没有很有效的治疗方法。要特别注意以下几点：

◆要保持宝宝口腔的清洁。

◆减少食用煎炸、辛辣、生冷等刺激性的食物，多吃水果蔬菜，尤其是富含维生素 $B_2$ 的食物。

◆如果症状比较严重可以酌情使用抗生素治疗。

## 手足口病

手足口病是一种常见的小儿传染病，传染性很强，春初、夏秋两季为高发季节，一般 5～10 天后，宝宝大多数会自愈，但严重者很可能会并发心肌炎、脑炎、脑膜炎甚至呼吸衰竭。一般来说，这种病目前没有什么特效的疗法，只有对症处理，如在急性期，爸爸妈妈要注

🩺 **医生叮嘱**

在治疗鹅口疮时，不要大量使用抗生素。抗生素会杀灭抑制白色念珠菌的细菌，导致白色念珠菌大量繁殖，反而加重了鹅口疮的症状。应该在医生的指导下用药或停用抗生素。在给宝宝吃药时，应选在进食后，以免引起宝宝呕吐。

意让宝宝多休息，注意饮食和补充水分。

### ★主要症状

大多数突发，前期表现为发高热，体温多在38℃以上，同时伴有头痛、咽喉疼痛、流涕、食欲不振、呕吐、腹泻等症状。发热1~2天后，宝宝的手指、手掌、脚趾、口腔、甚至是宝宝的屁股和肛门处出现米粒大小、周围有红晕的红色小疱疹。

### ★防治与护理

预防手足口病，首先就要让宝宝养成良好的卫生习惯，做到饭前便后常洗手，如果宝宝年龄较小的话，爸爸妈妈还要注意宝宝日常接触到的东西的卫生。其次，还要少带宝宝去人群密集且空气不流通的地方，尤其是与感冒病患者要保持一定距离。如果出门要用公共交通工具，建议避开人流高峰期。

如果发现宝宝已经感染上了手足口病，应立即在家隔离观察，以免传染给其他抵抗力弱的孩子，并给宝宝服用些清热解毒的中成药，如板蓝根、鱼腥草冲剂、清热解毒口服液等。在宝宝饮食方面，应尽量给宝宝吃清淡、富含维生素的流质或软食，多饮温开水。同时还要保持宝宝的皮肤清洁，制止宝宝挠抓疱疹，以防感染。

**医生叮嘱**

由于这种病发病前期与感冒发热很相似，很多父母在宝宝患了手足口病的前期，总是当成感冒来看，等宝宝手足口处都长了水泡，才觉得不对劲。所以，一旦发现宝宝退热过后开始出疹，就应及时就医，以免耽误了宝宝的病情。

**延伸链接**

**水痘和手足口病的区别**

很多父母分不清前期的水痘和手足口病，一般来说，水痘先出现在头部和躯干，逐渐蔓延到四肢，不过较少，手掌足底更少，呈向心性分布。两天以后会有绿豆大小的水泡，疱疹会干缩结痂，一到三周痂皮脱落，长过水痘的地方还会出现。而手足口病则多见于四肢上，疱疹较小。

得过手足口病的人，无论是大人还是小孩，都不会再得由该种病毒引起的手足口病了，但是由于引起手足口病的病毒多样，因此也不能确定得过的人就完全不会再得。

## 奶瓶性龋齿

奶瓶性龋齿是婴幼儿常见的口腔疾病之一。当配方奶或者母乳长时间停留在宝宝牙齿上的时候，奶里的糖分就会促进引起蛀牙的细菌的生长，然后就会损害牙齿。最容易受到危害的就是上排的门牙，因为在哺乳和吮吸的过程中，舌头会盖住下排的牙齿。正常情况下，在两次喂奶之间都有充足的时间来分泌唾液，清洁牙齿。但是如果宝宝含着乳头的时间太长，唾液清洁牙齿的过程可能就很难完成。如果宝宝叼着奶瓶入睡，奶水就会留在他们的牙齿上，细菌就会成倍地繁殖，会导致严重的龋齿，还会造成齿列不整。

### ★防治与护理

◆哺乳完毕后，用纱布或牙刷蘸水清洁牙齿表面，建立幼儿喜爱口腔清爽的感觉，尽早戒除奶瓶喂食的方式。

◆照顾好乳牙，让它不要因严重龋

**爱心贴士**

奶瓶性龋齿可能会在宝宝还不到1岁的时候就出现了。严重的时候甚至不得不把坏牙拔掉。由于这个原因，你就不应该让让宝宝抱着一瓶奶、果汁，或者别的甜水上床睡觉。睡觉时唯一能给宝宝喝的饮料就是水，即使是经过稀释的甜饮料也会加重龋齿的问题。

齿过早脱落，而导致齿列不整；若发现齿列不整，尽早就医。

## 婴儿舌系带溃疡

有的宝宝舌系带过短，新萌出的乳牙尖利，在咀嚼进程中重复抵触形成溃疡，久之进一步形成较硬的纤维瘢痕，影响舌的运动。也有的宝宝常常吮吸拇指、异物（如玩具等），反复屡次后，可在黏膜较薄的上腭处出现对称的圆形或椭圆形溃疡。

### ★防治与护理

◆治疗此类病关键在于去除创伤刺激因素，矫正宝宝咬手指的不良习气、

**延伸链接**

**宝宝发音不准是舌系带过短吗**

有些父母把宝宝发音不准归结为舌系带过短，只要宝宝稍有说话不清的表现，就带去医院要求割舌系带。但舌系带过短并不是发音不准的唯一原因。先天性唇裂、腭裂，牙齿缺失、畸形或是神经系统疾病致使发声器官运动不协调、听力受损、大脑发育障碍等都会造成发音不准。所以父母在发现宝宝口齿不清、发音不准时不可盲目带宝宝去做舌系带手术，而应该听取医生的建议后再做选择。

防止宝宝接触切缘过锐的玩具等。

◆症状较轻的宝宝，口腔局部涂抹1%甲紫等消毒抗菌药。

◆如溃疡反复发作，可给宝宝适当补锌，多吃牛肉、猪肉、动物肝脏、坚果等食物，但宝宝不能吃坚果，爸爸妈妈可以把坚果磨成粉，冲泡给宝宝喝。

◆如舌系带反复溃疡已形成瘢痕的，应带患儿到口腔科行舌系带矫正术。

## 贝氏口疮

贝氏口疮是一种发生于婴儿硬腭后部，呈现对称分布的创伤性溃疡，多见于人工喂养患儿，由于较硬的橡皮奶头每天摩擦硬腭部口腔黏膜，擦伤后引起口腔黏膜溃疡。妈妈在清洗患儿口腔时用力过大也可引起这种创伤。这种溃疡往往浅表，但疼痛剧烈，宝宝常常为此哭闹拒食。

### ★防治与护理

出现这种情况时，妈妈首先应改用母乳喂养方式，或者将奶瓶的奶头改用硅橡胶奶头，喂奶时勿将奶头塞得太深，以免二次损伤黏膜，妨碍创口愈合。

一般情况下，局部刺激因素去除后，溃疡会很快好转的。否则应及时上医院就诊。

# 眼、耳、鼻、咽喉疾病

## 倒睫毛

倒睫毛又称倒睫，是指睫毛倒向眼球，刺激角膜和球结膜的一种睫毛位置异常。主要是由于婴幼儿脸庞短胖，鼻梁骨尚未发育，眼睑脂肪较多，容易使睫毛向内倒卷。当下眼睑的睫毛向内侧

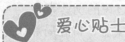
**爱心贴士**

发现宝宝倒睫，切忌自行拔除或剪去，因为拔除睫毛往往会损伤毛囊和睑缘皮肤，造成睫毛乱生倒长和睑内翻，而经剪切的睫毛会越长越粗，即使手术矫正也没有排列整齐的睫毛和自然的眼睑美观。

**医生叮嘱**

患睑腺炎的宝宝一般不需全身使用抗生素。个别重症，可肌注青霉素或口服抗生素。在脓肿成熟后，会出现黄色脓头，此时可切开排脓。但切忌挤压局部，不可自行挤脓，以免引起眼眶蜂织炎等并发症，应到正规眼科进行针对性治疗，滴眼液或者手术。

倒时，会摩擦眼球的结膜与角膜。此外，眼睑赘皮也可引起倒睫。

**★主要症状**

患儿在睁眼或闭眼时，睫毛摩擦角膜或结膜，常常刺激眼球中央的角膜，就像刷子经常在眼球上刷来刷去一样，不仅引起眼睛刺痛、畏光、流泪，还可使角膜混浊和毛糙，甚至发生细菌感染，产生角膜溃疡。宝宝用手去揉擦，时间一长，便会引起慢性结膜炎和角膜炎，还会引起视力严重减退甚至失明。

**★防治与护理**

◆轻者可滴涂抗生素眼液、眼膏，同时，也可将小儿下眼皮经常往下拉一拉，以减少倒睫对角膜的刺激。

◆如果睫毛又粗又短，戳刺眼睛，刺伤角膜，造成灶性浸润，患儿怕光流泪明显，这时往往需要手术矫治。一般而言，可以等到2岁以后再手术。

**睑腺炎**

睑腺炎又名麦粒肿，俗称"针眼"，是皮脂腺和睑板腺发生急性化脓性感染的一种病症，多为金黄色葡萄球菌引起，宝宝在染上各种全身性疾病时抵抗力下降，也容易引起睑腺炎。睑腺炎分内睑腺炎和外睑腺炎，宝宝容易罹患的是内睑腺炎。由于宝宝免疫功能差，对感染的抵抗力不强，加上本性好动，若同时伴有卫生习惯不良如用脏手揉眼等，易致细菌侵入腺体而发病。

**★主要症状**

内睑腺炎一般范围较小，看起来不重，但疼痛却明显，近小眼角的重症睑腺炎可引起白眼球水肿，呈水泡样，甚至突出于睑裂之外。外睑腺炎病变部位初起时红肿、疼痛、近睑缘可摸到硬结，形如麦粒，3～5天后脓肿软化，7天左右可自行穿破皮肤，脓液流出，红肿消失，有的也可不经穿破皮肤，脓液流出，红肿消失，有的也可不经穿破排脓或因排脓不畅自行吸收消退。

**★防治与护理**

◆注意用眼卫生，保持眼部清洁，不用脏手或脏物揉擦眼睛。

◆多注意休息，避免眼睛过度疲劳。

◆局部湿热敷，用干净毛巾每日2～3次，每次15～30分钟。

◆局部可点眼药。一般使用抗生素眼药水如氯霉素或利福平、氧氟沙星点眼，每日4～6次。

◆涂药膏。宝宝入睡后可涂金霉素或红霉素眼膏，每日1～2次。

**沙眼**

沙眼是由沙眼衣原体引起的一种慢

性传染性结膜角膜炎，可在睑结膜表面形成粗糙不平的外观，形似沙粒，故名沙眼，是致盲眼病之一。潜伏期为5～12日，通常侵犯双眼，严重影响视力甚至造成失明。

### ★主要症状

沙眼常为急性或亚急性发病。宝宝一旦患此病，会出现流泪、怕光、眼中有异物感、眼分泌物多而黏稠等表现。1～2个月后转变为慢性期，睑结膜变厚。在急性期、亚急性期及没有完全形成瘢痕之前，沙眼有很强的传染性。随着病情的进展，角膜可出现新生血管，像垂帘状长入角膜，称之为沙眼角膜血管翳。沙眼的严重危害在其并发症和后遗症，迁延不愈的重症沙眼可引起睑内翻倒睫、实质性结膜干燥症、角膜溃疡、慢性泪囊炎等，并常引起视力障碍。

### ★防治与护理

◆培养宝宝良好的个人卫生习惯，不要用手揉眼睛，要经常洗手，切勿和其他孩子共用手帕，洗脸盆、毛巾、洗脸水也应分开使用，以防沙眼的感染和传播。

◆宝宝一旦发生沙眼，应在眼科医生指导下，选用利福平、磺胺醋酰钠、硼砂金霉素等眼药水滴眼；晚上可用金霉素眼膏涂于眼内，一般连续用药3～6个月可治愈。

◆增生严重者，可用棉签或四环素等药物摩擦于睑结膜及穹隆结膜处。滤

医生叮嘱

不管是得了什么眼病，都要及时到医院去治疗。一些全身性疾病对眼睛也有很大影响，如结核病、肾病等。因此，要注意防治，避免延误病情。

泡多者可以实行压榨术，局麻下以轮状镊子挤破滤泡，将其内物排出，同时合并药物治疗。

## 结膜炎

结膜炎是眼科的常见病，常由细菌或病毒引起，主要表现为流泪、眼屎多、结膜充血。多发于夏、秋来临之时。

### ★防治与护理

◆不要用手揉眼睛，小儿应有专用的毛巾和脸盆，按时点眼药水，如利福平眼药水、氯霉素眼药水，每小时1次。

◆教育宝宝勤洗手，不用手揉眼睛，必要时点眼药水预防，不用公共毛巾，游泳后用流动水洗眼。

医生叮嘱

结膜炎并不是"眼部充血"的唯一原因。眼部充血除了结膜炎外，也要考虑是眼部其他疾病，如角膜破皮、虹彩炎、青光眼、角膜溃疡或是眼睛内部发炎等眼疾之警讯，不可以大意。

## 婴幼儿急性中耳炎

中耳炎是最常见的一种耳部疾病，常因上呼吸道感染或麻疹等传染病而诱发中耳炎，如治疗不及时，容易并发脑膜炎。

### ★主要症状

中耳炎的最初症状往往是发热、烦躁不安，接着不吃奶、哭闹不停、不断摇头，若压住耳朵时，更会哭闹不安。中耳炎初期症状不明显，有时直到鼓膜破裂、流出脓液时家长才会注意。

### ★防治与护理

◆给宝宝洗澡或喂奶时，要注意体位，避免水流入耳道或乳汁经咽鼓管呛

## 医生叮嘱

如果耳内有脓液，应先用 3% 的过氧化氢（双氧水）清洁耳道，然后再滴药。外耳道有一定的倾斜度，所以滴药前应将耳道拉直，使药液顺利流入。1 岁以内的宝宝可向下拉直耳垂，大一点儿的宝宝应向后上拉耳郭。滴药后用手指轻轻按压耳屏，促使药液流入鼓膜区。如鼓膜已穿孔，药液可以流入中耳腔，这对治疗更加有利。滴药后要让宝宝侧卧，待药液渗入耳内组织后再活动。

入中耳。

◆ 多带宝宝到户外活动，提高抵抗力，预防上呼吸道感染。

◆ 一旦确诊中耳炎，应静脉点滴抗生素，充分治疗。

## 白喉

白喉是由细菌引起的急性呼吸道传染病，宝宝如果出现咽、喉等处黏膜充血、肿胀并有灰白色伪膜形成，则极有可能是白喉。

白喉杆菌主要通过飞沫传播，也可通过被污染的手、玩具、文具、食具以及食物传播流行。多见于秋冬季节，潜伏期 1~7 天，多数为 2~4 天。病后可获持久性免疫。

### ★ 主要症状

◆ 普通型：咽部疼痛或不适感，咽中度红肿，扁桃体上有片状假膜，呈灰色，周缘充血，假膜不易剥脱，用力擦去周围有渗血。宝宝表现为不活泼、哭闹和流涎。

◆ 轻型：咽部轻痛及红肿。假膜局限于扁桃体，其一侧或两侧有点状或小片状假膜。全身症状有低热、乏力。

◆ 重型：普通型未及时治疗，假膜迅速扩大，由扁桃体扩展至鼻咽部和喉部。假膜增厚，边界清楚，呈灰黄色或黑色，周围黏膜红肿明显。扁桃体明显肿大，颈淋巴结肿大、压痛，周围组织可有水肿。全身症状严重，有高热、面色苍白、高度乏力等。常并发心肌炎和周围神经麻痹。

◆ 极重型：假膜范围广泛，多因出血而呈黑色。扁桃体和咽部由于肿胀而影响呼吸，或因有坏死形成溃疡，有腐臭气息。颈淋巴结肿大，全身有高热、面色苍白、呼吸困难、脉细速、血压下降、皮肤黏膜出血。可出现心脏扩大、心律失常等。

### ★ 防治与护理

严格隔离，不少于 7 天，对患者用过的器皿煮沸 15 分钟消毒，或用 2% 来苏水浸泡，给予易消化、刺激性小的饮食与 B 族维生素、维生素 C，保持口腔清洁，防止继发感染。白喉的治疗需遵守医嘱。

# 肠胃和膀胱疾病

## 先天性肥厚性幽门狭窄

先天性肥厚性幽门狭窄是一种常见的小儿消化道疾病。症状通常出现在宝宝出生后 3～6 周内。造成先天性肥厚性幽门狭窄的原因是幽门肌层肥厚，导致机械性梗阻，引发患儿呕吐。

### ★ 主要症状

患病初期宝宝只是偶尔呕吐，随着症状加重，喂奶后呕吐的次数会逐渐增多，且呈喷射性。呕吐物多为白色黏液或乳汁，如果吮吸乳汁一段时间后呕吐，呕吐物多为凝乳，如果宝宝患有刺激性胃炎，呕吐物中还会含有血液。即使婴儿吐，他的食欲不会受到影响。如果家长不予治疗，久而久之宝宝的体重就会有所下降，排便次数减少，皮肤日渐松弛，宝宝看起来没精神。

### ★防治与护理

◆本病一经确诊，应尽早手术，手术简单，效果好。

◆如患有其他疾病短期内无法手术，可喂稠厚奶汁（奶内加1%糕干粉或米粉），食后不易吐出镇静解痉，即用1：1000阿托品溶液于喂奶前15分钟滴服，每次2～3滴。

◆纠正脱水、酸中毒，预防感染。

## 腹股沟疝

腹股沟疝又叫小肠疝气，是一种多发生在男宝宝身上的疾病。从宝宝第一次啼哭一直到他长到2岁，都有可能发现病症。

该病是由于宝宝出生后，腹膜鞘突没有完全闭合，当腹部压力增高，腹内的肠管和大网膜就会被压到腹股沟内侧的皮肤下面，从而形成了腹股沟疝。所以，父母会在宝宝活动或大力啼哭时发现其私处有肿物出现。

### ★主要症状

◆宝宝在哭闹或活动剧烈时，大腿根部或阴囊处会出现光滑、圆钝稍带弹性的肿物。

◆宝宝平卧或不用力时复位消失，用手指由下向上轻轻顶压肿物还纳入腹腔，可听到咕噜声。

### ★防治与护理

虽然腹股沟疝有自动痊愈的可能，但概率不是很大。随着年龄的增长，私处的肿物还会逐渐增大，严重时就会妨碍走路。因此，建议爸爸妈妈尽快送宝宝去医院做手术。但6个月的宝宝体力弱，对麻醉药物耐力差且小型疝有自愈的可能，故手术时间以6个月到6岁为宜。

## 脱肛

脱肛又称肛门直肠脱垂，是指肛管直肠向下移位，外翻脱出于肛门外。多发生于3岁以下的婴幼儿身上。营养不良、体虚、肌肉力量薄弱、腹压长时间过高等，都会引发脱肛。

### ★主要症状

患病初期，宝宝大便时偶尔直肠或肛管会从肛门向外翻，排便结束后直肠或肛管又会自动缩回。时间久了，每次大便的时候都会出现类似的状况。但大便后需要用手轻拖，直肠和肛管才会缩回。

### ★防治与护理

◆从小养成良好的排便习惯，时间不能太长，也不要太过用力。不要长期坐在便盆上玩耍。

◆运动锻炼，强化体质。

◆增强营养，蛋类、海鲜类、豆类、五谷类、肉类都要涉及，以增强营养的全面性。

◆训练宝宝卧位排便2～3周，可预防复发，并可能自愈。

◆复位困难、嵌顿者需外科手术。

## 先天性胆道闭锁

天性胆道闭锁是一种很严重的疾病，它是指宝宝出生后因胆道闭锁，胆汁不能到肠道而滞留于肝脏引起的病症。

### ★主要症状

出现皮肤黄疸，大便灰白，晚期出

## 医生叮嘱

手术治疗是目前对先天性胆道闭锁最好的一种治疗方法，但手术的可执行性和术后效果都要视胆道的畸形程度而定。而且手术的时机很重要，如果患儿在肝硬化后再手术，治愈的机会几乎为零。

现肝大、变硬，甚至腹水，脂溶性维生素 A、维生素 D、维生素 E、维生素 K 吸收障碍，出现出血倾向或低钙惊厥等。

### ★防治

先天性胆道闭锁如不经治疗，6 月至 2 年内会死亡。因此，一经发现要尽快治疗，时间越久对患儿的伤害就越大。肛门空肠吻合术是目前成功率较高的手术，可以有效地治疗先天性胆道闭锁。

### 尿路感染

肾盂肾炎、膀胱炎和尿道炎统称为尿路感染。是由细菌侵入尿路而引起的，其中绝大部分的细菌是肠道杆菌。如果发现宝宝排尿时常哭闹或是出现发热症状时，就应首先怀疑此病，如果确诊，就要及时治疗。

此病发病率女宝宝高于男宝宝。因为她们的尿道短，再加上尿布总是使尿道处在潮湿的环境，所以女宝宝更易被感染上尿道炎。

### ★主要症状

婴幼儿发生尿路感染时，全身症状常伴有腹痛、呕吐、发热等症状，部分可表现为尿道口红肿、尿频、尿急、尿痛或血尿，因尿频而致尿布疹，宝宝排尿时哭闹，尿恶臭。

### ★防治与护理

◆ 婴儿应及时更换尿布，女宝宝要每天清洗外阴，男宝宝清洗时要把包皮翻开洗，保持局部干燥，及时治疗尿布皮炎。

◆ 宝宝大便后也要清洗肛门，以免细菌感染。

◆ 不穿开裆裤，纠正宝宝玩弄生殖器的习惯。

◆ 尿道口发红可涂复方红汞，或用 1∶5000 的高锰酸钾水坐洗。

◆ 让宝宝多喝水，告诉他不要憋尿，防止尿液在膀胱里滞留过长时间，引发细菌繁殖。

◆ 到医院化验尿液，确认后服用抗生素治疗。一般疗程为 10~14 天。

### 阴茎头包皮炎

包茎或包皮过长的男宝宝，平时不注重清洗，细菌在包皮内大量繁殖，或积聚在包皮处，或由尿道深入，导致阴茎头和包皮发生炎症。

### ★主要症状

患阴茎头包皮炎的宝宝的患处大多会出现红肿、疼痛、奇痒等感觉，严重时患处还会出现糜烂及溃疡，并有黄脓流出，伴有臭味。如果父母没有及时发现或进行正确的治疗，阴茎头包皮炎反复感染后会导致阴茎头或包皮变厚，甚至形成白斑。如果宝宝是因为过敏而引起的阴茎头包皮炎，其阴茎头或包皮上会出现水肿性的红斑，中心区域还会有水泡，如果弄破还会引起感染。

### ★防治与护理

◆ 注重日常的清洁，在给宝宝洗澡时要仔细清洁包皮内藏纳的污垢。

◆ 如果已经患上了阴茎头包皮炎，可口服抗感染药，如复方新诺明、头孢氨苄等。局部可用 1∶5000 的高锰酸钾溶液清洗,然后在患处涂抹抗生素软膏。

◆ 如果疾病是由服药过敏引起的,就要立即停止导致病患的药物,同时还可以视情况服用抗过敏类药物。

◆ 在感染控制后,应考虑包皮环切术,以防反复发作,阻碍宝宝健康发育。

## 鞘膜积液

鞘膜积液是指睾丸鞘膜内积液,患儿阴囊部位会突出一个光滑的肿物,透光试验呈阳性,多数不能触及睾丸,与腹股沟疝比较相似,但后者可回纳。

### ★ 主要症状

宝宝睾丸会出现大小不一或是两侧都变大的情况,阴囊内出现肿物,按压时宝宝没有疼痛感,手感很软。用手电筒照的时候可以透光,呈红色,且没有血管分布。有些患儿在用力时肿物会变大,有时会变小。

### ★ 防治与护理

由于宝宝年龄尚小,最初出现这种症状时先不要担心,一般在他5~6月时液体被吸收而恢复原状,但肿胀明显时可穿刺抽出液体,效果不好可考虑手术。

> **爱心贴士**
>
> 鞘膜积液严重时会阻碍患儿将来的生育问题,所以爸爸妈妈在症状允许的情况下,要尽早地采取措施,如果情况严重时,可以考虑进行手术治疗。

## 隐睾症

如果出生时睾丸未下降至阴囊中,称为隐睾症,是小儿外科很常见的一种疾病。早产儿患此病的概率高达30%,正常新生儿患此病的概率仅为3%。前

> **医生叮嘱**
>
> 患过隐睾症的小孩发生睾丸癌肿的概率会大于睾丸正常的小孩,因此,爸爸妈妈一定要时刻注意自己宝宝的健康情况,如发现不正常反应要及时到医院进行治疗。

者多于生后3月内下降,后者多于生后6周内下降,到1岁时睾丸下降率为0.8%,此后自行下降机会很少。睾丸持续不降,尤其2~3岁后仍未降时,可影响成年后生育,且有恶变倾向。

### ★ 主要症状

患儿睾丸没有正常下降,所以,在患儿阴囊内只能看到一个睾丸或是看不到睾丸。

### ★ 防治与护理

宝宝一旦被确诊为患上了隐睾症,就一定要到正规的医院治疗。手术的时间最好控制在2 ~ 3岁之间。如果是双侧睾丸都未下降,可注射绒毛膜促性腺激素,每周2次,每次1000单位,全疗程10000单位。如果没有疗效再进行手术治疗。在治疗期间可服用黄体酮胶丸协助。

## 急性肾炎

当咽炎、扁桃体炎未彻底治疗时,部分病儿发病1~2周后可出现浮肿、少尿、血尿等症状,实验室检查尿可见红细胞、蛋白质等,即为肾炎。多发于3岁以上的宝宝,多是由乙型溶血性链球菌感染所引起的,发病是因为抗体复合物的沉着,使肾小球基底膜受损。而病情恶化后还会引发充血性心力衰竭、高血压或尿毒症,因此要引起家长的高度重视。

**★主要症状**

临床上轻重不等，轻者无任何症状，因其他疾病查尿时才发现此病；重者可出现严重的高血压、惊厥、心衰甚至尿毒症，病情凶险，处理不当可使病儿死亡。

**★防治与护理**

◆预防急性肾炎最好的办法就是杜绝小儿患上能引发此病的疾病，如咽炎、扁桃体炎、脓疱等。如果宝宝患上前驱疾病，就要密切观察其身体状况，以便及时发现并诊治。

◆以休息为主，调养自己身体的抵抗力，防止病情加重。避免患儿做剧烈的运动，防止感冒的发生。

◆当水肿明显、血压高时可限制盐的摄入，每天1～2克。肾功能不好时限制蛋白质的摄入，每日摄入量为0.5克／千克。如果患儿尿量减少，要限制钾元素的摄入量。

治疗无特效办法，主要是对症处理。病儿以休息为主。

◆病情较重时必须去医院治疗。

## 皮肤疾病

### 荨麻疹

荨麻疹俗称风团，是一种常见的过敏性皮肤病。由于皮肤因各种因素导致黏膜血管发生暂时性炎性充血与大量液体渗出，造成局部水肿性的损害，其迅速发生与消退。症状在数日至2~3周内消退者为急性荨麻疹；若反复发作，病程达1~2月，大多找不出原因，顽固性难治者称为慢性荨麻疹。

**★主要症状**

荨麻疹典型表现是突然发生的，局

限性的、大小不等的风团，边界清楚，高出皮肤表面，红色或浅红色，风团多持续半小时或数小时，可自然消退，不留痕迹，也可一日内反复发作多次。自觉局部瘙痒、灼热感，全身任何部位都可发生，小儿常发生于眼睑、鼻、耳垂、外阴等皮下组织较疏松的部位，如发生于胃肠道可有恶心呕吐、腹痛，发生在喉头可致呼吸困难，甚至危及生命。

荨麻疹的小儿皮肤划痕常呈阳性，即在正常无风团的皮肤上，用指甲或钝器划皮肤后，很快局部出现条状隆起或发红，多数可在几分钟或几小时内消退且不留痕迹。一般找不到明确诱因，可反复发作，病程可持续数日甚至数年。

**★防治与护理**

婴幼儿荨麻疹的防治与护理，首先应追查病因，最常见的是食物及衣物过敏和各种感染因素，除去病因后，一般荨麻疹即可痊愈，对荨麻疹目前还无特效药，一般均为对症治疗。

◆由于荨麻疹的病理改变主要是血管神经性水肿，治疗可用一些抗过敏类药物，如氯苯那敏（扑尔敏）、阿司咪唑（息斯敏）等，另外，维生素C和钙剂对组织细胞的通透性有调节作用，所以较严重的荨麻疹，还可用钙剂或维生素 C。

◆荨麻疹一般无需局部特殊处理，因为风团的特点是此起彼伏，注意保护皮肤，可给宝宝戴手套，避免抓破，搔痒严重者可给外用止痒药水。

◆避免接触过敏源，如花粉、毛皮等。饮食要清淡，保持大便通畅。

## 痱子

在炎热的夏季里，"痱子"是常见的婴儿皮肤疾，痱子形成的原因，主要是由于皮肤表层细胞肿胀，将汗孔或汗腺管堵塞，闭塞下方的汗液仍不断分泌，使汗腺管破裂，汗液渗入邻近组织储留在皮内而产生痱子。

### ★主要症状

痱子多见于脸面及皮肤皱褶处。表现为针尖大小的红色丘疹，圆或尖形，有时疹顶部有微疱，称为汗疱疹。瘙痒明显，宝宝烦躁不安，用手去抓，多于数天或 1 ~ 2 周后消退。

### ★防治与护理

◆注意通风，避免汗液积蓄，夏季要注意宝宝衣服保持清洁干燥。

◆经常给宝宝洗澡，注意出汗后不要马上用凉水擦洗，可用干毛巾擦汗或用温热水洗澡，洗后扑些爽身粉或痱子粉。

◆一旦感染，可用酒精擦破，再涂甲紫。防搔抓。

## 其他疾病

### 感冒

感冒是婴幼儿的常见病。几乎每个小儿每年都不可避免地要经历感冒，尤以冬季多见。大多由病毒引起，也可继发细菌感染。

### ★主要症状

感冒的主要累及鼻、咽、喉等部位，如流鼻涕、打喷嚏、嗓子疼、声音哑以及咳嗽、发热等。有些可同时伴有全身症状，如发热、肌肉酸痛、乏力，宝宝会表现哭闹、睡眠不安或不爱吃奶。

### ★防治与护理

由于感冒一般都可自愈，往往不被人们重视，事实上感冒会使人体抵抗力下降，如此时得不到很好的休息还会继发许多其他严重疾病。所以，感冒应该引起许多家长的重视。特别是对于那些缺乏抵抗力的宝宝来说，预防感冒是至关重要的。

◆调节室内温度和安排休息。室温最好保持在 20℃左右，湿度为 60% 最理想，冬天较干燥，应以蒸汽提高湿度。穿着要适宜，太暖和宝宝易出汗，反而易感冒。室内空气应流畅，但要防止穿堂风。

◆平时应养成日光浴及少穿衣服的习惯，使皮肤黏膜具有抵抗力。

◆一旦患上了感冒，主要采用中成药来对症处理。若疗效不好，也可使用抗生素，但最好在医生指导下使用，不应滥用。

◆患病期间尽量不去托儿所等公共场合，减少宝宝继发感染的机会，并减少活动，注意休息。应选用易消化、少油腻、多维生素的饮食。人工喂养者可将牛奶稀释，或少量多次，多饮开水，以利排泄体内毒素。宝宝往往食欲不振，爸爸妈妈不要急躁，疾病痊愈后，食欲自然恢复。

### 肺炎

小儿肺炎是临床常见病，其病因主

要是小儿喜吃过甜、过咸、油炸等食物，致宿食积滞而生内热，偶遇风寒使肺气不宣，二者互为因果而发生。

小儿肺炎四季均易发生，以冬春季为多，如治疗不彻底，易反复发作，影响宝宝发育。

## ★主要症状

肺炎一般表现为发热（也有不发热而咳喘重者）、咳嗽，呼吸表浅、增快，部分患儿口周、指甲轻度发绀，患儿可伴有精神萎靡、烦躁不安、食欲不振、哆嗦、腹泻等全身症状。小儿肺炎只要及时发现和有效的治疗，可很快康复。但重症易出现诸如心力衰竭、呼吸衰竭、脓气胸、缺氧性脑病、中毒性休克以及中毒型肠麻痹等并发症，如不及时治疗，预后不良。

## ★防治与护理

肺炎的治疗原则是应用消炎药物，杀灭病原菌。根据不同的病原菌选用敏感的药物，早期治疗、足疗程，可根据病情选择治疗方案，同时还应对症治疗，如发热时给予服用退热剂，咳嗽应给予化痰止咳药物，对重症肺炎应及时到医院进行相应的住院治疗。

对患肺炎的宝宝，爸爸妈妈要细心，注意宝宝的体温和呼吸的情况，让宝宝休息好。在饮食上要吃易消化、高热量和富有维生素的食物，以软的食物最好，有利于消化道的吸收。房间内不要太干燥，宝宝要适当地饮水，以稀释痰液，有利于痰的排出。痊愈后，特别要注意预防上呼吸道感染，否则易反复感染。注意加强锻炼，鼓励宝宝多到户外活动。感冒流行时，不要带宝宝到公共场所去。家里有人患感冒时，不要与宝宝接触。

# 哮喘

哮喘又称气喘，是一种呼吸道疾病。天空中飞落的灰尘或花粉、外界气温的变化、感冒后未愈的症状都有可能引起小儿气喘。它们会致使支气管发炎，呼吸道变得狭窄，进而使患儿出现气喘症状。

## ★主要症状

起病或急或缓，发病前往往有 1 ~ 2 天的上呼吸道感染症状，包括鼻痒、喷嚏、流清涕、揉眼睛、揉鼻子等表现，并可有明显的咳嗽、喘息。年长儿起病往往较突然，常以一阵阵咳嗽为开始，继而出现喘息，呼吸困难等。

## ★防治与护理

婴幼儿哮喘病的危害是非常大的，如果护理不当，可能会导致宝宝窒息，家长一定要重视该病，同时要做好日常的护理工作。

◆保持室内干净整洁，不要养宠物，因为它们的毛发很容易使宝宝过敏。

◆调节好室内的温湿度，避免宝宝处在过冷或过热的环境中。随天气变化增减衣服，穿衣也要适量，不宜过厚或过薄。

◆要保证宝宝能有适当的户外锻炼，活动时不要采取激烈的运动，过于激烈的运动会导致宝宝呼吸加重，剧烈咳嗽。

◆哮喘患儿饮食宜清淡，营养要充足。多喝水，每日饮水量至少应达到 300 毫升。对已知过敏的食物（如牛奶、鸡蛋、春笋、鱼、虾、蟹等）应少吃或不吃。多吃面条、浓肉汁、稀饭、青菜等，避免吃辣椒、姜、葱、蒜等刺激性食物。

◆根据医生指导定期服止喘药，发作严重时可去医院治疗。

## 发育迟缓

小儿发育迟缓多发生在6岁之前。患儿的表现为生长发育速度较慢，或是生长顺序异常。发育迟缓包含的范围非常广，语言、认知、生理、心理等方面的发展都包括在内。这就要求爸爸妈妈熟悉正常宝宝的生长、发育规律，如果自己的宝宝出现了异常，就要引起注意。

每个阶段的宝宝都有他该有的变化，他会逐渐掌握更多的东西。如果你的宝宝在合适的年龄没有掌握应该会做的事情，那就是发育迟缓。俗话说得好，三翻六坐七滚八爬，说的就是宝宝在每个月里应该做到的事情。另外，宝宝的头围、胸围、身高、体重等成长因素，如果全部没有达标，说明是全面性的发育迟缓，如果只是其中几项，属于部分发育迟缓。宝宝的心理、心智发育也都在标准范围内，爸爸妈妈要注意观察自己宝宝的每一点儿进步，以了解宝宝的生长是否正常。

## 癫痫

癫痫是神经系统的一类慢性病，根据发病的轻重缓急，分为不同的种类。婴幼儿发热后会出现脑部异常型及热性痉挛；不发热时也会因其脑部出现异常而身体痉挛。有些痉挛宝宝自己会没有感觉，有时宝宝又会有自知。癫痫属于一种可以根治的疾病，患者中的80%都能痊愈，爸爸妈妈不用过于担心。

### ★主要症状

患儿癫痫发作时通常会表现为手脚僵直、全身向前俯探、翻白眼、四肢持续性的收缩、不断重复做同样的动作。

**爱心贴士**

癫痫是一种慢性的脑部疾病，需要药物的持续治疗。家长千万不可因为担心宝宝长期服用抗癫痫药会变傻，就擅自减药、停药，那样反而会影响宝宝的智力，甚至引起更严重的后果。

患儿发作的时间多控制在数分钟内，而且动作也多集中于某些部位。有时患儿会突然失去自我意识，口中发出咕噜声，开始不停重复坐立动作，严重时还会产生幻觉和错觉。

### ★防治与护理

◆对于患有癫痫的宝宝来说，任何带有刺激的事物都会导致病症发作，因此，爸爸妈妈不要对患儿大声说话，不要在其背后做突然的动作。

◆注意饮食，咖啡、辣椒等刺激性食物尽量不要食用。

◆注意宝宝的安全，防止坠床或摔伤。

◆如果宝宝病症发作，爸爸妈妈应让患儿保持平躺，将其头部偏向一侧，保持呼吸通畅，尽量让其在安静的环境下休息。千万不要按压患儿抽搐的肢体，以免发生脱臼、骨折，也不要强行服药或进水、进食。

◆癫痫是一种精神疾病，采用中西医配合疗法可以有效地缓解、治疗疾病。在治疗的同时搭配痫得安、启脾丸等中药，再加上穴位配伍针灸，小儿癫痫就会得到好转。

## 婴幼儿心脏病

婴幼儿最常见的心脏病是先天性心脏病，是由于胎儿心脏发育时期受到内、外因素的影响，使心脏部分发育

**医生叮嘱**

预防婴幼儿先天性心脏病，应从孕期开始。除遗传因素外，要防止感染，尤其是风疹、腮腺炎、流行性感冒及柯萨基病毒感染等。

停顿或异常而形成心脏的先天畸形。先天性心脏病的种类很多，且可有两种或两种以上的畸形并存，病情严重和复杂畸形的患儿常在出生后数周或数个月夭折。

## ★主要症状

轻者可无症状，仅在查体时发现心脏杂音。但下述表现应引起家长的注意：

◆患儿口唇、指趾甲青紫，手指、足趾如鼓槌状，哭闹后青紫加重，可能为发绀型先心病。

◆婴儿出生后即出现青紫，往往为复杂先天性心脏病，如三尖瓣闭锁、肺动脉闭锁、大动脉错位等。

◆先天性心脏病因畸形部位的不同

而有不同表现，如自幼呼吸急促、哭声嘶哑，鼻尖、口唇、指（趾）甲床等部位出现青紫，眼膜充血，呼吸道易患感染等。

重症患儿大多在婴儿时期就有喂养困难、易呕吐、气促和多汗等症状。

## ★防治与护理

◆根据病情及小儿情况，劳逸结合。症状不明显时可正常活动，适当参加体育锻炼，以增强机体抵抗力。如症状明显，应卧床休息，避免诱发或加重心衰。

◆随着季节的变换及时增减衣服，尽量少带患儿去公共场所，在传染病好发季节尤其要及早采取预防措施。在医生指导下进行预防接种。

◆避免进食过饱，给予富含营养、易消化的食物。发热时，给予足够的饮水量，保持大小便通畅，避免大便用力过度。

◆先天性心脏病依其种类、程度不同，治疗方法各异，应由医生决定。

# 家里的安全问题

## 厨房

厨房是父母为宝宝烹调美食的地方，也是宝宝非常好奇、时常想要探究的神秘地方。但是厨房又是家庭里电器最多、器具最凌乱的房间，宝宝在此活动会有许多安全隐患，因此，采取以下步骤去除厨房中的危险因素是最现实的选择：

◆餐具的摆放：刀、叉、削皮器等锋利的餐具应放在宝宝够不着的地方，或把它们锁起来。杯子、盘子、碗等餐

具也要锁在柜子里，防止宝宝拿出砸碎，砸到小脚丫，或者被碎片割破皮肤。

◆垃圾的存放：厨房的垃圾最好存放在较隐蔽的地方，以免宝宝取到，给宝宝的健康带来危害。购菜的塑料袋等要及时清理，防止宝贝拿到手里玩耍，蒙在脸上导致窒息。

◆清洁用品的存放：厨房使用的清洁用品多，含氨与氯的清洁剂倒到一起会产生一种叫氨胺的致命气体，所以这些清洁剂一定要放在宝宝够不着的位

延伸链接

## 警惕宝宝靠近煤气灶

灶台是厨房非常危险的地方，妈妈在做饭时一定要提防好奇的小宝宝。

◆烧煮东西时把锅的手柄转对着墙壁，以免被好动的宝宝碰翻或意外洒溢出来。炸东西时不要让宝宝靠近。

◆在煤气灶旁不要挂易燃品，如窗帘、木汤匙或饰物等，以免导致火灾。

◆使用煤气灶还需注意通风，以免造成室内一氧化碳过多，引起人体缺氧，诱发煤气中毒。

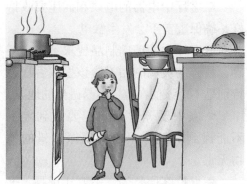

房间里的危险可能是最多的：盛着滚烫的咖啡的杯子放在桌子边，锅柄转向外，刀就放在菜板上等。

置，使用时要将宝宝抱到别的房间，戴上手套、口罩，千万不要两种以上清洁剂一起使用，并且注意通风。

◆其他杂物的存放：火柴、打火机等应放在安全的地方，以免宝宝取到。大件的物品如锅煲、碗及食物处理器不要置于橱柜顶，这样搬动它们时既困难又容易带来危险。

## 卧室

卧室是宝宝待得最久的地方，所以与其他家居场所相比较，卧室的安全问题就显得尤为重要了，爸爸妈妈应注意卧室中存在的安全隐患，为宝宝创造一个温馨、安全、健康的空间。

◆卧室里的温度不能过高，温度过高有引起宝宝特别是婴儿猝死的危险，大人要随时感受卧室的温度，如果感觉热就要想办法降温，如给宝宝换薄被子、开窗通风、使用电风扇，必要的时候也可以使用空调降温。

◆宝宝睡觉的时候，枕边不能堆放太多东西，还要检查床边有没有油、开水、烤火器、边缘尖锐的东西等，避免宝宝不小心从床上滚下来发生危险。

◆检查宝宝的床边或枕边是否有玩具的小部件、纽扣以及小珠子等。这些小部件被宝宝无意拿到后容易造成误食。

◆最好选用有气孔的床垫，这样可以让婴儿期的宝宝吐出来的奶容易排走而减少宝宝因为吐奶发生哽噎。

◆婴儿床或者儿童床上挂着的东西要随时改变方向，尿布或者玩具不要挂在宝宝的头顶上，防止这些东西掉下来捂住宝宝的嘴和鼻子而造成窒息的危险。

◆宝宝的床最好随着宝宝年龄的增长能做一些相应的调整，如宝宝能翻身了，床边缘的栏杆就应该加固，防止宝宝从床上滚下来，当宝宝能扶着栏杆站起来了，就要考虑将床的高度降低以防止宝宝翻越栏杆滚下来被摔伤。

◆卧室中的电源插座应该安置在宝

 爱心贴士

在宝宝的成长过程中，爸爸妈妈要利用机会对宝宝进行安全教育。重的后果。

宝够不到的地方，不使用的插座应该拆除或者用东西将其覆盖让宝宝够不到。

◆大人不在卧室时，要将取暖器及其电源插头收拾好，特别要注意的是要将插头从插座中取下来。以防宝宝被烧伤或者触电。

◆宝宝醒着的时候，不要将宝宝单独留在卧室里；即使宝宝入睡了，大人要选择能够观察到卧室的地方工作。

◆卧室里要选用较重的，能放置稳固的、圆边的家具，避免宝宝弄倒家具压伤自己。

◆卧室里点蚊香或使用灭火器时，蚊香或灭火器要尽量离宝宝远一点儿，以免这些东西对宝宝的身体产生伤害，还要放在宝宝不能触及的地方，以防烫伤。

◆樟脑丸应该放在宝宝够不着的地方。

◆天气寒冷时，可在宝宝睡觉前使用电热毯或热水袋预热，但是宝宝睡觉时一定要将电热毯插头从插座中取出，或者取出热水袋，以防宝宝被烫伤甚至触电。

◆卧室最好使用壁灯或者顶灯，不要使用拖着电线的灯。

◆大人使用化妆品后一定要将其

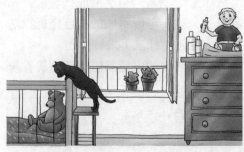

孩子一个人坐在桌子上，窗户大开，猫可能会跳到床上，这么多可以造成意外的因素！请谨慎。

收好，放在上锁的抽屉里，不要让宝宝触碰。

## 客厅

宝宝越大，在客厅活动的时间就会越来越多。对大人来说，保证宝宝在客厅的安全比其他地方要困难，所以爸爸妈妈要费一番心思了。

◆家具的边缘、尖角加装防护设施（圆弧角防护棉垫），以免宝宝跌倒时受伤。最好尽量选择柔软、无尖角的家具。

◆客厅中的饮水机在没有客人的时候最好断开电源，以保证宝宝不会被烫伤。

◆客厅中电器的电线和插座要收拾好，确保宝宝不会发生触电。

◆客厅中的玻璃制品要求不容易破碎，易碎的玻璃制品不应该摆在客厅，特别是不应该摆在宝宝容易碰到的地方。

◆家中要养盆景一定要放到宝宝不能碰到的地方，还要确保盆景的植物无毒。

◆保持客厅整洁，不要让玩具、书籍、杂物散置一地，以防宝宝被绊倒。

◆铺设地板的材质要避免使用石材，可选择弹性塑胶地砖。铺设地毯时，下面最好加装止滑垫，以免地毯滑动，造成幼儿跌倒。

◆尽量将高桌子、高椅子收到宝宝们不会去的地方，无法避免时，也不要让他单独爬到高桌子、高椅子上。

◆如果可能，请为宝宝们留一个专用的游戏区，让她们有个安全的活动范围。

## 浴室

浴室和厨房一样，也是宝宝家庭事故的多发地带，爸爸妈妈千万不可忽视

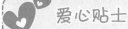

**爱心贴士**

宝宝洗完后，大人把宝宝从浴盆或浴缸抱出来，由于宝宝的小身子很滑，大人一定要抱紧，然后用大毛巾紧紧地裹住宝宝。立即擦干宝宝头部及身上的水分。

一些细节。

◆在浴室门外宝宝够不着的地方安装一个插销，不用浴室的时候，就把插销插上。

◆浴室里不要放锋利物品，剃须刀、剪刀、吹风机最好放在大人的卧室里，或锁在宝宝够不到的橱柜里。

◆把所有的用品，包括补铁剂、化妆品、漱口水等，都要放在宝宝够不到的地方。

◆热水器的温度最高不要超过54℃，以免烫伤小宝宝。准备洗澡水时，一定要先放冷水，以减少烫伤的可能性。

◆浴盆里放一个防滑垫，以免宝宝滑倒。

◆不要把宝宝单独留在浴盆里，哪怕只有片刻也不行。如果宝宝洗澡时有人敲门，一定要把宝宝用毛巾包起来，

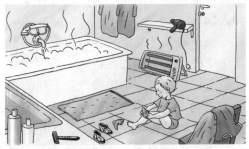

这张图的中间，孩子安静地脱着衣服，但是他的周围充满了危险：水太热；一个老式的加热器；在他能触及的地方有一个剃须刀；门上有钥匙，让孩子有可能将自己反锁在屋子里。

抱着他去开门。如果你不想错过电话，就把手机或无绳电话拿到浴室里去。

◆教宝宝始终坐在浴盆里，每次都好好跟他说，时间长了，他就能养成这种习惯了。

◆确保浴室的门能从外面打开，以免宝宝被反锁在里面。

◆随时将马桶的盖子盖上，避免宝宝因为好奇而掉进马桶。

## 阳台

有的年轻父母在追求时尚休闲的家居装修时，往往会忽略时尚阳台给宝宝带来的意外伤害。阳台上放置的藤椅、小桌本是休闲纳凉之用，但是在一定程度上缩短了宝宝与窗户、阳台等户外之间的距离，再加上宝宝生性好动，喜欢爬高，一不小心就会顺着藤椅翻落下去。

此外，还有一些小别墅或复式房内，在两层楼面阳台上会装置花色铁栏杆，期间的装置也会导致宝宝把头伸出去，发生被卡住不出来的危险事故。

为了消除这些安全隐患，最好在阳台门口加上围栏，围栏缝隙要足够窄，让宝宝无法通过。另外，不要摆设任何可供宝宝登高的东西，如箱子或者梯子之类；不要摆放榔头、铁铲、梯子等容易造成危险的物品。阳台也不要摆放有毒、有刺的植物。

## 室内其他地方

除了客厅、卧室、浴室等宝宝活动频繁的地方外，爸爸妈妈还需要检查室内其他地方是否还存在着安全隐患。随着时间的变化，室内很多地方也可能在发生着变化，这些变化会不会影响宝宝的安全呢？这是需要大人时常关注的。

◆室内每个房间都有墙角，如果宝

**爱心贴士**

　　如果大人细心一点儿，宝宝的安全就会多一份保障。其实，宝宝发生在家中的很多意外伤害都是可以避免的。主要是看大人有没有安全意识和对宝宝的安全引起足够的重视。

宝已经开始在房间练习爬行了，这些墙角就会成为宝宝安全的威胁。

◆如果房间的门是玻璃门，一定要在玻璃上贴上醒目的安全膜。

◆无论哪个房间的电线，都要经常检查电线的外层是否磨损或者断裂，发现磨损或者断裂要立即更换。

◆房间的窗户要安装栏杆或者安全锁扣。窗户旁边不要放椅子、凳子之类的东西，防止宝宝爬上去开窗子或趴在窗子上。

◆如果地板打滑，要在地板上用专门的涂料刷一刷，以防宝宝打滑而摔伤。

◆房间里不使用的插座要装上安全盖。

◆过期的或者过多的药物一定要将其收拾好，放在确保宝宝不能拿到的地方。

◆当有宝宝在家的时候，千万不要

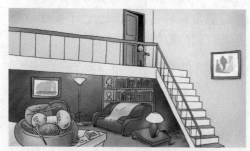

孩子一个人打开了房门。赶快去帮他下楼梯，那里没有栅栏。针线筐必须放在宝宝够不到的地方，因为他喜欢把所有能触及的东西放进嘴里。

乱放热水瓶、热水杯、热饮料等，防止宝宝被烫伤。

◆检查一下家里有没有易碎、有毒记易燃等危险物品，如果有，都要收拾好，放在宝宝不能拿到的地方。检查到有威胁宝宝安全的任何因素，都不能马虎，要及时采取有效措施，以防万一。

◆无论多么忙，爸爸妈妈都不能让宝宝单独待的时间太久，要随时观察宝宝的行动，看宝宝在哪里，在干什么？

## 婴儿用围栏

　　一旦宝宝开始走动，甚至在宝宝开始爬或者走之前，很多大人就喜欢使用婴儿围栏，为宝宝"建立一个相对安全的空间"。其实，把宝宝放在婴儿围栏里，并不意味着宝宝就进入了保险箱，因为婴儿围栏同样可能给宝宝带来伤害。因此要预防错误使用：

◆不要降低网格围栏的侧面，宝宝会爬进疏松网格围栏形成的口袋，困在里面并导致窒息。

◆一旦宝宝学会坐立，就要去除系在围栏上的所有玩具，以免宝宝卷入。

◆当宝宝可以自己扶着站立时，就要去掉他可以利用爬出围栏的所有盒子和大玩具。

◆正在长牙的宝宝经常咬掉大块覆盖于围栏扶手上的乙烯树脂或塑料，因此爸爸妈妈应该定期更换检查上面的裂口和空洞。如果裂口较小，用坚实的布片修补；如果裂口较大，就需要更换。

◆木质围栏条木之间的距离不应该超过6.1厘米，以免宝宝的头部困在缝隙里。

◆四周的封闭围栏若使用手风琴样篱笆，则非常危险。因为孩子的头会困在围栏的菱形缝隙里，或者围栏上部的V形裂隙中。不管在家，还是外面，都不要使用这种围栏。

## 安抚奶嘴

安抚奶嘴是妈妈乳头一种替代品，在宝宝哭闹时，睡觉时给宝宝吸吮，帮助宝宝安静的一种工具。设计不合理的奶嘴会破裂而导致宝宝窒息，应该注意：

◆购买不能够分开的安抚奶嘴。那种将塑料融合成一体的奶嘴特别安全。

◆奶嘴和拉环之间的挡板直径至少应该有3.7厘米，使宝宝不能够将整个安慰奶嘴吸入口腔。挡板应由硬塑料制成。

◆因为要常拣起掉下去的奶嘴，因此大人可能会将其用绳子系在宝宝的手上。千万不要这样做，缠住而窒息的危险很大。

◆安慰奶嘴会随时变质。随时检查橡胶是否变色或磨损，如果是，就需要更换。

### 医生叮嘱

不宜长期使用安抚奶嘴，会影响宝宝上下颌骨的发育，也会使宝宝形成高腭弓，导致上下牙齿咬合不正，形成不美观的嘴唇外观。

## 学步车

在宝宝八九个月的时候，大多数宝宝就会开始蹒跚学步。刚开始用学步车时，很多宝宝感到很新鲜，甚至可以不求助别人。但是学步车在为宝宝学走路提供便利和安全的同时，也会给宝宝带来一些安全问题。因此，不要把学步车当成宝宝的"临时保姆"，在宝宝学步期间切不可掉以轻心，要随时保护。

◆宝宝双手能触摸到的地方必须保持干净，防止"病从口入"。

◆学步车的各部位要坚牢，以防在碰撞过程中发生车体损坏、车轮脱落等事故，而且学步车的高度要适中，车轮不要过滑。

◆要为宝宝创造一个练习走路的空间，这一空间与宝宝不应该去的地方应有一障碍物阻挡。

◆地面不要过滑，不要有坡度。因为宝宝的腿已很有劲，速度一快，学步车碰到物体上会伤着宝宝。

◆要把四周带棱的东西拿开，避免学步空间内家具凹进凸出。宝宝手能够到处的小物品要拿走，以防宝宝将异物放入嘴里。

◆宝宝学步的时间不宜过长，因为宝宝骨骼中含钙少，胶质多，故骨骼较软，承受力弱，易变形。此外，由于宝宝足弓的小肌肉群发育尚未完善，练步时间长很容易形成高平足。

◆宝宝在学步车中不能穿得太多，以免过于拥挤。

◆宝宝排尿后再练习，可撤掉尿布，减轻下身负担。

◆佝偻病患儿、过胖儿、低体重儿不要急于学步，如果需要用学步车，时间宜适当缩短。

◆为防止翻倒，学步车至少应该有6个轮子。为获得更大的稳定性，轮子所在的底部应该比步行器的高度长。

◆只能在平滑没有毯子的地面上使用学步车，门槛或其他阻碍物将会导致学步车翻倒。

◆如果附近有楼梯口，记住将宝宝放入学步车以前，要关闭楼梯口的安全防护门。

## 玩具

每年都有很多宝宝因为他们的玩具而意外受伤，同时，还有很多玩具因被证明具有危险性而被收回。给宝宝购买玩具的时候，一定要参考包装上的适用年龄。购买时需注意检查玩具的说明，在买玩具时注意看看玩具是否通过安全合格检测。

对于 3 岁以下的宝宝，或者对于那些喜欢把东西放进嘴里的宝宝来说，像弹球、气球、小块积木这样的玩具，很容易造成窒息。带尖角或者边缘锋利的玩具可能会把年幼的宝宝或者别人刺伤或割伤。可以投掷的玩具，比如玩具飞镖和自动弹射的玩具，可能会打伤眼睛。只有 8 岁以上的宝宝才能玩电动玩具。软塑料制成的玩具含有一种叫作邻苯二甲酸酯的化学物质，可能引起肾脏的损伤，还会带来其他的健康问题。荧光棒所含的苯二甲酸二甲酯和苯二甲酸二丁

酯具有低毒性，这些物质一旦被人体误吸或触碰，会引起恶心、头晕、麻痹，甚至昏迷。激光电筒的激光为氦氖激光，如果用激光电筒直接近距离照射眼睛，会伤害角膜上皮细胞。

# 家庭之外的安全问题

## 楼梯

随着楼房的增多，楼梯也成了威胁宝宝安全的一个因素。稍不留意宝宝就会摸爬到楼梯上，这很容易让宝宝从楼梯上滚落下来。为了避免这种危险动作，最好在楼梯

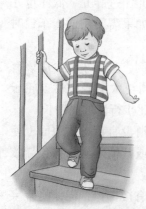

有孩子的家庭，楼梯最好安装安全栏。

处装上安全栏杆，防止宝宝攀爬。如果宝宝一定要自己走，妈妈要牵着宝宝的手，放慢脚步，教他一步一步慢慢地走。如果宝宝坚持不让妈妈扶着，要告诉宝宝扶着旁边的栏杆，并且站在宝宝身后，随时保护着宝宝。

## 电梯

带宝宝乘电梯时，他往往对这个家里没有的新奇的事物很感兴趣，但是稍不留意就会带来遗憾，所以无论乘坐什么样的电梯都要特别小心。

### ★直梯

◆乘坐直上直下的电梯时，大人要

当心电梯的门夹着宝宝。

◆上电梯时，妈妈要先一手放在电梯门框处，让宝宝先走进去，然后妈妈再进去。 出电梯时，也应如此。这样即便宝宝动作慢点儿，也不会被夹着。

### ★滚梯

◆乘坐商场内的滚梯时，宝宝会爬上爬下乐此不疲，有时甚至探头探脑到电梯的缝隙里瞧个究竟，但是如果商场电梯的缝隙比较大，护栏保护又不是特别严密的话，宝宝就很容易从楼上摔下去。

◆乘电梯时大人最好把宝宝抱在怀里，抱着时还要注意滚梯上端是否有悬挂物，不要让宝宝头磕着或者手抓到。

◆如果宝宝太大抱不住，一定要抓住宝宝的手，绝对不能让宝宝单独乘电梯。

## 大街和马路上

城市人口的日益膨胀刺激了现代交通的发展。地下城、立交桥、高速公路、乡间公路大大方便了人们的生活，但却不可避免地增加了交通事故。这时，爸爸妈妈带宝宝外出时就需要在一些细节上倍加用心了。

◆带宝宝外出时，有些宝宝更喜欢自己走路，不让大人抱，此时，大人一定要和宝宝手牵着手，并让宝宝走在右边、里边，因为右边更安全。即便突然发生什么情况，大人也可以迅速用灵活

**医生叮嘱**

宝宝至少要到 9 岁或者 10 岁的时候才能发育完全，这时才可以让他独自穿越交通繁忙的街道。

敏捷的右手牵起宝宝。

◆牵着宝宝过马路时，一定要带着宝宝走人行道，并告诉他"绿灯行、红灯停、遇到黄灯等一等"的道理。在穿越没有人行道的小街或胡同时，应时刻注意来往车辆，尤其在胡同交叉口等意外事故多发地带，更要减速慢行。

◆外出时应该让宝宝走在自己的略前方，勿把宝宝落在身后，更不能让宝宝在人多拥挤的街道上和别人追打奔跑，一定要看护好宝宝，让他在自己的视线范围之内。

## 日晒安全

宝宝娇嫩脆弱的肌肤无法承受太阳光的长时间照射，为此，宝宝外出时，尤其是在炎热的夏天，要做足防晒的准备。

◆每天上午 10 点至下午 4 点的光照最强，宝宝此时外出很容易伤及皮肤，敏感的宝宝还可能患上皮肤病。为此，一定要避开这个时间段外出，且外出时间每次不要超过 1 小时。

◆宝宝在炎热的夏季外出时要备好遮阳帽、遮阳伞，或是穿上透气的长袖薄衫、长裤，否则很容易让强烈的阳光伤害到暴露在外的四肢皮肤，而且紫外线也会损伤眼睛。

◆在沙滩海边等活动时，一定要把宝宝身体暴露的部位（如脸、耳、四肢等部位）都涂上婴幼儿专用的防晒露。当宝宝从水中出来后，一定要马上擦干水珠，因为湿皮肤比干皮肤更容易让紫外线穿透。

## 水上安全

池塘、湖泊、海洋和水上乐园会给家庭带来许多乐趣。但是可能只有在父

母警觉潜在的危险时才比较安全,这就意味着当宝宝在水边的时候爸爸妈妈要一直保持注意力。

★ **湖泊或池塘**

南方的宝宝喜欢在溪流、湖泊或池塘中玩。在这些风景优美的地方玩时要特别小心,因为没有水深和相关的明确标示,所以宝宝可能会面临更多危险因素。

有的池塘、湖泊里可能有凹凸不平的岩石、破酒瓶或者垃圾,如果赤足下水,这些东西可能会划破脚,因此,如果宝宝想下水,最好让他穿上凉鞋。另外还要提防水草,一旦被这些植物缠住,你越挣扎,它缠得就越紧。遇到这种情况,告诉宝宝要慢慢晃一晃腿,再轻轻拔出,或者向身边的大人求助。

★ **游泳池**

◆在让宝宝下水之前,你最好先自己试一下水温。如果水温过低,可能会使宝宝的身体突然受激,心率加快。过冷的水还可能使宝宝的肌肉收缩,难以活动开四肢。

◆保证宝宝在游泳池里始终有大人监护。绝对不要在没有大人或救援人员监护的情况下,让宝宝独自进入游泳池。

◆告诉宝宝在游泳池边要慢慢走,不要奔跑。

◆让宝宝在安全的区域内游泳。如果宝宝不会游泳,要让他待在浅水区。

◆告诉宝宝在游泳池边不要推别人,也别让别人推自己,那样容易造成意外伤害。

◆游泳气垫、游泳圈等物品是宝宝嬉水的好"帮手",但每次下水前要检查塞子是否牢靠,有无破损漏气的地方。同时,要让宝宝明白,并不是套上它们就万事大吉,需要自己注意安全。

◆游泳时不要让宝宝嚼口香糖或吃东西,这些食物可能会哽住喉咙,使宝宝窒息。

★ **海滩**

带着宝宝到海边玩时,更要做好安全防范。

◆不要让宝宝单独在海边玩。海浪有可能把宝宝扑倒,因此要告诉宝宝一定要跟在大人的身边,如果海浪变大,要马上上岸。

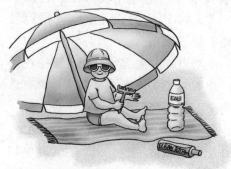

宝宝在海滩玩耍要注意安全

◆不要越过安全区域。

◆如果海滩表面粗糙,布满碎石子儿,让宝宝穿上凉鞋。

◆不要带宝宝游得离岸边太远。

◆不要在靠近码头或桥墩的地方玩,如果海水突然涌动,有可能撞在码头或桥墩上。

◆用塑料容器装饮料,以防不小心打碎玻璃瓶被划伤。

◆带宝宝游泳的时候要面朝海浪,这样你能随时知道海浪的变化。

◆在海滨浴场一般不会遇到鲨鱼,但岸边常常会发现漂浮在水中的水母。如果宝宝被水母蜇伤,你又不知道如何处理,一定要带宝宝及时就医。

★ **水上乐园**

在水上乐园,爸爸妈妈要了解以下安全提示:

◆ 如果宝宝不会游泳或游得不熟练，给他穿上救生衣。

◆ 每个景点的游玩规则都不同。每玩一个项目之前，先仔细阅读安全提示，弄清水的深度，看宝宝的年龄、高度是否符合要求。

◆ 让宝宝听从救生员的指示。

◆ 玩水上滑梯时，要始终保持头上脚下的姿势。这是最安全、最正确的下滑姿势。

◆ 从一个项目到另一个项目玩的时候，让宝宝慢慢走过去，不要奔跑，以防脚下打滑掉入水中。

## 乘车

随着宝宝一天天长大，大人不可避免地需要带宝宝外出，乘车恐怕就是最大的障碍，稍不留意就会给宝宝带来危害。

◆ 乘坐公交车：上下公交车时最易夹伤，因此在上下车时，最好让售票员注意到你，可以和售票员打声招呼，告诉他有小孩，慢一点儿。在车子行驶过程中，让宝宝坐在位子上，不能走动、跑动，同时让宝宝扶好扶手，避免刹车时磕着。

◆ 乘坐地铁：等地铁列车时，一定要牵着宝宝的手，防止宝宝跑动。并要告诉宝宝，地铁边上画线的地方，不能超过，超过了会不安全。乘坐地铁时如果遇到困难，你也可以请身边的人帮个忙。

◆ 乘坐自行车后座：有些妈妈喜欢骑车带着宝宝外出，但要注意宝宝的座椅一定要是正规的厂家出品的，安全性能要好，座椅的各种螺丝要安装牢固。宝宝坐在椅子上后，妈妈要先把安全带系上，让宝宝扶着座椅把手，将宝宝的脚放在安全、合适的位置。一切妥当后，再骑上车。骑车时速度不可过快，并要

和宝宝不时说说话，防止宝宝睡着。一旦宝宝出现睡意，要马上回家。

◆ 乘坐私家车：乘坐私家车时，最好让宝宝有汽车安全座椅。如果没有，要将宝宝放在后排座上，因为后排相对前排是比较安全的地方，尤其是驾驶座的后方。将宝宝放进车里后，旁边要有人陪伴，关车门时，一定要看看宝宝的手、脚、胳膊是否在安全的地方，防止夹伤宝宝。车启动前，要将车门锁上，避免好动的宝宝不小心扣动了车门开关。车窗尽量不摇下，一是防止宝宝被风吹着，二是防止宝宝将胳膊或头伸到车窗外。家人在开车时，车速不要太快，同时避免急刹车。

## 游乐场

爸爸妈妈喜欢带着宝宝去游乐场共聚天伦，可是游乐场的安全隐患可要注意。

◆ 要先检查一下游戏的设备是否安全，如滑梯的滑板是否平滑，秋千的吊索是否牢固，是否有锐利的边缘或突出物。

◆ 如果是新修过的设备，要检查油

### 延伸链接

创造一个游玩的场所

为了宝宝的安全，在家中给宝宝建造一个"游乐场"是十分必要的，一方面可以解决玩具无处放、宝宝找不到自己的玩具的问题，另一方面可以让父母放心地让宝宝在角落里面自己玩，不用担心他跑远了找不到。

这样的角落可以有一些简单的娱乐设施，如滑梯，如果条件不允许，给宝宝的角落垫好拼图板，用小箱子装一些玩具也一样能玩得津津有味。

漆是否已干，安装是否结实，如转椅、荡船要先空转或空摇试一试，再让宝宝使用。

◆宝宝在游戏前，要简单地告诉几条安全注意事项，如手要抓牢、脚要蹬稳、注意力要集中等。

◆宝宝在参加刺激性较大的游乐项目时，要按管理人员的要求系好安全带。

◆当宝宝在攀登架、滑梯、跷跷板、秋千和其他活动设施上玩耍的时候，不能推别人，也不能打闹。

◆将自行车、背包等物品从设备周围挪开，避免宝宝玩耍的时候被这些物品绊倒。

◆宝宝在活动场地玩耍的时候，不要穿带细绳或腰带系绳的衣服。细绳、背包带、项链都可能无意中挂在器械上，导致危险。

## 动物

小宝宝天真可爱，相对于成人，他们可能更喜欢与动物相处，一起玩、一起闹，但也更容易招致咬伤。因此为了宝宝的安全，爸爸妈妈要采取以下预防性措施。

◆绝不能让宝宝与动物单独相处，因为宝宝意识不到什么时候宠物过度兴奋。

◆教导宝宝不要把脸靠近宠物。

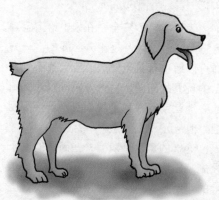

宝宝接触宠物要注意安全。

### 医生叮嘱

如果自家也养有猫、狗等宠物，应该给其注射狂犬病疫苗，并按当地要求办理饲养证，遵守当地限制的法令，确保宠物总是处于控制之下。

◆禁止宝宝拉宠物的尾巴或拿走其玩具或骨头刺激宠物。

◆避免宝宝在宠物睡觉或吃东西时打扰它。

◆找出养宠物的邻居，宝宝可能会遇到他想接触的宠物。

◆教导宝宝与狗打交道的办法：当狗用鼻子嗅他时，站着不要动，随后可以用手轻拍它。

◆警告宝宝不要停留在看起来非常不友好的狗所在的院落中。教导宝宝观察狗不友好时的表现：强壮的身体、看上去像竖立的杆子一样的坚硬尾巴、歇斯底里的狂叫、下蹲体位和凝视表情。

◆在宝宝被一陌生的狗追赶时，教导他站着不动。告诉他不要逃跑、踢或做出威胁的姿势，应该面对着狗，慢慢向后退，直到走出一定的范围。

◆避免被野狗咬伤。无论何时发现一只看起来生病和受伤，或者行为奇怪的动物，都不要尝试去抓动物或捡起动物的绳索。

## 蚊虫

在蚊虫最活跃的时候，要想保护宝宝不被叮咬，就要让他穿好衣服，尽量盖住暴露的皮肤。浅色衣服对蚊虫的吸引力小些。可以使用儿童专用的防虫剂。如果这种防虫剂中含有避蚊胺，那么给宝宝使用的时候浓度不能高于10%，不要将防虫剂涂抹于宝宝手上，以防宝宝里，购物篮里没有固定位置，不适合易动的宝宝。

◆不要让宝宝站在手推车上，易造成重心不稳而发生危险。

◆在狭窄的地方，一定注意不要让宝宝的手伸出去抓货架上的东西，以免被划伤或被剐伤。

◆在两手推车交会时，要留心宝宝的手脚，注意不要被夹到。还要小心宝宝的手指或脚趾夹在手推车的缝隙里。

## 婴儿车

由于宝宝生长较快，在宝宝较大的时候，许多妈妈便会因为宝宝体重增加的原因，对宝宝心有余而力不足。这时候买辆婴儿车便会成为很多家长的选择。但是由于小宝宝活动好动，经常会做出一些令人意想不到的动作。为此，在选购和使用婴儿车的时候，一定要注意相关的安全问题。

◆保证质量。不要购买无合格证、保修卡、质量保证书等证件的婴儿车，因为这些车容易出现质量问题。尽量到大型超市、商场购买。

◆测试安全性。买回新车后，宝宝开始"试驾"前，不可忽视对安全带、锁紧及保险装置的检查。平时也要常检查婴儿车的每一个车轮，确保它们能360°地旋转。

◆时刻关注宝宝。宝宝在婴儿车上时，喜欢在车里摸来摸去、手舞足蹈，为此，大人一定要给宝宝系好安全带，不能让宝宝从车上站起来，以免车子翻倒，宝宝受伤。也不要让宝宝单独留在婴儿车里，哪怕是短时间的离开也不行。

◆注意时间。宝宝待在婴儿车里的时间不要太长，2小时以内最好，时间

---

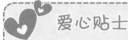

### 爱心贴士

爸爸妈妈在购物前，可以和宝宝"约法三章"，比如要听话、不要随便乱抓东西、不随便向爸爸妈妈索要东西等，这样既可以培养宝宝的自我约束能力，又可以减少宝宝在手推车里的危险行为。

将其抹到眼睛和嘴里。避蚊胺有毒，不可入口。宝宝一回到屋内就应该立即将防虫剂洗掉。

将所有驻留水排掉，减少蚊子数量。晚上蚊子大量出现的时候，要让学步儿童尽量待在室内。要把门窗关好，修好破损的纱窗和纱门。

周围有蜜蜂的时候，不要在室外吃东西。吃完东西后要把宝宝手洗净，避免吸引蜜蜂。

## 购物手推车

许多家长带宝宝去超市购物时，往往会把宝宝放在推车里购物，一是为了省力，二是不用担心宝宝调皮到处乱跑。对宝宝而言，乘坐购物车是一件趣事，但同时也会有一些不安全的因素，因此，爸爸妈妈在使用购物车带宝宝时，一定要注意安全。

◆不可把宝宝独自留在手推车上，家长对商品专注，增加了宝宝出现意外的概率。

◆依照超市规定，把宝宝安置在手推车特定的座位上，同时小心看护，不要让宝宝攀爬或站立。

◆如果宝宝较小，可用丝巾将宝宝的腰部与手推车系在一起，以免宝宝翻出手推车。

◆不要把宝宝放在手推车的购物篮

过长宝宝会感到疲劳，最好过一段时间就让他出来舒展一下。

◆注意强光。宝宝的眼睛很娇嫩，在婴儿车上时，最好不要让强光照到宝宝的眼睛。尽管婴儿车的车篷可以遮挡太阳，但是父母不容易知道宝宝会在什么时候发生什么状况，大人一定要时刻关注宝宝的举动。带宝宝外出时还要准备一条毯子或是小被子，天气转凉时，可以给宝宝盖上。

◆注意推车动作。过马路时，要看清左右，注意路面是否平整，以免车轮陷入坑里。但动作不能太过着急，以免发生意外时来不及停住。千万不要让大一点儿的宝宝帮小弟弟和小妹妹推车子，因为他们的控制能力不是很好。

◆注意清洁。如果婴儿车沾上泥土和沙子，要用清水清洁，并擦拭干净，不要使用其他的清洗剂。

# 意外情况处理与家庭急救

## 家庭常备的急救物品

一般家庭常备的急救物品应以简单、实用为原则。

◆物品：体剪刀、镊子、纱布、棉球、创可贴、止血带、热水袋、冰袋、绷带、胶布、体温计、一次性注射器等。

◆外用药：过氧化氢、红药水、甲紫、2％碘酒、75％酒精、0.5％呋麻液、氯霉素眼药水、炉甘石洗剂、氟轻松软膏、风油精、红花油红霉、素软膏、呋锌膏等。

★**内用药主要有以下几种：**

◆退热药：小儿退热栓、小儿APC、复方氨基比林、臣功再欣等。

◆止血药：云南白药。

◆止咳药：甘草合剂、急支糖浆、止咳露等。

◆助消化药：小儿消食片、米雅、十六角蒙脱石（思密达）等。

◆抗生素类药：复方新诺明、红霉素、强必林等。

## 皮肤损伤

婴幼儿的皮肤十分娇嫩，一旦出现了损伤，处理起来就比较棘手，一不留意就有可能留下伤疤。尤其是在夏季，皮肤更容易出现感染。那么，宝宝皮肤损伤应怎么处理呢？

◆擦伤：擦伤是指宝宝摔倒擦破的伤口，仅仅是表皮受伤，所以伤势比较轻微，在家治疗就可以了。对于很浅、面积较小的伤口，可用碘油、酒精（红药水）涂抹伤口周围的皮肤，然后用干净消毒纱布包扎好。如果家里没有碘酒、酒精，可用干净的水清洗伤口，然后涂上抗菌软膏，再贴上创可贴。

如果擦伤面积太大、伤口上沾有无法自行清洗掉的沙粒、污物，或受伤部位肿胀、严重疼痛、周边机体组织破碎、血流不止，或受伤位置很重要（如脸部），建议带宝宝就医。对于大而深的伤口，更应及时带宝宝去外

> **爱心贴士**
>
> 安不忘危，日常生活中的安全意识是我们不少人所缺乏的。而如果能在家中给宝宝备个急救包，在关键时刻能起到救命的作用。

科做局部清创处理，并注射破伤风针剂。

◆裂伤：皮肤裂伤除疼痛、伤口破裂、活动障碍外，还有出血较多、较急的特点。皮肤裂伤原则上24小时之内缝合就可以了，不过，如果是脸部受伤，就要及早缝合。还有，严重的裂伤拖的时间越久，细菌感染的可能性就越高，可能导致病情迟延或者残留伤疤，所以应及时就医。

◆有瘀血：瘀血多是外力导致皮下毛细血管破裂，血液从毛细血管破裂处渗至皮下，所以在完整的皮肤上可以看到一片瘀青，此时外渗至皮下的血液已属异物，而且皮下神经丰富，因此疼痛感明显。如果皮肤上出现瘀血，应立即用凉水或冰块冷敷消肿。如果受伤部位是胳膊或腿，那就将胳膊或腿抬起，可助消肿。在发生瘀血24小时后，可以用温水热敷患处，以促进局部血液循环，加速瘀血消散。一般来说，皮下瘀血都能被机体慢慢吸收，时间大约需要2周。

## 眼内异物

宝宝出去玩，难免会有灰尘、细沙等物进入眼睛里，产生异物刺激感、局部疼痛、流泪等，眼睁不开。应告诉宝宝不要用手或手帕去揉，可叫其用力眨眼，利用泪水冲刷出异物。如无效，可滴入较多的抗生素眼药水，将异物冲出，或翻开眼的上下睑，找到异物后，用浸有温凉开水的棉球轻轻粘掉，如仍无效，立即送医院。

### 爱心贴士

如果上述方法还不能奏效，或耳朵内因有异物而引起疼痛、发炎，要及时带宝宝去医院进行诊治。

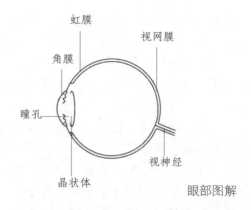

眼部图解

## 耳内异物

小儿常常喜欢将豆豆、玩具上的小零件、小石头等小物件塞于耳内；昆虫也可飞入或爬入外耳道内，如果进入耳内的异物无法取出，就会引起外耳道感染，甚至损伤鼓膜。

当异物不慎进入耳内时，切不可把耳勺等尖锐物品伸入耳内掏挖，以免异物越陷越深，刺伤耳膜。如果发生意外，可以采取以下几点措施：

◆小豆豆、小石头之类的东西进入耳内：可将身体弯向有异物的耳朵一侧，单脚跳跃直至异物掉出。

◆小虫进入耳内：可将手电筒靠近耳朵，照射外耳道，因为虫子喜光线，自然会顺着光线爬出来，也可将燃烧的蚊香的烟徐徐吹入耳内，虫子也会自动爬出。

◆如果水液进入耳内：可用脱脂棉球把耳内水液吸出，也可让进水一侧的耳道向下，单脚跳跃，水自然会流出。

## 鼻腔内异物

有的宝宝顽皮，将花生米、小豆子、纽扣、小玩具等塞进自己的鼻孔，刺激鼻腔黏膜，出现打喷嚏、流涕、鼻塞等不适症状，往往此时父母或宝宝急于用手掏，但越掏越深，加之一些豆类异物经鼻腔分泌物浸泡，体积涨大，会堵塞鼻道。

有些异物存留很久，直到病侧鼻臭，流脓血性分泌物，去医院就诊时才被发现。

凡遇一侧鼻塞、鼻炎、流脓血性分泌物时，应想到鼻腔异物的可能。

当宝宝将花生米、豆类、纽扣等异物塞入鼻孔后，不要用手去掏，可令宝宝将另一侧鼻孔压紧，抵住嘴用力让鼻孔出气，异物多能擤出。

如果异物比较大，用这种方法不能擤出的时候，就要及时去医院，请医生帮助取出。

## 气管异物

气管吸入的情况非常危险，严重会令宝宝窒息而死。急救办法如下：

◆让宝宝俯卧在自己的两腿间，头低脚高，在宝宝的肩胛骨间适当用力拍击4次。

◆拍背不见效时，可让宝宝平卧，一手握拳，大拇指向内放在宝宝的脐与剑突之间，用另一手掌压住拳头，有节奏地使劲向内推压，促使横隔膜抬起，用肺底产生的气流逼使异物随气流直达口腔，将其排出。

◆或用手指按压舌根部使之产生呕吐反射，让异物呕出。

◆对于1岁以下的宝宝，可立即倒提其两腿，头向下垂，同时轻拍其背部。这样可以通过异物的自身重力和呛咳时胸腔内气体的冲力，迫使异物向外喷出。

## 食管异物

生活中宝宝常会因饮食不慎，导致误吞枣核、骨头、鱼刺等异物，也有宝

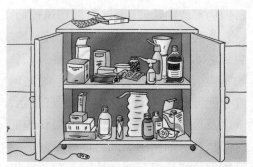

这张图片中的危险：药柜在孩子能够到的地方（60%的儿童中毒是由药品造成的）；插线板拖在地上。

### 爱心贴士

有些异物如能通过食管，进入消化道，2～7天后可随粪便排出，无任何症状，则无需另外治疗，妈妈需注意观察就是。

宝把小玩具放到嘴里玩而不慎吞下。遇此情况爸爸妈妈如果不及时处理，易会引起宝宝吞咽困难、出现流涎等状况。

因此，当宝宝吃鱼时不慎被鱼刺卡住，凡能看到的可用镊子夹出，看不到的可用食醋慢慢吞咽，或用威灵仙30克煎吸。如仍无效，要送医院处理。吞下某些锐利的异物，如针头、玻璃等，应立即送医院。

## 煤气中毒

煤气中毒，即一氧化碳中毒。煤气中毒多数发生在用煤球和煤饼取暖的家庭。另外，家用煤气使用不当也会造成煤气中毒。

轻度煤气中毒者感到头晕、头痛、恶心呕吐、神志不清。重度中毒者，口唇呈樱桃红色，全身皮肤潮红，神志不清，或者昏迷、呼吸短浅、四肢冰凉，甚至大小便失禁。

一旦发生煤气中毒，轻者将宝宝抱到户外，并注意保暖、穿好衣服、包好被子，以防继发呼吸道感染；重者应立即送往医院，给予氧气吸入，如能迅速放入高压氧舱，效果更好。

### 爱心贴士

冬季用煤炉，室内要安装通风设施。煤炉使用时间较长，要经常检查是否烟筒被灰渣堵塞。使用煤气做饭、烧水后一定要将阀门关闭，教育宝宝不要动煤气阀门。

## 宠物咬伤

许多家庭热衷饲养猫、狗、鸽子等宠物，而婴幼儿的天性就喜欢动物，但又不懂得保护自己，所以常因嬉戏逗弄过度而出现一些意外，甚至还会被宠物咬伤或抓伤。当宝宝不慎被猫、狗咬伤或抓伤，家人不可掉以轻心，要时刻观察宝宝的反应，做如下护理：

◆弄清咬人的猫、狗是否患有狂犬病：一旦被这些可以动物咬伤或抓伤后，应立即用清水或肥皂水冲洗伤口，不必缝合，然后立刻送往医院进行处理，并根据医生建议注射狂犬疫苗。首次注射疫苗的最佳时间是被咬伤后的48小时内，并且越早注射越好。

◆给宝宝及时注射狂犬疫苗后，还

### 医生叮嘱

宝宝经以上处理，呼吸恢复后，可能还会出现肺部、心脏及脑的并发症，所以在急送医院的过程中，绝不能放弃宝贵的抢救时间。

应注意以下几点：

正确处理伤口。方法是在医生的帮助下，先将宝宝的伤口挤压出血，并用浓肥皂水反复冲洗，再用大量清水冲洗，擦干后用5%碘酒烧灼伤口，以清除或杀灭污染伤口的狂犬病毒。只要未伤及大血管，一般无须包扎或缝合。

注射疫苗期间，不要吃刺激性食物，如辣椒、葱、大蒜；还要避免受凉、剧烈运动或过度疲劳，防止感冒。

被可疑狂犬病毒感染的动物咬伤也应及时到医院注射疫苗。

## 溺水

宝宝到池塘、河边游泳玩水，发生溺水最为多见：宝宝失足落井或不慎栽入水缸及大雨天掉入沟、渠、深坑淹溺时会发生；冬季宝宝掉入冰洞，夏季城市宝宝在游泳池的淹溺经常发生。宝宝溺水5～6分钟以后，心跳呼吸就可因缺氧太久而停止。因此，宝宝发生溺水，在专业救护人员到来之前，必须进行现场急救。

◆倒出积水：将宝宝捞出水面后以最快的速度清除宝宝口鼻中的泥沙杂草及分泌物，保持其呼吸道通畅，然后，取头低脚高位，使宝宝呈俯卧姿势；也可将宝宝俯卧于大人的大腿或木凳、斜坡上，挤压其胸腹以促其派出呼吸道和胃内的积水；还有一种方法是，大人将宝宝腹部置于自己的肩部，快步奔跑，借跑步时的振动力，利用宝宝头部下垂的重力，使宝宝呼吸道内的积水迅速排出。

◆人工呼吸：如果宝宝呼吸心跳已经停止，应立即实施口对口人工呼吸，并进行胸外心脏按压。

◆促进呼吸：若宝宝尚有心跳、呼吸，可将其舌头拉出，保证其呼吸道通畅。

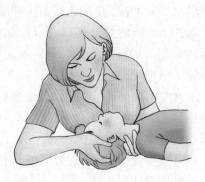

令孩子的头部后仰以保持呼吸道畅通，稳住下巴，让其靠前上抬。

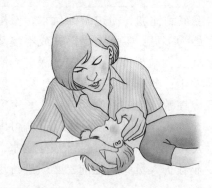

张大嘴巴深呼吸。

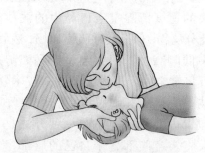

一直吹气，直到感觉孩子的胸脯挺起。

## 触电

活泼爱动的宝宝很容易因为乱动电器而触电，当宝宝意外触电后，肌肉会发生强烈收缩，使身体弹离电源也可反而紧贴电源，造成严重后果，因电流的震荡作用而引起昏厥、呼吸中枢麻痹以致呼吸停止、心室颤动，甚至心脏停搏、出现假死等，统称为电休克，如不及时抢救均可立即造成死亡。那么当宝宝不慎触电该进行怎样的急救护理呢？

◆切断电源：可用干燥木棍、竹竿或塑料物品将电源拨开或将接触小儿的电线拉断或移开，或立即关闭电源开关或总闸断电，切不可用手或潮湿物品接触宝宝和电源。

◆密切观察：在送往医院或等待急救车之前，观察宝宝有无呼吸及心跳现象。如果发现他面色苍白或青紫，意识丧失，要立即触摸心脏、观察呼吸动作，一旦发现心跳呼吸停止要及时做人工呼吸。在各种人工呼吸法中，以口对口（鼻）人工呼吸法效果最好，而且容易掌握。

对于触电或被电击的宝宝进行抢救，一定要争分夺秒。抢救中还要注意观察小儿有无因电击跌倒后造成的颅脑、骨骼及内脏损伤，一旦出现意外，也应及时处理治疗。

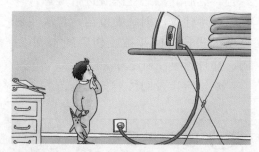

这个孩子迷惑地看着电熨斗，而电熨斗就在熨衣板的边上，这很危险。而且如果他转过身，剪刀就在不远处。注意，危险！

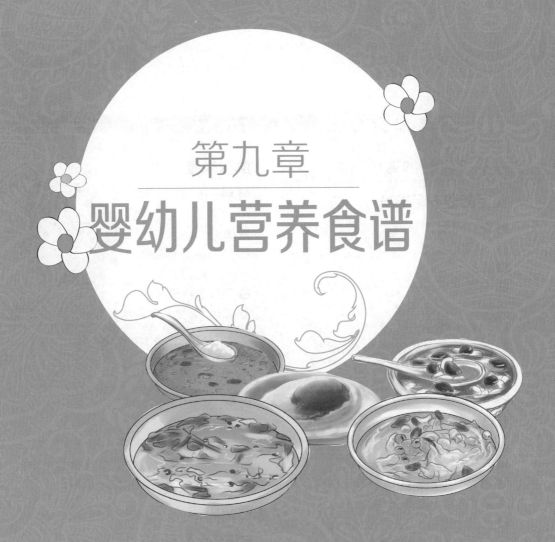

# 第九章
## 婴幼儿营养食谱

营养是生命的源泉、健康的根本，食物则是营养的来源。为宝宝提供充足的营养，平衡的膳食，才能保证宝宝正常的身体发育，才能为孩子一生的健康打好基础。

# 宝宝辅食添加方法

## 6～7个月的辅食食谱

### 鱼泥胡萝卜泥米粉

**材料：** 河鱼肉 50 克，米粉、胡萝卜、各 30 克。

**做法：**

❶ 将鱼蒸熟，取肉，小心将刺剔去，压成泥状。

❷ 胡萝卜煮熟，压成泥状。

❸ 将做好的少量鱼泥，连同胡萝卜泥一起拌在米粉里调匀。

### 肉末茄泥

**材料：** 圆茄子 25 克，精肉末 20 克，水淀粉 10 克，蒜 5 克，盐 2 克，麻油 5 克。

**做法：**

❶ 将蒜剁碎，加入精肉末中用湿淀粉和盐搅拌均匀，腌 20 分钟。

❷ 圆茄子横切 1/3，取带皮部分较多的那半，茄肉部分朝上放碗内。

❸ 将腌好的精肉末置于茄肉上，上锅蒸至酥烂，取出，淋上香油，拌匀即可。

### 牛奶蛋黄米汤粥

**材料：** 米汤 75 毫升，奶粉 30 克，鸡蛋黄 1/3 个。

**做法：**

❶ 在烧大米粥时，将上面的米汤盛出半碗。

❷ 将鸡蛋煮熟，取蛋黄 1/3 个研成粉。

❸ 将奶粉冲调好，放入蛋黄、米汤，调匀即可。

### 鲜玉米糊

**材料：** 新鲜玉米 50 克。

**做法：**

❶ 用刀将玉米粒削下来，搅拌成浆。

❷ 用纱布将玉米汁过滤出来，煮成黏稠状即可。

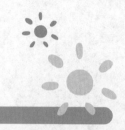

鲜玉米粒

## 7～8个月的辅食食谱

### 梨子泥

**材料：** 梨 50 克。

**做法：**

❶ 用普通的锅把梨蒸熟。

❷ 把熟的梨去皮，放到搅拌机里搅拌，可适量加水，成泥状时装碗即可。

### 香蕉奶昔

**材料：** 香蕉 30 克，牛奶 200 毫升。

**做法：**

❶ 香蕉去皮切成小块，和牛奶一起放入果汁机内，搅拌 30～40 秒。

❷ 倒出，装杯即可。

### 红嘴绿鹦哥丝面

**材料：** 番茄 30 克，菠菜 25 克，豆腐 100 克，排骨汤 350 毫升，细面条 50 克，葱 5 克。

**做法：**

❶ 将番茄用开水烫一下，去皮，切碎。

❷ 菠菜叶洗净，开水捞一下去草鞣酸，再切碎；豆腐切碎。

❸ 放入少许油，用切碎的葱花炝锅，倒入排骨汤，烧沸。

❹ 将番茄和菠菜叶倒入锅内，略煮。再加入细面条，煮至面条软即可出锅。

## 鸡蛋布丁

**材料：**鸡蛋 1 个，配方奶粉 15 克，糖 5 克，温开水适量。

**做法：**

❶ 鸡蛋打散备用。

❷ 加配方奶粉，加少量糖，以温开水调匀。

❸ 把奶缓缓倒入蛋液中拌匀。

❹ 放锅中蒸熟即可食用。

## 芦笋鸡球

**材料：**芦笋 200 克，鸡胸肉 100 克，米酒 15 克，淀粉 5 克，盐 2 克，蚝油 5 克。

**做法：**

❶ 将鸡胸肉洗净、切球，放入碗中，加入调料腌 10 分钟，再放入热锅中过油捞起。

❷ 芦笋去老梗，洗净、切段；放入开水里氽烫，捞出，浸入凉水中待凉后码盘，并淋上蚝油。

# 8～9个月的辅食食谱

## 蒸蛋黄羹

**材料：**鸡蛋黄 1 个，菠菜叶、胡萝卜丁各 25 克。

**做法：**

❶ 将蛋黄打散，与适量水混合，调稀。

❷ 放入蒸笼中，用略小的中火蒸 5 分钟左右。

❸ 把菠菜叶和胡萝卜丁煮软磨成碎末，放在蛋黄羹上即可。

## 豆腐糊

**材料：**北豆腐 20 克。

**做法：**

❶ 将豆腐放入锅内，加水，边煮边把豆

腐压碎。

❷ 豆腐煮好后放入碗内，再接着研磨至豆腐光滑即可。注意煮豆腐的时间不可过长，防止把豆腐煮老，宝宝不易消化。

## 杏仁番茄拌西蓝花

**材料：**西蓝花 20 克，番茄 15 克，杏仁 25 克。

**做法：**

❶ 杏仁微炒后，研磨成碎末

❷ 番茄去皮捣碎

❸ 西蓝花在蒸锅内蒸软，和番茄一起搅拌后，拌入磨好的杏仁末即可。

## 胡萝卜番茄汤

**材料：**胡萝卜 25 克，番茄 30 克。

**做法：**

❶ 胡萝卜洗净去皮，研磨成泥。

❷ 番茄在温水中浸泡去皮，搅拌成汁。

❸ 锅中放水，水沸后，放入胡萝卜泥和番茄汁，用大火煮开后，改小火至熟透。

# 9～10个月的辅食食谱

## 炖鱼泥

**材料：**净鱼肉 50 克、白萝卜泥 30 克、高汤 100 毫升，水淀粉、葱花各少许。

**做法：**

❶ 将高汤倒入锅中，再放入鱼肉煮熟。

❷ 把煮熟的鱼肉取出压成泥状，再入锅并加入萝卜泥。

❸ 煮沸后，用水淀粉勾芡，再撒上葱花出锅即可。

## 牛肉碎菜细面汤

**材料：**牛肉 15 克，细面条 50 克，胡萝卜、四季豆各 25 克，橙汁 50 毫升，高汤 350 毫升。

**做法：**

❶ 锅置火上，放入适量清水，煮沸后下入细面条，煮 2 分钟，捞出来，切成小段，

备用。

❷ 将牛肉洗净，切碎；胡萝卜去皮，洗净，切末；四季豆洗净，切碎，备用。

❸ 另取一锅，将牛肉碎、胡萝卜末、四季豆碎与高汤一同放入，用大火煮沸，然后加入细面条煮至熟烂，最后加入橙汁调味即可。

## 番茄牛肉羹

**材料：** 番茄 50 克，牛肉馅 50 克，淀粉 5 克，香菜叶 10 克，葱、姜各适量。

**做法：**

❶ 在预热的炒锅中放入植物油，油热后放入葱花、姜末等炝锅，最后加入适量水。

❷ 牛肉馅焯一下，去除生肉的肉腥味，再放入锅中，点几滴醋，小火炖。

❸ 牛肉馅烂后，番茄切成薄片放入，水淀粉勾芡，加少量精盐调味，出锅时撒上香菜叶。

## 菠菜面

**材料：** 番茄 20 克，菠菜叶 35 克，豆腐 50 克，肉汤 150 毫升，银丝面 10 克。

**做法：**

❶ 番茄去皮，去子，切碎。嫩菠菜洗净，切碎，豆腐切碎备用。

❷ 锅内放少许油，用切碎的葱花炝锅，再倒入肉汤烧沸后，把番茄和菠菜略煮。

❸ 加入面条，面条软烂即可。

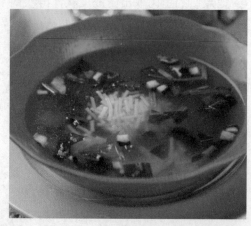

## 磨牙小馒头

**材料：** 面粉 50 克、牛奶 100 毫升，发酵粉适量。

**做法：**

❶ 将面粉、发酵粉、牛奶和在一起揉匀，放在面盆里饧 5 分钟左右。

❷ 将饧好的面团揉匀，然后切成等量的 5 份，揉成小馒头生坯。

❸ 将馒头生坯放入蒸锅，大火蒸 15 分钟至熟即可。

# 10 ～ 11 个月的辅食食谱

## 黄酸奶糊

**材料：** 鸡蛋 1 个，肉汤 25 毫升，酸奶 25 毫升。

**做法：**

❶ 将鸡蛋煮熟之后，取出蛋黄放入细筛捣碎。

❷ 将捣碎的蛋黄和肉汤入锅，用小火煮并不时地搅动。

❸ 呈稀糊状时便取出冷却。

❹ 将酸奶倒入锅中搅匀即可。

## 软乌龙面

**材料：** 乌龙面 12 克，鸡肉 10 克，胡萝卜 25 克，菠菜 20 克，海带芽 20 克，清高汤 120 毫升，薄酱油 5 克。

**做法：**

❶ 将乌龙面切 1~2 厘米；鸡肉洗净，切小薄丁；胡萝卜、菠菜、海带芽分别洗净，均切米粒大。

❷ 把所有原料放入锅中，煮沸，小火续煮 15 ～ 20 分钟，不断搅拌至熟即可。

## 葡萄干甜红薯

**材料：** 红薯 70 克，散蛋 5 克，牛奶 10 毫升，糖 5 克，黄油 2.5 克，葡萄干 5 克。

**做法：**

❶ 将红薯去皮煮熟，趁热碾碎，加糖、

牛奶、蛋充分搅拌，微火熬。

❷ 用开水将葡萄干泡软切碎，盖在熬好的红薯上。放入烤盘涂上蛋黄入烤箱烤。

## 宝宝寿司饭团

**材料：** 软米饭 100 克，醋、糖少许，烤星鳗 5 克，虾 10 克，沙丁鱼干 5 克，紫菜少许，胡萝卜 5 克。

**做法：**

❶ 米饭分成 3 等份，将糖、醋撒入煮好的米饭中搅拌。

❷ 将星鳗切碎，虾取肠焯熟切碎，沙丁鱼用开水浇洗切碎拌入紫菜。

❸ 将星鳗、虾、沙丁鱼分别各拌入软饭做成 3 个寿司饭团，胡萝卜切成花的形状装饰。

## 11～12 个月的辅食食谱

## 鱼菜米糊

**材料：** 米粉 15 克，三文鱼肉 25 克，青菜适量。

**做法：**

❶ 将米粉酌加清水，浸软后搅为糊状，再将米糊入锅，用旺火烧沸大约 8 分钟。

❷ 将鱼肉和蔬菜洗净剁泥，一同放入锅里，继续煮至鱼肉熟透，加少许盐即成。

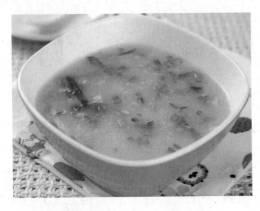

## 肉末番茄豆腐

**材料：** 南豆腐 100 克、瘦肉末 10 克、番茄酱 10 克及蒜泥、葱、盐、淀粉、

油各适量。

**做法：**

❶ 将豆腐切小丁，焯一下。

❷ 炒锅加油炒肉末。

❸ 炒锅加底油炒葱、蒜和番茄酱。

❹ 而后下入肉末和豆腐、调味，略炖一炖，勾芡即可。

## 蒸茄条

**材料：** 长茄子 150 克，甜面酱 15 克，植物油 10 克，糖 5 克。

**做法：**

❶ 茄子去蒂洗净，上锅隔水蒸熟，凉凉后撕成细条摆盘中。

❷ 炒锅放适量油烧热，将熟油倒入碗中，加入酱油、香油、糖搅匀，做成调料汁。

❸ 炒锅放适量油烧热，甜面酱放油锅中翻炒出香味，盛于碟中。

❹ 食用时用茄条蘸酱、汁即可。

## 核桃腰果露

**材料：** 核桃仁 100 克，腰果仁 50 克，淀粉、白糖各适量。

**做法：**

❶ 先把核桃仁放在沸水中浸泡，然后去皮，取出后与腰果仁一起炒热并研成末。

❷ 锅里的清水烧沸后，把核桃仁末、腰果仁和白糖放入，然后搅拌均匀。

❸ 再将水淀粉慢慢倒进锅里，搅拌即成。

## 虾皮碎菜包

**材料：** 虾皮 5 克，小白菜 50 克，鸡蛋 1 个，自发面粉 80 克，盐 2 克，生抽 10 克，葱末、姜末各 5 克，香油 5 克。

**做法：**

❶ 虾皮用温水洗净泡软后，切碎。

❷ 鸡蛋打撒炒熟备用；小白菜洗净用开水略烫一下，放案板上切碎。

❸ 将炒熟的鸡蛋和切好的小白菜加入虾皮碎、少许盐、生抽、葱姜末、香油调成馅料。

④ 自发面粉和好，饧 15~20 分钟，擀皮加入馅料包成小包子。

⑤ 蒸锅内加入适量水，把包子放入蒸屉上，盖上锅盖，水开后蒸 10 分钟即熟。

## 营养蔬菜蛋卷

**材料：** 鸡蛋 1 个，西蓝花 8 克，胡萝卜 10 克，洋葱 5 克。

**做法：**

① 将西蓝花、胡萝卜、圆葱切碎，用热水煮熟，捞出来放入打好的蛋液中，放少许盐，充分搅拌开。

② 把小平底锅烧热后，放少许色拉油（豆油不可），开微火，将打好的蔬菜蛋液倒入锅中，煎至半熟，用筷子小心的翻卷称卷后，煎至两面金黄，即可出锅，切成小块。

# 宝宝断奶食谱

## 南瓜红薯玉米粥

**原料：** 红薯丁、南瓜丁各 30 克，玉米粉 20 克，红糖 5 克。

**制作：**

① 将玉米粉用冷水调匀，和红薯丁、南瓜丁一起倒入锅中煮烂即可。

② 吃时根据口味加入红糖。

**适用宝宝：** 7 个月以上。

**健康提示：** 此粥润肺利尿，养胃去积，营养丰富，多食有利于宝宝生长发育。

## 香蕉奶

**原料：** 香蕉 50 克，黄油 10 克，肉汤 50 毫升，牛奶 50 毫升，面粉 15 克。

**制作：**

① 将香蕉去皮之后捣碎。

② 用黄油在锅里炒制面粉，炒好之后倒入肉汤煮并用木勺轻轻搅，煮至黏稠时放入捣碎的香蕉。

③ 最后加适量牛奶略煮。

**适用宝宝：** 6 个月以上。

**健康提示：** 香蕉易于消化吸收，对于有胃肠障碍或腹泻的宝宝更适宜。

## 虾仁炒豆腐

**原料：** 青虾仁 100 克，豆腐 150 克，淀粉 5 克，葱花、姜末各 1 克，盐 5 克，料酒 2.5 克，味精 1 克，酱油 10 克，植物油 10 克。

**制作：**

① 将虾仁洗净，把料酒、葱花、姜末、酱油及淀粉等调汁浸好；豆腐洗净，切成丁。

② 锅置火上，入油烧热，倒入虾仁，用大火快炒几下，再将豆腐放入，继续搅炒，加入盐、味精，再炒几下即可。

**适用宝宝：** 7 个月以上。

**健康提示：** 此菜含钙丰富，还含有磷、铁、蛋白质、脂肪、维生素 A、维生素 $B_1$、维生素 $B_2$ 等营养物质，宝宝常食可增加钙质。

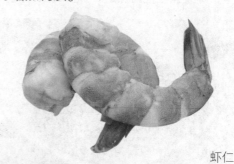

虾仁

## 豆腐香菇汤

**原料：** 小鸡丁 15 克，香菇丝 10 克，豆腐 20 克，花椰菜汤 45 毫升，鸡蛋 1 个，清汤 50 毫升。

**制作：**

① 鸡蛋磕入碗中，搅成蛋液；豆腐切丁。

② 锅置火上，放入清汤，煮开后，倒入小鸡丁、香菇丝煮至熟，放入豆腐，加入盐调味，勾芡煮成稠状。

③ 将花椰菜汤煮开，倒入锅内，淋上鸡蛋汁，熄火，盖上锅盖焖至蛋熟即可。

**适用宝宝：** 10个月以上。

**健康提示：** 香菇可促进身体发育，并可健脑益智。鸡丁要切细小，香菇切成细丝，煮花椰菜汤时，花椰菜一定要余烫。

## 鸡蛋面片

**原料：** 面粉400克，鸡蛋4个，青菜200克，香油15克，酱油20克，盐10克，味精3克。

**制作：**

① 将面粉放在大碗内，把鸡蛋打入，用鸡蛋液将面粉调制成面团，揉好备用。

② 将揉好的鸡蛋面团擀成薄圆片，再用刀切成小碎片。

③ 在锅内加入适量的水，放在火上烧开，然后把面片下入，煮烂后将面片捞起入碗，加入少量菜汤或加入几滴香油和酱油即可。

**适用宝宝：** 6月以上。

**特点：** 面条柔软、滑润，汤味鲜美。

## 牛肉蔬菜燕麦粥

**原料：** 牛肉（瘦）50克，番茄60克，大米50克，快煮燕麦片30克，盐少许。

**制作：**

① 将大米淘洗干净，冷水泡2小时左右；将燕麦片用冷水泡3小时左右；将番茄洗净，用开水烫一下，去掉皮和子，切

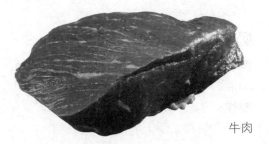

牛肉

成碎末备用。

② 将牛肉洗净，用刀剁成极细的蓉，加入盐15分钟左右。

③ 锅内加水，加入泡好的大米、燕麦和牛肉，先煮30分钟。加入番茄，边煮边搅拌，再煮5分钟左右即可。

**适用宝宝：** 10个月以上。

**健康提示：** 燕麦的营养价值比大米高，它含有丰富的蛋白质，包含宝宝生长发育所需的8种氨基酸，非常适合宝宝消化系统未完全发育成熟的特点。

## 番茄鸡蛋什锦面

**原料：** 鸡蛋半个，儿童营养面条25克，番茄、黄花菜各10克，植物油12克，葱丝、盐各3克。

**制作：**

① 将黄花菜用温水泡软，择洗干净，切寸段；番茄洗净切块；鸡蛋打散。

② 锅置火上，入油烧热，下葱丝煸香，依次放入黄花菜、番茄煸炒片刻，加入清水。

③ 水沸后放入面条，快熟时淋上打散的鸡蛋液、盐。

**适用宝宝：** 10个月以上。

**健康提示：** 这款番茄鸡蛋什锦面不但能帮助消化，还能增强宝宝的免疫力。其中的鸡蛋和虾仁能提供充足的优质蛋白和磷脂。

## 肉松软米饭

**原料：** 软米饭75克，鸡肉20克，酱油、白砂糖、料酒各5克，胡萝卜10克。

**制作：**

① 将鸡肉洗净，剁成极细的末，放入锅内，加入酱油、白糖、料酒，边煮边用筷子搅拌，使其均匀混合，煮好后放在米饭上面一起焖熟。

② 饭熟后盛入小碗内，切一片花形胡萝卜做装饰，可起诱发宝宝食欲作用。

**适用宝宝：** 9个月以上。

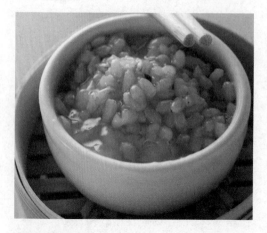

**健康提示：** 鸡肉含有丰富的蛋白质及铁、钙、磷等营养素，脂肪含量低，和米饭同煮食，营养更加全面，能促进婴儿生长发育。

**特点：** 此饭松软，味香，色泽美观。

## 蔬果虾蓉饭

**原料：** 黄大虾 40 克，番茄 15 克，香菇 15 克，胡萝卜 10 克，西芹 12 克。

**制作：**

❶ 把番茄放入开水中烫一下，然后去皮，再切成小块；香菇洗净，去蒂切成小碎

块；胡萝卜切粒；西芹切成末。

❷ 大虾煮熟后去皮，取虾仁剁成蓉。

❸ 把所有菜果放入锅内，加少量水煮熟，最后再加入虾蓉一起煮熟，把此汤料淋在饭上拌匀即可。

**适用宝宝：** 9 个月以上。

**健康提示：** 虾肉所含的维生素 D 为海产品之首，可以促进宝宝身体对钙的吸收，虾肉还含有钾、硒等微量元素，是特别适合宝宝食用的营养食品之一。

## 玲珑馒头

**原料：** 面粉 30 克，发酵粉 5 克，牛奶 20 毫升。

**制作：**

❶ 将面粉、发酵粉、牛奶和在一起揉匀，放入冰箱 15 分钟取出。

❷ 将面团切成 3 份，揉成小馒头。

❸ 将小馒头放入上汽的笼屉蒸 15 分钟。

**适用宝宝：** 10 个月以上。

**健康提示：** 馒头利于消化，也是为宝宝提供能量的主要食物之一。

# 宝宝健脑益智食谱

## 黄鱼馅饼

**原料：** 净黄鱼肉 50 克，鸡蛋 1 个，牛奶 50 克，葱头 25 克，植物油、淀粉各适量，盐少许。

**制作：**

❶ 黄鱼肉洗净，剁成泥；葱头去皮，洗净，切末；鱼泥放入碗内，加入葱头末、牛奶、盐、淀粉，搅成稠糊状有黏性的鱼肉馅，待用。

❷ 平锅置火上，入油烧热，把鱼肉馅制成 8 个小圆饼入锅内，煎至两面呈金黄色，即可食用。

❸ 注意鱼饼中要加些谷物（小米面、玉米

面），否则煎时易碎。

**适用宝宝：** 1 岁。

**益智快车：** 此菜含有丰富的优质 蛋白质、脂肪、钙、磷、铁、锌及维生素 A、维生素 $B_1$、维生素 $B_2$、维生素 C、维生素 E 和烟酸等多种营养素，是宝宝可口的营养佳品。

## 奶油焖虾仁

**原料：** 鲜虾仁 200 克、奶油 50 克、植物油、料酒、盐、胡椒粉各适量。

**制作：**

❶ 虾仁洗净，沥干水分。

② 锅置火上，入油烧热，放入虾，大火快炒 2 分钟，加入料酒、胡椒粉、盐，待虾变色后立即取出。

③ 奶油倒入锅中，小火煮约 5 分钟，再加入虾仁，煮沸即可。

**适用宝宝：** 1 岁。

**益智快车：** 虾营养丰富，且其肉质松软，易消化，对身体虚弱以及病后需要调养的人是极好的食物，对小儿尤有补益功效。

## 水煮鱼片

**原料：** 三文鱼肉 100 克，生菜 200 克，料酒、植物油各适量。

**制作：**

① 三文鱼洗净，切片，用少许料酒浸泡。

② 锅置火上，入油烧热，放入三文鱼片过一下备用。

③ 将调料汁倒入锅中，煮开。

④ 生菜洗净，撕成小块，放在碗中。

⑤ 三文鱼片放在生菜上面，淋上煮开的调料汁即可。

**适用宝宝：** 1 岁。

**益智快车：** 三文鱼中高品质的 DHA 含量很高，对宝宝的智力和视力发育很有好处。

## 鸽蛋益智汤

**原料：** 枸杞 50 克，龙眼肉 100 克，葱片 5 克，姜片 5 克，鸽蛋 20 个，盐 3 克，胡椒粉 1 克，香菜末适量，清汤 2000 毫升。

**制作：**

① 将枸杞、龙眼肉用温水洗净，枸杞去核，三料共同切成细末，放入锅中加清汤煮 10 分钟，加盐、胡椒粉、葱、姜，备用。

② 鸽蛋用小锅加清水煮熟，剥去壳，放入汤内，加火烧沸，出锅，撒上香菜末即成。

**适用宝宝：** 1 岁。

**益智快车：** 此菜具有补肝肾、益气血、滋补强身、提神醒脑、增智补脑的作用，有益于宝宝大脑的发育。

## 番茄鱼糊

**原料：** 三文鱼 100 克，番茄 70 克，加奶的菜汤 150 毫升，盐 2 克。

**制作：**

① 先将鱼肉去皮，切成碎末；再将番茄用开水烫一下，除去外皮，切成碎末；

② 把准备好的含奶的菜汤倒入锅里，加入鱼肉后稍煮片刻，再加入切碎的番茄、盐，用小火一直煮至糊状即可。

**适用宝宝：** 5 个月以上。

**益智快车：** 三文鱼中所含的 Ω-3 脂肪酸是宝宝脑部、视网膜及神经系统所必不可少的物质，能增强脑功能。鱼肝油中还富含维生素 D 等，能促进机体对钙的吸收利用，有助于生长发育。

## 素炒豆腐

**原料：** 豆腐、鲜香菇各 50 克，胡萝卜、黄瓜各 20 克。料酒、

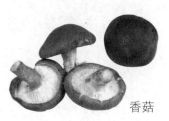

香菇

葱末、姜末各 3 克，盐 1.5 克，香油 5 克，植物油 12 克。

**制作：**

① 豆腐洗净、压碎；鲜香菇去蒂，洗净，切小块；胡萝卜洗净，切小丁；黄瓜洗净，切末。

② 锅置火上，入油烧热，下葱末、姜末炝锅，放入豆腐碎、香菇块、胡萝卜丁、黄瓜末煸炒透，加入料酒、盐调味，淋入香油即可。

**适用宝宝：** 1 岁半。

**益智快车：** 豆腐营养丰富，含有铁、钙、磷、镁等人体必需的多种微量元素，还含有糖类、植物油和丰富的优质蛋白，其消化吸收率达 95％ 以上。两小块豆腐，即可满足 1 个人一天钙的需求量。